KB074588

내 몸 내가 고쳐 쓴다 ❸

음식과 자연의학 처방전

내 몸 내가 고쳐 쓴다 3

1판 1쇄 발행 2021년 9월 3일
1판 3쇄 발행 2024년 9월 10일

지은이 앨런 개비 · 이경원

펴낸곳 책과이음
대표전화 0505-099-0411
팩스 0505-099-0826
이메일 bookconnector@naver.com
출판등록 2018년 1월 11일 제395-2018-000010호

홈페이지 https://bookconnector.modoo.at/
페이스북 /bookconnector
블로그 /bookconnector
유튜브 @bookconnector
인스타그램 @book_connector

책값은 뒤표지에 있습니다.
잘못 만들어진 책은 구입하신 서점에서 교환해드립니다.

ISBN 979-11-90365-21-5 14510
979-11-90365-10-9 14510 (세트)

책과이음 : 책과 사람을 잇습니다!

NATURAL

내 몸 내가 고쳐 쓴다 3

THE HEALING POWER OF NATURAL MEDICINE

음식과 자연의학 처방전

MEDICINE

미국 자연의학 전문가 앨런 개비 · 이경원 지음

책과이음

책을 펴내며

자연의학의 무한한 가능성 앞에서

1973년 의과대학 졸업 후 나는 곧 식습관 개선, 영양보충제, 자연의학에 관심을 갖기 시작했습니다. 그리고 이것이 약과 수술보다 안전하고 저렴하며 때로는 더 효과적인 치료방안이 될 수 있다는 것을 알게 되었습니다. 라이너스 폴링(Linus Pauling), 로저 윌리엄스(Roger Williams), 에이브럼 호퍼(Abram Hoffer), 아델 데이비스(Adelle Davis)와 같은 선구자들은 이미 이 자연의학 요법들에 대해 많은 논문을 써왔으며 이들은 비타민, 미네랄, 아미노산, 호르몬 등을 보충, 조절함으로써 많은 질병이 예방, 치료될 수 있다고 발표했습니다. 이들은 수백 개의 문헌을 인용해 자연요법의 효과에 관한 이론적 근거를 뒷받침했으나 의학계에서 번번이 거절되고 말았습니다.

1980년 인턴, 레지던트 과정을 끝내고 나는 일과의 3분의 1은 자연의학 치료법을 주로 활용해 환자를 진료하고, 나머지 3분의 2는 수만 개의 자연의학 문헌을 수집하고 분석하는 데 몰두했습니다. 환자를 진료하고 치료한 임상경험과 문헌들을 통해 자연의학이 현대의학에 큰 도움이 될 수 있다는 것을 확신하게 되었습니다. 환자의 상태에 따라 식습관 개선과 영양보충제를 현대의학 치료의 보조제나 대체요법으로 종종 사용했습니다. 그간 치료한 약 6000명의 환자들 중 상당수가 현대의학으로 치료되지 않은 경우들이었고 부작용을 경험했으나, 이들 중 약 80%가 이 책에 소개된 여러 가지 자연의학 치료법으로 좋은 효과를 보았고 많은 경우 드라마틱한 효과를 보기도 했습니다. 또 수많은 의료진이 이 책의 자연의학 치료법을 치료에 응용하자 환자들의 상태가 매우 호전되었다고 전해주었습니다.

자연의학 치료법의 우수성을 증명해주는 논문은 무수히 많지만 현대의료계에서는 이 사실을 거의 모르고 있습니다. 제약회사가 의학교육에 지대한 영향을 미치고 있기 때문입니다. 제약회사들은 처방약 보수교육에만 스폰서를 해주고, 자연의학은 효과가 없어 보이게 하는 연구에만 자금을 대주며, 자연의학 치료법에 대해 부정적인 논문을 쓰는 연구원에게만 지원을 해줍니다. 또 미디어를 이용해 자연의학 치료법에 대한 부정적인 정보를 퍼트리기도 하고 의사들에게 처방약 샘플 공세를 하거나 미디어를 이용해 대대적인 광고를 합니다. 또 이유가 분명치는 않지만 현대의학계는 원래부터 비타민 같은 영양보충제에 반대하는 경향을 보여왔습니다. 의과대학에서는 영양보충제나 자연의학 치료법을 학생들에게 가르치지 않습니다. 그러므로 학생들은 자연스럽게 영양보충제나 자연의학 치료법이 정통성이 없다고 여기게 됩니다. 이러한 오해와 편견과 반대자들의 와전된 정보들을 바로잡기 위해 이 책을 집필하게 되었습니다.

의사로서 그리고 대중건강의 옹호자로서 나는 이 안전하고 저렴하며 가능성 많은 자연의학 치료법에 큰 관심을 가지고 있습니다. 자연의학 치료법에 전혀 관심이 없는 의사들도 본인이나 그들의 가족이 아플 때는 상당수가 자연의학 치료법을 찾는다는 것은 주목할 만한 일입니다.

이 책에 인용된 연구논문은 대부분 최근에 쓴 것이지만 1950년대, 1940년대, 심지어 그전에 발표한 논문도 상당수 있습니다. 이런 오래된 문서들을 인용했기 때문에 어떤 사람들은 시대에 뒤떨어진 정보라고 비판하기도 합니다. 하지만 오래된 정보가 존재한다는 것은 수많은 연구결과가 무시되고 잊혀 오랫동안 추가연구가 진행되지 않았다는 뜻입니다. 예를 들어 1946년, 1956년에 발표된 보고서에 의하면 리보플라빈(riboflavin)이 편두통을 억제한다는 연구결과가 있었는데 의료계에 의해 완전히 무시되었고, 곧 사람들의 기억에서 사라졌습니다. 40년이나 지난 후 그런 연구가 있었는지조차 모르는 젊은 연구원들에 의해 리보플라빈이 편두통에 효과적이라는 사실이 다시 밝혀졌습니다. 하지만 1994년, 2004년에 임상실험이 진행되었음에도 리보플라빈이 두통을 예방한다는 사실은 여전히 현대의학에서 인정되지 않고 있습니다. 비슷하게 1943년부터 1968년 사이 25년 동안 비타민 C가 땀띠에 좋다는 결과가 세 번이나 나왔으나 벌써 두 번 묵과되었습니다. 이후에도 피부과 교재나 각종 문서에 땀띠에 대한 처방으로 비타민 C에 대한 언급이 없는 것을 보면 세 번 모두 무시되었다고 봐야겠습니다.
이 책은 30년 이상의 부단한 연구와 경험과 깊은 통찰의 결과물입니다. 이 책으로 인해 모든 사람들이 더 저렴한 비용으로 건강한 삶을 누리기를 바라며, 이 무한한 가능성을 지닌 분야에 더 많은 관심과 연구가 진행되기를 바랍니다.

앨런 개비

Alan R. Gaby

자연의학의 경이로움을 담아낸 단 한 권의 책

《내 몸 내가 고쳐 쓴다》 1권, 2권에 이어 3권을 출간하게 되어 큰 보람을 느낍니다.

수많은 자연의학 책들을 보아오던 중 앨런 R. 개비 박사가 쓴 《영양의학(Nutritional Medicine)》이란 방대한 책을 접하고 전율을 느꼈습니다. 1920년대부터 비타민의 효능을 연구해온 수많은 의학자들의 노고에 우선 존경과 감사의 마음을 전하며, 이처럼 경이로운 책을 편찬한 개비 박사에게 고마움을 전합니다. 이 훌륭한 책을 꼭 한국의 많은 사람들에게 전해야겠다는 사명감으로 번역을 하면서 저의 지식도 곳곳에 추가했습니다.

개비 박사는 미국의 내과의사로 자연의학 최고의 권위자이며 의사들을 상대로 강연도 많이 하고 있습니다. 이 책은 의사들을 대상으로 쓴 것이어서 일반 독자가 이해하기 어려운 부분이 많았습니다. 그래서 독자 여러분이 보다 쉽게 이해할 수 있도록 풀어 쓰고 보완하느라 많은 고심을 했습니다.

수많은 질병 중 우리에게 가장 흔한 75가지 질병을 선별했으며, 1권 〈질병 탈출 자연의학 처방전〉에 없는 질병 25가지를 추가했습니다. 1권과 겹치는 질병도 새로운 정보로 개편했습니다. 특히 방대한 분량의 암 치료에 관한 내용은 가히 괄목할 만합니다. 이것으로 한국의 많은 암 환자들이 희망을 갖는 데 도움이 되길 바랄 따름입니다.

제가 보아온 수많은 자연의학 책 중에 이보다 좋은 책은 없었습니다. 이 책은 앞으로 한국 대학에 자연의학 학과가 생기면 교과서로 써도 훌륭할 것으로 판단됩니다. 이를 계기로 한국에도 자연의학이 정착되기를 바랍니다.

Yours in good health,
미국 캘리포니아에서 이경원

차례

PART 2 질병과 자연치료제

독자 여러분의 이해를 돕기 위해 관련 내용을 앞서 펴낸
《내 몸 내가 고쳐 쓴다 ①》《내 몸 내가 고쳐 쓴다 ②》,
그리고 본 책에서도 찾아볼 수 있도록 참조 페이지를 명시했습니다.

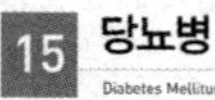

15 당뇨병
Diabetes Mellitus

미국과 영국에서 조사한 바에 의하면 신장투석 환자의 최소 3분의 1과 수족을 절단하는 환자의 2분의 1이 당뇨병 때문이라고 한다. 또 당뇨병은 성인 시력장애의 가장 대표적인 원인이기도 하다.
당뇨 합병증을 줄이기 위해서는 혈당 수치를 최대한 정상수치에 가깝게 유지해야 하며 당뇨병을 잘 관리하기 위해서는 헤모글로빈 A1c(HbA1c: ... 소로 2개월간의 평균 혈당 수치) 농도를 저혈당증이 생기지 않을 ... 록 유지해야 한다.

당뇨의 병리

(Free radicals)
...의해 생기는 활성산소는 동맥경화증과 백내장, 당뇨병으로 인한

...몸 내가 고쳐 쓴다 3

NATURAL
내 몸 내가 고쳐 쓴다 ①
THE HEALING POWER OF NATURAL MEDICINE
질병 탈출 자연의학 처방전
MEDICINE
이 시대의 건강관리는 자연의학으로 시작하라!
평생 병 없이 사는 비결!

1권
질병 탈출 자연의학 처방전

각종 합병증의 원인이 된다고 알려져 있다. 당뇨병 환자는 건강한 사람에 비해 과산화지질(lipid peroxidation: 세포막을 상하게 하는 물질)의 농도가 매우 높고 항산화물질(비타민 C, 비타민 E, 글루타티온)은 매우 부족하다는 사실이 발견되었다. 이런 특징은 합병증이 있는 환자에게서 더욱 두드러지게 나타났는데, 이는 곧 항산화물질이 당뇨 합병증 예방에 도움이 된다는 사실을 뒷받침하는 증거라고 할 수 있다.

단백질의 당화(Glycation of proteins)

단백질의 당화는 단백질 분자와 설탕(포도당이나 과당)이 결합해... 현상이다. 단백질의 당화가 진행되면 에이지(AGEs)가 생성되는... 성물질이 동맥경화증이나 신장 손상, 당뇨 합병증을 일으킨다. ... 증이 있으면 단백질의 당화가 더 촉진되기 때문에 혈당을 조절... 이 당뇨 합병증 발병률을 줄이는 데 절대적이다.
단백질의 당화나 에이지를 줄이기 위해서는 비타민 C, 비타민 ... 민 B_6, 알파리포산처럼 단백질 당화를 막아주는 영양보충제를 복... 것이 좋고 불에 구운 고기처럼 에이지를 많이 생성하는 음식을... 한다.

소르비톨 축적(Sorbitol accumulation)

당뇨 합병증을 일으키는 또 다른 원인은 세포 내에 축적되는 소... 이다. 포도당은 알도스 환원효소(aldose reductase)에 의해 소르비... 뀌는데 혈당(포도당)이 높아지면 소르비톨도 많이 만들어진다.

당뇨병 • 259

NATURAL
내 몸 내가 고쳐 쓴다 ③
THE HEALING POWER OF NATURAL MEDICINE
음식과 자연의학 처방전
MEDICINE
이 시대의 건강관리는 자연의학으로 시작하라!
평생 병 없이 사는 비결!

3권
음식과 자연의학 처방전

풍부한 과일을 함께 먹는 것이 좋다. 다만 과일은 알칼리성이라 위산이 부족한 사람은 소화가 잘 안 될 수 있는데, 이런 경우에는 식사할 때 위산과 소화효소를 복용하면 도움이 된다.

채식

채식주의자는 잡식주의자에 비해 골밀도가 높고 뼈 손실도 낮다는 연구 보고가 있지만 일부 연구에서는 정반대라거나 아무 관계가 없다고 주장하기도 한다.
채식이 골밀도에 미치는 영향은 채식 식단에 단백질과 칼슘, 아연, 비타민 D, 비타민 B_{12} 등 뼈를 만드는 데 필요한 영양소가 얼마나 들어 있느냐에 달린 문제로 보인다. 그러므로 채식을 할 때는 채식으로 인해 부족해지기 쉬운 단백질을 충분히 먹어야 하며 칼슘, 아연, 비타민 D, 비타민 B_{12} 등이 들어 있는 종합칼슘제를 복용하는 것이 좋다. 채식주의자도 완전 채식보다 달걀, 생선 등 양질의 단백질을 섭취하는 것이 건강에 더 좋다고 본다.

산성 음식과 알칼리성 음식

동물성 단백질이나 곡식과 같은 산성 음식을 먹으면 산성화된 혈액을 중화시키기 위해 뼈에서 칼슘이 빠져나오고 과일, 채소와 같은 알칼리성 음식을 먹으면 산성 음식을 중화시켜 뼈에서 칼슘이 유출되는 것을 방지한다(칼슘은 알칼리성이기 때문에 혈액이 산성화되면 즉시 뼈에서 유출되어 혈액을 중화시킨다). 서양인에게 골다공증이 많은 이유는 동물성 단

124 • 내 몸 내가 고쳐 쓴다 3

백질 위주의 산성식품을 많이 섭취하기 때문이다.
식단이 골다공증에 미치는 영향을 알아보기 위한 연구에서는 육... 이고 알칼리성인 칼륨 섭취를 늘리면 폐... 여성들의 골밀도를 높이고 뼈 손실도 줄이는 것으로 나타났다. ... 건강한 자원자들에게 6주 동안 앳킨스(Atkins) 다이어트처럼 탄수... 거의 안 먹고 육식을 주로 하게 했더니 실험 전에 비해 칼슘 ... 하루 90~130mg씩 낮아졌다.
임상실험에서 골감소증이 있는 폐경 후 여성에게 알칼리 효과... 구연산칼륨을 하루 30mEq씩 섭취하게 했을 때는 골밀도가 증... 면, 알칼리 효과가 없는 염화칼륨을 섭취하게 했을 때는 아무런... 없었다. 따라서 골다공증을 예방하기 위해서는 산성과 알칼리... 형을 맞춰주는 것이 중요하다. 이를 위해서는 충분한 과일과 채... 취하고 동물성 단백질과 곡식을 과도하게 섭취하지 않도록 ... 한다.

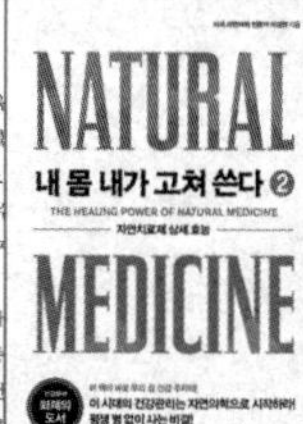

2권
자연치료제 상세 효능

대두콩과 아이소플라본(isoflavones)

대두콩에 들어 있는 아이소플라본(특히 genistein과 daidzein)은 약한 에스트로겐 작용을 하는 식물성 에스트로겐이다.
아이소플라본 중에서도 제니스타인은 조골세포의 뼈 형성을 자극하고 뼈 파괴를 방지하는 작용을 하는데, 실제 난소절제술을 한 쥐의 뼈 손실을 막아준다는 사실이 실험을 통해 확인되었다. 일부 임상실험에서

골다공증 • 125

PART 1

질병과 음식

음식 조리법이 노화속도를 좌우한다

인류가 불을 발견하기 이전부터 살았다는 사실을 생각해볼 때 사람은 익히지 않은 음식을 먹으며 살 수 있는 존재다. 물론 음식을 익혀 먹으면 좋은 점도 있다. 날 음식 속에 들어 있는 나쁜 균을 죽일 수 있기 때문이다. 그러나 음식을 익혀 먹으면, 특히 높은 온도에서 조리하는 음식의 경우 우리 몸에 좋지 않은 영향을 줄 수 있다. 열은 단백질 구성을 변화시켜 소화력을 떨어뜨리고 몸에 면역반응을 일으킬 수 있기 때문이다. 또 조리하는 동안 여러 가지 나쁜 독소가 만들어져 심장병, 암 등을 유발하고 노화를 앞당기는 원인도 된다. 조리를 하면 우리 몸에 필요한 영양소가 파괴돼 음식의 질도 떨어진다.

그렇다고 날 음식을 먹을 수는 없으므로 조리법에 신경 쓰는 것이 매우 중요하다. 또 음식을 보관하는 방법에 따라서도 영양소의 질과 건강에 미치는 영향이 달라진다. 그러니 음식 조리법과 보관법이 우리 몸에 어떻게 영향을 미치는지 알아보자.

조리법에 따라 생겨나는 독소들

과산화지질(Lipid peroxides)

과산화지질은 불포화지방산이 산소에 노출되는 산화현상에 의해 생기는데 산화현상은 고온에서 더욱 빨리 일어난다. 과산화지질은 심혈관계 질병과 산화 스트레스(oxidative stress)가 원인이 되는 다양한 질병을 유발한다. 산화 스트레스는 활성산소를 발생시켜 세포 간의 교신을 방해하며 암, 파킨슨병, 알츠하이머, 죽상동맥경화, 심부전, 심근경색 등을 일으킨다. 과산화지질은 포화지방산과 단불포화지방산을 고온에서 가열할 때보다 다불포화지방산을 고온에서 가열할 때 훨씬 많이 생기므로 높은 온도에서 조리할 때는 다불포화지방산보다 단불포화지방산을 쓰는 것이 좋다. 다불포화지방산은 홍화씨오일(74%), 해바라기씨오일(69%), 옥수수오일(59%), 대두콩오일(58%) 순으로 함유량이 높고 단불포화지방산은 올리브오일(74%), 땅콩오일(46%) 순으로 함유량이 높으므로 고온에서 조리할 때는 올리브오일이나 땅콩오일을 써야 한다. 카놀라오일(63%)은 땅콩오일보다 단불포화지방산이 많기는 하지만 고온에서 돌연변이를 일으키거나 발암물질을 생성시키는 알파리놀렌산이 많아 뜨거운 열로 요리할 때는 적합하지 않다. 알파리놀렌산은 아마씨오일, 카놀라오일, 대두콩오일, 호두오일 등에 들어 있으니 이런 오일은 조리용으로 쓰지 않는 것이 좋다. (3권 암의 조리방법 p.532)

산화 콜레스테롤(Cholesterol Oxides)

심장병에 영향을 미치는 것으로 잘 알려져 있는 콜레스테롤은 불안정한 분자여서 조리 과정이나 보관 중에 쉽게 산화된다. 동물을 대상으로 한 실험 결과, 순수한 콜레스테롤을 먹이면 동맥경화가 잘 생기지 않는 반면 산화된 콜레스테롤을 먹이면 동맥경화가 잘 생기는 것으로 밝혀졌다. 그러므로 음식 속에 콜레스테롤이 얼마나 들어 있는가 하는 문제보다 중요한 것은 그 음식을 어떻게 조리하는가라고 할 수 있다. 예를 들어, 달걀을 조리할 때 흰자에는 콜레스테롤이 전혀 없으므로 상관없지만 콜레스테롤이 많은 노른자는 조리법에 주의해야 한다. 노른자 안의 콜레스테롤이 높은 온도와 공기에 노출되면 산화된 콜레스테롤이 더 빨리 생겨나기 때문이다. 따라서 노른자를 깨뜨려 공기 중에 노출시킨 채 고온에서 익히는 스크램블 에그가 가장 좋지 않은 조리법이고 프라이를 할 때도 콜레스테롤이 많은 노른자는 익히지 않는 것이 낫다. 가장 좋은 조리법은 삶거나 수란을 만드는 것이다. 달걀을 날로 먹는 것도 좋지만 날달걀은 살모넬라균에 감염되는 수가 있으니 출처를 알 수 없는 달걀은 삶아먹는 것이 안전하다. 고기류도 불에 굽는 조리법보다 찜이나 조림을 하는 것이 좋다.

에이지 최종당화산물(Advancedglycation end products; AGEs)

① 당화(Glycation)

요리할 때 120℃ 이상에서 단백질이 과당, 포도당과 같은 당분(설탕 성분)과 결합해 당화가 되면 마이야르 반응을 거쳐 노화의 원인이 되는 에이지(AGEs)라는 독소가 생겨난다. 에이지는 혈관의 콜라겐을 손상시켜 고혈압, 뇌졸중(중풍), 심근경색, 협심증, 알츠하이머병 등을 유발한다. 당화가 오랫동안 진행되면 뇌세포와 눈의 렌즈, DNA가 크게 손상되고 망막은 물론 인슐린을 분비하는 췌장의 베타세포도 손상되는 것으로 추정되고 있다. 혈관의 콜라겐도 탄력을 잃고 경화돼 고혈압의 원인이 되며 혈관의 콜라겐이 약해지면 크고 작은 동맥류가 생겨 뇌졸중(중풍)과 뇌출혈을 일으킬 위험이 증가하는데, 특히 혈관이 손상되기 쉬운 당뇨 환자들이 취약하다.

또 고열로 조리하는 동안 당화가 일어나면 아크릴아마이드라는 발암물질이 생성되기 때문에 암에도 걸리기 쉽고 신경을 싸고 있는 수초가 손상돼 말초신경병증을 일으키기도 하며 귀가 어두워지기도 한다.

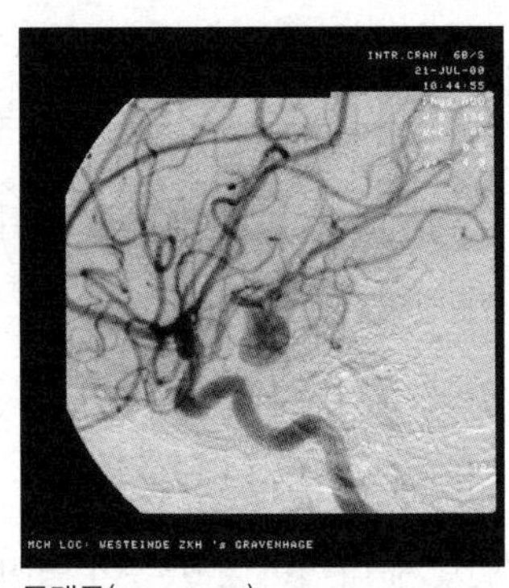

동맥류(aneurysm)

당화는 가열 없이도 설탕과 단백질의 원자공유결합(covalent attachment)에 의해 혈관 안에서도 소량 일어나는데 과당(시판되는 과일주스의 옥수수시럽)과 유제품의 유당이 포도당(탄수화물)보다 당화작용이 10배나 강하다. 당화작용으로 인해 혈액 속에 포도당 농도가 높아지면 적혈구 속의 당화된 헤모글로빈(glycated hemoglobin; HbA1c) 수치도 높아지므로 이 수치를 통해 지난 1~2개월간의 평균혈당치를 측정할 수 있는데, 평균혈당치가 높을수록 심혈관계, 신장병증, 망막병증과 같은 당뇨합병증에 걸릴 위험이 증가한다.

② 마이야르 반응(Maillard reaction)

마이야르 반응은 당화의 초기반응으로 프랑스의 화학자 루이 카미유 마이야르(Louis-Camille Maillard)에 의해 처음 알려졌다. 이 반응은 포도당, 과당, 유당(유제품), 설탕이 단백질과 함께 가열되었을 때 일어나는 것으로 에이지가 생기는 첫 단계다. 프렌치프라이나 빵, 토스트, 쿠키, 고기, 군만두 등이 노릇노릇하게 구워지면서 당화되는 초기단계를 마이야르 반응이라고 하는데, 120℃ 이상 고온에서 마이야르 반응이 진행되면 아크릴아마이드라는 발암물질이 생긴다.

주식으로 삼는 쌀에도 단백질과 탄수화물이 함유돼 있어 마이야르 반응이 일어나 에이지가 생길 수 있으므로 121℃ 이상 올라가는 압력솥보다 일반 전기밥솥을 쓰는 것이 좋다. 노릇노릇하게 탄 누룽지는 밥보다 에이지가 훨씬 더 많다.

이렇게 마이야르 반응이 일어나면 맛과 냄새는 좋아지지만 음식의 질은 오히려 떨어진다. 라이신(lysine; 비타민 C와 함께 콜라겐을 만드는 단백질)과 같은 아미노산들이 파괴돼 음식의 영양가치가 떨어지고 단백질이 변

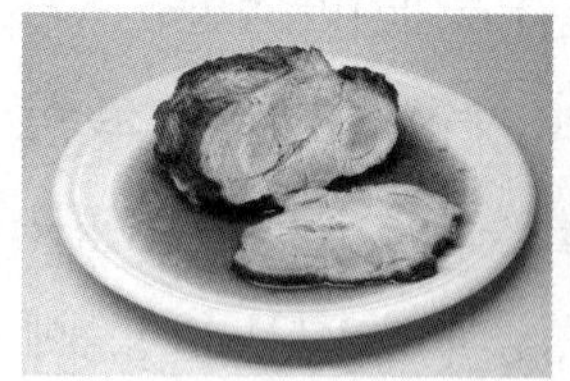

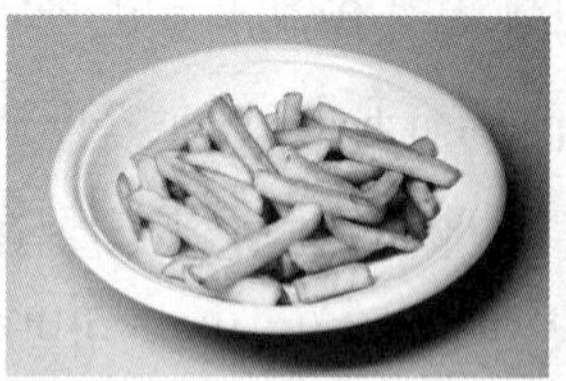

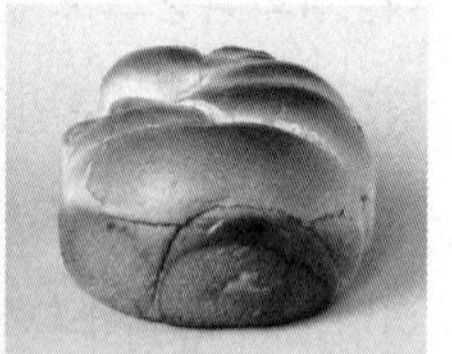

형돼 단백질 소화효소가 작용하지 못하게 되면서 소화도 잘 되지 않기 때문이다. 단백질은 보통 알레르기를 잘 일으키지 않지만 당화로 인해 변형되면 소화분해되지 않은 큰 덩어리, 즉 거대분자(macromolecules)가 몸에 흡수돼 알레르기 반응을 일으키기도 한다. 이렇게 되면 면역 소모가 많아져 면역이 약해지고 감기 등 질병에 걸리기 쉽다.

③ 에이지 최종당화산물

에이지는 당화에 이어 마이야르 반응을 거치는 당화반응의 최종산물로 음식을 조리할 때 포도당, 과당, 유당(유제품) 같은 단당류와 단백질 또는 단백질 지방(amine-containing lipid; 육류)이 반응해 생기는 독소다. 음식을 통해 이 독소를 섭취하면 고스란히 몸속 조직에 붙어 염증을 일으키기 때문에 심혈관계질병과 당뇨합병증, 섬유근육통(fibromyalgia) 등을 유발하며 노화가 가속화된다. 에이지를 줄이려면 수분이 없는 높은 온도보다는 수분이 있는 낮은 온도에서 조리하는 것이 좋은데 조리시간보다 조리온도가 중요하다.

즉, 튀기거나 불에 굽거나 오븐에 굽는 것보다 삶거나 끓이거나 찌는 조리법이 좋다는 뜻이다. 이렇게 조리하면 핫도그는 50%가량 에이지를 줄일 수 있고 감자는 대부분의 에이지를 줄일 수 있다(**도표 중 핫도그 삶기와 굽기, 감자 25분 삶기 참조**). 전자레인지를 이용해도 물에 끓이는 조리법과 비슷한 양의 에이지가 생긴다.

다음 도표에서 보듯 에이지 독소는 고지방과 고단백질인 육류에 가장 많이 들어 있고 탄수화물은 비교적 함유량이 적다. 그러나 시판되는 시리얼이나 스낵 등은 230℃ 고온에서 제조되고 열처리되므로 에이지 함유량이 상당히 높은 편이다. 도표에는 닭요리만 명시했으나 소고기, 돼지고기에도 닭고기만큼 많은 에이지가 함유돼 있고 도넛도 마찬가지다.

음식별 에이지 함량

음식	조리방법	AGEs 함량(kU)
닭요리(85g)	오븐 구이(oven fried)	9,000
	튀김(deep fried)	6,700
	구이(broiled)	5,250
	볶기(roasted)	4,300
	삶기(boiled)	1,000
감자(100g)	25분 삶기	17
	5ml 오일을 넣고 45분 굽기	218
	홈메이드 프렌치프라이	694
	패스트푸드 프렌치프라이	1,522
핫도그(90g)	물에 7분 삶기	6,736
	5분 굽기(broiled 5 minutes)	10,143
햄버거 패티(90g)	6분 프라이	2,375
	맥도날드 햄버거	4,876
얇은 피자(90g)		6,143
버터(15g)		3,972
마가린(15g)		2,628
크림치즈(15g)		1,632
토스트한 냉동 와플(30g)		861
토스트한 냉동 팬케이크(30g)		679
라이스 크리스피(30g)		600
홈메이드 팬케이크(30g)		292
인스턴트 오트밀(30g)		4
유아용 유동식(100ml)		487
모유(100ml)		7

미국 사람들의 하루 에이지 섭취량은 보통 16,000kU(kilounits)이다.

에이지는 몸에 염증을 일으키고 심장병과 당뇨병, 죽상동맥경화, 뇌졸중(중풍), 만성신부전증, 알츠하이머병 등을 유발하거나 악화시키는 요인이 된다. 또 우리 몸의 모든 세포에 나쁜 영향을 미쳐 노화를 촉진하고 노화로 인한 각종 만성질병을 일으키며 당뇨환자의 혈관을 손상시킨다. 산화질소(nitric oxide; 동맥에서 생성돼 동맥을 확장시키고 혈전이 생기지 않도록 하는 물질)를 방해해 혈관확장을 억제함으로써 혈액순환장애를 불러오고 나쁜 콜레스테롤인 LDL(저밀도지단백)-콜레스테롤을 증가시키기 때문에 혈소판이 응집돼 혈액을 끈적거리게 만들고 혈관벽에 LDL이 쌓이게 만들면서 동맥경화증을 유발하는 주범이기도 하다. 에이지는 세포를 손상시키는 활성산소를 많이 만들어내는 등 산화 스트레스의 요인도 된다.

따라서 에이지를 많이 섭취하면 근육기능도 저하되고 세포도 딱딱해지면서 탄력을 잃어 늙는 속도가 빨라진다. 특히 눈에 나쁜 영향을 미쳐 백내장과 황반변성이 생기기 쉽고 당뇨환자의 망막병증을 촉진하는 등 당뇨합병증을 유발하며 폐가 딱딱하게 굳는 폐섬유증(pulmonary fibrosis)과 퇴행성신경장애 등을 일으킨다.

실제 쥐에게 과당과 자당(설탕)을 먹이면 세포조직 속의 에이지 농도가 올라간다는 연구결과도 있다. 그러므로 시판되는 주스나 과자, 케이크, 도넛 등 단 음식은 먹지 말아야 한다. 실험에 의하면 비타민 C, 티아민(benfothiamine; 비타민 B_1), 비타민 B_6, 알파리포산, 타우린 등이 에이지 생성을 억제하는 것으로 밝혀졌고 쥐를 이용한 실험결과 레스베라트롤과 강황이 에이지의 나쁜 영향을 차단하는 효과가 있는 것으로 밝혀졌다. 무엇보다 에이지를 생성시키는 노릇노릇하게 탄 음식을 먹지 않는 것이 가장 좋은 에이지 예방법이다.

붉은 포도 껍질과 적포도주에 많이 함유된 레스베라트롤은 강력한 항산화제 작용을 하면서 심장을 보호하고 혈관을 확장시켜 혈액순환을 돕기 때문에 심장마비와 뇌졸중(중풍)을 예방하는 데 효과적이다. 또 DNA 손상과 혈관 손상을 방지해 장수를 기대할 수 있게 하는 성분으로, 동물실험결과 노화를 66%나 지연시키는 것으로 나타났다. '사람은 혈관이 늙는 만큼 늙는다(A man is as old as his blood vessels)'라는 말이 있듯 건강하고 탄력 있는 혈관이 젊음을 유지하는 데 가장 중요하다.

레스베라트롤은 부인과 암을 억제하는 효능도 있다. 특히 체지방에서 분비되는 아로마타제(aromatase)를 억제해 남성호르몬의 일종인 안드로스텐다이온(androstenedione)이 여성호르몬으로 전환되는 것을 방해하기 때문에 여성호르몬 과다로 인한 자궁근종, 자궁내막증, 자궁암, 유방암, 난소암, 자궁경부암, 전립선비대증과 같은 질환을 예방하고 억제하는 데 중요한 역할을 한다. 같은 원리로 여성호르몬의 분비를 억제하기 때문에 비만 치료에도 쓰인다. 특히 유방암 치료제로 많이 쓰이는 타목시펜(tamoxifen nolvadex)과의 비교실험에서 타목시펜과 레스베라트롤이 같은 효과를 지닌 것으로 밝혀지기도 했다.

돌연변이와 발암물질(Mutagens and carcinogens)

높은 온도에서 육류와 생선을 조리하면 에이지도 문제가 되지만 돌연변이와 발암물질도 만만치 않은 위험이 된다. 연구에 의하면 너무 많이 익히거나 태우거나 튀기거나 불판에 굽거나 숯불에 구운 고기를 많이 먹을 경우 여러 암에 걸릴 위험이 높아지는 것으로 드러났다.

고기의 돌연변이는 조리하는 온도가 높을수록 증가하고 불에 직접 굽는 경우 더 많이 생긴다. 예를 들면 빵을 굽듯 낮은 온도의 오븐에서 약하게 굽거나 물에 삶을 때보다 기름에 튀기거나 불에 직접 구우면 10~50배까지 돌연변이 위험이 높아진다. 또 버터나 마가린, 오일을 이용해 200℃ 이상에서 조리해도 돌연변이가 심해진다. 불에 탄 고기를 먹으면 암에 걸릴 위험이 높다고 해서 태운 부분을 잘라내고 먹곤 하는데 이 방법으로 위험을 줄일 수는 있으나 고기를 삶아먹거나 아예 먹지 않는 경우보다는 안전하지 않다.

중국 여성들을 대상으로 조리법과 암 발생의 관련성을 연구한 적이 있었는데, 카놀라오일을 이용해 웍(중국 프라이팬)에서 조리할 경우 폐암에 걸릴 확률이 매우 높다는 결과가 나왔다. 뜨거운 웍에서 올라오는 카놀라오일 연기가 발암물질로 작용하는 탓이다. 대두콩오일도 마찬가지였고 산화가 잘 되지 않는 땅콩오일은 비교적 안전한 것으로 밝혀졌다.

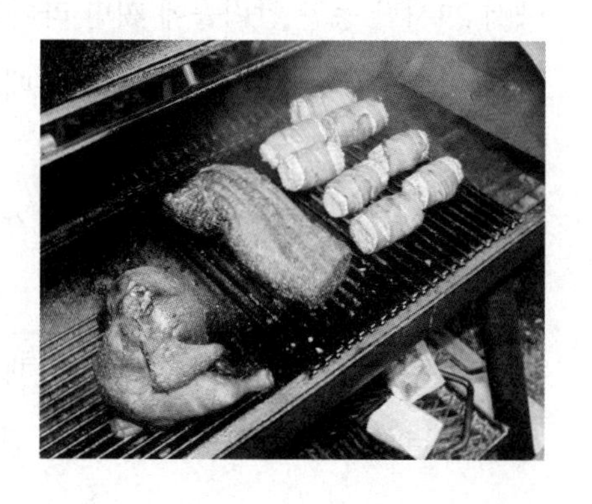

발암물질 가운데 아크릴아마이드는 감자칩이나 감자튀김에 많은데 120℃ 이상에서 단백질이 포도당이나 과당 같은 단당류와 만나 당화가 되면 생기는 물질이다. 사람이 보통 먹는 음식에 들

어 있는 발암물질은 동물 실험에 쓰는 발암물질에 비하면 양이 적지만 감자칩이나 감자튀김 같은 음식에는 발암물질뿐 아니라 심혈관계를 상하게 하는 과산화지질과 에이지가 함유돼 있으니 피하는 것이 좋다.
돌연변이와 발암물질은 물에 끓이거나 찌거나 전자레인지를 사용하면 대부분 줄일 수 있다. 특히 단백질이 많은 고기와 생선 등은 불에 직접 닿지 않도록 오븐에 굽는 조리법이 돌연변이를 줄이는 방법이지만 물을 넣고 조림으로 만드는 것이 가장 안전하다.

영양 손실을 줄이는 조리법

조리법에 따른 영양 손실

온도에 민감한 비타민 C나 티아민(비타민 B_1), 천연엽산(folate) 같은 영양소는 조리 시 가장 많이 파괴되는 물질이다. 높은 온도에서 고기를 익힐 경우 비타민 B_{12}와 아미노산이 파괴된다. 예를 들어 닭고기를 116℃에서 27시간 동안 압력솥에 찌면 라이신과 메티오닌, 트립토판 같은 필수 아미노산이 열을 가하지 않았을 때보다 각각 50%, 34%, 56%씩 감소한다.
또 조리를 하면 우리 몸에 꼭 필요한 영양분과 여러 가지 물질의 활용을 돕는 효소도 파괴된다. 가령 채소에 들어 있는 콘주가아제(conjugase)라는 효소는 자연에 존재하는 엽산이 체내에 잘 흡수되도록 바꿔주는 역할을 하는데 열을 가하면 이 효소가 감소한다. 브로콜리나 콜리플라워,

방울다다기양배추(Brussels sprouts), 양배추 같은 채소에 들어 있는 미로시나아제 효소에는 항암작용을 하는 이소티오시안산이라는 물질이 함유돼 있는데 조리를 하면 이 효소가 파괴된다. 실제 전자레인지에서 2분간 살짝 익힌 채소가 5분 이상 완전히 익힌 채소보다 이 항암물질이 훨씬 많이 남아 있었다.

음식 속의 영양성분은 물에서 끓일수록 손실률도 증가한다. 샐러리나 당근 같은 채소를 물에 끓이면 마그네슘이 50~75% 파괴되고, 껍질 벗긴 감자를 끓는 소금물에 익히면 포타슘(칼륨)이 10~15% 감소하지만 찌면 3~6%만 손실된다. 고기도 끓는 물에 익히면 타우린의 50~85%가 빠져나오고 조개류와 뿌리채소 등은 신진대사를 활성화하는 베타인 성분이 물에 녹아나온다. 그러므로 이들 영양소를 섭취하려면 국물을 같이 먹는 것이 좋다.

식품을 끓는 물에 익히면 열에 약한 영양소도 파괴된다. 녹두나 팥을 30분 정도 삶으면 라이신 같은 단백질이 18~26% 줄고 브로콜리나 콜리플라워, 방울다다기양배추, 양배추 같은 채소를 10분간 삶으면 항암작용을 하는 인돌-3-카비놀이 20% 줄어든다. 이렇게 물에 익힌 식품을 다시 데울 때 전자레인지를 쓰든 다른 조리법을 쓰든 티아민, 리보플라빈, 비타민 B_6, 엽산, 비타민 C 등의 영양소가 감소하는 양은 거의 같다. 또 요오드도 열을 가하면 쉽게 증발하는 미네랄 가운데 하나다. 요오드가 들어 있는 소금으로 요리를 하면 70%의 요오드가 증발하므로 소금은 조리 중간에 넣지 말고 조리가 끝난 후에 넣어야 한다.

조리방법

튀기기

지방과 오일은 고온에서 튀기면 과산화지질, 산화콜레스테롤 같은 독소가 만들어진다. 감자칩, 감자튀김, 도넛, 닭튀김 등은 특히 높은 온도에서 튀기기 때문에 더욱 안 좋다. 이런 독소는 한 번 사용한 기름을 계속 쓸 때 더 많이 만들어지는데, 식당이나 패스트푸드점에서 기름을 재사용하는 경우가 많으므로 외식을 할 때 주의해야 한다. 동물을 상대로 고온에서 산화된 기름을 먹이는 실험을 한 결과 심장과 간, 신장 세포에 손상이 생겼다는 보고도 있었다. 또 튀긴 생선은 오븐에 구운 생선보다 심장에 해롭고 기름을 재사용해 튀긴 음식은 고혈압의 원인이 될 수 있다. 그러므로 튀긴 음식은 먹지 말아야 하고 부득이한 경우에는 옥수수오일, 대두콩오일, 해바라기씨오일, 홍화씨오일, 카놀라오일보다 발연점이 높은 올리브오일(165℃)이나 땅콩오일을 쓰는 것이 낫다(3권 과산화지질 p.19). 포도씨오일이나 코코넛오일도 190℃ 이상 고열에 강하므로 튀김용으로 적당하다.

전자레인지

전자레인지는 식품 종류에 따라 양양 손실 정도가 달라지므로 식품별로 전자레인지 사용에 주의를 기울여야 한다. 예를 들어, 베이컨은 전자레인지에 익히면 프라이팬에서 익히는 것보다 발암물질인 니트로사민이 적게 생기는 이점이 있다. 그러나 엽산(5-MTHF)이 빨리 손실되고 몸에 좋지 않은 불포화지방산의 산화도 일어나기 때문에 전자레인지의 안정성에 대해서는 좀 더 연구가 필요하다. 무엇보다 유아용 유동식을 전자레인지로 데우면 D-프롤린이라는 아미노산이 변이돼 신경과 신장, 간에 해로운 독소로 바뀐다. 유아용 유동식을 다른 방법으로 데우면 이와 같은 아미노산 변화가 일어나지 않으므로 전자레인지는 반드시 피해야 한다.

높은 온도나 수분이 없는 상태에서 조리하면 독소가 생기므로 튀기거나 굽거나 볶는 것보다 끓이거나 삶거나 찌는 방법으로 조리해야 한다. 영양분의 손실을 막으려면 물에 끓이는 것보다 쪄서 먹는 것이 좋다.

조리기구

알루미늄 소재의 냄비를 쓰면 알루미늄 독소가 녹아나온다. 수돗물을 알루미늄 냄비에 넣고 88℃까지 데우면 수돗물 안전수치(50mcg/L)의 30배 넘는 알루미늄이 물에 뒤섞이고, 토마토소스처럼 산이 함유된 식품을 데우면 산 성분으로 인해 더 많은 양의 알루미늄이 빠져나온다. 불소가 함유된 물은 경우에 따라 1000배나 되는 알루미늄이 녹아나올 정도여서 더욱 위험하다. 알루미늄은 골다공증, 알츠하이머병을 유발하는 요인으로 잘 알려져 있으므로 알루미늄 소재의 식기는 사용하지 말아야 한다. 스테인리스 식기는 대부분 안전하지만 스테인리스에 포함된 니켈 성분에 민감한 체질이라면 특히 산이 들어간 음식을 조리할 때 유의해야 한다.

식품의 보관

음식을 통해 섭취할 우려가 있는 독소를 최대한 줄이려면 식품의 보관에도 신경 써야 한다. 앞서 말한 것처럼 산화된 콜레스테롤을 먹으면 죽상동맥경화의 원인이 될 수 있는데, 콜레스테롤은 자연 상태에서도 불안정해서 공기와 만나면 바로 산화가 시작되는 특징이 있다. 특히 온도가 높을수록 산화도 빨라지므로 버터나 우유, 고기 등을 보관할 때는 공기가 들어가지 않도록 잘 싸서 냉장고에 보관해야 한다. 다불포화지방산도 산화되면 과산화지질 독소가 생긴다. 그러므로 견과류나 홍화씨오일, 해바라기씨오일, 옥수수오일, 대두콩오일 등 다불포화지방산이 함유된 식품도 공기와 접촉하지 않도록 밀폐해 냉장고에 보관하도록 한다.

음식과 음료수를 보관할 때는 플라스틱이나 알루미늄, 캔 용기보다 유리그릇이나 스테인리스 그릇에 담아 보관해야 한다. 플라스틱 용기에는 프탈레이트(Phthalate esters), P-노닐페놀(p-nonylphenol), 비스페놀(bisphenol A) 같은 성분이 들어 있는데 이들 성분은 내분비계를 교란시켜 당뇨, 암, 정자의 이상, 유산, 조기유방발육, 자가면역질병 등의 원인이 되는 것으로 추정되고 있으며, 그에 대한 연구 또한 활발히 진행되고 있다.

또 알루미늄캔에 보관한 음료수는 유리병에 보관할 때보다 알루미늄 독소가 3~6배 이상 검출되는 것으로 보고돼 있는데 알루미늄은 골다공증과 치매에 걸릴 확률을 높이므로 유의해야 한다. 맥주는 산 성분이 들어있지 않아 캔이나 병이나 큰 차이가 없다. 그러나 안쪽에 래커(lacquer)

코팅이 되어 있지 않은 캔에 담긴 오렌지주스나 파인애플주스, 애플소스 등은 한 컵당 주석 성분이 10~35mg이나 함유되어 있어 역시 좋지 않다. 주석을 많이 먹인 동물에게 골다공증이 흔히 생기는 것으로 동물실험결과 밝혀지기도 했다. 산이 포함된 식품 가운데 캔에 담긴 것은 뚜껑을 열어두거나 개봉하지 않은 상태라도 더운 곳에 보관하면 녹아나오는 주석 농도가 높아지므로 주의해야 한다.

처방

음식은 어떻게 조리하고 보관하느냐에 따라 건강에 큰 영향을 미친다. 많이 익힌 음식보다 날로 먹는 방법이나 살짝 익혀 먹는 방법이 좋고, 수분 없이 높은 온도에서 조리하는 것보다 수분이 있는 상태에서 낮은 온도로 조리하는 것이 좋다. 고기도 많이 익히지 말고 살균되는 정도로만 적절하게 익히도록 하고 무엇보다 조리도구와 음식 보관법을 잘 선택해 불필요한 독소에 노출되는 것을 줄이는 것이 중요하다.

심장질병의 원인, C반응성단백질(CRP)

C반응성단백질(C-reactive protein; CRP)은 심장질병을 일으킬 수 있는 위험한 물질이다. 염증이 생기는 과정에서 합성되는 급성기 단백질을 C반응성단백질이라고 하는데, 혈장의 CRP 농도는 전신염증을 측정하는 수치로도 사용된다. 이 CRP 수치가 높을수록 심장질병이 생길 위험도 증가하는 것으로 알려져 있다. 흔히 나쁜 콜레스테롤이라고 불리는 LDL-콜레스테롤이 심혈관계질병에 영향을 미치는 것으로 알려져 있으나 실험결과 LDL-콜레스테롤을 낮추는 것보다 CRP 수치를 낮추는 것이 심혈관계질병 예방에 더 도움이 되는 것으로 밝혀졌다.

음식

CRP 수치는 정상체중인 사람보다 비만인 사람이 더 높게 나타난다. 따라서 CRP 수치는 비만도와 관련이 깊고 살을 많이 뺄수록 이 수치 또

한 낮아진다. 실제 트랜스지방이 많은 음식을 먹을 때보다 과일과 채소를 많이 먹을 때 CRP 수치가 낮아지는가 하면 과일, 채소와 함께 혈당을 빨리 올리지 않는 음식(1권 질병 편 p.194~195 참조)을 먹으면서 올리브오일이 많이 쓰이는 지중해 음식이나 하루 280g의 빙 체리(bing sweet cherries)를 먹었을 때 CRP 수치가 많이 떨어진다는 실험결과도 있다. 또 섬유질이 많은 음식이나 섬유질이 많은 씰리움(psyllium; 질경이씨)을 하루 14g 정도 먹어도 CRP 수치가 낮아지는데 마른 사람이 비만인 사람보다 효과가 좋은 것으로 나타나기도 했다. 이들 연구에서 CRP 수치가 떨어지는 수준은 15~20%였다.

여기에 콜레스테롤을 줄인 식단을 병행하면 CRP 수치는 물론 LDL 수치까지 낮추는 등 고지혈증 처방약인 로바스타틴을 복용하는 것과 같은 효과를 기대할 수 있다는 연구결과도 보고된 바 있다. 실제 연구과정은 다음과 같다.

■ **연구** 고지혈증이 있는 남녀 46명(평균연령 59세)을 대상으로 다음 3개의 프로그램 중 한 가지를 선택해 1개월 동안 실천하도록 했다.

(1) 포화지방(육류)을 적게 먹는 그룹

(2) 포화지방(육류)을 적게 먹으면서 매일 20mg의 고지혈증 처방약인 로바스타틴을 복용하는 그룹

(3) 식물성 스테롤 1.0g(1000kcal, 식물성 스테롤이 첨가된 마가린), 콩 단백질 21.4g(1000kcal, 두유와 대두콩), 식이섬유 9.8g(1000kcal, 곡물·보리·가지·씰리움 섬유질)과 함께 아몬드 14g(1000kcal)을 섭취하는 그룹 연구

결과 CRP 수치는 1번 그룹에서 10%, 2번 로바스타틴 그룹에서 33%, 3번 그룹에서 평균 28% 감소했고, LDL-콜레스테롤은 각각 8%, 31%, 29%씩 감소했다. 이로써 식물성 식품과 콩, 섬유질, 아몬드 등을 꾸준히 섭취할 경우 고지혈증 처방약을 복용하는 것과 유사한 효과를 얻을 수 있음을 확인한 셈이다.

커피와 알코올

3042명의 건강한 남녀를 대상으로 한 연구에서 커피를 매일 200ml 또는 그 이상 마시는 사람들이 커피를 전혀 마시지 않는 사람들에 비해 평균 CRP 수치가 현저하게 높은 것으로 나타났다. 그 수치가 남성은 30% 더 높고 여성은 38% 정도 더 높아 여성이 더 취약하다는 사실을 알 수 있었다. 반대로 커피를 매일 200ml보다 적게 마시는 사람들은 커피를 아예 마시지 않는 사람들보다 CRP 수치가 크게 높지 않은 것으로 나타나 적당히만 마시면 그리 해롭지 않다는 사실도 확인할 수 있었다.

또 다른 연구에서는 알코올의 양과 CRP 수치 사이에는 U자형의 상관관계가 형성된다는 결론을 얻기도 했다. 매일 적당량의 알코올(남성은 맥주 4잔, 여성은 맥주 3잔)을 마시면 CRP 수치가 약 35% 감소하는데, 이보다 과한 양을 마실 경우 CRP 수치가 오히려 상승한다는 사실이었다.

식품 알레르기

한 보고에 의하면 발열이 반복되고 CRP 수치가 100~200mg/L(정상 CRP 수치는 5mg/L 이하)인 소녀를 검진한 결과 그 원인이 우유 때문인 것으로 밝혀졌다고 한다. 우유를 마시지 않으면 발열도 없고 CRP 수치도 정상으로 돌아온다는 사실을 인지하면서 식품 알레르기가 염증을 일으켜 CRP 수치를 높이는 원인이 되는 것으로 알려지기 시작했다. 특히 식품 알레르기로 인해 편두통이나 천식 등을 경험한 사람일수록 CRP 수치에 주의해야 한다.

조리방법

에이지가 높은 음식도 CRP 수치를 높인다. 에이지는 음식에 열을 가하면 생겨나므로 고온에서 조리하거나 수분 없이 조리하는 음식을 피하는 것이 좋다. 실제로 같은 식품이라도 에이지를 높이는 조리법에서 낮추는 조리법으로 바꾸기만 해도 CRP 수치가 41% 감소하는 것으로 나타났다. 에이지는 포도당, 과당, 유당 같은 단당류와 지질이 포함된 단백질을 함께 조리할 때 생기는 나쁜 성분으로, 높은 온도에서 수분 없이 굽거나 튀길 때보다 낮은 온도에서 물에 끓이거나 삶는 방법으로 조리할 때 적게 생긴다. 따라서 에이지를 줄이는 데는 조리시간보다 조리온도와 조리법이 더 중요하다. 전자레인지를 이용하면 물에 끓일 때와 비슷한 양의 에이지가 생긴다.(3권 에이지 최종당화산물 p.20)

자연치료제

오메가-3 오일

건강한 자원자들에게 생선오일을 하루 7g 혹은 14g씩 5주 동안 복용시킨 결과 CRP 수치가 11~12% 떨어진 사실이 확인되었다. 또 콜레스테롤이 높은 남성들에게 아마씨오일(알파리놀렌산 약 50% 함유)을 하루 15ml씩 3개월간 복용하게 했더니 CRP 수치가 25% 감소했다.

심근경색 병력이 있는 40명의 남성을 대상으로 한 연구에서는 오메가-3 오일(EPA, DHA)과 다른 영양분(알파리놀렌산, 비타민 E, 비타민 B_6, 엽산)이 첨가된 음료수를 12개월간 매일 복용한 결과 CRP 수치가 일반 음료수를 복용한 나머지 사람들보다 48% 감소하는 것으로 나타났다.

홍국(Red yeast rice)

홍국은 적색효모(Monascus purpureus)를 흰 쌀에 발효시켜 만드는데 콜레스테롤 수치를 낮추기 위해 사용하는 처방약 스타틴 종류와 유사한 천연성분이 다양하게 함유돼 있다. 실제 관상동맥은 정상이지만 협심증이 있는 환자들에게 홍국을 하루 1200mg 복용하게 했더니 CRP 수치가 44%나 감소했다는 연구결과가 보고된 적이 있다.

비타민 C

중장년층과 노년층의 고혈압 환자들에게 6개월 동안 비타민 C를 하루 600mg씩 투여하는 연구에서 환자들의 CRP 수치가 현저하게 저하된 사실이 확인됐다. 직접 혹은 간접 흡연자들을 대상으로 한 연구에서는 2개월 동안 비타민 C를 하루 515mg씩 복용하게 해 CRP 수치가 24% 감소한 결과를 얻기도 했다. 또 다른 연구에서는 CRP 기본수치가 1mg/L을 넘지 않는 환자들을 두 그룹으로 나눠 한 그룹에게는 2개월 동안 1000mg의 비타민 C를 매일 복용하게 하고 다른 그룹에게는 가짜 비타민 C를 매일 복용하게 한 결과, 비타민 C를 실제 복용한 그룹의 CRP 평균수치가 가짜 약을 복용한 그룹에 비해 25.3% 감소한 사실을 확인했다. 하지만 제2형 당뇨환자들에게 비타민 C를 4주 동안 하루 500mg씩 복용하게 했을 때는 CRP 수치에 큰 변화가 없었다. 당뇨환자에게는 하루 500mg의 비타민 C가 별 효과가 없을 뿐 아니라 부족하다는 점을 확인한 실험결과라고 할 수 있다.

아연(Zinc)

노년층(평균연령 66세)을 대상으로 6개월 동안 하루 45mg의 아연을 복용하게 했더니 CRP 수치가 23% 감소했다는 연구결과가 있을 정도로 아연 또한 CRP 농도를 낮추는 데 효과적이다. 다만 아연을 장기복용할 경우 고용량의 아연이 구리(Cu)의 흡수를 방해해 구리결핍증을 유발할 수 있으므로 아연을 장기복용할 때는 구리를 함께 복용하는 것이 좋다. 아연 복용량에 따라 구리는 하루 1~4mg이면 적당하다.

비타민 B_6

일부 연구에서 비타민 B_6의 효과적인 형태인 PLP(pyridoxal phosphate; 피리독살인산)의 혈장 수치가 CRP 수치와 반비례한다는 사실이 발견되었다. 다시 말해 혈액 속의 비타민 B_6 수치가 낮으면 CRP 수치가 높아지고 B_6 수치가 높으면 CRP 수치가 낮아진다는 뜻이다. 비타민 B_6의 부족이 CRP 수치를 높이는 만성염증의 원인인지, 만성염증으로 인해 비타민 B_6가 감소하는지는 명확히 밝혀지지 않았으나 비타민 B_6의 섭취가 CRP 수치를 낮춰 심혈관계질병 예방에 도움이 되는 것은 분명한 사실이다.

설탕과 식품첨가물은 어떻게 병을 일으키는가?

설탕과 고과당 옥수수시럽

질병 없는 건강한 삶을 누리기 위해서는 설탕과 식품첨가물에도 주의해야 한다. 우리가 흔히 먹는 설탕을 식품명으로는 자당(sucrose)이라고 하는데, 자당은 사탕수수와 사탕무에서 추출한 이당류로 포도당과 과당으로 구성돼 있다. 고과당 옥수수시럽(high-fructose corn syrup)은 흔히 액상과당으로 불리는 성분으로, 단당 형태의 과당과 포도당으로 구성된다. 이들 당을 과일, 채소 속의 천연과당 및 천연포도당과 구분하기 위해 정제된 설탕, 즉 자당으로 표현한다고 보면 된다.

정제된 설탕과 고과당 옥수수시럽의 과도한 섭취는 현대인을 괴롭히는 다양한 만성질환의 주요인으로 꼽힌다. 비만, 제2형 당뇨, 비알코올성 지방간, 고혈압, 고중성지방증, 심장질병, 신장결석, 만성설사, 만성과민성대장증후군, 담낭질병, 충치, 만성피로, 불안감, 우울증, ADHD(주의력결핍 과다행동장애), 편두통, 긴장성두통, 월경전증후군, 칸디다증 등을 유발하거나 악화시키는 것으로 잘 알려져 있기 때문이다.

설탕 소비량 증가와 질병 발생률의 관계

역사적으로 정제된 설탕(자당)의 소비량은 점차 증가하는 추세를 보여왔다. 1750년대에는 1인당 자당 소비량이 연간 2.7~3.6kg에 불과했으나 1850년대에 11kg 이상으로 늘었으며 1950년대에는 무려 54kg까지 증가했다. 더 큰 문제는 고과당 옥수수시럽의 소비량 증가다. 지난 수십 년간 서구 현대인의 식생활에서 자당이 고과당 옥수수시럽으로 대체되는 추세를 보이고 있기 때문이다. 1997년까지 1인당 자당 소비량은 연간 30kg으로 줄었으나 자당과 고과당 옥수수시럽을 합한 전체 섭취량은 평균 58kg 이상으로 늘었다. 이는 매일 40티스푼이나 되는 설탕을 먹는 것과 같은 양이다. 설탕 소비량 증가와 함께 비만, 제2형 당뇨, 비알코올성 지방간, 고혈압, 고중성지방증, 심장질병 등 성인병이 증가하고 있다는 사실은 설탕이 건강에 미치는 영향을 충분히 짐작하게 한다.

설탕과 저혈당

정제된 설탕은 다른 음식보다 혈액 속으로 빨리 흡수된다. 많은 양을 섭취할수록 혈액 속에 흡수되는 양도 많아지는데, 사람의 몸은 이런 현상에 잘 대응하도록 만들어지지 않아 건강상의 문제를 야기할 수 있다. 갑작스럽게 혈액 속의 포도당, 즉 혈당이 치솟으면 혈당을 낮추기 위해 췌장에서 많은 양의 인슐린이 분비돼 혈당이 급격히 떨어지는 저혈당증이 생긴다. 저혈당증은 심하면 뇌손상에 사망까지 초래할 만큼 위급한 상황이므로 몸에서는 저혈당증을 막기 위해 부신에서 에피네프린이나 코르티솔 같은 호르몬을 분비해 다시 혈당을 높이려고 든다. 이런 현상이 반복되면 장기의 전반적인 기능이 떨어지면서 앞서 언급한 만성질병의 원인이 된다.

설탕과 대사장애

많은 양의 자당을 먹으면 심장질병에 걸릴 위험요소가 증가한다. 중성지방과 인슐린, 요산의 수치는 물론 혈압도 높아지고 혈소판이 응집돼 혈액순환에 장애가 생기며 좋은 콜레스테롤인 HDL(고밀도지단백)-콜레스테롤의 수치가 낮아지는 탓이다. 또 과당의 과잉섭취도 중성지방과 요산을 높이고 인슐린에 대한 세포의 저항, 즉 인슐린 저항성을 높이는 것으로 보고돼 있다. 요산이 높으면 통풍에 걸리기 쉽고 인슐린 저항성이 높으면 당뇨에 걸릴 위험이 증가한다.

설탕과 면역기능

건강한 사람에게 100g(25티스푼)의 자당과 포도당, 과당을 먹이면 백혈구의 하나인 호중구(neutrophil)의 탐식작용이 일시적으로 감소하는 현상을 관찰할 수 있다. 역시 건강한 사람에게 75g의 포도당을 먹이면 면역기능 또한 감소하는 현상이 나타난다. 이는 정제된 설탕이 우리 몸의 면역기능을 떨어뜨린다는 사실을 증명하는 결과로 설탕을 자제함으로써 세균감염이나 질병을 예방할 수 있다는 뜻이 된다.

설탕과 설사

과당은 사람에 따라 몸에 잘 흡수되지 않을 수 있는데 과당이 잘 흡수되지 않으면 설사와 과민성대장증후군의 원인이 된다. 특히 고과당 옥수수시럽이 설사를 잘 일으키는 것으로 알려져 있으며 자당도 만성설사를 유발한다는 보고가 있다.

설탕과 노화

과당은 에이지(AGEs; 20p 참조) 독소를 생성시키는 원인이기도 하다. 에이지는 염증물질을 만들어내 노화를 촉진하고 심장질병과 당뇨합병증을 유발한다. 실제 쥐에게 과당과 자당을 먹이면 세포조직 속의 에이지 농도가 올라가는데, 특히 과당은 노화에 해롭다. 과당이 포함된 물 250g/L을 먹인 쥐는 노화가 가속화된 반면 같은 양의 자당을 먹인 쥐에게서는 특별한 노화 촉진 현상이 관찰되지 않았다.

무엇보다 과당을 많이 섭취해 혈액 속의 과당 농도가 높아지는 고과당혈증(hyperfructosemia)이 생기면 간의 ATP(adenosine triphosphate; 에너지대사에 관여하는 물질)가 감소해 간 건강이 나빠지면서 전신의 신진대사에 해로운 결과를 초래한다.

자당(설탕)과 고과당 옥수수시럽의 비교

모든 종류의 정제된 설탕은 되도록 먹지 않아야 하지만 자당보다 더 해로운 것이 고과당 옥수수시럽이다. 고과당 옥수수시럽에는 포도당보다 과당이 많이 함유돼 있는데, 과당의 비율이 높으면 고과당혈증의 원인이 되기 때문이다. 게다가 고과당 옥수수시럽에 들어 있는 단당류는 자당보다 흡수가 빨라 혈당을 높이는 요인이 된다. 혈당을 높이는 생활을 계속하면 혈당 조절능력에 문제를 일으킬 수 있고 몸의 균형도 깨져 병에 걸리기도 쉬워진다. 지난 수십 년간 자당이 고과당 옥수수시럽으로 대체되면서 비만, 당뇨, 비알코올성 지방간 등에 시달리는 인구가 증가하는 양상이 그 증거라고 할 수 있다.

고과당 옥수수시럽은 포도당-과당 또는 이소글루코오스(isoglucose; 전분에서 얻는 설탕 대체물질)라고도 하는데, 옥수수 녹말에서 포도당을 추출해 과당으로 만든 것이다. 설탕보다 다루기 쉽고 옥수수가 사탕수수보다 생산량이 많아 1990년대 말까지 감미료로 널리 쓰였으나 비만과 당뇨의 원인이 된다고 해서 점차 그 수요가 감소했다. 이에 고과당 옥수수시럽 생산업자들은 고과당 옥수수시럽을 천연물질이라고 선전하면서 옥수수시럽을 옥수수설탕으로 바꿔 부르고자 하였으나 미국식품의약국(FDA)에서는 이를 허가하지 않았다. 그러므로 과일주스나 음료 등을 살 때 식품성분표시를 잘 보고 고과당 옥수수시럽(high fructose corn syrup)이 첨가된 제품은 피하는 것이 좋다.

식품첨가물

가공해 상품화한 음식에는 약 2,700가지(젖소에 투여하는 페니실린이 우유에서 발견되는 것처럼 간접적으로 들어간 성분은 제외)의 화학물질이 첨가

된다. 표백제, 완충제, 인공색소, 향신료, 고결방지제(anti-caking agents; 고체입자가 덩어리지지 않도록 방지하는 첨가물), 방부제, 계면활성제, 안정제(stabilizer), 농후제(thickener; 식품의 점도를 높이는 첨가물), 감미료, 항산화제 등이 대표적이다.

이들 첨가물은 소량만 사용해도 민감한 사람에게는 부작용을 일으킬 수 있다. 첨가물은 보통 동물실험을 거쳐 사용허가가 내려지는데, 한 가지 첨가물만 먹었을 때는 안전하던 성분도 다른 첨가물과 함께 먹으면 부작용을 초래할 수 있다.

아스파탐(Aspartame)

인공감미료인 아스파탐은 열량(4kcal/g)은 설탕과 동일하지만 단맛은 설탕보다 무려 180~200배 강한 것이 특징이다. 적은 양으로도 단맛을 낼 수 있어 칼로리 섭취를 줄이는 데 유리하기 때문에 소다, 껌, 디저트, 시리얼, 막걸리 등에 널리 쓰이니 라벨을 확인해야 한다.

아스파탐은 체내에 들어가 아미노산의 일종인 페닐알라닌과 아스파르트산, 메탄올(메틸알코올)로 분해되는데 이 중 페닐알라닌은 뇌에 문제를 일으키는 것으로 알려져 있다. 따라서 선천성 아미노산 대사이상으로 페닐알라닌을 정상적으로 대사시키지 못하는 페닐케톤뇨증(phenylketonuria; PKU)을 지닌 사람에게 아스파탐은 독소나 다름없다. 페닐케톤뇨증을 지닌 임산부가 아스파탐을 먹으면 태아의 뇌 발달에 장애를 초래할 수 있으므로 특히 주의해야 한다. 페닐알라닌 대사가 정상적인 아이들도 아스파탐을 반복적으로 섭취해 혈중 페닐알라닌 농도를 자주 높이면 페닐케톤뇨증에 걸린 것처럼 뇌 발육에 문제가 생길 수 있다.

동물실험에 의하면 여덟 살짜리 아이가 더운 여름 오후에 음료를 통해 섭취할 만한 정도의 아스파탐을 동물에게 먹일 경우 뇌의 페닐알라닌 농도가 두 배 가까이 올라가고 탄수화물과 함께 섭취할 경우 다시 두 배 더 올라가는 것으로 나타났다. 보통 탄수화물을 섭취하면 뇌에서 세로토닌이 분비돼 기분이 좋아지는데 아스파탐을 함께 섭취할 경우 아스파탐이 세로토닌을 억제해 우울증, 정서장애 등을 유발하기도 한다.

아스파탐은 암 발병과도 관련성이 있는 것으로 보고돼 있다. 쥐에게 하루 20mg/kg의 아스파탐을 먹이면 암에 걸릴 확률이 증가하는데 이는 체중 54kg의 여성이 아스파탐이 함유된 다이어트 소다를 하루 6캔쯤 마시는 양과 동일하다.

아스파탐의 10% 정도는 메탄올(메틸알코올)로 바뀐다. 아스파탐이 함유된 음료수 500mg(1L짜리 소다 1병)을 마시면 혈중 메탄올 농도가 올라가는 것을 측정할 수 있다. 메탄올은 양이 지나치면 독이 되지만 극히 미량이라도 사람에 따라 부작용이 생길 수 있다.

실제 아스파탐으로 인해 간질, 두드러기, 혈관부종, 각종 알레르기 증상, 조병(조증), 공황장애, 편두통, 두통, 구강안면 육아종증 같은 병이 생겼다는 보고가 있으며 그밖에 다양한 부작용에 대한 경고도 있다. 이들 증상은 아스파탐의 섭취를 중지하면 개선됐다가 다시 먹기 시작하면 재발하는 경우가 대부분이다.

아스파탐 제조사인 뉴트라스위트(Nutra-Sweet)사가 진행한 연구에서는 부작용을 확인할 수 없었고 아스파탐 관련 회사들의 연구자금으로 시행된 연구에서도 아스파탐이 안전하다는 결론을 내리기는 했다. 그러나 많은 전문가들은 연구과정에서 섭취하는 신선한 캡슐이나 용액은 보통 식생활에서 섭취하는 아스파탐과 다르다는 사실을 지적하고 있다.

실제 아스파탐이 편두통 환자의 증상을 악화시키고 간질환 환자들에게 비정상적인 뇌파를 일으킨다는 다양한 연구보고가 있다. 또 우울증 병력이 있는 사람일수록 아스파탐에 유난히 민감하다는 사실도 연구를 통해 확인되었다. 이 연구는 우울증 병력이 있는 8명을 대상으로 진행했는데, 체중에 따라 하루 30mg/kg의 아스파탐(소다 10~12캔 분량)을 섭취한 결과 한 명은 망막박리(retinal detachment) 증상이, 다른 한 명은 결막출혈(conjunctival hemorrhage)이 생겼고, 다른 세 명은 독성물질에 중독된 것 같은 자각증상이 나타났다고 한다.

아스파탐은 건조한 상태에서는 안정성이 유지되지만 수분이나 높은 온도에 오랫동안 노출되면 부패해 독성을 띠는 성질이 있다. 소다수를 20℃에서 8주간 보관하면 소다수 속 아스파탐의 3~4%가 다이케토피페라진이라는 화학물질로 변하고 30℃에서는 12%가 다이케토피페라진으로 변하는데, 이 성분은 쥐를 이용한 실험에서 방광암을 유발하는 것으로 밝혀졌다. 또 다이케토피페라진은 알레르기 반응을 일으키기도 한다.

아스파탐은 과자, 음료, 주류 등 단맛을 내는 모든 가공식품에 쓰일 수 있다. 식품성분표시에는 단순히 설탕을 첨가했다고 표기할 수 있으나 적은 양으로도 설탕보다 강력한 단맛을 내기 때문에 비용절감 차원에서 아스파탐을 쓰는 제조사가 적지 않다. 따라서 앞에 열거한 증상이 있거나 가공식품을 먹고 난 후 이유 없이 졸음이 쏟아지는 등 모호한 증상이 반복되면 아스파탐이 원인일 가능성을 생각해보는 것이 좋다.

인공조미료(Monosodiumglutamate; MSG)

MSG는 몸에서 저절로 합성되는 비필수아미노산의 일종인 글루탐산나트륨염이다. 수프, 스낵, 샐러드드레싱, 냉동식품 등 가공음식은 물론 중국음식, 식당에서 파는 음식 등에는 거의 빠지지 않을 정도로 맛을 내는 데 유용한 첨가물이다.

그런데 MSG를 구성하는 성분 가운데 글루탐산염은 중추신경계의 흥분성 신경전달물질로, 신경회로의 흥분이 지나치면 신경세포를 손상시키기 때문에 흥분독소(excitotoxin)라고도 한다. 실제 어린 동물에게 많은 양의 MSG를 먹일 경우 뇌손상이 생길 수 있다는 사실이 실험에서 밝혀지기도 했다. 따라서 유아나 어린아이들에게 MSG는 결코 이롭지 않다. 또 성인들도 MSG로 인해 이상 증상을 느끼는 사례가 많은데 다량의 MSG를 첨가하는 중국음식을 먹은 후 주로 자각하는 증상이어서 '차이니스 레스토랑 신드롬'으로 불리기도 한다. 실제 200ml 완탕수프 한 그릇에는 3g의 MSG가 포함돼 있고 다른 중국음식에도 4~6g의 MSG가 첨가되는 것이 보통이다.

MSG로 인한 증상으로는 참을 수 없는 졸음, 두피의 당김, 손끝과 발끝의 저림, 홍조, 흉골 밑의 압박감, 심장 두근거림, 갈증, 두통, 오심, 복부 불편과 갑작스러운 배뇨 등이 있다. 대부분의 증상은 보통 1~2시간 안에 사라지지만 두통은 며칠간 지속되기도 한다. 또 MSG가 과잉행동장애, 섬유근육통, 우울증, 두통, 천식, 다년성비염, 가슴통증, 조기심실박동, 심실빈맥, 신경계 증상, 오한 등의 증상을 유발하거나 악화시킨다는 보고도 있다.

이들 증상은 MSG를 얼마나 먹느냐에 따라 차이가 나지만 사람에 따라서도 차이를 보일 수 있다. 5g의 MSG를 먹고 부작용을 경험한 22명을 대상으로 1g부터 5g까지 각각 다른 양의 MSG를 섭취하게 하고 부작용이 나타나는 비율을 연구한 결과 각 분량별로 7%, 21%, 56%, 76%, 81%의 사람들이 반응을 보였다.

MSG와 비타민 B_6

MSG로 인한 증상은 글루탐산염이 얼마나 빨리 대사돼 혈액 속에서 사라지는가에 따라 달라진다. 글루탐산염을 혈액 속에서 빨리 없앨수록 증상도 가벼워지는데, 이 과정에 도움이 되는 성분이 비타민 B_6다. 비타민 B_6가 글루탐산 대사에 관여하는 글루탐산 탈수소효소(glutamate dehydrogenase)의 활동성을 높이기 때문이다. 이는 비타민 B_6가 충분한 쥐와 부족한 쥐를 이용한 실험에서도 확인됐는데, 양쪽 쥐에게 MSG를 먹인 결과 비타민 B_6가 부족한 쥐의 혈액 속 글루탐산염의 수치가 더 높았고 혈액 속에서 글루탐산염이 사라지는 속도도 더 느렸다.

또 다른 연구에서는 비타민 B_6가 MSG로 인한 증상을 호전시킬 수 있는지 관찰했다. 비타민 B_6 부족현상이 있으면서 MSG에 대한 부작용도 있는 12명 중 9명에게는 하루 50mg의 피리독신(pyridoxine; 비타민 B_6 구성성분 중 하나)을 12주 동안 복용케 하고 나머지 3명에게는 가짜 약을 복용케 한 결과, 피리독신을 복용한 9명 중 8명이 더 이상 MSG에 반응하지 않게 된 반면 가짜 약을 복용한 3명은 전혀 호전되지 않았다. 따라서 비타민 B_6를 복용하는 경우 MSG에 반응하지 않을 가능성이 높다.

타르트라진(Tartrazine)

타르트라진은 인공색소(노란색 #5)로서 음식과 음료수, 약과 영양보충제 등에 널리 사용되며 다양한 인공색소 중 연구가 비교적 활발하게 진행되고 있는 색소다. 타르트라진은 사람에 따라 천식, 두드러기, 주의력결핍 과다행동장애, 자반증 등의 증상을 유발하거나 악화시키는 것으로 알려져 있다. 또 다른 증상으로는 가려움증, 발진, 눈물흘림, 기침 등이 있고 목이 쉬기도 한다. 미국식품의약국(FDA)에서는 타르트라진이 포함된 식품은 식품성분표시에 반드시 표기하도록 법으로 정해두고 있으므로 타르트라진으로 인한 이상 증상을 경험한 경우 성분표시를 잘 살펴야 한다.

벤조산나트륨(Sodium benzoate)과 벤조산염(Benzoate)

벤조산나트륨과 여러 종류의 벤조산염은 박테리아와 곰팡이의 증식을 막아주는 방부제로, 다양한 식품 및 음료수에 널리 쓰인다. 벤조산염은 주의력결핍 과다행동장애, 천식, 두드러기, 알레르기성비염을 유발하거나 악화시키는데, 이를 해독하려면 아미노산의 일종인 카르니틴이 필요하다.

카르니틴은 성인의 몸에서 보통 하루에 20mg 정도 합성된다. 음식을 통해서는 일반 식단의 경우 50~300mg, 우유와 달걀을 먹는 채식주의자 식단의 경우 10~49mg, 완벽한 채식주의자 식단의 경우 1~3mg을 섭취하는 것이 일반적이다. 성인이 하루에 섭취하는 벤조산염 방부제는 체중 1kg당 1.9mg 정도인 것으로 보고돼 있다. 체중이 70kg인 경우 하루에 133mg을 섭취하는 셈이 되는데, 이 정도 양이면 몸속의 카르니틴을 고갈시키고도 남는다. 특히 채식주의자는 음식을 통한 카르니틴의 섭취량이 부족해 벤조산염 방부제를 충분히 해독할 수 없다. 따라서 벤조산염 방부제가 포함된 가공식품을 피하는 것이 상책이다. 또 밸프로산이 함유된 간질약이나 조울증약, 편두통약도 카르니틴을 고갈시키는 것으로 알려져 있으므로 이들 약을 복용하는 경우 특히 주의해야 한다.

BHT와 BHA

BHT(Butylated hydroxytoluene; 부틸히드록시톨루엔)와 BHA(Butylated hydroxyanisole; 부틸히드록시아니솔)는 석탄산 항산화제(phenolic antioxidant)로, 지질과 오일의 산화를 늦춰 식품이 상하지 않도록 하기 위해 사용하는 첨가물이다. 이들 성분은 두드러기를 유발하거나 악화시킬 뿐 아니라 일부 암을 악화시킬 가능성도 있는 것으로 보고돼 있다. 동물 실험에서 새끼를 밴 어미 쥐와 새끼 쥐에게 0.5%의 BHT와 BHA를 먹였더니 새끼 쥐에게서 비정상적인 행동이 나타났는가 하면, 인위적으로 방광암에 걸리도록 만든 쥐에게 1%의 BHT와 2%의 BHA를 먹인 결과 방광암의 성장이 촉진되는 것으로 나타났다.

아황산염(Sulfites)

아황산염은 일부 음식과 약에 첨가하는 방부제로, 민감한 사람들에게 천식발작, 두드러기, 과민성 쇼크(anaphylactic shock; 아나필락시스 쇼크) 등을 일으킬 수 있고 심하면 사망에 이르기도 하는 것으로 보고돼 있다. 이처럼 심한 반응은 드문 편이지만 미국에서는 천식기가 있는 사람들의 5~10%가 아황산염을 먹은 후 가벼운 천식 증상을 경험한다고 하고 주의력결핍 과다행동장애와 알레르기성비염을 악화시키는 경우도 있다고 한다.

아황산염은 말린 과일이나 과일주스, 와인, 피클 등에 높은 농도가 함유돼 있고 말린 감자, 옥수수 종류, 와인식초 등에는 비교적 적은 양이 함유돼 있다. 과거에는 레스토랑의 샐러드 바와 과일, 채소에도 아황산염을 많이 사용했으나 1980년 FDA에서 이들 식품에 사용하는 것을 금지했다.

항생제(Antibiotics)

항생제는 소와 돼지, 닭 등 축산물의 성장률을 높이고 질병을 예방 및 치료하기 위한 목적으로 정기적으로 먹이는 약물이다. 그래서 소고기, 돼지고기, 닭고기는 물론 우유에도 미량의 항생제가 포함돼 있게 마련이다. 항생물질에는 다양한 종류가 있으나 식품을 통해 간접적으로 섭취하는 성분 중 문제가 될 수 있는 것으로는 페니실린, 스트렙토마이신, 테트라사이클린 등이 있다.

실제 페니실린에 알레르기가 있는 사람들이 우유와 고기 등을 먹고 만성두드러기, 혈관부종, 각종 알레르기 증상을 보인다는 사실이 여러 번 보고된 적이 있다. 또 다른 조사에서는 소고기 속의 스트렙토마이신이 사망에 이를 수도 있는 과민성 반응(anaphylactic reaction; 아나필락시스 반응)을 일으키는 확실한 요인으로 보고되기도 했다.

게다가 농장에서 정기적으로 항생제를 사용하면 항생제에 내성을 가진 슈퍼박테리아가 출현할 수 있다는 점에서 더욱 위험하다. 닭 농장에서 테트라사이클린을 사용하기 시작한 후 농장에서 일하는 사람들의 장 속에서 이 항생제에 내성을 띠는 박테리아가 발견되었다는 보고가 있고, 축산농장에서도 항생제에 내성을 갖는 살모넬라균에 의한 감염이 보고된 사례가 있다.

프로피온산 칼슘(Calcium propionate)

프로피온산 칼슘은 빵이나 쿠키, 가공된 육류 등 가공식품에 광범위하게 사용되는 방부제로, 대체로 안전한 것으로 평가되고 있지만 민감한 어린아이들에게는 행동장애와 수면장애의 요인이 될 수 있다.

PART 2

질병과 자연치료제

1 간경화

Cirrhosis

간경화는 간 조직의 일부가 굳어지는 간섬유화 현상과 간에 비정상적인 조직이 생겨나면서 강낭콩만 하거나 그보다 큰 이상결절 현상이 나타나는 것이 특징이다. C형 및 B형 간염, 알코올성간질환, 비알코올성지방간, 혈색소증(hemochromatosis) 등 다양한 만성간질환이 간경화로 이어질 수 있다. 간경화로 인한 증상 및 합병증은 간경화의 원인과 심각성 정도에 따라 다양한데 피로, 식욕부진, 체중감소, 근육쇠약, 근육경련, 빈혈, 복수(ascites), 황달, 가려움증(pruritus; 소양증), 골다공증, 남성의 유방이 커지는 여성형유방증(gynecomastia; 여유증), 발기부전, 혈액응고장애, 식도정맥류출혈, 간성혼수 등이 있다.

음식

단백질과 칼로리

간은 단백질이 분해되면서 생성되는 독소인 암모니아를 해독하는데, 간경화가 오면 이 암모니아를 해독하지 못하게 되면서 혈액 속에 암모니아가 많아져 간성혼수에 빠진다. 이로 인해 과거에는 간경화 환자의 단백질 섭취를 제한하는 것이 일반적이었다. 그러나 간경화 환자는 대개 식욕부진으로 인해 단백질이 부족해지기 쉽고 이 경우 단백질 부족으로 인한 단점이 단백질 섭취를 제한함으로써 얻을 수 있는 장점보다 크다는 사실이 확인되면서 더 이상 단백질을 제한하지 않게 되었다.

게다가 간경화 환자의 단백질 부족으로 인한 영양실조를 치료함으로써 간기능을 개선하고 복수, 간성혼수로 인한 뇌질병(encephalopathy), 당뇨병 등의 합병증 발생 위험을 줄일 수 있다는 점이 강조되면서 오히려 적정량의 단백질 섭취가 권장되고 있다. 영양상태가 괜찮은 간경화 환자는 몸무게 1kg당 하루 1g 정도의 단백질이면 충분하지만 영양실조를 치료하기 위해서는 1kg당 1.8g의 단백질을 섭취해야 한다. 실험에 따르면 하루 35g의 단백질과 1000kcal의 열량을 6개월간 섭취하면 혈청 알부민이 증가하고 알코올성간경화 환자의 면역기능이 개선되는 효과가 있었다.

식물성 단백질

식물성 단백질에는 곁사슬아미노산(branched-chain amino acids)이 비교적 많은데 곁사슬아미노산은 간에서 대사되지 않기 때문에 간경화 환자의 간에 부담을 주지 않으면서 단백질 부족으로 인한 근육감소 현상을 방지해준다. 1~2주 동안 진행된 단기연구에서 동물성 단백질과 비교했을 때 식물성 단백질이 혈중 암모니아 수치를 감소시켜 간성뇌증(hepatic encephalopathy; 간성혼수)을 개선하는 데 도움이 된다는 결과를 얻었다.

자연치료제

아연(Zinc)

간경화 환자는 혈청, 백혈구, 간 조직 내의 아연 농도가 낮은 편이다. 간경화 환자에게 흔히 나타나는 식욕부진, 야맹증, 맛감지기능 감소, 고환위축, 림프구 감소, 감염 빈도 증가와 같은 이상 증세도 아연 부족으로 인한 현상으로 추측되고 있다. 또 아연이 부족하면 간의 요소(urea) 합성 기능도 떨어져 암모니아가 증가하면서 간성뇌증을 일으키기도 한다.

다음은 아연이 간경화 환자들의 암모니아 대사, 간기능 수치, 포도당 대사, 맛감각에 미치는 영향을 알아보기 위한 임상실험이다. 환자들을 대상으로 한 연구를 통해 아연이 이들 증상을 개선하는 데 효능이 있다는 사실이 증명되었으며, 일부 연구에서는 간성뇌증에도 효과가 있는 것으로 나타났다.

■ 연구 1 많이 진행된 간경화 환자 15명에게 아연(zinc sulfate) 45mg을 하루 3회씩, 2~3개월 동안 복용하게 한 결과 정상보다 낮았던 혈청 아연

수치가 모두 정상으로 회복되었고 간기능 수치도 뚜렷하게 개선되었으며 영양상태와 간의 포도당 처리능력 또한 상당히 개선되었다.

■ 연구 2 1단계 간성뇌증이 있는 간경화 환자 22명을 두 그룹으로 나눠 한 그룹에는 아연 30mg을, 다른 그룹에는 가짜 약을 하루 3회씩 7일간 처방했다. 그 결과 아연을 처방한 그룹에서만 간성뇌증이 개선되는 효과가 나타났다. 아연을 처방한 그룹에서는 혈중 요소질소 수치(blood urea nitrogen; BUN) 또한 증가한 사실이 발견되었는데, 이는 암모니아를 요소로 전환시키는 간기능이 개선되었기 때문이다.

■ 연구 3 간경화 증상이 있거나 간염의 잠복기 혹은 가벼운 간성뇌증 상태에 있는 환자 8명에게 아연 135mg을 3개월간 처방했다. 아연 복용 3개월 후 모든 환자의 혈장 아연 농도가 정상으로 회복되었고 암모니아가 요소로 전환되는 속도도 빨라졌다. 또 간기능이 안정되면서 심리 테스트와 간기능 테스트에서도 뚜렷한 개선효과가 나타났다.

■ 연구 4 간경화, 저아연혈증(hypozincemia)과 함께 손, 발, 종아리 부위에 1주일에 적어도 3회 이상 근육경련이 일어나는 12명의 환자에게 아연 50mg을 하루 2회 12주 동안 복용하게 한 결과, 대부분의 환자에게서 근육경련 완화효과가 관찰되었고 7명은 근육경련이 완전히 없어졌다.

간경화 환자가 아연을 보충할 때는 흡수가 잘되는 아연 30mg을 하루 2~3회로 나눠 섭취하고, 1~3개월 후부터는 혈청 아연 수치가 유지되도록 양을 줄인다. 단, 아연이 구리(Cu)의 흡수를 방해하므로 아연을 장기복용할 경우 구리도 보충해야 하는데, 아연 복용량에 따른 구리 섭취량은 하루 1~4mg이다. 구리 섭취량이 이보다 많아지면 오히려 해가 될 수 있으니 주의해야 한다. 구리는 담즙을 통해 배출되는데, 간경화 환자는 간기능 저하로 인해 담즙이 잘 배출되지 못하면서 담즙울체(cholestasis) 증상이 생기기 쉽다. 이렇게 되면 담즙을 통해 배출돼야 할 구리가 간에 축적돼 간질환을 악화시킬 수 있다. 담즙이 통과하는 담관이 두꺼워지면서 좁아지는 1차성 담관경화(primary biliary cirrhosis) 증상이 있는 환자들의 간에서 구리가 과하게 축적돼 있는 현상이 흔히 관찰되는 것은 이 때문이다.

마그네슘(Magnesium)

간경화 환자는 혈청, 뇌척수액, 적혈구, 근육, 뼈 등에서 마그네슘 농도가 낮은 것으로 나타났다. 특히 간경화 환자의 혈청 마그네슘이 낮은 이유는 혈액 속의 알부민 수치가 낮기 때문인 것으로 보인다. 마그네슘의 일부는 알부민에 붙어 순환하기 때문이다.

곁사슬아미노산(Branched-chain amino acids)

식물성 단백질에 많은 곁사슬아미노산은 간경화의 진행을 늦추고 혈청 내 알부민 수치를 높여 간경화 환자의 증상과 생활의 질을 개선하는 데 도움이 된다. 간경화 환자는 단백질을 처리하는 능력이 저하돼 단백질을 충분히 섭취하기 어려운데, 곁사슬아미노산은 간성뇌증을 자주 일으키지 않아 비교적 안심하고 먹을 수 있다. 곁사슬아미노산을 정맥주사로 보충하는 경우 급성간성뇌증과 간성혼수 회복에 도움을 주기도 한다.

■ **연구** 간경화 환자 646명을 곁사슬아미노산을 복용하는 그룹과 복용하지 않는 그룹으로 나눠 2년간 비교했다. 모든 환자에게 몸무게 1kg당 매일 25~35kcal의 식사를 섭취하도록 하면서 한 그룹에게만 몸무게 1kg당 매일 1.0~1.4g의 곁사슬아미노산을 복용케 한 결과 곁사슬아미노산을 복용한 그룹이 복용하지 않은 그룹에 비해 사망, 간암으로의 진행, 식도정맥류의 파열, 간기능장애 등의 비율이 33% 정도 낮았다. 또 혈청 내 평균 알부민 수치도 곁사슬아미노산을 복용한 그룹에서 뚜렷하게 높아졌고 건강상태에 대한 설문조사에서도 훨씬 개선된 예후를 보이는 것으로 나타났다.

프로바이오틱스(Probiotics)

장 속에 암모니아를 만드는 나쁜 박테리아(ammonia-forming bacteria)가 많아도 간성뇌증의 원인이 될 수 있다. 박테리아 오염으로 인해 장 속에 독소가 생기면 몸에 흡수돼 내독소혈증(endotoxemia)을 일으킬 수 있는데, 이는 간경화 환자와 식도정맥류 및 문맥고혈압(portal hypertension) 환자의 출혈 위험을 높인다. 임상보고에 따르면 C형 간염으로 인해 간경화와 식도정맥류 증상이 있는 76세 환자에게 한 달간 소장균과 대장균(probiotics)을 복용케 해 문정맥(portal vein) 순환이 개선되는 효과를 얻었다고 한다. 또 소장균과 대장균이 증가된 암모니아와 단백질 대사 과정에서 생겨나는 독성물질을 감소시켜 간성뇌증 증상 개선효과도 있는 것으로 나타났다.

■ 연구 1 간경화와 함께 심하지 않은 간성뇌증(non-advanced) 증상을 보이는 환자 40명을 대상으로 소장균과 대장균의 효과를 비교하는 연구를 진행했다. 10일 동안 한 그룹에게는 소장균과 대장균을 복용시키고 다른 그룹에게는 락툴로오스(lactulose; 인조설탕의 일종)를 복용시키자 소장균과 대장균을 복용한 그룹은 암모니아 농도가 낮아졌으나 락툴로오스 그룹은 별 차이가 없었다. 게다가 소장균과 대장균을 복용한 그룹은 아무런 부작용도 일으키지 않았지만 락툴로오스를 복용한 그룹은 일부 환자에게서 설사와 복통 증상이 나타났다.

■ 연구 2 간경화와 함께 가벼운 간성뇌증(간성뇌증 전 단계) 증상을 보이는 비알코올성간경화 환자 25명을 대상으로 소장균과 대장균의 효과를 실험했다. 17명에게는 소장균과 대장균이 함유된 요구르트 340mg을 60일 동안 복용시키고 나머지 8명에게는 복용시키지 않았는데, 건강진단 결과 요구르트를 복용한 그룹이 다른 그룹에 비해 간성뇌증이 개선되는 뚜렷한 효과를 보였다. 간성뇌증이 개선된 비율은 양 그룹이 71% 대 0%, 간성뇌증이 악화된 비율은 0% 대 25%였다.

카르니틴(L-Carnitine)

카르니틴은 요소(urea)를 합성하는 역할을 하므로 간경화 환자의 암모니아 농도를 낮추는 데 도움이 된다. 간경화 환자의 카르니틴 농도는 감소했다거나 증가했다는 보고가 서로 엇갈릴 정도로 일정치 않지만 간경화로 사망한 환자의 부검 결과상으로는 간, 심장, 골격근, 신장, 뇌의 카르니틴 농도가 정상보다 낮은 것으로 나타났다. 혈청 카르니틴 수준이 낮은 환자들의 경우 라이신과 메티오닌으로부터 카르니틴을 합성하는 능력이 손상돼 있을 가능성이 높다. 따라서 카르니틴의 보충이 필요한데 하루 4~6g의 카르니틴을 복용하면 간경화 환자의 암모니아 수치가 감소하고 신경정신기능 또한 개선효과가 있는 것으로 보고됐다.

■ 연구 1 1단계 또는 2단계 간성뇌증 환자 120명을 대상으로, 한 그룹에게는 카르니틴을 하루 2회 2g씩 60일 동안 복용케 하고, 다른 그룹에게는 가짜 약을 역시 60일 동안 복용하도록 했다. 그 결과 카르니틴을 복용한 그룹의 평균 암모니아 농도가 점차 감소하다가 60일 후에는 처음보다 48%나 낮아지는 효과를 확인했다. 또 카르니틴을 복용한 그룹에서 인식능력과 운동능력이 뚜렷하게 개선되는 효과도 나타났다.

■ 연구 2 간경화 환자 31명을 대상으로 카르니틴 3g씩 하루 2회 4주 동안 복용케 하면서 복용하지 않는 대조군과 비교했다. 그 결과 카르니틴을 복용한 환자들은 1주 후에 평균 암모니아 농도가 46% 감소하고 4주 후에는 70% 감소하는 효과를 보였고, 카르니틴을 복용한 16명 중 14명의 암모니아 수치가 정상으로 회복되었다. 연구 초기에는 카르니틴 복용 환자 가운데 7명과 복용하지 않는 환자 5명이 가벼운 간성뇌증 증상을 보였으나, 4주 후에는 카르니틴 복용 환자 7명 중 6명에게서 더 이상 간성뇌증이 관찰되지 않았고 대조군 환자 5명은 별 변화가 없었다.

아세틸-L-카르니틴(Acetyl-L-Carnitine)

아세틸-L-카르니틴(ALC)은 카르니틴을 만들며 콜린성 신경전달물질

(cholinergic neurotransmitter)로 작용한다. 아세틸-L-카르니틴을 90일 동안 하루 2회 2g씩 복용케 하면 정신 및 근육기능을 측정한 여러 항목에서 뚜렷한 개선효과가 관찰된다. 그러나 간경화 환자를 대상으로 카르니틴과 아세틸-L-카르니틴의 효과를 비교한 실험은 지금까지 시도되지 않았다.

비타민 D

간경화 환자 61명 중 29.5%는 비타민 D 부족이 심각했고 42.6%는 중간 정도의 비타민 D 부족이 있는 것으로 나타나 총 72.1%의 환자에게서 비타민 D 부족현상이 있었다. 간경화 환자의 혈청 내 비타민 D가 정상수치 이하로 떨어지는 이유는 간에서 비타민 D를 수산화(hydroxyation)하는 기능이 손상되기 때문이다. 비타민 D 부족은 간경화 환자의 골밀도 손실을 일으켜 골다공증의 원인이 될 수 있다.

S-아데노실메티오닌(S-Adenosylmethionine; SAMe)

2년간의 연구를 통해 SAMe 1200mg을 매일 처방하면 알코올성간경화 환자의 예후가 개선돼 간이식이 필요한 시기를 늦추거나 생존율을 높이는 것으로 나타났다.

■ **연구** 알코올성간경화 환자 123명을 대상으로 하루 1200mg의 SAMe와 가짜 약을 2년 동안 복용케 했다. 간의 병리조직 확인(Histologic confirmation)으로 75명은 클래스 A, 40명은 클래스 B, 8명은 클래스 C였고

클래스 A는 가장 약한 상태, 클래스 C는 가장 심각한 상태로 구분했다. 사망이나 간이식 누적비율은 SAMe 그룹이 가짜 약 그룹보다 16% 대 30%로 낮아졌고, 말기 간경화인 클래스 C 환자들을 제외하면 사망률 및 간이식 비율은 12% 대 29%로 SAMe 그룹에서 현저히 낮았다.

타우린(Taurine)

혈액 내 타우린 수치는 간경화 환자에게서 낮게 나타난다. 한 실험에서 타우린을 복용할 경우 대부분의 사례에서 간경화로 인한 다리 근육경련이 완화되는 것으로 나타났다.

■ **연구 1** 간경화 및 근육경련이 고통스럽게 반복되는 환자 35명을 대상으로 타우린 3g을 4주 동안 복용케 했더니 환자의 31%에게서 근육경련이 사라지고 71%에게서 뚜렷한 개선효과가 관찰되었다. 이러한 개선효과는 최소 3일 후부터 나타났고 타우린을 복용하는 동안 유지되었다. 그러나 타우린을 중단하면 근육경련이 다시 나타났다.

■ **연구 2** 간경화 및 근육경련이 있는 비알코올성간경화 환자 12명을 대상으로 타우린을 6g씩 식후 하루 3회 6개월 동안 복용케 했더니 1개월 후에 8명의 환자에게서 근육경련이 거의 말끔히 사라지고 4명의 환자는 개선되는 효과를 보였다. 개선된 증상은 복용하는 6개월 동안 유지되었지만 타우린 복용을 일시 중단한 환자 1명에게서는 같은 증상이 재발했지만 특별한 부작용은 관찰되지 않았다.

비타민 E

혈장과 간의 비타민 E(tocopherols)의 농도는 간경화 환자에게서 낮게 나타난다. 한 연구에 의하면 하루에 비타민 E 600IU를 4주 동안 처방하면 간경화로 일어나는 다리경련의 횟수, 지속시간, 심각도 등이 현저하게 줄어드는 효과가 관찰되었다. 장기간 비타민 E(1일 400단위 또는 그 이상)를 복용하려면 여러 가지 토코페롤이 같이 들어 있는 복합 비타민 E를 복용해야 한다. 질 좋은 비타민 E에는 D-알파토코페롤과 베타, 감마, 델타토코페롤이 고루 함유돼 있다.

비타민 A

혈장 비타민 A 수치는 간경화 환자에게서 낮게 나타난다. 비타민 A 부족은 간경화 환자에게 흔한 질병 중 하나인 야맹증을 유발할 수 있다. 비타민 A는 간경화 환자에게는 효과적이지만 간질환 환자는 비타민 A 독성에 민감하기 때문에 적은 양을 복용해야 한다.

비타민 B_{12}

혈액 속의 비타민 B_{12} 수치는 건강한 사람에 비해 알코올성간경화 환자에게서 높게 나타나지만 간경화 환자들은 호모시스테인(plasma homocysteine), 메틸말론산(methylmalonic acid) 수치가 높아지는 등 비타민 B_{12}가 부족하다는 증거들이 있다. 이는 간경화 환자들의 경우 비타민 B_{12}를 세포에서 흡수하지 못하고 비타민 B_{12}를 활용하는 기능이 손상돼 있기 때문이다.

독일의 한 연구에 따르면 비타민 B_{12}와 엽산을 투여하면 만성간염이 간경화로 진행된 대부분의 환자들에게서 임상 및 조직학적 개선효과가 있었다. 어떤 의사는 말기 간경화 및 복수 환자 7명에게 근육주사를 통해 비타민 B_{12} 1000mg을 3일 또는 21일에 1회씩 투여했더니 식욕증진, 복수 감소, 간비대증(hepatomegaly) 개선에 효과를 보였다고 한다. 비타민 B_{12}는 간경화 환자에게 안전한 것으로 보이므로 비타민 B_{12}를 이용한 치료를 시도해보는 것도 괜찮다.

비타민 B_6

간경화 환자는 비타민 B_6 수치도 낮은 편이다. 비타민 B_6를 보충하는 것이 임상에서 얼마나 큰 효과가 있는지는 명확하지 않지만, 간경화 환자에게 비타민 B_6(1일 20~50mg)를 보충하면 도움이 될 것으로 보인다.

콜린(Choline)

간경화 환자는 콜린 수치도 낮은데, 이는 음식 섭취의 문제라기보다 콜린 합성기능의 문제로 추측된다. 실제 환자들에게 고단백질, 고열량 식단을 권고하면서 비타민을 조합한 콜린을 하루 1.5~6.0g씩 복용케 하면 9명 중 7명이 개선효과를 보이는 것으로 보고돼 있다. 이 효과에는 부종과 복수 감소, 혈청 내 단백질 수준 증가, 혈액응고 시간(prothrombin time) 단축, 간기능검사 수치 개선 등도 포함된다. 콜린의 효과보다는 고단백질, 고열량 식단 덕분이라고도 할 수 있지만 식단조절만 했을 때는 개선효과가 거의 관찰되지 않았다. 건강한 사람들에게 콜린이 적게 함유된 식사를 3주 동안 섭취케 하자 간기능장애(간 수치 ALT 48% 증가)가 생겼다는 연구결과도 있으므로, 콜린이 간기능 개선에 긍정적인 효과가 있는 것은 분명한 사실이다.

티아민(Thiamine)

한 연구에 의하면 알코올성간경화 환자 40명 중 25%, C형 간염으로 인한 간경화 환자 48명 중 19%는 티아민이 부족한 것으로 나타났다. 반대로 간경화가 없는 만성 C형 간염 환자 59명에게서는 티아민 부족현상이 발견되지 않았다. 이에 따라 해당 연구를 진행한 연구자는 간경화의 원인과 상관없이 간경화 환자에게는 티아민 처방이 필요하다고 제안하고 있다.

구리의 독성(Copper toxicity)

1980년대 인도 어린이들에게 빈발하는 간경화 증상이 세계의 이목을 끈 일이 있었다. 농촌지역 중산층 힌두교 가정의 어린이들에게 주로 발병했는데, 구리로 만든 조리기구와 저장용기 때문인 것으로 밝혀지면서 구리의 독성이 간경화의 원인이 되는 것으로 알려지기 시작했다. 독일에서도 구리 파이프를 통해 끌어올리는 우물물을 마신 어린 간경화 환자 2명(15개월, 17개월)이 발견되기도 했다.

처방

- 식물성 단백질을 몸무게 1kg당 하루 1g 이상 섭취한다. 삶은 달걀과 해산물 단백질도 좋다.
- 아연을 복용한다. 초기에는 25mg씩 하루 2회 복용하고 1~3개월 후부터는 하루 1회만 복용한다. 아연을 복용할 때는 구리도 함께 섭취해야 하지만 담즙울체 증상이 있는 환자는 구리 복용을 피해야 한다.
- 곁사슬아미노산을 복용한다.
- 소장균과 대장균을 복용한다. 또 장 내에 암모니아를 생성시키는 나쁜 박테리아를 없앨 수 있도록 대장을 정화해야 한다.(1권 칸디다증 p.455)
- 카르니틴을 2g씩 하루 2회 복용한다.
- 혈액검사에서 비타민 D가 부족하다는 결과가 나오면 보충하도록 한다. 비타민 D가 부족하면 골다공증의 원인이 된다.
- 비타민 B군을 복용한다.
- 콜린은 간의 독성을 제거해 간기능 개선에 도움이 된다.

2 간염

Hepatitis

간염은 다양한 원인에 의해 발생한다. 바이러스 감염(A형, B형, C형)과 독성노출(알코올, 각종 약물, 아마니타 독버섯 중독), 자가면역성 간염, 지방간 등이 대표적이다. 간염은 증상이 지속되는 기간에 따라 6개월 미만이면 급성, 6개월 이상이면 만성으로 구분한다. 급성간염의 증상은 식욕부진, 독감과 유사한 증상, 황달, 복부 불편 등이다. 급성간염의 정도는 가벼운 증상에서 간기능부전으로 간이식이 필요한 정도까지 다양하다. 만성간염 환자는 자신이 간염에 걸린 것을 느끼지 못할 정도로 증상이 거의 없거나 약간의 증상을 보이는 정도다. 그러나 결국 만성간염은 간경화, 간기능부전, 간암으로 발전할 수 있다. 간염의 진행과정은 그 종류에 따라 다르다. 예를 들어 A형 간염은 언제나 급성으로 진행되는 반면 B형 간염과 C형 간염은 거의 만성으로 진행되는 편이다. (1권 간염 p.118)

지방변증과 음식 알레르기

지방변증(celiac disease)으로 설사와 영양장애가 있는 성인 지방변증 환자 74명 중 16%는 조직학적으로 간 손상, 특히 간염이나 만성활동성간염이 있는 것으로 나타났다. 소화장애를 일으키는 불용성 단백질 글루텐(gluten; 밀가루, 보리, 호밀에 함유)이 없는 식단의 경우, 지방변증 환자들의 간 수치 ALT(alanine aminotransferase)와 AST(aspartate aminotransferase) 수치가 뚜렷이 감소했다. 사례보고에 따르면 지방변증에서 간염으로 발전한 2명의 환자가 글루텐이 없는 식단을 시작하면서부터 간기능장애가 개선되었다. 또 간이식을 한 185명의 환자 중 4.3%는 지방변증이 있는 것으로 나타났다. 지방변증에 반드시 소화기 증상이 동반되는 것은 아니므로, 원인불명의 간질환 환자 진단에도 지방변증을 고려해야 한다.

글루텐을 소화시키지 못하는 글루텐 불내증(gluten intolerance)이 간염을 일으킬 수 있으므로 다른 음식에 대한 알레르기도 원인불명의 간염을 일으킬 가능성이 있다. 그러므로 음식 알레르기로 인한 편두통이나 수년간 비염, 습진 등이 나타나는 간염 환자에게는 음식 알레르기도 간염의 원인으로 고려해야 한다.

철분제한

만성 C형 간염은 간에 철분이 과도하게 쌓이는 것과 연관이 있다. 간에 철분이 많이 쌓이면 철분이 생산하는 활성산소가 C형 간염 환자의 간을 손상시키는 것으로 알려져 있다. 임상실험에서 18~24개월 동안 음식에서 섭취하는 철분의 양을 하루 7mg 이하로 줄이면 C형 간염 환자의 ALT 및 AST 수준이 완만하지만 뚜렷하게 감소하는 것으로 나타났다. 그러므로 만성 C형 간염 환자들은 불필요한 철분 보충을 피해야 한다.

자연치료제

비타민 C

비타민 C는 바이러스의 핵산줄기(nucleic acid strands)를 방해함으로써 여러 종류의 바이러스를 무력화시킨다. 따라서 비타민 C는 바이러스성 간염의 예방 및 치료에 유용하다.

■ 연구 1 한 임상연구에서 수혈을 받고 하루 2g 미만의 비타민 C를 처방받은 환자 150명 중 7%는 수혈 후 간염(post-transfusion hepatitis)으로 진행됐다. 반면 수혈 후 하루 2g 이상의 비타민 C를 처방받은 환자 1100명 중에는 수혈 후 간염으로 진행된 사람이 한 명도 없었다. 이 연구자는 수혈 받는 환자들에게 수혈 받기 며칠 전부터 시작해 수혈 후 2주 동안 비타민 C를 1~2g씩 하루 3회 복용할 것을 권했다.

■ 연구 2 그러나 다른 연구에서는 심장수술이 예정된 환자 175명을 대상으로 수술 2일 전부터 수술 후 2주 동안 하루 3200mg의 비타민 C와 가짜 약을 무작위로 처방해 비타민 C의 효과를 관찰했다. 그 결과 가짜 약

을 처방받은 환자들에 비해 비타민 C를 처방받은 환자들은 수혈 후 간염이 발생하는 경우가 29% 정도 낮았다(6.7%:9.4%). 통계적으로 그다지 큰 차이가 아니기 때문에, 이 연구자는 "비타민 C가 수혈 후 간염 발생을 억지하는 것으로 보이지 않는다"고 결론지었다. 그러나 이 연구자는 비타민 C의 효용성을 과소평가한 것으로 보인다. 비타민 C를 처방받은 환자들은 가짜 약을 처방받은 환자들보다 간염으로 진행될 위험성에 많이 노출되어 있었기 때문이다. 수혈 후 간염의 발병 위험성은 수혈 받는 혈액의 양에 비례하는데, 비타민 C 그룹은 가짜 약 그룹보다 29% 더 많은 양을 수혈 받았다. 따라서 혈액 단위당 간염 발생률을 살펴보면 비타민 C 수혈 후 간염 억지 효과는 29%가 아니라 45%에 이른다.

■ **연구 3** 비타민 C를 다량 투여하면 상당히 빠른 속도로 급성바이러스성 간염을 치유하는 것으로 보고되고 있다. 어떤 의사의 임상사례에 따르면 비타민 C를 복용하며 체중 1kg당 500~700mg의 비타민 C를 8~12시간마다 정맥주사로 투여하는 방법을 함께 처방했을 때 2~7일 내에 바이러스성 간염이 치유되고 환자가 일상적인 활동을 할 수 있었다고 한다. 또 다른 의사는 바이러스성 간염 환자에게 설사를 하지 않을 만큼, 예를 들면 설사를 일으키기 바로 직전의 양만큼 비타민 C를 적어도 하루 4회 복용하게 하면 4~5일 이후에는 바이러스성 간염이, 6일 정도 후에는 황달이 치유된다고 보고했다. 간염으로 인한 설사 때문에 비타민을 먹지 못하는 환자들은 정맥주사를 통해 비타민을 투여했다. 이 임상에 사용된 또 다른 방법은 설사를 하지 않을 만큼의 비타민 복용과 동시에 정맥주사를 통해 25~50g의 비타민 C를 일주일에 2~3회 1~2주

투여하는 것이다. 1950년대 독일에서 있었던 한 임상보고에 의하면 정맥주사로 하루 10g의 비타민 C를 5일 정도 투여하면 환자의 회복 속도가 상당히 빨라지는 것으로 나타났다.

비타민 E

여러 연구에 의하면 비타민 E는 알코올성 간염, 만성 C형 간염, 만성 B형 간염의 치료에 효과적이었다. 비타민 E(1일 540IU)는 인터페론 치료를 받던 만성 C형 간염 환자의 치료에도 긍정적인 효과가 있었다. 비타민 E가 어떤 원리로 작용하는지 구체적으로 밝혀지지는 않았지만 산화스트레스에서 오는 간 손상을 줄여주는 것으로 보인다.

■ **연구 1** 간염 상태가 약하거나 중간 정도의 알코올성 간염 환자 51명을 대상으로 3개월간 매일 1000IU의 비타민 E와 가짜 약을 처방한 결과 가짜 약과 비교해 비타민 E는 간 수치 변화에 별 효과를 보이지 않았지만 간 섬유화(hepatic fibrosis)를 상당히 감소시킨 것으로 나타났다.

■ **연구 2** 독일에서 연구된 논문에 의하면 급성알코올성 간염 환자 56명을 무작위로 선정해 한 그룹은 항산화제(비타민 E 900IU, 셀레늄 200mcg, 아연 12mg)를 처방하고 다른 그룹은 처방하지 않았더니, 항산화제를 처방한 그룹이 그렇지 않은 그룹보다 평균 6일 정도 짧게 입원한 것으로 나타났으며 사망률은 항산화제 그룹이 6.5%, 그렇지 않은 그룹이 40%로 현저하게 높았다.

■ **연구 3** 인터페론 치료가 효과를 보이지 않는 간염 환자 18명, 간경화로

진행된 환자 12명을 포함한 C형 간염 환자 23명(평균연령 55세)을 대상으로 비타민 E 또는 가짜 약을 하루 두 번 400IU씩 12주 동안 처방했다. 12주 동안의 첫 실험이 끝나고 4주간 복용을 중단한 후 비타민 E를 처방받은 그룹은 가짜 약으로, 가짜 약을 처방받은 그룹은 비타민 E를 처방하는 방식으로 서로 약을 바꿔 추가로 12주 동안 진행했다. 그 결과 비타민 E 그룹의 48%는 ALT 수준이 35% 이상 감소했지만 가짜 약 그룹에서는 아무런 반응도 보이지 않았다. 비타민 E에 반응을 보인 환자들의 간 수치 ALT와 AST 감소폭은 12주 동안 각각 평균 46%와 35%였다. 비타민 E의 복용을 중단하면 ALT와 AST 수치가 급격이 상승했으나, 다시 비타민 E 치료를 시작하고 6개월 후 ALT와 AST가 각각 45%와 37%씩 감소했다.

■ 연구 4 인터페론 치료에 반응을 보이지 않은 C형 간염 환자 6명에게 매일 비타민 E 1200IU를 8주 동안 처방했다. 치료 전후로 간 조직검사를 진행한 결과 비타민 E가 간에서 일어나는 섬유생성(fibrogenesis)을 억제하는 것으로 나타났다. 이와 같은 결과는 비타민 E가 C형 간염 환자의 간 섬유화를 방지하는 데 도움이 된다는 것을 보여준다.

■ 연구 5 만성 B형 간염 환자 24명(이 중 19명은 인터페론-알파 치료에 반응을 보이지 않음)을 두 그룹으로 나누어 한 그룹은 비타민 E 300IU를 하루 2회 치료하고 다른 그룹은 아무런 치료도 받지 않으며 9개월간 매달 환자들의 변화를 관찰했다. 비타민 E 치료를 받은 12명 중 5명(42%)은 비타민 E에 완전히 반응해 ALT 수치가 정상화되었고 혈청 B형 간염 바이러스 DNA도 깨끗하게 없어졌다. 이렇게 비타민 E에 제대로 반응한

5명 중 3명은 이전에 인터페론-알파 치료에 전혀 반응을 보이지 않은 환자였다. 아무런 치료도 받지 않은 그룹 12명에게는 변화가 없었다. 비타민 E 치료를 받은 12명 중 4명은 ALT 수치가 높아져 치료를 중단했는데, 이 같은 증상은 아무런 치료도 받지 않은 그룹 가운데 2명에게서도 관찰되었다.

비타민 C와 비타민 E

만성 C형 간염 환자가 리바비린과 인터페론-알파 2b로 치료받는 동안 비타민 C와 비타민 E를 같이 복용하면 치료약의 효과를 감소시키지 않으며 리바비린으로 인한 용혈성빈혈(hemolytic anemia)을 방지하는 것으로 나타났다.

▪ 연구 1 인터페론-알파 2b와 리바비린 치료를 받고 있는 만성 C형 간염 환자 21명(평균연령 52세)에게 매일 비타민 C 2000mg, 비타민 E 2000IU를 처방했다. 이 환자들과 비슷한 상태이며 지난 2년 반 동안 리바비린과 인터페론-알파 치료를 받아온 21명과 변화를 비교했더니, 비타민 처방을 받는 환자 그룹에서 비타민 처방을 받지 않는 대조군보다 평균 헤모글로빈 농도 감소(빈혈)가 더 적게 나타났다. 대조군 21명 중 3명(14.3%)이 빈혈로 치료를 중단한 반면, 비타민 처방을 받는 실험군 21명 중에서는 아무도 빈혈 문제가 없었다.

셀레늄(Selenium)

셀레늄은 항바이러스 및 면역강화 효과가 있다. B형 간염의 표면항원(HBsAg) 보균율이 15% 이상 되는 중국의 장쑤 성 치동지역에서 소금에 셀레늄을 첨가해 실험한 결과 바이러스성 간염인 A형과 B형의 발병이 감소했다(표면항원의 보균율도 감소했을 것이다). 중국에서 실시한 또 다른 연구에 따르면 하루 200mcg의 셀레늄을 투여할 경우 B형 간염 표면항원 보균자(HBsAg carriers) 중 초기간암으로 발병하는 비율이 감소했다. B형 또는 C형 간염 바이러스 보균자 7342명의 남성 환자를 대상으로 타이완에서 진행된 5년간의 추적연구에서 혈중 셀레늄 농도가 낮으면 간암(hepatocellular carcinoma)으로 진행될 위험성이 더 높은 것으로 밝혀졌다.

■ **연구 1** 중국 치동 지역의 한 마을에서 셀레늄의 효능에 대한 실험을 했다. 100만분의 6.7 정도 셀레늄을 첨가한 소금, 다시 말해 소금 1g에 6.7mcg의 셀레늄을 첨가한 소금을 치동지역 한 마을에 살고 있는 사람 2만847명에게 3년간 배포했다. 이 실험의 대조군인 인근 여섯 마을에는 셀레늄을 첨가하지 않은 보통 소금을 배포했다. 연구를 시작한 첫 해에는 셀레늄이 첨가된 소금을 먹은 그룹과 그렇지 않은 대조군 사이의 바이러스성 간염(A형과 B형) 발병률에 뚜렷한 차이가 없었다. 2년째에는 셀레늄 그룹의 바이러스성 간염 발생이 대조군에 비해 59% 낮았다. 3년째에는 셀레늄 그룹이 57% 낮았다. 3년째 간염 발병률이 전반적으로 높았던 이유는 A형 간염이 발생했기 때문이다. 혈청 내에 B형 간

염 표면항원이 남아 있는 비율은 셀레늄 그룹에서 11.9%, 대조군에서 15.8%였다.

■ 연구 2 표면항원 보균자 226명을 대상으로 한 그룹은 셀레늄 효모에서 추출한 셀레늄을 매일 200mcg 처방하고, 다른 그룹은 가짜 약을 투여하는 실험을 진행했다. 이 결과 셀레늄 그룹이 가짜 약 그룹에 비해 간암 발병률이 현저하게 낮았다(0%:4.4%).

■ 연구 3 셀레늄, 비타민 E, 아연을 같이 복용하면 급성알코올성 간염 환자의 입원기간을 줄이고 사망률을 감소시키는 것으로 나타났다.

알파리포산(Alpha-lipoic acid)

사례 보고에 따르면 만성 C형 간염으로 인해 간질환이 생긴 3명의 환자에게 식생활을 개선하게 하고 알파리포산과 다양한 영양보충제를 복용하게 한 결과 증상이 상당히 완화되었다.

■ 연구 만성 C형 간염에서 간경화, 문맥고혈압, 식도정맥류로 진행된 환자 3명(2명은 간이식이 필요한 상태)에게 알파리포산 300mg을 하루 2회, 셀레늄 200mcg을 하루 2회, 실리마린(Silybum marianum) 300mg을 하루 3회, 복합비타민 B 100mg을 하루 2회 복용하도록 하고 매일 비타민 C 2000~6000mg, 비타민 E 400~800IU, 미네랄을 복용하도록 처방했다. 이 중 한 환자에게는 코엔자임 큐텐(Q10) 하루 300mg을 추가로 처방했다. 또 환자들에게 과일과 채소를 많이 먹고 하루 8컵의 물을 마시고 스트레스를 줄이고 운동 프로그램에도 참여하도록 했다.

이후 4~15개월 동안 환자들을 추적관찰한 결과 에너지 수준과 증상, 간질환을 판단하는 각종 수치 및 ALT 수준 등이 전반적으로 개선되었음을 확인했다. 이 연구보고서가 발표될 즈음에는 환자들의 상태가 더욱 좋아져 간이식이 필요하던 2명의 환자도 간이식을 하지 않아도 될 정도로 회복됐다.

이 치료법은 다양한 유형의 간질환 환자 수백여 명의 치료에도 적용됐으며 처방에 잘 따랐던 환자들은 B형, C형 간염은 물론 자가면역성 간염도 호전되는 효과를 봤다. 치료를 진행해온 의사는 이 치료의 핵심이 알파리포산이었다고 강조했다.

비타민 K_2

연구에 따르면 비타민 K_2는 만성 B형 및 C형 간염에 걸린 여성 환자들의 간암 발병을 방지하는 것으로 확인됐다.

■ **연구** 만성 B형 및 C형 간염에서 간경화로 진행된 40명의 여성 환자를 대상으로 비타민 K_2(menaquinone-4)의 효능을 관찰하는 연구를 진행했다. 환자를 두 그룹으로 나눠 한 그룹에는 매일 45mg의 비타민 K_2를 처방하고, 다른 그룹에는 아무런 처방도 하지 않았다. 그 결과 비타민 K_2를 복용한 그룹이 복용하지 않은 그룹에 비해 간암 발병률이 현저히 낮았다(9.5%:47.4%).

티아민(Thiamine; 비타민 B_1)

임상실험에 따르면 인터페론 치료에 효과가 없거나 견디지 못하는 만성 B형 간염 환자 3명에게 하루 100mg의 티아민을 처방한 결과, 3명 모두의 간 수치(ALT, AST)가 감소하고 B형 간염 바이러스 DNA 수치가 더 이상 검출되지 않는 수준까지 떨어진 사실을 확인했다. 이후 티아민 복용을 중단했다가 다시 복용하는 식으로 티아민의 효과를 반복 검증하기도 했다. 티아민이 어떤 원리로 간염 증상 완화에 기여하는지는 아직 명확하게 규명되지 않았으나 만성 B형 간염 치료의 일부로 티아민 복용이 효과적이고도 안전하다는 사실은 분명한 것으로 인식되고 있다.

포스파티딜콜린(Polyunsaturated phosphatidylcholine)

대두콩에서 추출한 다불포화 포스파티딜콜린은 PPC 또는 필수인지질(essential phospholipids)로도 불리는데 세포막 안정화(membrane-stabilizing) 및 간 독성 해소에 효과적인 성분이다. 임상실험에서 만성 C형 간염과 B형 간염 표면항원이 음성(HBsAg-negative)인 만성활동성간염 환자에게 기존 병원치료와 더불어 PPC를 포함한 보조제를 처방했을 때 증세가 완화되는 효과를 볼 수 있었다. 그러나 B형 간염에는 PPC가 별 효과가 없는 것으로 밝혀졌다.

■ 연구 1 만성 B형 또는 C형 간염 환자 321명에게 인터페론-알파 2a 또는 인터페론-알파 2b를 투여한 후 환자들을 무작위로 두 그룹으로 나눠 24주 동안 한 그룹에는 매일 1.8g의 PPC를 처방하고 다른 그룹에는 가

짜 약을 처방해 비교 관찰했다. 그리고 C형 간염 환자 중 PPC에 반응을 보인 환자들을 대상으로 인터페론 치료를 중단한 다음 PPC와 가짜 약에 어떻게 반응하는지 다시 24주 동안 추가관찰했다. 그 결과 총 48주 동안 ALT 수치가 감소하는 효과를 보인 환자는 PPC 그룹에서 41%, 가짜 약 그룹에서 15%인 것으로 나타났다.

■ 연구 2 B형 간염 표면항원이 음성으로 나타난 만성활동성간염 환자 가운데 스테로이드(glucocorticoids)와 면역억제제인 아자티오프린(azathioprine)으로도 제대로 치료되지 못한 환자 30명을 두 그룹으로 나눠 기존 병원치료를 지속하면서 한 그룹에는 PPC를 매일 3g씩 처방하고 다른 그룹에는 가짜 약을 처방하면서 12개월 동안 연구를 진행했다. 이후 조직학적으로 간염의 활동성을 조사했는데, PPC 그룹에서는 간염의 활동성이 22%나 감소한 반면 가짜 약 그룹에서는 9% 감소하는 데 그쳐 PPC의 뚜렷한 효과를 확인할 수 있었다.

카르니틴(L-Carnitine)

만성 C형 간염 환자를 대상으로 한 실험에서 병원치료와 함께 매일 2g의 카르니틴을 보조적으로 투여하면 ALT 수치와 간지방증(hepatic steatosis) 모두 감소하는 것으로 나타났다.

■ 연구 만성 C형 간염 환자 70명을 인터페론-알파와 리바비린을 처방하는 그룹과 여기에 카르니틴을 매일 2g씩 추가처방하는 그룹으로 나눠 12개월간 추적관찰했다. 간지방증은 1~4단계로 구분해 간지방증이 없

으면 1, 간지방증이 심하면 4로 판별했다. 12개월 후, 카르니틴을 추가 처방한 그룹이 인터페론과 리바비린만 처방한 그룹에 비해 평균 ALT 수준이 큰 폭으로 감소한 것은 물론 평균 간지방증 정도도 크게 개선된 것으로 확인됐다.

아연(Zinc)

아연은 항바이러스 및 면역강화에 효과적인 물질이다. 보통 급성바이러스성 간염 환자는 혈청 내 아연 농도가 낮고 만성활동성간염 환자는 백혈구 내 아연 수치가 낮은 편인데, 24주 동안 아연을 매일 17mg씩 하루 2회 투여하면 난치성만성 C형 간염 환자의 인터페론-알파에 대한 반응성을 상당히 끌어올릴 수 있다는 연구보고가 있다.

■ 연구 인터페론-알파 치료를 받는 난치성만성 C형 간염 환자 75명을 대상으로 24주 동안 아연 투여에 따른 변화를 관찰했다. 연구결과를 효율적으로 판단하기 위해 혈청 내 C형 간염 바이러스(HCV RNA)가 완전히 없어지고 치료 6개월 후 간 수치가 정상화되는 상태를 '완전한 효과'로, 혈청 내 C형 간염 바이러스는 여전히 존재하지만 간 수치는 정상화되는 상태를 '부분적인 효과'로 정의했다.
그 결과, 초기에 혈청 내 C형 간염 바이러스 수치가 높았던 환자들은 아연 처방에 저조한 반응을 보였으나 C형 간염 바이러스 수치가 중간 정도였던 환자들은 상당히 긍정적인 반응을 보였다. '완전한 효과'는 41%에 이르렀고 '완전한 효과'와 '부분적인 효과'를 합친 전체 반응률은 64%

에 달하는 것으로 나타났다. 반면 C형 간염 바이러스 수치가 중간 정도였던 환자군 중 아연을 처방받지 않은 환자들의 반응률은 18%에 불과했다.

비타민 B_{12}와 엽산(Folic acid)

급성간염 환자들은 손상된 간세포로부터 비타민 B_{12}와 엽산이 새어나와 소변으로 유출되는 것으로 추정되는데, 비타민 B_{12}와 엽산은 간조직을 재생하고 간 손상을 막아주는 효과가 있다. 한 연구에서 비타민 B_{12}를 단독으로 처방하거나 엽산과 함께 처방하면 급성바이러스성 간염 환자의 빠른 회복에 도움이 되는 것으로 나타났다.

■ 연구 급성바이러스성 간염 환자 88명을 대상으로 고단백질, 고탄수화물 식사를 하면서 침상휴식을 위한 입원치료만 하는 경우와 비타민 B_{12}(근육주사로 매일 30mcg씩 10일간 투여)와 엽산(1일 3회 5mg씩 10일간 복용)을 함께 처방하는 경우의 치료효과를 비교했다. 그 결과, 병원치료만 받은 환자들에 비해 비타민 B_{12}와 엽산을 함께 처방받은 환자들의 식욕이 더 빨리 회복되고 혈청 내 빌리루빈(bilirubin; 적혈구가 파괴되면서 생성되는 물질) 수치도 더 빨리 정상화되었으며(11주:18주), 간염의 평균 지속기간도 17% 정도 짧았다(47.5일:57.2일).

글리시리진(Glycyrrhizin)

글리시리진은 감초(glycyrrhiza glabra)에서 추출하는 성분이다. 이 글리시리진을 주요성분으로 해서 제조한 네오미노파겐 C(Stronger Neo-Minophagen C; SNMC)는 정맥주사로 여러 종류의 간염을 치료하는 데 사용된다.

■ 연구 평균 투병기간이 15개월인 급성바이러스성 간염 환자 40명과 만성바이러스성간염 환자 40명을 두 그룹으로 나눠 한 그룹에는 글리시리진(potassium glycyrrhizinate)을 복용하게 하고 다른 그룹에는 이노신과 폴리 I:C 복합처방을 근육주사로 투여했다. 글리시리진은 1캡슐씩 하루 2회 복용하게 했는데, 이 정도 복용량은 천연 감초가루 7.5g에 해당한다.
치료기간은 급성간염의 경우 30일, 만성간염은 90일이었으며 두 그룹 모두에게 비타민 C(200mg), 비타민 E(20IU), 비타민 K(8mg)를 매일 3회 복용하도록 했다. 치료기간 경과 후 임상적으로 치료에 성공한 환자 비율은 글리시리진을 복용하지 않은 그룹보다 복용한 그룹에서 뚜렷하게 높은 수치를 기록했다(급성 85%:35%/만성 75%:10%).

글리시리진이 항바이러스 작용을 하는 인터페론을 활성화시켜 간염 바이러스의 활동을 억제하기 때문인 것으로 보이지만 알코올성 간염에도 효과가 있는 것으로 미루어 다른 기전으로 작용할 수도 있다고 추정되고 있다.
시험관실험에 의하면 글리시리진은 간세포를 보호하기 위해 면역세포들이 활성화되면서 나타나는 세포독성을 억제하는 효과도 있는 것으로 밝혀졌다. 또 항염작용을 하는 스테로이드 호르몬과도 비슷한 작용을 하지만 간염에 대한 효과는 이 작용과 상관없는 것으로 추정된다.

글리시리진은 전해질 코르티코이드와도 비슷한 작용(mineralocorticoid-like actions)을 하기 때문에 많이 복용하면 심각한 고혈압과 저칼륨혈증을 일으킬 수 있다. 하루 2.5g(글리시리진 100mg) 이하일 때는 부작용이 거의 없으나 10g(글리시리진 400mg) 이상일 때는 소변량이 줄고 부종이 생기며 혈압이 높아질 수 있으므로 주의해야 한다. 실제 글리시리진을 하루 150mg(감초가루 3.75g)씩 4주간 복용한 후 부종이 생겨 체중이 증가한 사례가 있다.

글리시리진으로 인한 부작용에 대처하기 위해서는 칼륨(포타슘)이 풍부한 과일과 채소를 많이 먹으면서 소금 섭취를 줄이는 것이 좋다. 칼륨 캡슐을 하루 200~300mg씩 복용해도 된다. 이렇게 하면 고혈압이나 협심증이 있어도 부작용을 일으킬 확률이 낮기는 하지만 고혈압이나 심부전증 환자는 글리시리진을 복용하는 동안 혈압을 체크하고 부종이나 기운 빠지는 증상이 없는지 관찰해야 한다. 부작용이 생겨도 글리시리진 복용을 중단하면 모든 부작용이 사라진다.

필란투스(Phyllanthus amarus)

필란투스는 황달치료에 쓰이는 인도의 전통약초로 시험관실험을 통해 B형 간염 바이러스의 복제를 억제하는 것으로 확인됐다. 6개월 이상 B형 간염 바이러스 보균자였던 환자들을 대상으로 30일간 매일 3회씩 200mg의 필란투스를 처방하거나 가짜 약을 처방해 비교한 결과 필란투스를 처방한 그룹은 59%의 환자에게서 B형 간염 표면항원이 없어진 반면, 가짜 약을 처방한 그룹은 4%의 환자에게서만 효력이 나타났다.
또 다른 실험에서는 필란투스 250mg을 하루 3회, 3개월간 투여한 결과 1~5년 동안 보균 환자 20%에게서 B형 간염 바이러스 표면항원이 없어지는 효과를 봤다고 한다. 추가연구에 의하면 필란투스가 인터페론-알파 1b만큼 만성 B형 간염 치료에 효과적인 것으로 밝혀졌다.

■ 연구 간기능 검사에서 비정상 판정을 받은 만성 B형 간염 환자 55명(평균연령 15~55세, 평균 투병기간 6년)에게 3개월간 매일 3300mg의 필란투스 조제약을 3회에 나눠 복용하도록 했다. 이 조제약에는 밝혀지지 않은 분량의 삼칠(Radix noto-ginseng) 등이 포함돼 있었다. 이와 비교하기 위한 대조군에는 2일에 1회씩 인터페론-알파 1b를 처방했다.
완치를 판정하는 기준은 간염 증상이 사라지면서 비대해진 간과 비장의 크기가 회복되고 간기능 검사에서도 정상으로 판정되며 최소 3개월간 HBeAg(e항원; 전염성 강한 활동성 간염 바이러스) 및 B형 간염 바이러스 DNA(HBV DNA)가 모두 양성에서 음성으로 전환되는 것으로 정의했다. 그 결과, 필란투스를 처방받은 환자의 37%, 인터페론-알파 1b를 처방받은 환자의 36%가 완치판정을 받았다.

그러나 B형 간염 및 C형 간염을 치료하기 위한 필란투스의 효과 및 최적의 조제법, 용량을 확인하기 위해서는 아직 추가연구가 필요하다.

처방

급성간염

- 하루 4회 비타민 C를 복용하면 효과적인데, 설사 증상이 있으면 복용량을 줄여야 한다. 수혈 후 간염을 예방하기 위해서는 수혈하기 수일 전부터 1~2g의 비타민 C를 하루 3회씩 복용하기 시작해 수혈 후 2주 동안 지속적으로 복용해야 한다.
- 1000mg의 비타민 B_{12}를 1주에 2~3회씩, 1~2주 동안 근육주사를 통해 보충한다.
- 하루 5~15mg의 엽산을 1~2주 동안 복용한다.
- 글리시리진의 복용은 급성간염의 회복을 돕는다.

만성간염

- 지방변증이나 음식 알레르기가 있는지 면밀히 검사하고 만성 C형 간염 환자는 음식 속의 철분량을 제한해야 한다.
- 비타민 E를 하루 400~1200IU 섭취하면 알코올성 간염, 만성 C형 및 B형 간염 치료에 도움이 된다.
- 하루 200mg의 셀레늄은 만성 B형 간염이 간암으로 진행될 위험을 감소시킨다.
- 알파리포산 300mg을 하루 2회, 셀레늄 200mcg을 하루 2회, 실리마린 300mg을 하루 3회, 복합비타민 B 100mg을 하루 2회, 그밖에 비타민 C 2000~6000mg과 비타민 E 400~800IU, 미네랄을 매일 복

합해 처방하면 자가면역 간염, C형 간염, B형 간염에 효과가 있다는 보고가 있다.

- 비타민 K_2를 하루 45mg씩 8년간 복용하면 만성 C형 간염에서 간경화로 진행된 환자의 간암 발생률을 줄여준다.
- 만성 B형 간염에는 티아민을 하루 100mg씩 복용한다.
- 만성 C형 간염에는 카르니틴을 하루 2g씩 복용한다.
- 하루에 2회씩 17mg의 아연을 24주 동안 복용하면 만성 C형 간염 환자의 인터페론-알파에 대한 반응이 증가한다.

3 고혈압

Hypertension

고혈압은 수축기 혈압(최고혈압) 140mmHg, 이완기 혈압(최저혈압) 90mmHg보다 높은 상태의 혈압이 지속되는 증상을 말한다. 고혈압은 관상동맥질병, 뇌졸중, 신부전, 말초동맥질병의 위험을 높인다. 환자의 90~95%는 분명치 않은 원인으로 인해 고혈압이 생기는데, 이렇게 원인을 알 수 없는 고혈압을 본태성고혈압 또는 1차 고혈압이라고 한다. 2차 고혈압은 만성신장질병, 갑상선기능항진증과 같은 질병으로 인해 유발되는 것으로, 약 5~10%의 고혈압 환자가 2차 고혈압으로 분류된다.(1권 고혈압 p.145)

음식

비만

과체중이나 비만인 사람이 몸무게만 줄여도 혈압이 상당히 내려갈 정도로 비만은 고혈압의 주요 원인이다. 실제 몸무게를 줄이는 것이 고혈압약(metoprolol)을 복용하는 것만큼 효과적이라는 사실은 의학적으로도 규명돼 있다.

소금

소금은 적게 섭취할수록 혈압을 떨어뜨리는 효과를 볼 수 있다. 그러나 고혈압 환자 가운데 소금에 민감하게 반응하는 30~50%의 환자는 소금만 줄여도 혈압을 내릴 수 있는 반면 소금을 줄여도 혈압이 잘 떨어지지 않는 환자들도 있다. 이 경우는 칼륨(포타슘)이 부족하기 때문이므로 칼륨이 풍부한 과일과 채소 등을 많이 먹는 것이 중요하다. (1권 칼륨이 많은 음식 p.148)

반대로 소금 섭취량을 지나치게 줄이면 피로, 인슐린 저항성(insulin resistance), 기립성저혈압(postural hypotiension)이 생길 수 있다. 따라서 소금의 양을 조절할 때는 혈압이 내려가는지, 좋지 않은 반응이 나타나지 않는지 잘 살펴야 한다.

소금과 혈압의 상관관계는 염화물(chloride)의 유무에 달려 있다. 즉, 염화나트륨은 혈압을 높이지만 아스코빈산나트륨, 구연산나트륨, 중탄산나트륨은 혈압에 거의 영향을 미치지 않는다.

설탕

쥐를 이용한 실험에서 설탕(자당; sucrose)이 많이 들어 있는 먹이를 먹인 쥐는 혈압이 10~30mmHg 올라가는 현상을 발견했다. 설탕은 전체 열량의 10%만 섭취해도 혈압에 영향을 미치는데 미국인의 설탕 섭취량은 정제설탕까지 포함해 전체 열량의 20% 정도를 차지한다. 설탕을 먹으면 인슐린이 과도하게 분비되는 사람, 즉 탄수화물에 민감한 사람들을 대상으로 똑같은 식단을 제공하면서 설탕의 양만 추가하는 연구를 통해 설탕을 전체 열량의 3%나 7% 정도 섭취할 때보다 11%로 늘리면 이완기 혈압이 현저하게 높아진다는 사실도 확인했다.

카페인

평소 커피를 마시는 건강한 남성들에게 125~250mg의 카페인을 섭취하게 하자 일시적으로 혈압이 올라가는 증상이 나타났다. 이는 혈압이 정상인 사람들보다 고혈압에 가까운 사람들에게서 더욱 두드러지는 특성을 보였다. 카페인이 혈압에 미치는 영향을 알아보기 위한 11개의 연구(연구기간 평균 8주)를 종합한 결과 하루 평균 5잔의 커피를 마시면 커피를 전혀 마시지 않을 때와 비교해 수축기 혈압은 평균 2.4mmHg, 이완기 혈압은 평균 1.2mmHg 정도 높아지는 것으로 밝혀졌다. 이처럼 카페인이 혈압을 높이기는 해도 대부분 건강에 큰 문제를 일으키지 않지만 어떤 경우에는 고혈압의 주요 원인이 되기도 한다.

개비 박사의 경험에 의하면 하루에 커피를 10~20잔 마시면서 두 가지의 고혈압약을 복용하던 49세의 남성(고혈압 병력 10년)에게 커피를 완전히 끊은 다음 혈압이 내려가면 약을 줄이라고 했더니 3주 만에 혈압이 정상으로 회복돼 혈압약을 더 이상 복용하지 않게 되었다고 한다.

알코올

오랜 음주로 인해 고혈압이 생긴 사람들은 알코올을 마시지 않으면 대부분 혈압이 정상으로 회복되고, 알코올을 마시기 전까지는 정상혈압이 유지된다.

음식 알레르기

때로는 음식 알레르기가 고혈압의 원인이 될 수 있다는 여러 연구보고가 있다. 실제 아토피성 알레르기가 있는 고혈압 환자 100명 가운데 93%는 혈압약을 먹지 않고 알레르기를 일으키는 음식을 차단하는 것만으로도 정상혈압을 회복할 수 있었는데, 이 경우 알레르기를 일으키는 음식을 먹으면 혈압도 다시 올라가는 것으로 확인되었다. 잦은 편두통으로 고생하던 고혈압 환자 15명은 알레르기를 일으키는 음식을 찾아내 해당 음식을 더 이상 먹지 않음으로써 정상혈압을 회복할 수 있었다.

개비 박사는 베타 차단제로 치료가 잘 되지 않던 31세의 남성 고혈압 환자(고혈압 병력 8년)를 치료한 경험을 보고하기도 했다. 평소 건강에 좋은 음식을 먹고 규칙적으로 운동하던 환자는 과체중도 아니었고 스트레스도 거의 받지 않는 생활을 했다. 다만 만성코막힘 증상이 있었고 이 증상이 달걀, 유제품으로 인한 음식 알레르기 때문이라는 사실을 찾아내 원인이 되는 음식을 차단하자 이후 10년 동안 정상혈압을 유지하면서 고혈압약을 끊을 수 있었다.

알레르기 증상이 의심되는 경우 원인이 되는 음식을 찾아내는 것이 매우 중요하다. 체질에 상관없이 알레르기를 일으키는 음식만 먹지 않아도 혈압이 내려가고 면역이 좋아지는가 하면 뚜렷한 이유 없이 지속되던 전신 증상이 대부분 없어지고 몸도 가벼워진다.(1권 체질에 맞는 음식 찾기 p.49 / 3권 음식 알레르기 p.663)

고혈압 식단

고혈압 치료를 위한 식단은 혈압을 조절하는 데 필요한 영양소들(칼륨, 칼슘, 마그네슘, 비타민 C, 필수지방산)이 충분히 포함된 식단을 말한다. 해당 영양소를 섭취하기 위해 식단에는 과일, 채소, 견과류, 씨앗류, 콩류 등이 충분히 포함되는데 포화지방(육류)과 정제된 설탕은 줄이지만 소금의 양은 제한하지 않는 것이 특징이다.

수축기 혈압 160mmHg 이하, 이완기 혈압 80~95mmHg인 고혈압 환자들을 대상으로 8주간 고혈압 식단을 시행한 결과 평균 수축기 혈압이 11.4mmHg 떨어지고 이완기 혈압이 5.5mmHg 이상 떨어진 것으로 나타났다. 추적연구에서는 소금을 제한하지 않은 고혈압 식단과 비교해 고혈압 식단에서 소금을 제한하면 혈압이 좀 더 내려가는 결과가 나왔다. 고혈압 식단은 수축기 혈압이 140~159mmHg이고 이완기 혈압이 90mmHg 미만인 초기 고혈압에도 수축기 혈압이 평균 12mmHg 내려가는 것으로 나타났다.

지중해 식단

지중해 식단은 과일, 채소, 콩류, 곡물, 생선과 올리브오일은 많고 고기와 유제품은 적은 것이 특징이다. 혈압이 높고 심혈관계질병의 위험이 있는 참가자(55~80세) 772명에게 3개월 동안 지중해 식단을 권고한 결과 저지방 식사를 한 그룹보다 혈압이 훨씬 낮아지는 효과를 확인할 수 있었다. 다른 연구에서는 엑스트라버진 올리브오일을 식단에 포함했을 때 혈압이 현저하게 낮아지는 현상이 관찰되기도 했다. 이를 통해 지중해 식단에 풍부하게 포함된 올리브오일이 혈압을 낮추는 데 효과적이라는 사실을 알아낼 수 있었다.

물론 지중해 식단이 고혈압 식단보다는 혈압을 낮추는 효과가 조금 떨어졌지만, 심혈관질병의 원인이 되는 혈당, 콜레스테롤, C-반응성단백질을 낮추는 데는 오히려 유리하므로 고혈압이 있으면서 심혈관계질병의 위험을 안고 있는 환자들에게는 지중해 식단이 좋은 선택이 될 수 있다.

채식

채식을 하는 사람은 육식을 하는 사람보다 고혈압이 생길 확률이 낮다. 순수하게 채식만 하든 우유와 달걀을 포함하는 채식을 하든 상관없이 채식 위주의 식단은 혈압을 낮추는 효과가 있다. 채식을 하면 혈압을 높이는 설탕, 소금, 카페인은 덜 먹으면서 혈압을 내리는 칼륨, 칼슘, 마그네슘, 필수지방산 등은 충분히 섭취하기 때문이다. 또 체중이 줄면서 혈압이 떨어지는 효과도 볼 수 있다.

생식

연구에 의하면 생식이 본태성고혈압 환자의 이완기 혈압을 상당히 낮췄다고 한다. 생식으로 섭취하는 영양소 중 어떤 것이 혈압을 낮추는지는 아직 연구가 더 필요하지만, 불에 조리하지 않음으로써 에이지 독소를 비롯해 몸에 해로운 부산물을 피할 수 있기 때문인 것으로 추측된다.

■ **연구** 32명의 본태성고혈압 환자(과체중은 28명)에게 적어도 식사 중 40%는 생식(과일, 채소, 씨앗류, 견과류, 씨앗기름)을 하도록 권고하고 6~7개월 후부터는 생식을 통해 전체 열량의 62%를 섭취하도록 생식의 비중을 늘렸더니 전반적으로 체중은 평균 3.8kg 줄고 이완기 혈압은 17.8mmHg 낮아지는 효과가 나타났다. 그러나 다시 불에 조리된 음식의 양을 늘리자 열량과 소금 섭취량은 전과 동일했으나 혈압이 빠르게 올라갔다.

양파

양파와 양파주스는 고혈압의 민간요법으로 잘 알려져 있다. 2개월간 매일 2~3회씩 생양파주스 15ml를 마신 환자 20명 중 13명의 혈압이 눈에 띄게 낮아진 사실이 확인되기도 했다. 혈압이 떨어진 정도는 수축기 혈압이 평균 25mmHg, 이완기 혈압이 평균 15mmHg 수준이었다. 어느 정도의 양파가 혈압을 얼마나 내리는지는 분명하게 밝혀낼 수 없었지만 상당히 신빙성 있는 민간요법이라고 할 수 있다.

마늘

마늘도 고혈압의 민간요법으로 애용돼왔다. 마늘추출물에는 혈압을 높이는 앤지오텐신 I-전환효소(angiotensin I-converting enzyme)의 활동을 억제하는 7가지 다이펩타이드가 들어 있다. 고혈압이 있는 쥐에게 몸무게 1kg당 200mg의 다이펩타이드를 먹여 실제 혈압을 낮추는 효과가 있음을 확인하기도 했다. 또 마늘추출물이 고지혈증이 있는 사람의 혈압을 부분적으로 낮춘다는 사실을 밝힌 연구보고도 있다.

마늘의 효능을 실험한 7개의 연구(3개는 고혈압인 사람들 대상, 4개는 정상혈압인 사람들 대상)를 종합한 결과 마늘가루를 하루에 600~900mg 먹은 그룹은 가짜 마늘가루를 먹은 그룹보다 수축기 혈압은 평균 7.7mmHg, 이완기 혈압은 평균 5.0mmHg 정도 내려가는 것으로 나타났다. 그러나 시판되는 마늘가루로 같은 효과를 얻을 수 있는지는 확신할 수 없다.

대두콩

대두콩 단백질을 매일 10g씩 2회 먹거나 소금을 첨가하지 않은 대두콩 반 컵을 하루 3~4회로 나누어 먹거나 두유 500ml를 하루 2회 먹으면 고혈압 환자의 혈압을 내릴 수 있다는 연구결과가 있다. 어떤 연구에서는 그 효과가 현저하게 좋은 것으로 나타나기도 했다.

■ **연구 1** 고혈압 환자(18~70세) 40명을 무작위로 나누어 3개월간 한 그룹에는 매일 2회씩 500ml의 두유를 마시도록 하고 다른 그룹에는 같은 양의 우유를 마시도록 했다. 그 결과 두유를 먹은 그룹의 수축기 혈압

(두유 대비 우유 18.4mmHg : 1.4mmHg)과 이완기 혈압(두유 대비 우유 15.9 mmHg : 3.7mmHg)이 우유를 먹은 그룹보다 현저하게 낮아진 사실을 확인했다.

■ 연구 2 폐경이 지난 건강한 여성 60명을 무작위로 나눠 한 그룹에는 대두콩 단백질을 매일 25g씩(3~4회로 나누어 섭취) 섭취하게 하고 다른 그룹에는 일반 단백질을 25g씩 섭취하도록 했다. 8주 후 대두콩을 먹은 그룹은 일반 단백질을 먹은 그룹에 비해 혈압이 떨어져 있었다. 고혈압이 있는 여성의 수축기 혈압은 평균 9.9%, 이완기 혈압은 평균 6.8% 떨어졌고 정상혈압인 여성들도 수축기 혈압이 5.2%, 이완기 혈압이 2.9% 떨어졌다.

또 다른 연구에서는 고혈압 환자(30~75세) 41명을 무작위로 나눠 3개월간 한 그룹에는 매일 대두콩 시리얼 40g을 먹도록 하고 다른 그룹에는 밀 시리얼 40g을 먹도록 했다. 그 결과 대두콩 시리얼을 먹은 그룹에서 낮에 혈압이 현저하게 올라가는 현상이 관찰되었는데 24시간 조사에서도 혈압이 떨어지는 효과를 볼 수 없었다. 같은 대두콩 성분을 이용한 실험에서 이처럼 엇갈린 결과가 나온 이유는 확실치 않지만, 시리얼의 경우 높은 온도에서 조리되고 높은 압력으로 가공되는 과정에서 대두콩의 화학적 구성성분이 바뀌기 때문일 것으로 추측된다. 다시 말해, 혈압을 낮추는 대두콩의 성분이 시리얼을 만드는 과정에서 파괴될 가능성이 높다는 뜻이다. 대두콩 속의 어떤 성분이 혈압을 낮추는 역할을 하는지는 불분명하지만 대두콩에 풍부한 아이소플라본은 혈압과 상관없는 것으로 보인다.

석류주스

경동맥에 심각한 죽상동맥경화증이 생긴 환자 10명에게 1년간 매일 170~230mg의 석류주스를 마시게 했더니 평균 174mmHg였던 수축기 혈압이 1년 후 153mmHg로 떨어졌고 실험 시작 전부터 정상이던 이완기 혈압은 1년 후에도 변함이 없었다. 석류주스를 3년간 마신 환자의 경우에도 수축기 혈압이 떨어지는 효과는 계속 유지되었다.

조리용 기름

기름을 고온에서 가열하면 여러 가지 독성물질이 생긴다. 특히 다불포화지방산을 많이 포함한 기름(해바라기씨오일. 홍화씨오일, 콩기름, 옥수수오일)은 독성물질이 생기기 쉽고 재사용할 경우 더 많은 독성물질이 생긴다. 식품규정에 따르면 식용지방과 식용유는 25% 정도 변질되면 버리게 되어 있다. 스페인에서 시행한 한 연구에서는 조리용 기름이 20% 이상 변질되면 고혈압이 생길 위험을 높인다고 보고했다.

높은 온도에서 조리하면 당화반응최종산물인 에이지가 생겨 심혈관계 질병을 유발하고 노화를 촉진하기 때문이다. 따라서 튀긴 음식이나 기름지게 조리한 음식은 되도록 먹지 않아야 한다. 튀김요리를 할 때는 다불포화지방산이 많은 기름은 피하고 열을 가해도 음식의 성분을 변화시키거나 해로운 부산물을 많이 만들어내지 않는 올리브오일이나 땅콩오일을 사용하는 것이 좋다. 그리고 한 번 사용한 기름은 재사용하지 않도록 하고 기름을 재사용하는 식당을 피하는 것도 중요하다.(3권 음식 조리법이 노화속도를 좌우한다 p.18)

참기름

참기름에는 리그난(lignan)의 일종인 세사민(sesamin)이 다량 함유돼 있는데 쥐를 이용한 실험에서 이 리그난이 혈압을 낮추는 데 효과적이라는 사실이 밝혀졌다. 특히 고혈압이 있는 당뇨 환자 40명을 무작위로 나눠 45일 동안 한 그룹에는 조리할 때 참기름을 사용하게 하고 다른 그룹에는 일상적으로 사용하던 기름으로 조리하도록 한 다음 다시 45일간 서로 기름을 바꾸어 사용하도록 했다. 그 결과 참기름을 사용한 그룹이 다른 기름을 사용한 그룹에 비해 수축기 혈압과 이완기 혈압이 각각 10.4mmHg, 10.0mmHg 내려간 사실을 확인했다.

다만 참기름에도 비교적 많은 다불포화지방산이 함유돼 있으므로 고온에서 가열하지 않도록 주의해야 한다. 참깨를 볶을 때 얼마나 높은 온도에서 볶는지는 알 수 없지만 120℃ 이상의 고온에서 볶아야 한다면 참깨를 볶지 않고 그대로 눌러 짠 참기름이 고소한 맛은 없어도 혈압을 내리는 데는 훨씬 좋다.

초콜릿

폴리페놀(polyphenol)이 많이 함유된 다크초콜릿을 매일 100g씩 15일 동안 먹었더니 본태성고혈압 환자의 혈압이 현저히 떨어졌다는 연구보고가 있다. 반면 폴리페놀이 적은 화이트초콜릿은 혈압에 변화가 없었다고 한다. 가벼운 고혈압 증상을 보이는 환자들의 경우 매일 적은 양(6.3g)의 다크초콜릿을 오랫동안 먹으면 큰 효과는 아니지만 통계적으로는 의미 있는 혈압 강하 효과가 있는 것으로 나타났다.

■ **연구** 치료가 필요 없는 고혈압 전 단계나 초기 고혈압 환자 44명을 무작위로 나눠 18개월간 한 그룹에는 다크초콜릿 6.3g(30kcal)을 매일 먹도록 하고 다른 그룹에는 화이트초콜릿을 먹도록 했다. 그러자 다크초콜릿을 먹은 그룹은 수축기 혈압이 2.9mmHg, 이완기 혈압이 1.9mmHg 떨어지는 효과를 보았으나 화이트초콜릿을 먹은 환자들의 혈압에는 변화가 없었다.

다크초콜릿은 칼로리가 적어 소량을 꾸준히 섭취하면 칼로리를 크게 늘리지 않고도 혈압을 개선하는 효과가 있다. 반면 화이트초콜릿은 폴리페놀의 흡수를 방해하는 우유 성분으로 인해 혈압 개선에 효과가 없는 것으로 밝혀졌다.

자연치료제

칼륨(포타슘; Potassium)

칼륨의 섭취를 늘리면 수축기 혈압과 이완기 혈압을 모두 낮춘다는 사실을 확인한 여러 연구보고가 있다. 게다가 칼륨을 충분히 섭취하면 소금 섭취로 인해 혈압이 높아지는 현상도 억제할 수 있다. 칼륨의 효과는 정상혈압보다 고혈압 환자들에게 더 뚜렷하게 나타나는 것으로 밝혀지기도 했다. 특히 평소 칼륨 섭취가 적었던 사람이 칼륨을 보충하는 경우 평소 칼륨 섭취가 많았던 사람에 비해 더 큰 효과가 나타났다.(1권 칼륨이 많은 음식 p.148)

■ **연구 1** 참가자 59명(평균연령 43세)을 무작위로 나눠 6주 동안 한 그룹에는 천천히 풀어지는 염화칼륨(potassium chloride) 24mmol을 매일 3회에 나누어 먹도록 하고, 다른 그룹에는 동일한 양의 가짜 약을 3회에 나누어 먹도록 했다. 실험 시작 전 진짜 칼륨을 먹는 참가자의 20%와 가짜 약을 먹는 참가자의 7%는 고혈압 환자였다. 6주 후 가짜 약을 먹은 그룹과 비교했을 때 진짜 칼륨을 먹은 그룹은 수축기 혈압이 평균 7.6mmHg, 이완기 혈압이 평균 6.5mmHg 낮아진 것으로 확인되었다.

■ **연구 2** 19가지의 임상실험을 종합한 결과 칼륨은 평균적으로 수축기 혈압 5.8mmHg와 이완기 혈압 3.4mmHg를 내려주는 효과가 있었다. 특히 고혈압 환자의 경우 수축기 혈압이 8.2mmHg, 이완기 혈압이 4.5mmHg 낮아져 칼륨의 효과가 더욱 뚜렷하게 나타났다.

칼륨은 신장에서 레닌(renin)의 분비를 줄이고 소변으로 배출되는 소금의 양을 늘리며 혈압에 관여하는 신경기능을 조절하고 혈관근육을 이완시켜 혈압을 낮추는 작용을 한다. 연구에 사용된 칼륨의 분량은 대부분 하루 40~64mmol 정도였으나 한 연구에서는 24mmol(940mg; 과일 및 채소 5회 제공 분량)만 사용했는데도 혈압이 현저하게 낮아지는 결과를 얻었다.

칼륨의 효과를 얻기 위한 최소한의 분량은 하루 60mmol(일반적인 미국인 일일 칼륨 섭취량은 45mmol)이지만 미국심장협회에서는 적어도 하루 120mmol 정도는 섭취하도록 권하고 있다. 이 분량은 앞서 언급한 고혈압 식단에 포함된 칼륨의 양과 같다. 연구에는 대부분 염화칼륨이 사용됐으나 과일과 채소에 들어 있는 구연산칼륨(potassium citrate)도 혈압을 낮춰주는 효과는 동일하다.

칼륨 섭취량을 늘릴 때는 칼륨 보충제보다 음식을 통해 섭취하는 것이 좋다. 많은 양의 칼륨이 농축된 보충제는 메스꺼움, 구토, 복부팽만, 설사 등 부작용을 일으킬 수 있고 상부 위장관에 궤양이 생길 수 있기 때문이다. 물론 제조사들이 칼륨 캡슐의 분량을 소량으로 제한하고 있을 뿐 아니라 식후에 섭취하면 부작용을 줄일 수 있기는 하지만 되도록 과일과 채소를 통해 칼륨을 섭취하고 부족한 부분만 보충제를 이용하는 것이 바람직하다. (1권 칼륨이 많은 음식 p.148)

특정 호르몬에 문제가 있는 환자(예를 들면 저알도스테론증)나 칼륨이 몸에 축적되도록 하는 약제(칼륨보존성 이뇨제, 앤지오텐신-전환효소 억제제, 앤지오텐신 2 수용체 차단제, 비스테로이드성 소염제, 베타차단제, 다이곡신)를 복용하는 환자, 그리고 신장질병이 있는 환자는 반드시 신장전문의의 지시에 따라야 한다.

코엔자임 큐텐(Coenzyme Q10; CoQ10)

고혈압 환자와 정상혈압인 사람들의 코엔자임 큐텐(항산화 작용을 돕는 보조효소) 상태를 비교해본 결과 본태성고혈압 환자 59명의 코엔자임 큐텐 상태는 현저하게 낮았다. 고혈압 환자는 32%가 부족했으며 대조군은 6%만 부족한 것으로 나타났다. 그리고 코엔자임 큐텐을 하루 100~120mg씩 복용하게 하는 실험에서 본태성고혈압 환자와 수축기 혈압만 높은 사람의 혈압이 현저하게 떨어지는 효과를 확인할 수 있었다. 코엔자임 큐텐의 효과는 보통 1~4개월 후에 나타났다.

■ 연구 1 본태성고혈압 환자 26명에게 10주 동안 코엔자임 큐텐 50mg을 매일 2회 처방했더니 평균 수축기 혈압은 164.5mmHg에서 146.7mmHg로 떨어졌고 평균 이완기 혈압은 98.1mmHg에서 86.1mmHg로 떨어졌다. 이렇게 혈압이 내려간 것은 말초동맥혈관의 저항이 감소돼 혈액순환이 좋아지는 현상과 관련 있다.

■ 연구 2 본태성고혈압 환자 18명을 무작위로 나눠 10주 동안 한 그룹에는 매일 코엔자임 큐텐 100mg을 처방하고 다른 그룹에는 가짜 코엔자임 큐텐을 처방했다. 두 그룹 모두 2주간 복용을 중단하는 휴약기를 갖게 한 다음 다시 10주간 진짜 코엔자임과 가짜 코엔자임을 바꿔 처방했다. 그 결과 진짜 코엔자임 큐텐을 먹는 동안에만 수축기 혈압은 평균 10.6mmHg, 이완기 혈압은 평균 7.7mmHg 내려가는 효과가 있었다.

비타민 D

비타민 D 농도가 낮거나 경계에 있는 환자(대부분 노인)들이 비타민 D 보충제를 섭취하는 경우 혈압이 현저히 낮아지는 효과가 높은 것으로 나타났다.

■ 연구 혈청 비타민 D 농도가 50nmol/L 이하인 148명(평균연령 74세)을 무작위로 나누고 8주 동안 한 그룹에는 매일 칼슘 1200mg과 비타민 D 800IU를 섭취하도록 하고 다른 그룹에는 칼슘만 섭취하도록 했다. 칼

슘만 섭취한 그룹과 비교했을 때 칼슘과 비타민 D를 함께 섭취한 그룹에서 수축기 혈압이 9.3% 낮아지는 효과가 나타났고 이완기 혈압에는 변화가 없었다.

그러나 3만6282명의 폐경여성을 대상으로 7년간 시행한 연구에서는 매일 비타민 D 400IU와 칼슘 1000mg을 섭취하게 해도 혈압이 내려가지 않았을 뿐 아니라 고혈압이 생기는 것도 감소하지 않았다. 근육과 뼈가 약해 잘 넘어지거나 골다공증으로 인한 골절 등의 증상을 예방하기 위해 적어도 하루 700~800IU 정도의 비타민 D가 필요하다는 점을 생각해볼 때, 하루 비타민 D 400IU는 혈압에 영향을 미치기에는 너무 적은 양이었을 수도 있다.

마그네슘(Magnesium)

마그네슘이 부족하거나 세포 내 마그네슘 대사에 장애가 있으면 고혈압을 유발할 수 있다. 실제 마그네슘이 부족한 사료를 먹인 쥐에게서 혈압이 올라가는 현상이 관찰되었고, 마그네슘 섭취량을 늘리면 고혈압 환자의 혈압이 낮아진다는 사실을 밝혀낸 다양한 연구결과가 있다.

■ **연구 1** 오랫동안 이뇨제 치료를 받은 고혈압 환자와 심부전증 환자, 또는 두 질병을 모두 지닌 환자는 마그네슘과 칼륨이 부족할 가능성이 높다. 이들 환자 39명을 무작위로 나눠 한 그룹에는 매일 마그네슘 365mg을 섭취하도록 하고 다른 그룹에는 마그네슘 섭취를 권하지 않았다. 칼

륨 보충제는 모든 환자에게 섭취하도록 했다. 그러자 마그네슘을 섭취한 환자 20명 중 19명의 혈압이 내려갔고, 이 중 3명은 혈압이 떨어지면서 어지럼증을 호소해 마그네슘의 양을 줄였다. 다른 3명은 이뇨제의 양을 줄일 수 있을 정도로 혈압 개선효과가 지속되었다. 6개월 후 마그네슘을 섭취한 그룹의 수축기 혈압은 평균 12mmHg, 이완기 혈압은 평균 8mmHg 내려간 반면 마그네슘을 섭취하지 않은 그룹의 혈압에는 변화가 없었다.

■ 연구 2 가벼운 고혈압 증상을 보이는 17명의 환자(평균연령 50세)를 무작위로 나눠 9주 동안 한 그룹에는 수산화마그네슘을 처방하고 다른 그룹에는 가짜 수산화마그네슘을 처방했다. 수산화마그네슘을 첫 3주간은 하루에 360mg, 다음 3주간은 720mg, 마지막 3주간은 960mg을 섭취하도록 했다. 총 9주 이후 3주간 마그네슘 섭취를 중단해 몸에서 마그네슘 성분이 모두 사라지도록 한 다음 두 그룹의 처방을 바꿔 다시 9주 동안 연구를 진행했다. 그 결과 수축기 혈압은 처음의 154mmHg에서 146mmHg로 떨어지고 이완기 혈압은 100mmHg에서 92mmHg로 내려간 사실을 확인했다.

그러나 마그네슘 보충제가 고혈압 환자의 혈압에 큰 영향을 미치지 않는다는 연구보고도 적지 않다. 14개의 연구를 종합한 결과에 따르면 마그네슘 보충제 하루 240mg은 수축기 혈압을 평균 3.3mmHg, 이완기 혈압을 2.3mmHg 낮추는 정도에 그쳤다. 어떤 연구결과도 결정적인 증거라고는 할 수 없으나 마그네슘이 혈압을 어느 정도 낮춘다는 사실은 일치하고 있다. 마그네슘이 혈압을 낮추는 기전은 혈관을 확장시키고 교감신경을 억제하면서 소금의 체외배출을 돕기 때문일 것으로 보고 있다.

그밖에 마그네슘은 심혈관질환을 예방하고 전신건강을 유지하기 위한 다양한 작용도 한다. 일반적인 식단에서는 마그네슘이 부족해지기 쉬우므로 고혈압이 의심되는 상황이라면 마그네슘이 부족해지지 않도록 신경 쓰는 것이 좋다.

비타민 C

활성산소도 고혈압의 원인이 되므로 비타민 C와 같은 항산화물질을 섭취하는 것이 좋다. 관찰연구에 의하면 비타민 섭취량이나 혈중 비타민 C 수치와 혈압은 정확히 상반된 관계를 보여주었다. 실제 본태성고혈압 환자의 혈장 비타민 C 농도는 정상혈압을 가진 사람보다 상당히 낮은 것으로 나타났다. 이는 혈장의 비타민 C 농도를 감소시키고 혈압을 높이는 흡연과 무관했다. 그러나 고혈압 환자들에게 4주~6개월간 비타민 C 보충제를 하루 400~1000mg씩 섭취하게 한 결과 혈압(주로 수축기 혈압)이 내려가는 현상을 관찰할 수 있었다. 일부 예외는 있었으나 대부분의 연구에서 비타민 C는 혈압을 개선하는 데 효과적인 것으로 밝혀졌다.

■ **연구 1** 고혈압 환자 45명(평균연령 49세)을 무작위로 나눠 30일간 한 그룹에는 매일 비타민 C 500mg을 먹도록 하고 다른 그룹에는 가짜 비

타민 C를 먹도록 했다. 비타민 C를 먹은 그룹의 평균 수축기 혈압은 155mmHg에서 142mmHg로 떨어졌고 이완기 혈압은 가짜 비타민 C 그룹보다 조금 낮아졌다.

■ 연구 2 제2형 당뇨 환자 30명(평균연령 59세)을 무작위로 나눠 4주 동안 한 그룹에는 매일 비타민 C 500mg을 먹도록 하고 다른 그룹에는 가짜 비타민 C를 먹도록 했다. 비타민 C를 먹은 그룹의 평균 수축기 혈압은 142mmHg에서 132mmHg로 떨어졌고 평균 이완기 혈압은 83.9mmHg에서 79.5mmHg로 떨어졌다.

비타민 C는 부분적으로 산화 스트레스를 억제하고 혈관이 경화되지 않도록 작용하는 것으로 보인다. 안전성과 부담 없는 비용을 고려할 때 고혈압 환자의 영양 프로그램에 비타민 C를 포함시키는 것이 좋으며 수축기 혈압이 높은 환자일수록 더욱 적극적인 비타민 C 섭취가 필요하다.

오메가-3 지방산(Fish oil)

어유(생선오일)나 어유의 오메가-3 지방산(EPA, DHA), 그리고 기름진 생선이 본태성고혈압 환자의 혈압을 낮추는 데 효과가 있다는 여러 연구결과가 있다. 그러나 하루에 어유 6~12g은 고혈압 환자의 혈압을 낮추지 못한다는 연구결과가 있는가 하면, 하루 45g의 어유는 혈압을 낮추는 효과가 있지만 9g은 효과가 없었다는 연구결과도 있다.

총 31개의 연구를 종합한 결과 오메가-3 지방산 1g당 수축기 혈압은 0.66mmHg, 이완기 혈압은 0.35mmHg 낮추는 정도로 효과는 보통이었다. 예를 들어 하루에 어유 6g(1.8g의 오메가-3 오일 함유) 먹을 경우 수축기 혈압은 1.2mmHg, 이완기 혈압은 0.6mmHg 낮출 수 있다는 뜻이다.

하지만 정상혈압인 사람들을 대상으로 한 연구에서는 어유를 먹어도 혈압이 약간 내려가는 정도에 그치거나 변화가 전혀 없었다. 따라서 어유는 정상혈압보다는 고혈압, 죽상동맥경화증, 또는 고지혈증 환자에게 더 효과적이라는 사실을 알 수 있다. 실제 어유는 혈액의 점도를 낮춰 혈액순환을 부드럽게 해줌으로써 혈압을 내려주는 작용을 한다.

플라보노이드(Flavonoids)

고혈압 환자 1200명을 대상으로 모세혈관을 관찰한 결과 30%의 환자가 모세혈관이 깨지기 쉬울 뿐 아니라 혈액이 쉽게 샐 수 있는 상태임이 밝혀졌다. 이렇게 모세혈관에 문제가 있는 환자들은 다른 환자들보다 잦은 망막출혈(retinal hemorrhage)과 뇌출혈이나 장기출혈(apoplexy) 경험이 있었다. 고혈압 환자의 경우 모세혈관에 문제가 있으면 출혈 위험이 높기 때문이다.

플라보노이드의 일종인 루틴(rutin)은 고혈압 환자의 모세혈관 문제를 75~100% 해결하는 것으로 확인되었다. 효과적인 섭취량은 20mg씩 하루에 3회지만 하루 400mg 정도는 돼야 효과를 보는 환자들도 있었다. 그밖에 헤스페리딘, 헤스페리딘 메틸칼콘, 퀘세틴과 같은 플라보노이드도 고혈압 환자의 모세혈관을 튼튼하게 만드는 효과가 있다. 특히 퀘세틴은 루틴보다 더 효과가 좋을 뿐 아니라 고혈압에도 어느 정도 효과가 있는 것으로 나타났다. 과체중이거나 비만인 고혈압 환자들에게 6주 동안 퀘세틴을 매일 150mg씩 섭취하게 했더니 수축기 혈압이 2.9mmHg 내려갔다는 연구결과도 있다.

엽산(Folic acid)과 비타민 B_6

엽산과 비타민 B_6가 고혈압에 효과적이라는 사실을 밝힌 다양한 연구결과가 보고돼 있다. 4주 동안 매일 엽산 보충제 5mg을 섭취한 흡연자(평균연령 38세)들의 수축기 혈압과 이완기 혈압이 현저하게 내려갔고, 심근경색이나 뇌졸중을 경험한 환자들은 6주 동안 매일 엽산 5mg을 섭취한 후 수축기 혈압이 떨어지는 효과를 보았다. 또 죽상동맥혈전이 있는 환자의 건강한 형제들에게 2년 동안 매일 엽산 5mg과 비타민 B_6(pyridoxine) 250mg을 섭취하게 했더니 가짜 약에 비해 수축기 혈압은 평균 3.7mmHg, 이완기 혈압은 평균 1.9mmHg 내려가는 현상도 관찰되었다. 그러나 비타민 B_6를 장기복용하면 부작용이 생길 우려가 있으므로 오랫동안 매일 200mg 이상 섭취하는 환자는 감각신경에 이상이 없는지 관찰해야 한다.

티아민(Thiamine)

혈액검사에서 티아민이 부족한 것으로 드러난 노인 환자들에게 3개월 동안 매일 티아민 10mg을 섭취하도록 하자 가짜 약을 복용한 대조군에 비해 수축기 혈압이 현저하게 내려갔다. 티아민 보충제가 티아민이 부족하지 않은 환자의 혈압을 낮춘다는 증거는 없지만 노인들과 만성질환자들은 티아민 부족현상이 있을 가능성이 높으므로 티아민을 매일 10mg 이상 섭취하는 것이 고혈압 치료에 도움이 될 수 있다.

토마토 추출물

임상실험에서 15mg의 리코펜이 들어 있는 토마토 추출물 250mg을 매일 섭취한 결과 고혈압 환자의 혈압이 상당히 떨어지는 것으로 확인되었다. 토마토 추출물은 단일 치료제로도 좋지만 고혈압약과 같이 먹어도 효과가 있는 것으로 나타났다. 그러나 고혈압 전 단계(120~139mmHg/80~89mmHg) 환자에게는 혈압을 낮추는 효과가 없었다.

■ 연구 1 혈압약을 먹지 않는 경미한 고혈압 환자 31명(30~70세)에게 4주 동안 가짜 토마토 추출물을 주고, 그다음 8주 동안은 진짜 토마토 추출물 250mg을 주고, 이어지는 4주 동안은 다시 가짜 토마토 추출물을 주었다. 토마토 추출물에는 리코펜 15mg과 다양한 카로티노이드 성분이 함유돼 있었는데 흡수율을 높이기 위해 식사와 함께 먹도록 했다. 관찰 결과, 가짜 추출물을 먹은 첫 4주에는 평균 수축기 혈압이 144mmHg였으나, 진짜 토마토 추출물을 먹은 8주 후에는 평균 수축기 혈압이 134mmHg로 내려갔고, 두 번째 가짜 추출물을 먹은 4주 후에는 수축기 혈압이 다시 144mmHg로 올라갔다. 평균 이완기 혈압의 경우 가짜를 먹은 첫 4주 후에는 87.4mmHg였다가, 진짜를 먹은 8주 후에는 83.4mmHg로 내려갔고, 다시 가짜를 먹은 4주 후에는 85.2mmHg로 올라갔다.

■ 연구 2 1~2가지의 고혈압약으로는 조절되지 않는 중등 정도의 고혈압 환자 44명(평균연령 61세)을 무작위로 나누고 6주 동안 한 그룹에는 매일 토마토 추출물 250mg을 먹도록 하고 다른 그룹에는 가짜 토마토 추출물을 먹도록 했다. 그다음 6주 동안은 두 그룹이 서로 바꿔 먹도록 했다. 그 결과 진짜 토마토 추출물을 먹었을 때 가짜 추출물과 비교해 평균 수축기 혈압(130mmHg:139.4mmHg)과 평균 이완기 혈압(76mmHg:79.8mmHg)이 상당히 낮아졌으며 부작용은 관찰되지 않았다.

생토마토와 토마토 가공식품에는 다양한 토마토 성분과 함께 칼륨도 많이 함유돼 있다. 따라서 충분한 양의 토마토 식품을 식단에 추가하면 고혈압 환자에게 상당한 도움이 될 것으로 보인다. 토마토 식품에 따라 리코펜양에 차이가 나기는 하지만 이 연구에서 사용한 리코펜은 토마토주스 88.7ml 정도였다. 합성 리코펜도 시판되고는 있으나 토마토에서 추출한 리코펜을 섭취하는 것이 좋다.

L-아르지닌

L-아르지닌은 산화질소로 전환되어 혈관을 확장시키는 효과가 있다. 고혈압과 미세혈관 협심증이 동반돼 최대용량의 고혈압약과 협심증약을 처방받는 환자들에게 L-아르지닌 보충제 2g을 하루 3회씩 4주 동안 추가처방하자 수축기 혈압이 떨어지면서 협심증이 개선되었다. 또 에날라프릴(enalapril; 혈관확장제)과 하이드로클로로타이아자이드(hydrochlorothiazide; 이뇨제)로 혈압이 조절되지 않던 고혈압 환자들에게 하루 3회

씩 L-아르지닌 2g을 6주 동안 추가처방하자 수축기 혈압과 이완기 혈압이 상당히 내려가기도 했다. 정황에 따른 연구결과들을 종합하면 L-아르지닌은 ACE 억제제(ACE inhibitor)인 혈압약과 같이 섭취할 때만 효과가 있는 것으로 보인다.

갑상선호르몬

갑상선기능저하증이 고혈압을 유발하기도 한다. 갑상선기능저하증이 있는 고혈압 환자 30명 중 15명을 레보타이록신(levothyroxine; 갑상선호르몬제)으로 치료한 다음 혈압이 정상으로 회복됐다는 연구보고가 있다. 다른 연구에서는 고혈압 환자 25명 가운데 32%가 갑상선기능저하증을 치료한 후 이완기 혈압이 정상으로 회복되었다.

개비 박사의 임상경험에 의하면 임상적으로는 갑상선기능저하증이 분명해 보이는 환자라도 혈액검사에서는 갑상선기능이 정상으로 나오는 경우가 종종 있다고 한다. 실제 갑상선기능저하증의 임상적 증거가 있는 고혈압 환자에게 실험적으로 갑상선호르몬을 사용해 혈압을 낮추는 효과를 볼 수 있었는데, 이는 다른 의사들에 의해서도 관찰되었다.

처방

- 과체중일 경우 체중을 줄여야 한다. 정제된 설탕과 알코올을 피하고 소금을 적당히 섭취하며 카페인도 많이 먹지 않도록 하고(일부 환자는 완전 금지) 생식과 과일, 채소, 견과류, 씨앗류, 콩류, 통곡물, 생선,

올리브오일, 양파, 마늘 등을 많이 먹는다. 경우에 따라 알레르기를 유발하는 음식을 찾아내고 차단해야 할 수도 있다.

- 코엔자임 큐텐을 하루 50~200mg 복용한다.
- 비타민 D를 경우에 따라 하루 800~2000IU 복용한다.
- 소금에 영향을 받는 고혈압 환자의 경우 칼슘을 하루 600~1200mg 복용한다.
- 마그네슘을 하루 200~600mg 복용한다.
- 비타민 C를 하루 500~1000mg(특히 수축기 혈압이 높은 경우) 복용한다.
- 고용량 복합비타민 B를 복용한다.
- 생선오일을 하루 1~3g 섭취한다.
- 플라보노이드의 조제와 복용량은 본문을 참조한다.
- 일부 경우에 한해 갑상선호르몬 치료가 필요할 수도 있다.

4 골다공증

Osteoporosis

골다공증은 뼈에 구멍이 생기고 뼈의 밀도가 감소하여 척추나 골반, 또는 다른 곳의 뼈가 골절될 위험이 커지는 질병이다. 이에 반해 골감소증(osteopenia)은 뼈 손실이 골다공증만큼 심하지 않은 상태를 가리킨다. 골다공증은 남성에게도 생기지만 대부분 여성에게 많아서 미국 여성의 30% 이상이 언젠가는 골절상을 당할 만큼 심각한 골다공증에 노출돼 있다.

건강한 여성의 뼈 질량은 35세에 최고점에 달했다가 이후 차차 줄어들기 시작해 폐경기를 전후한 8~10년 사이에 뼈 손실이 가속화된다. 이후에도 뼈 손실은 계속되지만 진행속도가 좀 더뎌진다. 골다공증의 원인은 다양한데, 앉아서 생활하는 습관, 흡연과 과음, 가족력이 영향을 미치기도 하고 류마티스관절염, 지방변증(celiac disease), 갑상선기능항진, 당뇨, 만성폐질병, 쿠싱증후군(Cushing's syndrome), 부갑상선기증항진과 같은 질병이 있거나 스테로이드(glucocorticoids), 항경련제(anticonvulsants)나 알루미늄이 함유된 제산제, 이뇨제와 같은 약물복용이 위험 요인이 될 수 있다.

골다공증은 오래전부터 알려져 있었으나 과거에는 그리 흔한 증상이 아니었다. 19세기 말까지만 해도 병리학자들이 의학적인 호기심으로 관심을 갖는 질병에 불과했다. 골다공증이 현대사회와 관련된 질병이라는 사실은 1729~1852년에 발견된 여성 골반뼈의 손실 정도가 현대여성의 골반뼈보다 훨씬 적다는 연구결과에 의해서도 뒷받침되고 있다.

현대사회로 올수록 골다공증으로 인한 골절상의 비율도 현저하게 늘어나, 유럽에서는 1950년대부터 1981년 사이 골반뼈와 손목뼈의 골절이 두 배로 늘었으며, 핀란드에서는 1970년에서 1997년 사이 골반뼈 골절 건수가 여성은 60%, 남성은 108% 늘었다. 이렇게 골다공증 발병률이 증가한 데는 식생활습관과 라이프스타일, 환경의 변화 등이 두루 연관돼 있다. (1권 골다공증 p.153)

음식

정제 설탕

햄스터에게 설탕이 많이 들어 있는 먹이(전체 열량의 56%)를 먹이면 골다공증이 생기고 어린 쥐에게 탄수화물 대신 설탕을 먹이면 뼈 성장에 장애가 생긴다는 사실이 밝혀졌다. 사람도 다르지 않다. 관찰실험에 의하면 사탕을 많이 먹는 남성과 여성 모두에게서 골밀도가 낮아진 현상이 발견되었다.
특히 자당이나 정제된 설탕을 먹으면 여러 경로로 뼈 손실을 불러올 수 있다.
첫째, 정제된 설탕에는 몸에 꼭 필요한 미량의 영양소들이 결여돼 있어 뼈 건강에 중요한 비타민과 미네랄 섭취가 줄어들게 된다.
둘째, 많은 양의 정제된 설탕(100g)을 먹으면 소변으로 칼슘이 많이 빠져나오게 되는데 이는 모두 뼈에서 빠져나오는 칼슘이다. 소변으로 칼슘이 배출되는 현상은 건강한 사람보다 신장결석(calcium oxalate)이 있던 사람이나 그 가족에게서 많이 나타나며, 신장결석이 있던 사람들은 뼛속의 미네랄 함량이 건강한 사람들보다 낮았다.
셋째, 많은 양의 자당을 먹으면 뼈 손실을 일으키는 호르몬인 코르티솔의 혈청 농도가 증가한다고 보고되었다.

콜라

한 관찰실험에서 콜라를 너무 많이 마시면 여성의 골밀도가 낮아지며 사춘기 여성이라도 골절이 생길 확률이 높아진다는 사실이 밝혀졌다. 콜라와 골밀도의 상관관계는 남성에게서는 나타나지 않았으며 콜라가 아닌 다른 탄산수 섭취와도 관계가 없었다. 뼈 건강에 콜라와 같은 음료수가 안 좋은 이유 중 하나가 콜라에 들어 있는 인산(phosphoric acid) 때문이다. 산성을 띠는 인산이 몸에 다량 들어가면 산성을 중화시키기 위해 뼈에서 칼슘이 빠져나오기 시작한다. 콜라 속의 카페인 성분도 뼈 손실을 일으키는 원인이 될 수 있다.(1권 골다공증 p.153, 신석증 p.288)

카페인

카페인 음료수 한 잔을 마시면 여성과 남성 모두의 소변에서 칼슘 배출량이 음료수량에 비례해 늘어난다. 대부분의 관찰실험에서 많은 양의 카페인을 마시면 골밀도가 낮아지고 뼈 손실이 증가하며 골반뼈의 골절위험이 높아진다고 보고하고 있다. 한 연구에서는 칼슘을 하루 744mg 이상 복용하면 카페인의 해로운 영향을 방지할 수 있다고 보고했는데, 또 다른 연구에서는 많은 양의 카페인을 섭취할 경우 하루 909mg의 칼슘을 복용해도 골밀도가 낮아지는 현상을 방지할 수 없었다고 보고했다.

우유

우유는 칼슘이 많이 들어 있어서 뼈 건강에 좋다고 널리 선전되어 왔다. 그러나 여러 관찰연구에서 우유 섭취와 뼈 건강의 상관관계에 대해 상반된 결과를 보여주었다. 일부 연구에서는 우유를 많이 마시면 골절 위험률이 줄어든다고 보고했으나, 47가지의 연구결과를 모두 종합해보면 우유 섭취가 뼈 건강에 좋다고 단정할 수 없다. 12년간 7만7761명의 여의사를 대상으로 한 연구에서는 우유를 일주일에 한 잔 또는 그 이하 마시는 여성보다 하루 두 잔 또는 그 이상 마시는 여성의 45%에서 골반뼈 골절 비율이 더 높은 것으로 나타났기 때문이다.

임상사례들을 볼 때 우유단백질에 알려지지 않은 알레르기 반응을 나타내는 사람들이 꽤 많은 편인데, 이런 사람들이 장기간 유제품을 먹을 경우 알레르기 반응으로 장염을 일으키고 그로 인해 흡수장애가 생겨 영양소가 부족해지면서 뼈 건강을 해칠 수 있다. 또는 유당(lactose)을 소화시키는 락타아제 효소가 부족해 우유를 마시면 설사를 하고 흡수장애를 일으키는 사람도 많다.

소금

건강한 폐경기 여성이 소금(socium chloride; 염화나트륨)을 많이 섭취하면 섭취량에 비례해 소변을 통한 칼슘 배출량이 늘어난다는 연구보고가 있다. 많은 양의 소금을 먹으면 소변에서 히드록시프롤린(hydroxyproline)이라는 물질이 배출되는데, 이 물질이 배출된다는 것은 뼈가 분해되어 뼛속의 칼슘이 혈액으로 빠져나오는 현상(bone resorption)을 의미한다. 쥐가 마시는 물에 1.8%의 소금을 넣었더니 골밀도가 현저하게 낮아졌다는 연구보고가 있고, 한 관찰연구에서는 많은 양의 소금을 섭취하면 폐경기 여성의 뼈가 더 빨리 손실된다는 사실이 발견되기도 했다.

지방변증(Celiac disease)

지방변증은 밀가루, 보리, 호밀 등에 함유된 글루텐을 소화시키지 못해 설사, 복부팽만, 영양실조, 발육부진을 일으키는 유전적 질병으로, 완치방법은 없으나 글루텐이 함유된 음식을 금하면 증상이 많이 호전된다. 골다공증은 지방변증의 증상 가운데 하나로, 지방변증이 있으면 영양소가 제대로 흡수되지 않아 뼈 건강에 필요한 여러 영양소가 부족해지면서 나타난다.

몇 가지 연구에 의하면 미국의 경우 골다공증이 있는 사람들이 일반 사람들보다 지방변증이 훨씬 많다고 한다. 원인 모를 골다공증이 있는

89명의 폐경 전 여성(평균연령 36세) 중 10.1%에서 지방변증이 발견되었고, 50세 이상에서는 골다공증이 있는 128명의 남성과 여성 중 9.4%에서 지방변증이 발견되었다. 반면 아시아 국가는 건강한 사람들 가운데 0.4~0.8%가 지방변증을 갖고 있는 것으로 추산된다. 아시아는 글루텐이 없는 쌀을 주식으로 하기 때문이다.

골밀도가 낮고 지방변증이 있는 어린이들과 어른들을 상대로 글루텐이 없는 음식을 먹게 했더니 골밀도가 증가했으며 다른 연구에서는 지방변증이 있는 환자들에게 평균 10.7년 동안 글루텐이 없는 음식을 먹게 했더니 골밀도가 정상으로 돌아왔다고 보고했다.

지방변증 환자의 상당수는 경미한 소화기 증상이 있거나 별 증상이 없는 경우가 있으므로 증상이 없다고 해서 지방변증으로부터 안전하다고 할 수는 없다. 특히 골다공증이 있을수록 지방변증이 생길 위험이 높으므로 원인 모를 골다공증에 걸린 환자들은 지방변증 검사를 받아볼 필요가 있다.

글루텐이 포함된 음식을 차단해도 뼈 손실 증상이 치료되지 않는 경우는 미네랄 영양소의 부족 때문일 수 있다. 글루텐이 없는 음식을 먹으며 지방변증 증상이 없는 환자 23명 중 8명에게서 마그네슘 부족현상이 관찰되었을 정도로 미네랄은 우리 몸에서 부족해지기 쉬운 영양소에 속한다. 글루텐이 없는 음식을 먹으면서 마그네슘이 부족한 5명의 지방변증 폐경여성에게 2년 동안 하루 504~576mg의 마그네슘을 복용하게 했더니 대퇴부의 평균골밀도가 2.5~3.0% 증가하고 척추의 골밀도는 1.3% 정도 증가하는 효과를 보였다.

이처럼 마그네슘 보충제를 복용했을 때 골밀도가 높아진 것과 반대로, 글루텐이 없는 식단을 지키는 지방변증 환자들에게 칼슘 1000mg을 매일, 비타민 D_2를 일주일에 1회 3만2000IU 복용케 했을 때는 골밀도가 개선되지 않았다. 칼슘 보충제가 뼈 건강에 중요한 마그네슘, 아연, 인, 망간, 실리콘 같은 영양소들을 고갈시킬 수 있기 때문이다. 따라서 칼슘과 비타민 D를 복용할 때는 다른 비타민과 미네랄을 함께 복용해야 한다. 이런 이유로 인해 종합칼슘제에는 마그네슘을 비롯해 뼈 건강에 필요한 미네랄이 고루 함유돼 있다.

음식 알레르기

지방변증이 골다공증을 일으킬 수 있다는 사실은 음식 알레르기도 뼈의 손실을 가져올 수 있음을 추측하게 한다. 알레르기를 일으키는 음식을 오랫동안 먹으면 장에 염증을 일으켜 뼈 건강에 중요한 영양분들의 흡수를 방해하기 때문이다. 또 알레르기 반응이 나타날 때마다 부신에서 스테로이드호르몬(glucocorticoids)이 반복해서 분비되는데 이 호르몬도 골다공증의 원인이 될 수 있다. 편두통, 구강궤양(aphthous ulcers; 구내염), 다년성 알레르기성비염(perennial rhinitis), 천식 같은 증상이 모두 음식으로 인한 알레르기 반응일 수 있으므로 골다공증 환자에게 이런 증상이 나타나면 음식 알레르기를 의심해봐야 한다. (1권 음식 알레르기 p.307)

단백질

적절한 단백질 섭취가 뼈의 단백질 바탕기질(matrix)을 유지하기 위해 필요한 것은 사실이다. 골반뼈가 골절된 노인 환자에게 단백질 보충제를 복용시켰더니 골밀도가 높아지고 증상이 호전되면서 재활 시간이 줄었다는 보고가 있고 단백질 섭취가 적은 채식주의자들은 척추와 골반뼈의 골밀도가 감소했다는 보고도 있다(이는 축산업계에서 나온 연과결과일 수 있다).

이와 정반대로 너무 많은 양의 단백질(하루에 몸무게 1kg당 2g 이상)을 섭취하면 다음 세 가지 이유로 뼈에 나쁜 영향을 미칠 수 있다는 연구들도 있다.

첫째, 단백질에 들어 있는 유황(sulfur)은 황산염(sulfate)으로 대사되면서 산성화가 되는데, 이것을 중화시키기 위해 뼈에서 칼슘이 빠져 나오고 소변으로 칼슘 배출량이 증가한다.

둘째, 많은 양의 메티오닌(methionine)을 섭취하면 호모시스테인이 증가해 뼈 건강에 나쁜 영향을 미치고 동맥경화와 고혈압을 일으킨다.(1권 엽산, 비타민 B_6, 비타민 B_{12} p.206)

셋째, 동물성 단백질을 많이 섭취하면 칼슘에 비해 많은 양의 인(phosphorus)을 섭취하게 되며 이로 인해 부갑상선호르몬이 증가해 뼈 손실이 촉진된다.

또 다른 연구에서는 알칼리성인 칼륨에 비해 산성인 단백질을 많이 섭취하면 골밀도가 낮아지고 뼈의 손실이 더 빨라진다고 했다. 혈액은 항상 약알칼리성이 유지돼야 하는데 산성인 단백질을 섭취해 혈액이 산성화되면 뼈에서 즉시 알칼리성인 칼슘을 빼내 혈액을 약알칼리성으로 중화시키고자 하기 때문이다. 따라서 육식을 할 때는 알칼리성인 칼륨이 풍부한 과일을 함께 먹는 것이 좋다. 다만 과일은 알칼리성이라 위산이 부족한 사람은 소화가 잘 안 될 수 있는데, 이런 경우에는 식사할 때 위산과 소화효소를 복용하면 도움이 된다.

채식

채식주의자는 잡식주의자에 비해 골밀도가 높고 뼈 손실도 낮다는 연구 보고가 있지만 일부 연구에서는 정반대라거나 아무 관계가 없다고 주장하기도 한다.

채식이 골밀도에 미치는 영향은 채식 식단에 단백질과 칼슘, 아연, 비타민 D, 비타민 B_{12} 등 뼈를 만드는 데 필요한 영양소가 얼마나 들어 있느냐에 달린 문제로 보인다. 그러므로 채식을 할 때는 채식으로 인해 부족해지기 쉬운 단백질을 충분히 먹어야 하며 칼슘, 아연, 비타민 D, 비타민 B_{12} 등이 들어 있는 종합칼슘제를 복용하는 것이 좋다. 채식주의자도 완전 채식보다 달걀, 생선 등 양질의 단백질을 섭취하는 것이 건강에 더 좋다고 본다.

산성 음식과 알칼리성 음식

동물성 단백질이나 곡식과 같은 산성 음식을 먹으면 산성화된 혈액을 중화시키기 위해 뼈에서 칼슘이 빠져나오고 과일, 채소와 같은 알칼리성 음식을 먹으면 산성 음식을 중화시켜 뼈에서 칼슘이 유출되는 것을 방지한다(칼슘은 알칼리성이기 때문에 혈액이 산성화되면 즉시 뼈에서 유출되어 혈액을 중화시킨다). 서양인에게 골다공증이 많은 이유는 동물성 단백질 위주의 산성식품을 많이 섭취하기 때문이다.

식단이 골다공증에 미치는 영향을 알아보기 위한 연구에서는 육식을 줄이고 알칼리성인 칼륨(1권 칼륨이 많은 음식 p.148) 섭취를 늘리면 폐경 전후 여성들의 골밀도를 높이고 뼈 손실도 줄이는 것으로 나타났다. 반대로 건강한 자원자들에게 6주 동안 앳킨스(Atkins) 다이어트처럼 탄수화물은 거의 안 먹고 육식을 주로 하게 했더니 실험 전에 비해 칼슘 저장량이 하루 90~130mg씩 낮아졌다.

임상실험에서 골감소증이 있는 폐경 후 여성에게 알칼리 효과가 있는 구연산칼륨을 하루 30mEq씩 섭취하게 했을 때는 골밀도가 증가한 반면, 알칼리 효과가 없는 염화칼륨을 섭취하게 했을 때는 아무런 효과가 없었다. 따라서 골다공증을 예방하기 위해서는 산성과 알칼리성의 균형을 맞춰주는 것이 중요하다. 이를 위해서는 충분한 과일과 채소를 섭취하고 동물성 단백질과 곡식을 과도하게 섭취하지 않도록 주의해야 한다.

대두콩과 아이소플라본(Isoflavones)

대두콩에 들어 있는 아이소플라본(특히 genistein과 daidzein)은 약한 에스트로겐 작용을 하는 식물성 에스트로겐이다.(2권 식물성 여성호르몬 블랙코호쉬 p.86)

아이소플라본 중에서도 제니스타인은 조골세포의 뼈 형성을 자극하고 뼈 파괴를 방지하는 작용을 하는데, 실제 난소절제술을 한 쥐의 뼈 손실을 막아준다는 사실이 실험을 통해 확인되었다. 일부 임상실험에서는 6개월~2년 동안 매일 아이소플라본 76~126mg 또는 제니스타인 54mg을 섭취하거나 아이소플라본이 풍부한 대두콩 단백질을 먹으면 폐경 전후 여성의 뼈 손실 방지에 도움이 된다는 사실이 밝혀졌다. 그러나 이와는 다르게 별다른 효과가 없다는 연구보고도 있는데 골다공증 처방약 시장처럼 거대시장일수록 상반된 연구결과가 나오는 사례가 많다.

근래 쥐를 이용한 실험에서 아이소플라본이 에스트로겐에 민감한 유방암의 성장을 촉진할 수 있다는 결과가 나오고 나서부터 아이소플라본과 대두콩 제품이 유방암과 연관 있지 않은지 관심이 높아졌다. 그러나 아이소플라본이 유방암에 걸릴 확률을 증가시키거나 유방암 환자의 유방암을 더 진행시킨다는 근거가 희박하고, 폐경 전 여성이나 폐경 후 여성의 유방밀도를 높이지도 않았으며, 폐경여성의 유방세포를 증식시키지도 않았다. 대부분의 연구에 의하면 아이소플라본은 중성(neutral)으로, 오히려 유방암을 예방한다는 사실이 최근 인체실험에서 확증되었다.

또 자궁내막암에 걸릴 수도 있다는 우려가 있지만 이를 뒷받침할 만한 연구결과는 없다. 자궁내막은 에스트로겐에 반응하는 조직이고, 쥐 실험에서 쥐의 자궁내막이 고용량 아이소플라본에 반응했다는 결과 때문에 이와 같은 우려가 시작됐으나 해당 실험에서 아이소플라본이 자궁내막암을 일으킨다는 증거는 발견되지 않았고 여성을 대상으로 한 대부분의 실험에서도 아이소플라본이 자궁내막에 영향을 준다는 결과는 얻지 못했다.

다른 실험에서도 마찬가지였다. 건강한 폐경여성 298명을 대상으로

5년간 진행한 연구에서 3.9%의 여성에게서 암이 아닌 자궁내막증식(endometrial hyperplasia)이 발견되었지만 그로부터 2년 6개월 후에도 자궁내막암을 의심할 만한 증상은 나타나지 않았다. 자궁내막증식의 평균 발생률은 보통 5%로, 실험에서 발생한 수치는 오히려 평균보다 낮은 수준이었다. 물론 아이소플라본이 유방암이나 자궁내막암을 일으킨다는 증거는 거의 없지만 정기적으로 검사를 하며 관찰하는 것이 현명하다. 또 골다공증에 더 효과적인 칼슘제가 다양하므로 골다공증에 굳이 아이소플라본을 복용할 필요도 없다.

자연치료제

골다공증의 예방과 치료에 관해 현대의학에서는 칼슘과 비타민 D 영양소에만 중점을 두고 있지만 뼈는 살아 있는 복잡한 세포조직이므로 다양한 종류의 영양소를 필요로 한다. 뼈는 골절을 재생하고 뼈의 골수를 보존하며 칼슘이나 다른 미네랄이 빠져나가지 않도록 막는 등의 작용을 하는데, 이를 위해서는 여러 가지 영양소와 호르몬이 적절하게 있어야 한다. 이 중 한 가지라도 모자라면 튼튼하고 온전한 뼈조직을 유지하기 힘들다.

현대 서양 식단은 많은 양의 정제된 설탕과 흰 밀가루, 지방, 통조림 음식 위주로 구성되기 때문에 과거에 비해 비타민과 미네랄이 부족해지기 십상이다. 여기에 공해나 유전적 요인, 폐경기까지 겹치면 신진대사의 변화로 인해 우리 몸은 더 많은 영양소를 필요로 하게 된다. 그러므로 골다공증 예방을 위해서는 칼슘과 비타민 D뿐 아니라 다른 미량의 영양소들도 고루 섭취해야 한다. 앞서 언급한 것처럼 칼슘이 마그네슘, 아연, 인, 망간, 실리콘과 같은 영양소들을 고갈시킬 수 있으므로 칼슘제를 복용할 때는 반드시 이들 영양소가 다 들어 있는 종합칼슘제를 복용해야 한다.

칼슘(Calcium)

적절한 칼슘 섭취는 초년에는 최고의 뼈 질량을 위해, 말년에는 뼈 손실을 늦추기 위해 중요하다.
최고의 뼈 질량에 도달하는 것과 관련한 연구에 따르면 평균연령 8세의 사춘기 이전 여자아이들에게 1년간 매일 850mg의 칼슘을 복용하게 했더니 칼슘을 복용하지 않은 아이들에 비해 뼈 질량 증가가 현저하게 높았다고 한다. 다른 연구에서는 사춘기 여자아이에게 하루 500mg의 칼슘을 18개월 동안 복용하게 했더니 척추와 몸 전체의 골밀도가 현저하게 높아졌다는 보고도 있다. 특히 심한 운동을 하면 칼슘이 땀으로 빠져나오기 때문에 심한 운동을 할 때는 뼈의 손실을 막기 위해 칼슘 보충제를 먹어야 한다.

■ **연구 1** 1460명의 노인 여성(평균연령 75세)에게 5년 동안 하루 2회씩 600mg의 칼슘 또는 가짜 약을 처방했더니 칼슘을 복용한 그룹이 가짜 약을 복용한 그룹에 비해 골절 위험률이 34% 줄어든 것으로 나타났다.
■ **연구 2** 폐경여성 78명(평균연령 58.5세)에게 4년 동안 하루 2회씩 600mg

의 칼슘 또는 가짜 약을 복용하게 했더니 가짜 약 그룹에 비해 칼슘을 복용한 그룹의 척추와 대퇴골 뼈 손실이 현저하게 낮았고, 골절은 칼슘을 복용한 그룹에서는 2명이 생긴 반면 가짜 약 그룹에서는 9명이 생겼다.

■ 연구 3 척추의 골절 경험 유무에 상관없이 197명의 노인 여성(평균연령 73.5세)에게 평균 4.3년 동안 매일 1200mg의 칼슘 또는 가짜 약을 복용하게 했다. 연구를 시작하기 전 이 여성들의 칼슘 섭취량은 하루 1000mg 이하였다. 연구결과, 골절을 경험한 여성 중 다시 골절을 경험한 비율은 가짜 약을 복용한 그룹보다 칼슘을 복용한 그룹에서 45% 정도 낮았고, 뼈 손실도 칼슘을 복용한 그룹이 가짜 약을 복용한 그룹보다 훨씬 낮았다.

대부분의 연구에서는 긍정적인 결과를 얻었으나 어떤 연구에서는 칼슘이나 칼슘과 함께 복용하는 비타민 D가 뼈 손실이나 골절에 그리 큰 영향을 미치지 않는다고 보고했다. 이처럼 부정적인 연구결과는 폐경 후 언제부터 연구가 시작되느냐와 식단에서 얼마만큼의 칼슘을 섭취하느냐에 따라 달라질 수 있다. 연구에 의하면 뼈 손실이 가장 급격하게 일어나는 폐경 시작 후 5년 내에 칼슘을 복용하는 것은 뼈 손실 방지에 큰 효과가 없고 칼슘 복용 효과는 전체적인 영양상태에 따라 달라진다고 한다. 특히 칼슘제를 복용하면 뼈 건강에 중요한 마그네슘, 아연, 인, 망간, 실리콘 같은 영양소를 고갈시키므로 이들 영양소가 하나라도 부족하면 그로 인한 영양결핍 때문에 칼슘의 효과가 줄어들 수 있다. 그러므로 칼슘을 연구할 때는 뼈 건강에 필요한 보조 영양소들도 함께 복용하게 하는 것이 중요하다.

비타민 D

비타민 D는 칼슘의 흡수와 활용을 도와 뼈 건강에 도움을 준다. 비타민 D의 부족은 골다공증 여성에게서 흔히 나타난다. 5가지 실험을 종합한 결과, 60세 이상 연령 9292명에게 비타민 D_3을 하루에 700~800IU 복용하게 했더니 골반 골절 발생률이 26% 감소한 것으로 나타났다. 그러나 하루 400IU 복용했을 때는 큰 효과를 보지 못했다.

비타민 D는 뼈 손실을 줄여줌으로써 골절을 예방하는 효과가 있다. 또 대부분의 연구에서 비타민 D가 근력과 균형을 강화해 넘어지기만 해도 골절상을 입기 쉬운 노인들의 골절 발생률을 줄여준다고 밝혔다. 비타민 D가 효과적이라고 보고한 연구에서는 대부분 노인들이 넘어지는 빈도가 50% 정도 낮아졌다고 강조했는데, 이 정도 뼈 건강을 유지하기 위한 비타민 D 최소복용량은 하루 800IU였다.

■ **연구** 요양원에 거주하는 122명의 노인 여성(평균연령 85세)에게 12주 동안 매일 칼슘 1200mg과 비타민 D_3 800IU를 함께 복용하게 하거나 비타민 D 없이 칼슘만 복용하게 했다. 그 결과, 칼슘만 복용한 그룹보다 칼슘과 비타민 D를 함께 복용한 그룹에서 넘어지는 비율이 49% 줄어들었고 근골격 기능도 현저하게 향상되었다. 비타민 D의 효과는 연구 이전 자주 넘어지던 여성들에게서 가장 높게 나타났다.

따라서 뼈 손실을 늦추고 골절을 예방하기 위해서는 기존 권장량인 하루 400IU가 아니라 적어도 하루에 800IU의 비타민 D를 복용해야 한다. 또 식단으로 섭취하는 비타민 D의 양과 흡수능력, 햇볕에 노출되는 정도에 따라 더 많은 양의 비타민 D가 필요할 수도 있다.

칼슘과 비타민 D

칼슘과 비타민 D를 함께 복용하면 뼈 손실을 늦추고 골절 발생률을 줄인다는 다양한 연구보고가 있다. 그러나 어떤 연구에서는 칼슘과 비타민 D의 복용이 뼈 건강에 효과 없다고 보고했는데, 그 이유는 참가자 중 45%가 정해진 복용량과 복용기간을 준수하지 않았기 때문이다.

■ **연구 1** 3270명의 노인 여성(평균연령 84세)을 두 그룹으로 나누어 한 그룹에는 18개월 동안 매일 칼슘 1200mg과 비타민 D_3 800IU를 처방하고 다른 그룹에는 가짜 약을 복용하게 했다. 연구에 끝까지 참여한 여성 중 칼슘과 비타민을 함께 복용한 그룹은 가짜 약을 복용한 그룹에 비해 골반 골절 횟수가 43% 낮아졌고 전체 비척추 골절 횟수도 32% 줄었다. 대퇴골의 평균 골밀도도 칼슘과 비타민을 함께 복용한 그룹은 2.7% 향상된 반면 가짜 약을 복용한 그룹은 4.6% 감소한 것으로 나타났다.

■ **연구 2** 폐경여성(50~79세) 3만6282명을 두 그룹으로 나누어 한 그룹에는 칼슘 1000mg과 함께 비타민 D 400IU를 처방하고 다른 그룹에는 가짜 약을 처방하고 평균 7년 동안 하루 2회에 나누어 복용하게 했더니 칼슘과 비타민을 복용한 그룹이 가짜 약을 복용한 그룹보다 골반뼈 골밀

도가 1.06% 높았다. 또 지정된 복용량을 80% 이상 섭취한 여성 중 칼슘과 비타민을 복용한 여성의 골반뼈 골절 발생률은 가짜 약을 복용한 여성보다 29% 낮았다. 그러나 신장결석 발생률은 칼슘과 비타민을 복용한 그룹에서 가짜 약을 복용한 그룹보다 17% 높게 나타났다.
칼슘과 비타민 D는 사람에 따라 신장결석의 원인이 될 수 있는데 이 경우 마그네슘과 함께 복용하면 신경결석의 위험을 낮출 수 있다.

마그네슘(Magnesium)

마그네슘은 뼈에 미네랄을 침착시키는 알칼리성 인산분해효소(alkaline phosphatase)의 보조인자 역할을 한다. 쥐를 사용한 실험에서 마그네슘이 부족하면 뼈 생성이 감소하고 뼈 질량과 대퇴골 뼈 용량이 감소하는 것으로 밝혀졌다. 또 다른 연구에서는 골다공증이 있는 19명의 여성 중 16명에게서 마그네슘 부족증이 발견되었는데, 이들에게서는 골절을 쉽게 일으키는 비정상적인 미네랄 결정이 발견되었다. 마그네슘이 정상인 3명의 여성에게서는 정상적인 미네랄 결정이 관찰되었다. 골다공증이 있는 사람에게 미네랄 부족증이 생기는 이유는 마그네슘 함량이 적은 서구화된 음식이나 정제가공된 음식을 많이 먹어서이기도 하지만 마그네슘 흡수율이 낮기 때문이기도 하다. 실제 골다공증이 있는 폐경여성(55~65세) 20명 가운데 60%에게서 마그네슘이 잘 흡수되지 않는 증상이 관찰되기도 했다.

■ 연구 1 골다공증과 허리통증이 있는 31명의 폐경여성(평균연령 57.6세)에

게 6개월 동안 마그네슘을 하루 3회 250mg씩 섭취하도록 하고, 이어서 18개월 동안 마그네슘을 하루 1회 250mg씩 섭취하도록 했다. 1년 후 실시한 골밀도 검사에서 초원위 요골(ultra-distal radius; 손목 안쪽뼈로 넘어지면서 골절되기 쉬운 부위)의 기둥 골밀도가 1.9% 증가한 것으로 나타났으며 31명 중 22명의 골밀도는 1~2년 후 다시 1~8% 증가했다. 2년 후 다시 검사한 10명의 골밀도는 1년 전과 동일했으나 마그네슘을 복용하지 않은 골다공증 여성(평균연령 61세) 23명은 1년 전보다 평균 골밀도가 현저하게 감소되었다.

■ **연구 2** 건강한 백인 여자아이들(8~14세) 122명이 음식으로부터 섭취하는 마그네슘양을 3일 동안 기록하고 그중 1일 섭취량이 220mg 이하인 50명을 선정해 1년 동안 하루에 2회씩 150mg의 마그네슘 또는 가짜 약을 복용하게 했다. 그 결과 마그네슘을 복용한 그룹이 가짜 약 그룹에 비해 골반뼈의 미네랄 성분이 현저하게 증가한 사실을 확인할 수 있었고 요추 부위 뼈의 미네랄 함유량도 조금 증가했다.

마그네슘은 지방변증이 있는 환자들의 뼈 손실을 회복하는 데도 효과가 있는 것으로 밝혀졌다.

비타민 K

자연적인 형태의 비타민 K는 비타민 K_1(필로퀴논)과 비타민 K_2(메나퀴논)이다. 비타민 K_2는 다시 분자구조 사슬(isoprenyl units)의 수에 따라 메나퀴논-4와 메나퀴논-7으로 나뉜다.

비타민 K_1은 주로 녹색잎 채소와 식물성 오일에 들어 있으며 비타민 K_2는 고기, 우유, 치즈, 달걀, 낫토 같은 음식에 소량 들어 있다.

비타민 K는 주로 혈액을 응고시키는 작용이 있는 것으로 알려져 있지만 뼛속에 많이 존재하는 단백질인 오스테오칼신의 합성에도 필요하다. 오스테오칼신은 뼈의 골밀도를 높이는 미네랄 침착에서 칼슘이온과 결합하는 단백질이다. 이러한 오스테오칼신의 역할 때문에 뼈의 생성과 복구를 위해서는 비타민 K가 꼭 필요하다. 쥐를 이용한 실험에서 비타민 K는 난소절제술로 인한 뼈 손실을 방지해주었으며 경골을 골절시킨 토끼먹이에 비타민 K를 함께 주었더니 뼈 회복이 빨라졌다.

건강한 사람에게서 출혈을 일으킬 만큼 비타민 K가 결핍되는 경우는 드물다. 그러나 혈액의 응고에 필요한 것보다 오스테오칼신 생산에 더 많은 비타민 K가 필요하다는 연구결과가 있다. 한 연구에서 비타민 K_1을 하루 100mcg에서 400mcg로 늘렸더니 오스테오칼신의 생산이 늘어났고 다른 연구에서는 오스테오칼신의 생산을 극대화하기 위해 하루 1000mcg의 비타민 K가 필요하다고도 했다.

여러 연구에 따르면 골다공증이 있는 환자들의 혈청 비타민 K 수치가 정상인에 비해 현저하게 낮았다. 심한 골절 후에는 혈청 비타민 K 수치가 더 낮아지는데 이것은 회복을 위해 비타민 K가 골절 부위로 더 많이 몰리기 때문이다. 이 때문에 뼈가 부러졌을 때는 더욱 비타민 K가 필요하다.

여러 관찰실험에서 비타민 K 부족은 남성과 여성 모두의 골반뼈 골절 발생률을 높이는 것으로 나타났다. 골반뼈 골절의 예방을 위해 최소한 하루에 필요한 양은 109mcg이었다.

■ 연구 폐경기 여성(50~60세) 181명을 두 그룹으로 나누어 한 그룹에는 가짜 약을 주고 다른 그룹에는 매일 비타민과 미네랄(칼슘 500mg, 마그네슘 150mg, 아연 10mg, 비타민 D 360IU)과 1000mcg의 비타민 K_1을 함께 주고, 나머지 그룹에는 비타민 K_1 없이 비타민과 미네랄만 주었더니 3년 후, 평균 대퇴골의 골밀도 손실이 비타민 K_1을 복용한 그룹이 복용하지 않은 그룹보다 27% 낮았으며 가짜 약을 복용한 그룹보다 35% 낮았다. 그러나 요추의 골밀도에는 영향을 미치지 못했는데, 이유는 칼슘과 마그네슘의 양이 부족했기 때문으로 보인다.

비타민 K_1을 하루에 100~1000mcg 복용하는 것은 안정성에 큰 문제가 되지 않고, 특히 비타민 K 섭취가 부족한 사람에게는 도움이 될 수 있다. 비타민 K_2 메나퀴논-7은 메나퀴논-4보다 더 작용이 크며 지속시간도 길다. 그러므로 낮은 용량으로도 메나퀴논-4보다 더 효과적이다.
비타민 K는 보통 칼슘제에 들어 있기 때문에 따로 복용할 필요는 없지만, 골다공증이 심한 경우나 골밀도가 올라가지 않을 경우 추가할 수 있고 메나퀴논-7을 추가해도 좋다.

엽산, 비타민 B_{12}, 비타민 B_6와 호모시스테인

소변으로 호모시스테인이 많이 나오는 호모시스틴뇨증(homocystinuria)이라는 희귀한 유전병에 걸린 사람들은 혈장 호모시스테인 수치가 현저하게 높고 어려서부터 골다공증이 생긴다. 호모시스테인은 결합조직의 강도에 중요한 콜라겐 교차결합(cross-linking)을 방해한다. 그러므로 고호모시스테인혈증(hyperhomocysteinemia)은 뼈의 단백질기질의 질(integrity)을 감소시켜 뼈가 잘 부러지게 한다.

연구에 의하면 혈장 호모시스테인 수치가 높으면 골다골증으로 인한 골절 발생률이 높다. 또 뼈 손실이 가속화되는 폐경기 시작 무렵에는 혈장 호모시스테인 수치도 현저하게 증가하는 것과 연관이 있다.

엽산과 비타민 B_{12}와 비타민 B_6는 각각 호모시스테인 수치를 낮추며 뼈에 도움을 주는 영양소들이다. 예를 들어, 비타민 B_{12}는 뼈를 만드는 조골활동을 돕고 비타민 B_6는 연골의 성장과 뼈의 생성에 도움을 준다.

비타민 B_6가 부족한 먹이를 준 동물은 골다공증이 쉽게 생긴다. 비타민 B_6가 좀 부족한 식단을 섭취했을 때는 뼈 손실을 일으키지는 않았지만 뼈의 강도를 쟀을 때 그 수치가 현저하게 낮아졌다. 골다공증으로 인한 골반뼈 골절이 있는 20명의 환자 중 10명은 활성비타민 B_6인 피리독살인산(pyridoxal phosphate)의 혈청 농도가 비정상적으로 낮았다.

한 연구에서 호모시스테인이 높아 뇌졸중에 걸린 환자에게 2년 동안 하루에 엽산 5mg과 비타민 B_{12} 1500mcg을 복용하게 했더니 골반뼈 골절 발병률이 78% 감소했다. 뇌졸중 환자는 골반뼈 골절과 고호모시스테인혈증 발병률이 높기 때문에 이 연구결과는 중요한 의미가 있다.

■ **연구** 뇌색전으로 1년 이상 반신불수가 된 628명의 환자(평균연령 71세)를 두 그룹으로 나누어 2년 동안 한 그룹에는 하루 엽산 5mg과 비타민

B_{12} 1500mcg을 복용하게 하고 다른 그룹에는 가짜 약을 주었더니 2년 후 호모시스테인 수치가 비타민 그룹에서는 38% 감소하고 가짜 약 그룹에서는 31% 증가했으며 골반뼈 골절 발생률도 비타민 그룹이 가짜 약 그룹에 비해 현저하게(1.9%:8.6%) 낮았다.

구리(Copper)

구리는 뼈조직의 콜라겐 교차결합에 기여하며 조골세포 작용에도 기여한다. 동물에게 구리가 부족한 먹이를 주었더니 골다공증이 생기고 저절로 골절(spontaneous fracture)이 일어났다. 이러한 골다공증과 골절은 구리 섭취가 부족한 어린아이들에게서도 일어나는 것으로 보고되었다. 건강한 사람들에게 8주 동안 낮은 함량(1일 0.7mg)의 구리가 포함된 식단을 먹게 했더니 뼈 생성은 감소하고 뼈 손실은 늘어났다.
곡식과 식품들이 정제가공을 거치면서 많은 양의 구리가 손실되기 때문에 식단에 따라 구리의 섭취가 부족할 수 있다. 한 연구에서 중년여성에게 3mg의 구리를 2년 동안 먹였더니 뼈 손실이 줄어들었다.

▪ 연구 73명의 여성(45~56세) 중 폐경을 한 60%의 여성을 대상으로 2년 동안 매일 구리 3mg 또는 가짜 약을 처방한 결과 척추의 골밀도가 구리를 복용한 그룹에서는 0.6% 줄어든 반면 가짜 약을 복용한 그룹에서는 6.2%나 줄어들었다.

망간(Manganese)

망간은 뼈의 미네랄화와 뼈와 연골의 결합조직 합성에 필요하다. 쥐에게 망간이 부족한 먹이를 주었더니 뼈의 밀도가 낮아져 골절이 쉽게 일어나는 현상이 발견되었다. 통밀 대신 정제된 곡식을 먹는 서양음식에는 반 이상의 망간이 소실돼 있다.

골다공증에 걸린 여성 14명의 혈액 속 망간 수치는 같은 나이의 여성들에 비해 겨우 25%밖에 되지 않았다. 25가지 요인을 검사했는데 골다공증에 걸린 여성과 골다공증에 걸리지 않은 여성 사이의 뚜렷한 차이점은 망간의 수치뿐이었다.

아연(Zinc)

아연은 뼈의 미네랄화에 관여하는 효소인 알칼리 인(alkaline phosphatase)의 보조인자이며 뼈의 파골작용을 막아준다. 원숭이에게 아연이 부족한 먹이를 먹이면 뼈의 미네랄화에 결함이 생긴다. 또 아연이 부족하면 일부러 스트렙토조토신을 먹여 당뇨에 걸린 쥐에게서 골다공증이 나타나기도 한다.

스트렙토조토신 불에 구운 고기와 훈제고기에서 나오는 엔니트로소(N-nitroso)라는 성분과 화학구조와 기능이 거의 같다. 따라서 불에 구운 고기와 훈제고기를 많이 먹으면 당뇨가 생길 위험이 증가한다.

46~68세의 남성을 대상으로 한 관찰실험에서는 아연을 적게 섭취했을 때 골절이 일어나는 비율이 증가했다. 또 노인성 골다공증(senile osteoporosis) 환자들은 같은 나이의 건강한 사람들에 비해 혈청과 뼈의 아연 농도가 현저하게 낮았다. 정제가공된 곡식과 음식에는 아연이 부족하므로

서구화된 식단을 먹으면 아연 부족증이 생기기 쉽다.

구리와 망간과 아연

한 관찰실험에서 칼슘만 복용하는 것보다 구리와 망간과 아연을 함께 복용할 때 폐경여성의 뼈 질량 유지에 더 효과적이었다.

■ **연구** 폐경여성 137명(평균연령 65세)을 네 그룹으로 나누어, 2년 동안 첫 번째 그룹에는 1000mg의 칼슘(calcium citrate malate)만 처방하고, 두 번째 그룹에는 칼슘과 미네랄(구리 2.5mg, 망간 5mg, 아연 15mg)을, 세 번째 그룹에는 미네랄만, 네 번째 그룹에는 가짜 약을 처방했다. 그 결과 척추의 평균 골밀도가 가짜 약 그룹은 2.23%, 미네랄 그룹은 1.66%, 칼슘 그룹은 0.50% 감소했으나 칼슘과 미네랄을 함께 복용한 그룹은 1.28% 증가했다. 뼈 손실은 칼슘과 미네랄을 함께 복용한 그룹이 가짜 약 그룹에 비해 현저하게 낮았으나 칼슘만 복용한 그룹과 가짜 약을 복용한 그룹 사이에는 차이가 거의 없었다.

붕소(Boron)

붕소는 식물에 필수적인 미량의 미네랄이다. 사람에게는 꼭 필요한 영양소로 인식되지 않았으나 사람의 생화학적 조성에 역할을 한다는 증거가 있다. 보통 서구식 식단을 통해서는 하루에 0.3~2.5mg의 붕소를 섭취할 수 있는데 과일과 채소, 견과류에 주로 함유돼 있다.

붕소가 들어 있지 않은 먹이를 먹인 쥐에게 몸무게당 50mg의 붕소를 보충시켰더니 심한 운동으로 생길 수 있는 골감소증(osteopenia)이 예방되었고, 난소절제술을 한 쥐의 경우 에스트로겐의 한 유형인 에스트라디올이 뼈의 질을 향상시키는 효과를 가져왔다. 폐경기 여성에게 4개월 동안 붕소가 부족한 식사(1일 0.25mg)를 하게 한 후 3mg의 붕소를 복용하게 했더니 소변의 칼슘 배출량이 25~33% 줄어들었으며 에스트라디올과 테스토스테론의 혈청 농도가 현저하게 증가했다. 따라서 붕소의 적절한 섭취가 폐경기의 뼈 손실을 낮출 수 있을 것으로 추정된다.

스트론튬(Strontium)

스트론튬은 뼈 건강에 두 가지 효과가 있다. 첫째, 적은 양의 스트론튬이 체내에 오래 머물면서 뼈의 질을 높인다. 둘째, 스트론튬은 뼈 생성을 자극하고 뼈의 소실을 억제하며 골밀도를 높인다.

실리콘(Silicon)

실리콘은 교차결합 물질로서 뼈 결합조직의 질을 높인다. 병아리에게 실리콘이 부족한 모이를 먹였더니 머리뼈가 비정상적으로 자랐으며 다리뼈도 비정상적으로 가늘어졌다. 쥐에게 몸무게당 500mg의 실리콘 보충제를 먹였더니 난소절제술로 인한 뼈 손실을 막아주었다. 다른 실험에서는 4개월 동안 실리콘을 하루 2회 50mg 복용하자 골다공증에 걸린 폐경여성의 대퇴골 골밀도가 4.7% 증가하고 척추 골밀도는 0.7% 증가한 것으로 나타났다. 실리콘 보충제는 보통 하루에 1~5mg 먹는다.

인(Phosphorus)

인은 뼈의 미네랄화에 도움을 주며 뼈의 수산화인석(hydroxyapatite crystal; 뼈나 치아 기질에 있는 성분으로 뼈 구조를 견고하게 만드는 물질)의 구성요소다. 따라서 골절이 생겼을 때 인을 복용하면 치료기간을 단축할 수 있다. 한 관찰실험에서는 46~68세 남성이 인을 적게 먹을수록 골절 비율이 높아진다는 결과를 내놓기도 했다.

인이 부족하면 뼈 건강에 나쁜 영향을 미치는데 대부분의 미국인은 곡식과 고기, 유제품, 인을 첨가한 음식을 통해 충분한 양의 인을 섭취하는 것으로 알려져 있다.

비타민 C

골다공증은 비타민 C가 심각하게 부족하다는 증거이기도 하다. 비타민 C가 부족한 괴혈병 환자는 새로운 뼈가 잘 만들어지지 않음으로써 골다공증이 생기기 쉽다. 한 관찰실험에 의하면 폐경여성의 경우 골밀도에 비타민 C가 큰 영향을 미치는 것으로 나타나기도 했다.

뼈에 필요한 성분이 워낙 많아 모든 성분을 따로 복용하기는 쉽지 않으므로 자연치료제가 고루 포함된 종합칼슘제와 종합비타민을 함께 복용하는 것이 가장 좋다.

이프리플라본(Ipriflavone)

이프리플라본은 대두콩의 아이소플라본(daidzein)에서 추출한 합성 플라보노이드로 뼈의 소실을 막아주고 뼈의 형성을 돕는다. 여러 임상실험에서 여성이 이프리플라본을 하루 3회 200mg 1~2년 동안 복용했더니 폐경 이후에도 몇 년 동안 뼈 손실을 늦춰주는 효과가 있었다. 또 실험을 시작하고 나서 3개월 안에 난소절제술을 받은 여성들(평균연령 47세)은 1~2년 동안의 이프리플라본 치료로 골밀도의 손실을 늦출 수 있었고, 실험을 시작하기 3년 전에 난소절제술을 받은 여성들(평균연령 52세)도 골밀도가 유지되는 효과가 있었다. 그러나 골다공증이 심하고 나이가 많은 여성들(평균연령 63세)은 이프리플라본의 효과가 거의 없었다.
이 같은 연구결과로 미루어볼 때 이프리플라본이 폐경 초기의 뼈 손실을 늦추는 데 도움이 된다는 사실을 알 수 있다.

호르몬 치료

난소에서는 에스트로겐, 프로게스테론, DHEA, 테스토스테론까지 4종류의 호르몬이 분비된다. 폐경기 무렵 난소의 기능이 퇴화하면서 이들 호르몬도 감소하는데 남성호르몬인 테스토스테론은 감소량에 극심한 차이를 보이곤 한다. 테스토스테론이 거의 감소하지 않는 여성이 있는가 하면 양쪽 난소를 제거한 여성은 급격하게 감소하기도 한다.
폐경으로 인해 나타나는 골다공증은 에스트로겐의 감소 때문이라는 것이 그간의 정설이었다. 에스트로겐이 뼈 손실을 억제한다고 믿어왔으므로 골다공증 치료에도 에스트로겐 대체요법이 주로 사용되었다. 그러나 뼈 건강을 유지하기 위해서는 프로게스테론, DHEA, 테스토스테론 같은 호르몬도 필요하다는 사실이 밝혀지고 있다. 특히 에스트로겐만 쓸 경우 폐경여성의 DHEA와 테스토스테론이 더 감소하므로 다른 호르몬도 함께 처방해야 골다공증 예방과 치료에 도움이 된다.

DHEA(Dehydroepiandrosterone)

DHEA는 부신에서 주로 생산되는 남성호르몬(안드로겐)으로 고환과 난소에서도 일부 생산된다. DHEA의 일부는 에스트로겐과 테스토스테론으로 대사되며, 연구에 의하면 DHEA는 폐경여성의 혈청 프로게스테론의 수치를 높이는 것으로 밝혀지기도 했다. 또 뼈의 조골세포를 자극하는 등 다른 생리작용도 한다.

DHEA 수치는 25세 이후에 점차 줄어드는데, 이런 감소현상이 갱년기에 더 빠르게 일어나는지는 확실하지 않지만 DHEA가 부족하면 다른 호르몬에 영향을 주어 갱년기와 관련된 대사에 변화가 나타나는 것으로 보인다. 에스트로겐 호르몬요법(ERT)은 DHEA의 수치를 더 낮추는 부작용이 있는데, 한 연구에 따르면 여성이 에스트로겐 호르몬대체요법을 받은 후 평균 혈청 DHEA 농도가 23% 줄어들었으며 에스트로겐 호르몬대체요법을 시작한 직후 평균 혈청 DHEA 농도가 11% 줄어든 것으로 나타났다.

일부 관찰연구에서는 나이 대비 DHEA나 DHEA-S의 수치가 높을수록 골밀도나 뼈 미네랄 함량도 높아졌으며 여러 임상실험에서 DHEA를 보충(1일 50mg)하면 폐경여성의 뼈 손실을 방지하고 골밀도를 높이는 것으로 나타났으나 남성에게서는 같은 효과가 나타나지 않았다.

■ 연구 1 55명의 남성과 58명의 여성(남녀 모두 65~75세)에게 1년 동안 매일 50mg의 DHEA 또는 가짜 약을 처방하고, 이후 1년 동안은 모든 참가자에게 매일 50mg의 DHEA를 처방했으며 실험하는 동안 모든 참가자에게 매일 640IU의 비타민 D와 700mg의 칼슘을 복용하도록 했다. 처음 1년 동안은 여성의 척추 평균 골밀도가 DHEA 그룹은 1.9% 증가한 반면 가짜 약 그룹은 0.8% 증가했다. 2년 후에는 척추의 평균 골밀도가 DHEA 그룹은 3.6% 증가한 반면 골반뼈 골밀도는 변화가 없었다. 남성의 골밀도는 DHEA 그룹과 가짜 약 그룹 간에 차이가 없었다.

■ 연구 2 혈청 DHEA-S 농도가 낮은 여성 10명과 남성 8명(남녀 모두 평균연령 73세)에게 6개월 동안 매일 50mg의 DHEA를 처방했더니 혈청 DHEA-S 수치가 젊은 사람과 같은 수준까지 높아졌다. 몸 전체와 척추의 평균 골밀도는 각각 1.6%와 2.5% 올라갔는데 골반뼈 골밀도에는 변화가 없었다. DHEA에 대한 남성과 여성의 반응은 비슷했다. 평균 혈청 테스토스테론 수치가 남성은 10.7nmol/L에서 15.6nmol/L로 46% 올랐으며 여성은 2.1nmol/L에서 4.5nmol/L로 114% 올랐다. 평균 혈청 에스트로겐 농도에는 변화가 없었으며 남성과 여성 모두 정상수치보다 50% 낮은 수준에 머물렀다.

■ 연구 3 혈청 DHEA-S 수치가 낮은 70명의 여성과 70명의 남성(남녀 모두 60~88세)에게 1년 동안 매일 50mg의 DHEA 또는 가짜 약을 처방했더니 DHEA를 처방한 그룹이 가짜 약을 처방한 그룹에 비해 여성의 척추와 골반뼈의 평균 골밀도가 현저하게 높아졌다. 남성에게도 DHEA가 가짜 약에 비해 효과적이기는 했으나 그 차이가 크지 않았다.

임상실험에서 사용한 DHEA 하루 50mg은 너무 많은 것으로 보인다. 호르몬대체요법에 쓰는 DHEA 용량은 여성은 하루 5~15mg, 남성은 10~20mg이 적당하다고 본다. 한 그룹의 연구가는 다른 호르몬 수치에 따라 하루 10mg의 DHEA가 폐경여성의 안드로겐부족증을 치료하기에 적합한 용량이라고 보고하기도 했다.

DHEA가 부분적으로 에스트로겐과 테스토스테론으로 대사되기 때문에 오랫동안 많은 용량을 사용하면 유방암이나 고환암 같은 호르몬에 의한 질병이 생길 수 있다는 이론이 있다. 아마도 생리적인 용량이 임상실험에서 썼던 고용량보다 오랫동안 쓰기에 더 안전할 것이다. 그러므로 개비 박사는 혈청 DHEA-S 수치가 젊은 사람보다 낮은 환자인 경우에 한해 DHEA를 생리적인 용량으로 쓴다고 한다. DHEA의 생리적인 용량이 골다공증 치료에 효과적인지는 아직 연구되지 않았지만 생리적인 용량은 환자에 따라 만성피로, 우울증, 허약, 기억력감퇴, 근육손실 등 나이와 관련된 여러 증상들을 호전시켰다. 대부분의 환자들은 영양보충제를 복용하거나 DHEA 이외에도 다른 치료를 같이 했기 때문에 DHEA의 생리적인 용량이 골밀도에 끼치는 영향을 평가하기는 어렵다. 그러나 골다공증이 있으면서 DHEA가 정상보다 낮은 한 여성에게 골다공증 치료는 그대로 하면서 하루 DHEA 10mg을 추가했더니 1년 후 척추 골밀도가 10%나 증가한 사례가 있다.

한 가지 염두에 두어야 할 점은 DHEA 복용은 갑상선호르몬의 작용을 활발하게 만드는 경우가 있으므로 갑상선호르몬 치료를 받는다면 갑상선호르몬의 용량을 줄일 필요가 있다.

프로게스테론 크림(Progesterone; 황체호르몬 크림)

프로게스테론은 조골세포 활동을 자극해 뼈의 형성을 돕는다. 쥐에게 프로게스테론을 주사했더니 난소절제술로 인한 뼈 손실을 막아주는 효과가 있었다. 존 R. 리 박사가 진행한 연구에서는 한 그룹에게 프로게스테론 크림과 함께 식사조절과 운동, 영양보충제, 에스트로겐 호르몬 처방약을 병행했더니 골밀도가 현저하게 증가했으며 골절을 예방하는 효과가 있었다. 이 연구는 프로게스테론 크림을 사용하지 않은 다른 연구결과에 비해 훨씬 좋은 결과를 이끌어낸 연구로 평가되고 있다.

■ **연구 1** 한 번 이상 골절상을 당한 후 키가 작아진 38~83세(평균연령 65세)의 폐경여성 100명에게 3년간 3%의 프로게스테론 크림을 매달 12일 동안 밤에 바르도록 했다. 에스트로겐 처방약을 복용중인 여성에게는 프로게스틴(progestin; 인조 황체호르몬으로 에스트로겐과 같이 복용한다) 처방약 대신 프로게스테론 크림을 에스트로겐을 복용하는 마지막 2주 사이에 12일 동안 밤마다 바르게 했다. 1회 분량은 1/6~1/4티스푼 정도였다. 프로게스테론의 흡수를 돕기 위해 겨드랑이나 목, 얼굴 등 피부가 부드러운 부위에 바르고 부위를 바꿔가며 바르도록 했다. 참가자 중 대략 65%의 여성이 프레마린(Premarin; 에스트로겐 제제)을 복용하고 있었다. 모든 참가자에게는 소다수를 피하고 잎채소를 먹을 것, 정기적으로 운동을 할 것, 칼슘(1일 800mg)과 비타민 D(1일 350~400IU)를 복용할 것 등의 생활지침이 권고되었다.

그 결과, 골밀도검사에 지속적으로 응한 63명의 평균 골밀도가 15.4%

증가했는데 골밀도가 가장 낮았던 환자의 증가폭이 가장 컸다. 프로게스테론 크림은 나이나 갱년기의 시작 여부, 에스트로겐 복용 여부에 상관없이 효과를 보여 실험기간 중 골다공증으로 인한 골절이 한 건도 발생하지 않았다.

→ 이 연구에서 골밀도 평균 증가치가 15.4%나 나온 것은 에스트로겐 호르몬 처방약을 함께 사용한 덕분으로 추정된다.

이처럼 프로게스테론 크림의 확실한 효과가 증명된 실험결과가 있는가 하면 프로게스테론 크림이 폐경기 여성의 뼈 손실을 늦추는 데 아무런 영향도 주지 않는다는 연구보고들도 있다. 또 다른 연구에서도 가짜 약과 비교해 큰 효과가 없었다고 보고했다.

■ **연구 2** 폐경을 한 지 5년이 지나지 않은 여성 102명(평균연령 53세)에게 1년 동안 1/4티스푼(20mg)의 프로게스테론 크림을 팔뚝 안쪽과 허벅지와 가슴에 돌아가면서 바르게 하고 모든 여성에게 종합비타민과 하루 1200mg의 칼슘을 복용하게 했는데 1년 후 골반뼈와 척추의 평균 골밀도에 큰 영향을 주지 못했다.

→ 폐경 후 5년은 골밀도가 가장 빨리 소실되는 시기인데 칼슘만 복용하게 했으므로 프로게스테론 크림의 효과를 보기에는 불리한 조건이었다.

■ **연구 3** 골다공증이 있거나 골다공증을 일으킬 3가지 이상의 위험요소를 지닌 폐경여성 44명(평균연령 58세)에게 3주 동안 매일 바르고 1주 동안 쉬게 하는 사이클을 반복하면서 2년 동안 프로게스테론 크림 또는 가짜 약을 바르게 했다. 각 사이클마다 사용된 프로게스테론의 용량은 30g(540mg)이었으며 이와 함께 매일 칼슘 680mg, 마그네슘 300mg,

실리콘 20mg, 아연 15mg, 망간 6mg, 붕소 3mg, 구리 2mg, 비타민 C 200mg, 피리독신 40mg, 비타민 D 200IU, 비타민 K_1 1mg을 복용하게 했다.

그 결과 척추의 평균 골밀도가 프로게스테론 그룹은 1.1%, 가짜 약 그룹은 4.2%로 낮아졌는데 두 그룹 간의 차이는 그리 크지 않았다. 대퇴골 골밀도 변화에도 두 그룹 사이에 차이가 없었다.

→ 이 연구는 골다공증을 일으킬 3가지 이상의 위험요소를 가지고 있는 여성을 대상으로 했으므로 프로게스테론 크림의 효과를 증명하기에는 불리한 조건이었다.

이처럼 상반된 연구결과로 인해 프로게스테론 크림이 골다공증 예방과 치료에 효과적인지는 정확히 알 수 없다고 하지만, 어느 쪽이 정직한 연구인지는 확실치 않다. 이 경우 환자가 스스로 시도해보고 골밀도검사를 통해 효과를 판단하는 것이 확실할 수도 있다. 앞으로 정직한 연구결과들이 많이 나오기를 고대한다.

환경적 요인

알루미늄(Aluminium)

신장 절제를 한 쥐에게 알루미늄을 먹였더니 뼈의 소실이 증가하고 새로운 뼈 형성에 장애가 생겼으며, 신장기능이 정상인 개는 골연화증(osteomalacia)이 생겼다. 알루미늄 성분이 들어 있는 제산제를 많이 먹으면 뼈 손실을 일으키고, 알루미늄의 독성으로 인해 혈액투석 환자에게는 골연화증을 일으킨다.

현대사회에서는 알루미늄이 어디에나 존재하는데, 이 금속에 오래 노출되면 골다공증의 원인이 된다. 알루미늄이 가장 흔하게 쓰이는 곳은 음료수 캔인데 래커로 캔 내벽을 코팅해 알루미늄 성분을 차단하고 있지만 완전하게 코팅되지 않으면 알루미늄이 녹아나올 수 있다. 실제 맥주를 제외하고 알루미늄 캔에 들어 있는 음료수에서는 유리병에 들어 있는 것보다 3~6배 많은 알루미늄 성분이 검출된다. 맥주는 산성이 아니기 때문에 알루미늄 캔에 담겨 있어도 알루미늄이 녹아나오지 않는다. 그밖에 알루미늄 조리도구, 알루미늄 혼합물(수돗물 소독용)이 포함된 수돗물, 가공된 치즈의 첨가물, 베이킹파우더, 제산제, 땀 냄새 제거를 위해 사용하는 데오드란트(antiperspirant) 등에도 알루미늄이 포함돼 있다.

양철(Tin)

양철은 필수적인 영양소지만 너무 많은 양을 먹게 되면 부작용을 일으킬 수 있다. 쥐에게 비교적 많은 양의 양철(몸무게당 50mg)을 먹였더니 대퇴골의 칼슘 성분이 현저하게 줄었다는 보고가 있다. 래커로 코팅하지 않은 통조림 식품(오렌지주스, 파인애플주스, 애플소스 등) 한 컵에는 약 10~35mg이나 되는 양철이 포함돼 있는데 통조림을 개봉한 후 그대로 보관하거나 개봉하지 않았지만 더운 곳에 보관할 경우 양철 농도가 더 올라갈 수 있고 특히 산 성분이 포함된 식품의 통조림일수록 양철에 노출될 위험이 증가한다. 통조림을 제외한 다른 음식을 통해서도 하루 3mg 정도의 양철은 섭취하므로 섭취량이 많아지지 않도록 주의해야 한다.

카드뮴(Cadmium)

쥐에게 10ppm 농도의 카드뮴을 먹였더니 골연화증이 생겼다는 보고가 있다. 아무리 적은 양이라도 사람이 카드뮴에 자주 노출되면 골다공증에 걸릴 위험이 높아진다. 카드뮴은 플라스틱 수도관이나 비료, 담배 등에 주로 포함돼 있다.

처방

- 정제된 설탕이나 카페인, 소다류와 소금의 섭취를 피한다. 이유를 알 수 없는 골다공증은 지방변증 여부와 음식 알레르기 여부를 검사하는 것이 좋다.
- 알루미늄, 납, 카드뮴, 양철과 같은 중금속이 몸에 쌓이지 않도록 이들 성분이 포함된 제품은 되도록 사용하지 않는다.
- 매일 600~1200mg의 칼슘을 복용한다.
- 매일 300~600mg의 마그네슘을 복용한다.
- 매일 100~1000mcg의 비타민 K_1을 복용하고, 경우에 따라 45mg의 비타민 K_2(메나퀴논-4)를 추가 복용한다. 메나퀴논-7을 복용하면 더욱 좋다.
- 다른 영양소도 고루 복용한다.

  비타민 B_6(10~25mg), 엽산(0.4~5.0mg), 비타민 B_{12}(20~1500mcg), 비타민 C(100~500mg), 아연(10~30mg), 구리(1~3mg), 망간(3~20mg), 붕소(1~3mg), 실리콘(1~5mg), 스트론튬(2~6mg)

→ 칼슘부터 위에 나열한 영양소들 가운데 몇 가지가 함유된 종합칼슘을 복용하면 된다.

- 경우에 따라 DHEA, 프로게스테론 등 호르몬 제제를 사용한다.

5 공황장애

Panic Attacks

공황장애란 극도의 불안 증세나 두려움이 반복적으로 나타나는 증상으로 식은땀, 숨참, 가슴통증, 떨림, 두근거림, 메스꺼움, 경련, 어지럼증, 마비, 손 저림 같은 증상이 대표적이다. 이를 공황발작이라고 하는데, 몇 분에서 몇 시간 동안 지속될 수 있다. 공황장애가 있는 환자는 광장공포증(agoraphobia)에도 시달리게 되는데, 공황발작이 일어나면 발작에서 벗어날 수 없거나 당황스러운 상황에 처하게 될까봐 두려움을 느끼게 된다. 광장공포증이 있는 사람은 복잡한 장소나 불안증을 일으킬 만한 상황을 피하려는 경향을 보인다.

공황발작의 원인은 알려져 있지 않으나 비정상적인 세로토닌이나 카테콜아민 대사와 관련 있는 것으로 추측되고 있다. 또한 몸의 신진대사 과정에서 생성되는 부산물인 젖산(lactate)이 증가하거나, 젖산에 예민하게 반응해 공황발작이 일어날 수도 있다.

공황장애나 광장공포증이 있는 환자 43명과 건강한 사람 20명에게 정맥으로 젖산나트륨을 주사했더니 43명의 환자 중 31명에게서 공황발작 증세가 나타났으나 건강한 사람들에게서는 아무런 증세도 나타나지 않았다. 또 공황장애나 광장공포증이 있지만 아직 공황발작을 일으킨 적이 없는 환자들과 건강한 사람들에게 젖산을 주입했더니 건강한 사람들에 비해 공황장애 환자들의 젖산 수치가 높아졌다. 젖산 수치가 높으면 자극적인 공포에 더 민감해지기 쉽다.

음식

카페인

카페인을 마시면 그 양에 비례해 불안감도 증가되는데 건강한 사람들에게 720mg의 카페인을 섭취하게 하자 공황발작을 일으켰다는 보고가 있다. 공황장애가 있는 환자 7명 중 5명에게 많은 양의 카페인(몸무게 1kg당 10mg)을 먹이면 공황발작을 일으킬 때와 비슷한 증상을 느꼈다는 보고가 있는데, 이 실험에 사용된 카페인양은 몸무게 70kg인 사람이 840~1680ml의 커피를 마신 양과 동일하다.

한 실험에서는 480mg의 카페인(575~1150ml의 커피와 동일한 양)을 섭취했더니 공황장애가 있는 대부분의 환자와 그들의 건강한 가족들은 공황발작을 일으켰으며, 공황장애 가족력이 없는 사람들은 아무런 증세도 나타나지 않았다. 이는 카페인에 예민하게 반응하는 것도 유전의 영향이라는 사실을 말해준다.

■연구 공황장애가 있는 환자 25명과 이 환자들의 건강한 직계가족 27명, 그리고 공항장애 가족력이 없는 건강한 사람 22명에게 480mg의 카페인 또는 가짜 약을 주고 7일 후에 서로 바꾸어 섭취하도록 했더니 공황장애 환자의 52%, 환자 가족의 41%가 공황발작을 일으켰으며 건강한 사람들은 발작이 나타나지 않았다. 대부분의 발작은 카페인 섭취 후 30~40분 만에 시작되었으며 가짜 약을 먹은 후에는 나타나지 않았다.

공황장애가 있는 환자가 건강한 사람에 비해 카페인에 더 민감하다는 사실이 밝혀졌으므로 공황장애 환자는 카페인을 마셔서는 안 된다.

반응성저혈당증(Reactive hypoglycemia)

혈당이 갑자기 떨어지면 이를 보상하기 위해 교감신경계에서 아드레날린 호로몬인 에피네프린이나 노르에피네프린이 분비된다. 이러한 반응은 포도당의 수치도 높이지만 그와 함께 불안증, 두근거림, 식은땀, 배고픔, 신경과민과 같은 증상도 일으킨다. 공황장애가 있는 환자 9명에게 5시간 동안 포도당 내당검사(glucose tolerance test)를 받게 했더니 아무도 공황발작을 일으키지 않았지만 그중 7명은 불안감, 식은땀, 두근거림 등의 저혈당증 증상을 보였다. 이 연구의 저자는 저혈당증이 갑작스러운 공황발작의 원인이 될 가능성은 낮다고 결론내렸으나 저혈당증은 실생활에서 공황발작을 일으킬 가능성이 높다.

매주 수요일 저녁 아내와 외식을 할 때마다 광장공포증에 시달리는 남성이 있었는데, 알고 보니 다른 날은 늘 6시에 먹던 저녁식사를 수요일만 8시에 먹는 생활을 하고 있었다. 의사는 저혈당증이 공황발작의 원인일 것으로 의심하고 수요일에도 6시쯤 가벼운 간식을 먹으라고 조언했는데, 이를 통해 광장공포증이 깨끗하게 치료된 사례가 있다.

음식 알레르기

한 보고서에 따르면 만성기분저하증(dysthymia; 기분부전증)과 불안증이 있는 27세 남성에게 밀을 먹지 않도록 했더니 공황발작 증세가 호전되었다고 한다. 또 알레르기를 일으키는 그밖의 음식도 찾아내 차단시킴으로써 공황장애를 완치할 수 있었다고도 한다.

특발성 두드러기(idiopathic urticaria), 혈관부종(angioedema), 피부가려움증(pruritus)이 있는 환자 44명 중 3명에게서 공황발작 증상이 나타났는데, 흔히 알레르기를 일으키는 음식과 첨가제를 제한해 히스타민이 적게 분비되도록 하자 3명 모두 공황발작이 사라지는 효과가 나타났다.

과당

건강한 남성 자원자에게 많은 양의 과당(몸무게 1kg당 3g)을 6일 동안 먹게 했더니 평균 젖산농도가 58% 증가했다. 젖산은 공황발작을 일으키는 요인이 되기 때문에 공황장애 환자는 많은 양의 과당과 자당을 섭취하지 않도록 주의해야 한다.

아스파탐(Aspartame)

연구결과 많은 양의 아스파탐을 먹으면 공황발작을 일으킬 수 있는 것으로 밝혀졌다.

■연구 33세의 여성 요리사가 아스파탐이 함유된 음료수를 하루 6~12캔씩 마실 때는 괜찮았으나 더운 주방으로 직장을 옮기고 나서 하루 20캔의 음료수를 마시자 공황발작이 나타나기 시작했다. 음료수 섭취량을 2~3캔으로 줄이자 발작 증상이 줄어들었으며 다시 20캔으로 늘리자 발작이 시작되었다.

카페인이 있는 음료수나 카페인이 없는 음료수에 상관없이 발작이 일어난 것으로 보아 카페인이 원인은 아니었다는 사실을 알 수 있다.

자연치료제

마그네슘(Magnesium)

마그네슘이 결핍돼도 불안, 호흡곤란, 두근거림, 가슴통증, 어지럼증 등을 일으킬 수 있는데 이 증상들은 공황발작과 매우 유사하다. 오랜 공황발작 병력을 지닌 환자 4명에게 마그네슘 보충제를 복용하게 하자 더 이상 발작이 나타나지 않았다는 연구보고가 있다.

■연구 공황발작이 반복되는 환자 10명에게 매일 365mg의 마그네슘을 2개월간 복용하게 했더니 발작횟수가 한 달에 평균 10.6회에서 5.2회로 줄어들었는데, 이것은 초기에 비정상이던 아드레날린 항진이 정상화된

것과 연관 있었다. 아드레날린의 항진은 교감신경의 항진으로 인해 일어나는데 자연 신경안정제인 마그네슘이 교감신경을 안정시켜 발작 증세가 완화된 것으로 보인다.

이노시톨(Inositol)

이노시톨(또는 myo-inositol)은 우울증 치료제의 일종인 플루복사민보다 더 효과적인 항우울증제로 거부반응도 적다.

■ **연구 1** 공황장애와 광장공포증이 있거나 아무런 증상도 없는 사람들까지 포함한 25명(평균연령 36세)에게 하루 2회씩 6g의 이노시톨 또는 가짜 약을 4주간 처방하고 다시 4주 동안 처방약을 서로 맞바꾸도록 했다. 참가자 중 실험에 끝까지 임한 사람은 21명이었다. 실험결과 가짜 약 그룹에서는 평균 공황발작 횟수가 9.7회에서 6.2회로 줄고 이노시톨 그룹에서는 3.4회로 줄었으며 발작과 광장공포를 일으키는 강도 또한 이노시톨 그룹이 가짜 약 그룹보다 현저하게 낮아졌다. 2명의 참가자가 이노시톨을 복용하는 동안 수면장애를 호소했으나 다른 부작용은 나타나지 않았다.

■ **연구 2** 공황장애가 있는 환자 20명(평균연령 39세)을 두 그룹으로 나누어 4주 동안 한 그룹에는 처음 1주간 이노시톨을 하루 12g씩 처방하고 그다음부터는 18g씩 처방했다. 다른 그룹에는 플루복사민을 처음 1주간 하루 50mg씩 처방하고 다음 1주는 100mg, 나머지 2주는 150mg씩 처방했다. 4주 후 1주간 약을 중단했다가 이노시톨과 플루복사민을 두 그

룹에 바꾸어 처방하고 다시 4주간 같은 방식으로 복용하게 했다. 그 결과 이노시톨 그룹의 공황발작 횟수가 플루복사민 그룹에 비해 현저하게 감소했으며 메스꺼움이나 피로와 같은 부작용은 플루복사민 그룹에서 더 많이 나타났다.

L-트립토판(L-tryptophan)

트립토판은 세로토닌의 전구물질로서 부족해지면 공황장애를 일으킬 수 있다. 공황장애가 있는 환자에게 트립토판이 함유돼 있지 않은 아미노산 100g을 먹여 급작스러운 트립토판결핍증이 생기게 하자 5%의 이산화탄소를 흡입했을 때와 유사한 공황발작 증세를 보였다. 이는 공황장애 치료에 주로 사용되는 선택적 세라토닌 재흡수억제제(SSRIs; selective serotonin-reuptake inhibitors)보다 L-트립토판이 환자에 따라서는 더 효과적일 수도 있음을 보여준다.

L-트립토판과 함께 세로토닌의 작용을 높이는 항우울증 처방약(SSRIs, amitriptyline, monoamin oxidase inhibitors)을 복용하면 약물 효과도 높아지지만 독성 또한 증가할 수 있으므로 둘 중 하나만 복용해야 한다.

철분(Iron)

쥐를 이용한 실험에서 철분이 부족하면 젖산 분비량을 증가시킨다는 사실이 확인되었다. 젖산은 공황발작을 일으키는 요인이 되므로 철분결핍증이 있으면 공황발작에 더 예민해지기 쉽다.

처방

- 카페인, 과당이 많이 함유된 주스, 설탕, 아스파탐을 금한다. 식사를 조금씩 자주 하거나 간식을 먹어 저혈당이 초래되지 않도록 한다.
- 알레르기를 일으키는 음식을 찾아내 차단한다. 특히 밀에 예민한 반응을 보이는 사례가 흔하므로 밀로 만드는 음식에 주의한다.
- 마그네슘을 하루 600mg씩 복용한다. 칼슘 보충제에도 마그네슘이 포함돼 있으므로 칼슘 보충제와 종합비타민을 함께 복용할 경우 마그네슘을 과다 섭취하지 않도록 주의한다.
- 이노시톨을 하루 2회 4g씩 복용한다.
- L-트립토판을 하루 1~2회 100mg씩 복용한다.
- 혈액검사에서 철분이 부족한 것으로 나오면 반드시 보충한다.

6 과민성대장증후군

Irritable Bowel Syndrome

과민성대장증후군(대장경련; spastic colon)은 소화기계 증상은 있지만 장에서는 병리적인 이상을 찾을 수 없는 흔한 만성질병이다. 배가 아프고, 경련이 일어나고, 더부룩하고, 가스가 차고, 대변에 점액이 묻어나오고, 변비와 설사가 번갈아 생기는 등 심각한 병은 아니지만 몹시 괴롭다.

과민성대장증후군의 원인은 뚜렷하게 규명되지 않았는데 스트레스를 받으면 심해지는 특징을 보인다. 최근 대장에 기생하는 나쁜 박테리아, 즉 칸디다 곰팡이가 대장에 미세염증(micro inflammation)을 일으키고 이렇게 되면 대장염(궤양성대장염, 크론병)과 유사한 증상이 나타날 수 있다는 주장이 제기됐는데, 필자의 임상경험에 의하면 이 주장에 상당한 신빙성이 있는 것으로 추정된다.

일반적으로 병원에서는 과민성대장증후군 대처법으로 섬유질을 많이 먹고, 스트레스를 줄이고, 여러 종류의 약(진경제, 지사제, 설사제, 항우울제)을 복용하라고 권하지만 대부분의 환자가 만족할 만한 치료효과를 보지 못하고 있다. 그러나 과민성대장증후군의 주요 원인으로 반드시 고려해야 할 사항이 음식 알레르기다. 실제로 환자의 65% 정도가 식습관만 조절해도 증상이 상당히 완화되었고, 식습관 조절과 함께 1~2가지 자연치료 요법을 병행했을 때 완치에 가까운 치료효과를 실감할 수 있었다.(1권 과민성대장증후군 p.163)

음식

과민성대장증후군 환자 가운데 일부는 음식을 오래 씹고 몸에 좋지 않은 음식(정제설탕, 냉동식품, 식품첨가물, 카페인)을 피하는 등 좋은 식습관만 유지해도 증상이 상당히 좋아진다. 식이요법에서 중요한 점은 사람에 따라 기준이 달라진다는 사실이다. 예를 들면 과당이나 자당을 소화하기 힘든 환자가 있는가 하면 가공식품에 함유된 화학성분에 이상증세를 일으키는 환자도 있을 수 있다. 또는 특정 음식첨가물에 과민반응을 보이는 환자도 적지 않다. 빵이나 음식에 방부제로 첨가되는 프로피온산 칼슘은 아이들에게 복통을 일으키기 쉽고 많은 가공식품에 사용되는 인산염(phosphate)은 장내 통증과 가벼운 설사를 일으키는 것으로 알려져 있다.

▪**연구** 8명의 건강한 실험 참가자에게 4주 동안 보통 음식을 먹도록 하고 그다음 4주 동안 인산염 첨가물이 전혀 포함되지 않은 음식(가공된 치즈

대신 가공하지 않은 치즈, 인산염을 넣은 고기 대신 넣지 않은 고기, 가공한 감자칩 대신 보통 감자칩, 인산이 들어간 탄산음료 대신 구연산이 들어간 탄산음료 등)을 먹도록 했다. 이후 다시 인산염 첨가물이 포함된 음식을 먹였더니 장에 통증이 생기고 변이 묽어지거나 가벼운 설사 등의 증상이 나타났다. 이 중 6명은 곧 첨가물에 적응해 증상이 사라졌지만 나머지 2명은 같은 증상이 지속되었다.

과민성대장증후군에 시달리는 경우 식단을 바꾸는 것이 우선이다. 식단을 바꾸는 대처법은 건강에도 도움이 될 뿐 아니라 부작용의 위험도 적다. 어떤 환자들에게는 장내 가스를 많이 발생시키는 콩이 들어간 음식을 피하는 것이 가장 좋은 대처법이 될 수도 있다.

음식 알레르기

음식 알레르기가 과민성대장증후군의 원인일 가능성은 크로몰린 나트륨(cromolyn sodium; 음식에 대한 과민반응을 억제하는 약)이 일부 과민성대장증후군 환자들에게 효과가 있다는 연구결과를 통해 밝혀졌다. 과민성대장증후군 환자들은 소장 조직검사에서 마스트세포(mast cell)(1권 반응 시간에 따른 알레르기 종류 p.309)가 건강한 사람들에 비해 많이 관찰되는데, 이 현상이 알레르기와의 연관성이 있다는 지표가 된다.

어떤 경우 음식에 대한 반응은 면역체계가 반응하는 알레르기 반응과 달라서 알레르기라기보다는 음식을 견디지 못하는 거부반응일 수도 있다. 그러나 이를 세세히 구분하려면 복잡해지므로 여기서는 음식에 대한 거부반응도 알레르기로 표현하기로 한다.

과민성대장증후군의 결정적인 원인이 음식 알레르기라는 주장을 지지하는 수많은 연구결과가 있다. 알레르기를 잘 일으키는 음식으로는 밀, 유제품, 옥수수, 달걀, 양파, 초콜릿, 커피, 차, 견과류, 감귤류, 호밀, 감자, 보리, 귀리가 대표적인데, 대부분의 사람들이 1개 이상의 음식에 과민반응을 보이는 것으로 알려져 있다. 과민성대장증후군 환자의 48~73%는 이들 음식을 모두 차단하는 것만으로도 증상이 호전되거나 완전히 사라지는 결과를 얻을 수 있었다.

■ **연구 1** 과민성대장증후군 환자 21명에게 1주 동안 한 종류의 고기, 한 종류의 과일, 증류수만을 먹도록 식단을 제한했더니 21명 중 14명에게서 증상이 사라지는 효과가 나타났다. 이후 개인 식단을 점검해 알레르기 증상을 일으키는 음식을 찾아낸 결과 밀은 65%, 콩은 36%, 유제품은 29%, 차는 21%, 감귤류는 14%의 환자들에게 과민성대장 증상을 일으키는 것으로 밝혀졌다.

밀에 과민반응을 보인 환자들의 경우 소장 조직검사는 정상이었으므로 지방변증은 아닌 것으로 나타났다. 이 중 6명의 환자에게 코를 통해 위장으로 직접 음식을 주입해 어떤 음식에 과민반응을 보이는지 확인했더니 모두 거부반응이 있는 음식이었다. 거부반응을 일으키는 음식을 먹을 때와 그렇지 않은 음식을 먹을 때의 혈장 히스타민과 면역복합체, 호산성백혈구(eosinophil) 수를 검사한 결과 차이가 없었다. 이는 곧 면역체계에 의한 알레르기 반응은 아니고 그저 맞지 않는 음식이라는 뜻이다.

이로써 몸에 맞지 않는 음식도 과민성대장증후군의 원인이 될 수 있다는 사실을 확인할 수 있었다.

■ 연구 2 189명의 과민성대장증후군 환자를 대상으로 3주 동안 알레르기를 유발하지 않는 음식만 먹게 했더니 91명의 증상이 호전되었다. 이후 다시 알레르기를 일으키는 음식을 먹게 하자 이 중 73명은 증상이 재발했다. 증상이 좋아진 91명 중 72명은 과민반응을 일으키는 음식을 제한한 식단을 잘 지켜 평균 15개월간 증상 없이 지낼 수 있었다.
과민반응을 일으키는 음식은 1~19개까지 다양했는데 환자의 50%가 2~5개의 음식에, 11%가 1개의 음식에 과민반응을 나타냈다. 흔히 과민반응을 일으킨 음식은 유제품(41%), 양파(35%), 밀(30%), 초콜릿(28%), 커피(24%), 달걀(23%), 견과류(18%), 차(18%), 호밀(18%), 감자(15%), 보리(13%), 귀리(12%), 옥수수(11%) 순이었다.

■ 연구 3 24명의 과민성대장증후군 환자들에게 3주 동안 알레르기를 유발하지 않는 음식을 먹게 한 후 다른 음식을 먹도록 하자 14명(59%)의 환자가 특정 음식을 먹을 때마다 반복적으로 증상이 심해졌다. 이 환자들에게 다시 6개월 동안 알레르기를 일으키지 않는 음식을 먹도록 했더니 10명의 환자는 증상이 없어졌고 나머지 4명은 증상이 개선되었다.

음식 알레르기가 과민성대장증후군의 주요 원인이라는 사실을 뒷받침하는 수많은 증거가 있다. 과민성대장증후군으로 오랫동안 고생하고 의사를 만나고 검사를 받고 효과 없는 치료를 받는 데 값비싼 대가를 치른 환자들, 원인을 알 수 없다는 이유로 몸이 아니라 정신에 문제가 있다는 얘기를 들어야 했던 환자들에게는 다행스러운 소식일 것이다. 그저 밀이나 유제품만 먹지 않아도 그간의 고통으로부터 벗어날 수 있다는 사실에, 어쩌면 그동안 만났던 의사들에게 배신감을 느끼는 이들도 있을 것이다. (1권 알레르기를 일으키지 않는 음식 p.49 / 3권 음식 알레르기 p.663)

유당, 과당, 자당, 소르비톨 불내증(Sorbitol intolerance)

유당소화효소 락타아제가 부족해서 우유의 유당에 과민반응을 보이는 사람은 유당이 들어 있는 우유, 유제품을 먹으면 배가 아프고, 더부룩하고, 메스껍고, 설사 증상을 보인다는 사실은 널리 알려져 있다. 그러나 설탕(과당, 소르비톨, 자당) 흡수에 문제가 있거나 과민반응을 일으켜 같은 증상을 겪을 수 있다는 사실은 잘 알려져 있지 않다. 설탕에 대한 과민반응은 대개 섭취량과 관련돼 있다. 어린이들의 경우 사과주스나 배주스(많은 양의 과당, 소르비톨, 또는 둘 다 포함된 주스)를 하루 340mg 이상 먹으면 과민성대장증후군이 생길 수 있다.

한 연구자는 과민성대장증후군 때문에 만성적인 설사를 하는 환자의 약 30%는 콜라, 케이크, 과당이 많은 단 과일, 소르비톨이 함유된 박하, 설탕이 듬뿍 든 사탕을 지나치게 먹기 때문이라는 사실을 임상실험에서 발견하기도 했다.

■ **연구** 과민성대장증후군과 같은 종류인 기능성대장장애 환자(평균연령 39세) 25명 가운데 변비가 있는 환자들은 제외하고 실험을 진행했다. 참가자들에게 유당(50g), 과당(25g), 소르비톨(5g), 과당과 소르비톨(각각

25g, 5g), 자당(50g) 등 여러 종류의 용액을 먹이고 호흡 수소검사(breath-hydrogen test)로 설탕 흡수율을 조사했더니, 환자의 96%는 적어도 1개의 설탕을 잘 흡수하지 못했고 대부분의 환자가 1개 이상의 설탕을 잘 흡수하지 못하는 것으로 나타났다. 이후 잘 흡수하지 못하는 설탕을 금하자 환자의 24%는 증상이 매우 좋아졌고 16%는 가벼운 호전 증세를 보였다.

설탕을 뺀 식생활을 실천하면 며칠 내에 효과를 보기도 하지만 2~3주 정도 지속한 다음 다른 음식을 하나씩 추가하는 것이 좋다. 알레르기를 일으키는 음식에 대한 몸의 반응이 사라지는 데 더 긴 시간이 필요할 수도 있기 때문이다. 만약 흡수되지 않은 설탕으로 인해 장 속에 나쁜 균이나 칸디다 곰팡이가 증식돼 대장이 민감하게 반응한 것이라면 대장 상태를 정상으로 되돌리기 위해 더 오래 설탕을 금해야 할 수도 있다.

프룩탄(Fructans; fructo-oligosaccharides)

프룩탄은 밀, 양파, 부추, 아스파라거스, 아티초크 등에 들어 있는 짧은 사슬의 탄수화물로, 몸에 잘 흡수되지 않고 쉽게 발효돼 장에 삼투압 효과를 일으키기 때문에 과민반응을 초래할 수 있다. 과당을 잘 흡수하지 못하는 과민성대장 환자 62명에게 과당과 프룩탄이 적게 들어 있는 음식을 먹도록 한 결과 74%가 위와 장에서 일어나던 증상이 완화되었다. 그리고 환자가 이 식단을 따르는 동안 순수한 프룩탄만 섭취하도록 하자 환자의 3분의 2가 증상이 악화되었다. 실험에 사용한 프룩탄의 양은 하루 7~19g 정도였다. 프룩탄은 식빵 한 쪽에 0.9g, 양파 35g에 2.1g, 아티초크 75g에 15g 정도 함유돼 있다.

섬유질

섬유질은 대변에 수분을 흡착시켜 변이 굵고 부드럽게 배출되도록 돕는 물질이다. 1개월~3년 동안 섬유질이 많은 식사를 하거나 하루 1~3티스푼 분량의 밀기울을 먹고 과민성대장 환자들의 증상이 좋아지거나 없어졌다는 많은 연구결과들이 있다. 과민성대장 증상이 좋아진다는 것은 변이 굳는 현상, 변비, 복부팽만, 복부경련, 참을 수 없는 변의 등의 증상이 개선된다는 뜻이다.

반면 섬유질이 효과 없다는 연구결과들도 있다. 밀기울을 먹기 시작한 초반에는 증상이 개선되었지만 4개월 후에는 효과가 없어졌다는 연구결과도 있고, 다른 실험에서는 밀기울, 옥수수겨 또는 질경이씨(psyllium)를 먹은 환자들에게서 증상이 좋아지는 현상이 나타났으나 가짜 섬유질을 먹은 대조군과 비교해 큰 차이가 없었다고도 한다. 밀기울을 먹은 과민성대장증후군 환자 100명을 계속 관찰한 결과 좋아진 환자는 10%에 불과했고 55%는 증상이 더 심해졌다는 보고도 있다. 반면 질경이씨는 어느 정도 도움이 되는 것으로 나타났다.

이처럼 연구결과가 서로 엇갈리는 데 대해서는 몇 가지 의견이 있다.

첫째, 섬유질의 효과는 환자의 식습관에 따라 달라질 수 있다. 이미 충분한 섬유질을 먹고 있는 환자라면 섬유질을 보충하는 것이 별 도움이 되지 않고 오히려 위장장애를 일으킬 수 있기 때문이다.

둘째, 과민성대장증후군의 원인은 다양해서 섬유질과 관련 없는 경우도 있다. 유당이나 과당에 과민반응을 보이는 환자나 특정 음식에 알레르기가 있는 환자 등이 대표적이다.

셋째, 섬유질이 알레르기를 일으키는 주요 원인이라면 섬유질의 효력이 부작용에 의해 무시될 수 있다. 실험에 사용된 밀기울은 섬유질은 풍부하지만 밀기울의 원료인 밀은 과민성대장증후군을 일으키는 대표적인 식품이다. 그러므로 섬유질이 많으면서 알레르기를 일으키지도 않고 영양분도 많은 아마씨를 사용했다면 다른 결과가 나올 수도 있었을 것이다.

개비 박사의 경험에 의하면 섬유질이 과민성대장증후군 환자에게 확실히 효과가 있지만 그 결과는 사람마다 달라서 예측하기 힘들다고 한다. 그러니 환자들의 식단에 섬유질을 늘릴지 여부는 환자의 평소 식습관과 과민반응을 일으키는 음식을 파악한 후 결정해야 한다. 섬유질은 물이 부족하면 변을 굳게 만들 수 있으므로 충분한 양의 물과 함께 먹어야 한다.

자연치료제

페퍼민트오일(Peppermint oil)

페퍼민트오일은 위와 장의 근육긴장을 풀어주는 것으로 알려져 있다. 연구에 의하면 페퍼민트오일이 과민성대장증후군의 증상을 완화시키는 것으로 나타났다.

■연구 과민성대장증후군 환자 110명을 무작위로 두 그룹으로 나눠 1개월 동안 한 그룹은 페퍼민트오일 제품을 먹도록 하고 다른 그룹은 가짜 페퍼민트오일을 먹도록 했다. 페퍼민트오일 캡슐 1개를 하루 3~4회(식사 15~30분 전) 섭취한 결과, 진짜 페퍼민트오일을 먹은 그룹의 79%는 배의 통증을 덜 느끼고 83%는 복부팽만이 줄어들었으며, 83%는 변 보는 횟수가 줄어들었고, 79%는 속이 부글거리는 증상이 경감되었다. 이 중 1명의 피부에 일시적으로 약한 발진이 생기기는 했으나 진짜 페퍼민트오일이 가짜보다 증상을 완화하는 데 훨씬 효과적이었다.

페퍼민트오일은 위에서 소화되는 동안 속쓰림을 일으킬 수 있다. 음식의 역류를 막는 식도괄약근이 느슨해지면서 위산이 식도를 통해 올라올 수 있기 때문이다. 속쓰림을 방지하려면 위에서 녹지 않도록 코팅 처리된 캡슐로 복용해야 하며 캡슐이 터지지 않도록 삼키는 것이 좋다. 또 산의 강도가 약해도 캡슐이 녹아 내용물이 흘러나올 수 있으므로 식사 도중이나 식후에 바로 복용해서는 안 된다. 음식을 먹으면 위장의 위산이 희석돼 산도가 약해지기 때문이다. 따라서 저산증(위액의 산도가 부족한 증상)이나 무산증(위액의 산도가 결여되는 증상)이 있는 환자는 페퍼민트오일 섭취에 주의해야 하며 위산 캡슐과 함께 복용해 위액의 산도를 높이는 조치를 취해야 한다.

멜라토닌(Melatonin)

멜라토닌은 위와 장에서 만들어지고 위와 장의 운동과 감각을 조절하는 역할을 한다. 진짜 멜라토닌과 가짜 멜라토닌을 비교한 연구에서 멜라토닌은 과민성대장 증상에 현저하게 효과적인 것으로 나타났다.

■ **연구** 과민성대장증후군에 시달리는 여성 환자 34명(평균연령 41세)을 무작위로 나누고 8주 동안 한 그룹에는 밤에 멜라토닌 3mg을 먹도록 하고 다른 그룹에는 역시 밤에 가짜 멜라토닌을 먹도록 했다. 그런 다음 4주 동안 멜라토닌을 중단했다가 다시 8주 동안 멜라토닌과 가짜 멜라토닌을 바꿔 먹도록 했다. 그 결과 진짜 멜라토닌을 먹은 환자들은 가짜 멜라토닌을 먹은 환자들에 비해 증상도 훨씬 좋아지고 좋아진 환자 수도 훨씬 많았다.

유산균(소장균, 대장균)

과민성대장 증상이 있는 환자들에게 여러 종류의 살아 있는 유산균을 섭취하게 해서 다양한 결과를 얻었다. 먼저 락토바실루스 플란타룸(lactobacillus plantarum 299V)은 어떤 연구에서는 효과가 있는 것으로 나왔고 다른 연구에서는 효과가 없는 것으로 나왔다. 비피도박테리움 인펀티스(bifidobacterium infantis 35624)는 8주 동안 과민성대장증후군 환자에게 처방한 결과 가짜를 처방한 그룹보다 복통, 더부룩함, 장운동 부족을 줄이는 데 현저한 효과가 있었다.

반면 4주 동안 락토바실루스 플란타룸(L. plantarum DSM 9843)이 함유된 음료와 귀리가루 3.6g을 섭취하도록 한 결과는 가짜를 먹은 그룹과 큰 차이가 나지 않았다. 6개월 동안 103명의 환자에게 매일 다양한 유산균(L. rhamnosus GG, L. rhamnosus LC705, B. breve Bb99 and Propionibacterium freudenreichii ssp. shermanii JS)이 모두 들어 있는 캡슐 또는 가짜 캡슐을 먹도록 했더니 여섯째 달에는 진짜 캡슐을 먹은 환자의 42%, 가짜 캡슐을 먹은 환자의 6%가 증상이 좋아졌다.

그러나 다른 연구에서는 과민성대장증후군이 있는 아이들에게 유산균(L. rhamnosus GG)을 먹여도 가짜 균을 먹은 아이들과 차이가 없었다. 또 다른 연구에 따르면 4주 동안 매일 유산균(L. acidophilus-SDC 2012, 2013)을 먹은 결과 배의 통증과 불편함이 가짜 균을 먹은 환자보다 훨씬 좋아졌다고 한다.

이처럼 유산균은 과민성대장증후군에 효과적이지만 구체적으로 어떤 환자들에게 효과가 있는지, 어떤 균이 가장 효과적인지에 대해서는 추가연구가 필요하다. 필자의 임상경험으로는 실험에서처럼 한 가지 균을 섭취할 때보다 다양한 소장균, 대장균이 복합적으로 함유된 제품을 섭취할 때 훨씬 효과적이었다.

칸디다증

장내의 칸디다 곰팡이는 과민성대장증후군을 일으킬 수 있는 것으로 알려져 있다. 칸디다 질염이 재발한 경험이 있거나 입에 아구창(oral thrush)이 생긴 경우, 당뇨가 있거나 면역결핍이 있는 환자들의 경우 칸디다증을 의심해봐야 한다. 특히 항생제, 경구용 피임약, 글루코코르티코이드(스테로이드 처방약)를 복용하는 환자들에게 과민성대장증후군이 있다면 칸디다증이 있는 것으로 봐야 한다. 칸디다증이 의심되는 경우 칸디다 곰팡이를 없애는 치료를 통해 과민성대장 증상이 대부분 호전된다. (1권 칸디다증 p.455)

처방

- 소화가 잘 되도록 음식을 오래 씹어 삼킨다.
- 알레르기를 일으키는 음식을 찾아 차단하고 체질에 맞는 식단을 찾아 실천한다. 특히 유당, 과당, 자당, 소르비톨, 프룩탄, 정제된 탄수화물, 가공식품, 식품첨가물, 카페인을 피하고 섬유질이 풍부한 음식을 다량의 물과 함께 먹도록 노력해야 한다.
- 칸디다증이 의심되면 반드시 원인치료를 한다.
- 페퍼민트 오일, 멜라토닌, 유산균(소장균, 대장균)을 이용한 증상완화를 시도한다.

7 궤양성대장염

Ulcerative Colitis

궤양성대장염(Ulcerative colitis; UC)은 대장과 직장의 염증을 특징으로 하는 만성자가면역질병으로 복통, 설사, 직장출혈 등이 주요 증상이다. 궤양성대장염이라고 하면 대장에만 발생하는 염증으로 생각하기 쉬우나 관절, 척추(강직성척추염; ankylosing spondylitis), 피부, 눈(포도막염; uveitis)에도 흔히 생긴다. 궤양성대장염은 대장암으로 진행될 가능성이 높다.

음식

궤양성대장염 환자는 만성설사, 만성염증, 처방약 복용으로 인한 영양결핍으로 고통을 겪는다. 따라서 환자의 영양상태에 따라 단백질, 칼로리, 영양소 등을 적절하게 보충해야 하는데 궤양성대장염 환자는 일반적으로 물도 충분히 마시는 것이 좋다.
양배추와 브로콜리 등 십자화과 채소, 생채소, 매운 음식, 섬유질이 많은 식품, 견과류, 씨앗, 카페인이 함유된 음식과 음료, 알코올, 탄산음료 등은 환자의 상태에 따라 증상을 악화시킬 수 있다. 그러므로 어떤 음식이 증상을 악화시키는지, 알레르기를 일으키는 음식은 없는지 확인하는 것이 중요한데 병세를 기록하는 일기를 꾸준히 쓰면 도움이 된다. 또 음식을 조금씩 자주 먹는 것도 증상을 개선하는 데 효과적이다.

음식 알레르기

궤양성대장염 환자는 대장과 직장 점막의 히스타민 수치가 증가하고 직장점막 내에 lgE(알레르기 수치)가 포함된 세포 수가 늘어나는 현상이 관찰되는 경우가 많은데, 이는 알레르기가 궤양성대장염의 원인이 될 수 있다는 사실을 보여준다. 또 궤양성대장염이 재발하는 경우 일부 환자들에게서 순환 호산성백혈구(circulating eosinophil)의 수가 늘어나기도 하는데 이런 현상도 알레르기를 의심할 수 있는 증거가 된다.
이미 수많은 연구자들이 음식 알레르기가 궤양성대장염의 중요한 원인이라고 보고한 바 있다. 흡입 알레르기도 원인으로 확인되고 있지만 음식 알레르기가 원인이 되는 경우가 더 흔하다. 실제 알레르기를 일으키는 음식을 차단함으로써 환자의 병세가 개선되거나 회복된 사례도 많다. 궤양성대장염의 원인이 될 수 있는 식품으로는 우유제품이 대표적이고 밀, 달걀, 옥수수, 감귤류 등에 의한 알레르기도 흔히 발견된다.

■ 연구 1 궤양성대장염 환자 5명에게 우유와 우유단백질이 포함된 음식을 금지시키자 대부분 증세가 개선되었다. 그리고 우유제품을 다시 섭취하도록 했더니 며칠 또는 몇 주 안에 병세가 악화되는 것으로 나타났다.

■ 연구 2 궤양성대장염 환자 20명의 직장점막에 밀, 달걀, 우유에서 추출한 물질을 주사하자 80%의 환자가 홍반과 두드러기 반응을 보였고 호산성백혈구 수치가 높아졌다. 반응을 보인 환자들에게 알레르기를 유발하는 음식을 모두 금지시키자 몇 주 후부터 환자들 중 4명은 증세가 호전되었고 10명은 완치에 가까울 만큼 회복되었다.

■ 연구 3 알레르기로 인한 궤양성대장염이 의심되는 환자 138명을 대상으로 알레르기의 원인을 찾는 연구를 진행한 결과, 45%는 음식 알레르기가 단독 원인인 것으로, 3%는 꽃가루 알레르기가 단독 원인인 것으로 밝혀졌다. 또 전체 환자의 70%는 단독 원인은 아니었으나 음식 알레르기와 연관돼 있었다. 환자의 22%는 꽃가루 알레르기와 연관돼 있었다. 그리고 이 환자들 중 47%는 알레르기를 관리하는 것만으로도 상당한 개선효과를 보였다.

따라서 궤양성대장염 환자의 알레르기 유무와 원인물질을 확인하는 것이 중요하다.

유당불내증(Lactose intolerance)

우유의 유당을 분해하는 효소인 락타아제가 부족하거나 유당을 흡수하지 못하는 궤양성대장염 환자가 적게는 8%에서 많게는 59%까지 되는 것으로 보고돼 있다. 유당불내증이 궤양성대장염의 원인은 아닐 수 있지만 유당 섭취가 궤양성대장염 환자들 중 일부의 증세를 악화시킬 수 있다.

살리신산염 민감성(Salicylate sensitivity)

사례보고에 따르면 잦은 설사를 하면서 10년간 궤양성대장염을 앓아온 49세의 남성 환자가 알레르기를 일으키는 음식을 뺀 식단으로도 증세가 나아지지 않자 살리신산염이 적은 식단을 처방받았고 저살리신산염 식단을 시작한 지 7일 만에 설사가 사라지면서 건강을 회복했다고 한다. 살리신산염은 향신료(마늘, 생강, 후추, 강황, 계피)에 많이 함유돼 있고 아몬드, 마름(water chestnuts), 땅콩에도 많다. 또 아스피린의 주성분이기도 하다.

자연치료제

생선오일(Fish oil)

생선오일에 함유된 지방산은 항염증 효능이 있기 때문에 궤양성대장염 치료에 효과가 있는 것으로 보인다. 전부는 아니지만 대부분의 실험에서 생선오일 보조제가 임상적으로 증상을 호전시키거나 환자의 처방약 용량을 줄여주는 것으로 나타났다. 생선오일의 효과를 부정한 연구 중 하나는 가짜 약으로 올리브오일을 사용했는데 올리브오일은 이미 항염증 효능이 있기 때문에 생선오일의 효과가 돋보이지 않았을 것으로 추정된다. 만약 올리브오일이 아닌 다른 오일을 사용했다면 생선오일의 효과가 보다 잘 규명되었을 것이다. 생선오일의 효과를 부정한 또 다른 연구에서는 생선오일을 그냥 사용하지 않고 생선오일로부터 추출한 긴 사슬 오메가-3 지방산을 정제한 에틸에스테르를 사용했다. 정제한 에틸에스테르는 오메가-3 지방산 외에도 여러 성분이 함유돼 있어 생선오일보다 생물학적 효과가 못할 수 있다.

■ 연구 1 병원치료에 실패한 초기 또는 중등 정도의 궤양성대장염 환자 10명에게 하루 15g의 생선오일(EPA 하루 2.7g)을 3회에 나누어 8주 동안 복용케 했더니, 7명은 중등 정도에서 가벼운 증상으로 개선되는 효과가 있었고 3명은 변화가 없었다. 또 스테로이드 프레드니손을 복용하는 환자 5명 중 4명은 프레드니손 복용량을 줄일 수 있었다.

■ 연구 2 중등 정도의 궤양성대장염 환자 11명에게 생선오일(오메가-3 지방산 하루 4.2g) 또는 가짜 약을 3개월 동안 하루 15g씩 복용케 하고 2개월간 생선오일 복용을 중단한 후 생선오일을 복용하던 환자에게는 가짜 약을, 가짜 약을 복용하던 환자에게는 생선오일을 복용하도록 하여 3개월 동안 다시 실험을 진행했다. 생선오일을 먹는 동안 참가자의 평균 56%가 호전되고 가짜 약 그룹에서는 4%만 호전되었다. 특히 전체 참가자의 72%에 해당하는 8명의 환자는 생선오일을 먹는 동안 항염증 약물을 줄이거나 복용하지 않아도 될 정도로 개선되었다.

연구에서는 비교적 많은 양(1일 15g)의 생선오일을 사용했으나 다른 영양제들과 함께 복용할 때는 적은 양(1일 3~6g)으로도 생선오일의 효능을 기대할 수 있을 것으로 보인다.

엽산(Folic acid)

궤양성대장염 환자 152명 중 59%는 혈중 엽산 농도가 낮았고 21%는 장내 엽산 흡수율이 감소한 특징이 있었다. 엽산 농도가 낮은 것은 부분적으로 엽산 흡수를 방해하는 항염증 처방약 설파살라진 때문이기도 하지만, 궤양성대장염으로 인해 엽산 흡수에 장애가 생긴 탓이기도 하다. 사례보고에 따르면 설파살라진을 복용하는 궤양성대장염 환자들의 경우 엽산 부족으로 인해 심각한 빈혈을 불러올 수 있다고 한다. 또 만성 엽산 부족은 궤양성대장염 환자의 대장암 발병 위험을 증가시키기도 한다. 궤양성대장염 환자에 대한 2개의 관찰연구에서 엽산은 대장암 발병률을 각각 62%, 28% 낮춰주는 것으로 나타났다.

마그네슘(Magnesium)

설사로 인해 마그네슘이 소실되기 쉬운 궤양성대장염 환자는 마그네슘 부족 현상이 생길 수 있다. 마그네슘 부족으로 인한 저마그네슘혈증은 특히 대장 수술 후 요양기간 동안 생기기 쉽다. 한 궤양성대장염 환자는 심각한 마그네슘 부족현상으로 인해 심장의 아랫방인 심실이 지나치게 빨리 박동하는 심실성빈맥이 나타났고 또 다른 환자는 혼란, 불안, 몸떨림 증상이 나타났다. 피로, 근육경련이나 근육약화, 두근거림, 두통, 스트레스 등도 궤양성대장염 환자에게 흔히 나타나는 마그네슘 부족 증상이다.

비타민 B_6

61명의 염증성장염 환자(궤양성대장염 29명, 크론병 32명)는 비타민 B_6(pyridoxal phosphate)의 평균 혈장 농도가 나이 및 성별이 같은 대조군에 비해 현저하게 낮은 것으로 나타났다. 비타민 B_6는 항혈전작용을 하기 때문에 궤양성대장염 환자에게 비타민 B_6가 부족하면 혈전에 의해 혈관이 막히는 혈전색전증이 일어날 가능성이 높다.

철(Iron)

궤양성대장염 환자 41명 중 36%가 철결핍성빈혈 증상을 나타냈다. 따라서 궤양성대장염 환자라면 빈혈 여부도 고려해야 한다.

비타민 D

궤양성대장염 또는 크론병과 같은 염증성장염을 가진 150명의 환자들은 비타민 D(25-hydroxyvitamin D)의 평균 혈청 농도가 건강한 대조군에 비해 현저히 낮았다. 한 연구에 따르면 궤양성대장염 환자 20명 중 25%는 비타민 D 부족으로 유발되기 쉬운 부갑상선기능항진증(hyperparathyroidism)으로 진행되었다고 한다. 따라서 궤양성대장염 환자들은 비타민 D가 부족한지 검사하고 부족하면 보충해주어야 한다. 부갑상선이 항진되면 뼛속의 칼슘이 혈액으로 방출돼 골다공증에 걸리기 쉽고 신장결석의 원인이 된다.

글루타민(Glutamine)

단백질 아미노산의 일종인 글루타민은 위쪽 대장(proximal colon; 근위부 대장)의 대장세포에 중요한 영양소여서 궤양성대장염 개선에 효과가 있을 것으로 추정돼 왔다. 그러나 정맥영양용액(total parenteral nutrition)에 글루타민을 몸무게 1kg당 하루 0.2g을 첨가해 궤양성대장염 환자에게 투여한 결과 아무런 효과 없는 것으로 밝혀졌다. 쥐를 이용한 실험에서는 글루타민이 오히려 궤양성대장염을 악화시키기도 했다. 이에 따라 글루타민은 궤양성대장염 치료에 권하지 않는다.

뷰티레이트(Butyrate)

뷰티레이트는 탄수화물과 단백질이 대장 세균에 의해 분해되면서 생성되는 물질이다. 우리 몸의 세포는 대부분 포도당과 긴사슬지방산을 연료로 사용하지만 대장세포는 뷰티레이트와 짧은사슬지방산을 연료로 선호한다. 대장세포에서 사용하는 에너지의 70% 정도는 순환에 의해서가 아니라 대장에서 직접 공급받는다. 그런데 궤양성대장염 환자들은 뷰티레이트 활용도가 낮은 것으로 확인되었다. 이는 곧 대장세포가 연료로 쓸 뷰티레이트를 충분히 공급받지 못하고 있다는 뜻이다. 뷰티레이트를 충분히 공급받지 못하면 대장점막이 위축될 수 있고, 결국 영양부족으로 인해 대장염(nutritional colitis)이 생길 수 있다.

이것은 실험을 통해서도 확인되었다. 쥐에게 뷰티레이트 활용을 방해하는 약물을 관장을 통해 투여하자 심각한 대장염을 일으켰고, 반대로 하부 궤양성대장염에 걸리게 한 쥐들에게 뷰티레이트를 관장투여하자 대장조직이 치료되면서 임상적으로 회복되었다. 또 실제로 하부 궤양성대장염 환자들에게 관장을 통해 뷰티레이트를 투여했을 때도 대부분 증상이 개선되는 등 임상적으로도 효능이 증명되었다. 나아가 뷰티레이트 관장은 궤양성대장염에서 대장암으로 진행될 위험을 줄이는 이점도 있다.

■ 연구 1 8주 동안 병원치료를 받았으나 효과를 보지 못한 하부 궤양성대장염 환자 10명을 두 그룹으로 나눠 한 그룹에는 하루 2회 뷰티레이트 100ml를 관장하고 다른 그룹에는 가짜 약(생리식염수)을 관장하는 실험을 2주간 진행한 후 두 그룹의 처방을 바꿔 다시 2주간 추가실험을 했다. 환자들에게는 관장 후 30분간 누워 있도록 조치했다. 뷰티레이트를 관장한 뒤 평균 대변 횟수가 하루 4.7회에서 2.1회로 확연히 줄어들었고, 환자 10명 중 9명은 직장출혈이 멈췄으며, 내시경 및 조직학적으로 염증도 감소된 것으로 밝혀졌다. 반면 가짜 약을 관장한 후에는 아무런 개선효과도 나타나지 않았다.

■ 연구 2 적어도 6개월 이상 활동성 궤양성직장S상결장염(active ulcerative proctosigmoiditis)을 앓고 있으면서 기존 병원치료에 실패한 10명의 환자를 대상으로 뷰티레이트 관장을 6주 동안 매일 밤 실시하도록 처방했다. 관장액은 뷰티레이트산나트륨(sodium butyrate 80mM)을 60ml 사용했는데 pH7.0 농도를 유지하기 위해 소금을 추가했다. 관장 후 10명 중 6명의 환자가 호전되었고, 그중 4명은 증상은 물론 대장염증까지 완전히 치료되었다.

■ 연구 3 하부 궤양성대장염 환자 12명에게 뷰티레이트(40mM) 용액 100ml로 매일 2회 직장세척을 하도록 했다. 6주 동안 직장세척을 마친 10명의 환자 중 9명은 증상이 훨씬 개선되었는데 질병 활동지수는 7.9에서 1.8로, 점막 조직점수는 7.7에서 2.6으로 개선되었다.

일반 뷰티레이트를 복용하는 것은 치료효과를 발휘할 수 있는 충분한 양이 장까지 도달할 것으로 기대하기 어렵다. 그러나 예비연구에 의하면 뷰티레이트가 대장까지 도달하도록 코팅한 뷰티레이트를 복용하면 궤양성대장염 환자들에게 효과가 있는 것으로 나타났다.

DHEA(Dehydroepiandrosterone)

궤양성대장염 환자들은 DHEA(DHEA-S)의 수준이 건강한 대조군에 비해 상당히 낮은 것으로 나타났다. 한 연구에서는 궤양성대장염 환자의 79%가 DHEA-S 수준이 정상 이하로 나타났다. 스테로이드 처방약이 부신기능을 억제해 DHEA-S 수치를 감소시키지만, 궤양성대장염 환자에게서 보이는 DHEA-S 수치 감소는 스테로이드 치료 이전에 일어난 것으로 보인다.

DHEA 치료는 전신홍반성루프스(systemic lupus erythematosus) 환자에게 효과가 있으며 류마티스관절염, 피부근염(dermatomyositis)과 같은 기타 자가면역질병 치료에 성공한 사례가 있는 것으로 보고되고 있다. 한 실험에서 여러 약물치료에 실패한 활동성 궤양성대장염 환자 13명에게 DHEA를 하루 200mg씩 8주 동안 처방했더니, 환자의 46%인 6명의 증상이 진정되었고 15%인 2명도 개선효과가 있었다. 물론 부작용으로 치료를 중단한 환자는 없었다. 또 직장결장절제술을 받은 후 흔히 생기는 합병증인 회장낭염(pouchitis)으로 고생하던 35세 여성에게 DHEA를 하루 200mg씩 8주 동안 처방해 임상 및 내시경검사에서 증상이 호전된 것으로 확인된 사례보고도 있다.

물론 하루 200mg의 DHEA는 생리학적인 기준보다 많은 양이어서 여드름, 다모증(hirsutism)과 같은 일부 부작용이 일어날 우려가 있다. 이론상의 추정이긴 하지만 DHEA의 일부는 에스트로겐과 테스토스테론으로 전환되기 때문에 많은 양의 DHEA를 복용할 경우 호르몬 의존성 암(hormone-dependent cancers)에 걸릴 가능성도 배제할 수 없다.

그러나 보고된 임상경험에 의하면 자가면역질병 환자들이 알레르기를 일으키는 음식을 피하면서 생리적으로 적정한 양(여성은 하루 5~15mg, 남성은 하루 10~20mg)의 DHEA를 복용할 경우 증상이 개선되는 효과가 있었다. 67세 여성 환자는 알레르기를 일으키는 음식을 차단하는 것만으로도 만성궤양성대장염이 어느 정도 호전되었으나 하루 15mg의 DHEA 처방으로 더욱 확실한 치료효과를 보았다. 혈액검사 결과 이 환자의 혈중 DHEA-S 농도는 젊은 여성의 정상치보다 낮았었다.

유산균(Probiotics; 소장균, 대장균)

만성감염은 궤양성대장염의 주요 발병원인으로 알려져 있다. 실제 궤양성대장염 환자의 대장조직을 검사한 결과 절반에 가까운 환자들에게서 클레브시엘라균 또는 녹농균(Pseudomonas aermcginosa)과 같은 미생물들이 발견되었다는 연구보고가 있다. 이들 미생물은 장에 질병을 일으키는 대표적인 병원균이다.
유산균(소장균, 대장균)은 장내 감염의 원인이 되는 세균을 억제하는 작용을 하므로 궤양성대장염 환자들에게 도움이 된다. 궤양성대장염에 병원치료와 유산균 치료를 병행하면 병원치료의 효과를 높일 수 있을 뿐 아니라 회장낭-항문문합술(ileal pouch-anal anastomosis)을 받은 환자들의 경우 회장낭염이 생길 우려를 방지하는 효과도 있다.

■ 연구 1 초기나 중등 정도의 활동성 궤양성대장염 환자 20명을 대상으로 기존 병원치료와 병행해 비피더스균 발효우유 또는 가짜 유산균을 매일 100ml씩 12주 동안 처방했다. 발효우유에는 다양한 미생물이 100ml당 10억 마리가량 들어 있었다. 12주 후, 비피더스균 발효우유를 먹은 그룹의 병증이 가짜 유산균을 먹은 그룹보다 확실히 개선된 것으로 나타났다. 평균 조직점수로는 유산균 그룹에서 30%, 가짜 유산균 그룹에서 16% 개선된 수치를 보여주었고, 부작용은 없었다.

■ 연구 2 궤양성대장염으로 진단받은 29명의 어린이(평균나이 9.8세, 나이 범위 1.7~16.1세)에게 하루 1.5~6.0g의 유산균 또는 가짜 유산균을 1년 동안 처방하고 경과를 관찰했다. 모든 환자들은 증상이 가라앉을 때까지 스테로이드와 메살라진을 계속 처방받았으며 증상이 가라앉은 후에는 메살라진만 처방받았다. 관찰결과, 유산균 그룹이 가짜 유산균 그룹보다 증상이 개선된 환자 비율이 뚜렷하게 높았다(93%:36%). 1년 후 조사한 증상의 재발률 역시 유산균 그룹이 가짜 유산균 그룹보다 확연히 낮은 것으로 나타났다(21%:73%). 부작용은 관찰되지 않았다.

■ 연구 3 회장낭염이 재발한 36명의 환자들에게 처방약 메트로니다졸과 시프로플록사신을 처방해 치료한 후 한 그룹에는 6g의 유산균을, 다른 그룹에는 가짜 유산균을 매일 저녁 1년간 섭취하도록 처방했다. 1년 후 재발의 문제없이 회장낭염의 치료효과가 유지된 환자의 비율이 가짜 유산균 그룹보다 유산균 그룹에서 뚜렷히 높게 나타났다(6%:85%).

■ 연구 4 회장낭염이 가라앉은 40명의 환자에게 매일 6g의 유산균 또는 가짜 유산균을 9개월 동안 처방했다. 9개월 후 여전히 회장낭염이 가라앉은 상태가 유지된 환자의 비율은 유산균 그룹이 가짜 유산균 그룹보다 확실히 높았다(85%:0%).

멜라토닌(Melatonin)

만성궤양성대장염을 앓고 있는 47세 남성 환자에게 멜라토닌을 하루 3mg씩 복용케 하자 임상적으로 뚜렷한 개선효과가 확인되었다. 또 대장염에 걸린 쥐를 대상으로 한 실험에서도 멜라토닌의 치료효과가 임상 및 내시경검사상 확인되었다는 보고가 있다.

커큐민(Curcumin)

커큐민은 카레의 원료인 강황(Turmeric, Curcuma longa)의 활성성분으로 항염증 효능이 있다. 커큐민을 매일 2g씩 6개월간 복용하면 진정 상태의 궤양성대장염 재발률이 감소하는 것으로 알려져 있다.

■ 연구 진정 상태의 궤양성대장염 환자 89명을 두 그룹으로 나눠 6개월

동안 한 그룹에는 커큐민을 아침과 저녁 식후에 1g씩 처방하고 다른 그룹에는 가짜 약을 처방했다. 모든 환자들은 설파살라진 또는 메살라진을 함께 복용하고 있었다. 실험을 마친 82명의 환자 중 커큐민 그룹의 재발률은 4.7%, 가짜 약 그룹은 20.5%로 현격한 차이를 보였다. 또 평균 질병활동지수와 평균 내시경지수에서도 커큐민 그룹은 기준치보다 개선된 결과를 보인 반면 가짜 약 그룹에서는 두 가지 지수가 모두 악화되었다.

브로멜라인(Bromelain)

브로멜라인은 파인애플 줄기에서 추출하는 단백질분해효소로 항염증 효능이 있다. 병원치료에 실패한 궤양성대장염 환자 2명이 브로멜라인으로 자가치료를 한 후 임상 및 내시경검사에서 증상이 개선된 것을 확인했다는 사례보고가 있다. 브로멜라인 복용 후 설사가 나았다는 사례도 있다. 실제 궤양성대장염에 걸리도록 만든 쥐에게 브로멜라인을 먹여 증상완화를 확인한 실험도 있었다. 브로멜라인에 항염증 효능이 있는 것은 사실이지만 궤양성대장염에 어떤 원리로 작용해 증상을 개선시키는지는 아직 뚜렷하게 밝혀지지 않았다.

처방

- 알레르기 또는 과민반응을 일으키는 음식을 확인하고 해당 음식을 차단한다.

- 필요한 경우 보조제 추가를 고려한다. 마그네슘, 엽산, 비타민 B_{12}, 구리가 함유된 아연, 철, 비타민 K, 비타민 D, 비타민 B_6, 종합비타민.
- 필요한 경우 하루 3~15g의 생선오일을 섭취한다.
- 필요한 경우 뷰티레이트를 관장으로 투여하거나 복용한다.
- 필요한 경우 DHEA를 적정량 복용한다.
- 필요한 경우 유산균을 섭취한다.
- 필요한 경우 커큐민을 복용한다.

8 노화방지

Anti-aging

친구들은 사망하거나 휠체어에 의존하며 살아갈 나이에 치료해야 할 병도 없이 활동적으로 살아가는 사람들 가운데는 건강한 식생활을 실천하면서 영양보충제를 꾸준히 복용해온 이들이 상당히 많다. 절대적으로 영양보충제 덕이라고는 할 수 없으나 우아하게 늙어가는 데 도움이 되는 것만은 확실하다.

하지만 이미 우리 몸에 프로그래밍돼 있는 노화시계를 영양보충제로 늦출 수 있는지는 분명치 않다. 히말라야 산맥이나 조지아, 에콰도르 지역에 여전히 활동적인 120~150세 노인들이 살고 있다는 사실이 알려지면서 노화시계를 늦출 희망을 찾을 수 있을 것으로 기대했으나 조사결과 나이가 많을수록 인정받는 그 지역 문화로 인해 실제 나이보다 과장해서 보고된 것으로 드러났다.

동물실험에서는 식이요법이나 영양보충제가 수명연장에 도움이 되는 것으로 관찰되고 있으나 사람에게도 같은 효능이 있는지는 아직 연구된 적이 없다. 그러나 식이요법과 영양보충제 복용은 부작용 위험이 없으므로 실천해서 해가 되지는 않는다. 수명연장에는 도움이 되지 않을 수 있지만 노년 건강에는 분명한 효과가 있기 때문이다.

음식

소식

쥐를 이용한 실험에서 먹이를 평소 분량보다 40% 적게 먹였더니 평균수명이 33% 연장된 것으로 나타났다. 유전적으로 고혈압이 있는 쥐에게 먹이를 제한한 실험에서도 고혈압으로 인한 장기손상이 억제돼 수명연장 효과가 있음이 확인되었다. 다른 동물실험에서도 먹이를 최소 20%만 제한해도 수명이 연장된다는 사실과 유전적으로 비만인 쥐의 먹이를 제한하면 체지방이 높게 유지돼도 수명연장 효과가 있다는 사실이 증명되었다.

음식 제한을 일찍 시작할수록, 즉 나이가 어릴 때부터 시작할수록 수명연장 효과가 높은 것으로 알려져 있지만 나이와 상관없이 언제든 시작해도 역시 건강한 삶을 연장시킬 수 있다. 음식 제한이 어떤 원리로 건강한 삶에 영향을 미치는지는 구체적으로 알려져 있지 않지만 산화 스트레스를 줄이고 나이 들면서 감소하는 내분비기능과 면역기능의 노화속도를 늦춰주며 자가면역질병의 발병위험을 낮춰주는 것과 연관 있을 것으로 추정되고 있다.

몸의 전반적인 기능이 퇴화하는 속도를 늦추고 난치성 질병에 시달리지 않으면 건강한 삶이 보장되므로 음식섭취를 줄이는 것은 수명연장에 분명히 도움이 될 수 있다. 물론 음식섭취를 줄임으로써 영양불균형이 초래되지 않도록 주의하는 것도 중요하다. 성장기 아이들의 경우 정상적으로 성장하고 발달하는지, 노인의 경우 정상적인 체중이 유지되는지 여부를 살펴 음식 섭취량을 적절히 조절해야 한다.

과당과 자당

쥐에게 먹이를 주면서 한 그룹에는 물을 먹이고 다른 그룹에는 25%의 과당과 포도당 또는 자당(과당 50% 함유)이 함유된 음료수를 먹이는 실험을 1년간 진행했다. 그 결과, 물을 먹인 그룹에 비해 과당을 먹인 그룹에서 콜라겐 교차결합(collagen cross-linking)과 과산화지질(lipid peroxidation), 초기당화생성물(early glycation products)이 증가하면서 노화가 촉진되는 현상이 관찰되었다. 포도당을 제외한 과당과 자당이 최종 당화생성물인 에이지(AGEs) 독소를 만들어내기 때문이다. 쥐의 경우 10%의 과당만 물에 섞어 먹여도 에이지 생성이 증가하는 것으로 확인되었다.

다른 연구에서는 수컷 쥐를 이용해 한 그룹에는 사람이 먹는 일반식을 먹이고 다른 그룹에는 그 일반식에 탄수화물 대신 총칼로리의 15%를 자당으로 먹였더니 일반식을 먹인 쥐에 비해 자당을 먹인 쥐의 수명이 현저하게 짧아지는 결론을 얻기도 했다.

따라서 과당과 자당은 멀리할수록 좋다. 그러나 과일이나 채소에 함유된 천연과당은 양도 적을 뿐 아니라 몸에 해롭지 않으므로 과일과 채소까지 멀리해서는 안 된다.

조리법

앞서도 설명한 것처럼 노화를 늦추려면 노화를 진행시키는 물질, 에이지를 적극적으로 피하는 것이 중요하다. 에이지는 조리과정이나 단백질이 함유된 지질(육류)을 설탕(포도당, 과당, 유당)과 함께 가공하는 과정에서 주로 생성된다. 에이지가 많은 음식을 먹으면 에이지가 세포조직에 흡수돼 세포의 단백질 구조를 변형시키고 그로 인해 노화가 촉진된다. 낮은 온도나 수분이 있는 상태에서 조리하는 것이 높은 온도나 수분이 없는 상태에서 조리하는 것보다 에이지 생성을 줄일 수 있는 방법이므로 튀기거나 굽거나 오븐에 익히는 것보다 끓이거나 삶거나 조리거나 찌개를 해서 먹는 것이 좋다.(3권 음식 조리법이 노화속도를 좌우한다 p.18)

■**연구** 두 그룹의 쥐에게 평생 같은 양의 칼로리와 영양소가 함유된 먹이를 주면서 에이지 함유량에만 차등을 두는 실험을 진행했다. 한 그룹에는 높은 온도에서 익혀 에이지가 많은 먹이를 주고 다른 그룹에는 낮은 온도로 익혀 에이지를 반 정도 줄인 먹이를 주었더니 에이지가 적게 함유된 먹이를 먹은 그룹이 평균 혈청, 신장, 비장, 간의 에이지 농도가 낮은 것으로 나타났고 산화 스트레스, 인슐린 저항성, 알부민뇨, 사구체 경화증도 현저하게 감소돼 있었다. 또 에이지를 많이 먹인 그룹에 비해 평균수명은 12%, 최장수명은 13% 연장되기도 했다.

항산화제(Antioxidants)

산소에 의해 생기는 활성산소는 노화를 진행시키고 나이와 관련된 퇴행성 질병을 유발하는 대표적인 원인물질이다. 반면 비타민 E, 비타민 C, 카로티노이드, 셀레늄, 아연 같은 항산화물질은 노화를 늦추는 데 큰 도움이 되므로 적정량의 종합비타민과 미네랄을 섭취하는 것이 좋다.

비타민 D

골다공증의 예방과 치료법을 연구하기 위해 5만7311명을 대상으로 진행한 실험에서 하루 평균 528IU의 비타민 D를 5.7년 동안 복용하면 사망률이 7%나 감소하는 것으로 밝혀졌다. 골다공증이 없는 사람들도 동일한 결과를 기대할 수 있는지는 아직 연구가 더 필요하지만 비타민 D 부족은 매우 흔한 데다 비타민 D를 보충하면 건강에 도움이 되므로 노화방지를 위해 비타민 D를 보충하는 것이 좋다.

판토텐산(Pantothenic acid; 비타민 B_5)

쥐를 이용한 실험에서 먹이에 판토텐산을 섞어 먹이면 평균수명이 18~20% 연장되는 것으로 나타났다. 판토텐산은 종합비타민을 복용하는 것만으로도 보충이 가능하다.

DHEA(Dehydroepiandrosterone)

DHEA 수치는 나이 들수록 점차 감소하는데 혈청 DHEA 농도가 낮은 노인 환자들에게 DHEA(여성: 하루 5~15mg, 남성: 하루 10~20mg)를 처방하자 식욕부진, 근육손실, 무력증, 우울증 등 노화와 관련된 증상이 호전되는 효과를 보였다. 빠른 경우 DHEA 처방 후 2주째부터 호전현상이 시작되었으며 치료기간에 비례해 호전효과도 지속적으로 높아졌다.

레스베라트롤(Resveratrol)

레스베라트롤은 레드와인에 많은 성분으로 땅콩에도 소량 포함돼 있다. 고지방, 고칼로리 먹이를 먹여 수명이 짧아질 것으로 예상되는 쥐에게 레스베라트롤을 먹였더니 정상수명까지 사는 것으로 확인되었다. 레스베라트롤의 효과적인 용량은 몸무게 1kg당 하루 5.2mg 정도였다.

처방

- 체중이 감소하지 않고 영양이 부족하지 않을 정도로 소식하면 수명이 연장된다.
- 고과당 옥수수시럽, 설탕이 함유된 음식은 피하고 에이지 독소가 많이 생성되지 않도록 안전한 조리법을 선택한다.
- 비타민 E, 비타민 C, 카로티노이드, 셀레늄, 아연 등 항산화물질과 종합비타민을 복용한다.
- 골다공증 예방과 면역기능 강화를 위해 비타민 D를 섭취한다.

- DHEA를 적정량 복용하고 필요한 경우 복용량을 늘린다.
- 노화를 늦추고 치매예방을 위해 레스베라트롤을 적정량 복용한다.

9 녹내장

Glaucoma

녹내장은 눈의 신경이 점차 위축되면서 결국 시력을 잃게 되는 질병이다. 녹내장 환자의 대부분은 안압(intraocular pressure, IOP)이 상승하면서 시각신경병증(optic neuropathy)을 일으키고 이로 인해 시신경이 손상되는 과정을 거친다. 일부에서는 안압 상승 없이 시신경 손상이 진행되기도 하는데, 이런 경우를 정상안압녹내장 혹은 저안압녹내장이라고 한다. 가장 흔하게 발병하는 녹내장을 1차성녹내장(primary open-angle glaucoma) 혹은 만성단순성녹내장(chronic simple glaucoma)이라고도 하는데, 이 경우 결막과 홍채 사이에 있는 전방(anterior chamber angle)의 안구액이 빠지는 구멍이 막혀 안압이 올라간다. (1권 녹내장 p.175)

음식

카페인

녹내장 환자에게 카페인 없는 커피는 비교적 안전하지만 카페인이 함유된 커피는 한 잔(200~360ml)만 마셔도 안압이 일시적으로 상승한다. 카페인 음료를 마신 후 60~90분 사이의 평균 안압상승률은 1.2~3.0mmHg 정도였다. 그러나 커피를 마신 후 양쪽 눈의 안압이 각각 7mmHg, 5mmHg까지 올라간 사례도 있으므로 안압상승률은 환자에 따라 차이가 있을 수 있다.

건강한 사람도 카페인이 안압에 영향을 미치는지는 확실치 않지만 녹내장 환자는 4~6주 정도 카페인을 끊은 후 안압이 내려가는지 알아보는 것이 좋다. 정상안압은 10~21mmHg이고, 22mmHg 이상이면 만성녹내장으로 진단한다.

음식 알레르기

고양이 눈에 히스타민 주사를 투여하자 안압이 상승했다는 연구결과가 있는 것으로 미루어 알레르기가 녹내장의 원인이 될 수 있는 것으로 추정된다. 1차성녹내장 환자 113명에게 10년간 알레르기를 일으키는 물질을 피하게 했더니 안압이 내려가고 시력이 좋아지는 등 치료효과가 있었다는 연구결과도 보고된 바 있다. 녹내장과 관련된 알레르기 원인물질은 주로 호흡을 통해 흡입되는 종류였으나 음식 알레르기도 원인이 되는 것으로 밝혀진 사례보고들이 있다.

■ 연구 1차성녹내장 환자 3명을 대상으로 음식섭취 후 맥박을 재서 맥박을 높이는 음식을 먹지 않도록 했더니 한 환자의 안압이 안정화되는 효과가 나타났다. 어떤 음식을 먹고 60분 안에 맥박이 10회 이상 증가하면 그 음식에 알레르기가 있는 것으로 판단할 수 있다(1권 체질에 맞는 음식 찾기 p.53). 다른 두 환자는 수술과 약 복용을 통해 안압은 안정되었으나 시야는 지속적으로 좁아지는 상태였는데, 역시 알레르기를 일으키는 음식을 피하자 나빠지던 시야가 상당히 좋아지는 효과를 얻었다.

원인 모를 1차성녹내장이 있는 환자는 알레르기 반응을 일으키는 음식을 찾아내 피하는 것이 중요하다.

자연치료제

비타민 C

여러 연구에 의하면 한 번에 많은 양의 비타민 C(몸무게 1kg당 500mg)를 복용하거나 정맥주사(몸무게 1kg당 400~1000mg)로 투여하는 경우 녹내장 환자의 안압이 일시적으로 내려가는 효과가 있는 것으로 확인되었다. 또 장기간 비타민 C 보충제를 복용해도 건강한 사람이든 녹내장 환자든 차이 없이 안압이 내려가는 효과가 있었다. 장기간 복용할 때도 적은 양(1일 1~2g)보다는 많은 양(1일 10~35g)이 훨씬 효과적이었다.

■ 연구 1 건강한 사람들에게 하루 2회 500mg의 비타민 C를 2주간 복용케

했더니 안압이 평균 2.3mmHg 떨어졌다.

■ **연구 2** 안압이 중등 정도로 높은 25명의 환자(평균연령 63세)에게 6일 동안 비타민 C를 하루에 4회 500mg 복용하게 했더니 평균 안압이 1.1mmHg 낮아졌다.

■ **연구 3** 병원치료로 효과를 보지 못한 16명의 환자에게 15~45일 동안 하루 3~5회로 나눠 몸무게 1kg당 500~700mg의 비타민 C를 복용하게 했더니 한 명만 빼고 모든 환자의 안압이 내려갔으며 정상으로 회복된 경우도 있었다. 절반가량의 환자 중 안압이 가장 많이 떨어진 수준은 10mmHg였는데, 20mmHg 이하로 내려간 경우도 있었다.

■ **연구 4** 안압이 20mmHg 이상인 환자 30명에게 식사와 함께 비타민 C를 하루 3회 복용하게 했다. 평균 비타민 C 복용량은 하루 10g이었으며 30명 중 20명에게는 하루 10g 이상 복용하게 했더니 모든 환자의 안압이 평균 5.6mmHg 정도 낮아졌다.

이에 반해 비타민 C가 효과 없다는 연구보고도 있다. 한 연구에서는 만성1차성녹내장(chronic open-angle glaucoma) 환자 6명에게 5~10주 동안 하루 4.5~5.0g의 비타민 C를 복용하게 했으나 안압이 내려가지 않았다고 한다. 그러나 이는 환자들이 이미 적극적인 병원치료를 받고 있어서 비타민 C의 효과를 볼 만한 여지가 없었기 때문으로 보인다.

녹내장에 대한 비타민 C의 작용은 확실하지 않지만 녹내장에 흔히 사용하는 삼투압 치료제들처럼 삼투압 현상에 의한 효과일 것으로 추정되고 있다. 다른 가능성으로는 비타민 C가 안구 섬유주(trabecular meshwork)

내의 하이알루론산(hyaluronic acid) 성분을 분해해 안구액(방수; 안구에서 계속 분비되는 액체)이 원활하게 작용하기 때문일 수도 있다. 비타민 C의 장기복용에 대해서는 연구가 더 필요하지만 병원치료로 효과를 보지 못한 환자들은 비타민 C의 복용을 고려해야 한다.

마그네슘(Magnesium)

한 임상실험 결과, 마그네슘이 시야개선에 도움이 된다고 보고되었다. 이는 혈관을 확장시켜 시신경에 혈액이 더 잘 흐르기 때문일 수도 있고 질병이 있는 눈 조직세포의 사구체(mitochondria)에서 에너지 생산이 향상된 덕분일 수도 있다.

■ **연구** 1차성녹내장 환자 6명과 정상안압녹내장 환자 4명에게 4주 동안 마그네슘을 122mg씩 하루 2회 복용하게 했더니 4주 후 시야가 개선될 가능성을 보여주었다.

플라보노이드(Flavonoids)

1차성녹내장 환자에게 루틴을 4주 동안 20mg씩 하루에 3회 처방하자 동공축소약(miotic agent)의 약효가 더 좋아졌다는 연구보고가 있다. 헤스페리딘 메틸찰콘도 같은 효과가 있었다. 플라보노이드는 비정상적으로 높아진 혈액안 방수장벽(blood aqueous barrier)의 삼투성을 낮춰 안구액이 스며나오는 현상을 감소시키는 것으로 보이며 시험관연구에서는 산화 스트레스로 인해 망막신경절세포(retinal ganglion cell)가 손상되는 현상을 방지하는 효과가 확인되었다. 망막신경절세포의 손상은 녹내장의 원인으로 추정되고 있다.

오메가-3 지방산

쥐에게 오메가-3 지방산이 부족한 먹이를 먹이면 적정량의 오메가-3 지방산을 먹인 쥐들에 비해 평균안압이 13% 높아지는 것으로 나타났다. 오메가-3 지방산이 안압을 낮출 수 있다는 뜻인데, 이유는 안구액의 흐름을 가로막고 있던 배출구가 뚫리면서 안구액의 배출량이 늘기 때문이다. 토끼에게 대구간유(cod liver oil)를 먹였더니 평균안압이 25mmHg에서 11mmHg로 낮아졌다는 보고도 있다.

1차성녹내장이 있는 환자들을 건강한 형제들과 비교해보았더니 혈액 속의 EPA와 DHA 농도가 현저하게 낮은 것으로 나타났다. 또 많은 양의 오메가-3 지방산을 섭취하는 에스키모들의 녹내장 발병률이 매우 낮다는 사실을 고려해봐도 생선오일이 녹내장 예방 및 치료에 도움이 되는 것으로 판단된다.

아마씨오일, 콩기름 같은 식물성 오메가-3 지방산도 괜찮기는 하지만 식물성 오메가-3 지방산인 알파리놀렌산은 몸 안에서 EPA나 DHA로 전환되는 데 한계가 있다. 그러므로 생선오일을 복용하는 것이 좋다. (1권 오메가-3오일 어떻게 만들어지나 p.545)

은행잎 추출물(Ginkgo biloba extract)

한 연구에서 정상안압녹내장 환자가 은행잎 추출물을 복용하고 시야가 향상되었다는 보고가 있다.

■ 연구 정상안압녹내장으로 인해 양쪽 눈 시야에 결함이 있는 환자 27명을 두 그룹으로 나눠 4주 동안 한 그룹은 하루 3회 40mg의 은행잎추출물을 복용하게 하고 다른 그룹은 가짜 약을 복용하게 한 다음 8주 후 두 그룹의 처방을 바꾸어 다시 4주간 복용하게 했다. 그 결과 은행잎 추출물을 복용한 그룹은 시야가 현저하게 향상되었으나 가짜 약을 복용한 그룹은 변화가 없었다. 또한 은행잎 추출물을 먼저 복용한 그룹이 가짜 약을 먼저 복용한 그룹보다 효과가 좋은 것으로 나타났다.

갑상선호르몬(Thyroid hormone)

만성1차성녹내장 환자의 16~23%에서 갑상선저하 현상이 관찰된다는 보고가 있다. 증상이 경미한 갑상선저하(갑상선자극호르몬 TSH가 올라가고 갑상선호르몬 T3, T4는 정상인 상태) 녹내장 환자에게 갑상선호르몬을 투여해 안압이 내려가는 효과를 얻었다고 한다. 갑상선저하 증상이 있는 환자의 안압이 올라가는 것은 안구 전방(anterior chamber angle)에 점액다당류(mucopolysaccharides)가 축적되어 안구액의 배출능력이 떨어지기 때문인데, 갑상선호르몬이 이를 개선해주는 것으로 추정된다.

녹내장 환자에게 갑상선저하 증상이 있어도 혈액검사에서는 정상으로 나오는 경우가 많은데, 이런 환자들이 갑상선호르몬 치료를 받으면 도움이 될 수 있다. (1권 갑상선기능저하증 p.126)

처방

- 카페인을 금하고 알레르기를 일으키는 음식을 찾아내 피한다.
- 비타민 C를 복용한다.
- 플라보노이드를 복용한다.
- 오메가-3 오일을 복용한다.
- 은행잎 추출물을 하루 120mg 이상 복용한다.
- 갑상선저하 증상이 있는 경우 갑상선저하 증상부터 치료한다. 갑상선 호르몬 처방약을 복용하기 전에 갑상선기능을 향상시키는 제품을 먼저 시도해보는 것이 좋다.

10 뇌전증

간질; Epilepsy

뇌전증은 뇌의 전기활동에 문제가 생겨 반복적으로 발작이 일어나는 질병이다. 발작의 유형은 문제가 생긴 뇌의 위치에 따라 달라진다. 발작의 원인으로는 태아기나 출산 시 뇌손상, 뇌막염, 뇌염, 파상풍, 광견병, 학질, 뇌의 기생충 감염, 알코올이나 마약의 금단현상 등이 있지만 여기서는 주로 원인불명의 1차성뇌전증(idiopathic epilepsy)에 대해 다룬다. 사실 뇌전증의 70~80%는 원인불명이다.

뇌전증의 원인은 무척 다양하기 때문에 어떤 환자에게는 효과가 있는 영양제가 다른 환자에게는 효과가 없을 수도 있다. 그렇지만 영양보충이 뇌전증을 치료하는 데 효과가 있는 것은 분명하므로 뇌전증 치료의 한 방법으로 고려되어야 한다.

저혈당증과 고인슐린혈증

뇌전증은 저혈당증의 한 증상으로 알려져 있으며 저혈당이 뇌전증의 가장 흔한 원인이라는 연구결과가 있다. 한 연구에서는 뇌전증 환자 92명 중 56.4%가 공복 혈당 수치가 낮은 것으로 확인되었으며 당부하검사(glucose tolerance test)에서 일부 환자들의 뇌파에 일시적인 이상이 발견되기도 했다. 뇌파 이상은 혈당이 가장 낮은 시점이 아니라 인슐린의 양이 늘어나려고 하는 시점에서 발생했다. 이러한 뇌파의 변화는 인슐린에 의해 물과 전해질이 뇌로 이동해 뇌에 물과 전해질이 많아지는 현상(cerebral hyperosmolarity) 때문인 것으로 보인다. 따라서 인슐린의 분비량이 늘면 뇌전증 환자의 발작요인이 되는 것으로 추정할 수 있다.

경우에 따라서는 저혈당증(hypoglycemia)과 고인슐린혈증(hyperinsulinemia)이 뇌전증의 원인이 될 수도 있다. 뇌파에 이상이 발견되는 뇌전증 환자는 저혈당이 되지 않도록 적절한 식단조절과 영양보충제로 효과를 볼 수 있다.

혈당이 부족하면 에너지(ATP) 생산이 안 되고 에너지가 부족하면 신경세포막의 전기균형이 깨져 뇌전증을 일으키기 쉽다. 연구에 의하면 뇌전증으로 인한 발작을 일으키기 전에 혈당이 비정상적으로 낮아지는 현상이 나타나는 것으로 밝혀졌다. 뇌전증 환자의 50~90%는 혈당이 항상 낮은 상태이거나 자주 떨어지는 특징을 보이는데, 이때 혈당을 빨리 올릴 목적으로 흰빵, 흰쌀밥, 밀가루 음식, 설탕, 단 음식 등을 빨리 먹으면 안 된다. 혈당이 빨리 오르면 인슐린이 많이 분비되면서 혈당이 빨리 내려가 저혈당이 되기 쉽다. 그러므로 혈당을 빨리 올리지 않는 식품 위주로 식단을 구성하고 현미 등 가공하지 않은 곡물과 섬유질이 많은 채소와 오메가-3 오일, 콩, 생선, 달걀 등 건강식을 천천히 오래 씹어 먹는 습관을 지녀야 한다. (1권 당뇨 자연치료법 중 음식 p.191~195)

음식 알레르기

음식 알레르기도 뇌전증의 원인이 될 수 있는데, 특히 어린이들에게 자주 나타나고 지방변증이 있는 경우 더 심해질 수 있다.
사례보고에 따르면 뇌전증의 원인으로 의심되는 특정 음식을 먹지 않았을 때 발작이 없어지거나 발작 빈도를 줄일 수 있었다고 한다. 또 다른 연구에서는 뇌전증 어린이 환자 63명에게 알레르기를 일으키지 않는 음식을 섭취하도록 한 결과, 알레르기 증상이 있던 어린이는 효과가 있었지만 알레르기 증상 없이 뇌전증만 있던 어린이는 효과가 없는 것으로 나타났다.

■ **연구** 뇌전증을 앓는 어린이 환자 63명을 대상으로 4주 동안 양고기, 감자, 쌀, 바나나, 사과, 양배추, 콜리플라워, 브로콜리, 오이, 셀러리, 당근, 물, 소금, 후추, 약초, 칼슘, 비타민으로 구성해 알레르기를 일으키지 않는 제한식단(elimination diet)으로 바꾸도록 했다. 그러자 뇌전증 외에도 편두통, 복통, 산만한 행동 등이 있던 45명(55.6%)에게서 발작 증상과 편두통, 복통, 산만한 행동 등이 사라졌고 24.4%는 발작 횟수가

줄어 결과적으로 80%의 어린이가 발작이 사라지거나 감소하는 효과를 보였다.
그러나 뇌전증 증상만 있던 18명은 음식을 바꿔도 변화가 없었다. 또 알레르기를 일으키지 않는 식단을 다시 일반음식으로 바꾸자 42개 음식에서 편두통, 복통, 산만한 행동 등이 재발했고 31개의 음식은 다시 발작을 일으켰다. 다른 연구에서는 알레르기를 일으키는 음식을 먹은 후 16명 중 15명에게서 증상이 나타났으며 이 중 8명은 발작을 일으키기도 한 것으로 조사되었다. 반면 알레르기를 일으키는 음식을 먹지 않은 환자들은 증상이 재발하지 않았다.(1권 음식 알레르기 p.307 / 3권 음식 알레르기 p.663)

지방변증은 건강한 사람보다 뇌전증 환자에게서 더 많이 발견된다(44명:244명). 뇌전증이 시작되자마자 글루텐이 들어 있지 않은 음식을 먹은 지방변증 환자는 발작 증상이 줄어든 것으로 나타났다.(3권 지방변증 p.784)

알코올과 식품첨가물

뇌전증 발작은 과도한 알코올 섭취와 식품첨가물 섭취로 인해 일어나기도 한다. 2개의 사례보고에서는 인공감미료가 어린이 환자에게 발작을 일으키고 악화시키는 것으로 나타났다. 뇌전증이 없던 사람이 아스파탐을 먹은 후 대발작을 일으킨 사례도 있고 발작 경험이 없던 어린이들이 아스파탐(몸무게 1kg당 40mg)이 들어 있는 음료수를 마시고 뇌파에 변화가 생겼다는 보고도 있다. 아스파탐 제조회사인 뉴트라스위트사에서 후원한 연구에서는 아스파탐 때문에 발작이 있었던 사람과 뇌전증 환자에게 아스파탐(2주간 매일 몸무게 1kg당 34mg 또는 1kg당 50mg 한 번)을 먹여도 발작을 일으키지 않았다는 보고서를 내놓았으나, 이 연구에서는 아스파탐을 음료나 음식이 아닌 캡슐 형태로 사용하는 편법이 동원되었다.

음료나 음식에 포함된 아스파탐은 높은 열에 노출되거나 2개월 이상 저장하면 화학적 변화를 일으켜 몸에 나쁜 영향을 주는 것으로 추측된다. 따라서 캡슐 형태로 섭취하는 아스파탐은 실생활에서 일반적으로 섭취하는 아스파탐과 다르고 몸에 미치는 영향도 다를 수밖에 없다.

현재까지 진행된 연구를 종합하면 아스파탐은 발작을 일으킬 수 있는 요인이므로 피해야 한다.

혈당을 올리지 않는 식단

혈당 조절이 발작 조절에 어느 정도 영향을 주는 것으로 여겨진다. 난치성 뇌전증 어린이가 혈당을 올리지 않는 식단을 따랐을 때 심각한 부작용 없이 발작 빈도가 줄어든다는 사실을 밝힌 연구보고도 있다.

■ **연구** 뇌전증이 있는 어린이 76명에게 최소 12개월간 탄수화물을 하루 40~60g으로 제한해 혈당을 올리지 않는 식단을 권고했다. 이 중 89%는 난치성 뇌전증 환자로 3가지 이상의 약을 복용하고 있었다. 1, 3, 6, 9, 12개월에 발작 빈도를 조사한 결과 각각 66%, 64%, 54%, 50%, 41%

로 점점 발작 빈도가 줄어드는 것을 확인할 수 있었다. 3명의 어린이가 일시적인 무기력 증상을 보였으나 그 외에는 부작용이 관찰되지 않았다.

자연치료제

마그네슘, 비타민 B_6가 결핍되면 발작을 일으킬 수 있다는 사실을 감안할 때 뇌의 전기활동에 관여하는 영양소가 있음을 알 수 있다. 뇌전증 환자들은 이러한 영양소가 부족한 경우가 많다. 대부분의 뇌전증 환자에게 영양결핍이 주요 원인이 아닐 수도 있지만 영양결핍은 다른 원인에서 오는 발작을 악화시킬 수 있다.

그리고 일부 뇌전증 환자들은 뇌활동에 필요한 영양소를 보통 사람들보다 많이 필요로 할 수도 있다. 많은 양의 비타민 B_6로 뇌전증 발작이 완전히 조절되는 경우를 보면 이러한 영양소의 필요성을 설명할 수 있다. 어느 정도의 비타민 B_6와 다른 영양소의 결핍이 발작을 일으키지는 않겠지만, 이러한 영양소들이 부족하면 발작을 더욱 악화시킬 수 있고 영양보충제는 항경련제에 의해 생길 수 있는 영양결핍을 예방하기 위해서도 필요하다. 그러나 비타민 B_6나 엽산 등을 너무 많이 섭취하면 처방약인 항경련제의 효과를 방해할 수도 있기 때문에 주의가 필요하다.

비타민 B_6

쥐를 이용한 실험에서 비타민 B_6가 부족해질 경우 발작이 일어날 수 있는 것으로 나타났다. 1950년대 초 미국의 수많은 아이들이 피리독신

(pyridoxine; 비타민 B_6)이 부족한 분유를 먹고 발작을 일으킨 사례가 있고, 비타민이 거의 없는 염소의 분유만 먹은 아이들이 발작을 일으킨 사례도 있다. 이러한 발작은 비타민 B_6를 보충하면서 사라졌다.

비타민 B_6 결핍은 뇌전증 환자에게서 특히 많이 발견된다. 약물치료를 받는 62명의 뇌전증 환자 중 55%가 비타민 피리독살인산(pyridoxal phosphate; 비타민 B_6) 수치가 낮은 것으로 나타났다. 심한 뇌전증 환자 68명을 조사한 연구에서는 37%가 혈청 비타민 B_6 농도가 낮은 것으로 조사되었다. 비타민 B_6 농도가 낮은 이유는 비타민 B_6의 농도를 낮추는 것으로 알려진 항경련제 페니토인의 치료 때문일 수 있다. 하지만 비타민 B_6 농도가 낮아지는 것과 다른 항경련제 사용 사이에는 확실한 연관성이 규명되지 않았기 때문에 비타민 B_6 농도가 낮아진 다른 요인도 있을 수 있다.

비타민 B_6 보충제는 비타민 B_6 결핍으로 인한 발작에 확실히 효과적이다. 결과가 상반되기도 하지만 일부 연구에서는 비타민 B_6 결핍과 상관없는 발작에도 비타민 B_6가 효과를 보이는 것으로 나타나기도 했다.

비타민 B_6 의존성 발작

비타민 B_6 의존성 발작은 태어나서 첫 6개월 안에 난치성 뇌전증이 발병하는 드문 유전성 질병이다. 이러한 발작은 고용량의 비타민 B_6로 완전히 조절할 수 있다. 하지만 제때 치료하지 않으면 영구적인 신경손상이 생길 수 있다.

대부분의 환자는 비타민 B_6를 하루 25~50mg씩 복용하면서 조절이 가능해졌는데 하루 200mg이 필요한 경우도 있었다. 비타민 B_6 의존성 발작 환자는 비타민 B_6를 지속적으로 복용해야 한다. 수년 동안 먹어오던 비타민 B_6를 중단하면 5분 이상 지속되는 뇌전증(status epilepticus)으로 사망할 수도 있기 때문이다.

비타민 B_6 의존성 발작 환자들 중 일부는 첫 발작이 늦게 시작돼 생후 19개월까지 발작이 없는 경우도 있다. 그러나 최근에는 비타민 B_6 의존성 발작이라고 볼 수 있는 경우가 이전보다 많기 때문에 난치성뇌전증이 있는 모든 어린이 환자에게 비타민 B_6 투여를 권장하고 있다. 또 비타민 B_6 의존성뇌전증을 지닌 아이를 출산한 여성도 다음 임신시기를 고려해 비타민 B_6의 복용을 권한다.

비타민 B_6 비의존성 발작

비타민 B_6는 비타민 B_6에 의존성이 없는 뇌전증 환자에게도 일부 효과가 있었다.

▪ **연구 1** 뇌전증 어린이 26명에게 비타민 B_6(Pyridoxine) 160mg을 매일 복용하게 하자 비타민 B_6 결핍이 있던 환자 19명 중 9명은 발작이 완전히 없어지거나 정도가 줄어들었고, 그중 일부는 항경련제를 중단할 정도가 되었다. 하지만 비타민 B_6 결핍이 없던 환자 7명은 비타민 B_6에 아무런 반응이 없었다.

▪ **연구 2** 지적발달장애, 감정장애, 비정상적인 뇌파와 관련된 뇌전증 환자(3~8세) 3명이 모두 비타민 B_6 결핍이었으며 비타민 B_6 60~160mg을

매일 복용하게 하자 비타민 B_6 수치가 정상으로 회복되면서 환자들의 증상도 좋아졌다.

■ 연구 3 14명의 뇌전증 환자(2~17세)를 검사한 결과 모든 환자에게 소발작(petit mal epilepsy)이 있었고 1명은 대발작(grand mal epilepsy)이 있는 것으로 조사되었다. 이들에게 피리독신을 20mg씩 하루 3~6회 복용하게 하자 5명의 환자는 발작이 멈추었고 3명은 빈도가 줄어들었다.

■ 연구 4 뇌전증 어린이 환자 56명에게 최소 6주간 매일 160~200mg의 비타민 B_6를 처방하자 5명의 증상이 현저하게 좋아졌다.

■ 연구 5 자주 발작을 일으키고 발작이 5분 이상 지속되는 뇌전증(status epilepticus)을 앓고 있는 23세 남성 환자에게 비타민 B_6 60mg을 정맥주사로 투여하자 즉시 증상이 좋아졌다. 치료 전 혈청 비타민 B_6(Pyridoxine) 농도는 현저하게 낮은 상태였다.

피리독신과 피리독살인산

비타민 B_6 결핍으로 인한 발작이 있는 대부분의 환자는 피리독신(Pyridoxine)으로 치료할 수 있지만 일부 환자들은 비타민 B_6를 생리적으로 활성화시킨 형태인 피리독살인산(Pyridoxal phosphate; PLP)에만 반응을 보이는 것으로 나타났다. 피리독살인산의 결핍으로 인한 발작을 치료하기 위한 평균 복용량은 몸무게 1kg당 하루 30mg이었다. 이 양은 피리독신이 효과를 낼 수 있는 평균 복용량(몸무게 1kg당 하루 18mg)보다 훨씬 많지만 효과가 훨씬 좋은 경우가 있으므로 비타민 B_6로 환자를 치료할 때 피리독살인산을 먼저 고려해야 한다. 또 피리독신에 반응하지 않는 비타민 B_6 결핍으로 인한 발작 환자에게도 피리독살인산이 좋은 처방이 될 수 있다.

피리독살인산은 5-인산화효소가 결핍돼 피리독살인산을 만들어내지 못하는 신생아 뇌전증성뇌병증(neonatal epileptic encephalopathy) 환자에게 특히 효과적인 것으로 알려져 있다. 생후 1개월 이내에 피리독살인산 치료를 받은 경우 정상적으로 성장할 뿐 아니라 정신지체나 운동지체가 심해지지 않은 반면, 생후 1개월 이내에 치료를 받지 않거나 1개월 이후에 치료를 받은 경우에는 심각한 정신지체장애가 초래되거나 심하면 사망에 이를 수도 있다. 따라서 뇌전증성뇌병증이 있는 모든 신생아는 피리독살인산을 적어도 하루 동안 몸무게 1kg당 30mg을 3회에 나눠 복용시킬 것을 권하고 있다.

임상에서의 비타민 B_6

난치성뇌전증이 있는 모든 아이들에게는 비타민 B_6를 처방한다. 또 발작을 조절하기 위해 약물을 복용하고 있다면 약물에 의해 B_6 결핍증이 생길 수 있으므로 비타민 B_6를 하루 10~50mg 정도 복용시키는 것이 좋다. 경우에 따라 더 많은 양이 필요할 수도 있지만 많은 양의 비타민 B_6는 일부 항경련제 약의 효과를 방해하는 것으로 나타났다. 또 피리독신을 하루에 500mg 또는 그 이상 오랫동안 복용할 경우 일부 성인에게서 신경독성을 일으켰는데, 어린이에게는 소량의 피리독신으로도 신경독성을 일으킬 수 있으므로 복용량에 주의해야 한다.

비타민 B_6로 치료받는 환자들은 마그네슘을 보충해줄 필요가 있다. 이 두 영양소는 함께 작용하며 비타민 B_6가 마그네슘을 더 필요로 하게 만들기 때문이다.

마그네슘(Magnesium)

심각한 마그네슘 부족은 발작의 원인이 되며 자극에 쉽게 발작을 일으키도록 만든다. 실험을 위해 일부러 뇌전증이 생기게 한 고양이와 개에게 마그네슘을 정맥주사로 투여했을 때 항경련 효과가 있었다. 인간을 대상으로 한 실험에서 신생아 강직(neonatal tetany)과 자간(eclampsia; 경기)에도 마그네슘을 투여했을 때 효과가 있었고, 알코올 금단현상에도 효과가 있는 것으로 보인다.

대발작간질(grand mal epilepsy)이 있는 환자 40명을 대조군과 비교했을 때 혈청과 뇌척수액의 마그네슘 농도가 현저하게 낮았으며 혈청과 뇌척수액의 마그네슘 농도는 발작 지속시간과 빈도가 늘어나면서 더 낮아졌다. 몇 가지 연구에서는 마그네슘을 복용했더니 뇌파검사(EEG) 결과가 호전되고 발작 빈도가 낮아졌다.

비타민 E

뇌전증이 있는 어린이는 건강한 어린이보다 적혈구와 혈장의 비타민 E 농도가 낮았으며 여러 약으로 치료받는 어린이는 한 가지 약으로 치료받는 어린이와 비교했을 때 비타민 E 농도가 더 낮았다. 일부 연구에서는 비타민 E가 발작 빈도를 줄였지만, 어떤 연구에서는 비타민 E가 발작에 효과가 없었다.

■연구 1 병원치료에 효과가 없었던 뇌전증 환자(6~17세) 24명을 무작위로 나누고 3개월 동안 매일 한 그룹에는 비타민 E 400IU를 처방하고 다른 그룹에는 가짜 약을 처방했다. 비타민 E 치료를 받은 환자 12명 중 10명은 발작 빈도가 60% 이상 줄어들고 6명은 90~100% 줄어들었으나, 가짜 약을 처방받은 그룹은 아무도 발작 빈도가 60% 이상 줄지 않았다. 비타민 E 치료는 항경련제의 혈장농도에 영향을 주지 않았다.

■연구 2 어린이와 성인 35명을 무작위로 나누고 3개월 동안 매일 한 그룹에는 비타민 E 250IU를 처방하고 다른 그룹에는 가짜 약을 처방했으며 항경련제 치료를 받던 환자들은 계속 치료받도록 했다. 비타민 E를 받은 성인 12명 중 8명은 발작 빈도가 줄었고 2명은 늘었으며 2명은 변함이 없었다. 비타민 E를 처방받은 어린이 6명 중 2명은 발작 빈도가 줄어들었으나 4명은 변함이 없었다. 가짜 약을 처방받은 어린이와 성인은 발작 빈도에 변화가 없었다.

■연구 3 뇌전증 치료에 반응하지 않는 심한 정신지체 환자에게 비타민 E를 처방하자 평균 발작 빈도가 32% 감소했다. 하지만 이 연구개요에는 치료에 사용한 비타민 E의 분량과 대조군과의 비교연구가 빠져 있었다.

■연구 4 항경련제 치료를 받고 있는 뇌전증 환자들 가운데 심한 장애가 있는 환자(4~23세) 10명을 대상으로 1개월 동안 매일 비타민 E 100IU를 처방했지만 발작 빈도를 줄이는 데 별 효과가 없었다.

■연구 5 발작 조절이 잘 되지 않는 뇌전증 청소년과 성인 43명을 무작위로 나누고 3개월 동안 매일 한 그룹에는 비타민 E 600IU를 처방하고 다른 그룹에는 가짜 약을 처방했다. 1주간 쉬었다가 서로 바꿔 3개월간

다시 치료받도록 했다. 항경련제 치료를 받던 환자들은 계속 치료받도록 했다. 발작 빈도를 처음과 비교했을 때, 가짜 약을 복용하는 기간에는 13.8% 감소했으나 비타민 E를 복용하는 기간에는 25.7% 감소했다.

비타민 E 효과에 대한 연구는 서로 상반된 결과를 보이지만 비타민 E는 상당히 안전하므로 뇌전증 환자, 특히 어린이 환자의 보조 치료제로 고려해볼 수 있다. 많은 양의 비타민 E(1일 400IU 또는 그 이상)를 사용할 때는 복합토코페롤을 복용해야 한다.

셀레늄(Selenium)

셀레늄은 비타민 E와 협동작용을 하며 중요한 항산화제인 글루타티온을 생산해 독소를 제거하는 작용을 한다. 한 연구에 의하면 글루타티온 농도가 낮은 4명의 어린이가 생후 6개월 이전에 뇌전증이 생겼으며 뇌전증 약에도 호전되지 않았으나 뇌전증 약을 끊고 셀레늄을 먹였더니 개선되었다고 한다.

콜레우스(Coleus Forskohlii)

콜레우스는 인도에서 뇌전증에 주로 쓰이는 약초로 사이클릭 AMP(cAMP)를 증가시켜 뇌파의 전기작용을 안정화시킴으로써 뇌전증을 개선하는 것으로 알려져 있다.

티아민(Thiamine)

티아민(비타민 B_1)이 심하게 결핍되면 알코올중독자는 물론 건강한 사람도 발작을 일으킬 수 있으며 이러한 발작은 티아민을 보충하면 거의 회복된다. 한 연구에서는 620명의 뇌전증 환자를 조사한 결과 25%의 환자가 티아민 수치가 낮은 것으로 나타났고, 다른 연구에서는 72명의 뇌전증 환자를 조사했을 때 31%가 티아민 수치가 낮은 것으로 나타났다. 또 다른 연구에서는 뇌전증 환자에게 6개월 동안 매일 티아민 50mg을 처방해 지능지수(IQ)가 향상되는 결과를 얻었다고 한다. 따라서 일부 뇌전증 환자에게 나타나는 지적기능장애는 티아민 부족현상 때문일 수도 있다.

바이오틴(Biotin)

오랫동안 항경련제 치료를 받은 뇌전증 환자 264명 중 74%가 혈청 바이오틴 농도가 정상보다 낮은 것으로 조사되었다. 처방약(Phenytoin, Carbamazepine, Primidone)으로 인해 바이오틴 이화작용(catabolism)이 증가했기 때문이다. 처방약 가운데 카르바마제핀과 프리미돈은 바이오틴의 흡수를 억제하기도 한다.

그러나 바이오틴 보충이 항경련제의 효과를 방해한다는 증거는 없다. 바이오틴 결핍을 치료하면 선천적으로 바이오틴 대사장애가 있는 환자들의 발작 빈도를 줄일 수 있다.

비타민 D

항경련제 치료를 받는 환자들은 비타민 D 결핍이 생길 위험이 높아진다. 햇빛 노출 정도에 따라 다르기는 하지만 항경련제 치료를 받는 환자들은 대개 구루병(rickets)과 골연화증(oeteomalacia)이 동반돼 있고 뼛속 미네랄도 부족한 것으로 보고되었다.

항경련제 치료로 인해 골연화증이 생긴 환자들의 경우, 칼슘의 상태를 조절하기 위해 필요한 비타민 D의 양은 하루에 975IU 정도였다. 항경련제 치료를 받아 혈청 비타민 D 대사산물(25-hydroxyvitamin D)의 농도가 낮은 환자가 정상적인 농도를 유지하기 위해 필요한 비타민 D3의 양은 하루에 400~4000IU였으며 환자의 72%는 하루에 2400IU 또는 그 이상을 필요로 하는 것으로 나타났다. 다른 연구에서는 항경련제 치료를 받는 환자가 1년 동안 비타민 D 4000IU를 먹었을 때는 골밀도가 증가했지만 400IU를 먹었을 때는 효과가 없었다고 보고했다. 하지만 10~18세 환자들에게 하루에 비타민 D 400IU를 처방했을 때는 항경련제가 골밀도에 미치는 악영향을 없애는 데 충분했었다.

지방산(Fatty acids)

한 달에 3~4회 이상 대발작을 일으키고 심한 지능장애가 있는 환자 5명(12~26세)에게 하루에 EPA 900mg, DHA 2.3g을 처방했더니 5명의 환자 모두 대발작 강도와 빈도가 현저하게 줄어들었다. 한 연구에서는 환자 57명(평균연령 39세)에게 생선오일(1일 EPA 1g, DHA 0.7g)을 처방하자 첫 6주 동안은 발작 횟수가 줄었지만 효과가 지속되지는 않았다고 한다.

오메가-3 지방산과 반대로 달맞이꽃종자유(evening primrose oil)에 들어 있는 오메가-6 지방산은 뇌전증 환자에게 좋지 않은 작용을 하는 것으로 보인다. 실제 달맞이꽃종자유로 치료했을 때 대뇌 측두엽에 뇌전증이 악화되었다는 몇 가지 보고가 있다.

식이요법, 영양보충제는 뇌전증 환자의 발작을 완화하고 전신건강을 개선하는 데 도움이 된다. 특히 항경련제로 인해 영양부족이 우려되는 경우 특정 영양소를 보충하면 더욱 효과적이다. 대부분의 경우 영양치료를 항경련제를 대체하는 치료로 사용해서는 안 되지만 영양치료의 효능에 따라 항경련제 복용량을 줄이거나 약물치료를 중단하는 것이 가능할 수도 있다. 환자들이 식사를 건너뛰었을 때나 늦은 아침, 또는 저녁에 발작하는 경우에는 반응성저혈당증(Reactive hypoglycemia)이 발작의 원인인지 확인할 필요가 있다.

음식 알레르기 때문에 자주 편두통, 천식, 또는 반복적인 감염이 있는 뇌전증 환자의 경우에는 음식 알레르기도 뇌전증의 원인으로 고려해야 한다.

비타민 E는 부작용이 없으므로 많은 환자들, 특히 어린이 환자들에게 시도해도 괜찮다. 또 마그네슘과 비타민 B_6는 대부분의 사람들에게 부족하기 때문에 예방 차원에서 매일 마그네슘 200~600mg과 비타민 B_6 10mg을 복용하는 것이 좋다. 특히 많은 양의 비타민 B_6는 다른 치료로 효과를 보지 못한 뇌전증 환자에게 시도해볼 만하다.

처방

- 반응성저혈당증의 유무를 확인해 치료하고 알레르기를 일으키는 음식을 피하며 알코올, 아스파탐, MSG처럼 문제를 일으킬 수 있는 식품이나 첨가물질을 피해야 한다. 탄수화물을 적절히 제한해 혈당을 올리지 않는 식단도 도움이 된다.
- 발작 빈도를 줄일 수 있는 영양소로는 비타민 B_6, 마그네슘, 비타민 E가 있다.
- 엽산, 비타민 B_6, 바이오틴, 비타민 D는 항경련제로 인한 영양결핍을 예방하거나 치료하는 데 필요하다. 하지만 많은 양의 엽산 또는 비타민 B_6는 일부 항경련제의 효과를 방해하기도 한다.
- 셀레늄도 경우에 따라 도움이 될 수 있고 콜레우스도 시도해볼 만하다.
- 티아민은 뇌전증 환자의 인지기능 향상에 도움이 될 수 있다.
- 오메가-3 지방산은 일부 경우에 한해 발작 빈도를 줄이는 데 도움이 된다.

11 뇌졸중

중풍; Stroke

뇌졸중은 뇌로 가는 혈액순환이 감소해 갑자기 뇌신경기능장애를 일으키는 것을 말한다. 뇌졸중의 85%는 허혈성(뇌색전; 혈관이 막혀 혈액이 뇌에 공급되지 않는 증상)이고 15%는 출혈성(뇌출혈; 혈관이 터지면서 출혈이 일어나 뇌를 누르는 증상)이다. 허혈성뇌졸중은 동맥경화가 진행 중인 동맥에 혈전이 생기면서 발병할 수 있고 혈전이 떨어져나가 혈관을 흐르다가 더 작은 혈관을 막으면서 발병할 수도 있다. 뇌졸중은 서구사회에서 가장 흔한 사망 원인 중 하나이고 반신불수를 일으키는 주요 원인이기도 하다. 뇌졸중을 일으킬 수 있는 위험요인으로는 고혈압, 당뇨병, 심방세동, 고지혈증, 흡연, 과음, 비만이 있다.

허혈성뇌졸중을 예방하기 위한 식단은 죽상동맥경화증을 예방하는 식단과 같다.

음식

연구에 의하면 과일과 채소, 특히 사과, 귤류, 겨자과 채소(콜리플라워, 양배추, 브로콜리, 방울다다기양배추), 녹색잎 채소를 많이 먹으면 뇌졸중의 위험이 줄어드는 것으로 밝혀졌다.

대부분의 실험에서 생선을 먹으면 허혈성뇌졸중의 위험을 낮췄다. 하지만 생선을 튀겨 먹으면 뇌졸중의 위험이 높아졌다. 출혈성뇌졸중은 생선을 먹는 것과 관계가 없는 것으로 나타났다.

통곡물과 홍차를 먹으면 뇌졸중의 위험을 낮추고 알코올을 많이 마시면 뇌졸중의 위험이 높아졌다. 하지만 알코올을 적당히 마시는 것과 뇌졸중의 관계는 아직 명확하지 않다.

소금을 너무 많이 먹으면 혈압이 올라갈 수 있고 뇌졸중의 위험도 더 커진다. 게다가 많은 양의 소금을 먹으면 혈압에 대한 영향과 관계없이 뇌졸중 사망률을 높이는 것으로 나타났다. 그러므로 소금의 양을 적절하게 조절하는 것이 뇌졸중을 예방하는 데 필요하다.

영양부족은 입원 재활치료가 필요할 정도로 심한 뇌졸중 환자에게서 흔하게 발견된다. 뇌졸중 이후 집중 재활치료를 받는 영양부족 환자에게 더 많은 열량과 단백질, 비타민 C를 섭취하게 했을 때 운동신경 회복속도가 빨라지고 입원기간도 짧아졌다.

■ **연구** 뇌졸중 재활치료를 위해 입원한 영양부족 환자 116명을 무작위로 나누고 한 그룹은 병원식사 외에 기본영양제 120ml를, 다른 그룹은 특

별영양제를 8시간마다 먹도록 했다. 기본영양제 120ml에는 127kcal의 열량과 단백질 5g이 들어 있고 특별영양제에는 240kcal의 열량과 11g의 단백질이 들어 있었다. 특별영양제에 비타민 C가 더 많이 포함돼 있을 뿐 미세 영양소는 서로 비슷했다. 특별영양제를 복용한 환자들은 기본영양제를 복용한 환자들보다 운동기능 회복속도가 훨씬 빨랐고 퇴원도 앞당길 수 있었다.

자연치료제

포타슘(Potassium)

포타슘(칼륨)을 늘리면 출혈성뇌졸중의 주요원인 중 하나인 고혈압에 효과가 있다. 포타슘은 또 혈소판 응고를 줄여 뇌졸중의 위험을 낮춰준다. 포타슘을 늘리면 뇌졸중의 위험을 낮추고 뇌졸중으로 인한 사망률도 줄이는 것으로 보고되었으며 이러한 포타슘의 효과는 대부분 혈압과 관계없었다. (1권 칼륨이 많은 음식 p.148)

마그네슘(Magnesium)

뇌졸중 환자는 혈청과 척수에 마그네슘양이 적은 것으로 나타났다. 마그네슘 부족은 허혈성뇌졸중을 일으킬 수 있는 원인 중 하나인 혈관수축을 일으킨다. 일부러 척수에 허혈을 유도하고 뇌에 손상을 입힌 동물에게 마그네슘을 정맥 투여했더니 영구적인 신경장애를 예방하는 효과가 있었다. 또 다른 연구에 의하면 마그네슘 양을 늘렸을 때 뇌졸중 발생률이 감소하기도 했다.

급성허혈성뇌졸중 환자에 대한 마그네슘 정맥투여 효과를 알아본 연구들에서는 서로 상반되는 결과가 나타났다. 한 연구에서는 뇌졸중이 생기고 30일 후에 신경장애 정도를 조사했을 때 뇌졸중 후 마그네슘을 투여한 환자들이 마그네슘을 투여하지 않은 환자들보다 장애 정도가 현저하게 약한 것으로 나타났다. 다른 연구에서는 뇌졸중 후 마그네슘을 정맥 투여했을 때 마그네슘 치료를 받지 않은 환자들과 비교해서 사망률 또는 장애 정도를 현저하게 줄이지 못했는데 이 연구에 참여한 대부분의 환자들은 뇌졸중 이후 6시간 이상 지난 후에야 마그네슘 치료를 받기 시작했다. 신경을 보호해주는 성분들은 일반적으로 뇌졸중이 일어나고 2~6시간 지난 후에 투여하면 효과가 없기 때문에 마그네슘을 더 빨리 투여했다면 효과가 더 좋았을 것이다.

엽산(Folic acid)과 호모시스테인(Homocysteine)

많은 연구에 의하면 혈장 호모시스테인 농도가 높은 것이 뇌졸중을 일으킬 수 있는 강력한 위험요인인 것으로 나타났으며 뇌졸중의 위험성은 호모시스테인 농도 증가에 비례해 증가했다. 엽산은 혈장 호모시스테인 농도를 낮춰주는데, 특히 채소를 안 먹어 엽산 섭취가 적은 사람의 경우 더욱 심했다. 8개의 연구를 종합했을 때 하루 0.5~15mg의 엽산은 뇌졸중 위험을 18% 정도 낮추는 것으로 나타났다. 뇌졸중을 겪은 적 없는 환자와 엽산이 부족한 곡물을 먹는 나라 사람들의 경우, 호모시스테인 농도가 20% 이상 감소해 더 효과적이었다.

플라보노이드(Flavonoids)

플라보노이드는 모세혈관의 탄력을 증가시켜 출혈성뇌졸중의 위험을 줄일 수 있는데, 특히 고혈압 환자라면 더욱 모세혈관의 탄력이 중요하므로 플라보노이드가 필요하다. 고혈압 환자 1200명 중 30%는 모세혈관이 약하고 투과성도 높은 것으로 나타났다. 정상적인 모세혈관을 가진 환자들과 비교했을 때 모세혈관에 이상이 있는 환자들이 뇌출혈을 경험한 경우가 더 많았다.

루틴 보충제는 환자들 중 75~100%의 모세혈관 문제를 해결했다. 모세혈관 문제를 해결했을 때 뇌출혈 빈도도 줄어드는 것으로 나타났다. 보통 하루에 20mg씩 3회 정도면 효과를 보기에 충분했지만, 일부 환자는 하루에 400mg까지 필요하기도 했다. 루틴 외에 고혈압 환자의 약한 혈관을 탄력 있게 만드는 플라보노이드로는 헤스페리딘 하루 250~500mg 3회, 헤스페리딘 메틸찰콘 하루 10mg씩 3회, 그리고 퀘세틴 하루 30~50mg 등이 있다. 퀘세틴이 루틴보다 더 효과적인 것으로 나타났다.

연구에 의하면 플라보노이드를 복용했을 때 출혈성뇌졸중 빈도가 줄어드는 것으로 나타났다.

비타민 C

플라보노이드처럼 비타민 C도 혈관의 탄력을 증가시킨다. 연구에 따르면 비타민 C를 적게 섭취하거나 혈장 비타민 C 농도가 낮았을 때 출혈성뇌졸중의 위험과 출혈성뇌졸중으로 인한 사망률이 높았다.

처방

- 과일과 채소, 특히 사과, 귤류, 겨자과 채소(콜리플라워, 양배추, 브로콜리, 방울다다기양배추), 녹색잎 채소를 많이 먹고 생선을 먹는다. 소금 섭취는 줄인다.
- 칼륨과 마그네슘을 복용한다.
- 엽산을 복용해 호모시스테인 농도를 낮춘다.
- 플라보노이드와 비타민 C를 충분히 복용한다.

12 다낭성난소증후군

Polycystic Ovary Syndrome

다낭성난소증후군(PCOS)은 원인은 불분명하지만 흔한 내분비질병으로 전체 여성의 3~12%에게 발병한다. 증상으로는 불임, 무배란, 무월경 또는 불규칙한 월경, 다모, 여드름, 남성형탈모, 비만, 수면무호흡, 다낭성과대난소 등이 대표적인데, 여러 증상이 다양하게 조합되어 나타나는 것이 특징이다. 다낭성난소증후군이 있는 여성에게서 나타나는 내분비적 변화는 안드로겐, DHEA, 테스토스테론, 안드로스텐다이온 등 남성호르몬이 많아지고 고인슐린혈증(1권 p.188), 혈당처리능력장애(impaired glucose tolerance), 고지혈증, 혈전증을 포함한다.

안드로겐이 많아지면 임신장애, 월경장애, 다모증, 여드름을 포함한 다낭성난소증후군의 많은 증상을 일으킨다. 안드로겐이 많아지는 것은 안드로겐 생산을 증가시키는 고인슐린혈증으로 인해 일부 나타나므로 인슐린 저항성(결과적으로 고인슐린혈증)을 완화시키는 치료로 다낭성난소증후군의 일부 증상도 완화시킬 수 있다.

다낭성난소증후군 여성에게서 발견되는 인슐린 저항성은 체중과 관련 없고 체중감량으로 항상 고쳐지지 않는 독특한 형태의 인슐린 저항성으로 인슐린이 인슐린수용체에 잘 붙지 못해 생기는 것이 아니라 인슐린수용체 이후의 인슐린신호전달경로의 장애(post-receptor defect in an insulin-mediated signaling pathway) 때문인 것으로 보인다.

치료를 위해서는 음식을 조절하고 운동을 해서 살을 빼는 것이 중요하다. 살을 빼면 인슐린 저항성이 개선되고 남성호르몬이 감소되며 다모증이 개선되면서 배란이 되는 경우도 있다.

음식

인슐린 저항성을 개선하는 식단은 정제된 탄수화물을 적게 먹고 총열량을 줄이고 섬유질이 많은 음식을 섭취하며 식사는 조금씩 자주 혈당이 낮은 음식을 먹는 것이 기본이다.

D-카이로-이노시톨과 D-피니톨은 다낭성난소증후군 치료에 효과적이다. 메밀은 상대적으로 많은 D-카이로-이노시톨를 포함하고, D-피니톨은 콩류와 귤류에 함유돼 있는데, 특히 메주콩으로 만든 음식의 경우 건조 무게의 1%를 차지할 만큼 D-피니톨 함량이 높다.

자연치료제

D-카이로-이노시톨과 D-피니톨

마이오 이노시톨(myo-inositol; 일반적으로 이노시톨로 알려져 있음)의 입체이성체(stereoisomer)인 D-카이로-이노시톨(D-chiro-inositol)은 인체와 일부 음식에 소량 들어 있는데, 이것은 인슐린수용체 이후의 인슐린 신호전달경로에 작용하는 포스포글라이칸의 구성성분이다. 다낭성난소증후군 여성에게서 발견되는 인슐린 저항성은 일부 D-카이로-이노시톨을 포함한 포스포글라이칸이 결핍되거나 잘 활용되지 못하기 때문이라는 증거가 있으므로 D-카이로-이노시톨은 다낭성난소증후군을 가진 여성들에게 유용하다. 한 실험에서 D-카이로-이노시톨이 다낭성난소증후군 여성의 혈청 테스토스테론 수치를 감소시키고 배란기능을 향상시킨 것으로 나타났다. 이러한 효과는 인슐린 활동을 촉진시켜서 나타난 것으로 보인다.

▪연구 다낭성난소증후군이 있는 비만 여성 44명을 무작위로 나누어 8주 동안 한 그룹에는 D-카이로-이노시톨(1일 1회 1200mg)을 처방하고 다른 그룹에는 가짜 약을 처방했더니 D-카이로-이노시톨 치료가 인슐린 저항성을 개선하고 평균 혈청 자유테스토스테론(serum free testosterone) 농도를 55% 감소시켰으며 대조군보다 D-카이로-이노시톨 그룹에서 더 많은 여성이 배란에 성공했다(86%:27%).

D-카이로-이노시톨과 비슷한 화학구조와 생화학적 작용을 하는 D-피니톨은 콩류와 귤류 같은 일부 식품에 자연적으로 존재하며 D-카이로-이노시톨처럼 D-피니톨도 인슐린의 활동을 조절한다. 4주 동안 하루에 몸무게 1kg당 20mg의 D-피니톨을 당뇨 환자에게 주었을 때 평균 혈청 D-카이로-이노시톨 농도가 14배나 증가해 D-피니톨이 몸속에서 D-카이로-이노시톨로 전환되는 것으로 보인다. 제2형 당뇨병 환자를 대상으로 한 연구에서는 3개월 동안 하루에 2회 600mg의 D-피니톨을 처방하자 인슐린 저항성 지수가 개선되었다.

비타민 D

비타민 D는 포도당 대사에 중요한 역할을 한다. 비타민 D 결핍은 제2형 당뇨병 환자에게 흔하고 비타민 D가 당뇨 환자의 혈당 처리능력과 인슐린 분비능력, 인슐린 민감도를 향상시킨다는 보고가 있다.

혈당 처리능력 당을 많이 섭취해 혈당이 올라갔을 때 혈액 속의 당을 세포 속으로 이동시켜 에너지로 전환함으로써 혈당을 빨리 정상으로 되돌리는 능력.

비타민 D 결핍은 다낭성난소증후군 여성에게도 자주 생기는 것으로 보인다. 다낭성난소증후군이 있는 여성 13명을 대상으로 한 연구에서 5명은 비타민 D 결핍으로, 3명은 비타민 D 결핍에 가까운 상태로 밝혀지기도 했다. 이들 모두의 혈청 25-하이드록시 비타민 D 농도를 30~40ng/ml로 유지하기 위해 1주일에 1회 또는 2회 5만 IU의 비타민 D_2와 하루에 칼슘 1500mg을 복용하도록 처방하자 비타민 D 치료 전에 무월경 또는 희발

월경이었던 여성 9명 중 7명의 월경주기가 2개월 내에 정상으로 회복되었고, 다른 2명은 임신했으며 기능성자궁출혈이 있었던 환자 2명은 2개월 내에 증상이 사라졌다.

비타민 D_3(햇빛에 의해 인체에서 생성되는 비타민의 형태) 효능은 비타민 D_2와 비교해 적어도 3.4배 이상이고, 최고 9.4배까지 높아진다. 따라서 비타민 D_3로 치료할 때는 연구과정에서 사용한 양보다 적은 양을 사용해야 한다. 비타민 D_3의 적절 복용량은 보통 하루에 800~1200IU 정도다. 영양학회에 따르면 비타민 D를 하루 2000IU까지는 장기복용해도 보통 사람들에게 부작용을 일으키지 않는다고 한다.

크로뮴(Chromium)

크로뮴은 인슐린이 수용체에 결합하는 것을 활성화시키거나 인슐린에 의존하는 기능을 강화하거나 두 가지 방식 모두를 통해 인슐린을 활성화하는 작용을 한다. 크로뮴을 이용한 치료는 대부분의 연구에서 제2형 당뇨, 임신성당뇨(gestational diabetes), 또는 스테로이드(glucocorticoid)로 인한 당뇨병 환자의 혈당 조절능력을 향상시키는 것으로 나타났다.

2개월 동안 크로뮴을 하루 1000mcg씩 다낭성난소증후군이 있는 여성 3명에게 처방했더니 평균 인슐린 민감도가 30% 정도 향상되었고 무월경이었던 여성 1명은 크로뮴 치료기간 동안 월경이 다시 시작되었다. 이어지는 연구에서는 2개월 동안 크로뮴을 하루 1000mcg씩 처방하자 다낭성난소증후군이 있는 비만 여성 5명의 평균 인슐린 민감도가 38% 정도 향상되었다. 이보다 적은 양의 크로뮴(4개월 동안 하루 200mcg)으로 치료했을 때도 포도당 섭취 1시간 후와 2시간 후의 혈장 포도당 수치를 현저하게 감소시키는 효과가 있었지만 대조군과 비교해 인슐린 저항성에는 큰 효과가 없었다.

카르니틴(L-Carnitine)

다낭성난소증후군이 있는 여성들은 혈청 카르니틴 수치가 건강한 사람들보다 낮다. 카르니틴 부족은 인슐린 저항성을 높이고 남성호르몬을 증가시켜 다낭성난소증후군 여성들의 불임을 초래할 수 있다. 최근 연구에 의하면 구연산클로미펜(clomiphene citrate; 배란유도제) 치료에 카르니틴을 추가하면 구연산클로미펜에 반응이 없던 다낭성난소증후군 여성들의 배란율을 높이고 임신율을 높이는 것으로 밝혀졌다. 또 정자의 운동성을 증가시켜 남성불임에도 일부 효과가 있었다.

■ **연구** 클로미펜으로 배란에 실패한 다낭성난소증후군 여성 170명(평균연령 25세)을 두 그룹으로 나눠 한 그룹에는 구연산클로미펜 250mg과 카르니틴 3g씩을 처방하고 다른 그룹에는 구연산클로미펜과 가짜 약을 처방했다. 구연산클로미펜은 월경주기(월경 시작일부터 평균 28일) 3일부터 7일까지 처방하고 카르니틴과 가짜 약은 월경주기 3일부터 시작해 임신 테스트에서 임신이 확인될 때까지 복용하게 했더니 구연산클로미펜과 함께 카르니틴을 복용한 그룹의 배란율(64.7%:17.6%)은 물론 임신율(49.4%:1.1%)도 대조군보다 월등히 높았다.

N-아세틸시스테인(N-Acetylcysteine; NAC)

5~6주 동안 N-아세틸시스테인(NAC)으로 다낭성난소증후군을 치료하는 실험을 진행한 결과 인슐린 민감도에 문제가 있는 여성들의 인슐린 민감도가 향상된 것으로 나타났다. 용량은 체격이 작은 여성은 하루 1.8g, 체격이 큰 여성은 하루 3g을 적용했다. 또 다른 실험에서는 4개월 동안 N-아세틸시스테인으로 치료해 인슐린 민감도는 향상되고 안드로겐 수치는 감소하는 효과를 보기도 했다.

▪연구 1 다낭성난소증후군이 있는 여성 20명(19~37세)에게 4주 동안 하루에 3회 NAC 600mg을 처방하자 테스토스테론과 DHEA-S(DHEA-sulfate; DHEA-황산염) 의 평균 혈청 수치가 각각 56%와 29%씩 줄어들었고 인슐린 민감도는 증가했다.

또 구연산클로미펜 치료에 NAC를 추가하자 구연산클로미펜에 반응하지 않던 다낭포난소증후군 불임여성들의 배란과 임신율이 증가했다.

▪연구 2 구연산클로미펜으로 치료한 후에도 배란에 실패한 다낭성난소증후군 환자들 중 비만인 불임여성 150명(18~39세, 평균연령 29세)을 무작위로 나눠 월경주기 3일 차부터 시작해 5일 동안 한 그룹에는 하루에 구연산클로미펜 100mg과 함께 하루 2회 NAC 600mg을 처방하고 다른 그룹에는 구연산클로미펜과 가짜 약을 처방했다. 그 결과 NAC를 함께 처방한 그룹이 대조군에 비해 배란율(49.3%:1.3%)과 임신율(21.3%:0%) 모두 현저하게 높았다.

구연산클로미펜의 보조치료제로 NAC를 추가하는 것은 구연산클로미펜에 반응하지 않는 불임을 치료하는 데 효과가 있는 것으로 보인다.

기타 요인

갑상선호르몬(Thyroid hormone)

갑상선기능저하증도 일부 다낭성난소증후군의 원인으로 밝혀졌다. 오랫동안 심한 1차 갑상선기능저하증을 앓고 있는 여자아이 12명(9~16세)을 대상으로 한 골반 초음파검사에서 9명에게 다낭성난소가 있는 것으로 나타났다.

다낭성난소증후군이 있는 여성 175명을 대상으로 한 연구에서는 27%가 자가면역 갑상선염의 항체수치(thyroid peroxidase antibodies or thyroglobulin antibodies)가 올라가 있었고 42%는 갑상선 초음파검사에서 자가면역 갑상선염으로 밝혀졌다. 자가면역 갑상선염의 발병률은 같은 연령대의 여성들과 비교했을 때 다낭성난소증후군이 있는 여성들이 3배 이상 높았다. 이와 같은 증상에는 갑상선기능을 향상시킬 수 있는 제품들과 황체호르몬 크림을 사용한다. (1권 p.133)

처방

- 과체중이면 체중을 줄이고 정제설탕과 정제된 탄수화물을 피한다. 식사는 조금씩 자주 하는 것이 좋고 고섬유질 음식, 혈당을 빨리 올리는

음식은 먹지 않는다.

- D-카이로-이노시톨 또는 D-피니톨을 하루 1200mg씩 복용한다.
- 비타민 D는 하루 800~1200IU 또는 그 이상 복용하고 칼슘도 하루에 600~1200mg 복용한다.
- 크로뮴을 하루 500~1000mcg 복용한다.
- 배란유도제인 구연산클로미펜에 카르니틴이나 N-아세틸시스테인을 추가하면 다낭성난소증후군 환자의 배란율과 임신율이 높아진다.
- 갑상선기능저하증이 있는 다낭성난소증후군 환자의 경우 황체호르몬 크림을 사용한다.

13 다발성경화증

Multiple Sclerosis

다발성경화증은 뇌신경과 척추신경을 싸고 있는 수초(myelin)가 계속 소실되면서 손상되는 질병이다. 원인은 밝혀지지 않았지만 자가면역질병의 하나로 추정되고, 바이러스 감염이나 유전 때문이라는 주장도 있다. 주로 20~50세에 빈발하는데 여성이 남성보다 2배 이상 발병률이 높은 것으로 알려져 있다.

증상으로는 피부에 개미가 기어 다니는 것 같은 비정상적인 감각(paresthesia), 사물이 이중으로 보이는 복시(diplopia), 시력손실, 팔다리에 감각이 없어지거나 약해지는 감각장애, 장과 방광의 기능장애, 경직, 걸음걸이가 부자유스러운 운동기능부전(ataxia), 피로, 감정의 기복 등이 있다. 다발성경화증은 진행 유형에 따라 재발과 완화 반복형, 1차성 진행형, 2차성 진행형, 진행성 재발형 등 4가지로 분류한다.

음식

저지방 식단

1949년부터 스웽크(Swank) 박사는 다발성경화증 환자 150명(평균연령 34세)을 저지방 식단으로 치료한 것으로 유명하다. 스웽크 박사의 저지방 식단이란 하루에 포화지방(육류, 버터) 섭취를 20g 이하로 제한하고, 우유, 치즈, 마가린, 경화유(hydrogenated oil; 트랜스지방)(1권 트랜스지방과 올리브오일 p.569), 쇼트닝이 포함된 음식은 금지하는 식단을 말한다. 환자들에게 일주일에 3회 이상 생선을 먹도록 하고 하루에 5g의 대구간유와 다불포화지방산이 많은 식용유(열을 가하지 않은 홍화씨오일, 해바라기씨오일, 호두오일, 옥수수오일, 대두콩오일, 참기름, 땅콩오일)를 10~40g씩 먹도록 해서 처음 7년간 질병의 빈도와 증상이 개선되는 효과를 확인했다고 한다.

증상이 악화돼 심각한 신체장애를 일으키기 전에 치료를 시작한 환자들의 치료효과가 가장 좋아 평균 3.6년 동안 8%의 환자만 질병이 악화된 것으로 나타났다. 반면 증상이 악화된 뒤 치료를 시작한 환자들 가운데는 65%가 악화됐다. 그러나 저지방 식단을 실천하는 기간이 늘수록 증상악화는 점차 감소했으며 많은 환자들이 2~3년 후에는 피로감이 줄었다고 보고했다.

34년 후 실험에 참가했던 144명의 환자를 재조사한 결과, 하루 20g이나 그 이하의 포화지방을 계속 섭취한 70명의 사망률은 31%였고 병이 악화된 정도도 미약했다. 그러나 포화지방을 20g 이상 섭취한 74명 중에서는 신체장애가 생긴 환자가 다수였고 사망률도 80%나 되는 것으로 밝혀졌다. 저지방 식단을 잘 지킨 환자 중 15명을 50년 동안 관찰했는데, 13명이 활동적이면서 정상적인 생활을 유지하고 있었고 2명만 걷는데 도움이 필요할 정도로 비교적 가벼운 악화 증상을 보였다.

■ 연구 1 평균 1.6년 동안 초기 다발성경화증을 앓아온 환자 16명에게 육류와 유제품에 있는 포화지방의 섭취를 제한하고 일주일에 3~4회 생선을 먹고 채소 섭취량을 늘리며 하루 1~2개의 싱싱한 과일과 통밀 빵을 먹고 정제된 설탕을 피하고 커피나 차는 하루 두 잔까지만 마시도록 했다. 또 알레르기를 일으키거나 내성이 있는 음식을 피하고 담배를 끊고 알코올 섭취를 줄이도록 했으며 하루 5ml의 생선오일과 종합비타민을 복용하게 했다. 연구를 진행한 2년 동안 병세가 악화되는 평균비율이 실험 시작 전에 비해 96% 감소했으며(연평균 1.39회:0.06회) 담배를 계속 피운 환자들도 2명만 병세가 악화된 것으로 나타났다. 2년 후 신체장애 정도는 실험 전과 비교해 평균 25% 감소했다.

■ 연구 2 재발과 완화를 반복하는 다발성경화증 환자 31명을 두 그룹으로 나눠 한 그룹에는 1년 동안 저지방 식단(총열량 중 15%가 지방)과 하루 6g의 생선오일을 먹도록 하고 다른 그룹에는 미국심장협회 식단(총열량 중 30%가 지방)과 하루에 6g의 올리브오일(가짜 약)을 먹도록 했다. 평균 11개월 후 두 그룹을 비교한 결과 저지방 식단 그룹이 미국심장협회 식단 그룹보다 신체기능과 정신건강 면에서 훨씬 좋은 결과를 보였다.

좋은 결과를 얻기 위해 포화지방의 제한은 필수적이지만 식물성 오일의 오메가-6 지방산과 대구간유의 오메가-3 지방산, 비타민 D도 좋은 결과를 내는 데 큰 역할을 했을 것으로 보인다.

음식 알레르기

다수의 학자가 다발성경화증의 재발은 음식에 의한 알레르기 반응일 수 있으며 대개의 경우 알레르기를 일으키는 음식을 피하면 증상이 회복되고 다시 먹으면 증상이 악화된다고 보고했다. 음식 알레르기가 다발성경화증과 관련돼 있을 가능성은 다발성경화증이 있는 일부 환자에게서 발견되는 소장점막 융모위축(villous atrophy)이나 염증침윤(inflammatory cell infiltration) 등의 증상을 통해서도 확인된다. 이와 같은 장의 변화는 글루텐에 의한 지방변증의 경우 흔히 나타나지만 우유, 달걀, 그밖에 음식에 대한 알레르기 반응으로 나타날 수도 있다.

한 연구가는 9개월에서 2년 동안 글루텐이 들어 있지 않은 음식을 먹은 6명의 다발성경화증 환자에게서 증상이 호전된 증거가 발견되지 않았다고 보고했으나, 개비 박사의 경험에 의하면 글루텐보다 유제품에 민감하게 반응하는 환자가 더 많았다. 또 몇 명의 초기 다발성경화증 환자는 유제품을 먹지 않는 한 증상이 나타나지 않았으며 유제품을 다시 먹기 시작하자 증상이 재발한 사례도 있었다.

곰팡이, 담배, 집먼지에 대한 알레르기 반응도 다발성경화증을 일으키는 요인으로 밝혀졌다. 집이 침수돼 곰팡이가 많이 생긴 후 다발성경화증이 발병한 42세의 여성은 기후가 건조한 지역으로 10일간 여행하는 동안에는 회복되었다가 집으로 돌아가자 증상이 재발했다. 그리고 훗날 다른 집으로 이사한 후에는 증상이 상당히 호전된 것으로 보고되었다.

자연치료제

지방산(Fatty acid)

스웽크 박사가 시작한 저지방 식단의 핵심은 포화지방을 줄이고 오메가-6 지방산과 오메가-3 지방산을 추가하는 것으로, 지방산의 효과는 스웽크 박사가 진행한 몇 가지 실험연구를 통해 충분히 입증되었다.

오메가-6 지방산

리놀산인 오메가-6 지방산은 신경을 싸고 있는 수초의 합성과 대사에 관여하는 물질로 음식이나 보조제를 통해 반드시 섭취해야 하는 필수지방산이다. 이 필수지방산이 결핍되면 동물 뇌조직의 수초밀집도가 감소되는 것으로 나타났다. 쥐를 이용한 실험에서는 오메가-6 지방산 결핍이 다발성경화증의 발병 위험을 높이는 것으로 확인되었다. (1권 p.548) 또 다발성경화증 환자는 건강한 사람에 비해 혈청, 혈청지질, 림프구, 뇌척수액의 리놀산 농도가 상당히 낮다는 여러 연구보고도 있다.

리놀산의 농도가 감소하는 현상은 다발성경화증뿐 아니라 다른 질병에서도 볼 수 있는데 다발성경화증 환자들의 경우 특별히 오메가-6 지방산 결핍에 더 취약하다. 이것은 다발성경화증 환자와 가족들의 적혈구와 림프구에서 비정상적인 전기이동(electrophoretic mobility) 움직임이 나타나는 것으로 알 수 있다. 이러한 비정상적인 현상은 오메가-6 지방산, 리놀산, 감마 리놀렌산이 모두 함유된 달맞이꽃종자유를 복용하면 일부의 경우 회복되기도 했다.

오메가-3 지방산

오메가-3 지방산은 정상적인 뇌기능을 위해 반드시 필요한 물질로 결핍되면 수초가 쉽게 손상된다. 다발성경화증 환자는 적혈구 인지질의 EPA(오메가-3 지방산의 한 성분)와 지방조직의 DHA(오메가-3 지방산의 한 성분)가 현저하게 낮은 것으로 나타났다. 한 실험에 따르면 다발성경화증 환자에게 생선오일이나 대구간유를 섭취하도록 하자 예상보다 신경 증세가 호전되거나 더 악화되는 횟수가 줄어들었다.

비타민 B_{12}

비타민 B_{12}는 수초의 합성과 강화에 관여한다. 다발성경화증이 있는 환자는 비타민 B_{12}의 결합 및 운반과정에 장애가 생기기 때문에 혈청과 뇌척수액의 비타민 B_{12} 농도가 낮다고 보고되었다. 한 보고서에 따르면 비타민 B_{12}가 결핍된 다발성경화증 환자 10명 중 9명에게서 대적혈구증(macrocytosis)이 발견됐는데 2명은 악성빈혈이 있었다. 다발성경화증이 있는 환자 52명 중 11.9%는 비타민 B_{12}가 잘 흡수되지 않았으며 다른 연구에서는 다발성경화증 환자의 혈청 비타민 B_{12} 수치가 정상이었지만 불포화 비타민 B_{12} 결합능력(binding capacity)은 현저하게 감소돼 있었다. 그러므로 다발성경화증은 경우에 따라 비타민 B_{12} 흡수 및 활용과 연관이 있는 것으로 보인다.

비타민 B_{12}는 다발성경화증을 치료하는 데 시험적으로 사용돼왔다. 한 실험에 따르면 일주일에 1회 1000mcg의 비타민 B_{12}를 근육주사로 투여하자 신경기능이 향상되었다고 한다. 다른 연구에서는 26명의 환자에게 3개월 동안 격일로 100mcg의 비타민 B_{12}를 근육주사로 투여했는데 신경기능은 전혀 향상되지 않았지만 25%의 환자가 식욕과 전반적인 건강상태가 호전되었다고 보고했다.

비타민 B_{12}가 다발성경화증 환자에게 도움이 된다는 확실한 증거는 없지만 비타민 B_{12} 주사제는 가격 부담도 없고 비교적 안전하기 때문에 일주일에 1회씩 4~8주 동안 1000mcg의 주사를 맞으면 특히 만성피로 환자들에게 도움이 된다.

6명의 만성 진행형 다발성경화증 환자에게 하루 60mg의 비타민 B_{12}(methylcobalamin)를 6개월간 복용시켰더니 다발성경화증 증상은 호전되지 않았으나 시력과 청각은 개선되는 것으로 보였고 피로감이 호전되었다. 하지만 하루 60mg은 상당한 대용량이므로 하루 5~10mg(5000~1만mcg) 이상은 의사의 지시 없이 복용하는 것을 권하지 않는다.

카르니틴(L-carnitine)과 아세틸-L-카르니틴(Acethyl-L-carnitine)

카르니틴은 지방산이 세포 내의 용광로인 미토콘드리아로 원활하게 운반되도록 촉진해 에너지 생산을 돕는 물질이다. 이 때문에 카르니틴은 피로 증상을 치료하는 데 주로 사용돼왔는데 아세틸-L-카르니틴은 신경전달물질의 역할을 하고 카르니틴의 전구물질이다. 여러 임상실험에서 카르니틴을 복용하게 했더니 다발성경화증 환자가 약물로 인해 피로를 느끼는 증상이 호전되었으며 아세틸-L-카르니틴으로 치료했더니 다발성경화증과 연관된 피로가 회복되었다.

▪연구 1 다발성경화증 환자 170명 중 80%는 피로가 심한 것으로 나타났으며 평균 혈청 카르니틴 농도도 건강한 사람에 비해 면역억제제를 복용하는 다발성경화증 환자가 현저하게 낮았다. 혈청 카르니틴 수치가 낮고 면역억제제 치료를 받는 환자들에게 하루에 3~6g의 카르니틴을 처방했더니 3개월 후 63%의 환자가 피로 증상이 회복되었는데, 처방약 시클로포스파미드나 인터페론으로 치료한 환자들이 가장 두드러진 효과를 나타냈다. 부작용은 거의 없었으나 카르니틴 용량에 따라 일부 참가자가 속이 불편하다고 호소하기도 했다.

▪연구 2 다발성경화증으로 인해 피로를 느끼는 환자 33명을 두 그룹으로 나눠 한 그룹에는 1일 2회 1g의 아세틸-L-카르니틴을 처방하고 다른 그룹에는 1일 2회 100mg의 아만타딘(amantadine; 다발성경화증으로 인한 피로에 쓰는 치료약)을 3개월 동안 처방한 다음 3개월 쉬었다가 처방을 바꿔 다시 3개월간 연구를 진행했다. 그 결과 아세틸-L-카르니틴으로 치료받은 환자의 70%와 아만타딘으로 치료받은 환자의 43%가 피로 증상이 호전되는 효과를 보았다. 이 과정에서 아세틸-L-카르니틴으로 치료받던 환자 1명과 아만타딘으로 치료받던 환자 5명이 부작용으로 치료를 중단했다. 이 연구를 통해 다발성경화증으로 인한 피로 증상 치료에는 아세틸-L-카르니틴이 아만타딘보다 효과적이며 부작용이 적다는 사

실을 확인할 수 있었다.

비타민 D

햇볕에 많이 노출되거나 많은 양의 비타민 D가 함유된 음식을 먹는 사람들은 다발성경화증 발병률이 낮다. 18만7000명의 여성을 대상으로 한 연구에서 비타민 D를 많이 섭취할수록 다발성경화증 발병률이 낮았으며 비타민 D 섭취량이 하위 20%에 속하는 여성에 비해 상위 20%에 속하는 여성의 다발성경화증 발병률도 33% 낮은 것으로 보고되었다.

쥐에게 비타민 D의 활성 형태인 1.25-디하이드록시비타민 D_3를 먹였더니 사람의 다발성경화증과 동일한 자가면역성뇌척수염(autoimmune encephalomyelitis)을 완전히 예방하는 효과가 있었으며 1.25-디하이드록시비타민 D_3를 중단하자 병이 다시 진행됐다.

비타민 D는 다발성경화증도 예방하지만 골다공증 예방에도 중요한 역할을 한다. 비타민 D가 부족하면 다발성경화증 환자에게 생기기 쉬운 골다공증에 걸릴 확률도 높아진다. 실제 다발성경화증이 있는 여성 52명 중 23%에게서 비타민 D 결핍이 관찰되었는데, 이 중 80%는 음식으로 섭취하는 비타민 D가 하루 권장량보다 낮았고 40%는 일주일간 햇볕을 쬐지 않았다고 보고했다. 그러므로 다발성경화증이 있는 환자는 비타민 D 상태를 점검해 보충해야 한다.

비타민 B_3(Niacinamide; 나이아신아마이드)

쥐에게 몸무게 1kg당 하루 500mg의 나이아신아마이드를 피하지방에 주사하자 수초 소실이 방지되면서 사람의 다발성경화증과 동일한 자가면역성 뇌척수염으로 인한 행동장애가 호전되는 효과가 나타났다. 이 실험에 사용된 나이아신아마이드 용량은 70kg당 35g에 해당되는데, 사람의 경우 간세포에 독성이 생기게 할 수 있는 양이다. 다른 연구에서는 훨씬 적은 용량으로도 자가면역질병의 일종인 제1형 당뇨병의 진행을 막을 수 있는 것으로 보고돼 있다.
그러므로 간독성이 생기지 않을 정도의 안전한 용량으로도 같은 자가면역질병인 다발성경화증에 효과가 있을지 임상실험을 해볼 필요가 있다.

엽산(Folic acid)

다발성경화증 환자 21명 중 5명을 검사한 결과 혈청 엽산 농도가 낮은 것으로 나타났다. 엽산 부족이 다발성경화증의 원인이 되는지는 확실치 않으나 엽산이 부족하면 전신건강은 물론 신경계에 나쁜 영향을 줄 수 있으므로 결핍증이 있을 때는 적절한 양을 복용할 필요가 있다.

기타 영양소

동물을 대상으로 한 연구에서 비타민 A, 비타민 B군, 판토텐산, 구리가 결핍되면 신경을 싸고 있는 수초가 벗겨지면서 중추신경계의 수초 생산에 손상을 입는 것으로 확인되었다. 이들 영양소의 결핍이 다발성경화증의 주요 원인이 되지는 않지만 좋지 않은 영향을 미칠 수 있으므로 종합비타민을 반드시 복용하는 것이 좋다.

다른 치료법

칸디다증(Candidasis)

여러 학자들에 의하면 다발성경화증 환자에게 칸디다 처방약인 니스타틴을 처방해 칸디다증을 치료하거나 니스타틴 치료와 함께 정제된 설탕, 이스트가 들어간 음식, 탄수화물 섭취를 제한했더니 증상이 상당히 호전되었다고 한다. 칸디다 곰팡이의 과다증식으로 인해 여러 조직과 기관에 자가면역 항체가 생긴다는 사실을 고려하면 자가면역질병인 다발성경화증을 유발하거나 악화시킬 수 있다.

전립선염으로 30일 동안 항생제 치료를 받은 후 다발성경화증으로 진단받은 35세 남성에게 1일 4회 100만 단위의 니스타틴을 처방했더니 증상이 상당히 빨리 회복되었는데, 3개월 후 복용을 중단하자 증상이 다시 나타났다. 이후 니스타틴을 1년 동안 복용하면서 증상이 사라졌고, 그 후로도 여러 해 동안 재발하지 않은 것으로 확인되었다. 그밖에 몇 명의 다발성경화증 환자도 니스타틴으로 상당한 호전을 보인 것으로 알려져 있다.

그러므로 칸디다 질염이 재발하거나 항생제나 경구피임약, 스테로이드(prednisone)를 복용한 경험이 있는 환자는 칸디다증이 다발성경화증의 발병요인이 될 수 있다는 사실을 고려해야 한다. 사실 모든 자가면역질병은 대장의 칸디다 곰팡이를 없애고 좋은 유산균(소장균, 대장균)을 넣어 대장을 깨끗하게 만드는 데서부터 치료를 시작하는 것이 기본이다. 서양의학에서는 칸디다증을 니스타틴으로 치료하지만 자연의학에서는

자연제품을 사용한다.(1권 자연치료제 p.461)

DHEA(Dehydroepiandrosterone)

다발성경화증 환자들의 DHEA 상태를 검사한 결과에 따르면 혈장의 평균 DHEA 농도는 정상범위에 들었지만 같은 연령대의 건강한 사람들에 비해서는 18% 낮은 것으로 밝혀졌다. DHEA가 건강한 사람들보다 낮다고 해서 다발성경화증과 관련돼 있다고는 볼 수 없으나 DHEA가 자가면역질병 치료에 효과적인 것은 분명한 사실이다. 특히 다발성경화증 환자가 극심한 피로감을 느끼는 경우 DHEA 처방이 효과적인 것으로 알려져 있다.

지속적으로 피로감을 느끼는 다발성경화증 환자의 경우 피로감이 없는 환자보다 혈청 DHEA와 DHEA-황산염(sulfate) 농도가 현저하게 낮다는 사실을 확인하고 다발성경화증 환자 2명에게 DHEA를 처방하자 피로감이 상당히 해소되는 효과가 있었다. 다발성경화증 환자들 중 혈청 DHEA-황산염 농도가 정상보다 낮거나 정상범위 아래쪽에서 10~20% 안에 드는 경우 DHEA의 복용(여성: 하루에 5~15mg, 남성: 10~20mg)을 고려해볼 만하다.

처방

- 육류와 유제품을 제한하고 오메가-3 지방산, 오메가-6 지방산, 견과류, 생선, 채소, 과일의 섭취량을 늘리고 정제된 설탕을 피한다.

- 알레르기를 일으키는 음식을 찾아내 피한다.
- 글루텐이 함유된 밀을 금한다.
- 밥, 분식 등 탄수화물을 최소한으로 줄인다.
- 비타민 D를 하루 2000~3000IU 복용한다.
- 종합비타민을 복용한다.
- 모든 자가면역질병은 기본적으로 대장의 칸디다 곰팡이를 없애고 좋은 유산균(소장균, 대장균)을 넣어주는 것이 중요하다.(1권 칸디다증 p.455 / 3권 칸디다증 p.868)
- DHEA를 복용한다.

14 담석증

Gallstones

담석증은 현대인에게 가장 흔한 소화기계통 질병 중 하나다. 담석은 크게 두 가지로 나뉘는데, 콜레스테롤(cholesterol mono hydrate)이 단단하게 뭉쳐서 생기는 콜레스테롤 담석과 칼슘 빌리루비네이트(calcium bilirubinate)로 이루어진 색소성 담석이다. 담석증의 80% 정도가 콜레스테롤 담석으로, 대략 20%를 차지하는 색소성 담석에 비해 발생률이 월등히 높다.

콜레스테롤 담석은 다시 90~100% 콜레스테롤로 구성된 순수 콜레스테롤 담석과 콜레스테롤이 50~90% 포함된 혼합석으로 나뉜다. 100% 콜레스테롤이 아닌 담석은 칼슘, 담즙산을 비롯해 다양한 담즙의 성분들로 구성돼 있다.

담석증은 담즙 내에 콜레스테롤이 너무 많이 쌓이거나 담즙 안에 콜레스테롤 결정이 생기거나 담낭의 운동기능이 저하돼 담즙이 제대로 분비되지 않아서 생긴다. 콜레스테롤 과포화 현상은 담즙 안에 너무 많은 콜레스테롤이 생기거나 콜레스테롤을 액체로 유지시키는 담즙산과 인지질(phospholipid)이 부족해서 생기는데, 담즙 내에 콜레스테롤 결정이 생기는 이유는 잘 알려져 있지 않다. 담낭의 운동기능 저하는 임신기간이나 경구피임약을 사용할 때, 수술 후나 화상을 입은 후, 그리고 당뇨병 환자에게서 흔히 나타나는데, 원인을 알 수 없는 경우가 더욱 많다.

담석증은 자각증상이 없는 경우가 대부분이지만 환자에 따라 오른쪽 윗배에서 갑작스럽게 심한 통증을 느낄 수도 있고, 멀미와 구토를 동반하기도 하며, 일단 통증이 시작되면 1~4시간가량 지속되기도 한다. 급성 담낭염이나 만성담낭염도 담석과 관련 있는데, 담낭염이 생기면 염증과 천공, 괴저와 같은 합병증이 생길 수 있다. (1권 담석증 p.180)

음식

비만과 급격한 체중감소

살이 찔수록 담석증이 생기기 쉽지만 일주일에 1.5kg 이상 급격하게 체중을 줄여도 담석증이 생기거나 증상 없던 담석에서 통증이 시작될 수도 있다. 몸무게를 갑자기 줄이면 담낭 속 콜레스테롤의 양이 담즙산에 비해 갑자기 많아지고 담낭의 활동이 둔해지면서 담즙이 정체되기 때문이다.

음식 알레르기

한 의사의 진술에 따르면 1941년경부터 음식 알레르기가 담석증의 흔한 원인이었는데도 그 사실을 몰라 불필요한 수술을 하는 사례가 많았다고 한다.

담낭에서도 알레르기 반응이 나타난다는 사실은 동물실험에서도 밝혀졌다. 붉은털원숭이의 담낭에 목화씨 단백질로 정맥주사를 놓아 알레르기 반응을 일으켰더니 부종, 뇌충혈, 점액분비 증가, 호산성백혈구 침윤(esoinophilic infiltration)과 같은 반응이 일어났다. 양의 혈청을 토끼의 담낭에 접종했더니 토끼에게서도 이런 반응이 나타났는데 이러한 반응을 알레르기성 담낭염이라고 한다. 염증반응을 일으키는 것 외에도 음식 알레르기는 담낭이 비워지는 것을 늦출 수 있는데, 이는 담석증의 원인이 된다. 이런 현상은 지방변증 환자를 대상으로 연구하다가 발견되었다.

■ 연구 1 건강한 사람 6명과 지방변증이 있으나 글루텐이 포함된 음식을 그대로 먹는 사람 6명, 지방변증이 있으나 글루텐이 포함된 음식을 안 먹는 사람 6명을 대상으로 밤새 굶긴 후 기름기가 많은 국을 먹였더니 건강한 사람과 글루텐이 포함된 음식을 안 먹는 사람들이 글루텐이 포함된 음식을 그대로 먹는 사람들에 비해 담낭이 훨씬 빨리 비워졌다. 이들은 담즙의 50%를 비우는 데 20분이 걸린 반면 글루텐이 포함된 음식을 그대로 먹는 사람들은 154분이 걸린 것으로 확인되었다. 이는 지방변증에 걸린 사람의 담낭이 비정상임을 뜻하며 글루텐이 포함된 음식을 먹지 않으면 증상이 나아질 수 있음을 보여준다.

또 알레르기를 일으키는 음식을 찾아내 해당 음식을 차단했더니 담석증 환자나 담석수술후증후군이 있는 69명 전원에게서 담낭 증상이 사라졌다는 연구보고도 있다.

■ **연구 2** 담석증 환자 69명(31~97세)에게 지방질 섭취는 제한하지 않고 소고기, 쌀, 체리, 복숭아, 살구, 비트, 시금치 등 알레르기를 일으키지 않는 음식을 1주일간 먹게 했더니 담석증 증상이 모두 사라졌다. 그 후 여러 가지 음식을 먹으며 어떤 음식에 담낭이 반응하는지 검사한 결과 달걀(93%), 돼지고기(64%), 양파(52%)에 가장 많은 반응을 보였고 그밖에도 닭과 같은 조류고기(35%), 우유(25%), 커피(22%), 오렌지(19%), 옥수수(15%), 콩류(15%), 견과류(15%), 사과(6%), 토마토(6%) 순으로 반응을 일으켰다. 이 연구에 의하면 음식 알레르기가 담석증을 유발하는 주요 원인임을 알 수 있다. 그러나 사람마다 반응을 일으키는 알레르기 음식은 제각각이므로 내 몸이 반응하는 음식을 찾는 것이 더 중요하다.(1권 체질에 맞는 음식 찾기 p.49 / 3권 음식 알레르기 p.663)

콜레스테롤과 지방산

건강한 사람과 증상이 없는 담석증 환자를 대상으로 3주 동안 하루에 500~1000mg의 콜레스테롤 섭취량을 늘리자 담석증이 생길 만큼 담낭에 콜레스테롤이 증가한 것으로 확인되었다. 연구에 따르면 포화지방산(육류, 버터)과 트랜스지방(1권 트랜스지방과 올리브오일 p.569)을 많이 먹으면 담석증에 걸릴 수 있는 것으로 나타났다. 반면 다불포화지방산이나 단불포화지방산을 많이 먹으면 담석증에 걸릴 위험을 낮춰준다. 또 담석증 환자가 다불포화지방산이 많이 들어 있는 생선오일을 먹으면 담즙 내의 콜레스테롤 농도를 25% 낮춰준다는 연구보고도 있다. 오메가-3 지방산과 오메가-6 지방산이 이 과정에 역할을 하는 것으로 생각되지만, 어떤 성분이 어느 정도 비율로 포함돼야 효과적인지는 아직 연구가 더 필요하다. (1권 오메가-3오일, 오메가-6오일 p.545~552)

정제 설탕

자당과 과당 같은 정제된 설탕을 많이 먹으면 담석증에 걸리기 쉽다. 설탕을 과다섭취하면 비만이 되기 때문일 수도 있지만 정제 설탕 자체가 담석을 만드는 작용을 한다는 증거가 있다. 토끼에게 자당이 많이 함유된 먹이를 먹이다가 다른 탄수화물로 바꾸었더니 담석이 생기는 속도가 더뎌지는 것으로 나타났다. 또 담석증 환자들에게 정제된 탄수화물(흰밥, 흰밀가루)을 먹였더니 담즙 내의 콜레스테롤 농도가 그렇지 않은 환자에 비해 훨씬 높아진 것으로 확인되었다.

채식

채식을 하는 여성은 일반 식사를 하는 여성보다 담석증에 걸릴 위험이 훨씬 낮다. 20년에 걸쳐 8만898명의 여성을 대상으로 한 조사에서 채소단백질의 섭취량이 늘어날수록 담낭절제수술을 받을 확률이 줄어드는 것으로 확인되었다. 쥐를 이용한 실험에서도 우유의 단백질보다 콩단백질을 먹인 쥐가 담석증에 걸릴 확률이 낮았다. 채식 특히 채소에 함유된 단백질의 양을 늘릴수록 담석증이 생길 확률이 낮아진다는 사실이 연구를 통해 규명된 셈이다.

섬유질

한 연구에서 섬유질 섭취가 담석증이 생길 위험을 낮춰주는 것으로 밝혀졌다. 하루에 10~50g의 섬유질을 4~6주 동안 먹으면 건강한 사람이나 변비가 있는 사람 또는 담석이 있는 사람 모두 담즙 내의 콜레스테롤 농도가 내려간다. 섬유질이 대장에서 장내 박테리아가 디옥시콜산(deoxycholic acid) 을 만드는 것을 감소시키고 케노디옥시콜산(chenodeoxycholic acid)의 생산을 촉진하는 것으로 추정된다. 디옥시콜산은 담즙이 석화되는 것을 활성화시켜 담석의 원인이 되는 반면 케노디옥시콜산은 석화를 억제하고 담석을 없애주는 작용을 한다. 그러므로 담석을 예방하는 식이요법으로 섬유질이 많은 음식을 먹는 것이 좋다. 섬유질로는 아마씨가 제일 좋다고 본다.

자연치료제

비타민 C

실험용 쥐에게 콜레스테롤은 높고 비타민 C는 적은 먹이를 주었을 때는 담석증에 걸렸으나 비타민 C의 섭취량을 늘리자 담석증에 걸리지 않았다. 비타민 C는 콜레스테롤을 담즙산으로 전환시켜 담즙의 석화를 줄임으로써 담석증에 걸릴 위험을 낮춘다. 또 햄스터를 이용한 동물실험에서는 비타민 C를 먹이면 담석의 생성이 억제되고 콜레스테롤의 담즙산 전환을 촉진시키는 것으로 밝혀지기도 했다.

7042명의 여성을 대상으로 실시한 연구에서는 혈중 비타민 C 농도와 담석증은 확실히 반비례 관계에 있다는 것이 밝혀졌지만 남성들을 대상으로 한 조사에서는 연관성이 크지 않았다. 실제 담석증에 걸린 여성에게 비타민 C를 1일 2g씩 2주간 섭취하게 하자 담즙의 석화가 감소하는 현상이 발견되었다.

■ **연구** 담석증에 걸려 담낭절제술이 예정돼 있던 환자 16명에게 수술 전 비타민 C를 1일 4회 500mg씩 4주간 섭취하게 하고 다른 16명에게는 먹이지 않았더니 수술 전 비타민 C를 섭취한 환자들의 담즙에서 대조군보다 훨씬 높은 인지질(phospholipid)이 발견되었으며, 비타민 C를 먹은 그룹에서는 담석이 처음 생기는 데 7일이 걸렸으나 대조군에서는 2일밖에 걸리지 않았다. 이러한 연구결과를 볼 때 비타민 C를 복용하면 담석증의 발병을 예방할 수 있음을 알 수 있다. 그러나 효과적인 복용 용량에 대해서는 연구가 더 필요하다.

철분

철분이 부족한 먹이를 먹인 개의 담즙 안에서 정상적인 먹이를 먹인 개보다 더 많은 콜레스테롤 결정이 발견되었다(80%:20%). 철분이 부족하면 콜레스테롤을 담즙산으로 전환시키는 효소도 부족해지기 때문이다. 따라서 사람도 철분이 부족하면 담석증이 생길 확률이 높아진다.

레시틴(Lecithin; Phosphatidylcholine)

인지질은 담즙 속의 콜레스테롤을 녹이는 역할을 한다. 레시틴을 보충제로 먹으면 담즙 내 인지질을 높여 콜레스테롤 농도를 낮추는 데 도움이 된다. 담석증 환자 8명에게 1일 3회 100g의 레시틴을 18~24개월 복용시켰더니 담즙 내 인지질 농도가 현저히 높아지고 콜레스테롤 농도가 낮아졌으며 한 환자에게서는 담석의 크기가 줄어들고 담석의 모양도 변한 것이 관찰되었다.

기타 요인

저산증

저산증은 담석증 환자에게서 흔히 나타난다. 한 연구에서는 50명의 담석증 환자 중 52%가 저산증을 보인 것으로 나타났다. 저산증이 담석증의 원인이 된다는 증거는 없으나 트림, 더부룩함, 복통, 메스꺼움 같은 만성담석증의 증상과는 연관성이 있다.

담낭 세척(Gallbladder flush)

담낭 세척(또는 간 세척)은 민간요법으로, 담석을 배출시킨다고 하나 사실무근이다. 12시간 동안 아무것도 먹지 않고 저녁 7시부터 15분 간격으로 8회에 걸쳐 올리브오일 4스푼과 레몬즙 1스푼을 먹는 방법이다. 또 다른 방법으로는 대략 오후 5~6시까지 낮 동안 사과주스와 채소주스만 먹다가 그다음부터 15분 간격으로 18ml의 올리브오일과 9ml의 레몬주스를 약 13~14회 마시기도 한다. 올리브오일과 레몬주스에 카스카라 사그라다(cascara sagrada)라는 약초를 섞어 마시는 경우도 있고, 마늘과 비누를 섞은 관장액으로 관장을 병행하는 경우도 있다.

알려진 바에 의하면 이런 치료를 받은 환자들은 보통 설사와 복통을 경험하고 다음 날 담석으로 추정되는 여러 개의 초록색 또는 갈색 알갱이를 배출한다고 한다. 문제는 이 알갱이들이 담석인지 확인하지 않고 환자들도 병원에 가서 담석이 없어졌다는 확인진단을 받지 않아 실제 담석인지 불분명하다는 점이다. 검사결과에 따르면 이 알갱이들은 담석을 구성하는 콜레스테롤이나 칼슘, 빌리루빈이 아닌 75%가 지방산(기름)으로 이루어져 있는 물질이었다. 올리브오일과 레몬주스에 들어 있는 성분이 소화효소와 작용하고 관장을 통해 주입된 비누가 섞이면서 만들어진 비누돌(soap stones)인 것으로 밝혀졌다. 또 다른 알갱이들을 분석한 결과 역시 담석이 아닌 것으로 판명되었다.

담낭 세척 후 초음파검사에서 담석이 제거되었다는 일화 같은 이야기도 한 건 보고되었지만 만약 진짜 담석이 나오는 것이라면 담석들이 몸 밖으로 배출되다가 담도에 걸려 오히려 심각한 응급상황을 부를 수 있다. 지금까지 그런 응급 사례가 보고된 적은 없는 것으로 보아 담낭 세척으로 담석이 제거될 리는 없는 것으로 확신할 수 있다.

처방

- 과체중이거나 비만이라면 체중을 줄이되 급격한 체중감소는 담석증

을 유발하거나 악화시킬 수 있으므로 서서히 줄이도록 한다.

- 정제 설탕이나 트랜스지방, 콜레스테롤, 포화지방산이 함유된 음식은 많이 먹지 않도록 하고 알레르기를 일으키는 음식을 찾아내 피한다.
- 비타민 C를 하루 500~2000mg 혹은 그 이상 복용한다.
- 담석증 예방을 위해 섬유질이 풍부한 음식을 먹는다.

15 당뇨병

Diabetes Mellitus

미국과 영국에서 조사한 바에 의하면 신장투석 환자의 최소 3분의 1과 수족을 절단하는 환자의 2분의 1이 당뇨병 때문이라고 한다. 또 당뇨병은 성인 시력장애의 가장 대표적인 원인이기도 하다.
당뇨 합병증을 줄이기 위해서는 혈당 수치를 최대한 정상수치에 가깝게 유지해야 하며 당뇨병을 잘 관리하기 위해서는 헤모글로빈 A1c(HbA1c; 당화혈색소로 2개월간의 평균 혈당 수치) 농도를 저혈당증이 생기지 않을 만큼 낮게 유지해야 한다. (1권 당뇨 p.185)

당뇨의 병리

활성산소(Free radicals)

산소에 의해 생기는 활성산소는 동맥경화증과 백내장, 당뇨병으로 인한 각종 합병증의 원인이 된다고 알려져 있다. 당뇨병 환자는 건강한 사람에 비해 과산화지질(lipid peroxidation; 세포막을 상하게 하는 물질)의 농도가 매우 높고 항산화물질(비타민 C, 비타민 E, 글루타티온)은 매우 부족하다는 사실이 발견되었다. 이런 특징은 합병증이 있는 환자에게서 더욱 두드러지게 나타났는데, 이는 곧 항산화물질이 당뇨 합병증 예방에 도움이 된다는 사실을 뒷받침하는 증거라고 할 수 있다.

단백질의 당화(Glycation of proteins)

단백질의 당화는 단백질 분자와 설탕(포도당이나 과당)이 결합해 생기는 현상이다. 단백질의 당화가 진행되면 에이지(AGEs)가 생성되는데 이 독성물질이 동맥경화증이나 신장 손상, 당뇨 합병증을 일으킨다. 고혈당증이 있으면 단백질의 당화가 더 촉진되기 때문에 혈당을 조절하는 것이 당뇨 합병증 발병률을 줄이는 데 절대적이다.

단백질의 당화나 에이지를 줄이기 위해서는 비타민 C, 비타민 E, 비타민 B_6, 알파리포산처럼 단백질 당화를 막아주는 영양보충제를 복용하는 것이 필요하고 불에 구운 고기처럼 에이지를 많이 생성하는 음식을 피해야 한다. (3권 음식 조리법이 노화속도를 좌우한다 p.18)

소르비톨 축적(Sorbitol accumulation)

당뇨 합병증을 일으키는 또 다른 원인은 세포 내에 축적되는 소르비톨이다. 포도당은 알도스 환원효소(aldose reductase)에 의해 소르비톨로 바뀌는데 혈당(포도당)이 높아지면 소르비톨도 많이 만들어진다. 혈당이 높아지면 소르비톨이 세포 내에서 합성되는 양이 대사되는 양보다 많아지기 때문이다. 이 소르비톨은 세포막을 통과할 수 없으므로 세포 내에 쌓이는데, 이렇게 되면 삼투압에 의해 세포가 붓고 대사기능을 하지 못해 세포가 죽게 된다. 혈관세포와 신경세포에 소르비톨이 쌓이면서 이들 세포가 손상되면 당뇨성신경장애, 망막병증, 백내장 등 각종 합병증의 원인이 된다.

환경 요인

비스페놀 A(Bisphenol A; BPA)

비스페놀 A(BPA)는 합성수지, 폴리카보네이트 플라스틱을 만드는 물질로 음식이나 음료수를 보관하는 플라스틱 용기, 캔 등에도 널리 쓰인다. 용기나 캔에 함유된 비스페놀 A는 음식과 음료수로 조금씩 녹아나와 사람의 몸속으로 들어가는데 미국인 소변검사의 95%에서 비스페놀 A가 발견되는 것으로 알려져 있다. 또 혈액과 세포조직, 소변에서 검출된 비스페놀 A 수치는 동물실험에서 부작용을 일으키는 용량보다 훨씬 높아 비스페놀 A에 심각하게 노출돼 있음을 알 수 있다.

쥐에게 몸무게 1kg당 하루 100mcg의 비스페놀 A를 4일 동안 피하에 주입했더니 인슐린이 증가하고 혈당을 처리하는 능력이 감소하는 것으로 나타났다. 2003~2004년 미국 국립건강영양검사 설문조사에 참가한 1455명을 대상으로 한 연구에서는 소변을 통해 배출되는 비스페놀 A의 양이 많을수록 당뇨병 발병 위험이 높다고 발표했다.

잔류성 오염물질(Persistent organic pollutants; POP)

여러 종류의 살충제와 폴리염화바이페닐(polychlorinated biphenyls; PCBs)의 대사산물은 사람의 지방조직에 쌓여 수십 년간 몸속에 잔류한다. 잔류성 오염물질 중 가장 강력한 다이옥신인 고엽제(TCDD; 2,3,7,8-Tetra-chlorodibenzo-p-dioxin; 제초제)의 경우 포도당의 세포 내로의 운반을 감소시킨다는 사실이 동물실험을 통해 밝혀졌다. 사람이 고엽제 또는 다른 잔류성 오염물질에 노출되면 당뇨병과 인슐린 저항성이 생길 위험이 증가한다는 연구보고도 있다. 또 다른 연구에서는 잔류성 오염물질과 당뇨병의 관계가 생각보다 훨씬 심각하다는 결론이 나왔는데, 잔류성 오염물질에 가장 많이 노출된 사람들의 경우 가장 적게 노출된 사람들보다 당뇨병 발병률이 38배나 높았다.

■ 연구 1999~2002년 미국 국립건강영양조사에 참가한 성인 2016명을 대상으로 당뇨병과 잔류성 오염물질 혈청 농도의 관계를 조사(나이, 성별, 인종, 민족성, 수입, 체질량지수, 허리둘레 고려한 조사)했다. 그 결과 6가지 잔류성 오염물질이 참가자의 80% 이상에서 발견됐는데, 당뇨병은 이 6가지 잔류성 오염물질의 혈청 농도와 깊은 상관관계가 있었다. 잔류성 오염물질에 가장 많이 노출된(상위 10%) 사람이 적게 노출된(하위 25%) 사람과 비교해 당뇨병 발병률이 38배나 높았기 때문이다. 이들을 대상으로 더 진행된 연구에서는 잔류성 오염물질이 인슐린 저항성을 일으켜 제2형 당뇨병을 유발할 수 있음이 밝혀졌다.

이 연구에서는 잔류성 오염물질이 검출되지 않은 사람들에게는 비만이 당뇨병 발병요인이 아닌 것으로 나타났다. 즉 6가지 잔류성 오염물질의 합계치가 상위 25% 이상인 사람들에게만 비만으로 인한 당뇨병이 발병했다. 이러한 발견은 비만으로 인한 당뇨병의 경우 잔류성 오염물질이 원인일 가능성을 제기해준다. 비만은 체지방조직에 더 많은 잔류성 오염물질을 쌓이게 만들기 때문이다.

만약 잔류성 오염물질이 제2형 당뇨병의 원인이라면 화학물질에 노출되는 횟수를 최소한으로 줄이고 몸에 쌓인 잔류성 오염물질을 제거함으로써 당뇨병과 인슐린 저항성을 예방할 수도 있을 것이다. 잔류성 오염물질 노출은 살충제를 치지 않은 유기농 음식을 먹고 육류와 유제품을 줄이면 피할 수 있다. 육류와 우유에서도 살충제가 검출된다. 이미 몸에 쌓인 잔류성 오염물질은 운동과 사우나로 땀을 빼면 어느 정도 제거할 수 있다. 또 간의 해독작용을 돕는 비타민 C, 셀레늄, N-아세틸시스테인, 타우린을 복용하는 것도 도움이 된다.

음식

식이요법, 운동, 체중감소

비만은 당뇨병의 큰 위험요소이므로 몸무게를 줄이면 인슐린 민감도와 혈당처리능력을 향상시킬 수 있다. 유산소운동과 근육운동도 인슐린의 민감도를 높이는 것으로 보인다.

두 가지 실험을 종합한 결과에 따르면 과체중의 중년 여성들이 식이요법과 운동을 병행해 당뇨병 발병률을 58~59% 줄일 수 있었다고 한다.

두 가지 중 한 실험에서는 프로그램에 참가한 사람 6.9명당 1명꼴로 당뇨병 예방효과를 보인 것으로 나타나기도 했다. 이를 위해 몸무게를 많이 줄일 필요도 없었는데 2년에 걸쳐 평균 3.5kg을 감량했을 때 당뇨병 발병률이 59% 감소했다.

제2형 당뇨병이 잘 치료되지 않는 노인 비만 환자가 몸무게를 약 10% 줄이자 혈당 조절능력이 현저하게 향상되었다. 평균 공복 혈당 수치는 258mg/dl에서 137mg/dl로 내려갔으며 모든 환자가 인슐린을 클로르프로파미드(chlorpropamide; 구강 혈당강하제)로 바꿀 정도로 증상이 호전되었다. 이런 호전현상은 비만 환자들 중 아무도 이상적인 몸무게까지 감량하지 않았음에도 가능한 결과였다.

조리방법

음식을 높은 온도에서 조리하거나 가공하면 에이지(AGEs)라는 물질이 생기는데 이 물질은 인슐린 저항성을 유발하고 당뇨 합병증을 초래하는 원인이 된다. 제1형 당뇨병이 있는 동물에게 일반 먹이보다 에이지가 낮은 먹이를 먹이며 관찰했더니 당뇨병 발병이 줄고 병세 악화가 지연되었으며 췌장 섬세포(islet cell; 인슐린 분비기관)의 염증도 감소하고 신경병증(neuropathy)으로 인한 심각한 증상도 완화돼 생존기간이 연장되는 효과가 있었다.

또 비만이 동반된 제2형 당뇨병이 있는 동물에게도 에이지가 낮은 먹이를 주었더니 인슐린 민감도가 증가하고 췌장 섬세포 파괴 속도가 늦춰졌으며 신경병증으로 인한 증상이 완화되고 체중도 줄었다. 이 실험에서 사용한 일반 먹이란 박테리아를 죽이기 위해 고온에서 가열한 먹이를 가리키고 에이지가 낮은 먹이란 같은 음식을 낮은 온도에서 조리한 먹이를 가리킨다.
그러므로 튀기고 굽고 볶는 조리법보다 끓이고 삶고 찌는 조리법으로 에이지를 줄이면 당뇨병 예방과 치료에 도움이 된다. 또 낮은 온도에서 조리하면 당뇨 합병증을 유발하는 원인물질로 알려진 활성산소의 생성도 줄일 수 있다. (3권 음식 조리법이 노화속도를 좌우한다 p.18)

혈당지수

혈당지수(Glycemic index)는 1981년 탄수화물이 포함된 음식을 구분하기 위해 만들어졌다. 50g의 탄수화물 식품을 먹은 후 2시간 동안 혈당상승지수를 같은 양의 탄수화물을 흰빵으로 먹은 후의 지수로 나누고 다시 100을 곱하면 혈당지수가 산출된다. 혈당지수가 높은 음식을 먹으면 비만, 제2형 당뇨병, 심장질병이 생길 위험이 높아지며 혈당지수가 낮은 음식을 먹으면 반대 효과를 볼 수 있다.
대개 정제된 탄수화물 음식은 혈당지수가 높고 전분이 없는 채소와 과일, 콩류는 혈당지수가 낮다. (1권 혈당을 빨리 올리는 음식군 p.194) 특히 콩 종류는 혈당지수가 낮아 혈당 조절에 유리하다. 건강한 사람이 아침에 렌틸콩을 먹으면 포도당과 인슐린의 반응이 낮아질 뿐 아니라 4시간 후 점심으로 빵을 먹어도 혈당이 많이 올라가지 않는 것으로 나타났다. 그러므로 당뇨병 환자는 아침에 렌틸콩을 먹고 가능하면 점심에도 먹으면 더욱 좋다.

또 음식을 어떤 형태로 먹는가에 따라서도 혈당지수가 달라진다. 예를 들면 현미가 백미보다, 스파게티가 흰빵이나 통밀빵보다, 식힌 감자가 뜨거운 감자보다 혈당지수가 낮다.

그러나 혈당지수에는 몇 가지 문제점이 있다. 첫째, 어떤 음식은 발표된 혈당지수가 실제와 매우 다르다. 심지어 같은 사람이 같은 음식을 먹고 혈당을 4차례 쟀을 때 수치가 다 다르게 나오기도 한다. 둘째, 혈당지수가 다른 여러 가지 음식을 같이 먹을 때, 각각의 혈당지수로 전체 음식에 대한 혈당반응을 예측할 수 없다. 셋째, 당뇨병 환자의 혈당지수 반응은 건강한 사람들과 달라서 안전하게 예측할 수 없다. 가령 여러 가지 재료로 만든 음식을 먹은 후의 혈당 수치가 어떤 경우에는 당뇨병 환자와 건강한 사람 사이에서 정반대 반응을 보이기도 한다.

그러나 이런 문제점에도 불구하고 혈당지수가 낮은 음식을 먹는 것이 혈당 조절에 도움이 된다는 점만은 여러 연구결과 분명히 규명되었다.

■ **연구 1** 제1형 당뇨병이 있는 어린이 104명에게 혈당지수가 낮은 음식을 12개월 동안 먹게 했더니 평균 당화혈색소(HbA1c)가 현저하게 낮아졌으며 혈당이 올라가는 환자의 수도 대폭 줄었다.

■ **연구 2** 제2형 당뇨병 환자 20명에게 혈당지수가 다른 음식들을 먹게 했더니 혈당지수가 높은 음식에 비해 혈당지수가 낮은 음식이 포도당, 인슐린, LDL-콜레스테롤 수치를 낮추고 섬유소를 용해하는(fibrinolytic) 능력이 향상돼 혈액순환이 좋아짐으로써 심혈관계질병의 위험요소가 줄어들었다.

자당(Sucrose; 설탕)

사람과 동물을 대상으로 한 여러 연구결과에 따르면 자당(설탕)의 섭취를 제한하는 것만으로도 당뇨병 예방과 치료에 도움이 되는 것으로 밝혀졌다. 쥐에게 전분(녹말) 대신 자당을 먹였더니 인슐린 저항성이 증가하면서 혈당 처리능력이 저하돼 당뇨병이 생겼다. 자당을 먹인 쥐 가운데 고혈당증이 생기지 않은 경우에도 망막병증과 신장 사구체기저막(glomerular basement membrane)에 변화가 생겨 당뇨병과 비슷하거나 동일한 병적인 변화가 관찰되었다.

■ **연구** 자원자들에게 6주 동안 칼로리의 30%를 자당이나 전분에서 섭취하도록 했더니 자당을 섭취했을 때 전분을 섭취했을 때보다 식전 혈청 포도당과 인슐린 수치가 현저하게 높았다. 이러한 발견은 많은 양의 자당을 먹으면 혈당 처리능력이 손상되고 인슐린 저항성을 일으킨다는 것을 말해준다. 일부 사람들은 자당에 과도한 인슐린 반응을 나타낸 것으로 보아 탄수화물에 민감한 것으로 보인다. 탄수화물에 민감한 환자를 대상으로 한 연구에서는 6주 동안 칼로리의 18% 이상을 자당으로 섭취하게 했더니 식전 혈청포도당과 인슐린 수치가 현저하게 높아졌다. 1981년 이 연구결과가 보고되었을 때 미국인의 자당 섭취는 전체 칼로리의 18% 정도였다. 그 후 자당 섭취는 3분의 1 정도 줄었지만 주스, 음료수 등을 통해 고과당 옥수수시럽(high-fructose corn syrup)의 섭취가 급격히 증가하면서 정제된 설탕의 총섭취량은 오히려 늘었다.

비만인 당뇨병 환자와 정상 몸무게의 당뇨병 환자에게 저지방, 저자당

식단을 실천하게 하자 인슐린 민감성이 향상되었으며 비만 환자는 1년 후에, 정상 몸무게의 환자는 3개월 후에 인슐린 민감성이 정상으로 회복되었다. 8년간 9만1249명의 여성을 대상으로 한 연구에서는 설탕이 들어 있는 주스와 음료수를 많이 마시면 제2형 당뇨병의 발병위험이 높아진다는 사실도 확인되었다. 설탕이 포함된 음료수를 하루 1병 이상 마신 사람의 경우 한 달에 1병 이하로 마시는 사람에 비해 제2형 당뇨병 발병률이 32%나 높았으며 설탕이 포함된 과일 펀치(fruit punch; 술, 설탕, 우유, 레몬, 향료를 넣어 만든 음료)를 마셔도 당뇨병에 걸릴 위험이 높았다.

과당(Fructose)

1970~1997년 미국인의 연간 설탕 소비량은 0.3kg에서 28kg으로 대폭 늘었으며 이 기간 동안 당뇨병 환자도 급증했다.

■ **연구 1** 건강한 자원자와 당뇨병 환자에게 과당을 섭취하게 했는데 많은 양을 먹지 않는 이상 포도당 대사에 해로운 영향을 미치지 않았다. 과당은 적은 양만 포도당으로 전환되기 때문에 혈당 조절능력이 전반적으로 향상되었다. 또 건강한 자원자와 당뇨병 환자에게 1~3개월 동안 칼로리의 10~20%를 과당으로 섭취하게 했을 때도 혈당 조절에 문제가 없었다. 그러나 건강한 남성에게 많은 양의 과당(몸무게 1kg당 3g, 총칼로리 섭취 25% 증가)을 섭취하게 하자 짧게는 6일 만에 인슐린 저항성이 생겼다. 또 다른 연구에서는 건강한 자원자들에게 많은 양의 과당(1일

1000kcal)을 섭취하게 했더니 일주일 후 인슐린 저항성이 생겼다.

■ **연구 2** 장기간의 연구에 따르면 비교적 적은 양의 과당을 섭취해도 당뇨병이 발병할 수 있는 것으로 확인되었다. 쥐에게 오랫동안 음식 섭취량의 15%를 과당으로 먹였더니 혈당 처리능력이 손상되는 결과가 나왔다. 또 다른 연구에서는 설탕이 함유된 음료수나 과일 펀치를 많이 마시면 제2형 당뇨병의 발병위험이 높아진다고 보고했는데 연구 당시 음료수에 함유된 설탕은 자당(과당 50% 함유)이나 고과당 옥수수시럽(과당 55% 함유)이었다.

장기를 손상시키는 당뇨 합병증의 3가지 주요 요인은 조직 단백질의 당화(glycation of tissue proteins), 소르비톨의 세포 내 축적, 산화 스트레스인데, 과당은 이 모든 요인에 영향을 미친다. 당화반응이 일어날 때는 과당이 포도당보다 빨리 반응하는데 단백질이 당화되는 속도는 포도당보다 과당이 7.5~10배 더 빠르다(실험실 실험). 또 먹이의 62%를 과당으로 먹인 쥐는 간 속의 소르비톨 농도가 현저하게 높았으며 구리가 부족하면 신장의 소르비톨 농도가 증가했다. 또 250g/L의 과당이 포함된 물을 마신 쥐가 같은 양의 포도당 물을 마신 쥐에 비해 지질과산화가 현저하게 증가한 것으로 나타나기도 했다.

과당이나 자당을 먹인 대부분의 쥐는 망막에서 당뇨성망막병증과 같은 형태의 조직변화가 관찰되었으며 반대로 포도당을 먹인 쥐는 망막이 정상 상태를 유지했다.

■연구 제2형 당뇨병 환자 38명을 대상으로 한 연구에서, 식후 가장 높은 혈장 과당농도를 기록한 사람들의 당뇨성망막병증 발병률이 75%나 됐다. 이는 식후 혈장 과당수치가 중간(38.5%) 또는 낮은(23.1%) 환자들에 비해 월등히 높았다. 또 신장 합병증 발병률도 식후 과당농도가 높은 그룹(66.7%)이 중간 그룹(38.5%)이나 낮은 그룹(30.8%)에 비해 높았다. 이 연구 결과는 제2형 당뇨병 환자가 식후 고농도의 과당을 유지할 때(예를 들어 고과당 옥수수시럽이나 자당이 들어 있는 음료수를 마셨을 때) 망막병증이나 신장 합병증에 걸릴 위험이 높아진다는 사실을 말해준다.

당뇨병 예방과 치료를 위해 과당의 섭취를 제한하는 것이 중요하다. 하지만 과일과 채소 안에 자연적으로 존재하는 적은 양의 과당은 해로운 영향을 미치지 않으므로 꾸준히 먹는 것이 좋다.

섬유질

여러 연구에서 보고되었듯 높은 섬유질과 복합탄수화물을 포함한 식이요법은 제1형, 제2형 당뇨병 환자의 혈당 조절능력을 향상시킨다. 많은 제2형 당뇨병 환자들이 이러한 식이요법으로 당뇨병 치료를 위한 처방약을 줄이거나 중단할 수 있었으며 일부 제1형 당뇨병 환자들도 인슐린 투여량을 줄일 수 있었다. 이러한 효과는 과체중 환자가 몸무게를 줄였을 때 가장 큰 효과를 나타냈으며 몸무게가 빠지지 않은 환자들도 혈당 조절에 도움이 되었다. 콩류나 당근, 엉겅퀴, 복숭아, 딸기, 자몽처럼 수용성 섬유질이 많은 식품이 밀기울이나 통밀빵 같은 비수용성 섬유질이 많은 식품에 비해 혈당 조절에 더 효과적이었다. 섬유질의 효과는 먹는 양에 비례해 나타나는데, 제2형 당뇨병 환자의 경우 하루 50g의 섬유질을 섭취하는 것이 하루 24g의 섬유질을 섭취할 때보다 혈당과 지질 수치를 낮추는 데 더 효과적이었다. 이는 부분적으로 섬유질이 탄수화물을 천천히 소화 흡수되도록 하기 때문인 것으로 보인다.

제2형 당뇨병 환자는 초기에 인슐린 분비가 잘 되지 않는 특징이 있다. 나중에는 인슐린 분비가 원활해질 수 있지만 초기에는 분비되는 인슐린의 분비가 적어 식사 후 고혈당증이 생기기 쉽다. 그러므로 탄수화물이 천천히 흡수되도록 섬유질을 같이 먹으면 인슐린이 분비되는 시간과 혈당 농도가 최고가 되는 시간을 맞추는 데 유리하다. 또 섬유질이 많은 음식을 섭취하면 인슐린 민감성을 향상시키는 데도 도움이 된다.

통곡물

한 연구에서 정제하지 않은 곡식에는 많은 양의 섬유질과 마그네슘이 들어 있어서 정제한 곡식보다 정제하지 않은 곡식을 많이 먹을수록 제2형 당뇨병에 걸릴 위험이 줄어든다고 보고했다. 과체중이거나 비만이면서 고인슐린증이 있는 환자들에게 정제된 곡식 대신 정제하지 않은 곡식을 6주 동안 먹도록 했더니 인슐린 민감성이 현저하게 증가했다.

가공된 음식과 패스트푸드

건강한 자원자들에게 인스턴트 밥, 콘칩, 콘플레이크, 인스턴트 감자 등 가공된 식품을 먹게 했더니 보통 밥, 삶은 옥수수, 삶은 감자에 비해 혈당지수가 상당히 높아졌으므로 인스턴트 식품은 먹지 않는 것이 좋다.

또 콩 통조림도 같은 콩을 말려 조리한 음식보다 혈당지수가 현저하게 높았으므로 통조림도 먹지 않는 것이 좋다. 가공식품이나 통조림식품은 전분이 더 빨리 소화되기 때문이다.
패스트푸드점의 음식은 정제된 설탕, 지방, 칼로리가 전반적으로 높다. 15년간의 연구에서 일주일에 2회 이상 패스트푸드를 먹으면 일주일에 1회 이하 먹는 경우에 비해 4.5kg 이상 몸무게가 늘었으며 인슐린 저항성은 두 배 이상 높아진다는 결론이 나왔다. 따라서 패스트푸드를 자주 먹으면 비만과 제2형 당뇨병에 걸릴 위험이 높아질 수 있음을 명심해야 한다.

단백질과 신부전

여러 연구보고에 따르면 저단백 식단은 신장질병을 악화시킬 수 있는 인(phosphorus)이 비교적 적게 들어 있기 때문에 단백질을 몸무게 1kg당 하루 0.6~0.8g으로 제한하면 당뇨성신병증이 있는 환자가 신부전으로 진행될 위험을 낮출 수 있다고 한다.
단백질을 제한함으로써 얻을 수 있는 또 다른 효과는 신병증이나 당뇨합병증의 발병원인이 되는 에이지를 줄일 수 있다는 점이다. 고기, 특히 많이 구운 고기는 에이지의 가장 주된 공급원이다. 고단백 식단이 당뇨성신병증에 위험하다고 하는 것은 단백질 때문이기보다는 음식 안에 많이 포함된 에이지 탓이다. 그러므로 튀기고 굽고 볶는 조리법보다 끓이고 삶고 찌는 조리법이 에이지를 줄일 수 있는 방법이다. (**3권 음식 조리법이 노화속도를 좌우한다** p.18)

달걀

당뇨병 환자를 대상으로 한 연구에서 달걀을 하루에 1개 이상 먹으면 일주일에 1개 이하로 먹을 때보다 관상동맥심장질병의 발병률을 높이는 것으로 나타났다. 그러나 당뇨병이 없는 사람에게는 아무 상관 없었다.(1권 달걀 너무 두려워하지 마라 p.506)

우유와 제1형 당뇨병

한 관찰연구에서 우유가 제1형 당뇨병 발병과 연관이 있음을 발견했는데 췌장 베타세포에 대한 자가면역반응을 자극해서 일어나는 것으로 보인다. 소 인슐린(bovine insulin)이 우유로 만든 분유에서 발견되었으며 소 인슐린에 대한 항체가 이 분유를 먹인 아기에게서 발견되었다. 소 인슐린에 대한 항체가 사람 인슐린에도 교차반응을 하는 것으로 밝혀졌는데, 이것은 이 항체들이 인슐린을 생산하는 췌장의 베타세포를 공격할 수 있는 가능성을 보여준다. 어떤 연구에서는 소의 혈청 알부민과 베타락토글로불린에 대한 항체도 제1형 당뇨병과 관련돼 있음을 발견했다. 이러한 연구결과를 볼 때, 우유를 전혀 마시지 않으면 제1형 당뇨병 발병률을 줄일 수 있다.

글루텐 없는 식단

비만하지 않으면서 당뇨병이 있는 쥐에게 글루텐이 없는 먹이를 주었더니 당뇨 증세가 지연되거나 예방되었다. 당뇨병 가족력이 있고 췌장에서 인슐린을 분비하는 섬세포에 대한 항체가 있어 제1형 당뇨병 발병위험이 높은 사람에게 글루텐이 없는 음식을 6개월 동안 먹게 했더니 항체(antibody titers)는 감소하지 않았지만 베타세포 기능은 보존되었다. 그러므로 글루텐이 함유된 밀, 호밀, 보리 등은 먹지 말아야 한다. 쌀과 옥수수는 글루텐이 없는 식품이다.

채식 식단

한 실험에서 저지방 채식 위주의 식단이 저지방 일반 식단보다 과체중인 제2형 당뇨병 환자의 혈당 조절과 체중 감소에 효과적이라는 결론이 나왔다. 저지방 채식 식단과 함께 운동도 병행했더니 당뇨성신병증의 증상이 상당히 호전되었다.

■ **연구** 과체중의 제2형 당뇨병 환자 11명을 그룹으로 나눠 12주 동안 한 그룹에는 저지방 채식 식단을, 다른 그룹에는 저지방 일반 식단을 먹도록 했다. 채식 식단에서는 정백하지 않은 곡식, 채소, 콩류, 과일을 주로 먹고 동물성식품이나 오일과 설탕, 그밖에 정제된 탄수화물 섭취를 제한했다. 두 식단의 칼로리 수치를 동일하게 맞추려고 하지 않았다. 12주 후 평균 혈당 수치가 저지방 채식 식단 그룹에서 현저하게 낮아졌으며(28%:12%), 평균 체중감소 또한 저지방 채식 식단 그룹이 저지방 일반 식단 그룹보다 더 많이 감소했다(7.2kg:3.8kg). 저지방 채식 식단을 먹은 대부분의 환자들은 당뇨 처방약과 인슐린의 양을 줄이거나 투약을 중단할 수 있었으나 저지방 일반 식단을 먹은 환자들은 아무도 처방약과 인슐린의 양을 줄일 수 없었다.

우롱차

제2형 당뇨병 환자에게 30일 동안 하루 1.5L의 우롱차를 마시게 했더니 평균 혈당 농도가 229mg/dl에서 162mg/dl로 낮아졌다. 반대로 같은 기간 우롱차 대신 물을 마시게 했더니 평균 혈당 농도가 209mg/dl에서 232mg/dl로 증가했다. 동물실험에 의하면 우롱차의 폴리페놀(polyphenol; 과일, 채소, 녹차, 흑차, 적포도주, 올리브오일에 많으며 철분의 흡수를 방해한다) 성분이 혈당을 낮춰주는 것으로 추정된다. 또 다른 가능성으로는 우롱차가 철분의 흡수를 방해해 포도당 수치를 감소시켰을 수도 있다. 특히 흑차(블랙티)와 녹차는 철분의 흡수를 방해하는 것으로 알려져 있으며 우롱차는 흑차와 녹차의 혼합종이므로 우롱차도 철분의 흡수를 방해할 수 있을 것으로 보인다. 몸에 축적된 철분의 양이 감소하면 혈당 조절이 호전된다는 연구보고가 있다.

알코올

건강한 폐경여성에게 8주 동안 하루 30g의 알코올을 마시게 했더니 알코올을 마시지 않았을 때보다 인슐린 민감성이 대폭 높아지는 현상이 관찰되었다. 건강한 남성을 대상으로 한 연구에서도 알코올을 적당량 마시면 마시지 않는 것보다 제2형 당뇨병 발병률을 낮춰주는 것으로 나타났다. 그러나 당뇨병 예방을 위해 알코올을 마시지 않는 사람에게 마시라고 권유하기에는 정보가 아직 충분하지 않다.

철분고갈 식단

당뇨병은 혈색소증(hemochromatosis)의 한 징후이며 몸속에 철분이 어느 정도만 쌓여도 혈당대사에 문제가 생길 수 있다. 동물실험에서 어떤 방법으로든 철분이 줄어들면 혈당의 활용도가 좋아지는 것으로 나타났다. 실제 건강한 육식주의자의 철분을 낮추기 위해 정맥에서 혈액을 빼내서 채식주의자의 철분 수치와 비슷하게 만들었더니 인슐린 민감성이 40% 증가했다. 또 혈청 페리틴(ferritin; 몸에 저장된 철분) 수치가 높으면 혈당 수치도 높아지고 인슐린 저항성도 높아진다는 것을 발견했다. 철분은 산화물질이기 때문에 철분이 너무 많으면 혈당 수치에 상관없이 활성산소로 인한 손상을 입을 수 있다. 그러므로 당뇨 환자는 혈액검사를 해서 몸속에 철분이 너무 많이 쌓이지 않도록 주의해야 한다.

혈색소증(hemochromatosis) 철 대사 이상으로 철분이 조직 특히 간장, 췌장에 침착되는 질병으로 당뇨병, 간경변을 유발한다.

혈청 페리틴 수치가 높고 관리를 제대로 하지 않은 제2형 당뇨병 환자 9명에게 철분을 제거하는 약(deferoxamine)을 처방한 결과 그중 8명의 혈당과 당화혈색소 수치가 향상되었다. 이러한 호전반응은 8명 모두가 인슐린 주사나 당뇨 처방약 투약을 중단했음에도 지속되었다. 신부전과 단백뇨가 있는 제2형 당뇨병 환자에게 몸속 철분의 축적을 감소시키는 식단을 오랫동안 실천하게 했더니 일반적인 저단백 식단과 비교해 신장 기능을 보존하고 생존율을 높이는 것으로 확인되었다.

■ 연구 신기능부전과 단백뇨로 신장전문의 병원을 찾은 제2형 당뇨병 환자 191명을 두 그룹으로 나누어 한 그룹에는 탄수화물을 제한하고 철분 함량은 줄이고 폴리페놀은 강화한 치료 식단을 먹도록 하고, 다른 그룹에는 일반 저단백 식단을 실천하도록 했다. 철분 섭취를 줄이기 위해 소고기 대신 닭고기나 생선을 먹게 했으며 달걀, 차, 콩 등 철분의 흡수를 막는 음식을 먹게 했고 차, 물, 와인(점심, 저녁에 각각 150ml) 이외의 음료수는 제한했다. 폴리페놀이 풍부한 차는 많이 마시도록 권장했으며 식사시간 이외에는 물만 마시게 했고 폴리페놀이 풍부한 엑스트라 버진 올리브오일을 드레싱이나 조리시 사용하도록 했다. 평균 3.9년 동안 이런 식사를 한 그룹의 평균 혈청철분(ferritin) 농도는 306mcg/L에서 36mcg/L로 감소했으나 일반그룹에서는 변화가 없었다. 이 연구에서 사망하거나 신장이식 또는 투석이 필요한 환자의 비율은 치료 식단을 실천한 그룹에서 훨씬 낮았다(치료 식단을 한 그룹은 20%, 일반그룹은 39%).

따라서 제2형 당뇨병 환자는 혈청의 페리틴 수치를 반드시 점검해야 하며 특히 혈당 조절이 잘 안 되고 신병증이나 다른 합병증이 있는 환자는 철분이 정상범위보다 많으면 철분을 줄이는 것을 고려해야 한다.

자연치료제

자연치료제에 대한 주의

식사를 조절하고 자연치료제를 섭취해 고혈당증이나 고혈압, 고지혈증이 개선되면 자연치료제의 용량을 줄여야 한다. 용량을 조절하지 않으면 심각한 저혈당증이나 저혈압이 생길 수 있고 콜레스테롤이 지나치게 감소해 콜레스테롤이 있어야 만들어지는 스테로이드호르몬 생산이 감소할 수 있다. 그러므로 식사를 조절하고 자연치료제를 섭취하는 경우 정기적인 혈액검사와 혈압검사를 통해 자연치료제의 용량을 적절히 조절해야 한다.

크로뮴(Chromium)

크로뮴은 인슐린을 인슐린 수용체와 잘 결합하게 해서 인슐린의 원활한 작용을 돕는다. 크로뮴이 결핍된 먹이를 먹인 쥐에게서 고혈당증이 생기고 혈당 처리능력이 손상된 현상을 발견했다. 한 보고서에 따르면, 크로뮴이 들어 있지 않은 영양주사를 장기간 맞은 2명의 환자에게서 혈당 처리능력이 감소하고 체중감소와 함께 신경계의 비정상적인 증상들이 나타났는데, 영양주사에 크로뮴을 추가하자 정상으로 회복되었다고 한다. 당뇨병이 없는 경우에도 권장하는 크로뮴 섭취량보다 적은 하루 20mcg 이하의 크로뮴을 섭취하는 사람들에게서 혈당 처리능력에 가벼운 이상이 관찰되기도 했다.

■ **연구 1** 당뇨병은 아니지만 가벼운 고지혈증이 생긴 8명(평균연령 34세)에게 권장량보다 적은 20mcg 이하의 크로뮴을 음식에서 섭취하게 한 다음 두 그룹으로 나눠 5주 동안 한 그룹에는 200mcg의 크로뮴을 복용하게 하고 다른 그룹에는 가짜 약을 준 뒤, 5주 후에 처방을 서로 바꿔 다

시 치료를 진행한 결과, 가짜 약을 복용하는 동안에는 당 처리능력이 악화되었지만 크로뮴을 복용하는 동안에는 호전된 것으로 나타났다.

■ **연구 2** 제2형 당뇨 환자 50명(평균연령 53세)을 두 그룹으로 나눠 한 그룹에는 12주 동안 400mcg의 크로뮴(chromium picolinate)을 하루 2회로 나눠 복용하게 하고 다른 그룹에는 가짜 약을 주었다. 12주 후 4주간 치료를 중단했다가 처방을 서로 바꿔 다시 12주간 복용하게 했더니 평균 공복 혈당 농도가 크로뮴을 복용하는 동안에는 124mg/dl에서 115mg/dl로 감소했으나 가짜 약을 복용하는 동안에는 123mg/dl에서 130mg/dl로 증가한 것으로 나타났다. 평균 공복 혈청 인슐린 농도 또한 크로뮴을 복용하는 동안에는 256pmol/L에서 206pmol/L로 감소했으나 가짜 약을 복용하는 동안에는 159pmol/L에서 228pmol/L로 증가했다.

크로뮴을 복용하면 스테로이드(glucocorticoid; prednisone) 복용으로 인해 발병한 당뇨 환자의 혈당 조절능력이 향상된다는 실험보고가 있으며 쥐를 대상으로 한 연구에서도 크로뮴이 스테로이드 복용으로 인해 높아진 혈당을 내려주고 인슐린의 효율성을 호전시킨다는 사실을 확인했다.

■ **연구 3** 스테로이드를 복용한 지 3일 만에 소변으로 배출되는 크로뮴이 평균 57% 증가했다. 스테로이드 복용으로 인해 당뇨가 생긴 41명에게 크로뮴을 2주 동안 하루 600mcg씩 복용하게 한 뒤 이어서 하루 200mcg씩 복용하게 했더니 41명 중 38명이 당뇨 처방약을 50% 줄여도 혈당 조절에 문제가 없을 정도로 높은 치료효과를 보였다. 또 크로뮴은

임신기간에 생기는 임신성 당뇨의 혈당 처리능력과 고인슐린혈증도 호전시켰다.

다른 연구에서는 하루 100mg의 나이아신(비타민 B_3)과 200mcg의 크로뮴을 함께 복용하면 노인들의 혈당 처리능력이 현저하게 향상되었으나 따로 복용하면 효과가 없다는 사실이 밝혀지기도 했다. 체내 비타민 B_3 농도가 낮은 사람은 적은 양의 나이아신과 크로뮴을 함께 복용해야 크로뮴의 효과를 볼 수 있기 때문이다.

혈당 조절의 최대효과를 보기 위해서는 상대적으로 많은 양의 크로뮴이 필요하다는 사실을 감안할 때, 크로뮴을 그저 음식으로 충당하지 못하는 용량을 채우는 수준으로 복용하는 것은 충분치 않다. 환자에 따라 크로뮴의 흡수율이 낮거나 소변으로 빠져나가는 미네랄이 많거나 크로뮴을 생리학적 활성형태로 전환하는 데 결함이 있을 수 있는데, 이런 경우에는 평균치보다 많은 크로뮴을 복용해야 한다. 너무 많은 설탕을 먹거나 스테로이드를 복용하는 경우에도 소변으로 배출되는 크로뮴의 양이 증가한다. 심리적 스트레스도 크로뮴 부족의 요인이 될 수 있다. 심리적 스트레스로 인해 몸에서 스테로이드 생산이 증가하면 역시 소변으로 배출되는 크로뮴의 양이 증가하기 때문이다. 따라서 크로뮴을 복용해도 효과를 실감하지 못하는 경우라면 용량이 부족해서일 수 있으므로 용량을 늘리는 것이 좋다.

바이오틴(Biotin)

바이오틴은 세포 내에서 혈당대사에 관여하는 글루코키나아제(glucokinase)라는 효소를 유도한다. 세포 내에서 혈당대사가 제대로 되지 않으면 혈당이 높아지게 된다('backup' of glucose in the blood). 쥐를 이용한 실험에서 바이오틴이 결핍되면 혈당 처리능력이 손상된다는 사실을 확인했으며, 스트렙토조토신으로 인위적으로 당뇨에 걸리게 한 쥐와 유전적으로 당뇨인 쥐에게 바이오틴을 보충해 혈당 처리능력과 인슐린 저항성이 향상되는 사실 또한 확인했다. 또 다른 연구에서는 제1형과 제2형 당뇨 환자에게 하루 9~16mg의 바이오틴을 복용하게 했더니 혈당 조절능력이 개선된 것으로 나타났다. 바이오틴이 당뇨성신경병증 치료에 효과적이라는 연구보고도 있다.

■ **연구 1** 제1형 당뇨 환자 7명에게 인슐린 치료를 중단하게 한 다음 일주일간 한 그룹에는 하루 16mg의 바이오틴을 복용하게 하고 다른 그룹에는 가짜 약을 복용하게 했더니 바이오틴을 복용한 환자들의 공복 혈당 수치는 대폭 감소했으나 가짜 약을 복용한 환자들의 공복 혈당 수치는 대폭 증가했다.

■ **연구 2** 제2형 당뇨 환자 43명(일본인 35~56세)의 평균 혈청 바이오틴 수치가 건강한 사람들보다 확연하게 낮은 것으로 나타났다. 이 환자들 중 28명을 두 그룹으로 나눠 1개월간 한 그룹에는 하루 3회 3mg의 바이오틴과 장 속 박테리아가 바이오틴을 파괴하지 못하도록 항생제를 처방하고 다른 그룹에는 가짜 약을 처방했다. 가짜 약을 복용한 그룹은 아무런 변화가 없었으나 바이오틴을 복용한 그룹은 평균 공복 혈당 농도가 232mg/dl에서 128mg/dl로 감소했으며 바이오틴을 중단하자 1개월 후

혈당 수치가 치료 전 상태로 돌아갔다.
한 연구에서 비만인 제2형 당뇨 환자들에게 하루에 2mg의 바이오틴과 함께 600mcg의 크로뮴을 복용하게 했더니 공복 혈당과 당화혈색소(HbAlc) 수치가 현저하게 감소했다. 바이오틴과 크로뮴을 함께 복용하는 것이 따로 복용하는 것보다 더 효과적인지는 분명치 않지만 바이오틴과 크로뮴이 서로 다른 원리로 작용하기 때문에 같이 복용하는 것이 효과적일 것으로 보인다.

비타민 B_6

26세 이상의 당뇨 환자 101명 중 26%는 비타민 B_6의 활성 형태인 피리독살(pyridoxal phosphate; PLP)의 혈장 농도가 정상보다 낮았다. 또 당뇨 환자 518명 중 25%의 혈청 피리독살 농도도 정상보다 낮았으며 어린이 당뇨 환자 63명 중 24%의 혈청 피리독살 농도도 정상보다 낮았다.
실험실 실험에서 피리독살은 섭취량에 비례해 알부민의 당화반응(non-enzymatic glycosylation)을 억제하는 것으로 밝혀졌다. 태어날 때부터 당뇨병이 있는 쥐에게 8주 동안 몸무게 1kg당 하루 10mg의 피리독살을 주었더니 사구체 기저막(glomerular basement menbrane)의 두께가 현저하게 줄어드는 변화가 관찰되었다. 또 에이지의 생성을 억제하며 스트렙토조토신으로 당뇨에 걸리게 한 쥐의 신장병 발병과 망막의 혈관손상을 늦춰주었다.
제2형 당뇨 환자에게 6주 동안 하루에 3회 50mg의 피리독신을 복용하게 했더니 평균 당화혈색소 수치가 6% 감소되었다. 이는 공복 혈당의 변화에서 예상했던 것보다 큰 감소폭이었는데 피리독신이 헤모글로빈의 당화를 막아주었기 때문임을 말해준다. 피리독신은 또 당뇨성신경병증의 치료에도 효과적일 수 있다.

마그네슘(Magnesium)

대부분의 연구에서 제1형이나 제2형 당뇨 환자의 평균 혈청 총 마그네슘 농도가 현저하게 낮았는데, 제1형 당뇨 환자 23명 중 18명(78%)에게서 마그네슘 결핍이 관찰되었으며 근육과 적혈구의 마그네슘 농도도 낮은 것으로 나타났다.

또 2형 당뇨 환자의 혈청 마그네슘 수치가 낮을수록 신장기능이 더 급격히 감소했는데 당뇨 환자의 마그네슘 상태가 낮은 것은 부분적으로 세뇨관 마그네슘 흡수장애(renal tubular magnesium transport)로 인해 소변으로 배출되는 마그네슘의 양이 증가하기 때문으로 보인다.

당뇨 환자를 대상으로 한 연구에서 3주~3개월 동안 하루에 360~1000mg의 마그네슘을 복용하게 했더니 인슐린 필요량이 감소했으며 공복 혈장 포도당 수치가 감소하는 등 여러 면에서 혈당 조절능력이 향상되었다. 또 마그네슘을 장기간 복용했더니 제1형 당뇨 환자의 신장장애 개선에도 도움이 되었으며, 마그네슘은 당뇨병은 없지만 나이로 인해 혈당대사에 장애가 있는 노인의 인슐린 분비와 활동을 호전시켰으며 적혈구 마그네슘 농도가 낮은 노인 고혈압 환자의 인슐린 저항성을 향상시키기도 했다.

다른 연구에서는 마그네슘 섭취가 부족하거나 혈청 마그네슘 농도가 낮으면 제2형 당뇨병의 발병 위험률이 증가하는 것으로 나타났다.
마그네슘은 당뇨병을 예방하고 치료하는 효과만이 아니라 당뇨병의 주된 합병증인 심혈관계질병을 예방하는 데도 도움이 된다. 그러므로 당뇨 환자의 전체적인 영양 프로그램에서 마그네슘 복용을 고려해야 한다. 그러나 말기신부전 환자는 마그네슘 대사에 이상이 있으므로 복용해서는 안 된다.

D-카이로-이노시톨(D-chiro-inositol)과 D-피니톨(D-pinitol)

마이오 이노시톨(myo-inositol; 일반적으로 이노시톨로 알려짐)의 입체이성체(stereoisomer)인 D-카이로-이노시톨은 인체와 일부 음식에 소량 들어 있는데, 이것은 인슐린 수용체 이후(post-receptor)의 인슐린신호 전달경로(insulin-mediated signaling pathway)에 작용하는 포스포글라이칸(phosphoglycan)의 구성성분이다. 스트렙토조토신으로 당뇨병에 걸리도록 만든 쥐에게 소의 간에서 추출한 D-카이로-이노시톨이 포함된 다당류(glycan)를 주입했더니 혈장 포도당 수치가 정상화되었다.
다낭성난소증후군이 있는 여성의 인슐린 저항성은 D-카이로-이노시톨이 포함된 포스포글라이칸이 부족하거나 활용성에 결함이 있기 때문이라는 증거가 있다. 또 포스포글라이칸의 결핍은 제2형 당뇨 환자들에게서도 대부분 관찰된다.
D-카이로-이노시톨과 비슷한 화학구조를 가진 D-피니톨은 콩류와 귤류 등에 함유돼 있으며 D-카이로-이노시톨처럼 D-피니톨도 인슐린 작용을 조절하는 것으로 보인다. 게다가 D-피니톨은 체내에서 D-카이

로-이노시톨로 전환되는 것으로 보인다. 4주 동안 몸무게 1kg당 하루 20mg의 D-피니톨을 당뇨 환자에게 복용하게 했을 때 평균 혈청 D-카이로-이노시톨 농도가 14배나 증가한 것으로 미루어볼 때 D-피니톨이 몸속에서 D-카이로-이노시톨로 변하는 것으로 추정된다.

여러 임상실험에 따르면 하루에 1200mg이나 몸무게 1kg당 20mg의 D-피니톨 또는 D-카이로-이노시톨을 복용하면 제2형 당뇨 환자의 혈당 조절이나 혈당 처리능력이 상당히 좋아지는 것으로 나타났다. 그중 한 연구에서는 통계학적으로 큰 차이는 없으나 D-피니톨이 더 효과적이라는 결과를 얻기도 했다.

■ 연구 1 혈당관리에 소홀한 제2형 당뇨 환자 20명(평균연령 66세)에게 12주 동안 몸무게 1kg당 하루 20mg의 D-피니톨을 복용중인 당뇨약에 추가해 복용하게 했더니 12주 후 평균 공복 혈당이 200mg/dl에서 169mg/dl로 감소했으며, 평균 당화혈색소는 9.8%에서 8.3%로 15.3% 감소했다.

■ 연구 2 제2형 당뇨 환자 30명을 두 그룹으로 나눠 13주 동안 한 그룹에는 하루 2회 600mg의 D-피니톨을 처방하고 다른 그룹에는 가짜 약을 처방했다. 그 결과 D-피니톨 그룹의 평균 공복 혈당은 19% 감소하고 당화혈색소는 12.4% 감소했으며 인슐린 저항성이 향상된 것으로 나타났다. 가짜 약 그룹에서는 변화가 없었다.

식이요법이나 크로뮴, 바이오틴 같은 영양보충제로도 호전이 안 되면 D-피니톨 치료를 고려해봐야 한다. 이들 영양소는 작용원리가 모두 달라 함께 복용할 경우 혈당 조절에 더 도움이 될 수 있다.

알파리포산(Alpha-lipoic-acid; ALA)

제2형 당뇨 환자에게 알파리포산을 하루 600mg 복용하게 했더니 인슐린 민감성이 증가했다는 보고가 있다. 또 알파리포산은 항산화 활동을 향상시키고 단백질의 당화를 억제하며 소르비톨을 많이 만들어내는 알도스 환원효소 활동을 억제하는 것으로 관찰되었는데, 이러한 효과들이 당뇨합병증을 예방하는 데 도움이 될 수 있다. 스트렙토조토신으로 당뇨병에 걸리게 만든 쥐에게 몸무게 1kg당 하루 30mg의 알파리포산을 먹였더니 신장 손상이 방지되는 효과가 관찰되었으며, 당뇨병으로 인한 신증(diabetic nephropathy) 환자에게 하루 600mg의 알파리포산을 복용하게 해서 병세의 진행을 늦추는 효과를 보기도 했다.

알도스 환원효소(aldose reductase) 포도당은 알도스 환원효소에 의해 소르비톨로 바뀌는데 혈당(포도당)이 높아지면 소르비톨도 많이 만들어진다. 혈당이 높아지면 소르비톨이 세포 내에서 합성되는 양이 대사되는 양보다 많아지기 때문이다. 이 소르비톨은 세포막을 통과할 수 없으므로 세포 내에 쌓이게 되는데 이렇게 되면 삼투압에 의해 세포가 붓게 되고 대사기능을 하지 못해 세포가 죽게 된다. 혈관세포와 신경세포에 소르비톨이 쌓이면서 이들 세포가 손상되면 당뇨성신경장애, 망막병증, 백내장 등 각종 합병증의 원인이 된다.

■ **연구** 평균 병력이 21년이고 소변의 알부민 농도가 200mg/L 이하인 제1형 당뇨 환자 20명(평균연령 54세)과 제2형 당뇨 환자 15명(평균연령 54세)에게 알파리포산을 하루 600mg씩 복용하게 하고 49명의 환자는 아무런 치료를 하지 않았더니 18개월 후 혈

관내피의 손상과 당뇨신증의 진전을 나타내는 트롬보모듈린(thrombomodulin)의 평균수치가 치료하지 않은 그룹은 35.9ng/ml에서 39.7ng/ml로 증가했으나 알파리포산 그룹은 37.5ng/ml에서 30.9ng/ml로 감소했다. 평균 소변 알부민 농도 또한 치료하지 않은 그룹은 21.2mg/L에서 36.9mg/L로 증가했으나 알파리포산 그룹은 증가하지 않았다.
알파리포산은 당뇨성신경병증 치료에도 도움이 되는 것으로 확인되었다.

구리(Copper)

쥐에게 구리가 부족한 먹이를 먹였더니 혈당 처리능력이 저하되고 당화혈색소 수치가 증가했다. 구리 결핍 실험에 참가한 건강한 남성 2명에게 90~120일 동안 하루 0.78mg의 구리가 포함된 음식을 먹게 했을 때는 혈당 처리능력이 감소했다가 하루 6mg으로 양을 늘리자 혈당 처리능력이 호전되었다. 서양음식에는 실험에서 사용한 양(1일 0.78mg)보다 적은 양의 구리가 들어 있을 수도 있는데, 고등학교와 대학교에 다니는 여학생의 1일 평균 구리 섭취량은 0.5mg밖에 안 되었으며 병원 식단의 평균 구리 섭취량도 하루 0.76mg에 불과했다.
이런 증거로 볼 때 당뇨병을 예방하고 치료하기 위해 하루 1~3mg의 구리를 복용하는 것이 도움이 될 수 있으며, 아연으로 인한 구리의 결핍을 막기 위해 아연을 복용하는 환자는 구리를 2~3mg 복용해야 한다.

아연(Zinc)

당뇨 환자는 소변으로 배출되는 아연의 양이 증가하고 장의 아연 흡수능력도 떨어져 아연이 부족해질 수 있다. 동물을 대상으로 한 연구에서 아연 결핍이 혈당 처리능력을 손상시키고 혈당에 반응하는 인슐린 분비를 감소시키며 인슐린 민감성을 저하시키는 것으로 확인되었다. 당뇨 환자의 경우 아연이 부족하면 상처가 잘 낫지 않고 면역기능이 손상된다.

따라서 당뇨 환자에게는 더 많은 아연이 필요한데도 혈당 조절과 관련된 아연의 효과를 조사한 연구에서는 상반되는 결과가 나왔다. 한 연구에서는 당뇨병이 없는 비만 여성에게 1개월 동안 하루 30mg의 아연을 복용하게 했더니 인슐린 저항성이 호전되었으나 다른 연구들에서는 당뇨 환자에게 1~6개월 동안 하루 30~50mg씩 아연을 복용하게 했더니 연구에 따라 당화혈색소 수치가 감소하거나 증가하거나 또는 변화가 없었다. 제2형 당뇨 환자에게 7~8주 동안 하루 3회 50mg의 아연을 복용하게 한 연구에서는 혈당 처리능력이 악화된 것으로 나왔다.

많은 양의 아연(1일 3회 50mg)을 사용한 연구에서 혈당 처리능력이 악화된 것은 많은 양의 아연이 구리를 고갈시키고 구리의 결핍은 혈당 처리능력을 감소시키므로, 결국 아연에 의한 구리 결핍 때문에 일어났을 것으로 보인다.

그러므로 당뇨 환자에게 적당한 양의 아연(1일 15~30mg)을 복용하게 하는 것이 좋고 아연 복용량에 따라 구리도 균형 있게(1일 2~3mg) 복용해야 한다. 당뇨 환자의 다리 궤양을 치료하기 위해서는 단기간에 많은 양의 아연을 사용할 수도 있는데 하루 60mg 이상의 아연을 복용할 때는 하루 4mg의 구리를 함께 복용하는 것이 바람직하다.

플라보노이드(Flavonoids)

일부 당뇨 환자는 모세혈관 파열 가능성이 더 높아지는데, 이로 인해 망막병증 등 각종 당뇨 합병증에 노출되기 쉽다. 여러 가지 플라보노이드는 모세혈관을 튼튼하게 만들어주는 역할을 한다. 독일에서 발표한 연구결과에 따르면 안토시아노사이드로 치료했더니 당뇨성망막병증 환자의 망막혈관 투과성이 감소했으며 출혈현상이 호전되었다. 당뇨성망막병증이 있는 환자 80명에게 18개월 동안 하루 300mg의 루틴을 복용하게 하자 30%는 모세혈관 파열성이 감소했으나 당뇨성망막병증은 개선되지 않았다.

플라보노이드는 혈관을 튼튼하게 하는 효과뿐 아니라 어떤 플라보노이드는 알도스 환원효소를 억제해 당뇨 합병증을 예방하는 효과도 있다고 보고되었다. 퀘세틴이나 루틴은 렌즈의 알도스 환원효소를 억제해 백내장 등 당뇨 합병증을 예방하는 효과가 있다.(3권 소르비톨 축적 p.259)

이러한 발견을 통해 플라보노이드가 특정한 당뇨 합병증을 예방하는 잠재력이 있는 것으로 밝혀졌으며, 앞으로 이에 대한 더 많은 연구가 필요하다.

비타민 E

당뇨 환자들은 건강한 사람들에 비해 산화 스트레스 수치가 높고 비타민 E 농도가 낮은 특징을 보인다. 여러 연구에서는 비타민 E가 혈당 조절과 인슐린 저항성을 개선하는 것으로 나타났다. 그러나 비타민 E가 당뇨에 효과적이라는 명백한 증거가 없다는 연구결과도 있고 당뇨를 더 악화시켰다고 하는 연구결과도 있다. 이는 모든 임상실험에서 감마-토코페롤을 고갈시키는 알파-토코페롤만 사용했기 때문이다. 감마-토코페롤도 알파-토코페롤만큼 심혈관계 질병 예방에 중요한데 알파-토코페롤로 인한 감마-토코페롤의 결핍이 알파-토코페롤의 효과를 소멸시킬 수 있다(음식 속에 자연적으로 들어 있는 비타민 E는 알파, 베타, 감마, 델타까지 4종류의 비타민 E가 모두 포함돼 있다).

그러므로 당뇨병 환자든 아니든 비타민 E의 4가지 형태인 혼합토코페롤이 더 안전하고 심혈관계질병의 예방과 치료에 더 효과적이다. 특히 당뇨 환자는 적당한 양의 비타민 E 보충제를 복용하면 산화 스트레스로 인한 부작용을 완화할 수 있다.

비타민 C

일부 연구에서 당뇨 환자가 음식을 통해 비타민 C를 하루 권장량 이상 섭취해도 건강한 사람에 비해 세포 내 백혈구의 비타민 C 농도가 현저하게 낮다는 것을 발견했다. 인슐린은 비타민 C의 세포 내 흡수를 촉진하는데 당뇨 환자는 인슐린 결핍이나 인슐린 저항성으로 인해 비타민 C를 세포에서 제대로 흡수하지 못하기 때문으로 추측된다.

세포에서 비타민 C를 흡수하는 기능이 손상되면 '국소적 괴혈병'을 일으켜 모세혈관 파열성이나 혈관의 기저막이 두꺼워지는 병적 변화를 일으킬 수 있다. 전자현미경으로 관찰해보면 당뇨병성 모세혈관병증(microangiopathy)으로 인해 혈관 손상이 괴혈병으로 인한 손상과 비슷해 보이는데, 이것은 눈의 망막병증이나 신장의 당뇨 합병증의 원인이 될 수 있다. 당뇨 환자에게 2개월 동안 하루 1g의 비타민 C 보충제를 복용하게 했더니 모세혈관 파열성이 현저하게 호전되었다.

비타민 C는 모세혈관을 튼튼하게 해줄 뿐 아니라 알도스 환원효소를 억제해 세포 내 소르비톨 농도를 저하시키고(3권 소르비톨 축적 p.259) 단백질의 당화를 감소시키는 것으로 보고되었는데, 이런 작용은 당뇨 합병증을 예방하는 데 도움이 된다.

■ 연구 1 제1형과 제2형 당뇨 환자에게 2~8주 동안 비타민 C를 하루 100~2000mg 복용하게 했더니 적혈구 소르비톨 농도가 12~45% 감소했다. 또 비타민 C는 스트렙토조토신으로 당뇨병을 발병시킨 실험쥐의 렌즈에 축적된 소르비톨 농도도 감소시키는 것으로 밝혀졌다.

■ 연구 2 대부분의 연구에 따르면 3~12주 동안 하루 1.0~1.5g의 비타민 C를 복용하면 공복 혈당수치는 낮추지 못하지만 혈청 단백질의 당화가 7~47%까지 감소하는 것으로 나타났다.

한 실험에서 제1형과 2형 당뇨 환자에게 9개월 동안 비타민 C를 500mg씩 하루 2번 복용시켰더니 소변을 통한 알부민 배출이 현저하게 줄어들었는데, 이는 비타민 C가 당뇨병성 신증의 진행을 늦춰준다는 증거다. 다른 실험에서는 하루에 비타민 C 200mg과 비타민 E 보충제 100IU를 함께 복용하게 했더니 제2형 당뇨 환자의 소변 알부민 배출량이 현저하게 줄어들었고, 또 다른 연구에서는 비타민 C 1250mg과 비타민 E 680IU를 복용해 같은 결과를 얻었다.

당뇨로 인해 신장병 말기인 환자가 비타민 C를 과하게 복용할 경우 비타민 C가 대사되면서 수산염(oxalate)이 증가해 혈관질병, 신경병증 등이 생길 수 있다. 투석하는 대부분의 말기신장병 환자들에게 비타민 C를 하루에 100mg씩 복용하게 했더니 혈장 비타민 C 수치가 정상으로 회복되었고 수산염 수치는 올라가지 않았다. 하지만 하루 500mg으로 복용량을 늘리면 혈장 비타민 C와 수산염 모두 대폭 증가하는 것으로 나타났다. 그러므로 말기 신장병 환자는 비타민 C를 하루 100mg으로 제한하고 신장 전문의의 지시에 따라 복용해야 한다.

제1형 당뇨병에 대한 나이아신아마이드(Niacinamide)

스트렙토조토신은 인슐린을 생산하는 췌장 베타세포를 파괴해 당뇨병을 유발하는데, 스트렙토조토신이 당뇨병을 유발하는 원리는 췌장 베타세포가 있는 췌장소도(pancreatic islet)의 NAD(nicotinamide adenine dinucleotide) 함유량 감소와 연관이 있다. NAD의 전구물질인 나이아신아마이드를 복강 내에 주입하면 췌장소도에 축적돼 스트렙토조토신에 의해 발병하는 당뇨병과 소도세포에 생기는 염증을 방지할 수 있다.

그러나 또 다른 NAD 전구물질인 나이아신(niacin)은 소도에 축적되지 않아 스트렙토조토신에 의해 발병하는 당뇨병을 방지할 수 없다. 또 나이아신아마이드는 알록산(alloxan; 인슐린을 분비하는 베타세포를 파괴하는 독소)에 의해 유발되는 당뇨병을 방지해주었으며 비만이 원인이 되지 않는 당뇨병(동물실험 제1형 당뇨병)에 걸린 쥐의 병세 진행과 소도세포의 염증을 호전시켰다. 또 하루에 몸무게 1kg당 0.5g의 나이아신아마이드를 복강 내에 주입했더니 수술로 췌장의 90%를 제거한 쥐의 췌장 베타세포가 재생되기도 했다.

■ 연구 1 여러 연구에서 최근에 발병한 제1형 당뇨 환자에 대한 나이아신아마이드의 영향을 조사했는데 이 연구에 사용한 용량은 몸무게 1kg당 하루 25mg이며 하루 3g까지 사용할 수 있었다. 한 연구에서는 하루 3g의 나이아신아마이드를 복용하게 했더니 제1형 당뇨 환자 7명(평균연령 22세) 중 3명이 2년 이상 완전한 회복세를 보였는데, 제1형 당뇨 환자가 완전하게 회복되는 것은 매우 드문 일이다. 다른 연구에서도 최근에 발병한 제1형 당뇨 환자에게 나이아신아마이드와 함께 인슐린을 투여했을 때 베타세포 기능이 보존되는 것으로 확인되었다.

나이아신아마이드는 최근에 발병한 15세 이상 환자의 남은 베타세포 기능을 유지하고 호전시켰지만 15세 이전 환자에게는 효과가 없었다. 또 나이아신아마이드는 베타세포 기능이 약간 남아 있는 오랜 병력의 제1형 당뇨 환자의 베타세포 기능도 유지시킬 수 있었다.

■ 연구 2 한 연구에서 당뇨병이 1촌 친척에게 있거나 소도세포항체(islet cell antibody titer)가 높아 제1형 당뇨병에 걸릴 위험이 높은 어린이에게 나이아신아마이드를 복용하게 했더니 제1형 당뇨병 발병률이 59%나 낮아졌다. 그러나 다른 연구에서는 나이아신아마이드가 발병을 줄이거나 늦춰주지 않았다고 보고했는데, 이렇게 상반된 결과가 나온 이유에 대해서는 설명이 없었다.

제2형 당뇨병에 대한 나이아신아미드(Niacinamide)

제2형 당뇨 환자에게 오랫동안 혈당을 내리는 처방약을 복용하게 하면 그 효과가 흔히 감소하는데, 이런 현상을 약이 안 듣는 현상(secondary drug failure)이라고 한다. 한 실험에 따르면 당뇨 처방약(sulfonylureas)이 안 듣는 제2형 당뇨 환자에게 나이아신아마이드를 복용하게 했더니 인슐린 분비가 증가해 인슐린을 사용했을 때와 비슷한 대사조절 효과가 나타났다.

■ **연구** 정상체중이면서 당뇨 처방약이 안 듣는 제2형 당뇨 환자 18명을 세 그룹으로 나눠 6개월 동안 첫 번째 그룹에는 인슐린과 나이아신아마이드(1일 3회 500mg)를, 두 번째 그룹에는 인슐린과 가짜 약을, 세 번째 그룹에는 현재 복용중인 당뇨 처방약에 나이아신아마이드를 추가처방했다. 그 결과 인슐린 분비를 나타내는 C 펩타이드 수치가 나이아신아마이드를 복용한 그룹에서 복용하지 않은 그룹보다 현저하게 높게 나왔으며 혈당 조절은 세 그룹 모두 호전되었다.

비타민 D

비타민 D는 인슐린 분비에 중요한 역할을 하는데 한 관찰연구에 의하면 낮은 혈청 비타민 D(25-hydroxyvitamin D) 수치가 혈당 처리능력과 당뇨병의 발병 위험률을 높이는 데 관여하는 것으로 밝혀졌다. 건강한 자원자들을 대상으로 한 연구에서 혈청 비타민 D 수치가 낮으면 인슐린 저항성과 췌장 베타세포 기능장애에 영향을 미쳤는데, 인슐린 저항성이 있고 혈청 비타민 D 수치가 낮은 여성들을 대상으로 한 연구에서 6개월 동안 비타민 D_3를 하루 4000IU 복용하게 했더니 가짜 약을 복용한 그룹에 비해 인슐린 저항성이 호전되었다.

■ 연구 1 혈청 비타민 D 수치가 낮고 제2형 당뇨병이 있는 여성들을 대상으로 한 연구에서 1개월 동안 비타민 D_3를 하루 1332IU 복용하게 했더니 인슐린 분비가 34% 증가하고 인슐린 저항성이 21% 호전되었다. 다른 연구에서는 인도에 거주하는 제1형과 제2형 당뇨 환자에게 비타민 D_3를 근육주사로 30만IU 주입했더니 4주 후 당 처리능력과 인슐린 저항성이 호전되었다. 이 연구에서 주사 전의 비타민 D 수치는 조사되지 않았다.

혈청 비타민 D 수치가 낮고 제2형 당뇨병이 있는 환자를 대상으로 한 연구에서는 비타민 D_2를 복용하자 혈관내피기능이 향상되고 수축기 혈압이 저하되었는데, 이것은 비타민 D 결핍을 치료하면 당뇨 환자의 심혈관계질병의 발병위험이 낮아진다는 것을 말해준다.

■ 연구 2 스코틀랜드에서 일조량이 부족한 겨울에 검사한 제2형 당뇨 환자 69명 중 34명(49%)의 혈청 비타민 D 수치가 낮았다. 이 환자들에게 비타민 D_2 10만IU와 가짜 약을 한 번 복용하게 한 뒤 비교했더니 가짜 약에 비해 비타민 D를 복용한 경우 혈관내피기능이 현저하게 향상되었고 수축기 혈압도 현저하게 감소했다.

최상의 비타민 D 상태를 유지하는 것이 제1형 당뇨병 발병을 예방할 수 있다고 추측돼왔다. 그 이유는 첫째, 제1형 당뇨병은 스칸디나비아처럼 햇볕 노출이 적은 나라에서 비교적 많이 발병하며 둘째, 활성 형태의 비타민 D는 동물실험에서 자가면역이 생기는 것을 막아주는 것으로 나타났기 때문이다. 그러므로 최상의 비타민 D 상태를 유지하는 것이 췌장 베타세포의 자가면역 파괴를 막아주는 데 도움이 될 수 있다.

한 관찰실험에서는 임신기간에 대구간유를 복용하거나 생후 1년간 유아에게 대구간유를 먹이면 제1형 소아당뇨의 발병 위험을 낮춰주는 것으로 나타났다. 그러나 대구간유가 아닌 비타민 D를 복용하게 했을 때는 발병 위험을 낮춰주지 못했다. 이러한 예방효과는 대구간유에 들어있는 비타민 D보다는 오메가-3 지방산의 항염증작용에 의한 것으로 보인다.

종합비타민과 미네랄(Multivitamin-multimineral)

한 실험에서 중년과 노인 당뇨 환자에게 1년 동안 종합비타민과 미네랄을 복용하게 했더니 감염(infection) 발생률이 현저하게 감소한 것으로 확인되었다.

■ **연구** 45세 이상의 130명(22%는 65세 이상)을 나눠 1년 동안 한 그룹에는 종합비타민과 미네랄(비타민 A 4000IU, 베타-카로틴 1000IU, 티아민 4.5mg, 리보플라빈 3.4mg, 나이아신 20mg, 피리독신 6mg, 시아노코발라민 30mcg, 비타민 C 120mg, 비타민 D 400IU, 비타민 E 60IU, 비타민 K

20mcg, 바이오틴 30mcg, 판토텐산 15mg, 엽산 400mcg, 칼슘 120mg, 마그네슘 100mg, 망간 4mg, 구리 2mg, 철분 16mg, 아연 22.5mg, 요오드 150mcg, 셀레늄 105mcg, 크로뮴 180mcg)을 복용하게 하고 다른 그룹에는 같은 양의 리보플라빈, 칼슘, 마그네슘만 들어 있는 가짜 약을 복용하게 했다. 그러자 연구기간 동안 제2형 당뇨 환자 51명에게 나타난 적어도 한 번의 감염 발생률이 비타민 그룹이 가짜 약 그룹보다 82% 정도 낮았다. 또 감염과 관련해 결근하는 비율이 비타민 그룹은 0%였던 반면 가짜 약 그룹은 89%나 되었다. 그러나 당뇨병이 없는 참가자들의 감염 발생률을 줄여주지는 못했다.

생선오일(Fish oil)

26가지 임상실험을 종합한 결과 당뇨 환자에게 하루 3~18g의 생선오일을 복용하게 했더니, 제2형 당뇨 환자의 혈청 중성지방 수치가 30% 감소했으며, LDL-콜레스테롤 수치는 조금 높아졌고(평균 6.9mg/dl), 평균 공복 혈당 수치는 7.7mg/dl 정도로 약간 증가했다. 중성지방 감소와 공복 혈당 증가는 많은 양의 생선오일을 복용했을 때 더 두드러졌다. 제1형 당뇨 환자의 평균 공복 혈당 수치는 34mg/dl이나 감소했으나 당화혈색소 수치에는 변동이 없었다. 건강한 자원자들을 대상으로 한 연구에서는 비타민 E를 복용하게 했더니(한 연구에서는 1일 400IU, 다른 연구에서는 1일 80IU) 생선오일 복용으로 인해 혈당이 올라가는 증상을 방지해주었다.

생선오일에는 심혈관계질병을 예방하는 효과가 있으므로 당뇨 환자의 심혈관계질병 예방에도 도움이 된다. 장기복용할 경우 적정량은 하루 1~3g이며 중성지방이 많은 환자에게는 더 많은 양이 필요하다. 생선오일에 들어 있는 다불포화지방산은 비타민 E를 더 많이 필요로 하므로 장기간 생선오일을 복용할 때는 비타민 E도 함께 복용해야 한다.
관찰실험에 의하면 임신기간에 대구간유를 복용하고 생후 1년간 유아에게 대구간유를 복용하게 하면 제1형 소아당뇨 발병위험을 낮출 수 있다. 이는 비타민 D보다 대구간유에 함유된 오메가-3 지방산의 항염증 작용에 의한 예방효과일 것으로 보인다.

타우린(Taurine)

제1형 당뇨 환자는 건강한 사람에 비해 평균 혈장과 혈소판의 타우린 농도가 현저하게 낮고 아라키돈산(육류에 많다)에 의한 혈소판 응집이 현저하게 높은 것으로 나타났다. 이에 타우린을 3개월간 하루 3회 500mg 복용하게 했더니 타우린 수치와 아라키돈산에 의한 혈소판 응집이 정상화되었다. 이러한 결과는 제1형 당뇨 환자의 경우 타우린이 결핍돼 있으며 타우린 결핍으로 인해 혈소판이 과도하게 응집할 수 있다는 사실을 보여준다.
과도한 혈소판 응집은 동맥경화나 신장장애를 일으킬 수 있으며 타우린 결핍은 심근경색증과 망막질병을 일으킬 수 있는데, 이 두 가지 모두 당뇨 환자에게 흔히 나타나는 증상이다.

췌장효소(Pancreatic enzymes)

제1형 당뇨 환자에게 췌장효소 분비기능부족은 공통적인 현상이며 이는 제2형 당뇨 환자에게서도 관찰되었다. 그러므로 췌장효소 분비기능부족 증상이 있는 당뇨 환자는 췌장효소 보충제(소화효소제) 복용을 고려해야 한다. 췌장의 분비기능부족 증상으로는 대변에 지방이 많아지고, 필수지방산의 결핍으로 인해 피부가 건조해지며, 비타민 A의 결핍으로 밤눈이 어두워질 수 있고, 모낭각화증이 생길 수 있다. 췌장효소는 소화효소제에 들어 있다.

계피(Cinnamon)

계피 농축액은 포도당 활용을 증가시키는 것으로 알려져왔다. 파키스탄에 거주하는 제2형 당뇨 환자를 대상으로 한 연구에서 6주 동안 하루 1g, 3g, 혹은 6g의 계피를 먹게 했더니 평균 공복 혈당 수치가 가짜 약 그룹에 비해 18~29% 감소했으며, 감소폭은 3가지 용량 모두 비슷하게 나타났다. 또 독일의 제2형 당뇨 환자를 대상으로 한 연구에 따르면 계피를 4개월간 하루 3g 먹게 했더니 평균 혈당이 계피 그룹에서는 10.3% 떨어진 반면 가짜 약 그룹에서는 3.4% 떨어졌다. 그러나 1형 당뇨 환자에게 하루 1g씩 3개월간 복용시켰을 때는 효과가 없었다.

처방

- 과체중이면 몸무게를 줄여야 하고 자당, 과당, 정제된 설탕, 정제된 탄수화물을 제한하고 음식을 조금씩 자주 먹는다. 에이지 생성을 최소화하는 조리법을 선택해야 하며 섬유소가 풍부하고 혈당지수가 낮은 음식과 콩류를 많이 먹고 경우에 따라서는 철분이 없는 음식을 먹는다.
- 크로뮴을 하루 200~1000mcg 복용한다. 이때 나이아신을 하루 50~100mg 함께 복용하면 혈당대사에 관여하는 크로뮴의 효과를 강화시킬 수 있다.
- 바이오틴을 하루 3~16mg 복용한다.
- 경우에 따라 D-카이로-이노시톨이나 D-피니톨을 하루 600~1200mg 복용한다.
- 비타민 C를 하루 500~1500mg 복용한다.
- 최근 진단받은 제1형 당뇨 환자는 경우에 따라 나이아신아마이드를 몸무게 1kg당 하루 25mg(최대 3g까지) 복용하고 당뇨약(sulfonylureas)으로 치료가 안 되는 제2형 당뇨 환자는 하루 3회 500mg 복용한다.
- 체내의 비타민 D 농도가 낮거나 충분하지 않은 환자는 비타민 D를 하루 800~2000IU 복용한다.
- 질 좋은 종합비타민과 미네랄을 복용한다.

16 동맥경화

죽상동맥경화증; Atherosclerosis

죽상동맥경화증은 서서히 진행되는 만성동맥질병으로 서양에서 가장 흔한 사망 원인이다. 이 병의 특징은 혈관이 기능을 잘 못하고 혈관 내에 염증이 생기며 혈관벽 내에 콜레스테롤, 지방, 칼슘 등의 노폐물이 쌓인다. 혈관벽에 쌓인 노폐물이 점점 커지면서 혈관을 막아 혈액순환이 순조롭지 못해 협심증이나 종아리가 아파 다리를 저는 증상이 생길 수 있다. 또는 혈관에 쌓인 노폐물 덩어리가 떨어져나와 동맥을 부분적으로 혹은 완전히 막을 수도 있다. 이렇게 동맥이 막히면 협심증, 심근경색, 뇌졸중 같은 병에 걸리게 된다. (1권 동맥경화 p.202)

허혈(Ischemia)이란 우리 몸의 어떤 세포조직에 충분한 양의 혈액이 전달되지 않아 산소와 포도당, 그밖에 영양소 공급이 부족해지는 상태를 말한다. 허혈은 보통 죽상동맥경화증이 원인이다.

혈관의 손상은 죽상동맥경화증의 초기단계로 알려져 있다. 이러한 혈관

손상은 혈관염증, 혈소판 응고, 동맥혈관 평활근 증식, 백혈구와 LDL-콜레스테롤 침적과 같은 연쇄작용으로 이어진다. 혈관 손상의 가장 주된 원인 중 하나는 산화된 나쁜 콜레스테롤(LDL)이다. LDL은 쉽게 산화되는데 자연 상태의 LDL은 해롭지 않지만 산화된 LDL은 동맥경화증을 촉진한다.

혈관 손상을 일으키는 또 다른 원인으로는 담배와 여러 가지 독소물질, 과산화지질(lipid peroxides), 고혈당증, 호모시스테인(homocysteinemia) 과다증, 혈관에 대한 자가면역 공격 등이 있다. 또 최종당화물질인 에이지(AGEs)는 혈소판 응집을 높이고 염증을 일으키며 혈관의 평활근 증식을 촉진하고 혈관벽에 지방이 쌓이게 만들어 동맥경화증을 유발한다.

심근경색(심장마비)의 다른 원인

심혈관질병은 관상동맥으로 혈액순환이 안 되면서 생기는 허혈로 인한 원인 이외에 다른 요인들 때문이라는 증거가 있다.

한 연구가는 급성심근경색이나 관상동맥질환으로 인한 사망일 것으로 추측되는 급사한 환자들의 관상동맥을 플라스틱으로 떠서 관찰한 결과 각각의 관상동맥이 인접한 관상동맥들과 수많은 작은 혈관문합(anastomosis)으로 연결돼 있는 것을 발견했다. 이 혈관들은 심장혈관조영술로 보기에는 너무 작았다. 이 중 44%는 한 개 혹은 몇 개의 관상동맥이 막혀 있었지만 심근경색이 일어나지 않은 점으로 미루어 심장근육에 필요한 혈액이 잘 순환되고 있었던 것으로 보인다. 급성심근경색이 일어난 경우 중 53%에서도 이를 일으킬 만한 혈전이 발견되지 않았으며 어떤 경우에는 심장세포가 괴사한 후 혈전이 만들어진 것으로 보아 이것이 심근경색의 원인이 아닌 것으로 짐작되었다. 그러므로 많은 경우 심근경색은 혈관이 막히는 것 외에 다른 원인에 의해 유발되는 것으로 추정된다.

급성심장마비로 갑자기 사망한 한 남자의 심장근육을 관찰해보니 몇 군데 심장근육세포에서 괴사가 일어나고 있었는데, 이 세포들 부위에는 관상동맥 혈관이 분포돼 있지 않았다. 이처럼 고르지 않은 괴사의 분포와 형태는 관상동맥의 질병 없이 진행된 것이므로 허혈에 의한 괴사나 심장병으로 갑자기 사망한 것이 아님을 알 수 있다. 다른 연구에서는 급성심근경색으로 사망한 한 남자의 심장근육세포를 관찰한 결과 경색을 일으키지 않은 심장근육 부위에서 작은 섬유조직증식(foci of fibrosis)을 발견했다. 이 증상은 돼지나 송아지, 양에서도 발견되는 영양부족으로 인한 근육퇴행위축(dystrophy)과 비슷했다.

이러한 발견은 혈관이 산소와 포도당을 제대로 운반해주지 못해서라기보다는 심장세포의 손상된 대사기능이 심장근육에 필요한 에너지를 생산하지 못하는 것이 심장질병의 주요 요인임을 알 수 있게 해준다. 심장세포의 대사기능장애는 에너지 ATP(adenosine triphosphate)를 만드는 데 필요한 마그네슘이나 코엔자임 큐텐, 카르니틴과 같은 영양소 부족에서 비롯된다. 예를 들면 각종 스트레스는 심장근육세포 내의 마그네슘을 소실시킬 수 있는데, 심장병으로 사망한 남자에게서도 관찰된 것처럼 마그네슘 결핍은 일부 심장근육에 괴사를 일으킨다.

따라서 영양결핍은 심근경색의 위험을 높이고 허혈을 악화시키며 동맥경화증의 진행을 더 가속화한다. 예를 들어 ATP를 만드는 데 필요한 영양소 중 한 가지라도 부족하면 에너지가 필요할 때 ATP를 만들지 못하고 그 전단계인 ADP(adenosine diphosphate)로 축적된다. ADP는 혈소판을 응집해 혈관을 수축시키고 동맥에 염증을 일으키며 혈전증이 생기게 만든다.

그러므로 관상동맥이 막혀 유발되는 심근경색뿐 아니라 심장근육에 필요한 각종 영양소의 결핍도 심혈관질병의 중요한 원인임을 인지하고 예방과 치료를 고려해야 한다.

음식

식사 횟수

가끔씩 많은 양의 식사를 하는 것보다 자주 소량의 식사를 하는 것이 혈액의 지질 수치와 혈당 처리능력에 더 도움이 된다. 한 관찰에 의하면 하루에 두 끼나 세 끼의 식사보다 다섯 끼 이상으로 나누어 소량의 식사를 하는 사람이 허혈성심장질병에 걸릴 위험이 현저하게 낮다고 한다.

음식조리법과 보관법

음식을 조리하는 동안 산화된 콜레스테롤, 과산화지질, 에이지 등 동맥경화를 일으키는 나쁜 물질들이 만들어진다. 산화된 콜레스테롤과 과산화지질은 콜레스테롤이나 다불포화지방산이 들어 있는 음식을 보관할 때, 특히 상온에서 공기에 노출된 상태로 보관할 때 자연적으로 생긴다.

다불포화지방산은 홍화씨오일(74%), 해바라기씨오일(69%), 옥수수오일(59%), 대두콩오일(58%) 순으로 함유량이 높다.

토끼를 이용한 실험에서 열을 가한 옥수수오일이 열을 가하지 않은 옥수수오일보다 더 동맥경화를 유발하기 쉬웠는데, 이는 다불포화지방산에 열을 가하면 과산화지질로 바뀌기 때문이다. 반면 올리브오일은 열을 가한 올리브오일이 열을 가하지 않은 올리브오일보다 동맥경화를 일으킬 확률이 낮았다. 이는 올리브오일의 단불포화지방산은 뜨거운 온도에서도 산화작용에 잘 견디기 때문이다. 단불포화지방산은 올리브오일(74%)이나 땅콩오일(46%)에 많다.

당뇨병 환자에게 조리시간과 조리온도를 낮춰 조리해 에이지가 적은 음식을 먹게 했더니 에이지가 높은 음식을 먹은 사람보다 산화된 LDL-콜레스테롤이 74% 줄어들었으며 평균 C반응성단백질(C-reactive protein; CRP)의 농도도 낮아졌다.(3권 심장질병의 원인, C반응성단백질(CRP) p.34)

또 에이지가 적은 식단은 건강한 사람의 인슐린 민감성에도 도움을 주었다.(3권 음식 조리법이 노화속도를 좌우한다 p.18)

동맥경화를 일으키는 음식 속의 해로운 성분을 줄이는 몇 가지 방법이 있다. 콜레스테롤이 함유된 버터나 유제품, 고기류, 다불포화지방산이 함유된 식용유와 견과류는 공기에 노출되지 않도록 뚜껑이 있는 용기에 담아 냉장 보관해야 하며 높은 온도에서 조리된 음식은 되도록 먹지 말아야 한다. 오일을 써서 조리할 때는 다불포화지방산이 많아 빨리 산화되는 해바라기씨오일, 홍화씨오일, 옥수수오일보다는 단불포화지방산이 많아 잘 산화되지 않는 올리브오일을 쓰는 것이 좋다. 땅콩오일도 지방산 구성이 올리브오일에 가까우므로 조리용으로 쓰기에 적합하다. 카놀라오일은 단불포화지방산이 많지만 높은 온도에서 조리하면 돌연변이를 일으키고 암을 유발할 수 있는 알파리놀렌산이 꽤 많이 들어 있으므로 주의해야 한다. 버터나 라드(lard)의 지방산은 비교적 산화가 안 되지만 조리하는 동안 동맥경화를 유발하는 산화콜레스테롤로 전환되는 콜레스테롤이 함유돼 있어 역시 피해야 한다. 에이지는 음식을 높은 온도나 수분이 없는 상태에서 조리하면 생기는 물질이므로 조리할 때 튀기거나 굽거나 오븐에서 로스트하는 것보다 끓이거나 삶거나 찌는 방법으로 조리하면 에이지를 많이 줄일 수 있다.

수돗물

도시 수돗물에는 미생물을 죽이기 위해 염소(chlorine)를 넣는데 이것은 산화성분으로, 나쁜 콜레스테롤(LDL)의 산화를 일으켜 동맥을 손상시킬 수 있다. 한국전쟁 당시 미국 군인들은 많은 양의 염소가 들어 있는 물을 마셔야 했는데, 당시 전사한 75% 이상의 군인들(평균연령 22세)에게서 심각한 동맥경화증이 관찰되었다. 한국전쟁 당시 군인들이 먹던 만큼의 염소가 포함된 물과 먹이를 닭에게 먹였더니 동맥경화증이 생겨 3개월 이내에 죽었다. 1974년 진행한 연구에서는 전 세계에서 수돗물을 염소 처리하는 나라 중 동맥경화증 발병률이 낮은 나라는 본 적이 없다는 결과를 발표하기도 했다.

수돗물에 포함된 염소는 정수기 필터를 이용하거나 물을 끓이거나 비타민 C를 약간 넣으면 제거할 수 있다.

자당과 과당

토끼와 원숭이에게 많은 양의 자당(설탕)이 들어 있는 먹이를 먹였더니 관상동맥과 대동맥에 동맥경화증이 생겼다. 특히 토끼는 콜레스테롤이 많은 먹이를 먹일 때보다 동맥경화증이 더 심각했던 것으로 밝혀졌다. 사람에 따라 많은 양의 자당을 섭취하면 중성지방이나 인슐린, 요산의 수치가 올라가며 혈압이 상승하고 혈소판의 점도가 증가하면서 좋은 콜레스테롤(HDL)이 감소하는 등 각종 심혈관질병을 일으키는 요인이 많아진다. 또 과당도 많이 섭취하면 중성지방과 요산이 올라가고 인슐린 저항성이 생겨 심혈관질병의 요인이 된다. 게다가 정제된 흰 설탕을 먹으면 미세영양소들은 없고 아무런 영양소도 없는 칼로리만 섭취하게 된다. 심혈관질병이 현대사회의 흔한 질병이 되기 전과 비교했을 때 1인당 설탕 섭취량이 5배나 증가했다는 사실을 생각해보면 설탕에 민감한 대부분의 사람들이 많은 양의 설탕을 먹고 있다고 해도 놀랄 일은 아니다.

콜레스테롤과 포화지방

심장질병을 예방하려면 콜레스테롤과 포화지방의 섭취를 제한해야 한다는 것이 지배적인 생각이지만 콜레스테롤과 포화지방을 섭취한다고 해서 반드시 심혈관질병에 걸리지는 않는다. 콜레스테롤의 섭취는 혈청 콜레스테롤 수치에 큰 영향을 주지는 않지만 다른 경로로 심혈관질병을 일으키는 데 일조할 수 있다. 콜레스테롤은 불안정한 분자이며 음식에 들어 있는 콜레스테롤은 조리법이나 보관법에 따라 산화돼 나쁜 영향을 주게 된다.

동물실험에서 밝혀진 바와 같이 산화된 콜레스테롤은 동맥경화를 일으키지만 순수한 콜레스테롤은 동맥경화를 일으키지 않는다. 콜레스테롤을 함유한 음식이 심장질병을 일으킬 위험은 함유된 콜레스테롤의 양보다 조리법에 의해 좌우된다. 예를 들어 콜레스테롤이 들어 있는 달걀노른자를 높은 온도에서 가열하거나 공기에 노출시키면 콜레스테롤의 산화가 촉진된다. 그러므로 달걀을 조리할 때는 노른자를 터트려서 볶는 스크램블보다 물에 삶는 것이 좋고 달걀프라이는 노른자를 터트리지 않는 것이 좋다. 콜레스테롤은 노른자에만 있고 흰자에는 전혀 없다.

같은 이유로 버터도 공기 중에 노출시키면 동맥경화를 일으키는 요인이 되니 잘 싸서 냉장고에 보관해야 한다. 산화된 콜레스테롤은 말린 달걀제품이나 분유, 분말치즈, 프렌치프라이, 가공된 햄이나 칠면조 같은 고기류, 버터오일, 열에 녹인 버터 등에 들어 있다. 말린 달걀제품은 팬케이크, 빵이나 과자 종류, 베이비 푸드, 케이크 믹스, 샐러드 드레싱에 함유돼 있다.

또 포화지방 섭취도 알려진 것보다 심혈관질병에 미치는 영향이 크지 않다. 적도 가까이에 사는 폴리네시안 사람들에 대한 연구결과, 포화지방 섭취가 반드시 동맥경화를 일으키지는 않는 것으로 밝혀졌기 때문이다. 이 지역 사람들은 코코넛을 통해 포화지방을 많이 섭취하지만(전체 에너지 섭취량의 47%), 혈관질병은 흔치 않다. 34만7747명을 대상으로 한 21가지 연구결과를 종합해볼 때 포화지방 섭취와 심혈관질병 사이에는 명확한 연관성이 없었다.

그러나 포화지방이 많은 육류는 포화지방과 상관없이 조리법에 따라 동맥경화를 일으킬 수도 있다. 예를 들어 동맥경화의 원인이 되는 에이지와 산화된 콜레스테롤은 고기나 유제품을 열을 가해 조리하고 가공처리하는 동안 생긴다. 따라서 포화지방과 심장질병의 연관성도 음식에 포함된 포화지방의 양보다는 조리법에 의해 좌우된다.(1권 콜레스테롤의 진실 p.564)

달걀

달걀노른자에는 많은 양의 콜레스테롤이 들어 있지만 여러 연구에서 밝혀진 바와 같이 적정량의 달걀 섭취(일주일에 28개까지)는 혈청 콜레스테롤에 별 영향을 미치지 않는다. 한 연구에 의하면 당뇨병이 없는 사람이 하루 1개의 달걀을 먹는 것은 심장계통 질병에 걸릴 위험이 없는 것으로 밝혀졌다. 그러나 당뇨병 환자는 하루 1개 또는 그 이상의 달걀을 먹는 경우 일주일에 1개 또는 그 이하의 달걀을 먹는 경우보다 심혈관질병에 걸릴 위험이 현저하게 높아졌다.

달걀노른자에는 콜린, 루테인, 질 좋은 단백질 등 여러 가지 중요한 영양소가 들어 있다. 개비 박사는 심혈관질환의 위험이 있는 사람도 당뇨가 없거나 달걀을 먹고 콜레스테롤이 올라가지 않는 한 달걀 제한을 권하지는 않는다고 한다. 다만 콜레스테롤의 산화를 최소화할 수 있는 방법으로 조리해야 하는데, 조리하는 동안 달걀노른자가 터져 공기에 노출되거나 높은 온도에서 조리하면 산화가 진행되므로 스크램블보다는 삶거나 수란을 만들어 먹는 것이 좋고 노른자를 터트리지 않는 프라이는 중간쯤 된다.(1권 달걀노른자에 대한 오해 p.507)

올리브오일

단불포화지방산은 다불포화지방산보다 산화에 대한 저항력이 더 강하다. 따라서 단불포화지방산의 섭취는 LDL-콜레스테롤 산화에 대한 저항력을 높여준다. 단불포화지방산을 많이 섭취하면 심근경색이나 관상동맥질환으로 인한 사망위험을 줄일 수 있다는 연구보고도 있다. 올리브오일은 단불포화지방산이 많은 대표적인 식품으로 심혈관질병 예방에 좋은 것으로 알려진 지중해 식단의 가장 중요한 구성요소이다.

정제된(refined) 올리브오일보다 순수한 올리브오일(virgin olive oil)이 좋은데, 순수한 올리브오일에는 높은 함량의 단불포화지방산뿐 아니라 카페인산, 올리브 잎의 핵심성분인 올레유로핀, 지방산과 염증의 발생을 억제하는 하이드록시타이로솔과 같은 다양한 항산화물질이 함유돼 있다. 이들 항산화물질은 특히 심혈관질병 예방에 탁월한 효과가 있는데, 산소에 의해 생기는 활성산소뿐 아니라 과산화아질산염 같은 반응성 질소(reactive nitrogen)도 처리해주기 때문이다. 반응성 질소는 염증을 일으켜 죽상동맥경화증을 유발하는 것으로 알려져 있다. 건강한 사람에게 순수한 올리브오일은 정제된 올리브오일보다 산화 스트레스를 더 줄여주고 순수한 올리브오일의 석탄산 성분은 LDL-콜레스테롤의 산화를 방지해주며 혈소판의 응집을 막아준다. (1권 트랜스지방과 올리브오일 p.569)

트랜스지방

관상동맥 이상으로 인한 심장질병은 미국에서 부분적으로 경화한 오일의 트랜스지방을 섭취하기 시작한 지 대략 8년 후인 1920년대에 발병률이 늘기 시작했다. 트랜스지방을 섭취하면 LDL-콜레스테롤이 증가하고 HDL-콜레스테롤은 감소하며 죽상동맥경화의 시초인 혈관내피기능이 손상된다. 많은 양의 트랜스지방을 섭취하면 C반응성단백질의 수치도 높아진다. 한 연구에서는 트랜스지방의 섭취가 증가하면 관상동맥 심장질병과 심근경색(심장마비)을 유발할 가능성이 높은 것으로 밝혀졌다. 돼지를 대상으로 한 여러 연구에서는 트랜스지방을 먹일 경우 버터나 소고기에서 나오는 지방을 먹일 때보다 심근경색에 걸릴 확률이 더 높아졌다. (1권 트랜스지방과 올리브오일 p.569)

마늘

마늘은 콜레스테롤과 중성지방을 낮춰주고 혈압을 낮추며 혈소판 응집을 막아주고 섬유소원(fibrinogen)을 줄여주며 LDL-콜레스테롤의 산화를 줄여주고 섬유소를 용해시켜 심혈관질병의 위험을 줄여주는 효능이 있다. 죽상동맥경화증을 유발하는 먹이를 먹인 토끼와 쥐에게 마늘을 먹였더니 동맥경화증 진행이 멈췄으며 토끼의 경우 동맥경화증 증상이 호전되었다. 임상실험에서도 마늘 섭취는 죽상동맥경화증의 진행을 늦추거나 중단시키는 것으로 나타났다.

▪ **연구 1** 관상동맥질병이나 심혈관질병에 걸릴 위험이 있는 23명의 환자들(평균연령 60세)을 두 그룹으로 나누어 12개월 동안 한 그룹에는 오래 묵힌 마늘을 하루에 4ml씩 먹도록 하고 다른 그룹에는 가짜 약을 주었더니 마늘을 먹은 그룹의 관상동맥 석회화(calcification)는 7.5% 증가한

반면 가짜 약을 먹은 그룹에서는 22.2% 증가했다.

■ 연구 2 죽상동맥경화에 걸린 280명의 환자들을 두 그룹으로 나누어 4년 동안 한 그룹에는 하루 900mg의 마늘가루를 먹게 하고 다른 그룹에는 가짜 약을 주었다. 실험에 끝까지 참가한 152명 중 마늘가루를 먹은 그룹에서는 동맥경화의 원인이 되는 플라크(plaque)가 2.6% 감소한 반면 가짜 약을 먹은 그룹에서는 15.6% 증가했다. 마늘의 효과는 남성보다 여성에게 더 큰 것으로 나타났다.

혈액을 묽게 하는 와파린이나 혈소판 응고를 억제하는 약(platelet inhibitors)을 복용하는 환자가 마늘을 섭취하면 출혈 위험이 높아진다고 하지만 확실하게 입증되지는 않았다.

지중해식 음식

지중해식 음식이란 지중해의 올리브가 자라는 지역의 음식을 말한다. 올리브오일뿐 아니라 샐러드, 콩과식물, 밀, 과일, 견과류와 마늘을 많이 쓰는 음식이다. 이탈리아에서는 파스타를, 스페인에서는 생선을 많이 먹는데 지방 섭취율은 총에너지의 30~40%이다. 앞서도 언급한 것처럼 순수한 올리브오일에는 높은 함량의 단불포화지방산과 항산화물질이 들어 있어 심장보호에 효과적이다.

심혈관질병에 걸릴 위험인자가 많은 55~80세의 환자들에게 올리브오일과 견과류를 포함한 지중해식 음식을 먹게 했더니 저지방 식단을 한 환자들보다 혈당, 수축기 혈압, 지질수치, C반응성단백질 등 심혈관질병에 영향을 주는 요인들이 더 많이 개선된 것으로 나타났다. 유럽 11개국에서 10년간 진행된 연구결과에 따르면 지중해 식단을 섭취하면 심혈관질병과 관계된 사망 위험뿐 아니라 다른 원인으로 인한 사망 위험도 낮출 수 있다고 한다.

■ **연구** 심근경색을 한 번 경험한 605명의 환자들을 두 그룹으로 나누어 한 그룹은 지중해 식단을 따르게 하고 다른 그룹은 보통 식단을 따르도록 했다. 지중해 식단에는 버터나 크림 대신 올레산과 알파리놀렌산이 많이 함유된 마가린을 쓰고, 고기의 양을 줄이는 대신 빵, 뿌리채소, 잎채소, 생선의 양을 늘리고 과일을 매일 먹게 했다. 평균 27개월 동안의 식단 실험결과 지중해 식단을 실천한 그룹이 보통 식단을 실천한 그룹보다 심근경색은 73%, 사망률은 70% 정도 낮았다. 그러나 지질, 혈압, 신체용적지수인 BMI(body mass index)는 두 그룹 간에 차이가 없었는데 46개월 후 추가조사를 실시했을 때도 마찬가지였다. 그러므로 심혈관질병의 예방과 치료를 위해 지중해 식단을 저지방 식단의 대안으로 생각해봐야 한다.

음식 알레르기

알레르기를 일으키는 음식을 먹으면 면역복합체를 생산해 염증반응을 유발하고 죽상동맥경화증을 일으킬 수 있다. 몇 가지 연구에 따르면 죽상동맥경화증이 있거나 심근경색을 경험한 환자에게서 우유단백질과 달걀단백질 혹은 글리아딘(gliadin; 밀, 보리, 호밀에 포함된 글루텐 단백질)

에 대한 항체나 면역복합체 수치가 올라가 있는 현상이 관찰되기도 했다. 그러므로 알레르기를 일으키는 음식을 계속 먹으면 심혈관질병을 유발할 수 있다.

자연치료제

마그네슘(Magnesium)

마그네슘은 심혈관질병을 예방하고 치료하는 데 다양한 효과가 있다. 먼저 마그네슘은 에너지(ATP) 합성의 보조인자로서 심장근육의 에너지 생산에 주된 기능을 한다. 또 혈소판 응집과 혈소판 혈전을 예방하고 혈관을 확장시켜주며 혈관의 경련을 억제하고 항염 작용을 하며 부정맥을 막아주고 인슐린에 대한 민감성을 향상시켜주는가 하면 좋은 콜레스테롤(HDL) 수치를 높이고 혈압을 낮춰주기도 한다.

스트레스를 받으면 분비되는 카테콜아민은 심장에서 마그네슘을 소실시키며 소변을 통해 마그네슘의 배출을 증가시켜 마그네슘이 결핍되게 하고 마그네슘 결핍은 스트레스를 받을 때 카테콜아민의 분비를 더 증가시키고 카테콜아민은 마그네슘을 더 소실시켜 마그네슘 결핍이 더 심각해지는 악순환이 반복된다. 또 허혈도 심장근육에서 마그네슘을 소실시켜 심장근육을 허혈에 더 약하게 만든다.

동물에게 마그네슘이 부족한 먹이를 먹이면 심장근육 곳곳에 심근괴사가 일어나는 현상을 볼 수 있다. 에피네프린을 주입해 심근괴사를 유도한 쥐를 대상으로 실험해 마그네슘이 부족하면 상태가 악화되다가 마그네슘을 보충해주면 호전되는 결과를 얻기도 했다. 또 표준먹이를 먹이면서 수술을 통해 인위적으로 왼쪽 관상동맥을 막은 16마리의 쥐들은 100% 심근경색이 발병한 데 반해 수술 5일 전부터 마그네슘을 먹인 쥐들의 심근경색 발병률은 29%에 그쳤다. 죽상동맥경화증을 유발하는 먹이를 먹인 토끼와 쥐에게 보통보다 많은 양의 마그네슘이 함유된 먹이를 주었더니 혈청 콜레스테롤 수치를 내리는 데는 영향을 주지 못했지만 동맥경화증의 증상은 완화시켜주는 것으로 확인되기도 했다.

마그네슘 부족현상은 허혈성 심장질병이 있는 환자들에게서 흔히 볼 수 있다. 3개월 이상 장기간의 이뇨제 복용이 마그네슘 부족현상을 일으키지만 이뇨제 치료를 받지 않거나 3개월 이하로 치료받은 환자들에게서도 마그네슘 부족현상이 자주 관찰된다. 관상동맥경화증, 심근경색, 울혈성심부전, 심실비대는 세포 내의 마그네슘과 포타슘은 소실되고 나트륨(소금)은 증가하는 공통점이 있다.

관상동맥질병이 있는 환자들에게 6개월 동안 마그네슘을 365mg씩 하루 1~2회 복용하게 했더니 혈관내피기능과 운동능력, 좌심실사출기능이 크게 향상된 것으로 나타났다. 그러므로 마그네슘 복용은 협심증, 간헐성다리동통, 울혈성심부전, 부정맥 치료에 효과적이다. 많은 임상실험에서는 정맥주사로 마그네슘을 주입해 급성심근경색의 사망률을 낮춘 것으로 보고했으며 마그네슘의 용량을 늘리면 허혈성 심장질병의 발병률과 사망률이 감소하는 것으로 보고되었다.

포타슘(Potassium)

포타슘은 심장근육의 수축과 심전도 활동에 주된 역할을 한다. 또 혈압을 낮추고 혈소판의 응집을 억제하는 효과도 있다. 표준먹이를 먹이면서 수술을 통해 인위적으로 왼쪽 관상동맥을 막은 16마리의 쥐에게서 모두 심근경색이 발병했는데 염화포타슘(potassium chloride)을 먹이자 발병률이 12%로 낮아졌다. 콜레스테롤을 많이 먹여 자연적으로 혈압이 높아진 쥐에게 정상치보다 4배 이상 많은 포타슘이 포함된 먹이를 먹였더니 혈청 콜레스테롤 수치와 혈압은 내려가지 않았으나 대동맥의 지질 축적량은 현저하게 줄어들었다. 관상동맥경화증, 심근경색, 울혈성심부전, 심실비대는 세포 내의 포타슘과 마그네슘은 소실되고 나트륨(소금)은 증가하는 공통점이 있다.

한 관찰실험에서는 혈압에 관계없이 포타슘을 많이 섭취하면 뇌졸중과 연관된 사망률을 줄여준다고 보고했다. 수축기 고혈압 환자의 혈압을 낮추기 위해 이뇨제인 클로르탈리돈을 쓰면 포타슘을 고갈시켜 혈압을 내리는 포타슘의 효과가 사라진다. 양로원 노인들에게 보통 쓰는 소금 대신 포타슘이 풍부한 소금으로 조리한 음식을 먹도록 했더니 심장 관련 질병의 발병 빈도와 병원비가 줄고 수명이 길어지는 효과가 나타났다. 이는 소금 섭취만 줄였을 때보다 훨씬 효과가 큰 결과였다.

■ **연구** 타이완 양로원에 사는 1981명의 노인들(평균연령 75세 남성; 신부전증이 있는 사람은 제외)을 그룹으로 나누어 일반소금으로 조리한 음식과 포타슘을 첨가한 소금(염화포타슘 49%, 염화소금 49%, 기타 첨가물 2%)

으로 조리한 음식을 2년 반 동안 먹게 했더니 포타슘이 첨가된 소금으로 조리한 음식을 먹은 그룹의 심혈관질병 관련 사망률이 41% 감소했다. 심장마비에 걸릴 위험은 70% 줄었으며 뇌졸중 위험은 50% 줄었고 허혈성심장질병에 걸릴 위험은 32.5% 줄었다. 또 포타슘을 첨가한 소금을 먹은 그룹의 노인들이 일반소금을 먹은 그룹보다 0.3~0.9년 수명이 연장되었으며 심혈관질병과 관련된 치료비는 연간 426달러 절약되었다.

이러한 발견은 포타슘 섭취가 심혈관질병 예방과 치료에 도움이 될 수 있음을 말해준다. 포타슘은 보충제보다 과일이나 채소를 통해 섭취하는 것이 바람직하다. 많은 양이 농축된 포타슘 보충제를 복용할 경우 위장장애를 일으킬 수도 있기 때문이다. 또 신부전증이 있는 환자에게는 포타슘이 해로울 수 있고 저알도스테론증(hypoaldosteronism)과 같은 내분비질병이 있거나 포타슘을 축적시키는 약물을 복용하는 환자는 포타슘 사용에 주의해야 한다.

비타민 C

비타민 C는 세포조직을 강화시켜 관상동맥에 상처가 잘 생기지 않도록 해준다. 또 내분비기능장애를 줄이고 수축기 고혈압을 개선하며 혈소판의 응집을 억제하고 섬유소 용해를 활발하게 해 혈액순환을 돕고 동맥경화를 일으키는 에이지(AGEs)의 전단계인 단백질의 당화를 막아 심장 보호에 도움을 준다.

관상동맥에 죽상동맥경화증이 생기면 관상동맥이 정상인 사람에 비해 백혈구 내 비타민 C 농도가 현저하게 낮아지는데 이는 관상동맥경화증이 비타민 C 부족과 연관이 있음을 말해준다. 또 혈류의 스트레스로 인해 죽상동맥경화증이 생기기 쉬운 동맥 부위에서 비타민 C 부족현상이 관찰되기도 했다. 반대로 혈류의 스트레스가 적은 주변의 동맥 부위에는 비타민 C 수치가 더 높았으며 이들 부위에는 죽상동맥경화도 드물었다. 한 연구에서는 비타민 C를 하루 1.5g씩 2~6개월 동안 복용하면 대퇴부 죽상동맥경화증 회복에 도움이 되는 것으로 관찰되었다.

■ **연구 1** 죽상동맥경화증으로 진단받은 10명의 환자에게 500mg의 비타민 C를 하루 3회씩 2~6개월 동안 복용하게 하고 비슷한 증상의 다른 환자 6명에게는 비타민 C를 복용시키지 않았더니 비타민 C를 복용한 10명 중 6명의 대퇴부 죽상동맥경화증이 회복됐으며 3명은 더 악화됐고 1명은 변화가 없었다. 반면 비타민 C를 복용하지 않은 6명 중 3명은 증상이 악화되었으며 3명은 변화가 없었다.

한 실험에서는 비타민 C가 관상동맥 혈관확장술(angioplasty) 후의 협착증 재발을 방지하고 비타민 C와 비타민 E를 함께 복용하면 경동맥의 죽상동맥경화 속도를 늦췄다.

■ **연구 2** 협심증과 관상동맥협착증이 겹쳐 혈관확장술을 받은 119명의 환자들을 수술 직후 두 그룹으로 나누고 한 그룹에는 500mg의 비타민

C를 하루 3회 복용하게 하고 다른 그룹에는 비타민 C를 복용하지 않게 했더니 4개월 후 비타민 C를 복용한 그룹의 재발률이 훨씬 낮았으며(24%:43%), 재수술률도 비타민 C를 복용한 그룹이 현저하게 낮았다(14%:33%).

■ **연구 3** 고지혈증이 있는 남성과 여성 520명(45~60세)을 여러 그룹으로 나누어 3년 동안 한 그룹에는 500mg의 비타민 C를 하루 2회, 다른 그룹에는 272IU의 비타민 E를 하루 2회, 또 다른 그룹에는 비타민 C와 비타민 E를 같이 복용하게 하고 나머지 그룹에는 아무것도 복용하지 않게 했다. 그 결과 경동맥에 죽상동맥경화증이 있는 남성들의 병적 증상이 아무것도 복용하지 않은 그룹에 비해 비타민 C를 복용한 그룹에서는 56%, 비타민 E를 복용한 그룹에서는 44%, 두 가지 비타민을 모두 복용한 그룹에서는 74% 호전되었다.

엽산(Folic acid)

혈액에 호모시스테인이 높으면 심혈관질병을 일으키는 위험요소가 된다. 엽산은 호모시스테인을 메티오닌으로 바꾸는 작용을 활성화해 호모시스테인의 수치를 낮춰주는 역할을 한다. 관상동맥질병이 있는 환자에게 하루 5mg의 엽산을 복용하게 했더니 호모시스테인 수치가 낮아지면서 심혈관질병의 위험을 알리는 척도인 혈관내피기능장애가 호전되었다. 또 호모시스테인 수치는 높지만 건강한 사람에게도 6~8주 동안 5~10mg의 엽산 보충제가 혈관내피기능을 향상시키는 것으로 나타났다.

고지혈증 처방약인 스타틴(Statin) 종류를 복용하는 관상동맥질병 환자에게 2년간 하루 0.5mg의 엽산을 복용하게 했더니 심장질병 발병률이 낮아지지 않았다. 그러나 3년 6개월간 복용하도록 하자 엽산을 복용하지 않은 그룹에 비해 심혈관질병 발병률은 15% 낮아지고 심혈관질병 관련 사망률은 31% 낮아졌다.

비타민 B_6

비타민 B_6는 관상동맥의 콜라겐과 탄력소인 엘라스틴을 연결시켜 탄력성을 강화하는 작용을 한다. 따라서 비타민 B_6가 부족하면 관상동맥혈관에 상처가 쉽게 생긴다. 또 비타민 B_6는 호모시스테인의 수치를 낮추고 혈소판의 응집을 억제하며 나쁜 콜레스테롤인 LDL의 당화를 막아 심장보호에도 도움을 준다. 비타민 B_6가 부족한 먹이를 먹인 원숭이의 혈관에서 인간에게 생기는 것과 비슷한 죽상동맥경화증이 발견되기도 했다.
한 관찰실험에서는 비타민 B_6가 정상수치보다 20% 이하로 낮을 경우 호모시스테인 수치와 관계없이 심혈관질병에 걸릴 위험이 높아진다고 보고했다. 서양 식단은 비타민 B_6가 부족하므로 비타민 B_6를 복용하는 것이 도움이 될 수 있다.
비타민 B_6가 심장보호를 해주는 증거가 있음에도 불구하고 일부 연구에서는 비타민 B_6를 엽산, 비타민 B_{12}와 함께 복용했을 때는 상반되는 결과가 나왔다고 보고했다. 급성심근경색에 걸린 환자들에게 40개월 동안 하루 40mg의 비타민 B_6를 복용하게 했더니 심근경색과 뇌졸중의 재발률과 심장질병과 관련된 급사율이 약간(14% 정도) 높아졌기 때문이다. 비타민 B_6를 복용하면 심장건강에 중요한 요소인 마그네슘의 필요량도 늘어나게 되는데 심혈관질병이 있는 환자들은 이미 마그네슘이 부족한 상태에서 비타민 B_6의 복용으로 인해 더 심한 마그네슘 부족현상이 유발되고 그로 인해 좋지 않은 결과가 나온 것으로 볼 수 있다. 그러므로 비타민 B_6를 복용할 때는 마그네슘을 함께 복용해야 그 효과를 높일 수 있다.

비타민 B_{12}

비타민 B_{12}가 부족하면 호모시스테인 수치가 올라가고 그로 인해 심혈관질병의 위험도도 높아질 수 있다. 혈관질병이 있는 421명의 캐나다인 환자들 중 혈청 비타민 B_{12} 수치가 중간치보다 낮은 환자들에게서 경동맥이 좁아지는(carotid plaque) 증상이 더 많이 발견된 것으로 보아 비타민 B_{12} 수치가 낮으면 심혈관질병 발병률이 높아질 수 있다.

엽산, 비타민 B_6, 비타민 B_{12}

많은 임상실험에서 엽산과 비타민 B_6와 비타민 B_{12}의 조합과 섭취량을 달리하면서 심혈관질병에 미치는 예방 및 치료 효과에 대해 조사했다. 이들 비타민은 호모시스테인 수치를 낮추는 효과가 있어 선택되었는데, 연구결과는 효과가 있는 경우, 변화가 없는 경우, 악영향을 미치는 경우 등으로 각각 다르게 나왔다. 긍정적인 결과가 나온 연구에서는 이들 비타민 섭취가 협착증의 재발과 관상동맥 혈관확장술 후의 재수술이나 그와 관련된 심장질병을 막아주고 경동맥 죽상동맥경화증의 진행을 늦추거나 호전되도록 하는 데 도움이 된다고 보고했다. 비타민 B의 효과는 호모시스테인 수치가 낮은 사람보다 높은 사람에게 더 큰 것으로 나타났다.

■ 연구 1 관상동맥 혈관확장술에 성공한 205명의 환자들을 두 그룹으로 나누어 6개월간 한 그룹에는 1mg의 엽산과 10mg의 비타민 B_6(피리독신), 400mcg의 비타민 B_{12}를 복용하게 하고 다른 그룹에는 가짜 약을 복용하게 했더니 비타민을 복용한 그룹이 가짜 약을 복용한 그룹보다 협착증 재발률도 낮고 혈관재생수술을 필요로 하는 환자 수도 훨씬 적었다. 또 심각한 심장질병의 재발률도 비타민을 복용한 그룹이 가짜 약을 복용한 그룹보다 48% 낮았다.

■ 연구 2 관상동맥 혈관확장술에 성공한 553명의 환자들을 두 그룹으로 나누어 6개월간 한 그룹에는 1mg의 엽산과 10mg의 비타민 B_6(피리독신), 400mcg의 비타민 B_{12}를 복용하게 하고 다른 그룹에는 가짜 약을 복용하게 했더니 1년 후 비타민을 복용한 그룹이 비타민을 복용하지 않은 그룹보다 사망자 수나 심근경색 발병 건수, 재수술이 필요한 건수가 32% 줄었다. 특히 사망률은 비타민을 복용한 그룹이 그렇지 않은 그룹보다 46% 낮았다.

■ 연구 3 158명의 동맥경화증 환자의 건강한 형제들 중 호모시스테인 수치가 높은 사람들을 두 그룹으로 나누어 2년간 한 그룹에는 하루 5mg의 엽산과 250mg의 비타민 B_6를 복용하게 하고 다른 그룹에는 가짜 약을

복용하게 했더니 비타민을 복용한 그룹이 가짜 약을 복용한 그룹에 비해 운동 시 비정상적인 심전도가 나타날 확률이 평가방법에 따라 60~72% 낮아졌다.

■ **연구 4** 경동맥 내막 두께가 1mm보다 두꺼운 50명의 환자들(평균연령 60세)을 두 그룹으로 나누어 1년간 한 그룹에는 2.5mg의 엽산, 25mg의 비타민 B_6, 500mcg의 비타민 B_{12}를 복용하게 하고 다른 그룹에는 가짜 약을 복용하게 했더니, 비타민 요법을 시행한 그룹의 내막 두께는 평균 1.50mm에서 1.42mm로 줄어든 반면 가짜 약 그룹에서는 1.47mm에서 1.54mm로 증가했다.

그러나 이처럼 긍정적인 연구결과와 반대되는 결과가 나온 경우도 있다. 한 연구에서는 스텐트를 삽입해 관상동맥 혈관확장술을 한 환자들을 두 그룹으로 나누어 6개월간 한 그룹에는 하루 1.2mg의 엽산, 48mg의 비타민 B_6, 60mcg의 비타민 B_{12}를 복용하게 하고 다른 그룹에는 가짜 약을 복용하게 했는데, 비타민을 복용한 그룹이 가짜 약을 복용한 그룹보다 협착증 재발률(34.5%:26.5%)과 재수술 반복 빈도(15.8%:10.6%)가 현저하게 높은 것으로 나타났다.

상반된 결과가 나온 이 연구들 사이의 차이점은 긍정적인 결과가 나온 연구에 참가한 환자 가운데는 56%만 스텐트 시술을 받은 반면 부정적인 결과가 나온 연구에 참가한 환자들은 모두가 스텐트 시술을 받았다는 점이다. 긍정적인 결과가 나온 연구에서도 스텐트 시술을 받지 않은 환자들에게 비타민 요법의 효과가 큰 것으로 나타났다.

심혈관질병에 걸린 적이 있거나 관상동맥질병에 걸릴 위험요소를 3가지 이상 지니고 있는 의료계 종사자 전문직 여성 5442명(평균연령 42세 이상)에게 7년 3개월간 2.5mg의 엽산과 50mg의 비타민 B_6, 1000mcg의 비타민 B_{12}를 복용하게 했더니 가짜 약과 비교해 종합적인 심장질병 관련 재발률이나 사망률에 큰 효과가 나타나지 않았다.
이처럼 부정적인 연구결과가 나온 이유는 도대체 무엇일까? 어쩌면 일부 소수의 영양소들이 다른 영양소들과 불균형을 이룬 탓일 수도 있다. 앞서도 언급한 바와 같이 비타민 B를 복용할 경우 몸에서 필요로 하는 마그네슘의 양도 따라서 늘어나는데 마그네슘은 심장건강에 매우 중요한 역할을 한다. 특히 심혈관질병이 있는 환자들은 이미 마그네슘 수치가 낮은 상태여서 이러한 상관관계가 매우 중요하다. 이 연구에 참가한 여성들은 마그네슘 수치가 낮았을 수도 있고 또 이미 관상동맥질병에 걸릴 위험요소를 3가지 이상 지니고 있어 임상결과에 악영향을 미칠 소지가 있었다.

생선오일(Fish oil)

생선오일에 함유된 오메가-3 지방산은 중성지방의 수치를 낮추고 혈소판 응집을 억제하며 혈액의 점도와 혈압을 낮추고 부정맥을 방지하는 효과가 있다. 또 혈관내피기능을 향상시키고 심장질병을 일으키는 C반응성단백질 수치를 낮춰 심혈관질병을 예방하기도 한다. 생선오일을 보충제로 쓸 경우 죽상동맥경화증을 유발하는 혈관 침적(plague)을 안정시켜 플라그가 떨어져 나오는 현상을 감소시킴으로써 혈관이 막히는 위험을 줄여준다.

이미 많은 연구를 통해 확인되었듯 생선오일이나 생선을 통해 오메가-3 지방산을 섭취하면 관상동맥 심장질병의 위험과 그와 관련된 사망률을 낮춰주는 것으로 알려져 있다. 한 연구에서는 생선오일을 복용했을 때 관상동맥질병의 진행속도가 늦춰졌다. 또 고지혈증이 있는 일본인 환자들의 경우 생선을 비교적 많이 먹는 나라 사람들임에도 하루 1800mg의 EPA(Eicosapentaenoic acid)를 보충제로 복용했을 때 심장질병 발병률이 낮아졌다.

▪ 연구 1 관상동맥질병이 있는 223명의 환자들을 두 그룹으로 나누어, 2년간 한 그룹에는 55%의 오메가-3 지방산이 함유된 생선오일 농축액을 복용하게 하되 처음 3개월간은 하루 6g씩, 나머지 기간에는 하루 3g씩 복용하게 하고 다른 그룹에는 가짜 약을 복용하게 했다. 그 결과 생선오일 농축액을 복용한 그룹이 가짜 약을 복용한 그룹에 비해 관상동맥질병 진행률은 낮아지고 회복률은 높아졌다.

▪ 연구 2 생선을 많이 먹는 일본에서 고지혈증이 있는 1만8645명의 환자들을 두 그룹으로 나누어 5년간 한 그룹에는 하루 1800mg의 EPA와 콜레스테롤 처방약인 스타틴을 함께 복용하게 하고 다른 그룹에는 스타틴만 복용하게 했더니 EPA를 복용한 그룹이 처방약만 복용한 그룹보다 심장질병으로 인한 급사율, 심근경색 및 협심증 발병률, 혈관확장술, 스텐트, 관상동맥 바이패스 수술을 해야 하는 경우가 19% 낮았다.

실험 시작 3개월 이전에 심근경색을 경험한 환자들에게 3년 6개월간 850~882mg의 EPA와 더불어 DHA를 복용하게 했더니 가짜 약을 복용한 그룹에 비해 심근경색이나 뇌졸중 발병률과 사망률이 현저하게(15%) 줄었다. 다른 연구에서는 심근경색을 경험한 남성 환자들 중 생선의 지방산 섭취를 늘리도록 권고받은 환자들의 경우 그렇지 않은 환자들에 비해 그 후 2년 동안 전체 사망률이 29%나 낮아진 것으로 나타났다.

생선오일이 효과 없다는 연구결과도 있었지만 4건의 임상실험을 종합한 결과에 의하면 혈관확장술 후 6개월간 생선오일을 섭취할 때 협착증 재발률이 3분의 1가량 감소했다. 또 많은 양의 생선오일을 먹는 것이 적은 양을 먹을 때보다 효과적이라는 보고도 있다. 이 결과를 근거로 혈관확장술 후 협착증 재발을 예방하기 위해 하루 4~5g씩 오메가-3 지방산(생선오일 13~17g) 섭취를 권장하고 있다.

기름기 많은 생선이나 생선 오일의 섭취는 심혈관질병 예방에 여러 방면으로 탁월하다고 알려져왔다. 하루 250mg의 오메가-3 지방산(생선오일 0.8g)은 심장질병 예방에 충분한 양이며, 치료를 위해서는 하루 500~1800mg의 오메가-3 지방산(생선오일 1.7~6.0g)이 필요하다. 생선오일이 출혈시간을 늘리기도 하지만 어떤 임상실험에서도, 심지어 혈소판 항응고제와 함께 사용한 경우에도 문제가 되지는 않았다. 특히 오메가-3 지방산은 고지혈증 처방약(스타틴 종류)이나 아스피린, 고혈압약과 함께 복용하면 그 약효를 더 높여주는 것으로 보인다. 2000년 발표된 보고서에 따르면 오메가-3 지방산을 심혈관질병 예방 및 치료에 쓰이는 다른 처방약들과 함께 복용해도 아무런 부작용을 일으키지 않는다고 했다.

비타민 E

비타민 E는 죽상동맥경화증이나 허혈성심장질병의 발생을 방지하는 여러 가지 작용을 한다. 나쁜 콜레스테롤인 LDL 산화와 혈소판 응집을 억제하고 노인들의 인슐린 저항성을 낮춰준다. 또 건강한 성인들의 경우 단기간 저산소증이 초래하는 위험을 완화시켜 허혈성질병의 예방과 치료에 도움을 주기도 한다.

여러 관찰실험을 통해 확인된 바와 같이 많은 양의 비타민 E 섭취는 죽상동맥경화증의 진행을 늦추고 관상동맥질병이나 심근경색 발병률과 심혈관질병 관련 사망률을 낮춰주었다. 한 연구에서는 음식을 통해 비타민 E를 충분히 섭취했을 때 관상동맥 심장질병으로 사망할 위험이 낮아진다고 보고했다.

건강한 여성들에게 10년 동안 600IU의 비타민 E를 이틀에 한 번씩 복용하게 했더니 심장질병 관련 사망률은 24% 감소하고 심각한 심혈관질병 발병률은 7% 낮아졌다. 건강한 사람들을 대상으로 하루 150IU의 비타민 E를 6년 동안 복용하게 한 결과 가짜 약을 복용한 그룹에 비해 심근경색이나 협심증 같은 관상동맥 관련 질병이 상당히 줄어드는 효과를 보기도 했다. 또 고지혈증이 있는 남성들에게 3년간 하루 272IU의 비타민 E와 500mg의 비타민 C를 함께 복용하게 했더니 가짜 약을 복용한 그룹에 비해 경동맥 동맥경화증 진행이 현저하게 늦춰졌다.

여성 의료전문인들에게 9년 4개월간 600IU의 비타민 E를 하루걸러 한 번씩 복용하게 했더니 심혈관질병 관련 발생률이나 사망률이 6% 줄어들었다. 심혈관질병이 있는 여성들에게 비타민 E를 복용하게 했더니 병이 악화되는 경우가 11% 정도 감소하기도 했다. 심근경색 생존자들에게 하루 300IU의 비타민 E를 3년 6개월간 복용하게 했더니 복용하지 않은 그룹에 비해 심혈관질병 관련 사망률이 20% 줄었으며 급사 위험은 35%, 심근경색이나 뇌졸중으로 인한 사망률은 11%, 여러 원인에 의한 사망률은 14% 줄었다. 관상동맥 동맥경화증이 있는 환자들에게 비타민 E를 복용하게 했더니 가짜 약을 복용한 환자들보다 심근경색 발병률이 77% 감소했지만 심혈관질병 관련 사망률과 여러 원인에 의한 사망률은 조금 높은 것으로 나타났다. 이렇게 사망률이 조금 높아지는 결과는 가짜 약을 복용한 환자들에 비해 비타민 E를 복용한 환자들의 건강상태가 처음부터 더 나빴기 때문일 수도 있다.

■ **연구** 관상동맥 동맥경화증이 있는 2002명의 환자들 중 546명에게 800IU의 비타민 E를 복용하게 하고 나머지 환자들에게는 400IU의 비타민 E나 가짜 약을 평균 1년 4개월간 복용하게 했다. 이 환자들 중 90% 이상이 이전에 협심증이나 심장허혈, 또는 두 가지 질병을 모두 가지고 있었다. 이 임상실험을 하는 동안 환자들을 관찰한 결과 가짜 약을 복용한 환자들에 비해 비타민 E를 복용한 환자들의 심장 관련 사망률과 심근경색 발병률이 47% 낮았다. 반대로 심혈관질병 관련 사망률은 가짜 약을 복용한 그룹보다 비타민 E를 복용한 그룹이 약간 높았는데(2.6%:2.4%), 이는 비타민 E를 복용한 그룹이 처음부터 심혈관질병

발병 위험률이 더 높았기 때문일 수 있다. 무작위로 선정한 환자들을 대상으로 한 연구였음에도 5가지 관상동맥 발병 요소가 가짜 약 그룹보다 비타민 E 그룹 쪽에 더 많았다. 게다가 대부분의 사망이 연구시작 초기에 일어나 비타민 E의 효과가 나타나기 전이기도 했다. 이렇게 일찍 사망한 사람들을 제외한다면 가짜 약 그룹보다 비타민 E 그룹의 심혈관질병 관련 사망률이 조금 낮은 것으로 확인되었다.

아연(Zinc)

아연은 항산화작용을 하며 세포막을 정상화시킨다. 아연은 세포조직을 강화시키고 지질이나 염증을 일으키는 사이토카인으로 인한 상처로부터 혈관내피를 보호함으로써 죽상동맥경화증을 예방한다는 사실이 증명되었다.

구리(Copper)

동물에게 구리가 결핍된 먹이를 먹였더니 심전도가 비정상으로 나오면서 심근경색이 발병하고 심장마비로 사망하는 결과가 나왔다. 정제가공처리된 곡식과 각종 가공음식은 가공과정에서 구리가 소실되기 쉬워 구리 섭취가 부족해질 수 있다. 그러므로 심혈관질병의 예방을 위해 경우에 따라 하루 1~2mg의 구리 섭취가 필요하다.

카르니틴(L-Carnitine)

카르니틴은 지방을 세포 내 사립체(mitochondria)로 들여보내 에너지 생

TIP

비타민 E 관련 부정적인 연구결과

혈관질병이나 당뇨가 있으면서 적어도 한 가지 이상의 심혈관질병 발병요소를 지닌 환자에게 4년 6개월 동안 비타민 E를 하루 400IU 복용하게 했더니 가짜 약 그룹과 비교해 심장마비 발생률이 13% 증가하고 심근경색이나 뇌졸중, 심혈관질병 관련 사망률이 3~5% 증가했으며 경동맥 동맥경화증의 진행에는 변화가 없었다.
고지혈증이 있는 환자들에게 3년 동안 비타민 E를 하루 400IU 복용하게 했더니 경동맥 동맥경화증 진행률이 조금 증가했다. 관상동맥 협착증이 있는 폐경기 여성에게 3년 동안 하루 800IU의 비타민 E와 1000mg의 비타민 C를 함께 복용하도록 했더니 가짜 약 그룹에 비해 동맥경화증 진행률이 조금 증가했으며 심근경색이나 뇌졸중 발병률과 사망률이 조금 증가했다. 동맥경화증이나 당뇨가 있는 환자들에게 5년 동안 비타민 E 600IU와 비타민 C 250mg, 베타카로틴 20mg을 복용하게 했더니 심혈관질병 관련 사망률이 조금 증가했다. 50세 이상 남성 의사들에게 8년 동안 비타민 E를 하루 400IU 복용하게 했더니 심근경색이나 뇌졸중, 심장질병 관련 사망률에 변화가 없었다.

비타민 E 관련 부정적인 연구결과에 대한 반론

비타민 E에 대한 부정적인 연구결과는 심장질환 환자는 사망률이 더 높을 수 있는데다 실험에 사용한 비타민 E를 음식 속에 들어 있는 것처럼 알파, 베타, 감마, 델타 토코페롤 4가지 모두를 포함하지 않고 알파-토코페롤 한 가지만 포함된 저렴한 것으로 사용했기 때문이다. 사람을 대상으로 한 연구에서 감마-토코페롤도 알파-토코페롤만큼 심혈관질병 예방에 중요한 성분임을 알아냈고 알파-토코페롤이 감마-토코페롤을 고갈시킨다는 사실을 알아냈다. 알파-토코페롤로 인해 감마-토코페롤이 고갈되면 알파-토코페롤의 효과까지도 줄어들게 된다. 그러므로 심혈관질병의 예방과 치료를 위해서는 알파-토코페롤만 포함된 비타민 E보다 4가지 형태의 알파, 베타, 감마, 델타 토코페롤이 다 포함된 비타민 E가 더 안전하고 효과적이다. 음식을 통해 섭취하는 비타민 E에는 알파, 베타, 감마, 델타 토코페롤이 모두 함유돼 있다.

산을 돕는 역할을 한다. 일부러 허혈성심장질병에 걸리게 한 동물의 조직에는 카르니틴 수치가 떨어졌다. 관상동맥을 변경하는 수술을 해서 허혈성심장질병이 생기도록 만든 멧돼지에게 정맥주사를 통해 카르니틴을 주입했더니 심장기능이 향상되고 생존율이 증가하는 결과가 나왔다. 이는 산소의 공급이 늘지 않은 상태에서 얻은 결과로 카르니틴이 심장근육의 대사효율을 높였음을 말해준다. 카르니틴은 또 서맥(徐脈) 치료약인 이소프로테레놀에 의해 생긴 심근괴사를 막아주기도 했다. 급성심근경색에서 생존한 환자들에게 1년 동안 하루 4g의 카르니틴을 복용하게 했더니 사망률이 현저하게 줄어들었다(1.2%:12.5%).

■ 연구 급성심근경색 치료 후 퇴원한 160명의 환자들을 두 그룹으로 나누어 1년 동안 한 그룹에는 병원치료와 더불어 하루 4g의 카르니틴을 복용하게 하고 다른 그룹에는 병원치료만 받게 했더니 1년 후 병원치료만 받은 그룹에 비해 카르니틴 그룹의 사망률이 현저하게 낮았다.

또 카르니틴은 협심증과 간헐성다리동통, 심장마비 치료에도 성공적으로 사용돼왔으며 경우에 따라 고지혈증 치료에도 효과적이었다. 이들 연구결과에 의한 증거에 근거해 허혈성혈관질병 치료에 카르니틴을 포함시켜야 한다.

코엔자임 큐텐(Coenzyme Q10; CoQ10)

코엔자임 큐텐은 세포 내 사립체에서 에너지를 생산하는 과정에 중요한 역할을 하며 심장마비와 협심증 치료에 성공적으로 사용돼왔다. 제2형 당뇨나 이상지질혈증(dyslipidemia)이 있는 환자들에게 하루 200mg의 코엔자임 큐텐을 복용하게 했더니 혈관내피기능이 좋아졌다(손상된 내피기능은 동맥경화의 초기 증상). 고지혈증 처방약인 스타틴 약물은 코엔자임 큐텐의 생성을 방해해 코엔자임 큐텐 부족현상을 일으킬 수 있다. 따라서 스타틴 약물을 복용하는 환자와 허혈성심장질병에 걸릴 위험이 높은 사람은 하루 최소 100mg 이상의 코엔자임 큐텐을 복용해야 한다.

비타민 K

관상동맥의 석회화(calcification)는 심혈관계질병으로 인한 사망을 예측할 수 있는 단서가 된다. 비타민 K는 MGP(Matrix Gla Protein)라는 단백질을 합성하는데 이 단백질은 혈관의 석회화를 강력하게 억제한다. 비타민 K가 결핍된 먹이를 먹이는 쥐에게 비타민 K의 작용을 억제하는 와파린(warfarin; 항응고제)을 먹였더니 동맥이 석회화되는 현상이 관찰되었다. 이런 현상은 비타민 K_2(menaquinone-4)를 보충해줌으로써 예방할 수 있었는데 같은 양의 비타민 K_1을 먹였을 때는 효과가 없었다. 비타민 K_2가 더 효과적인 이유는 비타민 K_1은 간에 더 친화력을 가지고 있는 반면 비타민 K_2는 혈관과 더 친화력을 가지고 있기 때문이다.
죽상동맥경화증 증상을 보이지 않는 50~70세 남성들을 대상으로 한 관찰연구에서 비타민 K가 낮은 경우 심각한 관상동맥 석회화가 일어날 확률이 2.7배나 높아지는 것을 발견했는데 이 수치는 흡연으로 인해 관상동맥 석회화가 일어날 확률과 비슷하다. 이 연구에서는 비타민 K_1과 비타민 K_2를 따로 구분하지 않았다.

여러 동물연구나 관찰연구에서 비타민 K_1의 효과가 나타나지 않았음에도 불구하고 한 실험에서는 노인들에게 하루 500mcg의 비타민 K_1을 복용하게 했더니 관상동맥 석회화의 진행이 늦춰지는 것으로 나타났다. 비타민 K_1이 혈관과 친화력이 낮은데도 이처럼 좋은 결과를 얻을 수 있었던 것은 음식으로 섭취하는 양보다 훨씬 많은 양의 비타민 K_1을 섭취하게 한 때문일 것으로 판단된다.

■ **연구** 388명의 건강한 남성과 여성(60~80세)을 두 그룹으로 나누어 3년 동안 한 그룹은 종합비타민을 복용하게 하고 다른 그룹은 종합비타민과 더불어 하루 500mcg의 비타민 K_1을 추가로 복용하게 했다. 그중 처방을 최소 85% 준수한 367명을 관찰했더니 비타민 K_1을 추가복용한 그룹에서 동맥의 석회화 진행률이 현저히 낮았다. 특히 이미 동맥에 석회화가 진행되던 사람들 중에서는 비타민 K_1을 복용한 그룹의 진행률이 6%나 낮았다.

이러한 연구결과를 종합하면 비타민 K_1과 비타민 K_2 모두 동맥석회화 진행을 늦추는 역할을 하는 것으로 보인다.
비타민 K는 혈액을 응고시키는 단백질을 합성하는데 비타민 K가 없으면 혈액이 응고되지 않아 출혈이 멎지 않게 된다. 또 비타민 K는 뼈와 조직에서 칼슘과 결합하는 단백질(osteocalcin)을 합성하기 때문에 비타민 K 수치가 낮으면 뼈가 약해지고 혈관과 조직에 칼슘이 침적돼 석회화의 원인이 된다. 비타민 K를 복용하면서 혈액응고를 걱정하는 이들이

TIP

칼슘의 부작용

폐경기 여성들(평균연령 74세)을 대상으로 칼슘이 뼈의 밀도와 골절상에 미치는 영향을 연구한 결과에 따르면 5년 동안 칼슘을 하루 1000mg 복용한 여성들은 심근경색이나 뇌졸중 발병률과 급사와 같은 사망률이 가짜 약 그룹에 비해 47% 높았다. 이런 종류의 연구를 필자는 좋아하지 않지만 칼슘 섭취로 인해 심장건강에 중요한 영양소인 마그네슘이 고갈되면서 심혈관계에 좋지 않은 영향을 미쳤을 것으로 추정된다. 칼슘만 많이 복용하면 조직의 마그네슘이 감소하여 마그네슘 부족 증상이 나타난다. 건강한 참가자들에게 칼슘(calcium citrate)을 하루 2000mg씩 11~30일간 복용하게 했더니 마그네슘 흡수가 감소하고 혈청의 마그네슘도 감소했다. 칼슘 섭취로 인해 마그네슘이 고갈되면 심혈관계에 나쁜 영향을 미쳐 고혈압, 협심증, 부정맥, 승모판 이상증(Mitral valve prolapse), 심장마비나 뇌졸중의 발병률이 높아질 수 있다. 이런 이유로 칼슘을 복용할 때는 마그네슘도 함께 복용해야 한다.

종종 있지만 혈액응고를 관찰하는 실험에서 비타민 K_2(MK-4)를 매일 45mg씩 또는 45mg씩 하루 3회 복용해도 혈액이 응고되지 않았다.

플라보노이드(Flavonoids)

플라보노이드는 세포조직을 재생하고 치료하는 능력을 높이며 동맥경화증의 시초가 되는 혈관손상을 막는 역할을 한다. 또 나쁜 콜레스테롤의 산화를 막아주는 것으로도 알려져 있다. 일부 연구에 따르면 플라보노이드가 함유된 음식을 많이 먹을 경우 심근경색의 발병과 관상동맥 심장질병과 관련된 사망률을 낮춰주는 것으로 밝혀졌다. 과일이나 채소가 심장보호에 효과적이라고 하는 것도 일부는 플라보노이드 덕분이다.

홍국(Red yeast rice)

홍국은 흰쌀에 빨간 이스트를 발효시켜 만든다. 어떤 종류의 홍국에는 고지혈증 처방약인 로바스타틴이나 스타틴과 비슷한 성분이 함유돼 있는데 스타틴 약물처럼 홍국은 혈청 LDL-콜레스테롤 수치와 C반응성 단백질의 수치를 낮춰준다. 한 연구에서는 홍국(Xuezhikang; 하루 10~12.8mg의 로바스타틴 함유)을 4년 반 동안 하루 2회 600mg 복용하게 했더니 가짜 약 그룹과 비교해 관상동맥 심장질병과 관련된 사망률이 31% 줄었고 모든 원인으로 인한 전체 사망률도 33% 줄었으며 심각한 부작용은 없는 것으로 나타났다. (3권 **심장질병의 원인, C반응성단백질(CRP)** p.34)

처방

- 과일, 채소, 통곡류, 견과류, 씨앗, 콩류 등을 고루 섭취하고 정제된 설탕, 밀가루, 트랜스지방을 피한다. 동맥경화를 일으키는 조리방법에 주의하고 알코올과 소금을 적정량 섭취한다.
- 마그네슘을 하루 200~600mg 복용한다.
- 비타민 C를 하루 500~1500mg 복용한다.
- 예방을 위해 하루 1g, 치료를 위해 2~6g의 생선오일을 복용한다.
- 종합비타민과 종합미네랄을 복용한다.
- 경우에 따라 카르니틴과 코엔자임 큐텐을 복용한다.

17 두드러기

Urticaria

두드러기는 피부가려움증과 함께 피부에 붉게 또는 하얗게 올라오는 형태의 과민성반응이다. 두드러기는 단독으로 나타나거나 혈관부종(angio-edema; 피하조직으로 확장) 또는 과민성쇼크와 같은 더 심각한 증상들과 함께 나타나기도 한다. 두드러기를 유발하는 요인으로는 음식 또는 식품첨가물, 약(특히 아스피린), 흡입제(inhalants), 도포물질(contactants), 감염, 피부압박, 추위, 햇빛, 열, 운동 등이 있다. 대부분의 두드러기는 급성으로 몇 시간에서 몇 주 이내에 저절로 사라지고 두드러기를 유발한 특정물질도 알아낼 수 있다. 반면 만성두드러기(6주 이상 지속되는 두드러기)의 75~95%는 원인을 알 수 없다.

원인을 알 수 없는 만성두드러기의 경우 병원치료는 주로 항히스타민제(antihistamines)와 스테로이드(glucocorticoids)를 이용하는 약물치료로 이뤄진다. 이들 약물은 부분적이고 일시적으로 증상을 완화시키지만 원인을 제거하지는 못하기 때문에 대부분의 피부과 전문의들과 알레르기 전문의들은 두드러기를 골치 아프고 이해하기 힘든 질병으로 간주한다. 하지만 식단조절, 영양보충을 비롯해 여러 치료법을 적용하면 만성두드러기의 치료 성공률을 현저하게 높일 수 있는 증거들이 있다.(1권 히스타민 효소부족증 p.320)

음식

어느 사례보고에 따르면 저녁식사를 15분 이내에 끝낼 때마다 두드러기가 생기는 남성이 있었다. 그는 음식 종류에 관계없이 식사를 천천히 할 때는 두드러기가 가라앉았다가 식사를 빨리하면 두드러기가 재발하는 특징을 보였다. 이 경우는 음식 항원을 잘게 분해하는 소화효소의 능력이 음식을 완전히 씹었을 때 향상되기 때문으로 보인다. 음식을 잘 씹지 않고 삼키면 음식 덩어리를 몸에서 이물질로 오인하고 알레르기를 일으키는 것이다.

음식 알레르기와 가성 알레르기

음식과 식품첨가물에 대한 과민반응은 급성두드러기의 원인으로 잘 알려져 있지만 현대의학에서 만성두드러기는 대부분 원인불명으로 판단한다. 하지만 만성두드러기의 원인에서 음식이 차지하는 비중은 의사들이 알고 있는 것보다 훨씬 크다. 알레르기를 일으키는 음식을 완전히 배제한 식단에 음식을 하나씩 추가하는 방법으로 과민반응을 일으키는 음식을 찾아낼 수 있다.

음식과 식품첨가제에 대한 과민반응이 면역체계에 의해 발생하면 알레르기로 간주하지만 알레르기에 의한 과민반응이 아닌 경우는 가성 알레르기(pseudoallergy)라고 한다.

가성 알레르기는 인공식품첨가물이나 살리실산염, 벤조산염, 히스타민, 또는 과일과 채소, 향신료 등에 자연적으로 들어 있는 방향성분(aromatic compounds)에 의해 생길 수 있다. 가성 알레르기 반응은 만성두드러기에 중요한 역할을 하며 숨겨진 음식 알레르기보다 훨씬 자주 나타난다. 알레르기성 두드러기와 가성 알레르기성 두드러기의 임상 증상은 일반적으로 다르지 않다. 일부의 경우, 가성 알레르기성 반응은 섭취용량과 관련(예를 들면 살리실산염을 적게 먹을 때는 나타나지 않는 증상이 많이 먹을 때는 나타나는 식) 있는 것으로 나타나는 반면 알레르기성 반응은 알레르기 항원을 적게 먹든 많이 먹든 나타난다. 또 면역글로불린 E(IgE) 또는 면역글로불린 G(IgG) 혈청항체검사(RAST)와 같은 알레르기 검사들은 가성 알레르기성 반응을 정확하게 분별하지 못한다.

흔히 알레르기를 일으키는 식품으로는 유제품, 초콜릿, 달걀, 생선, 이스트, 밀이 있다. 일부 음식의 경우, 따로 먹을 때는 문제가 되지 않다가 동시에 두 가지 혹은 그 이상을 먹을 때 두드러기를 유발하기도 한다. 예를 들면 어떤 환자의 경우 하루는 상추를 먹고 다음 날은 토마토를 먹었을 때는 증상이 나타나지 않았지만 상추와 토마토를 같이 먹었더니 두드러기와 혈관부종이 나타났다.

두드러기의 원인으로 지목되는 인공색소와 방부제는 타르트라진(tartrazine; 인공색소 FD&C 황색 5호), 벤조산나트륨(sodium benzoate)과 다양한 벤조산염, 부틸히드록시아니솔(butylated hydroxyanisole; BHA), 부틸히드록시톨루엔(butylated hydroxytoluene; BHT), 파라벤(parabens), 고무(gum tragacanth), 아황산염(sulfites) 등이 있다. 수돗물, 치약, 일부 어린이 비타민제에 첨가되는 불소(fluoride)도 만성두드러기를 유발하는 것으로 알려져 있다.

많은 사람들에게 알레르기를 유발하는 페니실린은 소의 유방염을 치료하기 위해 사용되는데 1957년 미국에서는 우유 견본의 11%에서 페니실린이 측정되었다. 각각 245명과 50명의 환자를 대상으로 한 1980년대 연구에서는 우유에 있는 페니실린이 만성두드러기의 약 8%를 차지하는 원인물질로 밝혀졌다. 두드러기의 원인으로 지목돼온 다른 물질로는 에탄올(ethanol; 알코올), 카페인, 음식점에서 음식취급자가 끼는 장갑에 사용되는 라텍스가 있다.

만성두드러기 환자에게 알레르기를 일으키는 음식과 식품첨가제를 알아내는 것은 복잡하고 고통스러운 과정이다. 그럼에도 불구하고 조직적으로 식단을 조사해온 연구가들은 현재 병원치료의 성공률보다 훨씬 높은 70% 이상의 치료 성공률을 보이고 있다.

■ **연구 1** 음식 또는 식품첨가제에 의한 것으로 여겨지는 만성두드러기 또는 혈관부종 환자 258명을 조사했더니 92.2%가 양성으로 나타났다. 알레르기를 잘 일으키는 음식으로는 우유(48.4%), 초콜릿(13%), 달걀(12.7%), 흰살 생선을 제외한 생선(9.6%), 밀(8.5%), 오렌지·조개류·토

마토·바나나·감자·복숭아(1.5~3.8%) 등이 있고 약물이나 식품첨가제로는 아스피린(33%), 타르트라진(27%), 방부제 히드록시벤조산(26%) 등이 있다. 이들 유발물질을 모두 제외하고 나자 환자의 61.6%는 증상이 완전히 사라졌고 22%는 증상이 완화되는 효과가 있었다(증상이 사라지거나 완화된 총비율은 83.6%).

■연구 2 14년 동안 만성두드러기 환자 412명에게 2~4주 동안 타르트라진, 식품첨가 청색소, 식품첨가 청색소 인디고틴, 노란 색소들, 방부제 벤조산나트륨, 방부제 갈산프로필, 방부제 부틸히드록시아니솔(BHA), 아스피린 등 가성 알레르기를 일으키는 성분을 제외한 식단을 처방한 후 환자의 73%가 2~4주 이내에 증상이 없어지거나 현저하게 좋아졌고, 환자의 75%는 증상을 유발하는 물질들을 계속 제외한 식단을 처방한 6개월 동안 재발이 없었다.

■연구 3 어느 연구에서 반복적인 두드러기 또는 혈관부종이 있는 환자 52명에게 벤조산나트륨, 4-히드록시벤조산, 5종류의 식품염색약(azo food dyes), 아스피린, 설파닐산, 그리고 가짜 약을 서로 다른 날에 처방했다. 35명(67%)은 아스피린에 반응했고, 27명(52%)은 벤조산나트륨과 4-하이드록시벤조산에 반응했으며, 27명(52%)은 식품염색약에 반응했다. 식품염색약에 대한 반응은 타르트라진에 반응한 19명, 식용황색 제5호에 반응한 10명, 아마란스(Amaranth)에 반응한 1명을 포함했다. 타르트라진에 반응한 환자 19명 중 12명은 1~3mg에 증상이 나타났지만 나머지는 5~18mg으로 용량을 올렸을 때만 반응을 나타냈다. 양성반응을 보인 환자들 중 16명이 6개월 동안 착색료와 방부제를 피하자 이 중 13

명은 두드러기가 사라졌고 1명은 부분적으로 완화되었다.

■ **연구 4** 원인을 모르는 만성두드러기 환자 69명이 완전 제한식단(3권 음식 알레르기 p.663)을 따랐더니 2~4주 이후 78%는 증상이 사라졌고 22%는 증상이 완화되었다. 유발성분을 하나씩 추가했을 때 반응을 보인 비율은 아스피린(54%), 벤조산(34%), 타르트라진(26%), 맥주 효모(12%), 페니실린(18%) 순이었다. 증상을 유발하는 식품과 화학물질을 제외한 식단을 따른 결과 1개월과 3개월 후 각각 환자의 65%와 75%에게서 두드러기 증상이 사라졌다. 12개월 후 살리실산과 벤조산에 반응한 환자는 이 화학물질에 계속 반응했지만 타르트라진, 페니실린, 효모에 대한 반응은 사라졌다.

음식 알레르기와 물리적인 두드러기

음식 알레르기는 운동에 의한 두드러기와 햇볕 알레르기, 압박 두드러기처럼 물리적 요인에 의한 두드러기에도 중요한 요인이 된다. 밀은 음식 알레르기와 운동에 의한 두드러기가 있는 환자에게 가장 흔한 유발요인으로 알려져 있다. 밀에 민감한 환자가 밀가루 음식을 끊고 나자 운동으로 인한 두드러기 증상이 더 이상 나타나지 않았다.

아스파탐(Aspartame)

아스파탐은 설탕 대용으로 사용된다. 민감한 사람은 아스파탐을 먹은 후 두드러기가 일어난다고 보고되었고 아스파탐은 일반적으로 알려진 것 보다 더 흔하게 두드러기의 원인이 된다.

■ **연구** 5명의 여성이 아스파탐을 먹은 후 두드러기, 가려움증, 발진, 부종이 생겼는데, 이 여성들 중 일부는 응급치료가 필요한 후두수종(laryngeal edema)까지 생겼다. 이 환자들을 치료한 의사들이 지역(미국 미주리 주 세인트루이스 시) 매체를 통해 비슷한 문제가 있는 사람들의 연락을 당부하자 6주 동안 환자 83명이 연락해왔다. 2주 동안 아스파탐을 금지한 후 이 중 50명(60%)은 보통 1주 이내에 두드러기가 완전히 사라졌고 이 50명 중 22명은 아스파탐을 계속해서 먹지 않았더니 더 이상 재발하지 않았다. 또 다른 22명은 아스파탐을 다시 먹기 시작하자 증상이 재발했다.

아스파탐 제조사인 뉴트라스위트(NutraSweet)에서 후원한 연구에서는 아스파탐이 대조군과 비교해 두드러기를 더 이상 일으키지 않는다는 결론을 내렸다. 이 연구에 참여한 사람들은 뉴트라스위트사에 아스파탐으로 인한 두드러기를 불평한 사람들이었고 알레르기 전문의에게 아스파탐으로 두드러기가 났던 환자를 데려온 사람들이었다. 이미 아스파탐이 두드러기를 일으킨다는 사실을 알고 오랫동안 아스파탐을 먹지 않아 아스파탐에 대한 민감도가 사라진 사람들일 가능성이 높았다. 알레르기 유발 음식을 먹지 않으면 알레르기 유발 음식에 대한 민감도가 사라지거나 줄어든다. 반복적으로 아스파탐을 먹으면 증상이 다시 시작될 수 있지만 이 연구에 참여한 사람들처럼 아스파탐을 지속적으로 회피한 사람은 아스파탐을 한 번 먹었다고 두드러기가 생기지는 않았을 것이다. 또 참여자들 중에는 아스파탐 알레르기가 실제로는 없었을 가능성도 있다. 그러므로 이 연구결과는 아스파탐이 두드러기를 유발한다는 다른

여러 연구결과를 뒤집지는 못한다.(3권 아스파탐 p.46)

자연치료제

비타민 B_{12}

1000mcg의 비타민 B_{12} 근육주사로 4주 동안 1주일에 한 번씩 치료를 받은 만성두드러기 환자 10명 중 9명의 두드러기 증상이 현저하게 좋아졌다. 이후 보고에서 이 의사는 비타민 B_{12} 주사를 이용해 급성 또는 만성두드러기 환자 100명 이상을 치료했으며 대부분 좋아졌다고 밝혔다. 비타민 B_{12}는 아황산염(sulfites)의 산화를 촉진하기 때문에 비타민 B_{12}가 아황산염을 해독해 두드러기가 완화된 것으로 보인다. 아황산염이 들어있는 식품과 음료를 섭취한 후 두드러기와 혈관부종이 생긴 여성에 대한 사례보고에서 5000mcg의 비타민 B_{12}를 미리 섭취한 후 아황산염을 먹으면 두드러기 반응 강도가 줄어들었다.(1권 아황산염-방부제 p.542)

비타민 C

1938년 연구에서 과일과 채소 섭취가 부족한 만성두드러기 환자 7명의 혈중 비타민 C 수치가 낮은 것으로 나타났는데 환자들이 귤을 먹기 시작하자 두드러기가 완화되었다. 이 보고서를 작성한 연구가는 비타민 C가 모세혈관과 결합조직의 건강을 향상시킴으로써 두드러기를 완화한다고 보고했다. 비타민 C는 항알레르기 효과가 있으므로 만성두드러기 치료의 일부로 포함하는 것이 좋다.

베타카로틴(Beta-carotene)

어느 의사는 베타카로틴 치료가 햇볕 두드러기(solar urticaria)에 효과가 있다고 보고했다. 드물고 치료하기 어려운 이 증상은 햇빛 또는 특정 파장을 방출하는 인공 빛에 노출되면 생긴다. 베타카로틴의 양은 정해지지 않았지만 이 보고서를 쓴 의사는 하루에 3회 50mg으로 다른 광선과민증질병(photosensitivity disorders)을 치료했다고 한다. 베타카로틴은 빛의 특정 파장에 노출되었을 때 생기는 활성산소를 제거함으로써 효과를 내는 것으로 보인다.

기타 요인

DHEA

DHEA가 두드러기가 있는 일부 환자에게 효과 있을 수 있다는 가능성은 DHEA가 유전성 혈관부종(hereditary angioedema)을 성공적으로 치료했다는 사실에 의해 제기되었다.

■ 연구 유전성 혈관부종이 심한 환자 8명이 3~29개월 동안 1~3일마다 DHEA 25mg 또는 50mg으로 치료받았더니 8명 모두 증상이 현저하게 완화되었다.

평균 혈청 DHEA-황산염 농도는 같은 나이의 건강한 대조군보다 원인을 모르는 만성두드러기 환자 34명(평균연령 31세, 여성)이 현저하게 낮았다(268mcg/dl:180mcg/dl). 이 환자들은 지난 12개월 동안 스테로이드(glucocorticoids; DHEA 황산염 수치를 낮춤) 치료를 받지 않았는데도 DHEA 수치가 낮았다. 이러한 결과는 만성두드러기가 있는 일부 환자의 경우 DHEA가 부족하다는 것을 의미한다.

어떤 의사의 임상사례에 의하면 식단조절에 반응하지 않은 37세의 만성두드러기 여성 환자의 혈청 DHEA-황산염 수치가 젊은 여성의 정상범위보다 낮았으며 하루에 DHEA 10mg을 복용했더니 두드러기 증상이 현저하게 좋아졌다고 한다.

위산(Hydrochloric acid)

만성두드러기 환자 40명의 위액을 분석했더니 75%가 무산증 또는 저산증이 있는 것으로 나타났다. 위산이 없거나 적은 환자의 73%는 위산을 복용한 후 두드러기가 거의 사라졌다. 무산증 환자의 경우는 반응률이 82%였고 저산증 환자의 경우는 50%였다.

칸디다증(Candidasis)

한 연구 팀은 칸디다증 치료가 만성두드러기에 효과적이라는 사실을 발견했다. 대부분의 치료는 항진균제와 이스트가 적은 식단으로 했다. 칸디다 알비칸스에 대한 피부단자검사(skin-prick tests)에서 양성으로 나온 환자들이 음성으로 나온 환자들보다 증상 완화율이 더 높았다(94%:54%).

▪연구 만성두드러기 환자 100명 중 36%가 칸디다 알비칸스에 대한 피부단자검사에서 양성으로 나타났다. 피부검사에서 양성으로 나온 환자 31명이 항진균제 처방약 니스타틴과 항진균제 엠포테리신 그리고 질에 넣는 니스타틴 좌약으로 치료를 받았다. 31명의 환자 중 3명은 두드러기가 사라졌고 27명은 눈에 띄게 호전되었다. 완전히 사라지지 않은 환자 28명은 이스트가 적은 식사를 했더니, 16명은 두드러기가 완전히 사라졌고 10명은 현저히 좋아진 반면 1명은 변화가 없었다. 피부단자검사에서 음성으로 나타난 환자 13명을 항진균제와 이스트가 적은 식단으로 치료했더니 이들 중 4명은 증상이 완전히 사라졌고 3명은 좋아진 반면 6명은 변화가 없었다. 미국 병원에서는 이처럼 니스타틴 등 처방약을 쓰지만 자연의학에서는 자연성분으로 치료한다. (1권 칸디다증 p.455)

처방

- 알레르기를 일으키는 음식과 식품첨가물들을 피한다.
- 식사를 할 때 천천히 오랫동안 잘 씹어 삼킨다.
- 비타민 B_{12}와 비타민 C를 복용한다.
- DHEA를 하루 25mg~50mg씩 복용한다.
- 위산이 부족한 사람은 위산을 복용한다.
- 대장의 칸디다 곰팡이를 없앤다.

18 만성폐색성폐질병

Chronic Obstructive Pulmonary Disease; COPD

만성폐색성폐질병(COPD)은 미국에서 사망 원인 중 네 번째로 꼽히는 질병으로, 만성기관지염이나 폐기종(emphysema)으로 인해 기도가 막히는 질병으로 정의된다. 만성기관지염이란 1년에 적어도 3개월 이상 가래가 섞인 기침이 2년 동안 지속되는 질병이다. 또 만성기관지염은 천식의 원인이 될 수도 있다. 폐기종은 말단세관지(terminal bronchioles)의 공기 공간이 영구적으로 커지는 증상을 말하며 폐포벽(alveolar walls)의 파괴를 동반한다.

만성폐색성폐질병의 증상으로는 호흡곤란, 가래 섞인 기침, 호흡기 감염 재발, 쌕쌕거림, 식욕감퇴와 체중감소가 나타나며 증상이 심해지면 종종 호흡기장애나 기관지염증, 심장마비로 사망에 이르기도 한다. 흡연이 만성폐색성폐질병(COPT)의 가장 중요한 요인이며 질병이 어느 단계에 있든 담배를 끊으면 폐 기능 약화를 늦출 수 있다. 간접흡연과 공

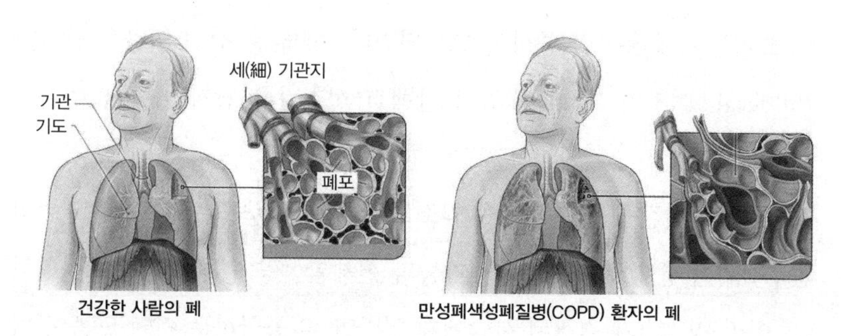

정상인의 폐 단면도와 만성폐색성폐질병 환자의 폐 단면도. 만성폐색성폐질병 환자의 폐는 세 기관지가 형태를 잃고 폐포들이 손상돼 하나의 큰 폐포공간으로 바뀌어 있다.

기오염도 만성폐색성폐질병을 악화시킬 수 있다.

음식

영양보충

만성폐색성폐질병 환자들은 불충분한 영양섭취와 에너지 소비 증가로 체중미달과 영양부족 현상이 자주 나타난다. 폐기종 환자는 폐질병의 심각도와 영양부족 상태 사이의 상관관계가 더욱 뚜렷한데, 영양부족은 호흡과 관련 있는 횡격막과 골격근을 약하게 만들고 피로감과 호흡곤란을 악화시킬 수 있으며 세균에 쉽게 감염된다.

영양부족 현상이 있는 만성폐색성폐질병 환자들을 대상으로 한 연구에서 단백질 가루를 3개월 동안 매일 먹게 했더니 영양상태가 호전되었고 호흡기 근육과 손의 힘이 강해졌으며 기관지와 골격근의 피로감이 줄어들고 호흡곤란 증상이 호전되었다. 하루 총 섭취 열량은 남자가 2500kcal, 여자가 2300kcal였고 단백질 섭취량은 남자가 90g, 여자는 80g이었다.

만성폐색성폐질병 환자들에게 최소 2주 동안 열량을 보충하게 한 여러 연구결과를 종합해보았더니 폐기능과 신체활동량이 최소한만 호전되었다. 여러 영양소가 결핍된 사람에게 열량만 더 공급하는 것이 도움이 될 수 없기 때문에 놀랄 일도 아니다. 영양소의 효과는 모든 필수영양소가 적절한 양으로 골고루 공급될 때 가장 잘 나타난다.

영양소 보충은 음식을 조금씩 자주 먹을 때 가장 효과적인데 그 이유는 많은 양의 음식을 한꺼번에 먹으면 대사활동과 호흡에 부담이 돼 환자에게 급성호흡장애를 일으킬 수 있기 때문이다.

음식 알레르기

한 연구 팀은 60명의 만성폐색성폐질병 환자들에게 알레르기를 일으키는 음식을 먹지 않게 했더니 호흡기 증상이 현저하게 호전되었다고 보고했다. 치료 후 6개월에서 4년 동안 호전된 증상이 유지되었으나 폐 기능 테스트 결과는 다른 환자들과 같거나 약간 좋아진 것으로 나왔다. 이처럼 폐기능 테스트에서 확실히 좋은 결과가 나오지 않았기 때문에 이 연구를 보고한 학자는 증상이 호전된 이유가 기관지경련(bronchospasm), 점막의 부종(mucous membrane edema), 점액생산(mucus production) 같은 증상들이 줄어들었기 때문이라고 추측했다.

유장(Whey)

사례보고에 따르면 한 여성이 유장(우유로 치즈를 만들 때 나오는 부산물)으로 만든 단백질 보충제를 먹고 폐기능이 현저하게 좋아지는 효과를 경험했다고 한다.

▪ **연구** 40세의 만성폐색성폐질병 여성 환자가 하루에 2회 유장으로 만든 단백질 보충제 10g을 1개월 동안 먹었더니 폐기능이 현저하게 호전되었다. 단백질 보충제를 중단하자 3개월 안에 증상이 재발했으며 다시 단백질 보충제를 먹기 시작하자 1개월 안에 증상이 다시 호전되었다. 이러한 호전현상은 폐기능 테스트에서도 확인되었는데, 환자의 혈액 내 글루타티온 수치는 유장으로 만든 단백질 보충제를 다시 먹기 전 235μmol/L에서 먹기 시작한 지 1개월 후 457μmol/L로 높아졌지만 여전히 정상범위보다는 약간 낮은 수치였다.

유장에는 감마-글루타밀시스테인이 포함돼 있는데, 이는 글루타티온의 전구물질이다. 세포는 글루타티온을 흡수할 수 없지만 감마-글루타밀시스테인은 세포 속으로 이동이 가능하며 글리신과 결합해 글루타티온을 만든다. 글루타티온은 만성폐색성폐질병을 치료하는 데 의미가 있는 것으로 보인다. 또 유장에는 시스틴이 많이 들어 있는데 시스틴은 섭취 후 시스테인으로 전환된다. 시스테인은 N-아세틸시스테인의 생물학적 작용성분으로 글루타티온의 전구물질로서가 아닌 다른 메커니즘을 통해 만성기관지염 치료에 효과적인 것으로 나타났다.

N-아세틸시스테인(N-Acetylcysteine; NAC)

가래 제거가 느린 건강한 지원자들에게 NAC를 하루 600mg씩 복용하게 했더니 폐섬모(pulmonary cilia)의 가래 제거기능이 좋아졌다. 이러한 NAC의 효과는 만성폐색성폐질병을 예방하고 치료하는 데 도움을 줄 수 있다. 게다가 NAC는 폐조직의 주요 항산화제 가운데 하나인 글루타티온의 전구물질이기도 하다. 한 연구에서는 NAC를 하루 1800mg씩 5일 동안 복용하게 했더니 평균 폐조직의 글루타티온 농도가 통계적으로 49% 증가했다. NAC는 흡입하면 점액 용해제로 작용하지만 복용할 경우에는 효과가 그리 크지 않다. 만성폐색성폐질병 환자를 대상으로 한 연구에서 NAC를 하루 3회 200mg씩 4주 동안 복용하게 했더니 가짜 약에 비해 평균 객담점도(sputum viscosity)가 32% 감소했으나 통계적으로 현저한 감소는 아니었다.

여러 연구와 실험에서 만성기관지염으로 인해 만성폐색성폐질병이 생긴 환자들을 대상으로 NAC 효과를 조사해보니 가장 자주 사용한 것은 NAC를 하루 400~600mg씩 2~3회 복용하는 방법이었다. NAC를 복용하면 호흡곤란과 기침이 줄어들고 객담점도가 개선되며 가래를 뱉기가 쉬워지고 병세가 갑자기 악화되거나 입원하는 경우가 줄어든다.

한 연구에 따르면 NAC가 스테로이드를 흡입하지 않은 환자들에게는 병세악화를 줄이는 효과가 있었으나 스테로이드를 흡입한 환자들에게는 도움이 되지 않았다.

■ 연구 1 만성기관지염이 있는 환자 744명을 두 그룹으로 나누어 4개월 동안 한 그룹에는 NAC를 하루 200mg 처방하고 다른 그룹에는 가짜 약을 주었는데, 그중 495명이 실험을 마쳤다. 증상이 악화된 비율은 가짜 약 그룹에 비해 NAC 그룹이 38% 정도 낮았다. NAC로 치료한 환자 중 26%는 기침이 완전히 사라졌으며 가짜 약으로 치료한 환자는 10%가 기침이 사라졌다. 가래의 양과 증상도 NAC 그룹이 더 호전되었다.

■ 연구 2 흡연하고 있거나 과거에 흡연했던 만성기관지염 환자 259명을 그룹으로 나누고 6개월 동안 각각 200mg의 NAC 또는 가짜 약을 처방했는데, 그 중 203명이 실험을 마쳤다. 증상이 악화된 비율은 가짜 약 그룹에 비해 NAC 그룹이 26% 낮았다. 아파서 직장을 조퇴하는 평균 횟수도 가짜 약 그룹에 비해 NAC 그룹이 29% 낮았으며 심각한 부작용은 나타나지 않았다.

■ 연구 3 만성기관지염 환자에 대한 NAC와 가짜 약의 효과를 비교한 11가지 연구에서 12~24주의 치료기간 동안 NAC가 가짜 약에 비해 증상이 악화되는 비율은 25% 낮았으며 증상이 호전되는 비율도 가짜 약에 비해 NAC가 현저하게 높았다.

마그네슘(Magnesium)

만성폐색성폐질병 환자에게 공통적으로 마그네슘 부족현상이 발견되었다. 한 연구에 따르면 만성폐색성폐질병 환자의 골격근 생검(조직검사) 샘플에서 만성폐색성폐질병 환자들의 평균 마그네슘 농도는 건강한 사람들에 비해 22% 낮았다. 또 다른 연구에서는 만성폐색성폐질병으로 입원한 환자 32명 중 18명(56%)의 골격근 마그네슘 농도가 낮거나 저마그네슘혈증이 있는 것으로 확인되었다. 마그네슘의 고갈은 이뇨제를 복용하는 환자에게 더 많이 나타난다.
한 임상실험에 따르면 오랫동안 이뇨제로 치료받아 마그네슘이 부족해진 6명의 만성폐색성폐질병 환자에게 6g의 마그네슘을 정맥주사로 16시간에 걸쳐 주입했더니 호흡기 근육의 힘이 향상되었다. 아래 연구에서처럼 근육의 마그네슘 농도가 낮은 대부분의 환자에게서 혈장 마그네슘 수치가 정상으로 나타난 사실은 혈장 마그네슘 테스트가 만성폐색성폐질병(COPD) 환자의 근육세포 내 마그네슘 결핍을 진단하기에는 부족하다는 것을 말해준다. 갑자기 악화된 만성폐색성폐질병 환자에게 1.2g의 마그네슘을 정맥주사로 투여했더니 증상이 호전되었다.

■ **연구** 혈장 마그네슘 수치가 정상인 만성폐색성폐질병 환자 72명을 알부테롤이라는 기관지확장제(bronchodilator)로 치료한 후 두 그룹으로 나누어 각각 20분 동안 1.2g의 마그네슘 또는 가짜 약을 정맥주사했더니 폐기능 테스트에서 알부테롤로만 치료했을 때보다 마그네슘과 함께 치료한 후 기관지확장제의 효과가 현저하게 좋았으며 마그네슘을 주사한 후 적어도 25분 이상 그 효과가 유지되었다. 병원에 입원하는 비율도 가짜 약 주사 그룹에 비해 마그네슘 주사 그룹이 23% 정도 낮았다.

이러한 발견을 근거로 볼 때 마그네슘 보충제는 만성폐색성폐질병 환자, 특히 이뇨제를 복용하는 환자 치료에 고려해야 한다. 질병이 심하지 않은 환자는 마그네슘 보충제를 꾸준히 복용하는 것으로 충분하며 중증 환자나 급성만성폐색성폐질병 환자는 정맥주사나 근육주사를 고려해야 한다.
만성폐색성폐질병 환자 중 특히 이뇨제를 복용하는 환자는 혈청 포타슘 수치가 정상이라도 세포 내 포타슘은 고갈돼 있을 수 있다. 세포 내 포타슘 수치가 낮은 환자에게 주사로 마그네슘을 주입하면 혈청에서 세포 내로 포타슘이 들어가 혈액에는 포타슘이 부족해진다. 그러므로 이뇨제로 인해 세포 내 포타슘이 결핍된 환자에게 마그네슘을 주사할 때는 포타슘 보충제도 함께 처방해야 한다. 혈액에 포타슘이 부족해지면 혈압이 올라갈 수 있고 부정맥이 생긴다. 심하면 근육에 힘이 없고 근육통, 근육경련(쥐) 등이 생길 수 있다.

포타슘(Potassium)

만성폐색성폐질병 환자의 골격근 조직검사 샘플에서 평균 포타슘 농도가 건강한 사람에 비해 14% 낮았으며 이뇨제를 복용하는 만성폐색성폐질병 환자의 평균 근육 내 포타슘 농도는 건강한 사람에 비해 27% 낮았다. 그러나 혈청 포타슘 수치는 만성폐색성폐질병 환자와 건강한 사람 사이에 차이가 없었다. 이는 만성폐색성폐질병 환자의 혈청 포타슘 수치가 정상이더라도 세포 내에는 포타슘 결핍이 있을 수 있음을 뜻한다. 환자들의 경우 포타슘이 부족하면 근육이 약해지고 피로감을 느낄 수 있다. 그러므로 포타슘의 복용을 늘리면 만성폐색성폐질병 환자들에게 도움이 될 수 있다.

대부분의 만성폐색성폐질병 환자의 경우 마그네슘 수치가 이미 낮고, 세포 내로 포타슘이 들어가기 위해서는 마그네슘이 필요하므로 포타슘의 복용량을 늘릴 때는 마그네슘도 함께 복용해야 한다. 만성폐색성폐질병 환자들에게 포타슘과 마그네슘을 보충하게 했더니 피로감 해소와 근육 강화 등 전반적인 건강이 개선되었다.

비타민 A

비타민 A는 폐포의 상피세포를 유지하는 역할을 하며 호흡기 염증을 방지해준다. 쥐를 이용한 실험에서 비타민 A 결핍은 폐기종 발병원인이 되었다. 쥐를 흡연에 노출시켰더니 폐조직의 비타민 A 농도가 현저하게 감소되었으며 폐기종이 심할수록 비타민 A 농도가 더 낮아졌다.

평균 혈청 비타민 A 농도는 건강한 비흡연자보다 중증 만성폐색성폐질병이 있는 흡연자가 현저하게 낮았다. 반면 혈청 비타민 A 수치는 건강한 흡연자와 건강한 비흡연자 간에 차이가 없었다. 한 실험에서 비교적 적은 양(1일 3300IU)의 비타민 A를 30일 동안 보충하게 했더니 폐기능이 현저하게 호전되었다. 평균 최대호기량(forced expiratory volume)은 1초에 22.9% 증가했으며 평균 최대폐활량(forced vital capacity)도 24.5% 증가했다. 반면 가짜 약 그룹에서는 크게 증가하지 않았다(각각 13.9%, 10.7%).

비타민 A가 만성폐색성폐질병 치료에 효과적인지, 하루 3300IU보다 더 많은 양이 필요한지에 대해서는 추가연구가 필요하다. 폐질병이 없는 노인이 비타민 A를 하루 5만IU씩 1년간 복용해도 안전하지만 만성폐색성폐질병 환자들은 비타민 A에 대한 내성이 약할 수 있다. 영양실조로 단백질이 부족하면 레티놀과 결합하는 단백질이 결핍돼 비타민 A의 독성이 증가할 수 있기 때문이다. 그러므로 하루 1만IU 이상의 비타민 A를 장기복용하는 만성폐색성폐질병 환자는 비타민 A의 독성증상이 생기지 않는지 잘 살펴야 한다.

카르니틴(L-Carnitine)

카르니틴은 세포 내 용광로인 미토콘드리아로 지방산을 들어가게 해서 에너지 생산을 돕는다. 따라서 카르니틴의 결핍은 근육을 약하게 만든다. 한 실험에서 카르니틴을 하루 4~6g씩 1~2주 동안 복용하게 했더니 만성폐색성폐질병 환자들이 재활 프로그램(횡격막 강화를 위한 상체운동)에 잘 견뎠다. 또한 카르니틴을 하루 2g씩 6주 동안 보충해주었더니 만성폐색성폐질병 환자의 지구력과 흡기근(inspiratory muscle)의 근력이 강화되었다.

만성폐색성폐질병 환자 16명을 그룹으로 나누고 6주 동안 하루 2g의 카르니틴과 가짜 약을 처방하고 두 그룹 모두 3주 동안 전신운동과 호흡근(respiratory muscle) 운동을 하게 했더니 가짜 약 그룹에 비해 카르니틴 그룹의 지구력과 흡기근력이 현저하게 호전되었다.

지방산(Fatty Acid)

흡연자 8960명을 대상으로 한 연구에서 오메가-3 오일의 EPA와 DHA를 많이 먹을수록 만성폐색성폐질병 발병률이 낮은 것으로 나타났다.

한 실험에서 오메가-3 오일의 EPA 및 DHA, 식물성 오일의 알파리놀렌산과 달맞이꽃종자유의 감마리놀렌산이 들어 있는 지방산을 보충하게 했더니 만성폐색성폐질병 환자의 운동능력이 향상되었다.(1권 오메가-3 오일, 오메가-6오일 p.545~552)

■ **연구** 만성폐색성폐질병 환자 80명에게 8주 동안 하루에 알파리놀렌산 1200mg, EPA 700mg, DHA 340mg, 감마리놀렌산 760mg이 들어 있는 다불포화지방산이나 가짜 약을 복용하게 했더니 가짜 약 그룹에 비해 다불포화지방산 그룹의 운동능력이 현저하게 향상되었다. 만성폐색성폐질병은 일부 염증에 의해 발병하고 다불포화지방산 보충제에는 항염증 효과가 있지만 다불포화지방산 보충제의 항염증 효과 때문은 아닌 것으로 보인다.

비타민 C

비타민 C는 만성폐색성폐질병을 예방하고 치료하는 데 도움이 되는 여러 효과가 있다. 비타민 C의 항산화 작용은 흡연이나 공기오염, 노화로 인한 폐조직의 산화 때문에 생기는 손상을 줄여주고 콜라겐 합성의 보조인자로서 기관지와 폐근육의 회복을 돕는다. 또 호흡기 감염을 예방하는 데 도움이 되며 만성폐색성폐질병 환자에게 자주 일어나는 천식을 호전시킨다. 한 연구에서 비타민 C가 많은 과일을 먹거나 비타민 C 보충제를 많이 복용하면 흡연자나 비흡연자 모두 폐기능이 향상되는 것으로 나타났다. 담배를 피우면 비타민 C가 고갈되므로 비타민 C 보충제로 흡연자의 폐질병 악화를 늦출 수 있다.
따라서 만성폐색성폐질병을 예방하고 치료하기 위한 영양 프로그램으로 비타민 C 보충제의 복용(최소한 1일 500~3000mg)을 고려해야 한다.

구리(Copper)

구리는 폐벽의 조직을 포함한 연결조직을 튼튼하게 만드는 데 필요한 리실 산화효소(lysyl oxidase)의 보조인자다. 돼지에게 구리가 결핍된 먹이를 주었더니 폐기종에서 나타나는 폐조직 변화가 일어났다. 남성 비흡연자를 대상으로 한 관찰연구에 따르면 마시는 물에 함유된 구리의 양과 폐기능 사이에 상당한 연관성이 있었다.
정제된 곡물과 정제된 식품에는 많은 양의 구리가 소실돼 있으므로 현대 식단에는 구리가 충분치 않다. 따라서 만성폐색성폐질병 환자를 위한 종합적인 치료법에 구리 보충제가 하루 1~3mg 포함돼야 한다. 이 정도 양은 종합비타민에 들어 있으나 만약 부족하면 보충해야 한다.

글루타티온(Glutathione)

글루타티온은 폐조직의 주요 항산화제 중 하나다. 산화 스트레스가 만성폐색성폐질병 발병에 큰 역할을 하므로 글루타티온이 질병 악화를 방지하는 데 도움이 될 수 있다. 흡연은 기도에서 글루타티온을 글루타티온-알데히드 유도체로 분해시켜 글루타티온을 고갈시키며 폐조직의 산화 스트레스를 증가시키는 다른 요인들도 글루타티온을 감소시킬 것으로 보인다. 글루타티온은 NAC에서 만들어진다. (2권 아세틸시스테인 p.170)

단백질 분해효소(Proteolytic enzymes)

단백질 분해효소는 점막에서 분비되는 점액의 점도를 감소시켜 폐를 맑게 해준다. 단백질 분해효소는 큰 분자 단백질이지만 이러한 효소들은 음식을 섭취한 후 그대로 흡수된다는 증거가 있다. 한 실험에서 여러 가지 단백질 분해효소로 치료했더니 만성기관지염 환자의 가래 점도가 감소한 것으로 나타났다. 이 실험에 사용된 효소는 트립신과 키모트립신, 세라펩티다이제였다. 토끼에게 브로멜라인을 먹여 가래 점도가 감소한 사실도 확인했다.

처방

- 전반적인 영양소 섭취를 위해 열량과 단백질, 그밖에 필수영양소를 섭취하며 알레르기를 일으키는 음식을 찾아내 피한다.
- 만성기관지염이 있을 때는 200mg의 N-아세틸시스테인(NAC)을 하루 2~3회 복용한다.
- 비타민 C를 최소한 1일 500~3000mg 복용한다.
- 마그네슘을 하루 300~600mg 복용한다. 마그네슘은 칼슘에도 포함돼 있으므로 칼슘을 함께 복용할 경우 총 복용량이 지나치지 않도록 주의한다.
- 이뇨제를 복용하는 환자는 포타슘의 복용량을 늘린다.
- 경우에 따라 마그네슘과 다른 영양소들을 정맥주사로 투여한다.
- 카르니틴을 하루 1~3g 복용한다.
- 비타민 A를 하루 5000~2만5000IU 복용한다.

19 만성피로증후군

Chronic Fatigue Syndrome

만성피로증후군(CFS)은 피로를 유발하는 질병이 없는데도 최소 6개월 동안 극심한 피로가 지속되는 증상을 말한다. 만성피로증후군 진단을 위해서는 다음 증상 중 4개 또는 그 이상이 있어야 한다. 단기기억력장애 또는 집중력장애, 편도선염, 림프절 통증, 근육통, 관절통(붓거나 벌겋게 되지 않는), 두통, 수면장애, 운동 후 24시간 이상 지속되는 나른함. 많은 경우 엡스타인-바 바이러스에 감염된 후 시작되지만 만성피로증후군의 원인은 아직 알려지지 않았다. 하지만 대부분 시간이 지나면서 저절로 좋아지기도 한다.

피로 때문에 고통받는 환자는 만성피로증후군이 없어도 근원적인 피로로 인해 만성피로증후군이 악화될 수 있다. 따라서 만성피로증후군 치료 외에도 일반적으로 피로를 치료하는 데 초점을 맞춘 영양제들이 필요하다.

음식

반응성저혈당증(reactive hypoglycemia)과 음식 알레르기는 피로를 유발할 수 있다. 저혈당증과 알레르기는 일반적으로 만성피로증후군의 근본 원인이 아니지만 피로를 악화시키고 적절한 식사조절은 증상을 완화시킨다. 어떤 의사는 증상을 유발하는 음식을 식단에서 제거한 후 피로가 5년 동안 사라진 만성피로증후군 환자 20명을 본 사례가 있다고 한다. 피로와 관련된 가장 흔한 식품은 설탕, 정제곡물, 밀, 옥수수였고 독감 같은 증상과 연관 있는 식품은 밀, 우유, 소고기, 토마토, 파인애플, 호박이었지만 개인차가 많으므로 본인이 알레르기를 일으키는 음식을 찾아내 피해야 한다. (1권 체질에 맞는 음식 찾기 p.49 / 3권 음식 알레르기 p.663)

자연치료제

마그네슘(Magnesium)

마그네슘은 몸의 주요 에너지 저장 형태인 ATP(adenosine triphosphate) 합성에 필요하다. 여러 연구에서 일부 만성피로증후군 환자는 적혈구나 백혈구 마그네슘 수치가 낮았다. 마그네슘 수치가 낮은 것으로 나타난 환자들에게 마그네슘을 복용하게 했더니 일부 환자들의 만성피로증후군 증상이 완화되었다. 그러나 마그네슘 근육주사가 필요한 경우도 있었다.

■연구 어느 연구에서 만성피로증후군 환자 32명을 무작위로 나누고 6주 동안 1주일에 1회씩 근육주사로 황산마그네슘 1g 또는 가짜 마그네슘을 투여했다. 치료 전 평균 적혈구 마그네슘 농도는 건강한 대조군보다 환자들이 현저하게 낮았다. 마그네슘 치료를 받은 환자 15명 중 12명(80%)은 증상이 완화(활력, 기분 호조, 통증 감소)되었고, 이 중 7명은 피로가 완전히 사라졌다. 반면 가짜 마그네슘 치료를 받은 환자 17명 중 단 3명(18%)만 증상이 완화되었고 피로가 사라진 환자는 없었다. 마그네슘 치료를 받은 환자들은 적혈구 마그네슘 수치가 모두 정상으로 돌아왔지만 가짜 마그네슘 치료를 받은 환자는 단 1명만 정상으로 회복되었다.

비타민 B_{12}

만성피로증후군 환자 16명 모두 혈중 비타민 B_{12} 수치가 정상범위에서 낮은 쪽이었는데 16명 중 10명은 뇌척수액에 비타민 B_{12}가 없는 것으로 나타났다. 이 결과는 만성피로증후군 환자는 비타민 B_{12}가 뇌혈관장벽(blood-brain barrie)을 통과하지 못해 뇌척수액으로 들어가지 못하거나 뇌에서 비타민 B_{12} 분해가 가속화되었음을 의미한다. 실험에서는 많은 양의 비타민 B_{12} 근육주사를 종종 맞으면 만성피로증후군 환자에게 도움이 되는 것으로 나타났다.

■연구 어떤 의사는 10년 동안 만성피로증후군 환자 수천 명을 치료한 후 비타민 B_{12}(cyanocobalamin) 주사가 종종 효과 있었다고 보고했다. 2~3

일마다 3000mcg의 근육주사로 지속적이고 만족스러운 효과를 보았고 다른 비타민 B군의 결핍을 예방하기 위해 종합비타민과 엽산을 추가로 복용하게 했다. 주사에 의한 심각한 부작용은 관찰되지 않았다. 한 환자는 주사 후 두드러기와 오한이 나타났지만 적은 용량에서는 부작용이 나타나지 않았다. 비타민 B_{12} 주사 이후 일부 환자는 예민해지고 흥분하기도 했으나 용량을 줄임으로써 해결할 수 있었다. 비타민 B_{12}의 흥분성 효과 때문에 이 치료는 아침에 받는 것이 좋다. 또 비타민 B_{12}를 5000~1만mcg 복용하면 주사를 맞는 것만큼 효과를 볼 수 있다.

비타민 D

비타민 D가 심각하게 결핍되면 무기력, 통증, 신경쇠약을 유발할 수 있다. 어떤 의료 팀은 만성피로증후군 진단을 받은 다수의 환자에게서 비타민 D 결핍을 발견했는데 대부분 비타민 D 치료 후 증상이 좋아졌다. 햇빛에 노출될 기회가 적은 사람, 비만, 노화, 흡수불량, 영양실조, 만성신부전 환자들은 비타민 D 결핍을 의심해봐야 한다.

엽산(Folate)

실험에서 1~2개월 동안 엽산을 25mg씩 하루 3~4회 처방했더니 만성피로증후군 또는 다른 질병에 의한 만성피로증후군과 비슷한 증상이 완화되었다.

■ **연구** 만성피로증후군 또는 다른 질병에 의한 만성피로증후군과 비슷한

증상이 있는 환자 42명(19~64세)에게 1~2개월 동안 엽산을 25mg씩 하루 3~4회 처방했다. 그중 32명(81%)은 2개월 이내에 에너지가 현저하게 증가했고 통증이 줄었다고 보고했다. 만성피로증후군 환자들과 류마티스관절염, 루푸스, 장염, 다발성경화증(multiple sclerosis) 환자들의 만성피로증후군 증상에 효과가 있었으며 부작용은 관찰되지 않았다.

카르니틴(L-Carnitine)

카르니틴은 세포 내에서 에너지를 생산하는 미토콘드리아로 지방산을 들여보내 에너지 생산에 중요한 역할을 한다. 만성피로증후군 환자의 경우 카르니틴의 평균 혈청 농도는 정상수치보다 낮았다. 또 일부 만성피로증후군 환자는 미토콘드리아로 지방산을 들여보내는 데 결함이 있기 때문에 카르니틴이 더 많이 필요했다. 만성피로증후군을 치료하기 위해 8주간 아세틸-L-카르니틴을 1g씩 하루 3회 처방했더니 증상이 상당히 완화되었다.

감초(glycyrrhiza glabra; licorice root)

만성피로증후군으로 20개월 동안 고통받으면서도 치료효과를 보지 못하던 남성이 감초(1일 2.5g) 치료로 며칠 만에 회복된 사례보고가 있다. 이 환자의 경우 부신기능저하증이 있었을 것으로 추정되는데, 감초가 코르티솔과 알도스테론의 분해를 늦춰 이들 호르몬의 수치를 높였을 것으로 보인다. 코티손이라는 스테로이드 처방약이 나오기까지 감초는 애디슨병(Addison's disease; 극심한 부신기능저하증) 치료제로 사용되었다. 그러나 감초에는 혈압을 높이고 칼륨을 저하시켜 저칼륨혈증(Hypokalemia)을 일으키는 부작용이 있으므로 사용에 주의해야 한다. (2권 감초 p.20)

칸디다증(Candidasis)

칸디다(Candida albicans) 감염은 T세포와 내추럴 킬러세포의 기능을 억제할 수 있는데 이와 비슷한 면역기능의 이상은 만성피로증후군 환자에게서도 발견된다. 어떤 의사는 만성피로증후군 환자가 칸디다 치료약을 복용하면서 칸디다 곰팡이가 좋아하는 음식을 배제한 식사를 했을 때 만성피로 증세가 매우 호전되었다고 보고했다. (1권 칸디다증 p.455) 반복적인 질내 칸디다 감염이 있거나 과거 항생제, 피임약, 스테로이드를 복용했던 사람들은 칸디다증이 만성피로증후군의 원인일 가능성이 높다.

처방

- 비타민 B_{12}를 근육주사로 투여하거나 복용한다.
- 비타민 D 결핍이 확인되면 보충한다.
- 부신기능저하증이 있는 환자는 감초를 복용한다.
- 칸디다증이 있는 경우 '항칸디다' 프로그램을 실천한다.

20 방사선 치료

Radiation Therapy

환경방사선 노출 위험에 비하면 병원의 진단용 방사선검사의 위험은 상대적으로 적다. 영양제 보충은 방사선 피해를 줄이는 데 도움이 될 수 있지만 상황에 따라 득이 되거나 실이 되기도 한다. 어떤 영양소(예를 들면 비타민 C)는 면역기능을 향상시키고 직접적인 항암효과가 있지만 암 치료시 방사선 치료의 부작용을 예방할 수 있는 영양소(특히 항산화제)는 방사선의 항암효과를 약화시킬 가능성이 있기 때문이다.

불행하게도 방사선 치료와 함께 사용할 영양제에 대해서는 아직 임상연구가 충분하게 이루어지지 않았다. 방사선의 항암효과 감소를 우려해 대부분의 의사들이 방사선 치료를 받는 동안 모든 영양제를 끊으라고 하기 때문이다.

음식

쥐를 이용한 실험에서 고칼륨 저나트륨(저염) 식사는 방사선(ionizing radiation)의 치명적인 영향으로부터 몸을 보호하는 효과가 있는 것으로 나타났다. 고칼륨 저나트륨 식사는 사람에게도 매우 유익할 뿐 아니라 방사선 치료 효과를 방해하지 않으므로 방사선 치료를 받는 환자들에게 좋다. (1권 칼륨이 많은 음식, 소금이 많은 음식 p.148~149)

자연치료제

비타민 C

동물실험에서 전신에 방사선(X-irradiation)을 쬐면 세포와 장기의 비타민 C 농도가 감소하는 것으로 나타났다. 그러나 생쥐에게 방사선을 쬐기 전에 미리 비타민 C를 복강 내로 투여하면(몸무게 1kg당 4.5g) 방사선 치사량에도 비교적 안전한 보호작용을 했다. 비타민 C(몸무게 1kg당 1일 60~80mg)를 먹이면 방사선을 쬔 쥐의 사망률이 현저하게 감소했다. 또 비타민 C는 시험관실험에서 방사선에 노출된 햄스터의 난소세포 생존율을 높였다. 비타민 C의 이러한 보호작용은 활성산소를 제거하고 모세혈관을 건강하게 만들어 방사선에 의한 출혈을 감소시키기 때문일 것이다.

하지만 피부암 환자에게 비타민 C를 하루 6g씩 1주일간 복용하게 했더니 암세포의 비타민 C 농도가 주변 세포보다 더 높아진 사례가 있었다.

따라서 방사선 치료를 받는 동안 비타민 C를 복용하면 암세포에 더 도움이 될 수 있다는 의문이 제기되었다. 추가적인 연구가 부족한 상황에서 방사선 치료를 받는 동안 비타민 C 복용을 둘러싼 논란은 아직 명확하지 않은 채로 남아 있다.

한편 다른 임상실험에서는 암 환자 403명에게 방사선 치료를 시작하기 5~7일 전부터 방사선 치료가 끝날 때까지 비타민 C와 감귤류 플라보노이드를 하루 600mg씩 복용하게 했더니 비타민 C와 플라보노이드를 복용하지 않고 방사선 치료를 받은 613명과 비교해 방사선에 의한 홍반(erythema)과 점막염(mucositis)이 더 적게 나타났고 치료의 전체적인 반응도 더 좋았다.

방사선 치료를 받지 않는 암 환자는 비타민 C의 항산화 작용이 암 환자의 전반적인 건강을 증진시키고 세포의 건강을 유지하며 암을 방지하므로 비타민 C를 복용하는 것이 훨씬 좋다. (3권 암 p.527)

플라보노이드(Flavonoids)

루틴, 감귤류 플라보노이드, 레몬 플라보노이드, 퀘세틴을 포함하는 여러 플라보노이드는 실험용 동물들을 방사선 독성으로부터 보호해주었다. 비타민 C와 비슷한 플라보노이드는 활성산소를 제거하고 모세혈관을 튼튼하게 만들어 방사선에 의한 출혈을 감소시키고 방사선 손상으로부터 보호하는 효과가 있다.

방사선 치료를 받는 여러 종류의 암 환자들에게 방사선 치료 5일 전부터 치료가 끝날 때까지 하루 300~600mg의 감귤류 플라보노이드를 복용하게 했더니 방사선에 의한 피부홍반 정도가 줄어든 것으로 나타났다. 또 플라보노이드와 비타민 C는 방사선 치료에 대한 환자의 내성을 증가시키는 것으로 나타났다.

비타민 E

방사선은 활성산소를 생성시키고 비타민 E를 산화시킨다. 시험관실험에서 비타민 E는 조직의 막에서 추출한 인지질(phospholipids)의 지방산을 엑스레이에 의한 산화로부터 보호해주었다. 쥐 실험에서 비타민 E를 비경구적인 방법으로 투여하자 방사선 치사량에 노출된 쥐의 생존기간이 연장되기도 했다. 또 암(sarcoma)을 이식한 쥐에게 비타민 E를 먹이거나 근육주사(몸무게 1kg당 50IU, 250IU, 500IU)를 투여했더니 방사선의 항암효과가 향상되었다. 임상실험에서는 비타민 E를 하루에 400IU 복용하게 했더니 방사선 부작용으로 구강암 환자의 침 생산이 중단되는 증상이 예방되었다.

■ **연구 1** 구강암 환자 89명을 무작위로 나누고 6주 동안 한 그룹은 방사선 치료만 받고 다른 그룹은 방사선 치료와 비타민 E를 하루에 400IU 복용하게 했더니 평균 침 생산율이 방사선 치료를 받은 그룹은 50% 이상 줄었지만 비타민 E를 복용한 환자들은 그대로 유지되었다.

■ **연구 2** 방사선 치료를 받기로 한, 머리와 목에 암이 있는 환자 540명(약 3분의 2는 흡연자)을 무작위로 나누고 매일 한 그룹에는 비타민 E 400IU

와 베타카로틴 30mg을 처방하고 다른 그룹에는 가짜 약을 처방했다. 치료는 방사선 치료를 받는 첫날 시작해 3년 동안 계속되었다. 방사선 치료 중 비타민 E와 베타카로틴을 복용한 환자들의 부작용은 62% 정도로 줄었다. 암의 재발 빈도는 가짜 약 그룹보다 비타민 그룹이 37% 정도 높았는데 방사선 치료를 하는 동안 흡연한 환자에게서만 높게 나타났다.

■ **연구 3** 방사선 치료를 받기로 한 구강암 또는 구강인두암 환자 54명을 무작위로 나누어 5~7주 동안 방사선 치료를 했다. 한 그룹은 방사선 치료 전과 치료 8~12시간 후에 비타민 E 400IU가 들어 있는 용액으로 입안을 헹구도록 하고 다른 그룹은 가짜 용액(비타민 E 13IU가 들어 있는 달맞이꽃종자유)으로 입안을 헹구도록 했다. 용액으로 5분 동안 입안을 헹군 뒤 삼키도록 했다. 방사선에 의한 점막염 발생 빈도는 가짜 약 그룹보다 비타민 E 그룹이 36% 정도 낮았다(21.5%:33.5%). 가장 심한 통증을 4라고 할 때 2~3 정도 수준의 통증을 느낀 환자는 비타민 E 그룹에서 10.7%, 가짜 용액 그룹에서 53.8%로 대조적인 결과를 보였다.

여러 연구에서 방사선 치료 후 비타민 E를 복용하면 만성직장염(chronic proctitis)과 방사선에 의한 측두엽 괴사(temporal lobe radionecrosis)로 유발된 인지장애 등 부작용이 일부 완화되는 것으로 밝혀졌다. 어느 실험에서는 비타민 E(1일 500~1500IU)가 방사선에 의한 조직 섬유화(fibrosis)를 부분적으로 감소시키는 것으로 나타나기도 했다.

■ 연구 4 코인두암(nasopharyngeal carcinoma)에 대한 방사선 치료 후 측두엽 방사선 괴사가 생긴 환자 29명을 두 그룹으로 나누어 1년 동안 한 그룹은 가짜 약을 처방하고 다른 그룹은 하루 비타민 E 2000IU를 처방했더니 비타민 그룹은 인지기능과 기억력에 현저한 향상을 보였지만 대조군은 변화가 없었다.

■ 연구 5 유방암에 대한 방사선 치료 때문에 조직 섬유화가 생긴 여성 53명이 평균 3년 5개월간 비타민 E(1일 평균 700IU)를 하루 500~1500IU씩 복용했는데 섬유화 부분의 평균 지름이 20% 정도 줄고 절반 이상에서 단단한 정도가 줄어든 것으로 확인되었다. 피부의 과민성은 환자의 83%가 좋아졌고 43%는 완전히 사라졌다. 그러나 이들 중 47%는 비타민 E 복용을 중단하자 증상이 악화되었고, 절반 정도는 섬유화된 면적이 처음과 같아지거나 더 커진 것으로 나타났다.

아연(Zinc)

동물실험에서 먹이에 아연을 첨가하자 감마방사선에 노출된 쥐의 사망률이 현저하게 감소했다. 임상연구에서 방사선 치료는 머리와 목에 암이 있는 환자의 미각과 침샘을 손상시켜 맛을 느끼는 감각을 잃게 만든다는 사실이 확인되었다. 미각장애는 암 환자들에게 흔한 체중감소와 흡수불량, 식욕감퇴를 유발한다. 아연은 미각기능에 중요한 역할을 하는데 암 환자들은 아연이 결핍된 경우가 많아 방사선에 의한 미각장애가 유발되기 쉽다. 여러 실험에서 아연이 방사선 치료 후 미각기능을 향상시켰으며 미각장애 발생을 약간 줄이기도 했다(84%에서 71%로 감소).

■ **연구 1** 머리와 목에 생긴 암으로 방사선 치료를 받는 환자 18명을 무작위로 나누어 미각 변화가 시작되었을 때부터 방사선 치료 후 1개월까지 한 그룹에는 아연(zinc sulfate)을 45mg씩 하루 3회 처방하고 다른 그룹에는 가짜 아연을 처방했다. 모든 환자는 방사선 치료 과정 중 미각이 일부 변하는 것을 느꼈으며 가짜 아연 그룹과 비교해 아연이 요소(urea)와 소금에 대한 미각 손실을 상당히 줄여주는 것으로 나타났다. 방사선 치료가 끝나고 1개월 후 아연을 복용한 환자들은 가짜 아연 그룹과 비교해 소금과 당분, 위산을 구분하는 미각기능이 훨씬 좋아졌다. 심각한 부작용은 없었다.

■ **연구 2** 머리와 목에 암이 생긴 환자 19명을 무작위로 나누어 방사선 치료를 하던 중 한 그룹에는 아연을 18mg씩 하루 4회 처방하고 다른 그룹에는 가짜 아연을 처방했다. 그 결과 아연 치료가 미각 손실을 방지하지는 못했지만 방사선 치료를 완전히 마치고 3주 후 미각이 향상되었다고 보고한 환자는 아연 치료를 받은 그룹이 가짜 아연 치료 그룹보다 더 많았다(64%:22%).

여러 실험에서 아연의 복용은 구강인두점막염의 심각한 증상과 지속시간을 현저하게 감소시키는 것으로 나타났고 구강인두에서 칸디다 곰팡이와 포도상구균에 의한 발병률을 낮춰주었다. 이들 실험에서는 방사선 치료를 시작할 때부터 끝날 때까지 아연(zinc sulfate)을 50mg씩 하루 3회 처방했다. 일부 연구에서는 6주를 추가해 역시 같은 용량을 복용하도록 했다.

아연을 장기적으로 복용할 때는 구리 결핍을 예방하기 위해 아연량에 따라 구리를 하루에 1~4mg 정도 함께 복용해야 한다. 피콜린산 아연(zinc picolinate)은 황산염 아연(zinc sulfate)보다 흡수가 훨씬 잘 되므로 낮은 용량으로 복용해도 된다.

셀레늄(Selenium)

셀레늄을 하루 200~250mcg씩 복용하면 방사선 치료에 의한 만성림프부종(lymphedema)이 감소하는 것으로 보고되었다. 이 결과는 셀레늄이 방사선으로 인한 림프부종을 예방하거나 증상을 최소화할 가능성이 있음을 말해준다.

글루타민(Glutamine)

복부에 방사선을 쬔 쥐에게 글루타민을 복용시켰더니 내장 손상이 현저하게 줄었고 사망률도 줄었다. 여러 임상실험에서 글루타민으로 입안을 헹구면 두부암과 경부암 환자의 방사선에 의한 구강점막염 지속기간과 증상 악화가 감소하는 것으로 나타났다. 글루타민은 유방암 환자의 방사선에 의한 피부염 악화를 개선하는 효과도 있었다.

■ **연구 1** 두부암과 경부암 환자 17명을 무작위로 나누어 방사선 치료 시작부터 마칠 때까지 5주간 한 그룹에는 글루타민을 처방하고 다른 그룹에는 가짜 글루타민을 처방했다. 글루타민 2g을 식염수 30ml에 섞은 용액으로 식전과 잠자기 전 하루 4회 3분 동안 입안을 헹군 뒤 뱉도록 했다.

가짜 글루타민 그룹과 비교해 글루타민은 구강점막염의 지속기간과 증상 악화를 현저하게 개선했다.

■ 연구 2 유방암 환자 17명을 무작위로 나눠 방사선 치료를 시작하기 1주 전부터 방사선 치료가 끝나고 1주 후까지 매일 한 그룹에는 글루타민 30g을 처방하고 다른 그룹에는 가짜 글루타민을 처방했다. 7주 후 방사선에 의한 피부염이 가짜 글루타민 그룹보다 진짜 글루타민 그룹에서 현저히 적게 나타났다.

비타민 B_6(Pyridoxine)

종양이 있는 쥐들에게 방사선을 쪼였더니 비타민 B_6 결핍이 생겼는데, 비타민 B_6를 처방했더니 치사량의 방사선에도 생존기간이 연장되었다. 메스꺼움과 구토는 방사선 치료의 흔한 부작용으로 종종 방사선증(radiation sickness)으로도 불린다. 여러 실험에 따르면 비타민 B_6는 방사선증에 효과적이었다. 효과적인 치료를 위해서는 하루 100mg, 예방을 위해서는 25mg씩 하루 3회 복용이 적당하다.

■ 연구 1 방사선 치료 중 방사선증이 생긴 암 환자 50명에게 비타민 B_6 25mg을 정맥주사로 투여했더니 1명을 제외한 모든 환자의 증상이 좋아졌다. 대부분의 경우 한 번 투여로 충분했다. 이 연구를 한 저자는 방사선증이 시작되자마자 25mg을 정맥주사로 투여하고 필요에 따라 24~72시간마다 투여할 것을 권고했다.

■ 연구 2 방사선증이 있는 환자 200명에게 방사선 치료 30분 전에 비타민

B_6를 정맥주사로 100~200mg 투여했다. 용량은 방사선을 쬐는 면적에 따라 달랐으나 50mg으로는 효과가 없었고 200mg를 투여했을 때 방사선증이 예방되거나 완화되는 것으로 나타났다. 비타민 B_6에 반응한 환자 12명은 가짜 비타민 B_6를 투여했을 때 효과가 나타나지 않았다.

■ 연구 3 방사선 치료 중 방사선증이 생기거나 이전 방사선 치료 중 방사선증이 생겼던 환자 50명에게 비타민 B_6를 처방했더니 환자의 60%가 방사선증이 완전히 사라졌고 12%는 현저히 완화되었으며 16%도 어느 정도 완화되었으나 12%는 좋아지지 않았다. 식사 30분 전에 75~100mg씩 하루 3~4회 복용했을 때 가장 좋은 결과가 나왔다. 75mg 이하의 용량으로 치료했을 때는 효과가 덜했다.

부정적인 결과가 나온 실험도 있었다. 한 연구에서는 매일 비타민 B_6 100mg을 복용한 환자의 33%에게서도 방사선증이 나타났고, 비타민 B_6를 복용하지 않은 환자의 48%에게서도 나타났다. 다른 실험에서는 고용량 비타민 B_6(1일 150~300mg)를 복용한 환자의 78%가 증상이 호전되었고, 저용량 비타민 B_6(1일 3~6mg)를 복용한 환자의 61%도 호전된 것으로 나타났는데 통계적으로 의미를 둘 만한 차이는 아니었다. 또 다른 실험에서는 비타민 B_6가 가짜 약에 비해 효과적이지 않다는 결론이 나오기도 했다.

현재까지 진행된 연구에 의하면 비타민 B_6에 대한 긍정적인 반응은 가짜 약(placebo) 효과 때문일 가능성도 배제할 수 없다. 하지만 비타민 B_6는 저렴할 뿐 아니라 하루 200mg이나 그 이하를 복용할 때는 안전하므로 방사선증 예방과 치료를 위해 시도해보는 것도 합리적으로 보인다. 비타민 B_6가 방사선에 의한 백혈구감소증(leukopenia) 치료에 유용하다는 사실을 입증한 연구결과도 있다.

유산균 락토바실루스 아시도필루스(Lactobacillus acidophilus)

락토바실루스 아시도필루스가 함유된 제품은 부인과 악성종양으로 골반 방사선 치료를 받는 여성들의 설사를 예방하는 효과가 있다.

■ **연구** 부인과 악성종양으로 인해 골반 방사선 치료를 받는 여성 24명을 무작위로 나누고 한 그룹에는 하루에 최소 20억의 락토바실루스 아시도필루스를 처방하고 다른 그룹에는 아무것도 처방하지 않았다. 이 실험은 방사선 치료 5일 전에 시작해 방사선 치료가 완전히 끝나고 10일 후까지 계속되었다. 모든 환자는 방사선 치료 중 저지방식을 하도록 했다. 그 결과 방사선 치료 중이나 치료 후에 설사하는 환자의 비율이 락토바실루스 아시도필루스 그룹이 대조군보다 현저하게 낮았다(18~27%:80~90%).

알파리포산(Alpha lipoic acid)

11일 동안 몸무게 1kg당 하루 4mg, 8mg, 16mg의 알파리포산을 복강 내에 투여했을 때 용량에 따라 전신 방사선에 노출된 쥐의 생존율이 증가했다. 방사선을 쬐기 30분 전 몸무게 1kg당 200mg의 알파리포산을 복강 내에 주입했을 때는 쥐의 골수 조혈조직(hematopoietic tissues)에 생기는 손상도 보호되는 것으로 나타났다.

방사선직장염(Radiation proctitis)

방사선직장염은 복부와 골반 방사선 치료 때문에 생기는 흔한 합병증이다. 급성방사선직장염은 방사선 치료 후 첫 몇 주 안에 생기는데 보통 몇 달 후 저절로 회복된다. 반면 만성방사선직장염은 방사선 치료 후 몇 달에서 몇 년 후에 생기는데 증상이 지속되면서 종종 병원치료에도 잘 반응하지 않는다.

급성 또는 만성방사선직장염에는 비타민 C와 비타민 E, 마그네슘 정맥주사, 뷰티레이트 관장이 효과적인 것으로 알려져 있다.

처방

- 플라보노이드를 하루 300~600mg 복용한다.
- 비타민 E를 하루 400IU 복용한다.
- 머리와 목 부위에 방사선 치료를 받는 경우 아연을 복용하면 미각장애가 감소한다.
- 비타민 B_6를 하루 200mg 이하 복용한다.
- 유산균 락토바실루스 아시도필루스는 골반 방사선 치료를 받는 경우 설사를 예방한다.

21 백내장

Cataract

백내장은 눈의 렌즈가 점차 불투명해지면서 시력이 나빠지는 질병이다. 백내장은 대부분 노인들에게 나타나는데 나이가 들면서 백내장이 생길 확률이 높아진다. 백내장은 과도한 햇볕에 노출되거나 당뇨 및 고혈압이 있는 경우 발병률이 높아지고 스테로이드(glucocorticoids)와 같은 약물의 복용, 흡연, 음주 등도 발병위험을 높이는 요인이 된다. 병원에서는 주로 수술로 불투명해진 눈의 렌즈를 제거하고 인공렌즈를 넣는 치료를 한다. (1권 백내장 p.230)

원인

백내장은 렌즈의 섬유질을 구성하는 단백질 구조가 변화돼 생긴다. 렌즈의 단백질 변화는 자외선(UV)으로 인해 단백질이 산화되거나 삼투압으로 인해 렌즈에 부종이 생길 때 일어난다. 렌즈 단백질의 손상은 자외선에 얼마나 노출되느냐에 달려 있으므로 백내장을 예방하기 위해서는 과도한 햇볕에 노출되지 않도록 주의해야 한다. 백내장은 과거 미국 인디언들에게 많이 나타났는데 뜨거운 태양에 그대로 노출되었기 때문이다. 렌즈 단백질이 산화에 저항하는 능력은 렌즈 안에 항산화물질이 얼마나 들어 있느냐에 따라 달라진다. 그러므로 항산화제를 복용하는 것이 백내장을 예방하고 백내장의 진행을 늦출 수 있는 방법이다.

렌즈의 부종은 삼투압 현상에 의해 일어난다. 포도당, 갈락토오스(유당) 같은 설탕 종류는 렌즈 안에서 알도스 환원효소(aldose reductase)에 의해 각각 소르비톨, 갈락티톨과 같은 당 알코올(sugar alcohols)로 바뀐다. 이런 당 알코올은 세포막을 통과하기 어려워(impermeable) 렌즈세포 안에서 효율적으로 대사되지 않고 결과적으로 소르비톨과 갈락티톨이 렌즈 안에 축적돼 삼투압에 의한 부종이 생기고 조직을 상하게 만든다. 당뇨 환자들의 경우 고혈당으로 인해 렌즈 안에서 포도당이 소르비톨로 합성되는 양이 늘기 때문에 백내장에 걸릴 위험이 높다. 또 갈락토오스 대사에 유전적으로 문제가 있는 사람도 렌즈 안에 갈락티톨이 과도하게 축적돼 백내장이 생기기 쉽다.

당 알코올에 의한 삼투압 부종을 해소하려면 렌즈 안의 당 농도를 줄여야 하므로 당뇨 환자들처럼 혈당을 낮게 유지하는 것이 중요하다. 노인들은 당뇨가 없어도 대부분 포도당을 처리하는 능력이 떨어져 백내장에 걸릴 위험이 있으므로 포도당 대사능력을 향상시킬 필요가 있다. 세포내의 갈락티톨 농도는 우유나 유제품처럼 갈락토오스가 함유된 식품을 차단함으로써 낮출 수 있다. 또 포도당과 갈락토오스를 소르비톨과 갈락티톨로 바꾸는 알도스 환원효소를 차단함으로써 세포 내 당 알코올의 축적을 방지하는 방법도 있다.

비타민 C나 퀘세틴은 알도스 환원효소의 작용을 억제하는 효능이 있는 것으로 밝혀졌다.

음식

관찰연구에 의하면 과일과 채소, 정제되지 않은 곡식을 먹으면 백내장에 걸릴 위험을 줄여주고 알코올이나 유제품을 먹으면 백내장에 걸릴 위험을 높인다. 따라서 백내장 예방과 치료를 위해서는 혈당을 많이 올리지 않는 당뇨 식단을 실천해야 한다.(1권 자연치료법 음식 p.191~195)

유당과 갈락토오스(Galactose)

갈락토오스(유당) 농도가 높아지면 렌즈 안에 갈락티톨이 축적돼 백내장이 생긴다. 유당은 갈락토오스의 주된 공급원으로 우유와 유제품에 많이 들어 있으며 50%의 갈락토오스와 50%의 포도당으로 구성돼 있다. 쥐에게 70%의 유당이 함유된 먹이를 주었더니 3분의 2에게 백내장이 생겼다. 유당 흡수장애가 있는 이탈리아 사람들을 대상으로 한 연구에서는 유당 흡수능력에 따라 노인성백내장(idiopathic senile cataract)이나 노년기 이전의 백내장(pre-senile cataract)이 생길 확률이 높아진다는 사실을 발견했다.

루테인(Lutein)과 제아잔틴(Zeaxanthin)

루테인과 제아잔틴은 카로티노이드의 일종으로 눈의 렌즈에 축적된다. 이 카로티노이드는 활성산소를 제거해 자외선의 독성으로부터 눈을 보호하는 역할을 한다. 여러 관찰실험에서는 많은 양의 루테인을 복용하거나 루테인과 함께 제아잔틴을 복용하는 경우 또는 시금치, 브로콜리, 케일처럼 카로티노이드가 많은 음식을 먹으면 백내장 발병률을 낮춰준다고 보고했다.

한 연구에 따르면 루테인을 일주일에 3회 15mg씩 2년간 복용했더니 노인성백내장 환자의 빛에 대해 민감도가 줄어들었으며 시력도 좋아진 것으로 나타났다.

비타민 C

눈조직에는 비교적 높은 농도의 비타민 C가 들어 있다. 비타민 C는 쥐의 렌즈 안에 있는 지질이 빛에 과산화되는 것을 막아주었는데, 쥐에게 비타민 C를 먹였더니 렌즈조직의 저항력이 높아져 자외선이나 열기로 인한 단백질 손상이 감소했다. 또 알도스 환원효소의 작용을 억제해 건강한 사람이나 백내장이 있는 사람의 적혈구에 소르비톨이 축적되는 것을 줄여주었다.

백내장 환자의 경우 각막과 수정체 사이에 있는 액체인 수양액(aqueous humor)과 렌즈조직 내 비타민 C의 농도가 낮았다. 비타민 C가 혈액으로부터 수양액으로 잘 공급되지 않기 때문인 것으로 보인다. 쥐를 대상으로 한 실험에서는 비타민 C 복용으로 렌즈 안의 비타민 C 농도를 높일 수 있음을 확인했다.

여러 관찰실험에서도 혈청 비타민 C 농도가 높거나 비타민 C를 복용할 경우 백내장 발병률이 감소하는 것으로 밝혀졌다.

그러나 일부 연구는 예방 효과를 볼 수 없었으며 결과도 분명하지 않았다고 보고했다. 4629명(55~80세)을 대상으로 한 연구에서 매일 비타민 C 500mg, 비타민 E 400IU, 베타카로틴 15mg을 평균 6년 3개월 동안 복용하게 했는데 가짜 약과 비교해 노인성백내장 발병률이나 병세 진행에 아무런 영향을 주지 못했다. 또 백내장 발병률이 높고 음식에 항산화물질이 부족한 인도 남쪽 시골에 사는 사람들(35~50세)에게 이와 비슷한 양의 비타민을 복용하게 했을 때도 효과가 없었다(인도 시골은 백내장이 흔하고 항산화제가 결핍된 음식을 먹는 지역이다. 선글라스를 쓰지도 않았을 것이다). 그러나 30대 중반의 한 남성은 4개월 동안 비타민 C를 하루 4000mg 복용하고 백내장이 회복되었다는 보고가 있다.

지금까지 나온 증거들을 볼 때 비타민 C가 부족하면 백내장을 유발할 수 있다. 비타민 C가 백내장 예방에 도움은 되지만 복용량(1일 500mg)이 적을 경우 나이로 인한 백내장을 예방하거나 진행을 늦추지는 못하는 것으로 보인다. 이보다 많은 양의 비타민 C가 녹내장(glaucoma)에 효과적인 것처럼 백내장에도 더 많은 양이 필요할 것이다. 또 자외선에 많이 노출되거나 혈당이 높거나 유제품을 많이 먹어서 생긴 백내장은 비타민 C 500mg만으로 부족하다. 이런 경우는 선글라스를 써야 하고 혈당을 낮추는 식사를 하고 유제품의 섭취를 줄이며 비타민 C 복용량을 늘려야 한다.

비타민 E

토끼에게 비타민 E 결핍을 유도하자 백내장이 생겼고 쥐의 렌즈에 비타민 E를 투여하자 빛에 노출되었을 때 생기는 지질의 과산화가 줄었다. 또 당뇨에 걸린 쥐에게 많은 양의 비타민 E를 먹였더니 백내장이 생기지 않았다.

관찰실험들에 따르면 혈청 비타민 E 농도가 높거나 비타민 E 복용량을 늘리면 백내장 발병률을 낮추거나 진행을 늦춰주었다. 그러나 다른 연구에서는 비타민 E 복용으로 예방효과를 볼 수 없었으며 결과도 분명치 않았다고 보고했고, 비타민 E 보충제가 가짜 약과 비교해 백내장 발병률이나 병세 호전에 영향을 주지 못했다는 연구보고도 있다. 이런 연구들에 사용된 비타민 E 복용량은 9년 7개월 동안 하루 600IU, 4년간 하루 500IU, 그리고 6년 3개월 동안 하루 400IU(비타민 C 1일 500mg과 베타카로틴 1일 15mg 함께 복용)였다.

이들 임상실험에서 효과가 나타나지 않은 이유 중 한 가지는 음식 속의 비타민 E에는 알파, 베타, 감마토코페롤이 다 들어 있는 반면 실험에 사용된 비타민 E에는 알파토코페롤만 있었기 때문이다. 감마토코페롤은 알파토코페롤과 달리 과산화아질산염 같은 활성질소를 없애는 기능을 한다. 렌즈의 단백질 손상은 활성질소 때문에 생긴다는 증거가 있는데 감마토코페롤이 과산화아질산염 같은 활성질소를 제거해 백내장의 발병을 막을 수 있다. 또 알파토코페롤만 복용하면 감마토코페롤을 고갈시켜 알파토코페롤이 눈조직에 주는 효과를 소용없게 만든다. 따라서 여러 종류의 토코페롤을 복용해야 알파토코페롤만 복용했을 때 얻지 못하는 좋은 효과를 기대할 수 있다.

셀레늄(Selenium)

동물에게 셀레늄 부족이나 과다복용은 둘 다 백내장을 유발하는 것으로 밝혀졌다. 미국 다코타 남쪽 지역처럼 토양에 셀레늄 성분이 많은 지역에서는 음식으로 충분히 섭취할 수 있지만 대부분의 서양식에는 셀레늄이 부족하다. 그러므로 백내장 예방을 위해 셀레늄을 하루 200mcg씩 복용하는 것이 좋다.

리보플라빈(Riboflavin; 비타민 B_2)

리보플라빈은 렌즈조직에 가장 중요한 항산화물질인 글루타티온 합성에 필요한 글루타티온 환원효소의 보조인자다. 쥐와 돼지에게 리보플라빈이 부족한 먹이를 먹였더니 백내장이 생겼으며 높은 함량의 갈락토오스를 먹인 쥐에게 리보플라빈이 부족한 먹이를 먹였을 때도 백내장 발병률이 증가했다.

노인성백내장 환자의 18~81%에서 리보플라빈 결핍이 발견되었으나 백내장이 없는 노인들은 리보플라빈 결핍이 한 명도 없었다.

리보플라빈 부족증을 치료했을 때 백내장에 도움이 되는 것은 확실하고 리보플라빈이 부족하지 않은 사람도 보충제를 복용하면 도움이 될 것으로 보인다. 건강한 사람에게 리보플라빈을 하루에 5mg 복용하게 했더니 이틀 만에 적혈구 글루타티온 환원효소의 활동이 현저하게 증가했다. 렌즈 안에서 글루타티온 환원효소가 활성화되면 글루타티온 농도를 높여 렌즈의 산화 스트레스를 방지한다. 리보플라빈은 종합비타민에 충분히 들어 있다.

퀘세틴(Quercetin)

사과나 양파, 흑차, 채소에 함유된 플라보노이드 종류인 퀘세틴은 시험관실험에서 렌즈의 알도스 환원효소의 작용을 억제했다. 또 퀘세틴은 쥐의 렌즈에 생긴 백내장을 치료하기도 했다. 그러나 사람을 대상으로 한 퀘세틴 연구는 아직 시도되지 않았다.

종합비타민과 미네랄

중국에서 시행된 연구에 따르면 식도이형증(esophageal dysplasia) 환자 2141명(45~74세)에게 6년 동안 매일 하루 권장량의 0.5~3.0배에 해당하는 양의 종합비타민과 미네랄을 복용하게 했더니 가짜 약과 비교해 백내장 발병률이 36% 감소했다.

나이와 연관된 황반변성(age-related macular degeneration) 환자들을 대상으로 한 연구에 따르면 여러 가지 영양보충제(아연 12.5mg, 비타민 E 200IU, 타우린 100mg, 비타민 C 750mg, 베타카로틴 2만IU, 퀘세틴 50mg, 빌베리 추출물 5mg, 셀레늄 50mcg, 기타 영양소들)를 18개월 동안 복용하게 했더니 시력저하가 늦춰졌다.

처방

- 외출할 때는 선글라스를 쓴다.
- 혈당을 높이는 음식을 피하고 혈당을 낮추도록 노력하며 유제품을 절제한다.
- 흡연과 음주를 하지 않는다.
- 항산화제가 풍부한 과일과 채소를 먹는다.
- 루테인, 제아잔틴, 비타민 C, 종합비타민을 복용한다.

22 변비

Constipation

변비는 일주일에 3회 이하로 변을 보는 증상이며 변이 딱딱하게 굳어 배변이 어렵고 잔변감이 느껴지는 특징이 있다.

음식

섬유질

섬유질은 변에 수분을 늘려 변의 양이 많아지고 쉽게 배출되도록 해준다. 섬유질의 양을 늘리면 변비가 개선되지만 장의 연동운동이 늦거나, 직장탈출증(rectocele), 내장 내려앉음(internal prolapse), 직장감각저하증(rectal hyposensitivity)이 있는 사람들에게는 그 효과가 적다. 보리나 현미 등 정제되지 않은 곡식, 밀기울, 과일, 채소, 콩과식물과 견과류에는 섬유질이 많이 들어 있다. 섬유소 보충제도 있는데 성인의 경우 정제되지 않은 밀기울(10~30g), 옥수수(20g), 질경이씨 껍질(14~30g), 아마씨 같은 섬유질을 하루 2회씩 먹으면 변비에 도움이 된다. 이 중 영양소는 아마씨가 가장 풍부하다. 섬유질을 먹을 때는 물(227~340mg)을 충분히 마셔야 변 속에 충분한 수분을 저장할 수 있다.

음식 알레르기

우유가 어린이들에게 만성변비를 일으키는 가장 흔한 요인 중 하나라는 사실은 이미 잘 알려져 있으며 초년, 중년, 장년기 어른들에게도 우유가 변비를 일으킨다고 밝혀졌다. 3세 미만 어린이를 대상으로 한 두 가지 연구에서 우유 섭취를 줄였더니 변비가 각각 68%와 78% 줄었고 11세 이상 어린이들을 대상으로 한 연구에서는 변비가 28% 줄었다.

■ **연구 1** 만성변비에 걸린 3세 미만 어린이(27명)에게 우유를 제외한 식단을 1개월 동안 먹이고 다시 우유를 포함한 식단을 1개월씩 2회 반복했더니 우유를 먹이지 않는 동안 78%의 어린이에게서 변비가 사라지고 우유를 먹일 때는 2~3일 안에 변비가 다시 생겼다.

■ **연구 2** 변비약이 듣지 않는 35개월 정도 된 어린이 65명을 두 그룹으로 나눠 2주 동안 한 그룹은 우유를 먹이고 다른 그룹은 두유를 먹였다. 1주일 후 우유와 두유를 서로 바꿔 먹였더니 두유를 먹이는 동안은 68% 아이들에게서 만성변비가 사라졌으나 우유를 먹이는 동안은 나아진 아이가 한 명도 없었다.

한두 가지 보고에 의하면 우유 외에도 밀가루 음식, 달걀, 소고기, 대두콩, 완두콩, 토마토, 오렌지, 콜리플라워, 생선, 콩, 염소유도 변비를 일으킨다. 또는 한 가지 음식이 아니라 여러 가지 음식으로 인해 변비가 생기는 사람도 있다.
대부분의 연구자들은 음식에 의한 변비는 알레르기 반응이라고 한다. 그러나 일부의 경우 우유나 밀을 소화시킬 때 생기는 펩타이드가 마약 같은 작용으로 장의 움직임을 느리게 만들어 생기기도 한다. 사람마다 유전적으로 펩타이드에 대한 내장의 반응이 다르기 때문에 사람들 중 일부만이 우유나 밀가루를 먹으면 변비가 생기기도 한다. 이런 변비는 면역반응에 의한 알레르기 반응이 아니고 펩타이드에 의해 장의 움직임이 느려져 생기는 유전적인 변비다. 숨은 음식 알레르기를 찾아내기에는 이미 정확도가 떨어지는 것으로 알려진 피부단자시험(skin-prick test)이나 RAST 테스트는 펩타이드로 인한 변비 원인 찾기에는 더욱 신뢰할 수 없다. 그러므로 변비를 일으키는 음식을 찾아내기 위해서는 알레르기를 일으키는 음식을 제외한 식단을 실천하면서 음식을 하나씩 추가해 가며 찾아내는 방법이 가장 효과적이다.(3권 음식 알레르기 p.663)

기타 요인

서양자두(prune)나 서양자두주스가 변비 치료와 예방을 위해 오랫동안 사용돼왔다. 한 연구에 의하면 병원에 입원한 194명의 노인층에게 서양자두 요구르트(요구르트 156mg, 서양자두즙 17g)를 50일 동안 매일 밤 먹였더니 환자의 96%에게서 변비 증세가 개선되었다. 이는 서양자두와 서양자두주스 속에 사하작용을 하는 소르비톨이라는 성분이 많이 들어 있기 때문이다. 60세 이상 건강한 사람들에게 3주 동안 키위를 먹게 했더니 변을 굵고 부드럽게 만들어 변을 더 자주 보게 되었다는 연구결과도 있다. 또 다른 연구에서는 변비나 소화불량이 있는 환자가 탄산수(carbonate water)를 마시고 변비 증세가 좋아졌다고 한다.

■ **연구 1** 변비와 소화불량 증세가 있는 21명의 환자를 두 그룹으로 나누어 한 그룹은 1.6~1.7L의 탄산수를 마시게 하고 다른 그룹은 같은 양의 수돗물을 15일 동안 마시게 했더니 수돗물은 아무 도움이 안 됐으나 탄산수는 변비와 소화불량 개선에 큰 도움을 주는 것으로 나타났다.

■ **연구 2** 젊은 자원자들에게 하루 1~2L의 차를 마시게 했더니 어떤 자원자들은 심한 변비가 생겼다. 또 건강한 자원자들(23~30세)을 대상으로 한 연구서는 하루 2L의 흑차(블랙티)를 마시게 했더니 배변활동이 느려지는 것으로 나타났다.

자연치료제

아마씨 가루(Flaxseed meal)

아마씨 가루는 섬유질이 풍부해 변비 치료제로 사용돼왔다. 아마씨는 건강한 사람이나 전신성홍반성낭창(lupus) 환자의 배변활동에 도움이 되었지만 아마씨를 변비 치료제로 사용한 임상실험을 한 적은 없다. 그러나 경험에 의하면 아마씨 가루는 변비 치료에 도움이 되므로 환자들에게 권하는 치료법 중 하나다. 보통 2~3큰술의 아마씨 가루를 하루 2회 먹도록 권한다. 아마씨 가루를 먹을 땐 충분한 양의 물을 마셔야 한다. 단, 아마씨 가루에는 비타민 B_6의 작용을 방해하는 물질이 있으므로 아마씨 가루를 정기적으로 먹는 사람들은 비타민 B_6(10~20mg)를 함께 복용하는 것이 좋다. 비타민 B_6는 종합비타민에 들어 있다.

유산균(Probiotic)

1920~1930년대에 유산균으로 발효시킨 우유가 어린이나 성인 변비에 도움이 된다고 여러 번 발표되었다. 어른들은 하루 약 1L씩, 어린이들은 하루 약 4분의 1L씩 8~12주 동안 먹고 효과를 보았는데, 그 후에 먹지 않아도 4개월에서 1년까지 그 효과가 지속되었고 변비가 재발했을 때도 유산균을 먹었더니 대부분 다시 좋아졌다. 장내세균을 관찰해보니 상태가 좋아진 환자들의 반 이상이 유산균 섭취를 중단해도 12~20주 동안 유산균이 장내에 존재하는 것으로 확인되었다. 최근 연구자료에도 유산균이 변비 치료에 효과적이라는 사실이 밝혀져 여러 종류의 유산균을 조사하고 있다.

■ **연구** 만성변비에 걸린 27명의 어린이(평균연령 3세)에게 유산균과 가짜약을 4주 동안 먹였더니 유산균을 먹은 그룹의 치료효과가 더 높았고 70명의 만성변비 환자(평균연령 44세)에게 유산균 음료와 가짜 약을 4주 동안 처방하자 유산균 음료를 마신 그룹은 2주째부터 좋아졌다. 다른 연구조사에서는 2주 동안 유장(whey)으로 만든 음료수를 마신 노인들은

효과가 없었으나 3주 동안 여러 종류의 유산균을 넣은 오렌지주스를 마신 노인들은 배변활동이 24% 좋아졌다.

마그네슘(Magnesium)

많은 양의 마그네슘은 삼투성 완화제(laxative) 역할을 한다. 임상실험에 따르면 마그네슘을 하루 300~600mg 먹으면 변비에 도움이 된다고 한다. 그러나 일반적으로 600mg 이상 복용하는 것은 장기적인 변비 치료에 권하지 않는다. 마그네슘을 과하게 복용하면 장 연동운동과 배변활동을 촉진시켜 설사를 하지 않더라도 영양소를 소실시킬 수 있기 때문이다.

비타민 C

임상실험에 따르면 환자에 따라 비타민 C를 하루 1~5g 섭취하면 비타민 C가 삼투성 완화제 역할을 하기 때문에 변비에 효과적이라고 한다. 그러나 고용량의 비타민 C는 설사나 속쓰림을 일으킬 수 있다. 이런 부작용을 막으려면 식사를 할 때 섭취하거나 칼슘, 마그네슘, 포타슘 같은 미네랄로 비타민 C의 산성을 중화시킨 것을 섭취해야 한다. 고용량의 비타민 C를 장기적으로 섭취하면 구리가 소실될 수 있으므로 구리도 하루 2mg 정도 함께 섭취해야 한다.

다른 요인들

갑상선기능저하증(Hypothyroidium)

변비는 갑상선기능저하증의 가장 흔한 증상 중 하나로 호르몬 치료법으로 대부분 호전된다. 갑상선기능저하증이 있어도 혈액검사에서는 정상으로 나오는 경우가 많은데, 이때도 갑상선호르몬 치료가 변비 치료에 도움이 된다.

저산증(Hypochlorhydria)

만성변비도 저산증에 흔히 동반되는 증상이다. 저산증으로 인해 변비가 생긴 경우에는 위산(betaine hydrochloride)이나 글루탐산염산염(glutamic acid hydrochloride)을 음식과 함께 먹으면 변비 치료에 도움이 된다. (3권 저산증 p.739)

담즙산염(Bile Salts)

1930~1940년대 발표된 여러 논문에 의하면 담낭을 먹거나 담즙 제품을 먹으면 변비 치료에 도움이 되었다고 한다. 특히 담낭절제술증후군, 담도운동실조증이나 간 이상으로 인해 담즙 분비가 잘 안 되는 사람들에게 효과가 있었다. 근래는 담즙 처방약이 개발돼 만성변비 치료에 사용되고 있으며 담즙 제품을 처방 없이도 살 수 있다.

처방

- 충분한 물과 함께 섬유소를 섭취하고 경우에 따라 섬유소 보충제를 복용한다. 알레르기 음식을 찾아내 피한다. 필요한 경우 서양자두나 서양자두주스를 섭취하고 흑차(블랙티)를 많이 마시지 않는다.
- 아마씨를 충분한 물(227~340mg)과 함께 하루 2~3큰술 섭취한다.
- 마그네슘을 하루 300~600mg 복용한다. 마그네슘은 칼슘에도 포함돼 있으므로 칼슘을 함께 복용할 경우 총 복용량이 지나치지 않도록 주의한다.
- 비타민 C를 하루 1~5g 복용한다.
- 갑상선기능저하증으로 인한 변비일 경우 갑상선호르몬 치료를 받는다.
- 저산증으로 인한 변비일 경우 위산을 음식과 함께 복용한다.

23 부신기능저하증

Hypoadrenalism

부신기능저하증은 몸에서 필요로 하는 당질 코르티코이드(glucocorticoids)와 전해질 코르티코이드(mineralocorticoids)를 부신피질이 제대로 생산하지 못해서 생기는 질병이다. 이 중 가장 심각한 애디슨병(Addison's disease)은 부신피질 세포가 자가면역에 의해 파괴되는 병으로 심한 스트레스를 받거나 심한 감염이 생겼을 때처럼 부신호르몬을 많이 필요로 할 경우 생명이 위태로울 수도 있다.

부신기능저하증의 증상으로는 만성피로(때로는 만성피로증후군), 무기력감, 거식증, 메스꺼움, 구토, 체중감소, 저혈압, 기립성저혈압, 저혈당증, 피부의 과다색소침착이 있으며 짜게 먹는 식성으로 변하고 스트레스를 참지 못해 쉽게 화를 내는 성격으로 바뀔 수 있다. 남성도 체모가 줄어들 수 있으나 특히 여성의 체모가 줄어든다.

부신기능저하증이 있는 일부 환자는 성관계나 격렬한 운동 후 장시간

피로감을 느끼기도 한다.

부신기능저하증은 비교적 흔한 병이나 의사들은 대부분 부신기능부전(adrenal failure)과 같은 심각한 증상이 없는 한 부신 기능을 정상으로 간주하고 가벼운 부신기능저하증은 병으로 진단하지도 않는다. 가벼운 부신기능저하증을 명확히 진단할 수 있는 검사법이 없는 데다 부신기능저하증에 처방하는 스테로이드(glucocorticoids)의 심각한 부작용으로 인해 스테로이드 사용에 부담을 느끼기 때문이다.

음식

부신기능저하증이 있는 많은 환자에게 반응성저혈당증이 생기는데 음식을 조금씩 자주 먹고 정제된 설탕과 탄수화물, 카페인이나 알코올 섭취를 피하면 도움이 된다. 소금 섭취는 대부분 제한이 없다. 반응성저혈당증이란 당뇨병은 없으나 탄수화물이 많은 음식을 먹고 난 후 인슐린이 과도하게 분비돼 혈당이 많이 떨어지는 증상을 말한다.

자연치료제

감초(Glycyrrhiza glabra; licorice root)

감초뿌리 안의 성분이 부신에서 분비하는 당질 코르티코이드와 전해질 코르티코이드의 분해를 늦춰 이들의 효력을 상승시키는 작용을 한다. 따라서 감초 농축액은 부신적출술을 하지 않은 환자들의 당질 코르티코이드와 전해질 코르티코이드의 작용을 높일 수 있다. 합성 스테로이드가 나오기 이전에는 애디슨병을 치료할 때 감초뿌리를 약으로 썼다. 지금도 가벼운 부신기능저하증에는 코르티솔 대신 감초뿌리를 쓰고 있다. 개비 박사는 가벼운 부신기능저하증 환자 15명에게 감초농축액을 먹여 만성피로, 저혈압, 스트레스에 잘 견디지 못하는 증상에 효과를 본 경험이 있다고 한다. 용량은 1 대 3 농축액일 때 6~10방울씩 하루 2~3회 복용하도록 했다.

감초뿌리를 적은 양 복용할 땐 극히 드문 일이지만, 부작용으로 저칼륨혈증이나 고혈압을 일으킬 수 있다. 감초뿌리를 복용할 때는 칼륨이 부족해지지 않도록 칼륨이 풍부한 과일과 채소를 많이 먹거나 칼륨(포타슘)을 하루 200~300mg 복용하고 혈압을 체크해야 한다. 당질 코르티코이드(스테로이드)나 전해질 코르티코이드 처방약을 복용하는 환자는 감초뿌리를 복용하지 말아야 한다. 감초뿌리를 적은 양 사용하는 것은 DHEA와 상관없지만 건강한 남성이 9주 동안 하루 100g 복용했더니 DHEA 수치가 감소한 것으로 나타났다. 그러나 여성은 감소하지 않았다. 감초의 글리시리진은 혈압을 높이는 작용을 하므로 주의해야 한다. 하루 2.5g(글리시리진 100mg) 이하일 때는 부작용이 거의 없으나 10g(글리시리진 400mg) 이상일 때는 소변량이 줄고 부종이 생기며 혈압이 높아질 수 있다. 이런 부작용을 없애려면 칼륨(포타슘)이 많은 과일, 채소를 많이 먹으면서 소금은 적게 섭취해야 한다. 칼륨 캡슐을 하루 200~300mg씩 복용해도 된다. 이렇게 하면 고혈압이나 협심증이 있는 사람도 혈압이 올라가고 부종이 생기는 부작용이 거의 없으나 고혈압 경력이 있는 환자나 신부전증 환자는 주의해야 한다. 감초를 복용할 때는 혈압을 재가며 복용하는 것이 좋고 부종이 생기거나 기운이 빠지는 등 부작용 증상을 유의해서 관찰해야 한다. 부작용이 생기더라도 복용을 중단하면 모든 부작용이 사라진다.

DHEA(dehydroepiandrosterone)

여성의 경우 대부분의 DHEA가 부신에서 생성되며 남성은 반 정도가 부신에서 생성된다. 그러므로 부신기능저하증이 있는 여성은 특히 DHEA가 부족해질 수 있다. 일부 임상실험에서 부신기능이 심하게 저하된 여성 환자들에게 DHEA 호르몬을 사용했을 때 전반적인 증상이 완화되면서 우울증, 불안증, 기력, 성욕, 인슐린에 대한 민감도가 좋아졌다.

비타민 C

부신은 우리 몸의 세포들 중 가장 높은 농도의 비타민 C를 함유하고 있다. 소변의 비타민 C 수치가 낮은 2명의 애디슨병 환자에게 하루 1g의 비타민 C를 복용하게 했더니 미네랄의 신진대사와 전반적인 건강상태가 좋아졌으며 피부의 색소침착도 감소했다. 60~90세의 노인들은 부신피질자극호르몬(ACTH)에 반응해 분비되는 부신호르몬이 저하돼 있는데, 이들에게 비타민 C 정맥주사를 하루 500mg씩 12~14일 동안 투여했더니 부신호르몬 분비량이 증가했다. 이로써 부신기능저하증 환자가 비타민 C를 복용하면 도움이 된다는 사실을 알 수 있다.

판토텐산(Pantothenic acid; 비타민 B_5)

판토텐산이 부족하면 실험쥐에게 부신기능저하증이 생기는 것으로 확인되었다. 사람도 판토텐산이 부족한 음식을 먹었을 때 부신이 제 기능을 못하는 현상이 나타났다. 부신적출수술을 받은 쥐에게 사람의 몸무게 70kg을 기준으로 2.8g에 해당하는 판토텐산을 먹였더니 수명이 늘어났다. 판토텐산은 저혈당을 방지하고 수분의 균형 유지에 도움이 되는 것으로 보아 부신호르몬의 분비와 작용을 향상시킬 것으로 판단된다. 대부분의 영양소가 그렇듯 판토텐산도 음식을 정제 가공하는 동안 많은 양이 소실되기 때문에 현대인의 식단을 통해서는 하루 5mg도 섭취하기 어렵다. 이는 1일 적정량에 훨씬 못 미치는 수준이다. 그러므로 부신기능저하증이 있는 환자는 판토텐산 보충제를 복용하면 도움이 된다(하루 10~20mg). 부신적출수술을 받은 쥐를 대상으로 한 실험에서도 확인된 것처럼 많은 양의 판토텐산 보충제를 사용하면 더 효과적일 것이다. 판토텐산은 하루 10g(1만mg)까지 복용해도 심각한 부작용이 없는 것으로 보고되었다. 그러나 장기간 복용에 대한 부작용은 아직 연구되지 않았다.

마그네슘(Magnesium)

마그네슘이 부족한 먹이를 먹인 쥐는 부신이 커지고 혈장 당질 코르티코이드 수치가 떨어졌다. 이는 부신기능저하증의 신호라고 할 수 있다. 현대인의 식단은 대체로 마그네슘이 모자라므로 마그네슘을 하루에 200~600mg씩 복용하면 부신기능저하증 환자에게 도움이 된다.

부신과 갑상선의 관계

어떤 환자에게는 부신기능저하증과 갑상선기능저하증이 공존하며 두 질병의 증상도 상당부분 동일하다. 2~3주 동안 감초뿌리로 치료하면 갑상선기능저하증 증세가 완화된다. 감초뿌리를 이용한 치료가 효과적일 경우 3~6개월 동안 치료를 지속하는 것이 좋고 필요에 따라 그 이상 할 수도 있다.

갑상선기능저하증을 치료하면 부신기능저하증도 개선되고, 반대로 부신기능저하증을 치료하면 갑상선기능저하증도 개선될 수 있다. 가벼운 부신기능저하증 환자 중 상당수가 가벼운 갑상선기능저하증이 동반되고, 마찬가지로 갑상선기능저하증 환자들도 가벼운 부신기능저하증이 동반되므로 어느 쪽을 먼저 치료하든 동반 질병도 호전되는 효과가 있다.

처방

- 식사를 조금씩 자주 하면서 탄수화물을 줄이고 정제된 설탕, 카페인, 알코올 섭취를 피한다.
- 감초를 복용하되 부작용 우려가 있으므로 본문을 참조한다.
- 혈액검사에서 DHEA가 낮은 것으로 확인된 경우 하루 25~50mg 혹은 필요에 따라 그 이상의 DHEA 호르몬을 복용한다.
- 비타민 C를 하루 1g 이상 복용한다.
- 판토텐산을 하루 500mg 또는 그 이상 복용한다.

- 마그네슘을 하루 600mg 복용한다. 마그네슘은 칼슘에도 포함돼 있으므로 칼슘을 함께 복용할 경우 총복용량이 지나치지 않도록 주의한다.
- 부신기능저하증과 갑상선기능저하증은 동반되는 경우가 많으므로 갑상선호르몬 처방약을 복용하기 전에 부신기능을 향상시키는 제품을 먼저 시도해본다.

24 불안장애

Anxiety Disorder

불안장애 혹은 불안증은 과도하고 지속적인 조바심, 걱정, 두려움, 성급함, 수면장애, 불안감을 느끼면서 식은땀이 나고 맥박이 빨리 뛰고 가슴통증과 피로, 두통과 함께 숨이 가빠지고 근육이 긴장하는 등 온갖 육체적 증상이 동반된다. 만성불안증을 일으키는 원인으로는 여러 가지가 있는데 심리적 요인으로는 급성스트레스나 외상후스트레스장애, 갑상선기능항진증, 특정 약물 사용, 마약이나 알코올 남용 등이 있다. 불안증은 우울증, 공황장애, 강박장애처럼 정신과적 원인으로 인해 나타나는 증상이기도 하다. 만성불안증의 원인은 대부분 알 수 없으나 불안장애 증상은 일부 중추신경의 신경전달물질(특히 노르에피네프린과 세로토닌)과 교감신경에 의해 유발되는 것으로 보인다.

반응성저혈당증(Reactive hypoglycemia)

혈당이 급격히 떨어지면 교감신경이 반응해 아드레날린인 에피네프린과 노르에피네프린이 분비된다. 이러한 반응은 혈당을 정상으로 회복시키기도 하지만 위기상황에 처했을 때처럼 '공격이냐 도망이냐(fight or flight)' 반응을 일으켜 불안증, 맥박상승, 식은땀, 배고픔, 성급함 같은 증상을 초래한다.

반응성저혈당증으로 불안장애가 있는 환자는 오전 늦게 혹은 늦은 오후 배가 고플 무렵(혈당이 떨어질 무렵) 증상이 악화되며 음식을 먹고 나면 호전되는 특징을 보인다. 이런 환자들은 혈당이 떨어지면 단 음식을 먹고 싶어 하는데 이때 정제된 설탕을 먹으면 증상이 일시적으로 나아지는 것 같지만 실은 증상을 악화시키는 요인이 된다. 따라서 정제된 설탕과 카페인을 피하고 음식을 조금씩 자주 먹으면서 크로뮴, 마그네슘, 비타민 B군 등 혈당대사를 정상화하는 비타민과 미네랄을 보충해 혈당을 안정시켜야 불안증이 완화될 수 있다.

카페인(Caffeine)

카페인을 과도하게 섭취하면 조바심, 조급증, 떨림, 불면증, 맥박상승 등 불안장애와 유사한 증상이 나타날 수 있다. 특히 불안장애가 있는 경우 건강한 사람보다 카페인에 더 민감하게 반응할 수 있다. 정신장애로 입원한 성인 83명 중 22%가 습관적으로 하루 9~10잔의 커피를 마시는 것으로 보고되었는데, 이들은 카페인을 적게 마신 환자들보다 불안증을 더 심하게 경험하는 것으로 나타났다. 다른 연구에 의하면 많은 양의 카페인은 정신질병이 있든 없든 모든 환자에게 항불안제(minor tranquilizer)를 더 사용하도록 만들었다.

■ **연구** 정신질병으로 적어도 6개월간 입원한 경험이 있는 환자 14명을 대상으로 한 연구에서 3주 동안 카페인을 제한하도록 했더니 불안증, 조급증, 적대감, 의심과 같은 증상이 상당히 호전되었는데 평소 습관대로 다시 카페인을 마시도록 하자 증상이 재발했다.

따라서 불안증이 있는 환자는 카페인을 영원히 끊는 것이 좋다.

음식 알레르기

임상보고에 따르면 음식 알레르기가 불안증과 다른 정신질병을 유발하는 요인이 될 수 있는 것으로 밝혀졌다.(1권 음식 알레르기 p.307 / 3권 음식 알레르기 p.663)

■ **연구 1** 15년 동안 불안증과 빈맥, 호흡곤란, 얼굴이 창백해지는 증상을 호소한 41세의 여성이 있었다. 이러한 증상은 2~3주마다 몇 시간 동안 반복되었으며 증상을 경험한 후에는 1~2일간 힘이 빠지고 극심한 피로감에 시달렸다. 추적관찰을 통해 발작 증상이 유제품과 옥수수에 대한 알레르기 반응임을 알아내고 이후 이들 음식을 피했더니 증상이 가라앉

았다.

■ 연구 2 27세의 한 남성은 7년 동안 불안증과 기분부전증(dysthymia)으로 병원치료를 받았으나 증상이 나아지지 않았다. 이전에는 그리 심하지 않던 변비, 설사, 복통, 과다한 가스, 구역질, 호흡곤란, 피로, 근육통, 어지러움 같은 증상들이 더 심해지자 음식 테스트를 통해 증상을 일으키는 모든 음식을 모두 배제했더니 점차 증상이 호전돼 정상으로 회복됐다.

불안증으로 고생하는 영아와 유아 8명 중 7명의 경우도 음식 알레르기가 원인이었다.

아스파탐(Aspartame)

불안증이 아스파탐으로 인한 부작용 중 한 가지인 것으로 나타났는데, 아스파탐이 함유된 식품을 피하면 금방 증세가 호전되었으나 다시 먹으면 증상이 재발했다.

자연치료제

비타민 B_3(niacin, niacinamide)

불안증은 심각한 비타민 B_3 결핍을 드러내는 표시라고 할 수 있다. 정제된 곡식에 비타민 B군을 강화하기 이전인 1940년대에 시행한 연구에 따르면 소화기능이 좋지 않은 환자들에게 나이아신을 하루에

100~200mg씩 복용하게 하자 불안증을 포함한 여러 가지 증상이 호전됐다.
의사들의 관찰에 의하면 많은 양의 나이아신아마이드가 일부 불안증 환자의 증상을 호전시키는 것으로 나타났다. 이러한 효과는 나이아신아마이드의 약리작용으로 보인다. 호전된 환자들은 대부분 비타민 B군 결핍이 없었으며 나이아신아마이드 1일 권장량(20~100mg)은 효과가 거의 없었기 때문이다. 쥐 실험에서는 나이아신아마이드가 불안증 처방약 벤조디아제핀(benzodiazepine)과 같은 작용을 하는 것으로 나타났다.

■ 연구 33세의 남성은 20년 동안 사회공포증, 공황장애, 기분부전증, 광장공포증으로 진단된 불안증을 앓고 있었다. 이 남성은 로리제팜(lorazepam)으로 치료를 받다가 클로나제팜(clonazepam)으로 바꿔 효과를 보았으나 이 약물을 끊자마자 증상이 다시 나타났다. 클로나제팜을 줄여가면서 나이아신아마이드를 하루 2500mg씩(아침 1000mg, 점심 500mg, 잠자기 전 1000mg) 복용하게 했더니 클로나제팜만큼 효과적이었으며 클로나제팜 없이 나이아신아마이드만 복용하는 15개월 동안에도 좋은 상태가 유지됐다.

개비 박사의 경험으로는 나이아신아마이드를 하루 2회 500mg에서 하루 3회 1000mg 복용하게 하면 알코올중독으로 인한 불안증 등 불안증이 있는 모든 환자에게 효과가 있었다. 대부분의 환자는 나이아신아마이드에 잘 견딜 수 있지만 고용량은 드물게 간 수치를 상승시킬 수 있으며 간염을 일으킬 수도 있다. 그러므로 나이아신아마이드를 고용량(1일 3000mg 이상) 복용하는 환자는 주기적으로 간기능검사를 받아야 하며 만성알코올중독처럼 간질환을 일으킬 위험이 있는 환자는 복용에 주의해야 한다.

마그네슘(Magnesium)

마그네슘 결핍은 불안증을 유발하고 스트레스에 대한 저항력을 감소시킨다. 육체적, 정신적 스트레스는 마그네슘을 고갈시키고 마그네슘 필요량을 증가시켜 불안증과 스트레스가 더 악화되는 악순환의 요인이 된다. 마그네슘은 심장의 기능장애인 승모판탈출증(mitral valve prolapse)과 연관된 불안증을 호전시켰으며 비타민 B_6와 함께 복용하면 월경전증후군과 관련된 불안증에 도움이 된다는 보고가 있다.

한 연구에서는 정신과 중환자실에 입원한 환자들에게 마그네슘을 정맥주사로 투여해 심한 흥분상태를 진정시키는 데 성공했다고 한다. 이 연구에서는 마그네슘을 처음엔 10mmol(황산마그네슘 2.5g과 동일), 이어서 시간마다 4mmol(황산마그네슘 1g과 동일) 사용했다. 다른 연구에서는 정신질병으로 입원한 환자들에게 황산마그네슘을 피하주사나 근육주사로 1g 투여할 경우 83%의 환자에게서 흥분상태가 15~30분 만에 가라앉고 이후 5~7시간 잠을 잔 것으로 확인되기도 했다.

비타민 B_{12}

한 실험에 따르면 매주 1000mcg의 비타민 B_{12}를 근육에 주사했더니 겸상적혈구병(sickle cell disease)으로 혈청 비타민 B_{12} 수치가 낮아진 환자의 불안증과 신경과민이 현저하게 호전됐다. 비타민 B_{12} 상태가 정상인 환자도 매주 근육에 비타민 B_{12}(hydroxocobalamin)를 주사했더니 원인을 알 수 없는 불안증이 개선된 것으로 나타났다. 추측하건대, 환자들의 경우 비타민 B_{12}가 뇌막을 잘 통과하지 못하거나 뇌조직에서 비타민 파괴가 촉진돼 정상보다 많은 비타민 B_{12}가 필요한 것으로 보인다. 이처럼 비정상적인 증상이 왜 불안증 환자에게 나타나는지는 아직 연구되지 않았지만, 치매나 산후우울증이 있는 일부 환자에게서도 나타난다.

비타민 B_{12}로 치료되는 불안증 환자는 호전상태를 유지하기 위해 필요에 따라 5~30일마다 주사를 맞아야 한다. 주사를 대신해 고용량 비타민 B_{12}를 복용하기도 한다.

엽산(Folic acid)

불안증은 엽산 결핍으로 나타날 수 있는 여러 증상 중 하나다. 엽산의 결핍은 영양부족, 흡수불량, 알코올중독, 위장질병, 위장수술 및 경구피임약 복용으로 생길 수 있다. 빈혈이나 거대적혈구증(macrocytosis) 없이도 엽산 결핍이 생길 수 있으므로 적혈구와 백혈구 수치를 검사하는 혈액검사가 정상이라도 엽산 결핍을 제외해서는 안 된다.

음식을 잘 먹는 경우 심각한 엽산 결핍은 흔치 않지만 엽산이 조금만 부족해도 다른 원인에 의해 생기는 불안증을 악화시킬 수 있다. 비타민 B 보충제로 불안증이 호전되는 경우 비타민 B군에 함유된 엽산 덕분일 수 있다.

비타민 B_6(Pyridoxine)

검사에서 경구피임약 복용으로 인한 비타민 B_6 결핍 증상이 확인된 한 여성에게 비타민 B_6를 하루 40mg 복용하게 했더니 불안증과 우울증이 회복되었다.

복합비타민 B(Vitamin B complex)

비타민 B군 중 어느 하나라도 결핍되면 불안증을 일으킬 수 있다. 정제된 곡식에 비타민 B군을 강화시키기 이전인 1940년대에 발표한 연구에 따르면, 복합비타민 B가 불안증을 포함한 여러 증상을 호전시키는 것으로 밝혀졌다.

고용량 비타민 B군을 복용할 경우 임상적으로 비타민 B군의 결핍이 나타나지 않는 만성불안증 환자의 증상도 호전되는 것으로 나타났다. 비타민 B군과 마그네슘을 함께 복용하면 따로 복용하는 것보다 더 좋은 효과를 기대할 수 있다.

종합비타민과 미네랄

종합비타민에는 대개 미네랄도 포함돼 있다. 한 실험에서는 종합비타민과 미네랄을 복용했더니 건강한 남성 자원자들의 불안증이 감소했다. 이런 효과는 비타민 B군에 의한 것일 수도 있고 더 많은 영양소들에 의한 것일 수도 있다.

■ **연구** 건강한 남성 80명(18~42세)에게 28일 동안 가짜 약 또는 티아민

15mg, 리보플라빈 15mg, 나이아신 50mg, 판토텐산 23mg, 비타민 B_6 10mg, 바이오틴 150mcg, 엽산 400mcg, 비타민 B_{12} 10mcg, 비타민 C 500mg, 칼슘 100mg, 마그네슘 100mg, 아연 10mg을 복용하게 했더니 가짜 약 그룹에 비해 비타민 그룹의 불안증과 스트레스가 현저하게 감소했다.

생선오일(Fish oil; omega-3 oil)

한 실험에서는 생선오일이 약물 남용자들의 불안증을 해소해주었는데, 다른 불안증 치료 목적으로는 아직 연구되지 않았다.

■ **연구** 알코올이나 코카인, 헤로인에 중독된 24명에게 하루 3g의 오메가-3 지방산이 들어 있는 생선오일 또는 가짜 약을 3개월 동안 처방했더니 가짜 약 그룹에서는 아무런 변화도 나타나지 않았으나 생선오일 그룹에서는 점차 불안증에 대한 호전반응이 나타났으며 3개월 후 55% 정도 호전되었다. 복용을 중단한 후에도 생선오일을 섭취한 그룹의 호전반응은 3개월 동안 유지되었다.

트립토판(L-tryptophan)

트립토판은 세로토닌의 전구물질로 우울증 치료에 효과적이라는 사실이 발견되었다. 우울증을 앓고 있는 일부 환자에게 트립토판 1000~3000mg을 하루 2~3회로 나눠 식간과 잠자기 전에 복용하게 했더니 항불안제의 효과를 나타냈다. 트립토판은 항불안제 작용이 있는 나이아신아마이드와 함께 복용하면 효과가 더 강화된다.
트립토판과 세로토닌의 작용을 활성화시키는 항우울제(SSRIs, amitriptyline, monoamine oxidase inhibitors)를 함께 복용하면 약물의 효율성과 독성을 동시에 증가시킬 수 있으므로, 특히 모노아민 산화효소 억제제(monoamine oxidase inhibitors)를 복용할 때는 트립토판을 복용하지 말아야 한다. 또는 세로토닌 과잉 증상이 나타나는지 살피면서 적은 용량(1일 500~1000mg)을 복용해야 한다.

DHEA(Dehydroepiandrosterone)

부신기능부전(adrenal insufficiency)이 있는 여성을 대상으로 한 연구에서 DHEA를 하루 50mg씩 4개월 동안 복용하게 했더니 불안증, 우울증 등 여러 증상에 호전반응을 나타냈다. 만성정신분열증 환자를 대상으로 한 연구에서는 병원치료에 DHEA를 추가했더니 불안증과 우울증에 상당한 효과를 보였다. 여기서 사용한 DHEA 용량은 처음 2주 동안은 하루 25mg, 다음 2주 동안은 하루 2회 25mg, 다시 2주 동안은 하루 2회 50mg 사용되었다.
이보다 적은 용량(여성: 하루 5~15mg, 남성: 10~20mg)을 복용해도 여러 육체적, 정신적 증상에 도움이 될 수 있다. DHEA는 항불안증 처방약과 함께 복용하지 않는 편이 좋다. 약효가 중복된다. 혈액검사에서 DHEA가 필요하다고 확인될 경우 DHEA 복용이 불안증을 비롯한 증상들을 개선해줄 것이다.

칸디다증(Candidasis)

불안증은 칸디다증의 증상이기도 하다. 이스트 질염이 재발하거나 항생제 치료를 한 적 있거나 피임약 또는 스테로이드(glucocordicoids; prednisone)를 복용한 적 있는 불안증 환자는 칸디다증이 있을 확률이 매우 높으므로 근본적으로 칸디다증을 고쳐야 한다.

처방

- 저혈당이 되지 않도록 음식을 조금씩 자주 먹고 정제된 설탕과 카페인, 아스파탐을 피한다.
- 알레르기를 일으키는 음식을 찾아 피한다.
- 비타민 B군과 마그네슘, 종합비타민을 복용한다. 마그네슘은 칼슘에도 포함돼 있으므로 칼슘을 함께 복용할 경우 총 복용량이 지나치지 않도록 주의한다.
- 트립토판을 100mg씩 하루 1~2회 복용한다.
- DHEA를 25~50mg씩 복용한다.
- 대장의 칸디다 곰팡이를 없앤다.

25 불임증

Infertility

결혼한 부부의 15% 정도는 불임이다. 불임의 원인으로는 부족한 정자 수, 정자기능 감퇴, 배란 실패, 감염에 의한 나팔관 손상 등이 있다. 또 불임의 흔한 원인으로 다낭성난소증후군(Polycystic ovary syndrome)도 있다.(3권 다낭성난소증후군 p.226) 불임은 복잡한 경우가 많기 때문에 불임부부는 약물치료나 수술로 치료할 수 있는지 철저히 검사할 필요가 있다.(1권 불임증 p.246)

환경요인

1938~1990년 중반까지 진행된 대부분의 연구에서 산업화된 국가에 사는 남성의 정자농도와 질이 상당히 떨어졌다는 사실이 밝혀졌다. 이 시기에 발표된 61개의 연구를 종합했을 때 평균 정자농도는 1940년

113million/ml에서 1990년 66million/ml로 감소했다. 여러 연구와 쥐 실험 결과를 종합하면 환경오염 물질이 에스트로겐이나 내분비에 혼란을 일으켜 남성의 생식능력을 저하시키는 것으로 보인다. 문제를 일으킬 수 있는 화학물질로는 농약, 제초제, 곰팡이제거제(fungicides), 우유에 들어 있는 에스트로겐 등이 있다.

평균 정자농도는 25% 이하의 유기농 식사를 하는 남성보다 25% 이상의 유기농 식사를 하는 덴마크 남성이 43% 더 높았다. 또 살충제나 화학비료를 사용하지 않는 유기농 재배 농부들의 총 정자 수도 다른 노동자 그룹의 2배 이상이었다.

여성을 대상으로 한 연구에서 휘발성 용매, 화학물질, 먼지, 살충제가 불임을 증가시키는 것으로 나타났다. 또 다른 연구에서는 흡연이 여성과 남성의 생식능력 저하에 관여하는 것으로 밝혀졌다.

음식

지방변증과 음식 알레르기

지방변증은 남성과 여성 모두에게 불임을 유발할 수 있다. 어느 연구에서는 원인을 모르는 불임여성 25명 중 2명(8%)에게 지방변증이 있는 것으로 나타났다. 지방변증과 관련 있는 불임환자는 글루텐이 없는 식사를 했을 때 종종 생식능력이 회복된다. 지방변증 환자의 불임은 흡수불량에 의한 영양결핍 탓일 수도 있기 때문이다.(3권 지방변증 p.784)

불임과 지방변증의 관계는 음식 알레르기가 생식기 기능장애를 유발할 수도 있음을 보여준다. 특히 편두통, 천식, 다년성비염(perennial rhinitis)과 같은 알레르기 증상을 보이는 환자들에게는 음식 알레르기가 유력한 불임 원인으로 고려돼야 한다.(1권 음식 알레르기 p.307 / 3권 음식 알레르기 p.663)

카페인과 타닌산

대부분의 연구에서 여성이 많은 양의 카페인을 마시면 9~12개월 이상 수정이 지연되는 것으로 나타났다. 커피는 하루 300~500mg 또는 4~7컵으로 연구마다 달랐으며 4컵 이하는 생식능력에 영향을 주지 않았다. 커피가 생식능력을 감소시키는 것이 맞다면 아마도 카페인보다는 타닌산(tannic acid) 때문일 것이다. 타닌산은 커피와 차에 존재하는데 쥐와 암탉을 대상으로 한 실험에서 생식능력을 감소시키는 것으로 보고되었다.

알코올

정자부족증과 불임은 만성알코올중독자에게 흔히 발견된다. 또 여성은 중등 정도의 알코올을 마셔도 배란장애나 자궁내막증으로 임신이 어려울 수 있다.

채식

6개월간의 연구에서 월경주기가 정상인 채식주의자 23명과 잡식주의자 22명을 조사했더니 채식을 하는 여성들은 잡식을 하는 여성들보다 무배란인 달이 더 적었다(4.6%:15.1%). 칼로리가 적은 잡식을 했을 때는 변화가 없었지만 칼로리가 적은 채식을 했을 때는 황체기에 여성호르몬

에스트라디올과 황체호르몬 프로게스테론 수치가 현저하게 낮아졌다. 이러한 결과는 칼로리가 적은 채식보다 정상체중을 유지할 수 있는 균형 잡힌 채식을 해야 여성의 생식호르몬과 생식기능이 정상으로 유지될 수 있음을 의미한다.

여러 사례보고에서 10명의 여성은 혈청 카로틴(carotene; 당근에 많음) 수치가 높았으며 배란이 되지 않았고 그중 9명은 무월경이었다. 이 여성들은 많은 양의 생채소, 특히 당근을 많이 먹고 있었는데 5명은 완전 채식을, 나머지 5명은 약간의 닭고기와 생선이 포함된 채식을 하고 있었다. 카로틴이 많은 당근을 줄이고 단백질을 충분히 보충하자 대부분 4개월 이내에 월경이 정상으로 돌아왔다. 과도한 카로티노이드 섭취가 무배란의 원인임을 증명한 결과라고는 할 수 없지만 많은 양의 베타카로틴이 소의 생식능력을 감소시켰다는 보고가 있다. 임신에 관여하는 호르몬, 난자, 자궁내막이 모두 단백질이므로 단백질이 부족하면 임신이 어려워진다.

트랜스지방

불임이 아닌 1만8555명의 여성을 대상으로 8년 동안 진행한 임신 연구에서 트랜스지방이 배란장애를 일으켜 불임될 위험을 높이는 것으로 나타났다. 트랜스지방 섭취량이 2%씩 증가할 때 불임 확률은 75% 증가하는 것으로 나타났다. (1권 트랜스지방 p.570)

브롬화 식물유(Brominated vegetable oil)

브롬화 식물유는 펩시콜라 제품(Mountain Dew)과 코카콜라 제품(gatorade, Fanta Orange, Fresca), 닥터 페퍼(Dr. Pepper) 제품(Squirt, Sun Drop, Sunkist Peach Soda)과 같은 청량음료에 들어 있다. 암컷 쥐에게 0.25~2.0%의 브롬화 식물유가 포함된 먹이를 주었을 때 용량에 따라 생식기능장애가 나타났다. 미국의 법은 브롬화 식물유의 양을 청량음료에 100만분의 15까지만 첨가하도록 제한한다. 마운틴듀 1L에는 쥐의 번식을 방해하는 최소량의 약 1.5%에 해당하는 15mg의 브롬화 식물유가 들어 있다. 하지만 동물연구로는 사람의 유해용량을 결정할 수 없으므로 임신을 원하는 남성과 여성 모두 이 성분이 들어 있는 음료를 피하는 것이 좋다. 2014년 5월 5일을 기해 코카콜라사와 펩시콜라사에서는 자사 제품에 브롬화 식물유를 넣지 않기로 발표했으나 청량음료에는 설탕이 많이 들어 있어 마시지 않는 것이 상책이다.

자연치료제

정자는 다불포화지방산의 농도가 높고 세포막을 고치는 능력이 없으므로 산화 스트레스에 매우 약하다. 활성산소가 많아지면 정자의 기능장애를 촉진해 불임에 이르게 하는 것으로 여겨진다. 다양한 항산화제(예를 들면 아연, 비타민 E, 코엔자임 큐텐, 비타민 C, 셀레늄, 리코펜 등)는 활성산소로 인한 정자의 손상을 감소시켜 생식능력을 향상시킨다.

아연(Zinc)

6~12개월 동안 아연이 결핍된 식사(1일 2.7~5.0mg)를 한 참가자들의 평균 정자 수는 처음 연구를 시작할 때 283million/ml에서 45million/ml으로 떨어졌다. 그러나 아연을 하루 30mg 처방하자 정자 수가 다시 증가했다. 아연 결핍은 남성호르몬(테스토스테론)의 감소도 유발했다. 아연은 정자운동성 향상에도 역할을 하는 것으로 나타났다.

대부분의 연구에서 아연 치료는 불임남성의 정자 수 또는 정자 운동성을 증가시켰고 상대적으로 높은 임신율을 기록하기도 했다. 특히 테스토스테론 수치가 낮은 남성에게 가장 효과적이었다. 그러나 연구 초기에 정자 수가 매우 낮았던 환자들(11.5million/ml)에게는 아연의 효과가 미미하거나 거의 없는 것으로 나타난 연구결과도 있다.

■ 연구 1 5년 이상 원인을 모르는 불임남성 37명에게 40~50일 동안 황산아연을 하루 55mg 복용하게 했다. 연구에 참여하기 위해서는 정자 수가 25million/ml 이하여야 했고, 만약 15million/ml 이상이면 운동성이 30% 이하여야 했다. 초기에 테스토스테론 수치가 낮았던 환자 22명의 평균 정자 수는 8million/ml에서 20million/ml로 증가했고 평균 테스토스테론은 54% 정도 증가했으며 9명의 부인(41%)이 임신에 성공했다. 그중 6명은 치료 3개월 이내에, 3명은 5개월 이내에 임신에 성공했다. 그러나 초기에 남성호르몬 수치가 정상이던 환자 15명은 정자 수와 테스토스테론 수치가 약간 증가하기는 했으나 임신이 되지는 않았다.

■ 연구 2 정자부족증(평균 정자 수 43million/ml)이고 아연 수치가 낮은 환

자 11명이 6~12개월 동안 아연(zinc sulfate)을 하루 3회 18mg씩 치료받은 후 정자 수, 운동성, 정상 형태의 정자세포 비율이 현저하게 증가해 치료기간에 3명의 부인이 임신에 성공했다.

■ **연구 3** 정액의 아연농도가 낮은 불임남성 101명이 2개월~2년 동안 아연을 45mg씩 하루 2회 복용하는 치료를 받았다. 65명은 아연 치료만 받았고 36명은 정삭정맥류 수술(varicocelectomy) 후에 아연 치료를 받았다. 아연 치료만 받은 환자들은 정자 수와 운동성에 큰 변화가 생기지 않았지만 부인의 임신율이 28%였고, 정삭정맥류 수술 후 아연 치료를 받은 환자들은 정자운동성이 현저하게 증가했으며 임신율은 50%에 달했다. 이 연구 팀의 이전 실험에서는 정삭정맥류 수술만 받은 환자 56명의 25%만이 임신에 성공했었다.

아연을 장기복용할 때는 아연으로 인한 구리 결핍을 예방하기 위해 아연 용량에 따라 구리도 하루 1~4mg씩 복용해야 한다.

L-아르기닌(L-Arginine)

정자에는 높은 농도의 아르기닌이 들어 있으며 아르기닌은 시험관실험에서 정자의 운동성을 증가시키는 것으로 보고되었다. 아르기닌은 몸에서 생성되기 때문에 필수아미노산은 아니지만 만약 몸에서 제대로 생성되지 않고 식사를 통한 섭취량도 부족하다면 고환처럼 단백질을 빠르게 합성하는 곳에서는 아르기닌 결핍이 일어날 수 있다. 3명의 남성 참가자에게 10일 동안 아르기닌이 결핍된 식사를 하도록 하자 정자 수가 정상수치보다 약 10% 감소했으나 아르기닌을 보충하자 몇 주 후 정상으로 되돌아왔다.

■ 연구 정자부족증과 정자부족무력증(oligoasthenospermia) 환자 178명에게 최소 2개월 동안 아르기닌을 하루 4g씩 복용하게 했더니 환자의 62.3%는 정자 수와 운동성에 현저한 증가를 보였고 12.3%는 중간 정도의 향상을 보였다(총 74.6% 향상). 이들 중 28명의 부인이 임신에 성공했다(15.7%). 심한 정자부족증이 있는 경우(20million/ml 이하)보다 가벼운 정자부족증이 있는 경우(20~50million/ml) 더 효과적이었다.

카르니틴과 아세틸-L-카르니틴(Acetyl-L-carnitine)

카르니틴은 정자와 정액에 높은 농도로 들어 있으며 정자운동성을 촉진하는 데 중요한 역할을 한다. 정액의 카르니틴 농도는 정자운동성이 적은 사람들에게 낮은 것으로 나타났다. 임상실험에서 카르니틴 또는 카르니틴과 아세틸-L-카르니틴(ALC) 조합치료가 정자의 운동성을 향상시키고 정자운동성이 약하거나 정자 수가 적고 비정상적 형태가 있는 남성의 정자 수를 증가시켰다. 이 치료는 불임남성 부부의 임신율도 증가시켰다.

■ 연구 1 정자무력증인 불임남성 100명에게 4개월 동안 카르니틴 3g을 매일 복용하게 했더니 정상적인 형태의 정자세포 평균비율이 26.9%에서 37.7%로 증가했다. 치료 전 정자 형태의 장애가 가장 심했던 남성에게

효과가 가장 좋았고, 사정 시 평균 정자 수도 142million에서 163million으로 증가했다.

■ 연구 2 정자 수가 적고 운동성이 약하고 비정상적 형태가 있는 불임남성 60명(20~40세)을 무작위로 나누고 6개월 동안 한 그룹에는 카르니틴(1일 2g)과 아세틸-L-카르니틴(1일 1g)을 처방하고 다른 그룹에는 가짜 약을 처방했다. 선택 기준은 정자 농도 10~40million/ml, 전진 운동성 15% 미만, 총운동성 10~40%, 비정상적 형태 80% 미만이었다. 가짜 약 그룹과 비교해 전진운동을 하는 정자 수와 운동성 있는 정자의 총수가 증가했는데, 특히 수치가 낮았던 환자에게 더 효과적이었다.

■ 연구 3 최소 2년 동안 원인을 모르는 정자무력증과 정자 수 10million/ml 이상을 가진 불임남성 47명에게 3개월 동안 카르니틴 3g을 하루 3회 복용하게 했더니 37명의 환자(79%)가 반응을 보였고 평균 정자 수는 88million/ml에서 159million/ml로, 운동성이 있는 평균 정자 수도 27million/ml에서 54million/ml로 증가했으며 전진운동성도 21%에서 32%로 증가했다.

비타민 E

비타민 E는 쥐 실험을 통해 태아 사망 예방효과가 입증되면서 토코페롤(tocopherol; tokos=새끼, pheros=배다)로 명명됐다. 비타민 E 결핍은 태아의 조기사망을 유발하고 고환의 정자 생산을 저하시키는 것으로 밝혀졌다. 또 일부 연구에서 비타민 E 치료(단일치료 또는 셀레늄이나 비타민 C와 조합치료)는 불임남성에게 도움이 되는 것으로 나타났으며 활성산소에 의한 정자 손상도 억제했다.

■ **연구 1** 정자무력증이 있는 남성 110명을 무작위로 나누고 6개월 또는 임신될 때까지 매일 한 그룹에는 비타민 E를 처방하고 다른 그룹에는 가짜 비타민 E를 처방했다. 87명의 환자가 연구에 끝까지 참여했는데 비타민 E 치료를 받은 53명 중 11명(11%)은 임신에 성공했지만 가짜 비타민 E를 처방받은 35명은 임신에 실패했다.

■ **연구 2** 정자 수가 적고 운동성이 약하고 비정상적 형태를 가진 불임남성 9명이 6개월 동안 비타민 E와 셀레늄 치료를 받았다. 첫 번째 달에는 하루에 비타민 E 600IU와 셀레늄 100mcg을 처방했다. 그 후 셀레늄 용량을 2배로 늘리고 비타민 E 용량은 그대로 유지했다. 치료기간에 정자 수는 변하지 않았지만 정자의 운동성, 살아 있는 정자의 비율, 정상정자의 비율은 현저하게 증가했다. 그러나 치료를 중단하자 30일 이내에 다시 원래 수치로 돌아갔다.

셀레늄(Selenium)

셀레늄이 결핍된 먹이를 먹인 쥐들에게서 정자의 운동성이 떨어지고 비정상적인 형태의 정자 수도 증가하는 현상이 발견됐다. 정자무력증이 있는 불임남성을 대상으로 한 연구에서는 3개월간 셀레늄을 하루 100mcg 처방했는데 정자의 운동성이 증가하면서 수정 확률(11%:0%)이 높아졌다. 셀레늄과 비타민 E를 조합한 처방도 효과적인 것으로 확인됐다.

원인불명의 불임이나 조기유산 경험이 있는 여성들의 경우 셀레늄 하루

200mcg 복용으로 일부 임신성공률이 높아진 것으로 나타났다.

비타민 C

비타민 C는 정자운동성을 향상시키는 데 중요한 역할을 한다. 비타민 C 단일치료 또는 비타민 E와의 조합치료는 산화로부터 정자의 DNA를 보호하고 흡연자들(흡연은 비타민 C를 감소시키고 정자이상과 연관이 있다)의 정자 질을 향상시키는 것으로 나타났다. 비타민 C 수치가 낮으면 정자응집이 증가돼 생식기능을 손상시킨다. 임상실험에서 비타민 C는 석유화학 노동자들의 정자응집에 의한 불임을 회복시켰다.

■ **연구 1** 정자의 20% 이상(평균 37%)이 응집돼 불임이었던 35명의 석유화학 노동자들은 평균 혈청 비타민 C 수치가 0.2mg/dl로 정상수치인 0.6~0.8mg/dl보다 훨씬 낮았다. 이 중 15명은 60일 동안 하루 2회씩 비타민 C 500mg 치료를 받았고 2주 후 정자응집이 13%까지 감소했다. 비타민 C는 정상 정자비율과 정자의 생존력, 운동성 증가와 연관이 있었으며 60일 동안 비타민 C를 복용한 남성 12명의 부인은 임신했으나 비타민 C를 복용하지 않은 남성 8명의 부인은 임신이 되지 않았다. 석유화학 노동자들의 비타민 C 결핍은 석유와 여러 화학물질에 직접 노출되었기 때문으로 추정된다.

비타민 C는 불임여성에게도 도움이 되었다. 일부 습관성무배란 여성에게 비타민 C 치료가 배란을 유도하는 것으로 나타났고 클로미펜(clomiphene; 배란유도제)의 효과도 향상시켰으며 혈청 프로게스테론 수치를 높이고 황체기 장애(luteal phase defect)가 있는 불임여성의 임신율을 증가시켰다.

■ **연구 2** 클로미펜 치료에도 반응하지 않는 무배란 여성 42명을 두 그룹으로 나누어 한 그룹에는 하루에 비타민 C 400mg을 처방하고 다른 그룹에는 비타민 C 400mg과 함께 5일 동안 클로미펜을 처방했다. 비타민 C 그룹은 5명의 습관성무배란 여성 중 2명이 배란이 되었고 8명의 1단계 시상하부성무월경(first-grade hypothalamic amenorrhea) 여성 중 1명의 배란이 유도됐지만 6명의 2단계 시상하부성무월경에는 효과가 없었다. 비타민 C와 클로미펜을 같이 쓴 경우는 5명의 습관성무배란 여성 중 5명이 배란을 했고 17명의 1단계 시상하부성무월경 여성 중 10명이, 9명의 2단계 시상하부성무월경 여성 중 2명이 배란에 성공했다. 비타민 C 하나만으로는 5명의 습관성무배란 여성 중 1명이 임신되었으며 비타민 C와 클로미펜을 같이 썼을 때는 습관성무배란 또는 1단계 시상하부성무월경 여성 18명 중 8명이 임신되었다. 비타민 C는 난소에 직접 작용하는 것으로 여겨진다.

■ **연구 3** 황체기 장애가 있는 불임여성 150명(평균연령 35세)을 무작위로 나누고 임신이 될 때까지 또는 최대 6개월까지 월경주기 첫날부터 한 그룹에는 하루에 비타민 C 750mg을 처방하고 대조군에는 아무것도 처방하지 않았다. 비타민 C 치료를 받은 여성의 53%, 대조군의 22%에서 프로게스테론 수치가 증가했다. 평균 혈청 프로게스테론 수치는 비타민

C 그룹이 대조군보다 현저하게 증가했으며(77%: 10%), 비타민 C 치료를 받은 여성은 25%가 임신되었고 대조군은 11%가 임신되었다.

리코펜(Lycopene)

활성산소에 의한 정자막 손상을 막는 데 도움을 주는 리코펜은 고환과 정액에 높은 농도로 포함돼 있는 것이 발견되었으며 불임남성은 리코펜 수치가 낮은 것으로 나타났다. 임상실험에 의하면 3개월 동안 리코펜 4mg을 매일 복용했더니 정자 수가 적고 기형이며 운동성도 떨어지는 남성의 정자 수와 질이 향상되었다.

■ 연구 원인을 모르는 정자희소기형무력증(oligoasthenoteratozoospermia)이 있는 불임남성 30명에게 3개월 동안 리코펜을 하루 4mg 복용하게 했더니 평균 정자농도가 14million/ml에서 38million/ml로 증가했고 정상적인 형태의 정자 평균비율도 15%에서 50%로 증가했다. 처음 정자농도가 5million/ml 이상이었던 남성 26명 중 6명(23%)의 부인은 임신에도 성공했다.

코엔자임 큐텐(Coenzyme Q10; CoQ10)

원인을 모르는 정자무력증으로 인한 불임남성 22명(평균연령 31세)에게 6개월 동안 코엔자임 큐텐을 하루 200mg 복용하게 했더니 6개월 후 정자세포의 운동성이 처음과 비교해 현저하게 증가했다. 같은 연구 팀이 진행한 다른 실험에서도 비슷한 결과가 나왔다. 이 연구 팀은 코엔자임 큐텐의 효과는 미토콘드리아의 에너지 생산 증가와 항산화작용 때문일 것이라고 밝혔다.

엽산(Folate)

여러 사례보고에 의하면 엽산 결핍이 회복 가능한 불임의 원인일 것으로 추정된다.

■ **연구** 3~10년 동안 불임인 3명의 여성은 엽산결핍으로 나타났다. 빈혈은 공통증상이 아니었으나 모든 환자는 평균 적혈구용적(mean corpuscular volume; MCV)이 증가해 있었다. 엽산 치료(1일 3회 5mg) 후 이들은 3, 11, 15개월 이내에 임신되었다.

비타민 B_{12}

사례보고에서 과도한 흡연과 술 때문에 정자의 질이 좋지 않은 남성 2명에게 비타민 B_{12} 주사(7개월 동안 매주 30mcg)를 투여했더니 정자 수가 현저하게 증가하고 운동성도 향상된 것으로 나타났다. 어떤 실험에서는 12주 동안 비타민 B_{12} 주사를 1주일에 1회 투여했더니 정자부족증 남성 45명 중 27%의 정자 수가 현저하게 증가했다. 비타민 B_{12} 주사를 6주간 지속한 다른 연구에서는 효과가 없었는데 정자생성 주기가 최소 12주이기 때문인 것으로 보인다.

■ **연구** 정삭정맥류나 당뇨성말초신경병증이 있는 환자는 제외하고 정자

부족증인 남성 45명이 최소 12주 동안 매주 1000mcg씩 비타민 B_{12} 근육주사 치료를 받았다. 이 환자들의 치료 전 정자 수는 20million/ml 이하였으나 치료 후 환자의 27%에서 총 정자 수가 100million/ml 이상으로 증가한 것으로 확인되었다.

희발월경(oligomenorrhea)과 비타민 B_{12} 결핍이 있는 불임여성이 비타민 B_{12} 치료 후 임신에 성공한 사례보고가 있다.

구리(Copper)

구리결핍은 소와 쥐의 생식기능을 방해하는 것으로 알려졌다. 평균 혈장 구리수치는 48명의 불임여성이 35명의 대조군보다 현저하게 낮았다(17.9mmol/L:22.4mmol/L). 따라서 불임여성은 구리(1일 약 1~3mg)를 보충하는 것이 좋다.

필수지방산

필수지방산이 결핍된 먹이를 먹인 암컷 쥐에게 에스트로겐 결핍과 생식기능장애가 생겼다. 필수지방산이 결핍된 먹이를 먹인 수컷 쥐는 정자가 비정상적으로 변해 불임이 되었으며 정세관(seminiferous tubules)에도 병리적인 변화가 생겼다. 필수지방산 결핍은 지방이 매우 부족한 식사를 하거나 심한 유산소운동을 하는 사람들, 흡수불량증후군이 있는 사람들에게 나타난다. 건조하고 각질이 일어나는 피부는 필수지방산 결핍의 흔한 증상이다. 필수지방산이 많은 식품으로는 견과류, 씨앗류, 채소, 씨앗기름 등이 있다.

비타민 B_6(Pyridoxine)

월경전증후군 치료를 위해 1년 6개월~7년 동안 매일 비타민 B_6 100~800mg을 복용한 불임여성 14명 중 11명은 6개월 이내에 임신되었고 2명은 6개월 이후에 임신되었다. 비타민 B_6 치료는 중기 황체기(mid-luteal phase)에 프로게스테론 수치를 증가시켰다.

임신 중 많은 양의 비타민 B_6 치료는 안전성이 충분히 연구되지 않았기 때문에 이 치료는 월경전증후군이 있으면서 다른 영양제 치료에 반응하지 않는 불임여성에게만 사용해야 할 것이다. 또 하루 200mg 이상의 비타민 B_6 치료를 받는 환자들은 감각신경병증(sensory neuropathy)이 나타나지 않는지 잘 관찰해야 한다.

철분(Iron)

철분이 결핍된 불임여성 7명에게 하루 35mg의 철분을 복용하게 했더니 28주 이내(평균 18.5주)에 임신이 되었다. 복용 이전의 혈청 페리틴(ferritin) 수치는 14~40ng/ml이었다. 이 여성들은 철분 흡수를 증가시키기 위해 하루 200mg의 비타민 C도 복용했다.

종합비타민–종합미네랄

임신을 계획 중인 여성을 대상으로 한 연구에서 종합비타민과 종합미네랄을 시험관 수정 전에 복용하게 했더니 수정 성공률이 높아졌다. 심각한 불임남성을 대상으로 한 연구에서 비타민, 미네랄, 리코펜, 마늘이 들어 있는 영양보조제가 시험관 수정 성공률을 증가시켰다.

■연구 1 임신을 계획 중인 헝가리 여성 약 7905명을 무작위로 나누고 매일 종합비타민-종합미네랄제 또는 미량무기질(trace mineral)제를 처방했다. 종합비타민-종합미네랄에는 비타민 A(4000~6000IU), 티아민(1.6mg), 리보플라빈(1.8mg), 비타민 B_6(2.6mg), 비타민 B_{12}(4mcg), 비타민 C(100mg), 비타민 D(500IU), 비타민 E(15IU), 나이아신아마이드(19mg), 판토텐산염(10mg), 바이오틴(0.2mg), 엽산(0.8mg), 칼슘(125mg), 인(125mg), 마그네슘(100mg), 철분(60mg), 아연(7.5mg), 구리(1mg), 망간(1mg)이 들어 있었다. 미량무기질제에는 아연(7.5mg), 구리(1mg), 망간(1mg), 비타민 C(7.5mg)가 들어 있었다. 치료는 임신시도 최소 1개월 전에 시작되었고 월경이 사라지고 2개월 되는 날까지 계속되었다. 실험기간에 임신율은 종합비타민-종합미네랄제 그룹이 미량무기질제 그룹보다 높았다(71.3%:67.9%).

■연구 2 심각한 불임남성 60명을 무작위로 나누고 부인의 시험관 수정 주기 이전 3개월 동안 매일 한 그룹은 영양제 치료를 하고 다른 그룹은 가짜 영양제 치료를 했다. 영양제에는 리코펜(6mg), 비타민 E(400IU), 비타민 C(100mg), 아연(25mg), 셀레늄(26mcg), 엽산(500mcg), 마늘(1000mg)이 들어 있었다. 이식된 배아가 임신 13주에 생명력 있는 태아로 성장한 비율은 영양제 그룹이 가짜 영양제 그룹보다 현저하게 높았다(38.5%:16%).

갑상선기능저하

갑상선기능저하증은 여성의 불임과 남성의 비정상적인 정자생산의 원인이다. 불임여성은 갑상선기능저하증 증상인 아킬레스건 반응이 느린 특징이 있다. 임상증상으로 또는 혈액검사에서 갑상선기능저하증이 확인된 불임여성에게 갑상선호르몬 치료를 했더니 어느 연구에서는 54% 정도가 임신을 했고 다른 연구에서는 10%가 임신을 한 것으로 나타났다.

갑상선기능저하증 증상(추위에 민감, 건조한 피부, 피곤함, 약한 모발)이 있는 불임여성이나 불임남성은 불임클리닉에서 갑상선 치료를 받기를 권한다.

멜라토닌의 부작용

사례보고에서 정자 농도가 정상범위에서 낮은 쪽인 젊은 남성 2명이 멜라토닌 치료를 받는 동안 정자부족증이 생겼다.

■ **연구** 3개월 동안 하루 3mg의 멜라토닌 치료를 받은 건강한 남성 8명(평균연령 23세) 중 2명은 정자 수가 각각 3million/ml과 12million/ml로 줄었고 운동성도 줄어들었다. 이 두 남성은 멜라토닌 치료를 받기 전의 정자농도 또한 정상범위에서 낮은 쪽이었다(25~35million/ml). 멜라토닌 치료를 중단하고 6개월 후 2명 중 1명은 정자농도와 운동성이 정상으로 회복되었지만 다른 1명은 여전히 비정상수치를 보였다. 멜라토닌에 영향을 받지 않은 나머지 남성 6명은 원래 상당히 높은 수치의 정자를 가

지고 있었다.

처방

다양한 영양소가 불임을 치료하는 데 도움이 된다. 영양소 치료에 대한 연구는 부족하지만 단일영양소보다 다양한 영양소 조합이 더 효과적일 것으로 보인다. 어떤 영양소는 다른 영양소의 활동을 돕기 때문에(예를 들면 코엔자임 큐텐과 카르니틴, 엽산과 비타민 B_{12}) 적은 양의 영양소를 다양하게 조합하는 쪽이 단일영양소를 많이 섭취하는 쪽보다 효과적일 것이다.

26 비만

Obesity

요즘은 비만도 질병으로 간주하나 치료할 수 있는 질병으로 친다. 비만으로 인해 유발되는 질병은 매우 많다. 심장병, 동맥경화, 고혈압, 당뇨, 담낭질병, 지방간, 무호흡증, 천식, 스트레스로 인한 강박장애, 관절염, 우울증, 암 등이 있다. 대부분의 체중감량 프로그램은 장기적 성공률이 매우 낮아서 처음에는 살이 잘 빠지지만 1~5년 내에 도로 살이 찐다.

살찌는 원인

살찌는 원인으로는 유전성, 반복적인 다이어트, 운동부족, 정신적 스트레스 등이 있지만 호르몬이 원인인 경우도 많다. 갑상선호르몬 저하와 에스트로겐-황체호르몬의 불균형, 인슐린 과잉 등이 대표적이므로 먼저 혈액검사를 통해 호르몬 상태를 확인한 후 그에 맞는 해결책을 찾는 것이 바람직하다. 또 간기능이 좋지 않아도 비만이 될 수 있고 비타민이 부족해도 칼로리를 잘 태우지 못하며(1권 비만 p.256) 여성호르몬(에스트로겐)이 많아도 살이 찐다.(1권 여성호르몬 우세 p.477) 영양부족도 비만의 원인이 된다. 햄버거, 피자, 치킨 등 지방과 탄수화물만 많아 칼로리가 높은 음식은 신진대사를 촉진하는 비타민과 미네랄이 부족해 살이 찌기 십상이다. 밥하고 김치를 주로 먹는 사람도 마찬가지다. 종합비타민에는 신진대사에 필요한 여러 가지 비타민과 미네랄이 들어 있으므로 살을 빼려면 기본적으로 복용해야 한다. 또 비만의 원인은 장내 나쁜 세균 때문이기도 하다. 비만인 사람은 장내에 나쁜 균이 많은데 이 균들의 내독소가 장벽을 통과해 혈액으로 흡수되면 뇌 시상하부에서 렙틴(leptin)호르몬을 인식하는 기능을 둔감하게 만들어 과식하게 된다. 렙틴은 몸에 지방세포가 많아졌으니 그만 먹으라는 신호를 뇌에 보내는 호르몬으로 지방세포에서 분비된다.(1권 렙틴 p.548)

장내에 나쁜 균과 칸디다 곰팡이가 많으면 단 것을 찾게 되고 이로 인해 혈당이 빨리 올라가면 비만과 당뇨로 이어질 수도 있다. 또 단 것을 먹으면 칸디다 곰팡이의 식량이 되기 때문에 장내에 칸디다 곰팡이가 증식해 칸디다증이 되기도 한다. 나쁜 균들의 내독소(LPS; Lipopolysaccharides)는 나쁜 박테리아의 세포벽에 존재한다. 이것이 혈액으로 흡수되면 강한 면역반응을 일으켜 면역기능에 이상을 초래하고 자가면역질병의 원인이 될 수도 있다. 장을 깨끗하게 하려면 장내 나쁜 균들과 칸디다 곰팡이를 없애고 좋은 균들(소장균, 대장균)을 넣어줘야 한다.(1권 칸디다증 p.455)

음식

식사 횟수와 식사 시간

조금씩 자주 먹는 사람은 한 번에 많이 먹는 사람보다 살찔 확률이 낮다. 식사를 하는 시간도 1일 총열량에 영향을 미치는데, 하루 열량의 비교적 많은 부분을 아침에 먹는 사람들은 하루에 더 적은 열량을 섭취하는 경향이 있으나 하루 열량의 많은 부분을 저녁에 먹는 사람들은 더 많은 열량을 섭취하는 것으로 나타났다. 건강한 아침식사는 과식을 예방하는 데 중요하다. 아침을 먹지 않으면 충동적으로 간식을 먹는 경향이 있기 때문이다. 또 연구에 의하면 아침에 정해진 열량(2000kcal) 전부를 먹었을 때 몸무게가 줄었으나 저녁에 정해진 열량(2000kcal) 전부를 먹었을 때는 몸무게가 늘었다. 이러한 결과는 영양학자 아델 데이비스(Adelle Davis)의 "아침식사는 왕처럼, 점심식사는 공주처럼, 저녁식사는 거지처럼 하라"는 주장을 뒷받침한다.

모유 수유

스코틀랜드에서 39~42개월 아이 3만2200명을 대상으로 한 연구에서 모유 수유를 한 아이의 비만율은 분유를 먹인 아이의 비만율과 비교해 28% 정도 낮았다. 독일에서 5~6세 아이 9357명을 대상으로 한 연구에서도 비슷한 결과가 나왔다. 이 연구에서 비만율은 모유 수유를 하는 기간이 늘어날수록 감소하는 것으로 나타났다. 모유 수유가 비만을 어떻게 예방하는지는 밝혀지지 않았다.

설탕

자당, 과당, 포도당과 같은 단당류는 탄산음료, 케이크, 파이, 쿠키, 사탕, 시리얼에 많이 들어 있고 열량이 상당히 높은 탄수화물이다. 그리고 많은 양의 설탕을 먹으면 설탕중독이 될 수 있다. 설탕은 일부 사람들에게 반응성저혈당증을 일으키는데 혈당이 떨어질 때마다 더 많은 설탕이나 탄수화물을 찾게 된다. 이런 단당류는 쉽게 지방으로 변하고 동물실험에서 복부비만 형성을 촉진하는 것으로 나타났다.설탕을 먹지 않는 것이 힘든 사람들은 혈당을 일정하게 유지할 수 있는 식단을 따르면 설탕의 금단현상을 예방할 수 있다. 이 식단은 정제설탕, 카페인, 알코올을 없애고 적은 양을 여러 번 먹고 충분한 양의 단백질과 복합탄수화물, 마그네슘, 크로뮴, 미량미네랄, 그리고 비타민 B군 같은 영양소를 보충하는 것이 기본이다. 그리고 일부 환자들은 음식 알레르기를 찾아내고 피함으로써 설탕중독을 해결하기도 했다.

아스파탐과 설탕 대체품

연구에 의하면 아스파탐을 먹으면 식욕이 자극되었고 더 많은 음식을 먹는 것으로 나타났다. 또 인공감미료를 먹는 사람은 그렇지 않은 사람에 비해 몸무게가 늘어나는 현상이 관찰되기도 했다. 아스파탐은 실험쥐에게 암을 유발시키는 등 커다란 논란을 일으키고 있는 물질이다. 보통 몇 주 동안 모든 종류의 감미료를 먹지 않으면 단맛에 대한 반응을 조절할 수 있게 되고 음식의 자연적인 단맛을 즐길 수 있게 되며 이런 방법으로 종종 설탕중독에서 벗어날 수 있다.

음식 알레르기

1947년 랜돌프(Randolph) 박사는 숨겨진 음식 알레르기가 비만의 흔한 원인이라고 보고했다. 그는 환자들이 알레르기가 있는 음식에 중독돼 있는 사실을 자주 발견했는데, 알레르기 음식에 중독된 환자는 알레르기를 일으키는 음식을 먹은 직후 기분이 좋아지지만 약 2시간 후부터는 점점 나빠졌다. 랜돌프가 발견한 가장 흔한 알레르기 음식(옥수수, 밀, 우유)들은 모두 열량이 많다. 이러한 음식에 중독돼 자주 많이 먹게 되면 비만을 유발할 수 있다. 음식 알레르기 중독이 있는 환자들은 체중감량 식단을 따르는 데 매우 힘들 수 있지만 숨겨진 알레르기 음식을 피하면 이뇨현상이 생기고 부종이 사라지면서 음식에 대한 갈망(단 것, 탄수화물에 대한 갈망)과 왕성한 식욕이 없어지고 지속적인 체중감량에도 성공할 수 있다. 알레르기 음식에 대한 갈망은 반응성저혈당증 환자의 설탕에 대한 갈망과 비슷한 것으로 여겨진다.

일부 환자가 사탕무로 만든 설탕에는 과민하게 반응하지만 사탕수수로 만든 설탕에는 문제가 없는 것으로 보아 설탕에 대한 갈망은 알레르기 반응에 영향을 받는 것으로 보인다. 최근 몇 십 년 동안 고과당 옥수수 시럽 소비가 증가함에 따라 비만율도 함께 증가했다. 옥수수가 흔한 알레르기 유발식품이고 옥수수에 과민반응을 보이는 사람들은 옥수수당에도 과민하게 반응하기 때문에 식품업계에서 흔하게 사용되는 고과당 옥수수시럽에 새롭게 중독되는 사람들이 늘고 있다.

▪ **연구** 조울증(manic depression)을 오래 앓은 45세의 과체중 여성은 평소

많은 양의 유제품과 400~500g의 치즈를 먹고 있었다. 알레르기를 일으키는 음식을 제외한 후 음식을 하나씩 추가해가며 찾아보니 이 여성의 조울증은 유제품 때문이었다. 유제품을 끊고 6개월 후 이 환자는 열량을 제한하지 않았음에도 약 23kg의 몸무게가 빠졌고 정상체중에 가까워졌다. 음식 알레르기는 식탐도 촉진하지만 신진대사를 느리게 해서 살이 쉽게 찌도록 만든다. 저열량 식단을 따랐는데도 체중감량에 실패한 환자의 약 30%는 알레르기 음식을 식단에서 제거한 후 열량을 더 이상 줄이지 않고도 성공적으로 감량할 수 있었다. 알레르기를 잘 일으키는 음식을 모두 끊고 알레르기를 일으키지 않는 음식만 먹으며 새로운 음식을 하나씩 추가함으로써 알레르기를 일으키는 음식을 찾아낼 수 있다.(1권 내 몸에 맞는 음식 찾는 법 p.47) 알레르기를 일으키지 않는 음식만 먹기 시작하면 몇 시간에서 3일 동안은 전에 먹던 음식에 대한 갈망이 심해지는데 며칠만 지나면 알레르기를 일으키는 음식은 더 이상 생각나지 않을 정도로 좋아진다.

식탐은 마약현상

학자들에 의하면 식탐과 과식은 아편과 비슷한 작용을 하는 단백질(opioid peptides)에 의한 자가중독이라고 한다. 펩신(pepsin; 단백질 분해효소)에 의해 밀가루의 글루텐과 우유의 단백질 알파-카세인이 가수분해되면 아편과 같은 작용을 하는 단백질이 몸 안에서 만들어지기 때문이다. 이렇게 되면 마약에 중독된 것처럼 자꾸 빵, 밀가루 음식, 유제품이 먹고 싶어지는 것이다. 이것은 왜 수많은 사람들이 빵과 밀가루 음식,

유제품을 갈망하는지 설명해준다.

쥐 실험에서는 아편의 작용을 무효화하는 날록손(Naloxone: opioid antagonist)이 스트레스로 인한 식탐을 예방하고 유전적으로 과체중인 쥐의 과식습관을 없애주었는데, 과체중인 참가자들에게 자유롭게 먹도록 했을 때도 식사량을 줄여주는 효과가 있었다. 이렇게 아편작용이 무효화되면 식탐이 없어지고 과식을 하지 않게 된다. 정제설탕에 대한 중독도 이러한 아편작용에 의해 일어난다. 먹이에 10% 자당용액(설탕물)을 넣어 21일 동안 먹인 쥐에게 아편의 작용을 무효화하는 날록손을 투여했더니 모르핀 금단현상과 비슷한 생화학적 불균형이 뇌에서 일어났다. 반면 먹이만 먹인 쥐에게서는 이러한 현상이 일어나지 않았다.

따라서 빵, 밀가루 음식, 치즈, 단 것 등을 지나치게 좋아하는 것도 마약중독과 같은 현상이다. 이들 음식을 끊으면 금단현상이 생겨 먹고 싶은 욕구가 강하게 일지만 꾹 참고 견디면 중독증이 없어지면서 식탐도 없어지고 식욕도 감소한다.

섬유질

섬유질을 많이 먹는 것은 여러 방법으로 비만을 예방하거나 치료하는데 도움이 된다. 첫째, 섬유질이 많은 음식은 일반적으로 칼로리가 낮다. 둘째, 이러한 음식은 더 많이 씹어야 하므로 먹는 속도를 늦춘다. 셋째, 섬유질은 수분을 흡수해 불어나므로 포만감을 준다. 연구에 의하면 저열량식을 하는 과체중 여성이 다양한 섬유질을 먹었을 때 체중감량이 촉진되는 것으로 나타났다. 그러나 섬유질은 칼슘, 마그네슘, 아연, 구리 같은 미네랄의 흡수를 억제할 가능성도 있기 때문에 시간 간격을 두고 먹는 것이 바람직하다.

지중해 식단

지중해 식단은 주로 콩류, 과일, 채소, 곡물류, 올리브오일로 구성돼 있고 알코올을 적당히 마시고 고기와 유제품은 적게 먹는 것이 특징이다. 이 식단에는 중간 정도의 지방(올리브오일이 많이 포함돼 있으면서 에너지의 35% 차지)이 포함돼 있다. 실험에 의하면 지중해식 식사는 과체중인 사람들이 체중감량을 위해 먹는 같은 열량의 저지방 식단보다 더 효과가 있었다.

■ **연구** 과체중인 남녀 101명을 무작위로 나누어 18개월 동안 한 그룹은 지중해 식단을 기본으로 하는 중간 정도의 지방 식단(에너지의 35%)을 따르도록 하고, 다른 그룹은 같은 열량의 저지방 식단(에너지의 20%)을 따르도록 했다. 지중해 식단을 따른 그룹은 체중이 평균 4.1kg 줄어든 반면 저지방 식단을 따른 그룹은 체중이 평균 2.9kg 늘었다. 평균 허리둘레도 지중해 식단을 따른 그룹은 6.9cm 줄었고 저지방 식단을 따른 그룹은 2.6cm 늘었다. 지중해 식단을 따르면 특히 심혈관계질병을 예방하는 효과가 있고 총사망률도 줄이는 것으로 나타났다.

황제 다이어트

황제 다이어트(Atkins diet)는 탄수화물이 매우 적은 식단이다. 탄수화물의 양을 첫 2주 동안 하루 20~25g으로 제한했다가 조금씩 늘리는 것이 특징이다. 이 식단은 육류, 달걀, 치즈와 탄수화물이 적은 채소로 구성돼 있고 열량에 제한을 두지 않는다. 3개월~1년 동안 진행된 여러 연구에서 황제 다이어트를 한 과체중 사람들은 일반적인 저지방 저탄수화물 식사나 다른 유명 다이어트, 예를 들면 존 다이어트(탄수화물 40%, 지방 30%, 단백질 30%) 또는 오니시 다이어트(지방 10%, 통곡식, 채식)를 한 사람들보다 체중이 훨씬 많이 줄었다. 한 연구에서 황제 다이어트는 평균 에너지 섭취(1830kcal/day)가 훨씬 많았지만 저지방 저탄수화물 식단(1100kcal/day)보다 체중이 더 많이 줄었다. 또 다른 실험에서는 황제 다이어트가 3개월과 6개월 후에도 저지방 저탄수화물 식단보다 효과적이었다. 하지만 12개월 후에는 효과가 약간 감소했다. 황제 다이어트가 단기간 체중감량에는 효과가 있는 것으로 보이지만 장기간의 안정성에 대해서는 우려가 있다. 이 다이어트 식단은 가벼운 대사성산증(mild metabolic acidosis)으로 인해 혈액을 산성상태로 만들기 때문이다. 대사성산증은 혈액의 산성을 중화하기 위해 뼈에서 칼슘을 빼내기 때문에 골다공증의 우려가 있다. 한 연구에서 6주 동안 황제 다이어트를 했을 때 뼈의 칼슘이 2.2% 줄었는데, 이는 짧은 기간에 상당히 감소한 결과였다. 또 황제 다이어트는 소변으로 칼슘 배출을 증가시키므로 신장결석을 일으킬 위험을 높이기도 한다. 황제 다이어트는 지방과 콜레스테롤을 상대적으로 많이 포함하고 있지만 혈청 지질농도에는 영향을 주지 않는 것으로 나타났다. 하지만 조리한 육류는 산화콜레스테롤이 높아 동맥경화에 걸리기 쉽고 에이지(AGEs)가 많아져 죽상동맥경화, 당뇨합병증, 신부전, 노화를 촉진시킨다. 어느 연구에서 12개월 동안 황제 다이어트를 한 과체중과 비만인 사람들의 경우 체중은 평균 15kg 줄었지만 초기 단계의 죽상동맥경화증이 생긴 것으로 드러났다. 이러한 부작용 때문에 황제 다이어트로 감량하는 것은 적절치 않다. 그래도 꼭 황제 다이어트를 하려면 마그네슘, 칼슘, 비타민 D, 비타민 K 등 골밀도 감소를 예방하는 영양소를 보충해야 한다. 하루에 마그네슘 400~500mg은 황제 다이어트의 부작용인 신장결석의 위험을 줄여준다. 결론적으로 황제 다이어트보다는 지중해 식단을 실천하면서 앞에서 말한 지침을 따르는 것이 안전하다.

저혈당지수 식단(Low-glycemic index diet)

비만인 어린이들이 체중을 줄이기 위해 저혈당지수 식사를 하는 것은 지방, 설탕, 열량이 적은 식사를 하는 것보다 더 효과가 있는 것으로 나타났다.

■ **연구** 비만인 어린이 107명(평균연령 10.4세)에게 4개월 동안 두 식단 중 하나를 처방했다. 한 식단은 지방, 설탕, 열량이 적고 과일, 채소와 곡물이 많은 식단이었다. 칼로리는 평소 먹던 양보다 250~500kcal 줄였다. 다른 식단은 저혈당지수 식단으로 에너지 제한보다는 혈당을 빨리 올리지 않는 음식 선택에 초점을 맞췄다. 포만감을 느낄 때까지 먹고 배고프면 간식을 먹고 식사 때마다 저혈당지수 탄수화물, 단백질, 지방을 섞어 먹도록 했다. 음식은 주로 채소, 콩류, 과일이었고 담백한 단백질

과 유제품, 통곡물을 포함했으며 정제된 곡류, 감자, 설탕은 제외했다. 체중은 저혈당지수 식사를 할 때 저지방 저설탕 저열량 식사를 할 때보다 훨씬 많이 줄었다(2.03:1.31kg). (1권 혈당기준치 p.193~194)

단백질

지방이 적당히 포함된 식사(열량의 30%가 지방)를 하는 과체중 성인들 중에서는 단백질을 많이(25%) 먹는 사람이 적게(12%) 먹는 사람보다 체중을 많이 줄일 수 있었다. 이러한 차이가 식단에 단백질이 많아서인지 탄수화물이 적기 때문인지는 밝혀지지 않았다.

트랜스지방

6년 동안 수컷 원숭이에게 트랜스 단불포화지방산 먹이를 먹였는데 열량은 체중이 늘지 않도록 적당히 조절했다. 트랜스지방을 먹은 동물들은 대조군과 비교해 평균체중이 현저하게 늘었고(7.2%:1.8%) 피하지방보다 복부내지방의 비율이 높아졌으며 식후 혈청 인슐린 농도도 많이 올라갔다. 이러한 결과는 트랜스지방을 먹으면 인슐린 저항성을 높여 많은 열량을 먹지 않아도 비만을 일으킬 수 있음을 의미한다. (1권 트랜스지방 p.570)

칼슘

연구에 의하면 하루 430mg의 칼슘이 포함된 저칼로리 음식을 먹는 비만인 성인이 칼슘을 하루 800mg 추가하자 체중이 어느 정도 빠지는 것으로 나타났는데 칼슘을 적게 먹는 사람에게 더 효과적이었다.

비타민 C

어느 연구에서는 하루에 비타민 C 3g을 먹으면 비만 여성의 체중을 줄일 수 있는 것으로 나타났다. 비타민 C가 어떤 원리로 체중을 줄이는지는 분명하지 않아 더 많은 연구가 필요하다.

▪연구 여러 체중감량 프로그램으로 효과를 보지 못한 고도비만 여성 38명을 무작위로 나누고 6개월 동안 매일 한 그룹은 비타민 C 1g을 3회씩 복용하게 하고 다른 그룹은 가짜 비타민 C를 복용하게 했다. 비타민 C 그룹은 가짜 비타민 C 그룹에 비해 평균 체중감량이 많은 것으로 나타났다(2.53kg:0.95kg).

보리지오일(Borage seed oil)과 달맞이꽃종자유(Evening primrose oil)

감마리놀렌산은 보리지오일과 달맞이꽃종자유의 구성성분이다. 어느 연구에서 6~8주 동안 매일 달맞이꽃종자유 2~4g을 과체중인 사람에게 복용했을 때 상당한 체중감량 효과가 있었다. 또 체중을 많이 감량한 비만 환자를 대상으로 진행한 연구에서는 1년 동안 매일 보리지오일 5g을 섭취하게 했을 때 체중이 다시 늘지 않도록 예방하는 효과가 있었다.

■ 연구 평균 30kg 정도 감량한 비만 환자 24명을 무작위로 나누고 1년 동안 매일 한 그룹은 보리지오일 5g(감마리놀렌산 890mg)을 섭취하게 하고 다른 그룹은 올리브오일을 섭취하게 했더니 평균 체중의 재증가는 보리지오일을 먹은 그룹이 2.17kg이었고 올리브오일 그룹은 8.7kg이었다.

달맞이꽃종자유도 살을 빼는 효과가 있으나 감마리놀렌산은 보리지오일에 더 많다.(2권 감마리놀렌산 p.12)

카르니틴(L-carnitine)

카르니틴은 지방산에서 에너지를 만들어내는 역할을 한다. 건강한 사람들에게 10일 동안 매일 카르니틴 3g을 처방했을 때 지방산의 산화가 증가했다. 지방을 태워 에너지를 만든다는 것은 지방이 소모되는 것으로 살이 빠진다는 뜻이다.

녹차

녹차에는 카테킨(특히 EGCG)이라는 플라보노이드가 비교적 많다. 실험실 실험에서 녹차 추출물은 췌장의 지방분해효소(lipase)를 억제하고 말초조직의 열 발생을 촉진해 지방흡수를 줄이고 안정 시 신진대사율을 높이기 때문에 체중감량에 도움이 되는 것으로 나타났다. 건강한 남성에게 녹차 추출물을 복용하도록 하고 대조군과 비교했을 때 24시간 에너지 소비가 4% 증가했다. 녹차 추출물은 자극제와 비만 치료제의 흔한 부작용인 심장박동수를 빨라지게 하지 않았다. 녹차 카테킨이 체중, 허리둘레, 체지방량을 줄였다는 연구결과도 있다.

■ **연구** 내장지방형 비만인 일본인 환자 270명을 무작위로 나누고 12개월 동안 매일 한 그룹은 녹차에 카테킨 583mg을 복용하게 하고 다른 그룹은 카테킨 96mg을 복용하게 했다. 카테킨 그룹은 평균 체중이 1.7kg, 체지방은 2.3kg, 허리둘레는 2.5cm 줄었는데 대조군의 변화보다 훨씬 큰 폭이었다. 하루 평균 에너지 섭취도 카테킨 그룹은 3.1% 줄었으나(식욕감소를 의미) 대조군은 변화가 없었다. 부작용은 없었다.이처럼 녹차는 체중감량에도 효과적이지만 암과 심혈관계질병을 예방하는 효과도 있기 때문에 체중감량 프로그램으로 더욱 가치가 높다. 체중감량을 위한 녹차의 적정량은 알려지지 않았지만 우려낸 녹차는 인스턴트 녹차나 카페인 없는 녹차와 비교했을 때 상당히 많은 양의 카테킨을 포함하고 있다. 녹차는 일반적으로 카페인에 민감하지 않은 사람들에게 안전한 것으로 여겨진다.

운동

음식을 줄여서 하는 체중감량은 척추와 골반뼈의 골밀도를 빠르게 감소시킬 수 있다. 반면 운동에 의한 체중감량은 골밀도를 줄이지 않으며 특히 무거운 것을 드는 운동은 골밀도에 좋은 영향을 준다. 따라서 음식을 제한해 체중감량을 하는 사람들은 골밀도의 감소를 예방하기 위해 근력 운동을 규칙적으로 해야 한다. 또 열량이 적은 식단은 영양소도 부족하기 때문에 이런 식사를 하는 사람들은 칼슘, 마그네슘, 미네랄, 비타민 D, 비타민 K처럼 뼈에 중요한 역할을 하는 영양소를 보충해야 한다.

27 빈혈

Anemia

빈혈은 적혈구(RBC)의 수, 헤모글로빈 농도, 적혈구용적률(hematocrit; 전체 혈액 대비 적혈구 용량)이 감소하는 질병으로 출혈이나 용혈(hemolysis; 혈액 속 적혈구가 파괴돼 헤모글로빈이 유출되는 현상), 헤모글로빈이나 적혈구 생산기능이 손상되면서 나타난다. 빈혈은 신장질병, 간질환, 암, 만성감염 같은 질병으로 인해 생기기도 하지만 정확한 병명 없이 만성적인 질병으로 유발되기도 한다. 그러므로 빈혈을 진단하기 위해서는 철저한 검사가 필요하다.

빈혈 치료방법은 원인에 따라 달라진다. 보통 철분, 엽산, 비타민 B_{12} 등의 상태를 검사하고 부족한 영양소를 보충하는 치료가 적용된다.

빈혈의 분류

철결핍성빈혈(Iron-deficiency)

철분은 적혈구 내의 혈색소(Hemoglobin)를 만드는 필수적인 성분인데 가임기 여성의 경우 월경과다로 인해 혈액 손실이 많거나 임신으로 인해 철분 요구량이 증가하면 철분결핍성빈혈이 된다. 심각한 질병은 아니지만 심각한 질병에서 비롯되는 경우가 있으므로 원인을 밝혀 치료하는 것이 중요하다. 폐경여성이나 남성의 경우 위와 장의 만성적인 출혈이나 위암, 대장암으로 인한 출혈 때문일 수도 있기 때문이다.

거대적아구성빈혈(Megaloblastic anemia)

비타민 B_{12}나 엽산 결핍으로 DNA 복제와 세포분열이 감소해 적혈구가 비정상적으로 커지고 형태가 일그러지고 적혈구 수가 감소하면서 생기는 빈혈이다. 비타민 B_{12}는 위장점막 벽세포에서 생산하는 내인자(Intrinsic factor)와 결합해 소장에서 흡수되는데 내인자가 부족하면 비타민 B_{12}를 흡수하지 못해 거대적아구성빈혈이 생긴다. 또 위장절제수술이나 소장절제수술을 받은 환자나 크론병 환자도 비타민 B_{12}의 흡수가 감소해 이러한 빈혈에 걸릴 수 있다. 증상은 일반적인 빈혈 증상 외에 혀가 빨갛고 따가우며 손발이 따끔거리거나 불에 데는 듯하고 개미가 기어다니는 느낌이 나거나 감각이 없어지는 등 신경감각이상 증상이 생긴다. 비타민 B_{12}는 생선, 육류, 유제품, 달걀[많은 순서로는 조개, 소 간, 송어(자연산), 연어, 송어(양식), 참치, 대구의 일종(haddock), 소고기, 우유, 요구르트,

치즈, 햄, 달걀, 닭가슴살]에 많기 때문에 완전채식주의자일수록 비타민 B_{12}가 결핍되기 쉽다. 채식에는 클로렐라가 약간 있다고 하는 문서도 있다. 스피룰리나, 김, 해조류에는 유사 비타민 B_{12}(pseudobitamin B_{12}; B_{12} analogues)가 있으나 진짜 비타민 B_{12}는 아니다.(2권 비타민 B_{12} p.100) 그러므로 채식주의자나 저산증으로 인해 소화불량인 사람은 B_{12}를 복용하는 것이 현실적인 방법이다.

악성빈혈(Pernicious anemia)

거대적아구성빈혈의 하나인 악성빈혈은 위축성위염(atrophic gastritis)과 연관이 있으며 내인자를 생산하는 위장점막 벽세포가 자가면역에 의해 파괴돼 비타민 B_{12}를 흡수하지 못함으로써 유발된다.

재생불량성빈혈(Aplastic anemia)

혈구를 생산하는 골수의 줄기세포가 손상을 받아 적혈구, 백혈구, 혈소판 모두를 생산하지 못해 생기는 빈혈이다. 청소년기와 20대에 빈발하지만 노인에게도 흔하다. 원인으로는 화학물질 노출, 약물, 방사능, 바이러스 감염, 자가면역, 유전성이 있으나 50% 정도는 원인을 모른다. 노벨상을 두 번이나 수상한 프랑스 과학자 마리 퀴리(Marie Curie)는 오랜 방사선 노출로 재생불량성빈혈에 걸려 사망했다.

만약 자가면역이 원인이라면 대장청소를 먼저 해보는 것이 좋고 유전성이나 원인을 알 수 없는 불치의 경우는 골수이식을 해야 한다.

음식

단백질

헤모글로빈의 글로빈을 합성하는 데 단백질이 필요하므로 단백질이 부족하면 빈혈이 생긴다. 일반적인 식사를 하는 사람에게 단백질 결핍은 흔치 않지만 고령이거나, 가난하거나, 영양이 불균형한 채식을 하거나, 암 환자이거나, 영양흡수가 잘 되지 않거나, 신경성식욕부진증 등이 있을 때 단백질 결핍증이 생길 수 있다.

음식 알레르기와 지방변증

우유 알레르기는 신생아 장출혈의 가장 흔한 원인이며 신생아 빈혈의 중요한 원인이기도 하다. 또 우유 알레르기는 장염을 일으켜 여러 가지 영양소의 흡수를 방해하기도 한다. 신생아가 생후 6개월 이후 우유를 마시는 경우 철분 부족으로 인한 빈혈 발병률이 1%인 데 반해 생후 6개월 안에 우유를 마시면 빈혈 발생률이 26%에 이른다. 저온살균된 우유의 부작용은 우유로 만든 유아용 포뮬러보다 심하다.

임상관찰에 의하면 음식 알레르기가 어린이들의 용혈성빈혈(hemolytic anemia)을 유발할 수 있다고 한다. 빈혈은 종종 지방변증이 있는 환자에게도 나타나는데 철분, 엽산, 구리, 비타민 B_6와 같은 영양소들이 흡수되지 않아서이기도 하고 숨은 위장관출혈에 의해 나타날 수도 있다. 지방변증이 원인인 빈혈은 대부분 글루텐이 없는 음식을 먹고 비타민, 미네랄을 보충하면 회복된다.

산탄 치료법(Shotgun Therapy)

산탄 치료법이란 빈혈을 치료할 때 환자에게 부족한 영양분만 보충하는 것이 아니라 여러 가지 복합영양소로 치료하는 것을 말하는데, 필요 이상의 비용이 든다는 이유로 반대하는 사람들도 있다. 그러나 영양소는 몸 안에서 한 영양소가 다른 영양소를 돕고 강화시키면서 함께 상승작용을 한다. 또 가장 부족한 영양소를 보충하면 조금씩 부족한 다른 영양소들에 의해 치료가 방해될 수도 있다. 급하게 혈액을 만들거나 영양소 간에 상호작용이 있을 때 영양분을 더 많이 필요로 하기 때문에 영양소가 조금만 모자라도 문제가 될 수 있다. 예를 들어 철분은 아연의 흡수를 방해하기 때문에 더 많은 아연이 필요하며 비타민 B_{12}는 엽산을, 엽산은 비타민 B_{12}를 필요로 한다.

여러 보고서에서도 빈혈 치료는 부족한 영양소만으로 치료하는 것보다 여러 가지 영양소로 치료하는 것이 더 효과적이라고 밝혔다. 예를 들어 비타민 C는 철분의 흡수를 돕고 비타민 B_6는 철분의 효과를 높이며 아연은 빈혈에 걸린 여성의 철분 치료 결과를 향상시킨다. 비타민 A와 철분은 빈혈에 걸린 여성에게 각각 사용하는 것보다 함께 사용하는 것이 더 효과적이었으며, 리보플라빈(비타민 B_3)과 철분도 철분만으로 치료할 때보다 함께 사용할 때 훨씬 효과적이었다. 다른 연구에서도 엽산은 철분 부족으로 빈혈이 생긴 임산부의 철분 치료 효과를 강화시켜주고 구리는 흡수된 철분의 활용도를 증가시키는 것으로 나타났다.

그러나 이와 상반되는 연구결과도 있다. 빈혈이 있는 젊은 여성들을 하루 60mg의 철분만으로 치료하는 것이 같은 양의 철분이 들어 있는 종합비타민과 미네랄로 치료하는 것보다 더 효과적이었다는 보고였는데, 이러한 결과는 영양보충제에 포함된 다른 성분들이 철분의 효과를 방해했을 수 있다. 예를 들어 아연은 장 속에 흡수되기 위해 철분과 경쟁하며 비타민 E는 장내에서 철분과 결합해 복합물질을 만든다. 그러므로 철분 보충제를 복용할 때는 철분이 다른 영양소(비타민 E, 아연, 칼슘 등)와 반응하지 않도록 서로 다른 시간대에 복용하는 것이 가장 효과적이다. 철분 결핍으로 생긴 빈혈 치료를 위해서는 철분과 철분의 흡수를 돕는 비타민 C를 함께 복용하고 철분이 없는 종합비타민과 미네랄은 다른 시간대에 복용해야 한다.

철분(Iron)

철분 부족으로 인한 빈혈의 원인에는 여러 가지가 있다. 충분치 않은 철분 섭취나 월경으로 인한 출혈, 암으로 인한 위장기관의 출혈, 장염, 스테로이드가 들어 있지 않은 항염진통제(아스피린, 모트린, 애드빌, 타이레놀) 복용, 지방변증이나 다른 질병으로 인한 철분흡수장애 등이 대표적이다. 그러므로 철분 부족으로 인한 빈혈 환자는 원인이 무엇인지 정확한 검사가 필요하다.

지속적으로 출혈을 하는 등의 복잡한 원인이 아니라면 철분이 부족해서 생기는 빈혈은 철분을 보충해주면 회복된다. 철분 보충제가 철분 부족으로 인한 빈혈에 반응하지 않는 경우는 저산증이거나 제산제 또는 위산분비를 억제하는 약물 사용으로 위산이 감소해 철분 흡수를 감소시키기 때문이다. 철분은 위산이 있어야 흡수된다. 또 헬리코박터 감염이 있는 환자들 중 지속적으로 철분 보충제를 먹어야 하는 경우가 있는데, 이는 헬리코박터가 저산증을 일으키기 때문이다. 한 연구에서는 오랫동안 철분 부족으로 인한 빈혈에 시달렸던 환자들이 헬리코박터 감염을 치료한 후 철분을 끊을 수 있었다.

▪연구 오랫동안 철분 부족으로 빈혈이 있는 환자 30명의 경우 헬리코박터균과 관련된 위염이 유일한 원인이었으며 모든 환자들은 빈혈의 재발을 막기 위해 지속적 혹은 간헐적으로 철분 보충제를 복용했다. 이들의 헬리코박터균을 치료하면서 철분을 중단했더니 6개월 후 75%의 환자가 빈혈이 회복되었으며 평균 페리틴(ferritin; 철분 저장형태) 농도가 5.7mcg/L에서 24.5mcg/L로 증가했고, 12개월 후에는 91.7%의 환자가 회복되었으며 평균 페리틴 농도는 24.1mcg/L였다.

철분의 흡수는 비타민 C와 같이 복용하면 강화되고 커피나 차, 대두콩(두부, 두유) 제품과 같이 섭취하면 방해된다. 또 비타민 E, 칼슘, 마그네슘, 아연도 철분의 흡수를 방해한다. 그러므로 철분 보충제를 복용할 때는 이 영양제들과 함께 복용해서는 안 된다.
철분이 부족하지 않은 환자가 철분 보충제를 복용하면 심장계질병이나 다른 만성질병의 발병률을 높일 수 있고, 유전적으로 철분이 몸에 많이 쌓이는 혈색소증(hemochromatosis)이 있는 사람에게는 해로울 수 있기 때문에 철분 보충제를 복용할 때는 몸의 철분 농도를 검사해봐야 하며 몸에 철분이 많이 쌓여 있을 때는 복용하면 안 된다.

엽산(Folic acid; Folate)

엽산 부족으로 인한 빈혈 치료에는 엽산이 효과적이지만 엽산 부족이 원인이 아닌 빈혈 환자에게도 엽산이 증상을 호전시킬 수 있다. 1947년에 시행한 연구에 따르면 많은 양의 엽산(1일 20~100mg)은 류마티스관절염과 연관이 있는 빈혈 환자 20명 모두의 빈혈을 회복시켰다. 또 하루 10mg의 엽산은 만성신장질병으로 인한 빈혈 환자들에게 적혈구를 생성하는 물질(recombinant human erythropoietin)의 효과를 높였다.

많은 양의 엽산으로 치료할 때는 비타민 B_{12}가 결핍돼도 혈액검사에서 드러나지 않을 수 있다. 그러므로 엽산 치료를 시작하기 전에 비타민 B_{12}의 상태를 점검해야 한다. 또 엽산 복용은 비타민 B_{12}를 더 많이 필요로 하기 때문에 많은 양의 엽산을 복용할 때는 비타민 B_{12}도 같이 복용하는 것이 좋다.

비타민 B_{12}

악성빈혈이 있는 환자는 장에서 비타민 B_{12}가 흡수되지 않으므로 주기적으로 B_{12} 근육주사를 맞는 것이 바람직하다. 그러나 많은 양의 비타민 B_{12} 복용도 정맥주사만큼 효과가 있어 의사들이 악성빈혈을 치료할 때는 1개월 동안 먼저 비타민 B_{12}를 2000mcg씩 하루 2회 처방하고 유지하기 위해 하루 1000mcg를 복용하도록 권유한다. 비타민 B_{12}를

500mcg 복용해도 혈청 수치가 낮은 환자가 있으므로 상태 유지를 위해서는 1000mcg 정도 복용해야 한다.
많은 양의 비타민 B_{12}는 안면근육마비, 삼각근하 활액낭염, 좌골신경통, 만성피로, 치매와 같은 질병 치료에도 쓰인다. 비타민 B_{12}를 복용하면 엽산을 많이 필요로 하므로 많은 양의 비타민 B_{12}를 복용할 때는 엽산을 함께 복용해야 한다.

비타민 C

빈혈은 심각한 비타민 C 결핍증(괴혈병)이 있을 때 일어나는 증상 중 하나다. 괴혈병으로 인한 빈혈은 용혈과 적혈구 생성의 감소, 위장출혈로 인한 손실, 비정상적인 엽산과 철분 대사로 인해 생긴다.
비타민 C는 철분 흡수를 도와주며 철분과 함께 복용하면 철결핍성빈혈 환자의 철분 흡수에 효과적이다. 비타민 C가 부족한 채식을 하는 인도의 어린이들을 대상으로 한 연구에서 비타민 C를 2개월 동안 하루 2회 100mg씩 복용하게 했더니 평균 헤모글로빈 농도가 현저하게 증가했는데, 이 같은 호전은 철분의 흡수가 좋아졌기 때문으로 보인다. 또 비타민 C는 투석을 해야 하는 만성신장질병으로 인한 빈혈 환자들의 빈혈을 개선하고 적혈구를 생성하는 물질의 효과를 높인다.

구리(Copper)

구리는 헤모글로빈의 색소 성분(heme) 합성과 철분 활용에 한몫을 한다. 심각한 구리 결핍은 빈혈과 호중구감소증(neutropenia)을 일으키는데 구리를 복용하면 회복된다. 경우에 따라 지방변증을 치료하지 않으면 구리가 흡수되지 않아 빈혈이 생기기도 한다. 또 너무 많은 아연을 복용해도 구리 결핍으로 인한 빈혈을 일으킨다는 보고가 있다. 그밖에 구리의존성증후군(copper dependency syndrome)의 가족력이 있어도 빈혈이 생길 수 있다.

■ **연구** 재발성간질환과 성장장애가 있는 21개월 된 남자아이에게 구리부족혈증(hypocupremia)과 약간의 빈혈이 있었는데 구리를 하루 7.5mg 먹였더니 간질환이 호전되고 빈혈도 치료되었다. 가족력을 조사해보니 엄마와 외삼촌에게서 구리 결핍 증상이 관찰되어, 유전적으로 대물림된 것으로 보인다.

곡물과 음식을 정제 가공할 때 많은 양의 구리가 소실되므로 충분한 양의 구리를 음식으로 섭취하지 못할 수 있다. 그러므로 빈혈이 있는 환자는 상황에 따라 구리(1일 1~3mg) 복용을 고려해야 한다.

아연(Zinc)

원숭이에게 아연이 부족한 먹이를 먹였더니 빈혈이 생겼다. 정제 가공된 곡물과 음식은 대부분의 아연이 소실돼 있으므로 가공된 음식을 먹으면 아연 수치가 낮아진다. 정상적혈구성빈혈(normocytic anemia)이 있는 중년여성과 임신한 여성을 대상으로 한 연구에서 아연과 철분을 함께 사용했을 때는 철분만 사용했을 때보다 헤모글로빈 농도를 높이는 데 더 효과적이었다. 이것은 아연 결핍이 환자에 따라 정상적혈구성빈혈을 일으키는 원인이 된다는 것을 말해준다. 정상적혈구성빈혈은 적혈구 크기는 정상이나 전체 혈액에 비해 적혈구 용적이 적고 헤모글로빈은 낮은 상태를 말한다.

아연과 철분은 흡수되는 경로가 같아서 서로 경쟁하기 때문에 철분이 아연의 흡수를 방해한다. 따라서 많은 양을 복용해야 할 때는 아연과 철분을 서로 다른 시간대에 복용해야 효과적이다. 아연을 장기복용해야 할 때는 아연으로 인한 구리 결핍을 방지하기 위해서 아연 복용량에 따라 구리를 하루 1~4mg 복용해야 한다.

비타민 B_6

비타민 B_6 결핍이나 비타민 B_6 의존 빈혈에는 저혈색소성빈혈(hypochromic anemia), 적은 수의 망상적혈구(low reticulocyte count), 철과잉혈증(hyperferremia), 철적모구성빈혈(sideroblastic anemia) 등이 있다.

이러한 빈혈을 일으킬 만큼 심각한 비타민 B_6의 결핍은 특정한 약물, 예를 들어 경구피임약이나 결핵약을 복용하는 사람에게서 나타났다는 보고가 있지만 건강한 사람에게는 흔치 않다.

비타민 B_6 의존 빈혈은 대부분 피리독신을 하루 40~300mg 처방하는 것으로 치료할 수 있지만, 어떤 환자들은 몸에서 피리독신을 비타민 B_6의 활성 형태인 피리독살인산(pyridoxal phosphate; PLP)으로 바꾸는 능력에 결함이 있을 수 있다. 이런 환자들에게는 피리독신 보충제가 도움이 되지 않으므로 피리독살인산이 더 효과적이다. 대부분의 연구에서는 피리독살인산을 주사로 투여하지만 어떤 환자는 하루 25mg으로 바꿔 복용해도 좋은 반응을 보였다.

■ 연구 비타민 B_6 의존 빈혈이 있는 41세 남성에게 피리독신을 하루 300mg 복용하게 했더니 증세가 완화되었는데 피리독살인산 25mg으로 바꿔 복용하자 효과가 더 좋았다.

셀레늄(Selenium)

셀레늄이 부족한 땅에서 방목된 소에게 용혈성 빈혈이 생겼는데 셀레늄 보충제로 치료할 수 있었다. 글루코오스 6 인산탈수소효소(glucose-6-phosphate dehydrogenase) 결핍과 만성용혈이 있는 환자에게 셀레늄을 복용하게 했더니 비타민 E의 효과를 높여 용혈이 감소하고 헤모글로빈이나 적혈구용적률이 증가했다. 따라서 용혈성빈혈 환자의 경우, 산화스트레스의 증가로 인한 용혈이라면 셀레늄 복용을 고려해야 한다.

비장과 적색골수분말(Desiccated spleen and red bone marrow)

1920년대 관찰실험에 따르면 철분 보충제로 효과를 보지 못한 경우를 포함해 여러 종류의 빈혈에 걸린 환자들에게 비장과 적색골수분말을 복용하게 했더니 적혈구 생성이 현저하게 증가했다고 한다. 이러한 치료는 폐결핵 같은 박테리아 감염으로 인한 빈혈이나 영양결핍으로 인한 빈혈, 신생아 빈혈, 월경과다, 원인불명으로 인한 빈혈 치료에도 효과적이었다.

■ **연구** 빈혈 환자 46명에게 비장과 적색골수분말을 하루 900mg 복용하게 했더니 89%의 환자에게서 헤모글로빈과 적혈구 수가 현저하게 증가하는 현상이 관찰되었는데, 대부분 6~8주 동안 치료를 받아야 효과가 지속되는 것으로 나타났다. 이보다 짧은 기간 치료하다 중단하면 서서히 빈혈이 재발했다.
이 실험에서는 혈구 수가 안정될 때까지 하루 3회 300mg 정도 복용하게 하고 이후 용량을 서서히 줄였다. 비장과 적색골수분말에는 조혈호르몬(hematopoietic hormone)이 함유돼 있어서 적혈구 생산을 자극하는 것으로 추측된다. 그러나 원인이 다른 재생불량성빈혈에는 효과가 없었다.

다른 요인들

저산증(Hypochlorhydria)

저산증과 빈혈이 연관돼 있다고 보고되었는데 이것은 위산이 철분, 엽산, 구리의 흡수에 필요하기 때문이다. 위절제술을 받은 환자에게 철분 부족으로 인한 빈혈이 흔히 나타나는데, 수술 후 10년 안에 50% 이상 환자에게 나타난다. 위절제술 후에는 위산분비가 줄어드는 데다 위가 없기 때문에 음식이 빨리 소장으로 내려가(rapid gastric emptying) 철분 흡수에 장애가 따르기 때문이다.

칸디다증(Candidasis)

생후 11개월부터 심각한 자가면역 용혈성빈혈이 있어 고용량 스테로이드(prednisone) 치료를 받는 3세 남자아이에 대한 보고서가 발표된 적이 있다. 설사를 자주 하고 과격하게 활동적인 아이를 관찰한 결과 칸디다증이 의심되어 칸디다 처방약인 니스타틴을 복용하게 했더니 배변이 즉시 정상화되고 활동과다 또한 개선되었다. 그후로도 니스타틴 치료를 계속했더니 8주 후부터 환자의 적혈구 수가 증가하기 시작했으며 14주 후에는 정상으로 회복되었다. 21개월 뒤 니스타틴 복용을 중단한 후에도 3개월 동안 좋은 상태가 유지됐다.

광범위 항생제(broad-spectrum antibiotics)를 복용한 적이 있거나 몇 번에 걸쳐 항생제를 복용한 경우, 면역이 결핍된 사람이나 이스트 질염이 자주 재발하는 사람, 그리고 스테로이드나 경구피임약을 복용하는 사람들은 칸디다증에 걸릴 가능성이 높다.

처방

- 지방변증이 있는지 검사한다.
- 혈액검사에서 철분이 부족한 것으로 나오면 철분을 보충한다.
- 매일 엽산 10mg과 비타민 B_{12} 1000mcg을 복용한다.
- 비타민 C를 하루 1000~6000mg씩 충분히 복용한다.
- 구리가 포함된 아연을 하루 25mg씩 복용한다.
- 비장과 적색골수분말을 300mg씩 하루 3회 복용한다.

- 저산증이라면 위산(Betaine HCl)을 복용한다.
- 칸디다증이 있다면 대장의 칸디다 곰팡이를 없앤다. (1권 칸디다증 p.455 / 3권 칸디다증 p.868)

28 만성설사

Chronic Diarrhea

만성설사란 4주 이상 지속되는 설사를 말한다. 만성설사는 궤양성대장염, 크론병, 갑상선기능항진증, 지방변증, 에이즈(AIDS), 클로스트리듐 박테리아 감염(Clostridium difficile infection)과 같은 병이나 약 부작용 등이 원인이다.

음식

음식 알레르기

음식에서 오는 알레르기가 어른이나 어린이에게 모두 만성설사의 원인임은 여러 번 보고되었다. 다른 음식들도 그렇지만 특히 어른에게는 밀과 유제품이 알레르기의 주된 원인이고 신생아나 어린이들에게는 주로 우유나 달걀, 콩이 원인이 된다. 밀을 먹고 설사하는 많은 환자들이 글루텐이 함유된 보리나 호밀을 먹을 때는 설사를 하지 않는 것으로 볼 때 이들은 만성지방변증에 걸리지 않은 것으로 보인다. 만성설사를 하지만 직장검사를 통해 지방변증이 아닌 것으로 판명된 9명의 환자에게 밀이 들어 있지 않은 음식을 먹였더니 설사가 나아지거나 완전히 없어졌다. 이는 밀에 알레르기가 있어 설사를 한다는 뜻이다. 유제품을 먹어서 생기는 설사는 유당분해 효소가 부족하거나 우유단백질에 알레르기가 있거나, 아니면 둘 다 있을 경우에 생긴다. 신생아가 우유단백질에 알레르기가 있으면 소장점막을 손상시켜 이당분해효소가 결핍돼 유당과 탄수화물을 소화시키지 못하게 된다. 만성설사를 진단하기 위해서는 음식 알레르기도 알아봐야 하며 특히 편두통, 천식, 알레르기성비염 같은 알레르기질병이 있는 환자의 경우 더욱 음식 알레르기와 연관돼 있을 가능성이 높다.

유당, 과당, 자당, 소르비톨 분해효소결핍증

유당분해효소인 락타아제가 부족한 사람이 유당이 함유된 음식을 먹었을 때 설사를 한다는 것은 잘 알려져 있다. 그러나 과당이나 자당 같은 설탕이나 소르비톨, 자일리톨, 마니톨 같은 당 알코올(sugar alcohol)에 대한 소화흡수 불량도 설사의 원인이 된다는 것은 잘 알려지지 않았다. 한 연구에 따르면 과민성대장증후군으로 인해 만성설사를 하는 환자의 30%가 콜라나 케이크, 과일, 소르비톨이 들어 있는 캔디를 많이 먹는 것으로 나타났다.

이들 식품은 얼마나 먹는가에 따라 반응이 달라지지만 먹는 사람에 따라서도 다른 반응이 나타난다. 예를 들어 건강한 사람은 과당을 5g에서 50g 이상까지도 먹을 수 있다. 락타아제가 부족한 대부분의 사람들은 적은 양의 유당을 먹을 수 있지만, 어떤 사람들은 알약에 들어 있는 아주 적은 양의 유당으로도 심한 설사를 할 수 있다.

배와 사과에는 포도당보다 과당이 많고 꽤 많은 양의 소르비톨도 들어 있다. 어린이들은 소르비톨을 흡수하는 능력이 낮다는 사실을 생각할 때 왜 많은 어린이들이 사과주스나 배 음료를 마시면 알 수 없는 만성설사를 하는지 이해할 수 있을 것이다. 보통 하루에 354.8ml 이상의 과일주스를 마셔야 설사를 하지만 어떤 어린이들은 그보다 적은 양을 마셔도 설사를 한다. 아이들에게는 과당과 포도당이 같은 양으로 들어 있는 청포도주스나 오렌지주스가 더 낫다. 과당이 많이 들어 있는 옥수수시럽 같은 감미료에는 포도당보다 과당이 많이 들어 있어서 성인이나 어린이에게 만성설사를 일으키는 중요한 요인이 된다. 소르비톨이 많이 들어 있는 서양자두(prune)와 서양자두주스가 왜 변비 치료약으로 쓰이는지 알 만하다. (3권 설탕과 식품첨가물은 어떻게 병을 일으키는가? p.41)

만약 환자가 유당이나 과당, 자당, 당 알코올이 들어 있는 음식을 많이 먹어서 설사가 생긴 경우라면 이런 음식들을 완전히 끊어야 한다.

어떤 경우에는 당분을 며칠만 줄여도 증세가 좋아질 수 있지만 당분이 들어 있는 음식을 다시 시도하기 전에 2~3주 동안은 당분을 완전히 끊어야 한다. 때로는 몸 안에 남아 있는 알레르기 반응이 다 없어지려면 더 오랜 시간이 필요하기도 하다.

섬유질

섬유질은 음식물이 장 속을 빨리 통과하게 해주어 변비에 좋은 것으로 잘 알려져 있지만 너무 빨리 변을 내보내는 사람에게는 오히려 장 속을 천천히 지나도록 해주는 것으로 보고되었다. 그러므로 섬유질은 설사 환자에게도 도움이 될 수 있다.

■ 연구 7~8개월 동안 원인을 알 수 없는 만성설사를 하는 어린이 16명(11~31개월)을 대상으로 평소에 먹는 음식을 먹이면서 2주 동안 하루 2회씩 섬유질을 먹였더니, 13명의 설사 증상이 호전되었고 그중 11명은 완전히 나았다.

지방

원인을 알 수 없는 만성설사는 3세 미만 어린아이들에게 흔한 병이다. 만성설사를 하는 아이들의 경우 지방 섭취량이 전체 음식 섭취량의 16~27%로 정상보다 낮았다. 이럴 경우 지방 섭취량을 38~63%로 올리면 설사가 낫거나 증상이 개선된다. 반대로 탄수화물 섭취량을 줄이는 것은 아무런 연관이 없는 것으로 나타났는데, 이런 경우의 설사는 당분 때문에 생기는 것이 아닌 것으로 보인다. 대신 지방을 많이 섭취함으로써 장의 활동을 느리게 해서 설사를 멈추는 것으로 추정된다. 여기서 말하는 지방은 기름진 육류의 지방이 아닌 오메가오일이나 달맞이꽃종자유, 코코넛오일, 올리브오일 등을 말한다.

커피와 카페인

건강한 사람이 하루 1~4컵(75~300mg)의 인스턴트커피를 마시면 소장에 보통보다 많은 수분이 생기는데 이것이 설사를 일으킬 수도 있다. 한 연구에 따르면 커피를 하루에 10잔 이상 마셔 만성설사에 걸린 환자에게 커피를 줄이게 했더니 설사 증세가 사라진 것으로 나타났다. 건강한 사람은 카페인 유무와 상관없이 커피를 마시면 장운동이 활발해진다. 이것은 카페인이 아닌 커피에 들어 있는 다른 물질이 설사를 일으킨다는 것을 말해준다.

지금까지 언급한 음식 외에도 매운 음식이나 알코올, 기름기 많은 음식과 튀긴 음식, 훈제한 육포도 사람에 따라 설사를 일으킬 수 있다.

자연치료제

엽산(Folic acid)과 비타민 B_{12}

심각한 엽산 부족은 설사를 일으키고 장점막의 병리적 변화를 초래하며 장점막의 이당류 분해효소의 활동을 감소시키는데 엽산을 보충하면 이 모든 증상을 없앨 수 있다. 열대성 스프루병(sprue; 흡수장애증후군)에 걸린 환자는 영양흡수가 잘 안 돼 엽산이 부족해지고 이로 인해 소장에 손상이 생기기 때문에 설사가 생긴다. 이런 환자에게 많은 용량의 엽산(1일 5~30mg)을 복용하게 하면 설사가 낫는다고 보고되었다.

또 아메바나 다른 이유로 인해 생긴 만성설사가 치료를 해도 낫지 않는 경우도 있다. 이런 경우에는 고용량의 엽산을 하루 40~60mg 복용하게 하면 2~5일 안에 정상적인 변을 볼 수 있다. 만성설사에 걸린 에이즈 환자가 엽산을 하루 20mg 먹고 증세가 나아진 사례도 있다. 이와 같은 경험으로 볼 때 고용량의 엽산이 다른 원인 때문에 생기는 만성설사에도 효과적일 수 있다.

엽산을 먹으면 비타민 B12를 더 필요로 하게 되고 혈액검사에서 비타민 B_{12} 부족증이 가려질 수 있다. 그러므로 엽산을 고용량으로 복용할 때는 비타민 B_{12}를 하루 100~1000mcg씩 복용하거나 근육주사(1000mcg)로 보충해야 한다. 열대성 스프루병에 걸린 환자들은 일반적으로 비타민 B_{12}가 부족한 증상을 보이는데 비타민 B_{12}를 주사로 투여하면 소장의 상태가 좋아진다.

어느 의사의 보고에 의하면 환자에 따라 비타민 B_{12}를 근육주사로 일주일에 2회 내지 3주마다 1회씩 투여했더니 원인을 알 수 없는 설사 증세가 나았다고 한다. 노인의 경우도 비타민 B_{12}를 주사로 투여해 만성설사를 완화시킨 사례가 있다. 그러나 효과를 유지하기 위해서는 5~9일마다 비타민 B_{12} 주사를 맞아야 하는데, 이 경우 대개는 비타민 B_{12}가 모자라서라기보다 보통 사람들보다 더 많은 양의 비타민 B_{12}를 필요로 하기 때문인 것으로 생각된다. 비타민 B_{12}가 설사 증세를 개선시키는 원리는 알려지지 않았다.

구리(Copper)

어떤 동물들은 구리가 부족할 경우 설사가 생기는 것으로 나타났다. 한 사례보고에 따르면 구리 부족이 신생아 설사와 연관 있었고 구리를 보충하자 설사가 멎었다고 한다.

다른 요인들

저산증과 무산증

의사들은 100년 넘게 저산증과 무산증이 만성설사의 원인이 되는 것을 보아왔다. 위산이 부족하거나 없어서 생기는 설사 증상으로 이를 위장형 설사라고 한다. 아침 일찍 설사를 하거나 특히 고기가 든 음식을 과식했을 때, 곧바로 설사를 하는 증상이 특징인데 보통 저산증의 증상들, 즉 식사 후 배가 지나치게 부르거나 팽창하는 증상, 변비, 가스 참, 메스꺼움 등과 함께 나타난다. 위산이 부족하거나 없어서 생기는 증상이므로 식사를 할 때 위산을 복용하면 종종 치유가 된다. 효과를 유지하기 위해서는 위산을 계속 복용해야 한다.

칸디다증(Candidasis)

장에 칸디다 곰팡이가 번식해도 설사를 일으킬 수 있다. 칸디다균 때문에 설사를 하는 환자에게 니스타틴이라는 항진균제를 먹였더니 3~4일 후 설사가 멎었다. 니스타틴과 테트라사이클린이라는 항생제를 함께 복용해도 테트라사이클린으로 인한 설사를 방지해준다. 이는 대장점막의 칸디다균 증식을 막아 설사를 방지해주기 때문인 것으로 보인다.

처방

- 알레르기를 일으키는 음식을 찾아 피한다. 밀과 유제품이 알레르기를 특히 잘 일으킨다.
- 유당(우유), 과당, 설탕, 감미료가 포함된 주스 등을 먹고 설사를 하는 경우 이들 음식을 완전히 끊는다.
- 섬유질을 섭취한다. 섬유질로는 영양소도 풍부한 아마씨가 가장 좋다.
- 매일 엽산 5~30mg과 비타민 B_{12} 1000mcg을 복용한다.
- 저산증이라면 위산(Betaine HCl)을 복용한다.
- 칸디다증이 있다면 대장의 칸디다 곰팡이를 없앤다.

29 성장발육부진

Growth Retardation

아이들의 이상적인 성장을 위해서는 모든 필수영양소가 필요하다. 성장률이 보통 이하인 아이들은 식단검사를 해서 부족한 것을 찾아내고 바로잡아야 한다. 이 장에서는 성장을 촉진하고 성장지체를 예방하고 치료하는 데 유용한 음식과 영양소들을 살펴본다.

음식

음식 알레르기

지방변증은 키 성장을 방해하는 대표적인 원인으로 잘 알려져 있다. 또 우유에 알레르기가 있는 아이들도 성장이 지체될 수 있는데 우유를 먹이지 않으면 정상적으로 성장한다. 연구에 의하면 알레르기가 있는 아이들은 종종 빈약하거나 잘 자라지 못했으며 알레르기를 없애자 정상적으로 자라났다. 알레르기가 있는 아이들이 키가 안 크는 것은 알레르기로 인한 만성장염증으로 영양소 흡수가 잘 되지 않기 때문이며 알레르기로 인해 영양소 소모가 많기 때문이기도 하다.

사과주스

2~5세 어린이 163명을 조사한 연구에서 또래와 열량 섭취량이 비슷하고 엄마 키도 비슷한 조건에서 사과주스를 마시는 아이들이 키가 덜 자라는 것으로 나타났다. 이것이 흔한 일이라면 사과주스에 포도당보다 과당이 많고 꽤 많은 양의 소르비톨이 들어 있기 때문일 것이다. 잘 흡수되지 않는 과당이 다른 영양소들의 흡수를 방해해 장운동을 빠르게 하거나 설사를 일으키기 때문이다. 하지만 과당과 포도당이 같은 비율로 들어 있는 오렌지주스에는 이 같은 부작용이 없었다.(3권 만성설사-유당, 과당, 자당, 소르비톨 분해효소결핍증 p.462)

간 파우더

간 파우더를 3개월 동안 매일 1.2g씩 건강한 2세 아이들에게 먹였더니 대조군 아이들보다 평균 키는 0.6cm, 평균 몸무게는 0.3kg 정도 증가한 것으로 나타났다. 소간에는 비타민 B_{12}가 많이 들어 있다. 비타민 B_{12}는 성장을 돕지만 쥐를 이용한 연구들에 의하면 성장률을 높이는 것은 비타민 B_{12}가 아닌 간의 다른 성분이라고 한다.

자연치료제

아연(Zinc)

아연은 DNA와 RNA 합성과 세포분열을 촉진해 성장을 돕는다. 수많은 연구에 의하면 아연 치료가 영양이 부족하고 성장이 지체된 아이들의 성장률을 높이는 것으로 나타났다. 아연은 또 겸상적혈구빈혈(sickle cell disease)과 다운증후군(Down syndrome)처럼 아연결핍과 성장지체가 있는 아이들의 성장률도 증가시켰다. 또 잘 자라지 못하는 유아에게 아연을 하루 5.7mg씩 먹인 경우, 저체중 조산아에게 분유의 아연 용량을 6.6mg/L에서 11mg/L로 늘린 경우, 프랑스에서 이민 온 저소득 가정의 모유 먹이는 유아에게 하루 5mg의 아연을 먹였을 경우에도 몸무게가 증가하는 것으로 나타났다.

키가 하위 10%에 속하는 저소득 가정의 아이들은 대부분 정상 이하로 아연이 부족한 것으로 나타났다. 어느 연구에서는 키가 안 크는 아이들의 68%는 혈액과 모발에서도 아연 함량이 낮은 것으로 조사됐는데, 아연 치료는 이런 저신장 아이들의 성장률을 증가시켰다.

▪ **연구 1** 미국 콜로라도 주 덴버 시에 사는 저소득 가정의 아이들(2~6세) 가운데 키가 하위 10%에 속하는 40명을 무작위로 나누고 12개월 동안 한 그룹에는 하루에 2회씩 아연 5mg을 주고 다른 그룹에는 가짜 아연을 주었다. 치료를 잘 따르지 않아 평균 아연 섭취량은 하루 4.2mg이었다. 1년 후 아연 그룹은 대조군보다 평균성장률이 더 높았다

(6.72cm:6.12cm). 아연의 효과는 여자아이들보다 남자아이들에게 더 두드러지게 나타났다.

■ 연구 2 키가 하위 15%에 속하는 남자아이 60명(5~7세)을 두 그룹으로 나누어 12개월 동안 매일 한 그룹에는 아연 10mg을 주고 다른 그룹에는 가짜 아연을 주었다. 처음 모발 아연 농도가 1.68μmol/g 이하였던 아이들은 아연 치료 후 대조군과 비교해 성장률이 훨씬 높았다. 하지만 처음 아연 농도가 1.68μmol/g 이상이었던 아이들은 아연 치료 후 대조군과 비교해 성장률에 큰 차이가 없었다. 아연이 부족했던 아이들이 더 성장한 것이다.

■ 연구 3 칠레 산티아고의 한 어린이집에 다니는 저소득 가정의 아이 98명(2~4세)을 두 그룹으로 나누어 14개월 동안 매일 한 그룹에는 아연 10mg을 주고 다른 그룹에는 가짜 아연을 주었다. 남자아이 중 아연을 처방받은 그룹은 대조군보다 평균 0.9cm 더 자란 것으로 확인되었다. 여자아이들에게는 효과가 없었다.

아연은 아이들의 식욕을 증진시켜 키 성장을 돕는 것으로 보이며 성장호르몬이 결핍된 아이들의 성장호르몬 수치도 증가시켰다.

■ 연구 4 성장호르몬 결핍과 함께 모발의 아연 수치가 낮은 14세 여자아이와 13세 남자아이에게 아연을 하루 50mg 복용하게 했더니(복용기간 미상) 성장률이 현저하게 높아졌고 적어도 2년 동안은 성장이 지속되었다. 이후 성장호르몬 수치검사에서도 정상으로 판명되었다.

아연은 혈액 내 아연 수치가 정상보다 낮은 아이들에게만 성장을 촉진하는 것으로 보인다. 건강한 저신장 아이들에게 하루에 아연 5~15mg(나이와 몸무게에 따라)은 대부분의 경우 성장을 촉진하는 데 충분하나 흡수불량 또는 만성질병을 가진 아이들은 더 많은 양이 필요하다.

장기간 아연을 복용하려면 아연으로 인한 구리 결핍을 예방하기 위해 구리도 함께 복용해야 한다. 아연을 하루 5~15mg 복용해 치료를 받은 아이들에게는 아연 복용량에 따라 구리를 하루 0.5~1.0mg 복용하게 하는 것이 적당하다. 또 다른 미네랄과 종합비타민을 함께 복용하면 특히 영양공급이 부족한 아이들의 성장촉진을 돕는다. 철분은 아연의 흡수를 억제하기 때문에 아연의 성장촉진 효과를 방해하므로 따로 복용하는 것이 좋다(철분을 아침에 먹는다면 아연은 점심이나 저녁에 복용).

비타민 B_{12}

비타민 B_{12}는 아이들의 성장을 촉진시키는 것으로 보고되었다.

■ **연구** 성장이 지체된 아이 11명(5~12세)에게 비타민 B_{12}를 하루 10mcg 복용하게 했더니 11명 중 5명이 급속한 성장률을 보였고 일부 아이들은 식욕이 뚜렷하게 증가했다.

다른 연구들에서는 비타민 B_{12}가 영양이 부족한 인도의 채식주의 아이들이나 과테말라 시골 아이들의 성장에는 효과가 없는 것으로 나타났다. 이 연구들에서 비타민 B_{12} 효과가 없었던 이유는 아연, 비타민 A, 철분 등 성장에 필요한 다른 영양소들의 결핍 때문이었다. 현재까지의 연구를 감안할 때 저신장 아이들을 위한 영양 프로그램에 비타민 B_{12}를 포함하는 것이 타당할 것으로 판단된다.

칼슘

칼슘은 뼈의 성장과 발달에 중요한 역할을 한다.

■ **연구** 남자아이 143명(16~18세)을 두 그룹으로 나누고 13개월 동안 매일 한 그룹에는 칼슘(탄산칼슘) 1000mg을 처방하고 다른 그룹에는 가짜 칼슘을 처방했더니 평균 키가 대조군보다 7mm 정도 더 컸고 칼슘이 몸 전체에 영향을 미쳤는데, 특히 척추와 골반의 골밀도가 증가했다. 탄산칼슘(calcium carbonate)은 가장 흡수가 안 되는 칼슘이다. 구연산칼슘(calcium citrate)을 먹였으면 효과가 더 좋았을 것이다.

필수지방산(Essential fatty acids; EFA)

오메가 오일의 DHA는 뇌와 시각 발달에 중요한 역할을 하는 것으로 알려졌다. 어느 연구에서 DHA(17mg/100kcal)와 아라키돈산(arachidonic acid) 34mg/100kcal을 분유에 추가했을 때 조산아의 키 성장에 현저한 효과가 있었다.

1930년대에 결핵이 의심되던 저체중 어린이 28명을 대상으로 한 연구에서는 학교에 다니는 동안 대구간유(1주일에 10티스푼)를 먹였더니 기대 이상의 성장률을 보였다.

사례보고에 의하면 1년에 1.2cm밖에 자라지 않던 10세 소녀는 담즙울체로 인해 지방이 흡수되지 않아 초래된 필수지방산 결핍이었다(담즙이 분비되지 않으면 지방이 흡수되지 않는다). 이 소녀에게 필수지방산(해바라기씨 오일)을 오래 피부에 바르게 했더니 3년 반 동안 23.8cm나 성장한 것으로 나타났다.

지방산은 아마도 지방산 수치가 정상보다 낮은 아이들에게만 성장효과가 있는 것으로 보인다. 필수지방이 결핍되면 피부가 건조해지고 비듬이 많이 생긴다.

철분(Iron)

철분 부족으로 빈혈이 생긴 인도네시아 아이들에게 철분을 복용하게 하자 성장률이 증가했다. 하지만 철분이 부족하지 않은 아이들에게는 가짜 약 그룹과 비교해 성장률이 오히려 늦춰졌다. 철분이 부족하지 않은 상태에서 철분을 보충하면 아연의 흡수를 방해해 성장을 늦추기 때문이다. 따라서 철분은 철분 결핍이 있는 아이들에게만 복용하게 해야 한다. 만약 아연과 철분을 동시에 처방할 경우 철분을 아연의 반 이하로 제한하면 철분이 아연의 흡수를 억제하는 것을 예방하거나 최소화할 수 있다. 이 방법이 효과가 없을 경우에는 철분과 아연을 시간 간격을 두고 따로 복용해야 한다. 예를 들어 한 가지를 아침과 저녁에 먹었으면 다른 것은 점심에 먹어야 한다.

라이신(Lysine)

성장에 가장 중요한 단백질은 8개의 필수아미노산이 모두 공급돼야 한다. 이 아미노산 중 하나라도 결핍되면 성장이 지연될 수 있다. 여러 가지 이유로 인해 서구화된 식단에는 라이신의 양이 부족하다. 첫째, 라이신은 곡류에 제한된 양만 들어 있다. 둘째, 라이신은 육류에 충분히 들어 있지만 익히고 튀기고 굽는 동안 상당히 많은 양이 파괴된다. 셋째, 일부 라이신은 케이크와 파이를 굽거나 시리얼 제조과정에서 단백질이 설탕과 함께 고열에 가열될 때 파괴된다.

■ 연구 텍사스의 한 고아원에 사는 아이들 84명(6~12세)을 나이와 성별에 따라 두 그룹으로 나누어 한 그룹에는 5.5개월간 라이신(몸무게 1kg당 70mg)을 먹이고 다른 그룹은 먹이지 않았다. 식단은 동물성 단백질과 식물성 단백질의 비율을 1.56:1(상대적으로 낮은 비율)로 해서 단백질을 하루 62g 제공했으며 빵, 쌀, 시리얼, 마카로니 등 곡물은 마음대로 먹게 허용했다. 키가 얼마나 컸는지에 대한 구체적인 자료는 없지만 라이신 그룹의 평균성장률은 대조군보다 확연히 높았다.

라이신은 곡물과 콩류를 통해 섭취량을 늘릴 수 있으나 먹기 힘들다면 라이신 보충제가 편리하다. 아이들의 라이신 필요량은 하루에 몸무게 1kg당 41~58mg으로 추정된다.

처방

- 지방변증이 있는지 검사하고 우유 알레르기 또는 알레르기를 유발하는 음식을 확인해 피한다.
- 아이들에게는 소르비톨이 많은 사과주스 대신 오렌지주스를 마시게 한다.
- 아연을 복용하게 한다.
- 칼슘을 나이에 맞는 용량으로 복용하게 한다.
- 오메가-3 오일을 복용하게 한다.
- 라이신을 복용하게 한다.

30 습진

Eczema

습진은 모든 염증성 피부질병을 아우르는 표현이다. 가장 흔한 종류의 습진으로는 아토피성피부염이 있다. 습진은 알레르기 반응이므로 천식과 알레르기성비염과 같은 알레르기질병의 가족력이 있거나 병력이 있는 환자들에게 특히 잘 생긴다. 아토피성피부염의 특징은 피부가 가렵고 건조하며 두꺼워지고 벗겨지는 증상이다.

여기서 습진이라는 용어를 사용한 대부분의 연구는 가장 흔한 종류의 습진인 아토피성피부염을 의미한다. (1권 아토피성피부염 p.301)

음식

음식 알레르기

많은 연구가들은 아토피성피부염의 흔한 원인은 음식 알레르기라고 보고했다.

▪연구 1 심한 아토피성피부염을 앓고 있는 어린이 59명(평균연령 4세)을 대상으로 4주 동안 식단에서 우유와 달걀을 제외했더니 어린이의 80%에서 피부 상처가 없어지거나 호전되었다. 나이가 어릴수록 효과가 더 좋았다.

▪연구 2 심한 아토피성피부염을 앓고 있으나 알레르기를 일으키는 음식을 제한한 식이요법에 반응하지 않았던 어린이 25명(평균연령 3.5세)을 입원시켜 알레르기를 일으키는 항원이 완전히 제한된 식이요법을 따르도록 했다. 1~2주 후 모든 어린이들의 증상이 좋아졌으며 상처도 거의 회복됐다. 알레르기 음식검사에서 어린이의 71%는 달걀에, 50%는 밀에, 33%는 우유에, 33%는 대두콩에 알레르기 반응을 보였다. 몇몇 어린이는 식품첨가물, 타르트라진, 안식향산염나트륨(Sodium benzoate), 조미료(MSG), 메타중아황산나트륨(Sodium metabisulfite)에 반응했으며 4명의 어린이는 아스피린에도 반응했다. 이후 평균 10년 6개월의 추적기간 동안 아토피성피부염 어린이의 71%가 알레르기를 일으키는 음식을 끊는 동안 증상이 상당히 호전된다는 사실이 확인되었다.

▪연구 3 심한 아토피성피부염이 있는 어린이 66명에게 알레르기를 일으키는 음식을 제한한 식이요법을 권유하고 증상이 좋아지면 음식을 하나씩 추가해가며 알레르기를 일으키는 음식을 찾아나갔다. 식단에서는 알레르기를 흔히 유발하는 음식과 각 개인에게 알레르기를 일으키는 것으로 추정되는 음식, 평소 자주 먹는 음식을 모두 제외했다. 알레르기 음

식을 제외한 식단으로 24명의 어린이(36%)가 상당히 좋아졌는데 15명(23%)은 증상을 유발하는 음식을 제외하는 동안 꾸준히 호전됐다.

■ **연구 4** 아토피성피부염이 있는 어린이 91명(6개월~15세)에게 알레르기 음식을 제외한 식이요법을 하도록 한 다음 음식을 하나씩 추가하며 알레르기를 일으키는 음식을 찾는 동안 어린이의 74%가 증상이 호전됐다. 이 연구에서는 우유와 토마토가 증상을 유발하는 식품으로 밝혀졌다.

■ **연구 5** 연구팀이 손에 습진이 있는 어른 50명의 습진 원인이 음식 알레르기 때문인 것으로 밝혀졌다며 알레르기 음식을 제한한 후 완전히 호전됐다고 보고했다.

■ **연구 6** 아토피성피부염이 있는 성인 50명(평균연령 28세)에게 4주 동안은 평소 먹던 식사를 하도록 하고 그다음 6주 동안은 아황산염(Sulfites), 소르빈산(Sorbic acid), 벤조산(Benzoic acid), 색소, 히스타민, 조미료(MSG)를 제외한 식사를 하도록 했다. 41명이 실험에 끝까지 참가했는데 그중 26명(63.5%)은 증상이 35% 이상 좋아지는 호전반응을 보였다. 호전반응을 보인 사람들의 평균 호전 정도는 62%였다. 호전반응을 보인 24명에게 식품첨가물을 추가하자 19명의 습진이 악화됐다.

알레르기 음식검사

피부반응검사와 혈청항체검사는 알레르기 반응이 즉시 과민반응(immediate hypersensitivity reactions)을 하는 타입 1일 때는 유용하지만 숨겨진 음식 알레르기를 찾는 데는 적절치 않다. 대부분의 경우 알레르기를 일으키는 음식을 제외한 식이요법 후에 음식을 하나씩 추가하며 알

레르기 음식을 찾는 것이 더 좋은 방법이다.(3권 음식 알레르기 p.663)
그러나 심한 아토피성피부염이 있는 어린이가 알레르기 음식을 제외한 식이요법을 하는 경우 주의가 필요하다. 알레르기 음식을 제외한 음식만 먹다가 과민한 음식을 추가하는 경우 벌집을 건드리는 것처럼 민감성이 증가될 위험이 있기 때문이다. 심한 아토피성피부염이 있는 어린이 80명에게 알레르기 음식을 제외한 식이요법을 시키면서 콩, 닭고기, 옥수수, 우유 등을 하나씩 추가했더니 4명이 과민성 쇼크를 일으켰다. 2명은 저절로 회복됐으나 나머지 2명은 심폐소생술을 하거나 중환자실에 입원해야 할 만큼 심각한 증상을 보였다.
1명은 완두콩, 다른 1명은 우유에 과민성 쇼크를 일으켰는데 우유 소화에 문제가 없던 일부 아토피성피부염 어린이도 식단에서 우유를 제외했다가 다시 먹기 시작하면 민감해질 수 있다. 몇 년간 우유를 먹지 않다가 추가할 경우 두드러기, 호흡장애, 구토, 기침, 알레르기성 결막염 등이 나타나기도 한다. 이처럼 심각한 반응은 흔치 않아 매우 과민하고 심한 아토피성피부염 환자들에게만 나타나지만 언제든 일어날 수 있는 반응이므로 주의해야 한다. 따라서 새로운 음식을 추가할 때는 극히 소량만 테스트해야 한다. 또는 적절한 시설을 갖춘 병원에서 숙련된 의사에게 알레르기 음식검사를 받는 것이 안전하다.

모유 수유와 알레르기

수유모가 먹은 음식의 알레르기 항원이 모유에서 발견되는데, 이 알레르기 유발 항원은 모유를 먹는 아이에게 전달되어 아토피성피부염을 일으킬 수 있다. 임상사례 보고에 의하면 수유모가 알레르기를 일으키는 음식을 제한했을 때 아이의 아토피성피부염이 좋아지거나 사라졌다. 우유와 달걀이 자주 이러한 증상을 일으켰지만 어느 경우에는 다른 음식들도 증상을 일으켰다. 한편 수유모가 철저하게 알레르기를 일으키는 음식을 제한했을 때 아이의 아토피성피부염이 좋아졌지만 모유에 여러 가지 영양소들이 부족해져 아이의 성장이 지연되었다. 그러므로 수유모는 알레르기를 일으키는 음식을 피하면서 다른 음식으로 영양이 보충되도록 잘 먹어야 한다. 수유모용 종합비타민을 복용하는 것도 좋은 방법이다. (1권 아토피성피부염 p.301, 음식 알레르기 p.307 / 3권 음식 알레르기 p.663)

니켈 민감도(Nickel sensitivity)

니켈도 민감한 사람에게 습진을 일으킬 수 있는 것으로 알려져 있다. 니켈에 의한 습진은 니켈이 함유된 스테인리스 주방기구를 만진 경우가 대부분이어서 주로 손에 생기지만 발이나 몸 어느 부위에도 생길 수 있다. 손에 한포진(dyshidrosis, pompholyx)이 생기거나 뚫는 귀고리에 알레르기를 일으키는 사람도 니켈에 민감한 편이다. 이렇게 니켈에 민감하면 음식에 들어 있거나 스테인리스 주방기구에서 스며나오는 미량의 니켈에도 습진이 생길 수 있다.

■ **연구 1** 습진(아토피성피부염)과 니켈에 대한 접촉 민감도가 있는 환자 62명에게 4주 동안 니켈이 적게 함유된 식단을 따르도록 했더니 29명의 환자(47%)가 증상이 호전되거나 완치됐다. 증상이 좋아진 29명의 환자

에게 니켈을 2.23mg, 4.47mg 복용하게 해 실험한 결과 29명 중 28명은 습진과 가려움증이 재발했는데, 그중 7명은 상당히 심해졌다.

■ 연구 2 니켈부착포를 피부에 붙여 양성으로 나온 만성피부염 환자 204명(대부분 손과 발의 습진)을 대상으로 한 연구에서 모든 환자에게 최소 1개월간 니켈 함량이 적은 식단을 지키도록 했다. 1~2개월 후 환자의 15.7%는 피부염이 없어졌고 43.6%는 증상이 확연히 좋아졌다(증상이 호전되거나 완치된 총비율은 59.3%). 이 중 119명의 환자(58.3%)는 적어도 2가지 음식 때문에 피부염이 악화되는 것으로 확인됐다. 가장 흔하게 문제가 된 음식은 와인(44케이스), 맥주(31), 초콜릿(28), 각종 채소(23), 청어(19), 토마토(17), 양파(17), 각종 과일(16), 통조림(15), 통곡물빵(12), 당근(10), 완두콩(10), 차(9) 순이었다. 그러나 이 식품들이 피부염을 악화시키는 이유가 식품 속에 함유된 니켈 성분 때문인지 다른 성분에 의한 알레르기 반응인지는 밝혀지지 않았다. 식이요법 1~5년 후 치료에 대한 장기적인 결과를 묻는 설문지를 모든 환자에게 보내 150명으로부터 답장을 받았다. 90명의 환자가 식이요법을 꾸준히 하거나 1년 또는 그 이상 간간이 중단하긴 했으나 지속적으로 했다고 답했으며 88명은 식이요법으로 인해 장기적으로 증상이 완화됐다고 했다.

연구에 의하면 아토피성습진이 있는 환자는 장에서 니켈 흡수가 증가했다. 니켈 흡수가 증가하는 이유는 습진 환자에게 흔하게 발견되는 장누수성이 증가했기 때문인 것으로 나타났다. 음식 알레르기로 인한 습진이 있는 일부 어린이는 알레르기를 유발하는 음식을 먹지 않았을 때 장누수성이 감소했다. 이러한 결과는 알레르기 유발 음식을 먹지 않으면 장의 누수성을 줄여 니켈 흡수도 줄일 수 있음을 말해준다.
아연은 니켈에 대한 반응을 줄여줌으로써 니켈에 민감한 환자의 습진을 완화해준다.

아연(Zinc)

아연 결핍은 쥐에게 습진을 유발했으며, 아연 결핍으로 인한 습진은 사람에게도 일어나는 것으로 보고되었다. 혈청 아연 수치가 낮은 2명의 미숙아에게 습진이 생겨 아연을 보충해주었더니 빠르게 호전되었다.

■ **연구** 접촉성피부염이 있고 니켈 피부부착포검사(patchy test)에서 양성으로 나온 환자 15명(평균연령 27.8세)에게 아연을 23mg씩 30일 동안 하루 3회 복용하게 했더니, 피부 증상이 완화되고 피부 양성반응이 대부분 없어지거나 감소했고 치료를 시작하고 며칠 내에 가려움증이 사라졌다.
아연 치료는 아연 결핍으로 인한 습진에 효과적이다. 그러나 아연 결핍이 없는 환자에게도 효과가 있는지는 분명하지 않다. 아연과 지방산을 같이 복용하는 것이 한 가지씩 복용하는 것보다 더 효과적이며 일부 의사들은 습진 치료에 이 두 가지를 함께 사용한다.
장기적으로 아연을 복용할 때는 아연으로 인한 구리 결핍을 방지하기 위해 구리(아연의 양에 따라 1일 1~4mg)와 함께 복용해야 한다.

소금

1912년 출간된 독일 소아과 교과서에는 습진(주로 분비성)이 있는 일부 아이들이 소금의 양을 줄인 후 증상이 좋아졌다는 내용이 소개돼 있다. 가려움증은 대부분 3~4일 내에 좋아졌고 약 3주 후에는 현저하게 좋아졌다고 한다. 최근의 사례보고에서도 3년 동안 습진을 앓던 4세 여자아이가 소금의 양을 줄인 후 2주 만에 습진이 가라앉는 효과를 보았으며 다시 소금의 양을 늘리자 2주 만에 증상이 재발한 것으로 확인되었다.

트랜스지방산

유럽 10개국에서 시행된 연구에서 트랜스지방산과 아토피성피부염 사이에 아주 밀접한 관계가 있다는 사실을 알아냈다. 트랜스지방산은 필수지방산의 대사와 활용을 방해해 아토피성피부염을 유발하고 촉진시키는 것으로 밝혀졌다. (1권 트랜스지방 p.570)

우롱차

녹차와 홍차처럼 우롱차도 녹차에 속한다. 이들의 차이는 잎을 얼마나 발효시키는가에 따라 결정된다. 홍차는 완전히 발효된 것이고, 우롱차는 어느 정도만 발효된 것이며, 녹차는 발효되지 않은 것이다. 동물을 대상으로 한 연구에서 녹차, 홍차, 우롱차를 먹였을 때 알레르기 반응이 억제되는 것으로 나타났다. 이러한 효과는 이들 차에 들어 있는 폴리페놀 때문인 것으로 보인다. 연구에 의하면 6개월 동안 매일 우롱차를 1000ml 마셨더니 난치성 아토피성피부염으로 고생하던 청소년과 성인들의 절반 이상이 호전된 것으로 나타났다.

■ **연구** 최소 6개월 동안 스테로이드 연고와 경구용 항히스타민제와 악화요인을 피하는 치료에 반응하지 않던 아토피성피부염 환자 121명(16~58세, 평균연령 24세)에게 우롱차를 6개월 동안 매일 3회 식후에 1000ml씩 마시면서 병원치료를 병행하도록 했다. 치료 1개월 후 환자의 17%는 현저하게 좋아졌고 46%는 어느 정도 좋아져서 총 63%가 매우 또는 어느 정도 증상이 호전됐다. 일반적으로 1~2주 내에 효과가 나타났으며 부작용은 관찰되지 않았다.

자연치료제

지방산(Fatty acids)

1937년 보고된 바에 따르면 아토피성피부염을 앓는 유아 6명 중 4명은 대구간유를 매일 먹고 증상이 좋아졌다고 한다. 이 연구보고가 큰 관심을 끌지 못하면서 연구가들이 아토피성피부염과 지방산의 관계에 대해 진지한 관심을 갖기까지 30년 이상이 걸렸다.

연구가들은 오메가-6 또는 오메가-3 필수지방산의 후속 대사산물(예를 들면 GLA, EPA)의 결핍이 아토피성피부염 환자의 피부습진과 면역이상을 유발하는 데 영향을 준다고 여겨왔다. 이것이 사실이라면 달맞이꽃 종자유나 보리지오일의 감마리놀레산(GLA) 또는 어유의 EPA를 보충해 주면 효과가 있을 것이다.

기초 연구에서 이 오일들은 아토피성피부염에 효과가 있는 것으로 나타났으며, 이런 효과에 대한 증거도 많다.

달맞이꽃종자유(Evening primrose oil; EPO)

어느 실험에서 심한 아토피성피부염 환자 179명을 달맞이꽃종자유 2g으로 하루 2회씩 치료했더니 대부분 12주 또는 그 이전에 환자의 62%가 호전됐다. 4세 또는 그 이하의 어린이를 대상으로 한 2개의 연구에서는 달맞이꽃종자유를 하루 3g 복용한 것으로도 아토피성피부염에 효과가 있었다.

▪**연구 1** 중등 정도이거나 심한 아토피성피부염을 앓고 있는 어린이 39명(8개월~14세)과 60명의 성인을 무작위로 나누고 12주 동안 한 그룹에는 달맞이꽃종자유를 용량을 달리해(성인은 1일 2회 1~3g, 어린이는 1일 2회 0.5~1.0g) 처방하고 다른 그룹에는 가짜 달맞이꽃종자유를 처방했다. 그런 다음 12주간 두 그룹의 처방을 바꿨는데 참가자들 중 적은 분량의 달맞이꽃종자유로 치료받은 그룹이 대조군보다 나아진 증상은 가려움증뿐이었다. 그러나 더 많은 분량으로 치료받은 그룹의 43%는 가려움증뿐 아니라 피부가 갈라지는 증상까지 호전됐고 전반적인 증상도 대조군보다 확연히 효과적이었다. 전반적으로 성인이 어린이들보다 더 좋은 반응을 보였다.

▪**연구 2** 아토피성피부염 어린이 24명을 무작위로 나눠 4주 동안 매일 한 그룹에는 달맞이꽃종자유를 3g 복용하게 하고 다른 그룹에는 가짜 달맞

이꽃종자유를 복용하게 했다. 달맞이꽃종자유를 복용한 그룹은 증상이 현저하게 좋아졌지만 가짜를 복용한 그룹에서는 아무런 변화가 없었다.

■ 연구 3 아토피성피부염을 앓고 있는 환자 25명(19~31세)을 무작위로 나눠 12주 동안 매일 2회 한 그룹에는 달맞이꽃종자유 2g을 처방하고 다른 그룹에는 가짜 달맞이꽃종자유를 처방했다. 임상검사(악화 정도, 질병 부위 면적, 염증, 건조증, 가려움증)에서 달맞이꽃종자유를 처방한 그룹이 대조군보다 더 좋은 결과를 보였다.

보리지오일(Borage oil)

■ 연구 아토피질병이 있는 환자 160명(14~65세)을 무작위로 나누고 24주간 매일 한 그룹에는 보리지오일 3g(1일 GLA 690mg)을 처방하고 다른 그룹에는 가짜 보리지오일을 처방했다. 그 결과 보리지오일을 복용한 그룹은 대조군에 비해 증상 완화에 큰 차이가 없었다. 그러나 처방에 잘 따를지 의문이 드는 환자들을 제외한 후 다시 검사하자 보리지오일이 가짜보다 현저하게 효과가 있었다.

생선오일(Fish oil)

■ 연구 아토피질병이 있는 환자 31명(16~56세)을 무작위로 나눠 12주간 매일 한 그룹에는 생선오일 10g을 섭취하도록 하고 다른 그룹에는 올리브오일을 섭취하도록 했다. 어유를 섭취한 그룹이 올리브오일을 섭취한 그룹에 비해 가려움증, 피부가 벗겨지는 등의 증상이 전반적으로 완화됐다.

지방산(오메가-3 지방산, 오메가-6 지방산)

어떤 환자가 어떤 지방산에 잘 반응할지 예측할 수 있는 명확한 임상기준은 없다. 오메가-3 지방산에는 잘 반응하지만 오메가-6 지방산에는 반응하지 않는 환자들이 있는가 하면 반대의 경우도 많기 때문이다. 이는 지방산 대사능력과 식습관 차이 때문인 것으로 보인다. 따라서 지방산을 사용할 때는 효과가 없다는 결론을 내리기 전에 6~12주간 지속적으로 사용해야 하고 증상이 완화되면 유지하기 위해 복용량을 줄여야 한다. 이때 지방산의 효과를 방해할 수 있는 트랜스지방산의 섭취는 피해야 한다.(1권 오메가-3오일 p.545)

췌장효소(Pancreatic enzymes)

평생 습진으로 고생한 여성이 췌장효소 치료를 받고 완치된 임상사례가 있다.

■연구 평생 피부습진으로 고생해온 37세 여성은 종종 설사를 하고 소장 융모가 납작해지면서 소화흡수에도 장애가 생겨 체중이 감소하는 증상을 보였는데 피부검사에서 34개 식품에 알레르기가 있는 것으로 나왔다. 이후 알레르기 유발 음식을 피하고 스테로이드, 항히스타민, 경구용 크로몰린나트륨(Cromolyn sodium; 음식에 대한 알레르기 반응을 차단하는 약물)으로 치료했으나 효과가 미미했다. 처방을 바꿔 캡슐당 2만5000U의 프로테아제(Protease; 단백질 분해효소)가 포함된 췌장 소화효소를 식전 2~4캡슐 복용하자 습진이 완치됐고 습진 때문에 복용하던 약도 모

두 중단할 수 있었다.

이 연구를 진행한 저자는 췌장 소화효소가 음식의 단백질을 완전히 소화시켜 알레르기를 유발하지 않는 크기로 잘게 분해한 덕분이라고 밝혔다. 췌장 소화효소가 아연, 지방산, 비타민 A와 같은 영양소의 흡수를 촉진해 습진완화에 도움이 된 것으로 볼 수도 있다.

소장균, 대장균(Probiotics)

여러 임상실험에서 습진이 있는 유아와 어린이를 대상으로 소장균과 대장균의 효과에 대해 연구했다. 다양한 종류의 소장균과 대장균이 연구에 사용됐으나 긍정적인 결과가 나온 연구와 부정적인 결론이 나온 연구가 엇갈리면서 효과를 단정하기 어려웠다. 예를 들면 유산균 락토바실루스(Lactobacillus GG)가 효과적이라고 밝힌 연구가 있는가 하면 효과가 없다고 밝힌 연구도 있었다.

이처럼 연구결과가 엇갈리는 이유는 우유나 카세인(Casein)으로 배양한 소장균과 대장균에 우유단백질이 포함돼 있기 때문이다. 임상사례보고에 의하면 우유에 알레르기 반응을 보인 유아의 경우 카세인으로 배양한 소장균과 대장균에 심한 알레르기 반응을 나타냈다. 따라서 우유에 알레르기가 있는 습진 환자는 우유로 배양한 소장균과 대장균을 사용하지 말아야 한다.

위산(Gastric acid)

1929년 시행한 연구에서 습진 환자 11명 중 8명은 저산증(Hypochlorhydria)이 있는 것으로 나타났다. 40년간 얼굴에 끊임없이 생기는 습진으로 고생하던 저산증 환자 1명은 식사 때마다 위산(Hydrochloric acid)을 복용한 지 약 1년 만에 피부가 정상으로 회복됐다. 위산이 영양소의 흡수를 돕고 소장균과 대장균이 살기 좋은 장내 환경을 조성하기 때문이다. 좋은 균은 산성에서 잘 증식하는 특징이 있다.(3권 저산증 p.739)

불소(Fluoride)

치약이나 액체 비타민에 들어 있는 불소에 알레르기가 있는 경우 습진을 유발하는 것으로 보고돼 있다. 불소 알레르기로 인한 습진의 발생 빈도는 알려지지 않았으나 불소가 포함된 치약을 쓰지 않는 것이 좋다.

예방

어린이 습진을 예방하기 위해서는 모유 수유를 하고 임산부와 수유부의 식단은 알레르기를 유발하지 않는 음식으로 선택해야 하며 소장균과 대장균을 복용하는 것이 좋다.

모유 수유

아토피질병이 생길 위험이 높은(예를 들면 아토피성 체질 가족력이 있는) 유아에 대한 어느 연구에 의하면 분유를 먹인 아이는 모유 수유를 한 아이보다 습진이 더 많이 생긴 것으로 나타났다. 또 6개월 이상 모유 수유를 한 것은 이보다 짧은 기간 모유 수유를 하는 것보다 습진 예방에 더 효과적이었다.

모유 수유하는 엄마의 식단

모유 수유를 하는 동안 엄마가 먹는 음식도 아이의 습진 발병에 영향을 미치는 것으로 밝혀졌다. 아토피성 가족력이 있는 유아들에 대한 조사에서 모유를 먹이는 첫 3개월간 엄마들이 달걀, 우유, 생선처럼 알레르기를 잘 일으키는 음식을 피한 경우 식단을 조절하지 않은 경우보다 아이들의 습진 발병률이 현저하게 낮았다. 또 임신기간과 수유기간에 어유(fish oil; 오메가-3 오일)를 보충했을 때도 습진 예방에 도움이 됐다.

■ **연구** 알레르기가 있거나 알레르기 가족력이 있는 임산부 145명을 무작위로 나눠 임신 25주째부터 모유 수유를 하는 평균 3~4개월 동안 매일 한 그룹에는 어유(1일 EPA 1.6g과 DHA 1.1g)를 보충하도록 하고 다른 그룹에는 가짜 어유를 보충하도록 했다. 그 결과 출생한 유아의 첫 1년간 면역글로불린 E(IgE)와 관련한 습진 발병이 진짜 어유를 보충한 그룹이 가짜 어유를 보충한 그룹보다 현저하게 낮았다.

습진 예방에 어유는 이롭고 생선은 해롭다는 사실이 모순처럼 보인다. 하지만 생선이 알레르기를 일으키는 것은 어유가 아니라 생선단백질 때문이다.

소장균, 대장균과 그 식량(Probiotics and prebiotics)

장에 서식하는 소장균과 대장균은 소장 장벽의 기능과 면역기능을 향상시켜 알레르기를 예방하는 데 유익하다. 모유를 먹은 아이는 분유를 먹은 아이보다 대장에 비피도박테리아(비피더스균) 같은 좋은 균들이 더 많았는데, 이것이 모유를 먹은 아이들이 분유를 먹은 아이들보다 습진 발병률이 낮은 이유이기도 하다.

한 연구에서는 락토바실루스를 출산 전 2~4주간 엄마에게 섭취하도록 하고 다시 출산 후 3~6개월간 모유를 수유하는 엄마 또는 분유를 먹는 아이에게 섭취하도록 했다. 아이가 태어나고 2~4년 동안 습진 발병률을 조사한 결과 소장균과 대장균을 섭취한 그룹이 대조군에 비해 43~63% 정도 낮았다. 그러나 다른 종류의 소장균과 대장균(L. reuteri ATCC 55730 혹은 L. acidophilus strain LAVRI-A1)을 사용한 연구에서는 습진 발병률이 줄지 않았다.

소장균과 대장균의 식량인 프리바이오틱스는 소장균과 대장균의 증식을 돕는 올리고당(oligosaccharides)으로 이 올리고당은 모유의 정상적인 구성성분이다. 실제 모유의 올리고당 성분과 유사한 프리바이오틱스를 분유에 추가했을 때 모유를 먹인 아이들과 비슷하게 장내에 소장균, 대장균이 생긴 것으로 확인됐다. 이 프리바이오틱스를 유아용 포뮬러에 추가했을 때 습진 위험군에 속하는 아이들의 발병률을 낮춰준다는 사실이 확인된 연구결과도 있다.

■연구 유아용 포뮬러로 인해 아토피질병에 노출될 위험이 있는 아이 259명을 무작위로 나눠 한 그룹은 프리바이오틱스가 함유된 포뮬러를 먹이고 다른 그룹은 말토덱스트린(maltodextrin)이 함유된 포뮬러를 먹였다. 생애 첫 6개월 동안 아이들의 습진 발병률은 프리바이오틱스를 추가한 그룹이 대조군보다 58% 낮았으며 대변에서 발견되는 대장균 비피도박테리아 수는 훨씬 많았다. 후속 연구에서도 아토피질병을 예방하기 위해 6개월 동안 먹인 프리바이오틱스 효과가 치료를 중단한 이후에도 최소 18개월 동안 지속되는 것으로 나타났다.

처방

- 알레르기를 유발하는 음식을 찾아내 피한다. 경우에 따라 우롱차를 하루 1000ml 정도 마시는 것을 고려한다.
- 달맞이꽃종자유, 어유(생선오일), 대구간유를 섭취하고 증상이 완화되거나 2~12주 후부터 섭취량을 줄인다.
- 아연(아연 피콜리네이트 또는 구연산아연) 25~30mg을 하루 1~3회 복용하고 6~12주 후에 양을 줄인다. 아연을 장기 복용할 때는 아연으로 인한 구리 결핍을 예방하기 위해 아연 용량에 따라 구리도 함께 복용해야 한다(아연:구리 비율은 10:1~30:1).
- 필요한 경우 췌장효소를 복용한다.

31 시력감퇴

Visual Acuity

백내장이나 황반변성, 또는 눈에 생길 수 있는 다른 질병 때문에 시력이 손상될 수 있고 특정 영양소가 부족해도 시력손상의 원인이 될 수 있다. 시력기능에 작용하는 영양소는 매우 다양한데, 양양소가 조금만 부족해도 시력기능에 악영향을 미칠 수 있고 부족한 영양소를 보충해주면 시력이 향상되는 효과가 나타난다. 또 사람에 따라서는 시력기능에 필요한 영양소 중 일부를 다른 사람보다 더 많이 필요로 하기 때문에 보통 식단으로는 충분히 보충하지 못할 수도 있다.

그러므로 시력을 최대화하기 위해서는 충분한 영양소를 섭취해야 하며 경우에 따라 영양소 결핍을 예방하고 치료하기 위해 특정한 영양보충제를 필요한 양보다 더 많이 복용해야 할 수도 있다. 또 간 해독 프로그램으로도 시력을 향상시킬 수 있다.

음식

영양이 충분해야 시력이 유지된다. 탄수화물을 많이 줄이고 단백질, 좋은 오일(오메가-3 오일, 코코넛오일, 올리브오일, 아보카도, 견과류), 안토시아닌이 풍부한 블루베리, 블랙베리, 붉은 포도, 체리 등을 많이 섭취해야 한다.

자연치료제

비타민 C

1939년 시행한 연구에 의하면 노화로 인해 눈의 조직세포가 변질돼 시력장애로 입원한 노인들에게 혈장 비타민 C 수치가 낮은 것으로 나타났다. 이 환자들에게 비타민 C를 4~8주 동안 하루 350mg 복용하게 했더니 2주 안에 60%의 환자가 시력이 향상되었다.

비타민 B

엽산이나 비타민 B_{12}가 부족한 환자에게서 시력 손상이 관찰되었는데 엽산과 비타민 B_{12}를 보충하자 시력이 호전되었다. 다른 연구에서는 비타민 B군의 부족으로 인해 어린이의 시력이 손상될 수 있고, 비타민 B군을 복용함으로써 회복될 수 있다는 사실을 발견했다.

■ **연구** 인도에 사는 저소득층 어린이 973명을 대상으로 한 연구에 따르면

임상적으로 비타민 B군 결핍증이 있는 어린이들 중 17%가 시력이 약해져 있었던 반면 비타민 B군 결핍이 없는 어린이들 중에서는 2%만 시력이 약해져 있었다. 비타민 B군의 결핍으로 시력이 약화된 어린이 70명에게 1개월 동안 비타민 B군 보충제를 복용하게 했더니 80%가 시력이 향상되었다. 반대로 비타민 B군 보충제를 복용하지 않은 아이들 중에서는 20%만이 시력이 향상되었다.

안토시아닌(Anthocyanins)과 안토시아노사이드(Anthocyanosides)

안토시아닌은 플라보노이드의 한 그룹으로 블루베리, 블랙베리, 붉은 포도, 체리, 현미와 일부 다른 음식에도 함유돼 있으며 눈의 간상체 감광기관(rod photoreceptors) 안에 있는 로돕신의 재생을 활성화시켜 시력을 좋게 만드는 기능을 한다. 토끼에게 안토시아노사이드를 먹였더니 망막세포 내의 특정한 효소활동을 현저하게 증가시켰는데, 이것은 안토시아노사이드가 망막기능에 직접적으로 영향을 준다는 것을 말해준다. 건강한 사람에게 안토시아노이드를 복용하게 했더니 절대 시각한계(absolute visual threshold)가 향상되었다. 이런 결과들을 볼 때 안토시아닌과 안토시아노사이드 보충제 복용이 시력에 도움이 된다는 사실을 알 수 있다. 이런 영양소들은 손쉽게 구할 수 있는 빌베리(bilberry)가 포함된 보충제로 섭취할 수 있다.

루테인(Lutein)

2년간 하루 평균 10시간 이상 컴퓨터 화면을 봐야 했던 건강한 사람들

(22~30세)에게 루테인 보충제를 12주 동안 하루 12mg 복용하게 했더니 대조민감도(contrast sensitivity)가 현저하게 향상되었고 하루 6mg을 복용했을 때는 약간 향상되었다. 루테인은 망막 반상색소(macular pigment)의 구성요소지만 어떤 방법으로 대조민감도에 영향을 주는지는 알려지지 않았다.

정맥주사 영양요법(Intravenous nutrient therapy)

여러 가지 다른 건강상태 때문에 마그네슘, 칼슘, 비타민 B군, 비타민 C가 들어 있는 정맥주사로 치료받은 환자들 중 일부가 거의 곧바로 시력이 호전되었으며 좋아진 시력이 몇 시간에서 며칠까지 유지되었는데 주사를 맞을 때마다 같은 효과가 나타났다. 이들 모두 영양결핍이 없는 상태에서 주사를 맞았기 때문에 시력기능이 강화된 것은 영양상태가 잠시 최고 수준에 이르렀기 때문으로 보인다.

잠깐 동안 시력을 향상시킬 목적으로 영양소들을 정맥주사로 투여하는 것은 바람직하지 않지만 특정한 영양소를 수준 이상으로 높임으로써 시력을 향상시킬 수 있다는 사실만은 분명하다.

해독(Detoxification)

해독 프로그램은 몸 안에 쌓인, 특히 오랫동안 지방조직에 쌓인 여러 독소물질을 땀으로 제거하는 프로그램이다. 3시간 동안 낮은 온도(45℃)에서 사우나를 한 후 45분간 물로 장세척을 하는 프로그램인데, 필자의 경우 3일 만에 시력이 현저하게 좋아지는 효과를 경험했다.

이 프로그램을 16일 사이에 11일간 계속했더니 좋아진 시력이 계속 유지되었다. 이후 독소를 마저 제거하기 위해 몇 개월 동안 일주일에 한 번씩 해독하라는 조언을 무시하고 프로그램을 그만두었더니 시력이 점차 나빠져 이전 상태로 돌아갔고 다시 프로그램을 시작하자 시력이 다시 좋아졌다. 이 해독 프로그램이 시력향상에 도움이 되는 원리는 확실치 않지만 여러 가지 화학 이물질들이 시력에 나쁜 영향을 미치고 이들을 몸에서 제거하는 것이 시력을 향상시킬 수 있다는 이론과 상통한다. 독소는 땀으로도 빠져나가고 일부는 간에서 해독되는데 비타민 C, 셀레늄, N-아세틸시스테인 등이 간 해독에 도움이 된다. 밀크시슬(milk thistle)도 담즙분비를 증가시켜 독소를 담즙으로 배출시키는 작용을 돕는다.

처방

- 비타민 C와 비타민 B군을 복용한다.
- 루테인을 하루 10mg씩 복용한다.
- 사우나를 통해 독소를 땀으로 배출한 다음 간 해독에 도움이 되는 비타민 C, 셀레늄, N-아세틸시스테인, 밀크시슬 등을 복용한다.

32 식도역류질병

Gastroesophageal Reflux Disease

식도역류질병은 위장의 내용물이 식도로 올라와 속쓰림, 구토, 메스꺼움과 같은 증상을 유발하는 질환으로 식도염으로 발전하기도 한다. 식도역류질병은 식도의 괄약근이 약해졌을 때 자주 생긴다. 산이 섞인 내용물이 계속해서 올라오면 식도점막에 손상을 주어 암의 전단계인 바렛 식도(Barrett's esophagus)가 되고 0.5%는 식도암으로 진행될 수도 있다. 식도역류질병은 비만, 흡연, 특정 음식 또는 음료에 의해 생길 수 있다. 식도역류질병을 가진 환자의 대부분은 음식을 빨리 먹고 충분히 씹지 않는 특징을 보인다. 이러한 환자의 대부분은 음식을 오랫동안 씹기 시작하면 증상이 나아진다. 음식을 오래 씹으면 소화가 쉬워지고 소화가 쉬워지면 역류도 덜 일어난다. 또 씹는 행위는 침을 만들어내는데, 침에는 식도점막에 이로운 여러 성분이 함유돼 있다. 표피성장인자, 뮤신, 프로스타글란딘 E_2, 전환성장인자, 탄산수소염과 같은 완충제가 침에 포함된 대표적인 성분이다. 식도역류질병 환자들은 위점막을 보호하는 침 분비에 이상이 있지만 오래 씹으면 침 분비가 늘어나는 것으로 나타났다.
저녁식사 시간은 밤에 일어나는 산 역류에 영향을 준다. 식도역류질병 환자를 대상으로 한 연구에서 지방이 많고 열량이 높은 음식(맥도날드 빅맥, 감자튀김, 탄산음료)을 잠자기 6시간 전에 먹으면 잠자기 2시간 전에 먹을 때보다 위산의 역류가 덜 생기는 것으로 확인되었다.

음식

카페인이 들어 있는 음식이나 음료는 민감한 사람에게 식도역류를 일으킬 수 있다. 대부분의 연구에서 카페인은 식도의 괄약근을 약하게 하고 위산을 만들어내 역류를 일으키는 것으로 나타났다. 초콜릿도 식도 괄약근의 압력을 약화시켜 위산이 역류할 수 있게 하는 것으로 보고되었다. 여러 연구에 의하면 건강한 사람이 알코올을 섭취했을 때 위 내용물이 역류할 수 있는 것으로 나타났다.
식도역류를 일으킬 수 있는 다른 음식으로는 귤류, 토마토, 양파, 페퍼민트, 스피어민트가 있으며 지방이 많은 음식도 식도역류를 흔히 일으킨다. 열량이 많은 음식도 위산 역류를 일으킬 수 있는데 열량이 많으면 보통 지방도 많기 때문이다. 한 연구에 의하면 식도역류질병 환자가 지방이 많은 음식을 먹었을 때 역류가 더 자주 일어나는 것으로 나타났다. 그리고 열량은 음식을 먹은 후 나타나는 위산역류 강도에 영향을 주는 것으로 보인다. 이러한 연구 결과는 지방이 적게 들어 있는 음식을 조금씩 자주 먹으면 식도역류질병이 호전될 수 있음을 의미하기도 한다.(1권 식도역류증 p.285)

저탄수화물 식단

연구에 의하면 식도역류질병 환자가 탄수화물이 적은 식사를 했을 때 역류량이 줄고 증상도 호전된 것으로 밝혀졌다.

- **연구 1** 5명의 환자가 저탄수화물 식사를 시작한 후 식도역류 증상이 24시간~2주 사이에 없어졌다. 이 효과는 저탄수화물 식사를 하는 1년 동안 지속되었지만 식단을 잠시 중단하자 곧 재발했다.
- **연구 2** 식도역류질병을 가진 비만 환자 8명에게 6일 동안 탄수화물을 하루 20g 이하로 섭취하도록 했다. 그 결과 증상이 완화되었고 식도역류질병 증상에 대한 평가점수도 44% 좋아졌다. 6일 동안 이 식사를 한 후 식도의 산도(pH 농도)가 4.0 이하인 시간이 5.1%에서 2.5%로 줄어들었다. 산도가 4.0 이하면 강한 산성으로 인해 속이 더 쓰릴 수 있다는 뜻이다. 강한 산성이 지속되는 시간이 2.5%로 줄어들었다는 것은 속쓰린 시간이 그만큼 짧아졌다는 뜻이다.

저탄수화물 식단은 여러 가지 방식으로 식도역류질병에 도움이 되는 것으로 보인다. 저탄수화물 식단은 알코올, 초콜릿처럼 식도 괄약근의 압력을 낮추지 않고 토마토소스처럼 산성이 강하지도 않으며 밀과 우유처럼 알레르기를 일으키지도 않기 때문이다. 이 중 어떤 음식을 피하면 증상이 좋아지는지 알아내면 저탄수화물 식단을 지나치게 고집할 필요도 없다. 저탄수화물 식단이라고 해서 탄수화물을 너무 적게 먹으면 안 된다. 저혈당이 될 수도 있고 뇌는 탄수화물의 포도당을 에너지로 써서 작동하기 때문이다.

음식 알레르기

유아들에게 우유는 식도역류질병을 일으키는 흔한 원인이다. 한 연구에 의하면 유아 식단에서 우유를 뺐더니 유아 204명 중 42%가 우유 때문에 역류증상이 나타난 것으로 밝혀졌다. 우유 알레르기는 실제 더 많은 것으로 여겨진다. 연구에 참여한 유아의 55%만 우유를 뺀 식단을 따랐기 때문이다. 나머지 45%는 병력과 알레르기 검사(두 검사 모두 정확하지 않을 수 있음)에서 우유에 알레르기 반응을 보이지 않았기 때문에 식단에서 우유를 빼지 않았다. 다른 포뮬러에는 알레르기 반응을 보였지만 알레르기를 일으키지 않는 아미노산 포뮬러(hypoallergenic amino acid-based formula)를 사용했을 때는 알레르기 반응을 보이지 않았다.

성인들은 음식 알레르기를 조사하지 않았지만 일부 식도역류질병 환자의 경우 성인들도 음식 알레르기가 역류를 일으킬 수 있다. 특히 알레르기로 인한 다른 증상(편두통, 천식, 비염)이 있던 환자일수록 가능성이 높다.

자연치료제

칼슘(Calcium)

칼슘은 위산을 중화시킴으로써 식도역류 증상을 완화시킬 수 있다. 또 근육의 탄력을 강화해 식도 괄약근이 약해지면서 위장의 내용물이 올라오는 증상을 방지할 수 있다.

베타카로틴(Beta-carotene)

베타카로틴을 6개월 동안 매일 25mg 복용했을 때 식도역류 증상이 현저하게 좋아졌고 바렛식도 환자 8명 중 6명은 손상된 식도세포들이 회복되었다. 손상된 세포들의 상태가 좋아진 이유는 위산의 역류가 줄었기 때문인지 베타카로틴이 식도 세포에 직접 영향을 미쳤기 때문인지 명확하지 않다.

알긴산나트륨(Sodium alginate)

알긴산나트륨은 김, 미역 등 해조류의 성분으로 몇 분 내에 위산과 반응해 위장의 내용물 위에 끈적거리는 젤을 만들기 때문에 위장의 내용물이 식도로 올라오는 것을 막아준다. 연구에 의하면 알긴산나트륨을 제산제와 비교했을 때 알긴산나트륨이 위산과 더 빨리 반응하고 효과도 더 오래 지속되는 것으로 나타났다.

■ **연구** 식도역류질병 환자 191명을 무작위로 나누어 한 그룹은 알긴산나

트륨을 먹도록 하고 다른 그룹은 제산제를 먹도록 했다. 복용시간은 식사 후 1시간과 잠자기 전이었다. 알긴산나트륨을 먹은 그룹의 환자들은 30분 이내에 증상이 없어진 경우가 더 많았으며 효과 지속시간도 알긴산나트륨을 먹은 환자들이 16시간 30분으로 제산제를 먹을 환자들의 12시간 42분보다 길었다. 알긴산나트륨을 먹은 환자의 81.6%는 증상이 완전히 없어졌고 제산제를 먹은 환자는 73.9%가 증상이 완전히 없어졌다.

처방

- 음식을 조금씩 자주 먹고 오래 씹어 삼킨다. 지방을 과도하게 섭취하지 않도록 하고 잠자기 전에는 먹지 않는다.
- 카페인, 알코올, 그밖에 증상을 유발하는 음식을 피하고 알레르기를 일으키는 음식도 찾아내 차단한다.
- 알긴산나트륨, 칼슘, 베타카로틴을 복용한다.

33 신석증

신장결석; Kidney Stones

신장결석은 요로결석이라고도 하며 신장, 수뇨관(ureter), 또는 방광에 미네랄 결정체나 다른 물질이 형성되는 것이 특징이다. 신장결석이 빠져나갈 때는 극심한 통증이 있지만 대부분의 결석은 배뇨기관에 장기적인 손상을 입히지 않는다.

신장결석의 약 80%는 수산칼슘이고 다른 결석들은 주로 요산, 인산칼슘 또는 수산칼슘과 인산칼슘 조합으로 구성된다. 녹각석(struvite) 결석은 주로 여성에게 생기고 보통 요로감염(urinary tract infections)에 의해 생긴다.

수산칼슘의 병리는 복잡하지만, 칼슘과 수산염(oxalate)이 소변에 많을 때 생기며 결석이 생기는 것을 억제하는 구연산과 마그네슘 결핍이 원인이다. 또 소변에 수산염이 많은 것이 칼슘이 많은 것보다 결석이 생기는 데 더 중요한 원인으로 여겨진다.

신장결석을 예방하려면 칼슘, 수산염, 요산의 소변 배출을 감소시키고 결석이 생기는 것을 방지하는 구연산과 마그네슘의 배출을 증가시켜야 한다. 신장결석을 예방하기 위해서는 하루에 물 2L를 마셔 소변량을 많게 해 칼슘과 수산염을 희석시키고 구연산과 구연산칼륨으로 소변에 구연산 배출을 증가시킨다. 소변에 구연산이 많아지면 결석이 생기는 것을 방지해준다.(1권 신석증 p.288)

음식

정제 설탕

포도당 또는 자당(설탕) 100g을 먹으면 소변으로 배출되는 칼슘의 양이 증가한다. 이러한 작용은 건강한 환자보다 수산칼슘결석이 있는 환자에게 더욱 두드러졌다. 6일 동안 자당이 많이 들어 있는 식사(1일 330g)를 한 건강한 자원자는 자당이 중등 정도 들어 있는 식사(1일 110g)를 한 건강한 자원자보다 소변으로 24시간 동안 배출되는 평균 칼슘양이 47% 많아졌다. 쥐에게 전분 대신 과당(몸무게의 62.7%)이 들어 있는 먹이를 주었을 때 신장의 석회화(calcification; 칼슘 침적)가 촉진되었다. 간호사 건강연구에 참여한 여성 간호사 9만1731명을 대상으로 12년간 조사한 연구에서는 자당을 가장 많이 먹는 상위 20%의 여성이 자당을 가장 적게 먹는 하위 20% 여성보다 신장결석이 생길 가능성이 52%나 높았다. 이러한 결과는 정제설탕이 신장결석 발병률을 높인다는 것을 말해준다.

청량음료

2295명의 미국 남성을 조사했을 때 신장결석과 콜라가 상당히 밀접한 관계가 있었으며, 신장결석이 있었던 남성은 청량음료 섭취를 중단한 후 재발률이 상당히 줄어들었다. 이러한 결과는 주로 인산이 함유돼 있고 구연산은 없는 콜라를 마시는 경우에 해당되었으며, 청량음료를 마시지 않으면 결석 재발률이 36%까지 줄어들 수 있는 것으로 나타났다.

수산염이 함유된 식품

소변에서 배출되는 일부 수산염은 음식으로부터 섭취하는 것이지만 나머지는 체내 대사의 부산물로 생긴다. 소변으로 수산염이 많이 배출돼 결석이 생기는 사람은 수산염이 많이 들어 있는 음식을 줄임으로써 결석 형성을 감소시킬 수 있다. 수산염이 많은 식품으로는 파슬리, 시금치, 근대, 사탕무 잎, 당근, 고구마, 코코아, 초콜릿, 커피, 콩, 차, 대황, 산딸기, 딸기, 블랙베리, 건포도, 오렌지, 자두, 셀러리, 케일, 후추, 오이가 있다. (1권 수산염이 많은 음식 p.292~293)

음식과 요산신석

요산신석은 소변으로 요산 배출이 많아져서 생기는데 몸에서 요산 생성을 줄임으로써 감소시킬 수 있다. 요산 생성을 줄이려면 퓨린이 들어 있는 식품과 알코올, 자당, 과당의 섭취를 줄이는 것이 중요하다. (1권 요산이 적은 음식 p.470~471)

소금

신장결석 환자를 대상으로 한 연구에서 소금을 많이 먹으면 소변으로 배출되는 칼슘양이 증가했다. 소금은 칼슘만큼 소변으로 칼슘을 배출시키는데 단백질보다 더 많이 칼슘을 배출시키는 것으로 나타났다. 칼슘이 신장을 통해 소변으로 배출되는 동안 신장에 침적돼 신석이 만들어지는 것이다. 간단히 말해 짜게 먹으면 신석이 생기기 쉽다.

채식

연구에 의하면 신장결석은 2592명의 잡식 그룹보다 1824명의 채식 그룹에서 발병률이 50% 낮았다.

황제 다이어트(Atkins diet)

건강한 자원자들이 탄수화물을 제한한 고단백질(육식) 위주의 황제 다이어트를 6주 동안 실천한 결과 소변을 통한 칼슘 배출이 55% 증가했고, 구연산염 배출은 41% 줄었으며, 요산의 소변 포화 상태는 2배 이상 증가했다. 황제 다이어트는 신석이 생기기 쉬운 체내 환경을 조성하므로 추천하지 않는다.

레모네이드

저구연산뇨증은 신장결석이 재발하는 환자들에게 흔하고 결석 형성에 큰 역할을 한다. 구연산(구연산칼륨 형태) 섭취를 늘리면 소변을 통한 구연산 배출을 증가시키고 결석 재발률을 감소시키는 것으로 나타났다.

그러나 구연산칼륨은 종종 위장장애를 일으킨다. 레몬주스에는 구연산이 오렌지주스의 5배나 많이 들어 있다. 신장결석이 있고 저구연산뇨증이 있는 환자를 대상으로 한 2개의 연구에서 레모네이드(레몬주스 113mg, 구연산 5.9g 함유) 2L를 매일 마시면 소변으로 구연산 배출이 2배 이상 증가했다. 그러나 구연산 함량을 줄인 레모네이드(구연산 4.5g)는 결석이 있는 환자의 구연산 배출을 증가시키지 않았다. 어떤 실험에서는 평균 3년 7개월간 매일 레모네이드를 마셨을 때 저구연산뇨증 환자의 결석 재발률을 감소시키는 것으로 나타났다.

■ 연구 신장결석과 저구연산뇨증(1일 소변으로 배출되는 구연산 500mg 이하)이 있는 환자 11명(평균연령 53세)에게 평균 3년 7개월간 매일 구연산 5.9g이 함유된 레모네이드를 2L씩 마시게 했다. 그러자 소변을 통한 구연산 배출이 하루 350mg에서 733mg으로 증가했고, 환자 11명 중 10명은 소변의 구연산 수치가 증가했다. 평균 결석 형성률은 레모네이드 치료 전에는 1년에 1회였다가 0.13회로 감소했다.

레모네이드는 비용면에서도 구연산칼륨보다 저렴하다. 레모네이드가 구연산칼륨보다 덜 효과적인 것으로 나타나지만 구연산칼륨이 잘 맞지 않거나 비용이 부담스러운 환자에게는 합리적인 대안이 될 수 있다. 또 구연산 배출을 증가시키는 마그네슘과 함께 사용하면 더 적은 양으로도 효과를 낼 수 있는 것으로 나타났다.

독일에서 발표된 연구에서 레모네이드(2개의 레몬으로 만든)를 매일 마시면 일부 경우 신장 신우(renal pelvis)에 생긴 요산결석을 없애거나 줄이는 것으로 나타났다.
그러나 연구에 사용된 레모네이드에 설탕 또는 인공감미료가 첨가되었는지는 언급되지 않았다. 정제설탕의 섭취가 신장결석의 발생위험을 증가시키지만 구연산의 효과는 설탕의 부정적인 효과보다 훨씬 크다.

크랜베리(Cranberry)

크랜베리주스에는 수산염(oxalate)이 비교적 많이 함유(30ml당 1.89mg)돼 있으나 크랜베리가 결석에 미치는 효과에 대한 연구결과는 서로 엇갈린다. 한 연구에서는 2주간 매일 크랜베리주스 500ml를 마셨을 때 소변으로 배출되는 수산염은 줄고 구연산은 늘었으며 수산칼슘(calcium oxalate)의 과포화는 현저하게 감소하면서 결석 형성을 줄이는 결과가 나왔다.
그러나 다른 연구에서는 1주간 매일 크랜베리 주스 1L를 마셨을 때 소변으로 배출되는 칼슘, 수산염, 마그네슘은 증가하고 요산은 감소한 반면 구연산 배출에는 효과가 없었고 수산칼슘의 소변 포화도는 높아져 결석 형성을 증가시키는 결과가 나왔다. 또 다른 연구에서는 7일간 크랜베리주스를 마셨을 때 소변으로 배출되는 수산염과 수산칼슘 과포화가 모두 증가하고 결석 형성을 억제하는 마그네슘과 칼륨 배출량도 증가하는 것으로 나타났다.
따라서 현재까지 진행된 연구로는 신장결석이 있거나 있었던 사람들에게 크랜베리를 권장해야 할지 금지시켜야 할지 판단을 내리기 어렵다.

마그네슘(Magnesium)

시험관실험에 의하면 마그네슘은 수산칼슘을 용해시키고 수산칼슘의 형성을 억제하는 것으로 밝혀졌다. 마그네슘의 신장결석 예방 효과에 대해서는 이미 17세기에 주장된 바 있다. 쥐를 이용한 실험에서는 마그네슘 결핍이 체내 수산염 합성을 늘려 소변으로 배출되는 수산염을 3.7배 증가시켰다. 사람에 대한 대부분의 연구에서는 마그네슘(특히 음식과 함께 섭취할 때)이 수산염의 장내 흡수는 줄이고 체내 대사는 늘려 소변으로 배출되는 수산염을 감소시키고 결석 형성을 억제하는 구연산의 소변 배출은 증가시키는 것으로 보고됐다.

사례보고에 따르면 약 10년간 한 달에 2~4개의 신장결석이 생기던 환자 2명(1명은 주로 옥살산칼슘, 다른 1명은 주로 인산칼슘)에게 마그네슘 250mg을 매일 처방하는 치료를 하는 1년 동안 결석 형성이 완전히 멈췄다고 한다. 다른 실험에서는 반복적인 신장결석으로 고생하던 환자들이 6년간 매일 마그네슘 300~500mg(마그네슘 단일 또는 비타민 B_6 10mg과 함께 복용)을 복용하고 결석 재발률이 90% 정도 감소했다.

■ **연구 1** 신장결석이 재발하는 환자 55명에게 4년간 매일 마그네슘 500mg을 복용하게 했더니 평균 결석 형성률이 마그네슘 치료 전에는 1년에 0.8회였으나 치료 중에는 0.08회로 줄었다(90% 감소).

■ **연구 2** 오랫동안 원인 모를 신장결석(수산염칼슘 결석과 수산염칼슘 및 인

산칼슘의 조합결석)이 반복되던 환자 149명에게 4년 5개월~6년간 하루 3회 마그네슘 100mg과 하루 1회 피리독신(비타민 B_6) 10mg을 처방하자 평균 결석 형성률이 치료 전에는 1년에 1.3회였으나 치료 중에는 0.1회로 줄었다(92.3% 감소).

경구용 마그네슘 대신 마그네슘 정맥주사를 이용해도 수뇨관의 평활근 이완을 촉진시켜 결석이 쉽게 배출되도록 돕는다. 마그네슘을 정맥주사로 투여하는 방법에 대한 보고서는 발표된 바 없지만 진경효과(antispasmodic effect)가 있고 기관지와 동맥의 평활근을 이완시키는 것으로 알려져 있다. 마그네슘은 칼슘통로차단제(calcium-channel blocker) 역할을 하고 칼슘통로차단제는 신장결석의 배출을 돕는다.

비타민 B_6

비타민 B_6가 결핍된 먹이를 먹인 고양이와 쥐의 소변에서 수산염 배출이 증가하고 수산염으로 인한 신장석회화증(oxalate nephrocalcinosis)이 발견됐다. 이는 체내에 수산염이 과도하게 생기고 장내 수산염 흡수가 증가한 탓이다.

실제 신장결석이 있는 환자의 혈액 내 비타민 B_6는 건강한 사람들보다 낮은 것으로 나타났다. 간호사건강연구에 참여한 8만5557명의 여성을 대상으로 14년 동안 진행한 연구에서는 비타민 B_6를 하루 40mg 이상 섭취하는 여성들이 3mg 이하로 섭취하는 여성들보다 결석 형성률이 34% 낮았다.

신장결석 환자에게 피리독신(비타민 B_6)을 3~6개월간 매일 10mg씩 복용하게 했더니 소변으로 배출되는 수산염이 감소했다는 보고도 있다. 한 연구에 따르면 피리독신을 2개월간 매일 300mg 처방했을 때 원인을 알 수 없는 과수산염뇨증으로 인한 신장결석 환자 11명 중 8명의 24시간 소변 수산염 배출이 정상으로 돌아오고, 치료 후 8~24개월간 추적조사에서는 치료에 잘 반응한 환자 중 4명의 소변 수산염 수치가 여전히 정상이었다. 이 환자들 중 1명은 소변 수산염 수치가 정상범위의 상위 한계까지 높아졌으나 비타민 B_6 치료를 계속하자 다시 떨어졌다.

매일 피리독신 10mg과 마그네슘 300mg을 처방하는 치료로 수산염칼슘 결석 재발 빈도를 줄였다는 실험보고도 있다.

칼슘(Calcium)

과거에는 신장결석이 있는 환자에게 칼슘이 적은 식단을 권장하곤 했다. 그러나 신장결석은 칼슘 과잉보다 칼슘 부족에 의해 생기는 경우가 많으므로 신장결석에 칼슘을 제한해야 한다는 것은 잘못된 정보라고 할 수 있다.

식사 직전이나 도중에 칼슘을 먹으면 음식물 속의 수산염과 결합해 수산칼슘이 되는데, 이 수산칼슘은 몸에 흡수되지 않고 대변으로 배출되므로 결석을 만들지 않는다. 최근 연구에서도 칼슘과 수산염을 함께 섭취한 후 소변을 통한 수산염 배출을 측정한 결과 수산염 배출량이 감소한 것으로 나왔다. 이는 수산염이 몸에 흡수되지 않고 대변으로 배출되었다는 증거다.

따라서 신경결석을 예방하기 위해서는 식사 때마다 칼슘을 복용하는 것이 좋다. 칼슘을 섭취하지 않거나 부족하게 섭취하면 소변으로 배출되는 칼슘은 줄일 수 있으나 수산염은 증가한다. 칼슘과 결합하지 못한 수산염이 대변으로 배출되는 대신 장에서 흡수돼 혈액을 돌아 신장을 거쳐 소변으로 배출되기 때문이다. 이렇게 되면 혈액 속의 칼슘과 결합해 수산칼슘이 되고 신장에 칼슘 결석을 만든다. (1권 신석증 p.288)

게다가 신장결석이 있는 사람들은 이미 골밀도가 낮은 경우가 대부분인데 이들에게 3년간 저칼슘식단(1일 570mg)을 섭취하게 했을 때 골밀도가 더욱 감소하는 것으로 나타났다.

■ **연구** 의료전문인추적조사(Health Professionals Follow-up Study)에 참여한 남성 4만5619명(34~59세), 간호사건강연구 I(Nurses' Health Study I)에 참여한 여성 9만1731명(34~59세)을 대상으로 한 연구에서 칼슘을 많이 섭취하면 신장결석이 줄어드는 것으로 나타났다.

여러 연구에 의하면 칼슘을 충분히 섭취하면 신장결석의 위험이 낮아지지만 공복에 칼슘제를 섭취하면 신장결석의 위험이 증가한다. 칼슘은 식사 직전이나 식사 도중에 먹어야 음식물 속의 수산염과 결합해 대변으로 배출되기 때문이다.

구연산칼륨(Potassium citrate)

구연산칼륨(포타슘)은 소변으로 배출되는 구연산염(citrate)을 증가시키는

데 구연산염은 수산칼슘 결정체(신장결석)의 생성을 억제하는 작용을 한다. 시험관실험에서 구연산칼륨은 요산에 의한 수산칼슘 결정체 생성도 억제하는 것으로 나타났다. 요산에 의해 생성되는 수산칼슘 결정체도 신장결석의 주요인이므로 과요산뇨증이 있을수록 신장결석이 생기기 쉽다. 결석 재발이 잦은 환자들을 대상으로 한 임상실험에서 장기간 구연산칼륨을 복용하게 하자 재발률이 상당히 낮아진 것으로 확인됐다.

■ **연구 1** 소변으로 배출되는 구연산의 양이 적고 수산칼슘 결정체가 있는 환자 37명에게 평균 2년 1개월간 구연산칼륨을 복용하게 했더니 소변으로 배출되는 구연산이 정상범위까지 증가했고 수산칼슘의 소변 포화 역시 정상범위로 감소했다. 평균 결석 형성률은 1년에 2.11회에서 0.28회로 감소(87%)하고 환자의 89%는 치료기간에 새로운 결석이 생기지 않았다.

■ **연구 2** 소변으로 요산이 많이 배출되는 환자 19명이 평균 2년 3개월~5개월간 구연산칼륨 치료를 받은 후 평균 결석 형성률이 1년에 1.55회에서 0.38회로 감소(75%)했다.

비타민 C

많은 양의 비타민 C를 섭취할 경우 일부가 수산염으로 변해 신장결석의 위험을 높일 수 있다는 주장이 자주 제기돼왔다. 그러나 이는 비타민 C가 몸 밖으로 배출된 후 병 속에서 수산염으로 바뀐 것으로, 실험실에서 일어난 인위적인 현상에 불과했다.

다량의 비타민 C로 인해 소변의 수산염이 약간 증가한다고 해도 이 증가분은 비타민 C의 다른 작용에 의해 상쇄된다. 예를 들면 아스코르브산(ascorbic acid; 비타민 C)은 소변에서 칼슘과 결합해 칼슘이 수산염과 결합하지 못하게 해서 수산칼슘의 생성을 감소시키고, 소변을 산성으로 만들어 수산칼슘이 잘 용해되도록 하며, 이뇨작용을 통해 소변이 정체되지 않도록 한다. 소변이 정체될수록 신장결석이 생길 위험이 증가하므로 아스코르브산의 이뇨작용은 신장결석을 예방하는 셈이다. 따라서 비타민 C는 신장결석을 유발하지 않는다.

▪연구 의료계 남성 5만1529명을 대상으로 6년간 연구한 결과 비타민 C를 하루 1500mg 이상 섭취한 남성은 250mg 이하 섭취한 남성보다 신장결석이 생길 위험이 22% 낮았다. 또 여성 간호사 8만5557명을 14년간 연구한 결과 비타민 C를 많이 섭취(1일 1500mg 이상)하는 것은 신장결석 증가와 관련 없는 것으로 나타났다. 제2차 국민건강영양조사(1976~1980년)에 참여한 사람들에 대한 연구에서는 혈청 비타민 C가 1.0mg/dl 증가하면 신장결석 발생률이 28% 감소하는 것으로 나타났다. 고용량 비타민 C를 자주 처방하는 의사들도 환자들에게 신장결석이 생기는 사례가 없었다고 보고했다. 가령 호퍼 박사는 20년 이상 3000명 넘는 환자에게 비타민 C 2~10g을 처방했으나 수산칼슘 결석이 생기는 예를 본 적이 없다고 했다. 캐스카트 박사도 고용량 비타민 C로 14년간 환자 1만1000명 이상을 치료했으나 신장결석이 발생하지 않았고 오히려 이전에 신장결석이 있던 환자들의 신장결석을 예방하는 효과가 있었

다고 밝혔다. 잭슨 박사 연구 팀이 16년간 273명의 환자에게 고용량 비타민 C를 거의 8000회에 걸쳐 정맥주사로 투여한 연구에서도 신장결석이 생긴 사례는 전혀 없었다.

비타민 D 복용 시 주의할 점

많은 양의 비타민 D는 소변을 통한 칼슘 배출을 증가시켜 신장결석의 위험을 높인다. 고칼슘뇨증이 생길 수 있는 용량은 사람마다 다르다. 하루 2000IU까지는 장기복용해도 일반적으로 안전하지만, 신장결석이 있던 사람이나 고칼슘뇨증이 있는 사람이 하루 1000IU 이상 복용할 때는 소변의 칼슘 수치를 정기적으로 검사해야 한다.

처방

- 레모네이드를 마시거나 구연산을 물에 타서 수시로 마신다.
- 구연산 마그네슘을 하루 600mg씩 복용한다. 마그네슘은 칼슘에도 포함돼 있으므로 함량을 참조해 복용량을 조절한다.
- 피리독신(비타민 B_6)을 하루 10mg 복용한다.
- 칼슘을 하루 1000~1200mg 복용한다.
- 비타민 C를 하루 1500mg 이상 복용한다.

34 알레르기성비염

Allergic Rhinitis

알레르기성비염이란 알레르기를 일으키는 물질에 노출됐을 때 코점막에 염증이 생기는 질환으로 눈, 귀의 중이와 유스타키오관, 부비강, 인두에 염증이 생기기도 한다. 알레르기성비염이 생기면 코가 막히고 콧물이 목 뒤로 넘어가며 재채기가 거듭되는 증상이 나타나는데 피로, 졸음, 권태감이 느껴질 수도 있다. 알레르기성비염은 1년 중 특정한 시기, 예를 들면 꽃가루가 날리는 계절에만 나타나는 계절성알레르기성비염과 1년 내내 증상이 지속되는 다년성알레르기성비염으로 나뉜다. 세계 인구의 약 20%가 알레르기성비염으로 고생하는 것으로 알려져 있다.

음식

음식 알레르기

꽃가루, 곰팡이, 애완동물의 털, 먼지 등 공기 중에 뒤섞인 물질에 예민한 사람들이 알레르기성비염에 취약하다는 것은 잘 알려진 사실이다. 그러나 여러 학자들에 따르면 음식 알레르기가 대부분의 다년성알레르기성비염과 일부 계절성알레르기성비염을 일으키는 흔한 요인이라고 한다. 알레르기성비염을 유발하는 대표적인 음식으로는 우유, 밀, 초콜릿, 달걀, 돼지고기, 콩, 땅콩, 귤 종류가 꼽힌다. 실제 이들 음식을 제한하자 환자의 25~91%가 상당히 호전된 것으로 나타났다.

따라서 많은 환자들에게 비염을 유발하는 원인은 음식 알레르기라고 할 수 있으며 꽃가루 알레르기에 의한 비염은 꽃가루가 날리는 시기에 음식만 제한해도(꽃가루 알레르기에 대한 치료 없이) 증상을 없앨 수 있다.

알레르기를 일으키는 음식을 찾아내기 위해서는 알레르기를 유발할 가능성이 있는 모든 음식을 제외한 식단(elimination diet)을 실천하다가 음식을 하나씩 추가하며 민감한 반응을 유발하는 음식을 찾아내면 된다. 피부검사나 음식일기를 권하는 전문가도 일부 있으나 음식으로 찾는 방법보다 정확도가 떨어진다. (1권 알레르기를 일으키지 않는 음식 p.49)

음식이 알레르기성비염의 원인이라면 다른 알레르기 증상도 반드시 동반돼야 한다는 현대의학의 시각과 달리 한 그룹의 학자들은 다년성알레르기성비염이 있는 환자의 33%는 비염이 음식 알레르기의 유일한 증상이었다고 보고했다. 음식 알레르기가 알레르기성비염에 얼마나 큰 영향을 미치는지는 다음 연구들에 잘 나타나 있다.

■ **연구 1** 알레르기성비염이나 기관지천식 혹은 두 가지 증상을 평균 5개월간 보이면서 공기 중 알레르기 유발물질에 대한 피부검사에서 음성으로 나온 188명의 유아(1세 이하)에게 6주간 알레르기를 잘 일으키지 않는 꿀, 소고기, 브로콜리, 당근, 살구로 만든 이유식을 먹였다. 그 결과 1주일 안에 90%의 유아가 상당한 호전반응을 보였고 62%는 비염 증상이 완전히 사라졌다. 호전된 유아들에게 알레르기를 잘 일으키는 음식을 다시 먹이기 시작하자 60%는 괜찮았으나 40%가 재발했다. 음식 알레르기는 피부검사로는 찾아낼 수 없고 음식을 직접 먹어가며 알레르기 반응을 일일이 점검하는 것이 가장 정확하다. 음식 알레르기는 피부검사와 맞지 않는다는 뜻이다.

방부제(벤조산나트륨, 파라하이드록시벤조산 에스터), 인공조미료(글루탐산소다; MSG), 인공색소(타르트라진), 아황산염(소듐 메타바이설파이트)과 같은 식품첨가제들도 알레르기 비염을 일으키는 원인으로 보고됐다.

■ **연구 2** 다년성알레르기성비염 환자 3명 중 2명이 인공조미료로 인해, 1명이 방부제로 인해 비염이 생긴 것으로 나타났다. 이들은 알레르기를 일으키는 첨가제를 먹고 4~6시간 만에 심각한 비염 증상을 보였다. 인공조미료에 반응한 환자의 증상은 2일간, 방부제에 반응한 환자의 증상은 7일간 지속됐다. 이후 알레르기를 일으키는 물질을 차단하자 비염

증상이 사라졌다.

■ **연구 3** 7년간 다년성알레르기성비염으로 고생하던 33세 여성에게 방부제가 첨가된 음식을 피하게 한 결과 5일 후부터 증상이 사라졌다.

■ **연구 4** 지속적인 비염 증상을 보이는 환자 226명(평균연령 40.2세)에게 1개월간 첨가제(방부제, 인공조미료, 인공색소, 아황산염)가 포함돼 있지 않은 음식만 먹도록 한 결과 6명은 증상이 사라졌고 14명은 호전됐다.

개비 박사의 경험에 의하면 다년성알레르기성비염이 있는 환자의 3분의 1이 음식 알레르기 때문이었다. 또 계절성알레르기성비염 환자가 알레르기를 일으키는 음식을 피하자 환경으로 인해 생기는 알레르기 증상이 호전되거나 완전히 없어진 것으로 나타났다. 다음 두 사례연구는 이를 뒷받침한다.

■ **연구 5** 지속적으로 만성코막힘 증상이 있는 70세 남성에게 1주일간 알레르기를 일으키는 음식을 제외한 식단을 따르도록 했더니 50년 만에 처음으로 코막힘 증상이 완전히 사라졌다. 이 환자의 경우 유제품이 알레르기 유발 음식이었으며 이후로도 유제품을 먹지 않는 한 증상이 재발하지 않았다.

■ **연구 6** 20년 동안 재채기를 하고 수년 동안 지속적인 코막힘이 있던 59세 남성에게 알레르기를 일으키는 음식을 제외한 식단을 따르도록 한 결과 증상이 즉시 사라졌으나 맥주, 밀, 옥수수를 다시 먹기 시작하자 재발했다. 이후로도 이들 음식을 먹으면 재발했다가 끊으면 증상이 사

라지는 현상이 반복적으로 관찰됐다.

트랜스지방산

유럽의 10개국에서 시행한 연구에 따르면 트랜스지방산(Trans fatty acids)이나 트랜스지방산이 포함된 마가린이 알레르기성비염과 밀접한 관계가 있는 것으로 밝혀졌다. 그러므로 트랜스지방산이 일으킬 수 있는 부작용 중 하나로 알레르기성비염도 포함시켜야 한다.

자연치료제

마그네슘(Magnesium)

마그네슘이 부족하면 알레르기 반응이 더 심해진다는 사실이 밝혀졌다. 쥐를 이용한 실험에서 마그네슘이 부족하면 쥐의 호산구가 올라가고 소변으로 배출되는 히스타민양이 증가하며 알레르기 반응에 대한 민감도가 증가하는 것으로 나타났다. 쥐에게 달걀 알부민으로 알레르기 반응을 유도했을 때 마그네슘 결핍 쥐가 정상 쥐보다 면역글로불린 E(IgE) 항체가 현저하게 높았다. 연구에 의하면 알레르기성비염 환자에게 마그네슘을 처방해 증상이 상당히 호전되는 결과를 얻었다고 한다.

■ **연구 1** 꽃가루 알레르기(hay fever; 꽃가루병)가 있는 환자 38명에게 1개월간 마그네슘 하루 3회 365mg 또는 가짜 약을 처방했다. 마그네슘을 복용한 환자들이 가짜 약을 복용한 환자들에 비해 비염과 콧물, 재채기

등이 상당히 호전된 것으로 관찰됐다. 마그네슘을 복용한 그룹에서는 75%가 반응이 아주 좋았다고 보고했으나 가짜 약 그룹에서는 아주 좋았다고 반응한 사람이 아무도 없었다. 또 마그네슘 그룹에서는 95%가 반응이 아주 좋았거나 좋았다고 했으나 가짜 약 그룹에서는 같은 대답을 한 비율이 6%였다.

비타민 C

비타민 C는 항알레르기 효능이 있어서 히스타민을 억제하고 알레르기 반응 쇼크(anaphylactic shock)를 감소시킨다. 한 관찰실험에서 27명의 환자에게 비타민 C를 7일 동안 하루 500mg 복용하게 했더니 19명(70.4%)에게서 알레르기를 일으키는 음식에 대한 반응이 감소했다.

어떤 학자들은 환자들에게 비타민 C를 하루 200~2250mg 복용하게 해 꽃가루 알레르기가 있는 환자의 증상이 회복된 사실을 확인했다고 보고했다. 비타민 C는 복용량이 적은 쪽보다 많은 쪽이 더 효과적이다. 꽃가루 알레르기 환자 60명을 대상으로 한 연구에서 비타민 C를 하루 4회 250mg 복용했을 때는 50% 이상 호전된 환자 비율이 50%였으나 하루 3회 500~750mg 복용했을 때는 50% 이상 호전된 환자 비율이 75%였다.

한 임상실험에서는 다년성알레르기성비염 환자들에게 비타민 C(아스코르브산)를 코에 분무하는 방법으로 증상을 완화시켰다고 보고했다. 비타민 C를 코에 분무하는 방법에 대해서는 안전성과 효과, 적절한 비타민 C 농도와 산도에 대한 연구가 더 필요하다.

■ 연구 다년성알레르기성비염 환자 60명을 그룹으로 나눠 비타민 C(아스코르브산) 분무제(농도는 언급되지 않았으며 산도는 pH 6.5)를 2주간 하루에 3회 코에 뿌리게 하고 다른 그룹은 가짜 분무제를 뿌리도록 했다. 60명 중 48명이 이 실험을 끝냈고, 비타민 C 그룹의 74%가 비강부종, 분비물 분비, 코막힘 등이 호전된 반면 가짜 분무제 그룹에서는 24%만 호전됐다. 비타민 C 그룹의 3분의 1은 증상이 완전히 사라졌다.

판토텐산(Pantothenic acid; 비타민 B_5)

판토텐산(판토텐산 칼슘)을 하루 300~1200mg 복용하는 것으로 계절성알레르기성비염 환자가 피부검사에서 보이는 반응의 크기를 줄이고 혈액 내 호산구 수치가 낮아진 것으로 확인됐다. 계절성비염 환자 19명을 대상으로 한 연구에서는 판토텐산을 1주일간 하루 4회 150mg 복용하게 하고 그다음 1주일간 하루 4회 300mg 복용하게 했더니 19명 중 2명의 증상이 확연하게 호전된 반면 가짜 약을 복용한 환자들은 뚜렷한 변화를 보이지 않았다. 꽃가루 알레르기비염이 있는 일부 환자들에게 판토텐산 하루 100~1000mg과 함께 비타민 C 500~3000mg을 복용하게 하자 증상이 개선되었다.

유산균(Probiotics)

여러 연구에서 알레르기성비염 환자에 대한 유산균의 효과를 조사했다.

■ 연구 1 98명을 세 그룹으로 나눠 그룹 1은 평소에도 요구르트를 먹지 않

았고 실험 중에도 요구르트를 먹지 않도록 했다. 그룹 2는 열에 의해 유산균이 죽은 요구르트를, 그룹 3은 유산균이 살아 있는 요구르트를 하루 200g씩 1년 동안 마시도록 했다. 그 결과 요구르트를 먹지 않거나 유산균이 죽은 요구르트를 먹은 그룹에 비해 유산균이 살아 있는 요구르트를 먹은 그룹이 알레르기 증상이 나타나는 날이 훨씬 적었다.

■ 연구 2 삼나무꽃가루에 알레르기 반응을 나타내는 환자 44명(평균연령 36세)에게 유산균(Bifidobacterium longum strain BB536) 또는 가짜 약을 꽃가루가 날리는 계절에 13주 동안 복용하게 했다. 가짜 약 그룹에 비해 유산균 그룹에서 재채기(60%), 콧물(53%), 코막힘(53%), 눈에 나타나는 증상(37%), 목에 나타나는 증상(53%)이 회복되는 환자 수가 월등히 많았고 증상이 개선된 전체 비율은 40%였다.

처방

- 알레르기를 일으키는 음식이나 첨가제를 알아내 피하고 트랜스지방산도 피한다.
- 마그네슘을 하루 200~600mg 복용한다.
- 비타민 C를 하루 500~3000mg 복용한다.
- 계절성알레르기성비염은 경우에 따라 판토텐산을 하루 100~1000mg 복용한다.

35 암

Cancer

암을 예방하기 위해서는 식단조절과 영양보충제가 중요하다. 영양보충제와 다양한 자연 치료법은 암 환자의 생존율과 삶의 질을 높이고 항암치료와 방사선치료의 부작용을 줄이는 효과가 있다. 하지만 영양조절을 통한 암 치료효과에 대해서는 아직 명확히 확인되지 않은 내용들도 있으므로 여기서는 암 환자들이 꼭 알아야 할 예방 및 치료법에 대해 다루기로 한다.

음식

과일과 채소

과일과 채소가 폐암, 대장암, 직장암, 췌장암, 위암, 식도암, 후두암, 구강암, 유방암, 자궁암, 난소암, 자궁내막암, 전립선암, 방광암 등 여러 종류의 암을 예방하는 데 효과적이라는 사실이 여러 연구를 통해 확인됐다. 206가지의 연구와 22가지의 동물실험 결과를 종합해보면 생채소가 암 예방에 가장 효과적이었는데 양파, 마늘, 대파, 당근, 녹색채소, 브로콜리, 양배추, 콜리플라워, 케일, 토마토가 대표적이었다.

과일과 채소에서 항암효과를 내는 물질은 디티올티온, 이소티오시안산염, 인돌-3-카비놀, 알리움 화합물, 아이소플라본, 프로테아제 억제제, 사포닌, 피토스테롤, 이노시톨 6인산, 비타민 C, D-리모넨, 루테인, 엽산, 베타카로틴, 리코펜, 셀레늄, 비타민 E, 플라보노이드, 섬유질 등이다.

섬유질

섬유질을 많이 먹는 나라는 대장암 발병률이 낮은 것으로 알려져 있다. 섬유질은 장에 좋은 균들이 증식하도록 하고 발암물질을 흡수하며 대장에 해로운 성분을 중화할 뿐 아니라 대변을 빠르게 배출시켜 발암물질이 장에 오래 머물지 않도록 해준다. 따라서 과일, 채소, 통곡물, 견과류, 콩 등 섬유질이 풍부한 식품은 많이 먹을수록 좋다.

섬유질이 에스트로겐 대사에 영향을 미쳐 유방암 위험을 낮춘다는 사실을 밝힌 연구결과도 있다. 섬유질은 장에서 리그난으로 바뀌는데 이 리그난이 유방암의 위험을 낮춘다. 대표적인 리그난 식품으로는 섬유질은 물론 영양소까지 풍부한 아마씨가 있다.

육식

연구에 의하면 붉은색 고기(소, 양, 돼지 등 붉은 살코기)를 많이 먹을수록 암 발생률이 증가한다고 한다. 특히 고온에서 완전히 굽거나 튀긴 고기는 전립선암, 대장암, 유방암, 췌장암의 발병률을 높인다. 높은 온도에서 고기를 익히는 동안 발암물질인 헤테로사이클릭아민과 다환방향족 탄화수소(polycyclic aromatic hydrocarbons)가 생성되기 때문이다. 게다가 고기에는 비교적 많은 양의 살충제와 발암물질도 포함돼 있다.

가공된 고기(육포, 훈제고기, 베이컨, 파스트라미, 콘비프)는 위암에 걸릴 위험을 높이는 것으로 알려져 있다. 가공된 고기에는 나트륨아질산염이라는 방부제가 들어 있기 때문이다. 나트륨아질산염은 박테리아 증식을 억제하고 고기 색을 붉게 만들어 신선하게 보이도록 첨가하는 방부제로 몸무게 1kg당 71mg 정도면 치사량에 해당한다. 65kg인 사람이 4.615g만 먹어도 죽는다는 뜻이다. 그래서 소금이나 설탕과 혼동하지 않도록 핑크색을 넣어 제조한다. 나트륨아질산염은 위장에서 아민류와 반응해 니트로사민으로 바뀌는데, 이 니트로산염이 위암을 발생시킨다. 방부처리된 고기를 불에 굽거나 태워도 단백질과 반응해 발암물질인 니트로산염이 만들어지므로 역시 위암의 원인이 된다. 또 편두통을 일으키는 물질로도 알려져 있다.

녹차

녹차에는 카테킨으로 알려진 폴리페놀 류가 함유돼 있는데 동물실험에서 이 성분이 항암작용을 하는 것으로 밝혀졌다. 어느 실험에서는 초기

암 환자 여러 명에게 녹차의 주요 폴리페놀 중 하나인 에피갈로카테킨 갈레이트(epigallocatechin gallate; EGCG)를 먹여 암 증식이 부분적으로 멈춘 사실을 확인했다. 녹차의 카테킨은 전립선암으로 발전할 종양이 있는 남성들의 전립선암 발생률도 낮췄다. 또 대장에 선종(선암으로 발전할 수 있는 양성종양) 병력이 있던 환자가 녹차 추출물을 먹고 새로운 선종이 생기지 않은 사실이 확인되기도 했다. 이 결과는 녹차가 대장암을 예방할 수 있다는 사실을 말해준다.

■ 연구 1 녹차의 EGCG가 림프구성백혈병 환자의 백혈병(leukemic) B세포를 자멸시킨다는 연구결과가 발표된 후 많은 림프구성백혈병 환자와 림프종 환자들이 녹차 폴리페놀이 함유된 제품을 복용하기 시작했다. 이 연구 진행자는 B세포 악성종양(low-grade B cell malignancies)이 있는 환자 4명이 EGCG 제품을 복용하고 오래 지나지 않아 악성종양이 좋아지기 시작했다고 보고했다. 일부 환자는 EGCG 제품을 복용하기 전까지 임상검사, 혈액검사, 방사선검사 등을 통해 악성종양이 진행된 사실을 확인했음에도 복용을 시작하고 효과를 본 것으로 나타났다. B세포 악성종양이 저절로 진행을 멈추거나 줄어드는 경우는 매우 드물다.

■ 연구 2 전립선암으로 발전할 종양이 있는 환자 60명을 무작위로 나눠 1년간 한 그룹은 매일 녹차 카테킨 600mg을 먹도록 하고 다른 그룹은 가짜 녹차 카테킨을 먹도록 했다. 1년 후 녹차 카테킨을 먹은 환자들은 가짜를 먹은 그룹과 비교해 전립선암이 생긴 경우가 상당히 적었다(3.3%:30%).

▪연구 3 대장에 생긴 선종을 수술로 제거한 후 1년간 선종이 재발하지 않은 일본인 환자 136명을 무작위로 나눠 1년 동안 한 그룹은 매일 녹차 추출물을 먹도록 하고 다른 그룹은 가짜 녹차 추출물을 먹도록 했다. 섭취량은 녹차를 하루 10잔 또는 그 이상 마시는 양과 같았는데, 1년 후 새로운 대장선종이 생긴 사례를 조사했더니 진짜 녹차 추출물을 먹은 그룹의 발생률이 훨씬 낮았다(15%:31%).

대두콩

대두콩에 들어 있는 아이소플라본의 일종인 제니스타인은 동물실험에서는 에스트로겐을 억제하고 시험관실험에서는 많은 종류의 암세포 성장을 억제하는 것으로 나타났다. 인위적으로 암에 걸리도록 만든 동물에게 대두콩의 아이소플라본을 추가하자 암이 더 이상 자라지 않았다. 대두콩에는 리그난의 전구물질과 베타-시토스테롤, 피트산염(phytate; 이노시톨 6인산)처럼 항암효과를 지닌 물질도 함유돼 있다. 관찰연구에 의하면 대두콩이 유방과 대장암의 발병위험도 낮추는 것으로 나타났다.

마늘

동물실험에서 마늘의 항암효과가 밝혀졌다. 18개의 연구를 종합한 결과 생마늘이든 조리한 마늘이든 마늘을 많이 먹으면 위암과 대장암의 발병률을 낮췄다. 마늘이 전립선암의 발병위험을 낮춘다는 연구결과도 있었으며 또 다른 연구에서는 1개월 동안 마늘 추출물을 먹은 결과 평균 전립선 수치(PSA)가 현저하게 줄어든 것으로 나타났다.

매크로바이오틱 식단(Macrobiotic diet)

주로 통곡물과 채소로 구성된 식단으로 가공 정제된 곡물과 동물성 식품, 유제품은 먹지 않지만 필요에 따라 생선을 먹기도 하므로 채식주의와는 다르다.

조직검사에서 수술로 제거할 수 없는 간암이 확인된 63세 남성은 병원 치료를 거부하고 매크로바이오틱 식단을 실천했다. 이 환자는 2년간 생존했는데 그동안 통증이 완화되고 엑스레이검사에서도 간암이 줄어든 것으로 확인됐으며 알파페토프로테인 수치도 정상으로 회복됐다. 식도정맥류 출혈로 환자가 사망한 후 간을 부검해본 결과 간암이 없어진 사실을 확인했다. 이를 관찰한 의사는 치료하지 않고도 암이 저절로 없어진 사례라고 보고했으나 매크로바이오틱 식단의 효과로 봐야 한다.

알코올

알코올을 과음하면 각종 암(전립선암, 유방암, 폐암, 췌장암, 구강암, 식도암, 간암, 대장암)이 생길 수 있다는 연구결과가 많다. 알코올을 많이 마실수록 암 발병률도 증가한다는 사실은 다양한 연구에 의해 규명됐으나 알코올을 적당히 마시는 경우와 암 발생률의 관계는 확실치 않다.

조리방법

고기, 조류, 생선을 높은 온도에서 조리하면 헤테로사이클릭아민과 다환방향족탄화수소 등 각종 발암물질이 만들어진다. 고온에서 완전히 익을 때까지 굽거나 튀긴 고기, 닭고기, 생선은 저온에서 적당히 익을 때까지 조리하는 경우보다 더 많은 암 유발물질을 생성시키고 전립선암, 대장암, 유방암, 췌장암의 발병위험을 높인다. 까맣게 태울수록 발암물질도 증가하므로 탄 부분을 잘라내고 먹어야 그나마 발암물질을 줄일 수 있다.

감자칩과 감자튀김에는 발암물질인 아크릴아마이드가 많은 것으로 알려져 있다. 아크릴아마이드는 120℃ 이상 고온에서 아미노산과 설탕이 반응해 만들어진다. 실험실 동물에게 암을 유발시키는 데 필요한 아크릴아마이드의 양은 사람의 음식에 포함된 양보다 훨씬 많지만, 감자칩과 감자튀김에는 심장에 독이 되는 과산화지질과 다양한 유해물질이 포함돼 있으므로 아예 먹지 않거나 최소한으로 줄여야 한다.

폐암에 많이 걸리는 중국 여성들을 관찰한 연구에서는 중국 프라이팬 웍에서 특히 카놀라오일을 사용해 조리하는 것이 원인이라는 결과가 나왔다. 카놀라오일을 사용해 웍에서 고온으로 조리하면 수많은 돌연변이 유발물질과 암 유발물질을 포함한 휘발성 가스가 만들어진다. 또 콩기름을 고온에서 가열해도 돌연변이 유발물질이 들어 있는 휘발성가스가 생긴다. 이렇게 휘발성가스가 생기는 이유는 오일에 함유된 알파리놀렌산이 열과 산소에 의해 쉽게 산화되기 때문이다.

따라서 알파리놀렌산을 많이 함유한 아마씨오일, 카놀라오일, 콩기름은 고온에서 조리할 때 사용하지 말아야 한다. 조리온도를 낮추거나 조리 시 환기장치를 사용하면 휘발성 가스의 위험을 줄일 수 있다. 반면 땅콩오일을 가열할 때는 돌연변이 유발물질과 암 유발물질이 많이 생성되지 않으므로 비교적 안전하다. (3권 음식 조리법이 노화속도를 좌우한다 p.18)

알파리놀렌산(Alpha-linolenic acid)

알파리놀렌산은 오메가-3의 일종인 필수지방산이다. 아마씨오일, 카놀라오일, 콩기름, 일부 견과류오일에 많이 함유돼 있는데 알파리놀렌산의 일부는 몸에서 EPA와 DHA로 바뀐다.(1권 오메가-3오일 p.545) 대부분의 관찰연구에서는 알파리놀렌산을 많이 먹으면 전립선암이 생기고 진행속도를 앞당길 위험이 높다고 보고하고 있으나 알파리놀렌산이 암과 관련돼 있다는 명백한 증거는 없다. 시험관실험에서는 오히려 알파리놀렌산이 5알파 환원효소(5alpha-reductase)를 억제하는 것으로 나타났다. 이 효소는 테스토스테론을 전립선암과 관련 있는 다이하이드로테스토스테론으로 바꾸므로 5알파 환원효소를 억제하면 전립선암을 예방할 수 있는 것으로 알려져 있다.

만약 알파리놀렌산과 전립선암의 관계가 사실이라면 알파리놀렌산 자체가 아니라 열과 산소에 의해 쉽게 산화되는 성질 때문이다. 알파리놀렌산이 풍부한 오일을 뜨거운 열에 가열하면 1,3부타디엔, 벤젠, 아크롤레인과 같은 발암물질이 생성된다.

따라서 전립선암 예방을 이유로 알파리놀렌산이 풍부한 식품을 무조건 기피해서는 안 된다. 오히려 알파리놀렌산이 부족하면 암에 취약한 몸이 되고 심장질병에 걸릴 위험도 높아진다. 미국에서는 식용유에 수소를 첨가해 가공하고(1권 트랜스지방과 올리브오일 p.569) 가축은 알파리놀렌산이 풍부한 초원의 풀 대신 사료를 먹이기 때문에 서양화된 식단으로는 알파리놀렌산을 제대로 섭취하기 어렵다.

알파리놀렌산을 안전하게 섭취하려면 아마씨오일, 카놀라오일, 콩기름 등을 고온에서 조리하는 음식에 사용하지 않는 것이 중요하고 볶지 않은 생견과류나 신선한 아마씨오일을 적절히 섭취해야 한다. 또 산소에 의해 산화되지 않도록 알파리놀렌산이 풍부한 식품은 공기가 통하지 않는 용기에 담아 산패를 막고 냉장고에 보관해야 한다.

암 치료와 영양부족

단백질과 기타 영양소의 결핍현상은 암이 진행된 환자들에게서 흔히 발견된다. 암 환자들은 항암제 치료나 방사선치료로 인해 점막염이 생기기 쉬워 맛을 느끼지 못하고 식욕이 떨어지기 때문인데 심각한 영양부족은 암 환자의 생존기간을 단축시킨다. 이렇게 음식을 통해 영양소를 섭취하기 어려운 암 환자들에게 필요한 영양소를 공급하면 암 치료효과와 삶의 질을 높일 수 있고 생존기간을 연장하는 데도 도움이 된다.

자연치료제

항산화제와 항암치료

항암제는 활성산소를 생성시켜 암세포를 공격하기 때문에 항암제 치료를 하는 동안 항산화제를 복용하면 항암효과를 방해할 수 있다고 여겨져왔다. 이 때문에 암 전문의들은 항암치료를 받을 때 고용량의 항산화제를 금지시키곤 한다.

그러나 항암제의 항암작용은 대체로 활성산소에 의존하지 않는 것으로 보인다. 임상실험과 동물실험, 시험관실험 등을 종합해보면 대부분의 경우 항산화제가 항암제의 효과를 방해하지 않으면서 항암제의 부작용을 예방할 수 있는 것으로 나타났다. 항산화제는 또한 환자들의 체력을 보강해 더 높은 강도의 항암치료에도 견딜 수 있도록 함으로써 치료효과를 높이는 이점도 있다.

특히 비타민 E, 글루타티온, N-아세틸시스테인(NAC), 셀레늄, 코엔자임 큐텐과 같은 항산화제들은 항암제와 함께 복용해도 항암효과를 방해하지 않으면서 항산화제의 장점을 취할 수 있는 영양소이므로 경우에 따라 섭취하는 것이 좋다.

비타민 C

비타민 C는 면역기능을 강화하고 암을 유발하는 니트로사민의 생성을 억제한다. 또 일부 발암물질과 바이러스로부터 몸을 보호하는 기능도 한다. 따라서 비타민 C는 암을 예방하거나 암의 진행을 늦추는 효과가 있는 것으로 보인다. 비타민 C는 또한 암세포에서 나오는 히알루로니다아제의 공격성을 약하게 만드는 억제물질(hyaluronidase inhibitor)을 만드는 것으로도 알려져 있다. 그밖에 암을 피막으로 에워싸는 능력을 증가시키는 콜라겐의 생성도 촉진시키므로 비타민 C는 암을 예방하고 진행을 늦추는 데 여러모로 이롭다.

한 연구에서 헬리코박터균 제거 후 위장점막에 변형(metaplasia; 정상이 아닌 세포로의 변형)이 생긴 환자들이 6개월간 매일 비타민 C를 500mg 복용하고 위장점막이 회복된 사실이 확인된 바 있다. 비타민 C를 복용한 그룹의 31%는 위장점막의 변형이 완전히 회복된 반면 비타민 C를 복용하지 않은 그룹은 3.4%만 회복된 것으로 나타났다. 위장점막의 변형은 위암의 발병위험을 높이므로 이 연구결과는 위암 예방에 도움이 될 것으로 보인다.

그러나 다른 연구에서는 건강한 사람들(심혈관계질병이 있을 가능성은 배제할 수 없는)이 8~9년 동안 매일 비타민 C를 500mg씩 복용했어도 암 발병률을 줄이지 못한 것으로 밝혀졌다. 이들에게는 하루 500mg보다 더 많은 비타민 C가 필요했던 것으로 보인다. 그러므로 고용량(1일 3g) 비타민 C를 장기복용할 경우 암 발생에 미치는 영향에 대한 연구가 더 진행될 필요가 있다. 적은 양의 비타민 C는 암을 예방하지 못하는 것으로 나타났지만 많은 양의 비타민 C는 효과적일 것으로 보이기 때문이다. 실제 하루 10g이나 그 이상의 비타민 C를 복용함으로써 통증을 줄이고 암의 진행이 정지돼 삶의 질을 높이고 수명을 연장시키는 효과가 있었다는 사실을 밝힌 연구결과도 있다.

■ **연구 1** 암 환자 39명(평균연령 54세)에게 비타민 C를 정맥주사로 3일 간격으로 10g씩 2회 투여하고 그다음 1주일간은 매일 4g씩 복용하도록 했다. 그 결과 환자들이 육체적으로 건강해지고 감정적으로도 안정을 찾았으며 인지능력도 좋아졌다. 그리고 피로감, 메스꺼움, 구토와 통증이 줄고 식욕이 돌아오기도 했다.

■ **연구 2** 암이 뼈로 번져 통증이 심한 탓에 많은 양의 모르핀이나 헤로인을 투여 받는 암 환자 5명에게 매일 비타민 C를 10g 복용하게 했더니 5~7일 내에 5명 중 4명이 통증으로부터 완전히 벗어났고 나머지 1명은

약한 진통제만 먹어도 될 정도로 통증이 완화됐다. 모르핀이나 헤로인을 중단했어도 금단현상은 전혀 나타나지 않았다.

암이 정지된 사례

■ 연구 1 세망육종이 많이 퍼진 42세 중환자에게 10일 동안 매일 비타민 C를 정맥주사로 10g 투여하고 그다음 10일은 매일 10g씩 복용하도록 했다. 10일이 지나기 전에 모든 림프절병변이 사라지고 간과 비장의 크기가 정상으로 돌아왔으며 늑막에 물이 차는 증상도 좋아지는 등 건강이 상당히 회복되었다. 악성종양 지표도 정상으로 회복됐다.

비타민 C를 매일 10g 복용하던 이 환자는 점차 복용량을 줄여가다 4개월 후에는 복용을 완전히 중단했는데 이후 4주가 경과하기 전에 증상이 심하게 악화되었다. 하지만 정맥을 통해 비타민 C를 다시 투여하자 좋아지기 시작했다. 이후 13년간 매일 아스코르빈산나트륨(sodium ascorbate; 비타민 C)을 12.5g 복용했는데 이 기간 동안 암이 재발하지 않았다. 암 재발위험이 거의 없는 것으로 판단해 비타민 C 치료를 중단했음에도 이후 암이 재발하지 않았다.

■ 연구 2 유두상선암(Stage IIIC mixed papillary serous and seromucinous adenocarcinoma)에 걸린 여성에게 6 사이클의 파클리탁셀과 카보플라틴 항암제 치료를 받으면서 항산화제인 비타민 A·C·E, 코엔자임 큐텐, 베타카로틴 복용을 병행하도록 했다. 항암치료 후 골반에 여전히 암이 남아 있었지만 이 환자는 더 이상의 항암치료를 거부하고 비타민 C를 60g 처음 1주일간은 매일, 그다음부터는 1주일에 2회씩 정맥을 통해 투여

하는 치료를 받았다. 그리고 암 진단을 받은 지 3년 만에 CT 촬영에서 복부와 골반에 암 재발 조짐이 없는 것으로 나왔고, 종양표지자인 CA-125 수치도 정상으로 확인됐다.

■ 연구 3 오른쪽 신장의 암 절제수술을 받은 70세 남성은 수술 3개월 후 폐와 간 등에서 종양이 발견되었고 대동맥 주변에서 림프절병변도 발견됐다. 조직검사를 하지는 않았으나 암 전문의는 암이 전이된 것이라고 설명했다. 이 환자에게 비타민 C 30g을 1주일에 2회씩 정맥을 통해 투여한 결과 6주 후 폐에 있는 종양의 크기가 많이 줄고 3개월 후에는 종양이 완전히 없어진 사실을 확인했다. 총 7개월간 1주일에 2회씩 비타민 C를 투여하다가 이후부터는 횟수를 줄여나갔다. 이 환자는 신장암 진단을 받은 후 12년간 살다가 울혈성심부전으로 사망했는데, 사망 당시 암이 재발한 흔적은 발견되지 않았다.

생존기간이 연장된 사례

■ 연구 1 캐머런 박사와 폴링 박사는 각종 암에 걸린 말기환자 100명에게 비타민 C 10g을 10일간 매일 정맥으로 투여하고 그다음 10일간은 같은 양을 복용하도록 했다. 비타민 C 치료는 기존 항암치료로 더는 효과를 기대할 수 없다고 판단되는 시점에 시작했다. 그 결과 비타민 C 치료를 받은 그룹이 받지 않은 그룹보다 4.2배 정도 오래 생존했으며 비타민 C 치료를 받은 환자의 90%는 받지 않은 환자들에 비해 사망률이 63% 정도 낮은 것으로 확인됐다. 비타민 C 치료를 받은 환자의 나머지 10%는 받지 않은 환자들보다 평균 20배 이상 오래 생존했다. 1년 이상 생존한

비율은 비타민 C 치료를 받은 그룹에서는 16%였으나 받지 않은 그룹에서는 0.3%에 불과했다. 또 비타민 C가 환자들의 전반적인 삶의 질을 향상시킨다는 사실도 확인했다.

■ 연구 2 캐머런 박사와 폴링 박사가 진행한 추적조사에서는 비타민 C 치료를 받은 환자들의 평균 생존기간이 치료를 받지 않은 그룹보다 5.6배 길었다. 비타민 C 치료를 받은 환자 100명(평균 생존기간 3.5년) 가운데 8명은 추적조사 기간에도 여전히 생존해 있었다.

■ 연구 3 말기암 환자 44명은 매일 비타민 C 4g 이하(평균 1.5g)로 치료하고 다른 말기암 환자 55명은 비타민 C 5g 이상(평균 29g)으로 치료했다. 4g 이하로 치료한 그룹의 평균 생존기간은 43일이었지만 5g 이상을 쓴 그룹의 생존기간은 234일 이상이었다. 5g 이상 그룹 가운데 11명의 평균 생존기간은 2.37년이었다. 이 중 6명은 개비 박사의 책이 출판될 당시에도 생존해 있었다.

■ 연구 4 말기암 환자 134명 중 75%는 비타민 C(1일 12g)와 다양한 영양소 치료를 받고 나머지 25%는 치료를 받지 않았다. 비타민 C 외에 환자들에게 사용한 영양소는 매일 나이아신 또는 나이아신아마이드 1.5~3g, 피리독신 250mg, 비타민 B군(다양한 양), 비타민 E 800IU, 베타카로틴 3만IU, 셀레늄 200~500mcg이었고 미네랄도 복용하도록 했다. 또 지방과 유제품은 줄이고 채소는 많이 먹는 식단을 따르도록 했다.

이 치료로 환자의 80%가 효과를 보았는데 평균 생존기간이 유방암, 난소암, 자궁경부암 또는 자궁암 환자는 122개월, 다른 종류의 암 환자는 72개월이었다. 치료받은 환자의 20%는 효과를 보지 못했음에도 생존기간이 10개월 정도였던 반면 치료받지 않은 환자 31명의 평균 생존기간은 5.7개월이었다.

캐머런 박사와 폴링 박사의 연구를 검증하기 위해 메이요 클리닉(Mayo Clinic)에서 연구를 진행한 적이 있다. 중증 암 환자를 무작위로 나눠 매일 한 그룹에는 비타민 C 10g을, 다른 그룹에는 가짜 비타민 C를 처방한 결과 암 환자에게 필요한 증상 개선(식욕증진이나 몸무게 증가 등)에 아무런 효과가 없는 것으로 나타났다. 평균 생존기간도 두 그룹 사이에 차이가 없었다.
그러자 캐머런과 폴링은 메이요 클리닉의 연구조건에 의문을 제기했다. 자신들은 항암치료를 받지 않은 환자들을 대상으로 연구했으나 메이요 클리닉 연구에 참여한 환자들은 항암치료를 받았다며 세포를 손상시키는 항암제가 면역기능을 약화시켜 비타민 C 효과를 떨어뜨린 것이라고 주장했다. 이에 메이요 클리닉에서는 항암치료를 받지 않은 암 환자를 대상으로 다시 연구를 진행했으나 결과는 마찬가지였다.
이로 인해 암 전문의들 사이에서 비타민 C가 암 환자에게 효과가 없는 것으로 받아들여지기 시작했고 비타민 C에 대한 관심도 사라졌다. 그러나 메이요 클리닉의 연구를 자세히 들여다보면 비타민 C가 과소평가되기까지 몇 가지 오류가 있었음을 알 수 있다.

■ 메이요 클리닉의 연구 대장과 직장에 암이 있지만 항암치료를 받지 않은 환자 100명을 무작위로 나누어 한 그룹은 매일 비타민 C 10g을, 다른 그

룹은 가짜 비타민 C(유당)를 섭취하도록 했다. 암이 50% 이상 커지거나 새로운 암이 발견되는 경우, 몸무게가 10% 이상 줄거나 상태가 악화되면 연구를 중단했으므로 비타민 C 그룹의 복용기간은 평균 2.5개월이었다. 비타민 C 또는 가짜 비타민 C를 중단한 환자의 59%는 항암치료를 받았다.

비타민 C를 복용하는 동안 아무도 사망하지 않았고 1년 생존율은 비타민 C 그룹이 49%, 가짜 약 그룹이 47%로 별 차이가 없었다. 무작위로 소변검사를 한 결과 비타민 C 그룹에서는 5명이 24시간 동안 2g 이상의 비타민 C가, 가짜 약 그룹에서는 6명이 24시간 동안 0.55g 이하의 비타민 C가 소변으로 배출됐다.

그런데 안타깝게도 메이요 클리닉의 연구에는 치명적인 몇 가지 실수가 있었다. 첫째, 캐머런과 폴링 박사의 연구에서는 환자들이 생존해 있는 동안 지속적으로 비타민 C를 복용한 반면 이 연구에서는 복용기간이 평균 2.5개월에 불과했다. 비타민 C가 암에 효과를 내기까지는 더 오랜 시일이 필요할 수도 있기 때문에 비타민 C의 효능을 검증하기에는 부족한 기간이었다.

둘째, 비타민 C나 가짜 비타민 C를 중단한 후 항암치료를 받은 환자가 많았다. 고용량의 비타민 C를 복용하다가 갑자기 중단하면 반등효과에 의해 혈중 비타민 C 농도가 한동안 정상 이하로 떨어질 수 있는데 비타민 C가 부족한 상태에서 항암치료를 받을 경우 악화하거나 사망할 위험이 높다.

셋째, 가짜 약을 잘못 선택했다. 비타민 C는 신맛이 나지만 가짜 약으로 선택한 유당은 단맛이 나기 때문에 환자들이 가짜 비타민 C를 복용하고 있음을 알았을 것이다. 비타민 C가 암에 효과적이라는 정보가 널리 알려진 가운데 가짜 비타민 C를 처방받은 환자들 중 일부가 스스로 비타민 C를 복용했을 수 있다. 이는 무작위 소변검사에서 가짜 비타민 C 그룹 6명 중 1명의 소변에서 24시간 동안 0.55g 이상의 비타민 C(영양이 부족한 암 환자가 매일 몇 g의 비타민 C를 복용할 때 배출될 수 있는 양)가 배출된 사실을 통해 추측할 수 있다. 중증 암 환자가 보충제를 따로 복용하지 않는 한 나올 수 없는 용량이기 때문이다. 가짜 약 그룹에서 비타민 C를 따로 복용한 환자는 더 많았을 수도 있다. 그 사실을 숨기고 있다가 소변검사를 하는 동안 중단했을 가능성도 배제할 수 없다. 실험 참가자들의 이런 눈속임은 널리 알려진 사실이기도 하다.

그러므로 연구결과가 모두 정확하다고 확신할 수 없을뿐더러 작은 오류 하나로도 전혀 다른 결과가 나올 수 있음을 알 수 있다. 또 고의로 상반되는 연구결과를 만들어내는 것도 그리 어려운 일이 아니다. 이 모든 가능성을 염두에 둘 때 고용량의 비타민은 특정 백혈병을 제외한 대부분의 암 환자에게 시도해볼 가치가 있다. 비타민 C는 싸고 안전하고 효과적인 영양소로 알려져 있으므로 더욱 그렇다.

고용량의 비타민 C 치료를 받아본 적 없는 암 환자들은 최소 500~1000mg 이상의 비타민 C를 복용해볼 필요가 있다. 실험에서 암 환자 50명 가운데 92%는 백혈구의 비타민 C 농도가 낮았는데 이 중 60%는 그 농도가 더욱 낮아 모세혈관이 약해져서 생기는 괴혈병 증상이 종종 나타나기도 했다. 비타민 C가 부족한 원인은 음식을 통해 섭취하는 양이 충분치 않기 때문이므로 보충제를 따로 복용하는 것이 좋다.

비타민 C 복용 시 주의할 점

암 치료에 도움이 되는 비타민 C의 양은 확실치 않다. 한 연구 팀은 비타민 C를 100g 혹은 그 이상 정맥주사로 투여했는데, 그것은 고용량일수록 암세포를 억제하는 데 효과적이라는 연구결과에 근거한 것이었다. 하지만 이렇게 많은 양이 하루 10~12g보다 더 효과적인지는 밝혀지지 않았다.

무엇보다 많은 양의 비타민 C가 정맥으로 투여되면 용혈현상이 생길 수 있고 글루코오스 6 인산탈수소효소(glucose-6-phosphate dehydrogenase; G6PD)가 부족한 사람은 신장에 문제가 생길 수 있다. 따라서 G6PD가 부족한 사람에게 고용량의 비타민 C를 정맥으로 투여하면 안 되고 비타민 C 치료 전에 이 효소가 부족하지 않은지 검사해야 한다.

또 신부전증 환자나 소변량이 극도로 감소한 환자, 만성용혈증 환자, 철분 축적이 많은 환자, 탈수증이 있는 환자에게도 고용량을 정맥주사로 투여하면 안 된다. 고용량의 비타민 C를 투여할 때 함께 투여되는 다량의 물과 나트륨이 심부전, 복수, 부종을 일으킬 수 있으며 고혈압 환자에게도 부작용을 일으킬 수 있으므로 주의해야 한다. 고용량의 비타민 C 정맥 투여가 신장결석을 유발한다는 증거가 없는데도 신장결석이 잘 생기는 환자에게 투여해서는 안 된다는 의견도 있으므로 참고(3권 수산염 p.546)할 필요가 있다.

실제 비타민 C 10g을 정맥주사로 한 번 투여 받은 후 암 괴사와 출혈로 결국 죽음에 이른 사례(이 환자가 G6PD 테스트를 받았는지에 대한 언급은 없다)도 하나 있다. 이런 합병증은 갑자기 암 부위에 통증과 붓기가 심해지고 출혈이 일어나면서 체온, 혈압, 심장박동이 모두 상승하며 고질소혈증이 동반되는 형태로 나타난다. 합병증을 예방하려면 저용량으로 시작해 점차 양을 늘리도록 하고 합병증이 의심되는 경우 즉시 비타민 C 투여를 중단하고 패혈성 쇼크를 치료해야 한다.

그러나 합병증은 매우 드문 경우에 속한다. 한 연구 팀은 153명의 암 환자를 포함한 환자 273명에게 16년간 고용량의 비타민 C를 총 7947회 투여했는데 가장 많을 때는 115g이나 됐다. 비타민 C를 투여하기 전 모든 환자의 G6PD 결핍 여부를 검사했으며, 치료과정에서 암 괴사나 출혈, 신장결석, 적혈구 파괴 등이 일어난 환자는 아무도 없었다.

또 항암치료에 반응하지 않는 중증 암 환자 24명(21~88세)을 상대로 4주간 1주일에 3회씩 몸무게 1kg당 0.4g, 0.6g, 0.9g, 1.5g의 비타민 C를 정맥주사로 투여하고 부작용이 없음을 확인한 후 양을 늘리는 치료를 시도했다. 15g 이하의 비타민 C는 생리적 삼투압을 맞추기 위해 링거(Ringer's lactate)에 섞고 15g 이상의 비타민 C는 500~900mOsm/L의 삼투압 농도를 맞추기 위해 살균한 물로 희석해 사용했다. 90g까지는 일정한 속도로 90분 이상 투여하고 90g 이상은 120분 이상 투여했는데 복부경련, 메스꺼움, 구토, 설사, 무력증, 두통, 피로, 어지럼증, 발한 등 가벼운 부작용만 관찰됐다.

이 정도의 부작용은 삼투압 농도가 높은 용액을 빠른 속도로 투여할 때 일어나는 현상으로 비타민 C 투여 전이나 투여 도중 물을 마시면 예방할 수 있다. 고용량의 비타민 C를 투여할 때는 비타민 C로 인해 생기는 저칼슘혈증을 예방하기 위해 칼슘(calcium gluconate)을 비타민 C 25g당 1g 첨가해야 한다는 주장도 있지만 이 연구에는 칼슘이 사용되지 않았고 고용량의 비타민 C 투여에도 저칼슘혈증이 관찰되지 않았다.

가장 많은 양의 비타민 C(몸무게 1kg당 1.5g)를 투여 받은 환자는 6시간 후 평균 81mg의 수산염을 소변으로 내보냈다. 정상소변의 수산염 함량인 24시간당 60mg보다 조금 많은 양인데, 이 정도는 두 가지 이유로 신장결석을 만들 확률이 낮다. 첫째, 소변으로 배출되는 비타민 C는 수산염이 아닌 칼슘과 결합하기 때문에 수산칼슘 결정을 만들 가능성이 낮다. 둘째, 비타민 C와 함께 투여되는 용액이 소변을 희석시켜 소변의 수산염 농도를 낮춘다. 비타민 C 치료에 고용량을 사용해도 신장결석이 관찰되지 않았던 것은 이 때문이다.

히키 박사의 임상경험에 의하면 3000~4000mg 이상의 비타민 C를 4시간마다 하루 6회 복용하게 하는 치료로 생명이 연장되는 사례가 많았다고 한다. 알파리포산과 셀레늄을 함께 복용하게 하면 그 효과가 더욱 증강되었다고도 한다. 그러나 비타민 C 치료를 처음 시작하는 암 환자의 경우 암세포가 갑자기 죽으면서 독소를 방출하고 암 덩어리가 부어올라 통증이 심해지기도 하므로 히키 박사는 처음 1~2주는 저용량을 사용하고 이후 점차 양을 늘리라고 조언한다. 초기 용량은 복용할 때는 하루 3000~5000mg, 정맥주사로는 5~10g이다.

비타민 C 치료와 항암치료를 병행하는 경우

고용량의 비타민 C가 항암치료의 효과를 방해할 수 있다는 점은 이론적인 가능성이 있고 일부 시험관실험에서 지지를 받은 바 있다. 그래서 많은 암 전문의가 항암치료를 받는 동안 비타민 C 복용을 금하거나 일부 전문의는 하루 최대 100mg으로 제한하기도 한다. 고용량의 비타민 C를 복용하다가 갑자기 중단하거나 급격히 줄이면 반등효과가 일어날 수 있으므로 1주일에 걸쳐 서서히 줄여나가다가 하루 100mg 정도 복용하면 적당하다는 것이다.

그러나 동물실험에서는 고용량의 비타민 C가 항암제 독소루비신(doxorubicin; Adriamycin)으로 인해 생긴 심근증(cardiomyopathy)을 방지했고 또 다른 실험에서는 비타민 C가 백혈병(leukemia) L1210이나 에를리히 복수암(Ehrlich ascites carcinoma)을 접종시킨 생쥐에 대한 독소루비신 효과에 전혀 방해하지 않는 것으로 나타났다.

특히 인터루킨-2 항암치료는 혈청 비타민 C 농도를 현저하게 낮추는 것으로 보고돼 있다. 한 연구에 의하면 인터루킨-2 치료의 첫 번째 주기가 끝난 후 비타민 C 농도가 80%까지 떨어졌으며 치료가 계속되는 동안 11명의 환자 중 8명에게서 비타민 C가 전혀 검출되지 않았다. 비타민 C 농도가 이 정도까지 떨어지면 모세혈관이 약해져 괴혈병이 생길 수 있다. 이 연구에서 비타민 C가 인터루킨-2의 항암효과를 방해하는지 여부는 조사되지 않았다.

셀레늄(Selenium)

셀레늄은 항산화제로 면역기능을 강화하고 많은 동물실험에서 항암효과까지 있는 것으로 밝혀졌다. 임상연구에서도 셀레늄 농도가 높을수록 암 발병률이 낮았다.

오염된 물, 아플라톡신 독소 노출, B형 간염 등으로 인해 간암이 많은 중국의 한 지역민을 대상으로 셀레늄을 하루 200mcg씩 복용하게 하는 연구에서는 B형 간염에서 진행된 간암을 포함해 간암 발병률이 현저하게 감소했다. 또 식도암 전 단계 진단을 받은 중국인 환자에게 10개월간 매일 셀레늄 200mcg을 복용하게 해 식도암의 진행을 늦췄다는 연구 보고도 있다. 그러나 식도암 전 단계 환자에게는 효과가 있었던 반면 더 진행된 식도암에는 효과가 없었다고 한다.

미국에서는 비흑색종 피부암 환자들에게 평균 4년 5개월간 매일 셀레늄 200mcg을 복용하게 해 폐암, 직장암, 전립선암의 발병률 및 암 사망률이 감소한 효과를 확인하기도 했다. 그러나 셀레늄은 피부암에는 효과가 없었고 오히려 피부암 재발 가능성을 높이는 것으로 나타났다. 특히 편평상피암 환자가 셀레늄을 복용하는 경우 햇볕에 오래 노출되면 재발할 우려가 있으므로 주의해야 한다.

■ **연구 1** 피부암(기저세포암 또는 편평상피암) 환자 1312명(평균연령 63세)을 무작위로 나눠 매일 한 그룹은 셀레늄 200mcg을 복용하도록 하고 다른 그룹은 가짜 셀레늄을 복용하도록 했다. 복용기간은 평균 4년 5개월이었고, 이후 평균 6년 4개월에 걸쳐 추적조사를 실시했다. 그 결과 셀레

늄 치료가 피부암 재발률을 낮추지는 못했으나 암 사망률은 50%, 피부암을 제외한 암 발병률은 37% 낮춘 것으로 확인됐다. 암 중에서도 폐암(46%), 대장암(56%), 전립선암(63%) 발병률을 낮추는 데 특히 효과적이었다. 또 암 사망률뿐 아니라 전체적인 사망률도 17% 정도 낮춘 것으로 확인됐으며 셀레늄에 의한 부작용은 보고되지 않았다.

그러나 추적조사에서는 셀레늄을 복용한 그룹이 가짜 셀레늄을 복용한 그룹에 비해 피부암 재발률이 25% 정도 높은 것으로 나타났다. 재발한 환자들의 햇볕 노출 정도는 언급되지 않았다. 또 다른 추적조사에서는 셀레늄 보충제가 셀레늄 부족증이 있던 사람들의 폐암 발병률을 낮추는 데는 효과가 있었으나 셀레늄 농도가 높은 사람들에게는 효과가 없다는 결과가 나왔다.

소화기관에 생긴 암으로 항암치료를 받는 환자들에게 6주간 매일 셀레늄 200mcg과 아연 21mg을 복용하게 한 결과 무기력증이 감소하고 식욕이 증진되는 효과가 있었다. 셀레늄은 특히 항암치료의 부작용인 신장의 독성을 줄여주고 골수 억제, 백혈구 감소, 감염, 탈모, 소화기계 증상, 근육 손상 등을 완화하는 데도 효과적인 것으로 나타났다.

■ **연구 2** 암 환자 41명을 무작위로 나누어 첫 번째 항암치료 기간에 한 그룹은 항암제 시스플라틴과 셀레늄 치료를 받도록 하고 다른 그룹은 시스플라틴과 가짜 셀레늄 치료를 받도록 했다. 셀레늄 복용량은 하루

200mcg으로 항암치료 4일 전부터 시작해 8일간 복용하도록 했다. 두 번째 항암치료 기간에는 두 그룹의 처방을 맞바꿨다. 항암치료를 시작하고 14일 후 평균 말초 백혈구 수치를 비교했을 때 진짜 셀레늄을 복용한 그룹이 가짜 셀레늄을 복용한 그룹보다 훨씬 높았다(3.35:2.31). 또 신장에 독이 되는 시스플라틴의 독성을 낮추는 데도 효과가 있었으며 부작용은 없었다.

■ **연구 3** 시스플라틴과 사이클로포스파마이드로 항암치료를 받고 있는 난소암 환자 31명을 무작위로 나누어 한 그룹은 셀레늄 200mcg을 복용하도록 하고 다른 그룹은 가짜 셀레늄을 복용하도록 했다. 그리고 매일 베타카로틴 60mg, 비타민 C 800mg, 비타민 E 144IU, 비타민 B_2(riboflavin) 18mg, 나이아신 190mg을 복용하도록 했다. 3개월 후 평균 백혈구 수치를 비교했을 때 셀레늄과 비타민을 함께 복용한 그룹이 훨씬 높았다. 보충제 복용 2~3개월 후에는 메스꺼움, 탈모, 복부팽만, 복통, 무기력증, 식욕부진과 같은 항암치료 부작용이 셀레늄을 복용한 그룹에서 훨씬 적었다. 역시 항암제 부작용인 구토증과 위염은 보충제 복용 2개월까지는 큰 차이가 없었으나 3개월 후부터는 셀레늄 그룹에서 훨씬 적게 나타났다.

■ **연구 4** 난소암 또는 전이성 자궁내막암 환자가 셀레늄 200mcg을 복용했을 때 항암치료로 인해 증가하는 혈청 크레아틴키나아제를 억제하는 효과가 나타났다. 이는 셀레늄이 항암치료로 인해 생길 수 있는 근육 손상을 방지할 수 있음을 의미한다.

개비 박사는 한 번도 경험한 바 없지만 이론적으로는 셀레늄도 다른 항산화제들처럼 항암치료 효과를 방해할 가능성이 있다. 그럼에도 항암치료의 심각한 부작용을 예방하고 줄여주는 셀레늄의 효능을 생각하면 항암제의 용량을 높여 더 나은 치료결과를 가져올 것으로 내다본다.

아연(Zinc)

아연 부족은 암 환자에게 흔히 발견되고, 아연이 부족하면 면역이 약해진다. 항암치료나 방사선치료를 받는 암 환자가 30일간 아연 50mg을 하루 3회 복용하고 식욕과 면역기능이 어느 정도 회복되었다는 연구결과가 있다. 소화기도에 생긴 암으로 항암치료를 받는 환자들에게 6주 동안 매일 아연 21mg과 셀레늄 200mcg을 복용하게 한 결과 무기력증과 식욕이 개선됐다는 보고도 있다. 또 다른 연구에서는 면역이 떨어진 암 환자가 20일 동안 매일 아연 20mg을 복용하고 면역이 강화되기도 했다. 머리와 목에 암이 생긴 환자의 경우 아연을 복용하고 방사선치료로 인한 부작용 지속시간과 고통을 줄일 수 있었다.

따라서 아연은 일부 암 환자의 보조적인 치료로 적당하다. 아연을 장기 복용할 때 적당한 양은 하루 15~60mg 정도로, 아연으로 인해 구리 부족현상이 생기지 않도록 구리도 함께 복용해야 한다.

마그네슘(Magnesium)

항암제 시스플라틴은 신장에서 마그네슘이 빠져나가도록 만들기 때문에 마그네슘을 보충하지 않는 암 환자의 90%는 마그네슘 결핍현상을 일으킨다. 시스플라틴 치료를 받는 동안 마그네슘이 결핍되면 일부 환자의 경우 정신병과 간질이 생길 수도 있다고 보고돼 있다. 마그네슘 보충은 마그네슘 부족으로 인한 부작용을 예방하기 위해서도 필요하지만 암 환자의 28~42%에게는 시스플라틴 때문에 생기는 신장 손상을 줄이기 위해 필요하다. 마그네슘은 시스플라틴의 항암효과를 방해하지 않는 것으로 확인됐으며, 어느 연구에서는 난소암 환자의 암 진행을 늦추고 생존기간을 늘린 것으로 나타나기도 했다.

■ **연구** 3주마다 시스플라틴과 파클리탁셀로 항암치료를 받는 난소암 환자 40명을 무작위로 나누어 한 그룹은 마그네슘 치료를 받도록 하고 다른 그룹은 가짜 마그네슘 치료를 받도록 했다. 항암치료 전에 황산마그네슘을 정맥으로 5g 투여하고 다시 항암치료를 시작할 때까지 하루 3회씩 탄산마그네슘 500mg을 복용하도록 했다. 가짜 마그네슘 그룹도 치료방식은 동일했다. 평균 사구체 여과율과 혈청 크레아틴 농도의 평균 증가율을 검사했을 때 진짜 마그네슘 치료를 받은 그룹이 가짜 마그네슘 치료를 받은 그룹보다 상당히 낮은 것으로 나타났다. 암이 자라는 속도는 두 그룹 간에 큰 차이가 없었으나 진짜 마그네슘 그룹이 조금 느렸다. 4년 생존율은 진짜 마그네슘 그룹이 63%, 가짜 마그네슘 그룹이 36%였다.

일부 암 전문의는 시스플라틴 치료를 할 때 정기적으로 마그네슘 치료도 같이 한다. 또는 마그네슘 농도를 관찰하다가 정상범위보다 떨어질 때만 마그네슘 치료를 하기도 하는데 세포 내 마그네슘 농도가 많이 감소한 상태에서 정상 농도로 올리기는 쉽지 않다. 따라서 마그네슘 농도가 떨어진 환자뿐 아니라 시스플라틴 치료를 받는 모든 환자는 마그네슘 치료를 받아야 한다. 항암치료를 받을 때는 마그네슘을 정맥으로 투여받고 항암치료 사이 기간에는 보충제로 복용하는 것이 정맥투여만 하는 것보다 마그네슘 농도를 유지하는 데 효과적이다. 실제 마그네슘 복용만으로는 시스플라틴에 의한 마그네슘 부족현상을 예방하기에 충분치 않은 것으로 밝혀졌다.
마그네슘 농도를 정상범위로 유지하면 신장기능을 보전하고 마그네슘 부족으로 인한 부작용을 예방할 수 있으며 시스플라틴 독성 때문에 생길 수 있는 난청도 예방할 수 있다. 시스플라틴은 신장뿐 아니라 내이신경(청각)에도 독성으로 작용해 청력에 이상을 초래할 수 있기 때문이다. 쥐를 이용한 실험에서 마그네슘을 충분히 먹인 쥐는 겐타마이신에 의한 신장기능 손상이 예방되는 것으로 나타났다. 또 마그네슘이 부족하면 겐타마이신에 의해 달팽이관이 손상될 수 있다는 증거들이 있다.

N-아세틸시스테인(N-Acetylcysteine; NAC)

NAC는 항암치료의 부작용을 줄이는 것으로 알려진 글루타티온으로 바뀐다. 항암제 사이클로포스파마이드, 에피루비신, 카보플라틴으로 치료받는 폐암 환자가 매일 800mg의 NAC를 복용한 후 메스꺼움과 구토증이 감소한 사례가 있다. NAC를 몸 면적 제곱미터(m^2)당 250mg씩 6시간마다 4회 복용하는 경우 이포스파마이드와 사이클로포스파마이드 치료로부터 신장을 보호하는 것으로 확인됐는데 이들 약물의 항암효과도 방해하지 않았다. 또 대장암 환자가 옥살리플라틴 치료 90분 전에 NAC 1200mg을 복용한 경우에도 항암제에 의한 신장 손상을 현저하게 줄이는 효과가 있었다.

NAC가 체내에서 글루타티온으로 변해 항암치료의 부작용을 줄인다면 글루타티온을 직접 투여하는 것이 더 효과적이라고 생각할 수 있다. 하지만 글루타티온은 장에서 잘 흡수되지 않아 정맥으로 투여해야 하므로 경구용 NAC가 더 싸고 치료도 편리하다. 정맥으로 투여하는 NAC와 경구용 NAC를 조합했을 때 어떤 것이 더 효과적인지는 앞으로 연구가 필요하다.

코엔자임 큐텐(Coenzyme Q10; CoQ10)

코엔자임 큐텐은 면역기능을 강화하므로 암 예방 및 치료에 유용하다. 암에 걸리도록 만든 쥐에게 코엔자임 큐텐을 투여한 결과 암의 크기가 줄고 생존기간이 늘어났다는 보고가 있다. 어느 연구에서는 전이성 유방암 환자 2명에게 매일 코엔자임 큐텐 390mg을 처방해 암이 없어지지는 않았으나 진행이 멈춘 사실을 확인하기도 했다. 제1단계 또는 제2단계 흑색종 환자에게 3년간 매일 코엔자임 큐텐을 400mg 처방한 연구에서는 암이 다른 곳으로 전이되는 비율이 감소한 것으로 나타났다.

■ **연구 1** 전이성 유방암 환자 2명에게 매일 코엔자임 큐텐을 390mg 복용하도록 했다. 2명 중 1명은 간 여러 곳에 암이 퍼진 44세의 여성이었다.

11개월간 코엔자임 큐텐을 복용한 후 간에 전이된 암은 전부 없어졌고 건강상태도 상당히 호전됐다. 다른 1명은 유방암이 늑막까지 퍼진 49세 여성이었는데 6개월간 코엔자임 큐텐을 복용한 후 늑막에 물이 차는 증상이 없어지면서 건강상태가 호전됐다.

■연구 2 1단계 또는 2단계 흑색종을 수술로 제거한 환자들을 그룹으로 나눠 3년간 32명에게는 코엔자임 큐텐을 매일 400mg 처방하고 나이와 성별이 같은 49명에게는 가짜 코엔자임 큐텐을 처방했다. 모든 환자는 조합한 인터페론 알파-2b(recombinant interferon alpha-2b)로 치료를 받았으며 5년 후 코엔자임 그룹이 가짜 코엔자임 그룹에 비해 암이 전이된 환자가 극히 적었다(3.1%:26.5%).

동물과 사람을 대상으로 한 실험에서 코엔자임 큐텐은 항암제 독소루비신과 안트라사이클린의 심장에 대한 독성을 줄여주는 것으로 나타났다. 안트라사이클린의 심장에 대한 독성은 코엔자임 큐텐의 소모나 심장의 미토콘드리아 활동이 방해받으면서 나타나는 현상으로, 심장의 미토콘드리아 활동에 이상이 생긴 경우에는 코엔자임 큐텐을 보충하면 회복된다. 코엔자임 큐텐은 독소루비신의 항암효과에 영향을 미치지는 않았다. 독소루비신은 심장에 대한 독성 때문에 사용이 제한되는 경우가 많지만 코엔자임 큐텐으로 독성을 억제할 수 있으므로 독소루비신의 양을 늘려 항암효과를 높이는 데 효과적이다.

■연구 3 7명의 환자는 독소루비신 치료를 시작하기 3~5일 전부터 코엔

자임 큐텐 100mg 복용하기 시작했고, 다른 7명은 독소루비신 치료만 받았다. 그 결과 심장박동수, 심계수, 박출계수 등 심장기능을 판단하는 검사에서 코엔자임 큐텐을 복용하지 않은 환자들의 상태가 저조한 것으로 나타났다. 반면 코엔자임 큐텐을 복용한 환자들은 복용하지 않은 환자들보다 독소루비신 용량이 50% 이상 많았음에도 심장 독성이 미미하거나 아예 나타나지 않았다.

비타민 K

시험관실험에서 비타민 K_2는 간암세포의 성장을 억제하는 것으로 보고되었다. 만성 B형 간염으로 인해 간경화가 생긴 환자들이 8년간 매일 비타민 K_2(메나퀴논-4)를 45mg 복용한 결과 간암으로 진행되는 것을 예방하는 효과가 있었다. 만성 C형 간염이 간암으로 발전한 환자들도 매일 비타민 K_2를 45mg 복용한 후 간암 재발률은 감소하고 생존율은 약간 증가한 것으로 나타났다.

■ **연구 1** 이전 연구에서 바이러스성 간염 때문에 간경화가 생긴 여성들이 2년간 매일 비타민 K_2를 45mg 복용하고 골밀도 감소를 예방할 수 있었다. 이 연구에 참가했던 여성들(비타민 K_2 그룹 21명과 대조군 19명)을 대상으로 후속연구를 진행했다. 각 그룹의 1명씩은 C형 간염 환자였고 나머지는 B형 간염 환자였다. 치료받은 8년간 비타민 K_2 치료를 받은 여성들은 그렇지 않은 여성에 비해 간암으로 발전한 경우가 80% 정도 적었다(9.5%:47.4%).

■ 연구 2 만성 C형 간염으로 인해 간암이 생겨 고주파 열 치료 또는 수술을 받은 후 암이 없어진 환자 60명을 두 그룹으로 나누어, 한 그룹에는 매일 비타민 K_2를 45mg 처방하고 다른 그룹에는 처방하지 않았다. 비타민 K_2 치료를 받은 그룹이 받지 않은 그룹에 비해 재발률이 훨씬 낮은 것으로 나타났다(재발률-1년 후 8%:28%, 2년 후 51%:64%, 3년 후 61%:90%). 3년 생존율은 비타민 K_2 치료를 받은 그룹이 받지 않은 그룹보다 약간 높았다(78%:66%).

1955년 진행된 연구에 따르면 암이 여러 곳으로 전이돼 수술을 할 수 없는 환자 115명 가운데 83%에게 매일 비타민 K 20~30mg을 주사한 결과 통증이 감소해 마약성 진통제를 중단할 수 있었다. 사용한 비타민 K의 종류는 언급하지 않았으나 당시 이용 가능한 비타민 K를 고려하면 비타민 K_1일 것으로 추측된다. 이 연구가 검증된다면 비타민 K를 암 때문에 생기는 통증을 조절하는 마약성 진통제의 대체제로 사용해도 될 것이다.

고용량의 항암제 치료는 식욕을 잃게 하고 비타민 K의 흡수와 간에서의 대사를 방해해 일시적으로 비타민 K 부족현상을 일으킨다. 고용량의 항암제 치료를 받은 환자 10명 중 7명에게서 실제 비타민 K 부족현상이 관찰됐다. 하지만 고용량의 항암제 치료를 받는 4주 동안 1주일에 1회씩 비타민 K_1 10mg을 정맥으로 투여 받은 환자 9명 중에서는 단 2명에게만 비타민 K 부족현상이 나타났다.

비타민 D

비타민 D는 시험관실험에서 췌장암에 효과가 있는 것으로 나타났다. 대부분의 연구결과는 체내 비타민 D 농도가 높고 평소 비타민 D를 충분히 섭취하면서 햇볕을 많이 받으면 대장암, 췌장암, 유방암을 포함한 모든 암의 발병률을 낮추는 것으로 나왔다. 어떤 연구에서는 일부 전립선암 환자가 비타민 D를 복용한 후 통증이 감소하고 근육이 강화되고 암 진행이 늦춰지는 결과를 얻기도 했다.

▪**연구 1** 암이 뼈로 전이된 중증 전립선암 환자 16명이 12주간 매일 비타민 D_2 2000IU와 칼슘 500mg 치료를 받았다. 환자들 중 7명은 치료 전 25-하이드록시비타민 D 농도가 낮은 상태였다. 비타민 D 치료 후 4명의 환자는 통증이 줄고 6명의 환자는 근육의 힘이 증가했다. 효과를 본 환자들은 대부분 치료 이전 비타민 D 농도가 낮은 것으로 밝혀진 환자들이었다.

▪**연구 2** 전립선암으로 인해 수술이나 방사선치료를 받은 후 적어도 3회 연속 전립선 수치가 증가한 환자 15명에게 매일 비타민 D_3를 2000IU 복용하도록 했다. 이 환자들은 비타민 D 농도가 낮은 지역인 캐나다 토론토에 살고 있었다. 비타민 D_3를 복용하는 평균 8개월 동안 15명의 환자 중 8명은 전립선 수치가 감소했는데, 이 효과는 5~17개월 동안 지속됐다. 환자 가운데는 21개월간 그 효과가 지속된 경우도 있었으며 전반적으로 전립선 수치가 비타민 D 보충제를 복용하기 전보다 현저하게 감소했다. 부작용은 나타나지 않았으며 혈청 칼슘 농도도 모두 정상으

로 유지됐다.

암에 걸리도록 만든 쥐를 이용한 실험에서는, 비타민 D_3를 먹이지 않은 쥐들은 암이 자라면서 사망했으나 비타민 D_3를 먹인 쥐들은 암 크기가 줄어들면서 모두 생존한 것으로 나타났다. 비타민 D_3는 세포분열을 정상화해 세포가 암세포로 비정상 분열하는 것을 방지하기 때문에 암 발생을 억제한다. 따라서 비타민 D_3는 암 예방 및 치료에 필수적인 영양소다.

칼슘

칼슘은 대장세포가 비정상적으로 증식하는 것을 막아준다고 보고돼 있다. 세포가 비정상적으로 증식하면 대장암에 걸릴 확률이 높아진다. 대장선종이 있는 환자들이 칼슘을 매일 1200mg 정도 복용한 후 선종 재발률이 감소했다. 하지만 칼슘은 25-하이드록시비타민 D 농도가 평균 이상인 사람에게만 효력이 있는 것으로 나타났다. 이는 칼슘이 몸에서 효과를 내기 위해서는 반드시 충분한 양의 비타민 D가 있어야 한다는 것을 의미한다.

비타민 D와 칼슘

폐경기가 지난 건강한 여성들을 대상으로 한 연구에서 4년 동안 비타민 D_3(1일 1100IU)와 칼슘(1일 1400~1500mg)을 복용한 결과 복용하지 않은 여성들에 비해 암 발병률이 현저하게 낮았다. 칼슘 자체도 암 발병률을 약간 낮추는 효과가 있는 것으로 밝혀지기도 했다.

■연구 폐경기가 지난 건강한 여성 1179명(55세 이상)을 무작위로 세 그룹으로 나눠 4년 동안 매일 한 그룹은 비타민 D_3 1100IU와 칼슘 1400~1500mg을 복용하도록 하고, 다른 그룹은 칼슘만 복용하도록 했으며, 마지막 그룹은 가짜 칼슘을 복용하도록 했다. 연구기간 중 5명에게 암이 생겼는데 암 발병률은 가짜 칼슘 그룹과 비교해 비타민 D와 칼슘을 함께 복용한 그룹이 60% 낮았고 칼슘만 복용한 그룹은 47% 낮았다. 실험 시작 12개월 후 암 발병률은 비타민 D와 칼슘을 함께 복용한 그룹이 가장 낮았다.

그러나 다른 연구에서는 폐경기가 지난 여성 참가자들이 7년 동안 매일 비타민 D 400IU와 칼슘 1000mg을 복용했으나 대장암 발병률이 줄어들지 않은 것으로 나타났다.
그런데 이 연구에 참여한 여성들은 긍정적인 결과가 나온 연구 참여자들에 비해 치료를 시작하기 전 이미 비타민 D 농도가 낮은 상태였다. 게다가 치료과정에서도 낮은 용량의 비타민 D를 복용했으므로 효과를 기대하기에는 충분치 않았다. 연구대상이나 용량에 따라 연구결과는 달라질 수 있기 때문이다.

엽산(Folate, Folic acid)

엽산과 암 발병률에 관한 연구들은 서로 다른 결과를 내놓고 있다. 다양한 동물실험에서는 엽산이 암을 예방한다는 결과가 나왔다. 특히 알코올 과다섭취와 관련이 있는 유방암 발병률은 엽산을 충분히 복용하면 감소하는 것으로 나타났다. 또 궤양성대장염이 있는 환자의 대장암 발병률도 낮추는 것으로 나왔는데 감소폭이 크지는 않았으나 엽산 복용량이 많을수록 더 효과적이었다. 어느 연구에서는 엽산을 하루 400mcg 이상 복용하면 200mcg 이하로 복용할 때보다 대장암 발병률을 31% 낮추는 것으로, 엽산이 함유된 종합비타민을 15년 이상 복용하면 대장암 발병률을 75% 낮추는 것으로 나타났다. 하지만 복용기간이 짧으면 복용하지 않는 경우와 큰 차이가 없었다. 대장선종 병력이 있는 환자들을 대상으로 한 연구에서는 엽산 복용이 대장암과 전립선암 발병률을 약간 낮추고 전체 사망률은 53% 정도 줄일 수 있었다.

그러나 흡연을 하면 엽산의 효과를 기대할 수 없다. 담배연기에 포함된 성분들이 엽산의 효과를 무력화시키기 때문이다. 담배연기 성분은 기관지 일부에 엽산을 부족하게 해서 발암물질에 공격받기 쉬운 상태를 만든다. 기관지세포에 변형(squamous metaplasia; 암 전단계)이 생긴 흡연자의 엽산 농도는 기관지세포에 변형이 없는 흡연자보다 낮았다. 어느 연구에서는 12개월간 매일 엽산 10mg과 비타민 B_{12} 500mcg을 복용하게 해 변형된 기관지세포를 개선시키는 긍정적인 결론을 얻기도 했다.

2015년 노벨의학상을 받은 학자의 연구는 DNA 유전인자가 들어 있는 게놈이 손상되면 암이 생기고 게놈을 수리하면 암이 없어진다는 사실을 밝힌 내용이었다. 엽산은 DNA, RNA와 단백질을 합성하며 DNA를 복제하고 보수함으로써 게놈의 기능을 향상시키는 효능이 있다. 또 비타민 B_{12}도 비타민 B_6, 엽산과 함께 DNA, RNA를 합성하고 게놈을 건실하게 유지시키며 신경을 건강하게 해주고 에너지 생산에 관여한다. 사람은 나이가 들수록 복제되는 DNA의 질이 점차 떨어져 노화가 진행되고 암에도 걸리게 된다. 엽산과 비타민 B_{12}는 게놈 손상을 줄이는 데 가장 중요한 성분이므로 암 치료 시 우선적으로 포함시켜야 한다.

생선오일과 EPA

연구에 의하면 많은 양의 생선오일(오메가-3, 1일 16~30g) 또는 EPA(생선오일에 함유된 오메가-3 지방산)가 중증 암으로 몸이 심하게 허약해진 악액질(cachexia) 환자의 몸무게 유지에 도움이 되는 것으로 나타났다. 그러나 생선오일의 경우 평균 생존기간이 14주 정도 남은 암 환자의 전신쇠약 상태를 개선하는 데는 효과가 없었다.

▪연구 1 췌장암 환자 18명에게 생선오일을 처음에는 하루 2g씩 복용하게 하다가 매주 2g씩 늘려 최대 16g까지 복용하게 했다. 생선오일 치료를 시작하기 전 환자들의 몸무게는 월평균 2.9kg씩 줄어들고 있었으나 치료를 시작하고 3개월 정도 지났을 무렵 몸무게가 월평균 0.3kg씩 늘었다. 11명은 몸무게가 늘었으나 3명은 변화가 없었고 나머지 4명은 치료 후에도 여전히 몸무게가 줄었지만 치료 전보다는 느린 속도였다.

▪연구 2 중증 췌장암 환자 26명이 12주 동안 EPA 치료를 받았다. 처음에는 EPA를 하루 1g씩 사용하다가 4주 동안 하루 6g까지 늘렸다. 치료를

시작하기 전 환자들은 월평균 2kg씩 몸무게가 줄어들고 있었다. 그러나 4주간의 EPA 치료 후 평균 0.5kg 늘었고 연구가 끝날 때까지 몸무게가 안정적으로 유지됐다. 치료 도중 3명이 메스꺼움을 호소하고 2명이 지방변증을 경험했으나 환자들 모두 EPA에 큰 부작용은 없었다. 지방변증은 담즙과 소화효소가 부족해 지방을 소화시키지 못해서 생기는 증상이므로 담즙과 지방 분해효소(lipase; 리파아제)가 함유된 소화제를 복용해야 한다.

연구에 의하면 생선오일을 하루 18g씩 복용했을 때 면역기능이 강화되고 암 때문에 고통이 심한 환자의 생존기간이 상당히 연장됐다고 한다. 다른 임상실험에서는 섬유성 조직구종암(fibrous histiocytoma) 환자가 많은 양의 EPA와 DHA(생선오일에 함유)가 포함된 영양치료를 받고 부분적으로 암 진행이 정지된 사례를 보고했다.

■ 연구 3 양쪽 폐 여러 부위에 섬유성 조직구종암이 생긴 78세 남성은 항암치료를 거부하고 오메가-3 오일(생선오일)은 풍부하고 오메가-6 지방산(육식)은 적은 영양 프로그램을 실천했다. 환자는 매일 오메가-3 오일의 EPA와 DHA를 합쳐 15g씩 먹었다. 영양 프로그램을 실천하는 동안 여러 번의 CT 촬영과 폐 엑스레이검사를 받은 결과 종양의 크기와 수가 꾸준히 줄어들고 있었으며, 첫 진단 후 44개월이 지난 마지막 검사에서는 크기가 총 80~93% 정도 줄어든 것을 확인했다.

현대 미국 식단에는 생선보다 육식이 많아 오메가-3와 오메가-6 비율이 1:10을 넘어 1:30까지 되는 경우가 많은데 1:1 또는 4:1 정도로 오메가-3를 더 먹는 것이 좋다. 오메가-6가 많은 육식을 과하게 먹으면 오메가-3의 효능을 방해할 수 있으며 혈액을 응고시키고 염증과 암도 쉽게 생긴다. 특히 육식을 오래하면 관절염, 염증, 암에 걸릴 위험을 높이는 것으로 알려져 있다. 육식에는 아라키돈산이 많아 염증을 일으킨다.

글루타민(Glutamine)과 항암치료

수많은 연구에서 많은 양의 글루타민은 항암치료효과를 방해하지 않으면서 부작용을 예방하거나 줄여주는 것으로 나타났다. 파클리탁셀로 항암치료를 시작하고 24시간 후부터 4일 동안 하루 3회씩 글루타민을 10g 복용한 결과 파클리탁셀로 인해 생길 수 있는 말초신경장애가 완화됐다. 또 비슷한 양의 글루타민은 파클리탁셀 때문에 생기는 근육통과 관절통을 방지하기도 했다.

또 옥살리플라틴으로 항암치료를 시작하는 날부터 2주마다 7일씩 하루에 2회 글루타민 15g을 복용한 결과 옥살리플라틴으로 인해 생기는 말초신경장애의 발병 빈도와 강도를 현저하게 줄이는 것으로 나타났다. 많은 양의 파클리탁셀과 멜팔란 치료를 받는 환자가 4시간마다 글루타민 4g 치료를 받고 점막염의 강도와 지속시간이 감소했다는 연구결과도 있다. 이보다 적은 글루타민(1일 2회 2g씩)으로도 항암치료로 인한 점막염에 효과가 있는 것으로 나타났다. 대부분의 연구에서 글루타민은 항암치료 때문에 생기는 구강과 위장의 부작용을 예방했다.
식도암이 심한 환자에게 방사선치료를 하며 30g의 글루타민 치료를 28일간 받도록 한 결과 면역기능도 나빠지지 않고 장누수증도 악화되지 않은 것으로 확인됐다. 또 다른 연구에 의하면 골수이식수술을 받은 후 하루에 몸무게 1kg당 0.57g의 글루타민을 정맥주사 영양액에 첨가해 투여하자 감염 빈도와 입원기간이 줄어든 것으로 나타나기도 했다.
말초신경장애와 점막염은 항암치료의 흔한 부작용이다. 글루타민을 복용해 부작용을 예방하거나 증상을 완화시킨다면 더 높은 용량의 항암치료를 받을 수 있으므로 더 좋은 치료효과를 기대할 수 있다.

비타민 E의 암 예방효과

남성 흡연자를 대상으로 한 연구에서 5~8년 동안 매일 비타민 E 보충제를 50IU 복용하도록 한 결과 전립선암 발병률이 31% 낮아졌다. 대장암 발병률도 큰 폭은 아니지만 22% 감소한 것으로 확인됐다. 하지만 폐암에는 효과가 없었다. 다수의 다른 연구에서는 8~9년간 비타민 E를 400~600IU씩 격일로 복용하게 했으나 50세 이상 건강한 남성들은 물론 심혈관계질병의 위험이 높은 여성들의 암 발병률을 낮추지 못한 것으로 밝혀졌다.
그러나 이는 비타민 E 가운데 알파토코페롤만 사용했기 때문이다. 토코페롤은 음식에 알파, 베타, 감마, 델타 4가지 형태로 존재한다. 시험관실험에서 감마토코페롤은 전립선암의 성장을 억제하는 데 알파토코페롤보다 더 효과적이었다. 그런데 임상실험에서는 알파토코페롤이 감마토코페롤을 소모시키는 것으로 나타났다. 암 치료에 더 효과적인 감마 토코페롤을 소모시킨다면 알파토코페롤만 복용해서는 효과를 기대하기 어렵다. 따라서 비타민 E는 알파, 베타, 감마, 델타 4가지가 다 함유된 복합 토코페롤 형태로 복용해야 한다.

비타민 E와 항암치료

말초신경장애는 항암제 시스플라틴의 흔한 부작용이다. 암 환자가 시스플라틴 치료를 받으면 혈청 비타민 E 농도가 현저하게 떨어지는데 비타민 E가 부족하면 항암치료에 의해 생기는 신경장애와 비슷한 신경 증상이 생긴다. 어느 임상연구에서는 비타민 E가 시스플라틴, 파클리탁셀, 또는 두 가지 항암제 치료를 모두 받는 환자의 신경장애 빈도와 악화를 줄인 것으로 나타났다. 또 동물실험에서 비타민 E는 시스플라틴의 항암 효과에는 영향을 미치지 않았다.

■ **연구 1** 시스플라틴 치료를 받는 암 환자 47명을 무작위로 나누어 매일 한 그룹은 시스플라틴과 비타민 E 300IU 치료를 받도록 하고 다른 그룹은 시스플라틴 치료만 받도록 했다. 비타민 E 치료는 항암치료를 시작하기 4일 전부터 항암치료가 끝난 후 3개월 정도까지 지속됐다. 그 결과 비타민 E 치료를 받은 그룹의 신경장애 빈도가 치료를 받지 않은 그룹에 비해 현저하게 낮았다(30.7%:85.7%). 흑색종이 생긴 쥐 실험에서는 비타민 E(몸무게 1kg당 300IU)가 시스플라틴의 항암효과를 방해하지 않는 것으로 밝혀졌다.

■연구 2 시스플라틴, 파클리탁셀, 또는 두 가지 항암제 치료를 모두 받는 환자 31명을 무작위로 나누어 항암치료를 받는 동안 한 그룹은 비타민 E 600IU 치료를 받도록 하고 다른 그룹에는 치료를 권하지 않았다. 그 결과 비타민 E 치료를 받은 그룹의 말초신경장애 빈도와 강도가 치료를 받지 않은 그룹보다 큰 폭으로 줄었다(25%:73%).

■연구 3 108명의 암 환자를 무작위로 나누어 한 그룹에는 비타민 E를 하루에 400IU 처방하고 다른 그룹에는 가짜 약을 처방했다. 비타민 E 복용은 시스플라틴 치료를 시작하기 전부터 시스플라틴 치료가 끝난 후 3개월까지 지속됐다. 몸 면적 제곱미터(m^2)당 300mg 이상의 시스플라틴 치료를 받은 환자 41명의 신경장애 발생 빈도와 강도는 비타민 E 치료를 받은 그룹에서 훨씬 낮게 나타났다(5.9%:41.7%).

항암치료 때문에 생긴 점막염에 비타민 E를 바르면 도움이 되는 것으로 나타난 연구결과도 있다. 다른 실험에서도 비타민 E를 바르면 점막염에 효과가 있었지만 비타민 E를 하루 2회 100IU 복용했을 때는 점막염에 효과가 없었다.

■연구 4 항암치료를 받는 암 환자 18명을 무작위로 나누어 항암치료로 인해 구강점막에 문제가 생기자마자 한 그룹은 비타민 E 1ml(400IU/ml)를 바르도록 하고 다른 그룹은 가짜 비타민 E를 5일 동안 바르도록 했다. 진짜 비타민 E를 바른 환자 9명 중 6명은 4일 이내에 상처가 완전히 아물었지만 가짜 비타민 E를 바른 환자 9명 중에서는 단 1명만이 5일이

지나서야 상처가 아물었다.

동물실험에서 비타민 E는 독소루비신에 의해 생기는 심장 독성의 강도를 줄여주는 것으로 나타났다. 독소루비신에 의한 심장 독성의 원인으로 생각되는 활성산소를 비타민 E가 없애기 때문으로 보인다. 또 비타민 E는 방사선치료의 부작용도 감소시키는 것으로 보고됐다. 하지만 방사선치료를 받는 동안 담배를 피우지 않은 환자들은 괜찮았던 반면 담배를 피운 환자들은 방사선치료의 항암효과를 방해하는 것으로 나타났다.

리코펜(Lycopene)

리코펜은 토마토, 수박, 핑크자몽에 들어 있는 카로티노이드 성분으로 활성산소의 활동을 억제하고 면역기능을 강화시키는 작용을 한다. 연구에 의하면 토마토 식품을 많이 먹거나 혈청 리코펜 농도가 높으면 전립선암이나 소화기계 암이 덜 생기는 것으로 나타났다. 다른 연구에서는 하루 8mg의 리코펜이 전립선 신생증식(high-grade prostate intraepithelial neoplasia)부터 선종에 이르기까지 암 발병을 예방하는 효과가 있었다.

■ **연구 1** 전립선 신생증식이 있는 환자 40명을 무작위로 나누어 1년 동안 한 그룹에는 리코펜(토마토 추출물)을 4mg씩 하루 2회 처방하고 다른 그룹에는 처방하지 않았다. 리코펜 치료를 받지 않는 그룹에는 토마토도 적게 먹도록 지시했다. 리코펜 치료를 받은 그룹은 전립선 수치가

6.1ng/ml에서 3.5ng/ml로 떨어졌고 리코펜 치료를 받지 않은 그룹은 6.6ng/ml에서 8.1ng/ml로 올라갔다. 이 임상실험 도중 리코펜 치료를 받은 그룹의 10%에서 전립선 선암이 발견됐으나 리코펜 치료를 받지 않은 그룹은 30%에서 전립선 선암이 발견됐다.

■ **연구 2** 전이성전립선암(M1b 또는 D_2) 환자 54명을 고환을 절제하는 수술만 하는 그룹과 수술 후 2년 동안 리코펜 치료를 병행하는 그룹으로 나눴다. 수술과 리코펜 치료를 병행한 그룹은 수술만 한 그룹보다 전립선 수치 감소비율은 물론 뼈로 전이된 암이 완전히 정지되는 비율도 훨씬 높았다(30%:15%). 사망률도 리코펜을 복용한 그룹이 수술만 한 그룹보다 현저하게 낮은 것으로 나타났다(13%:22%).

리코펜을 하루 15~120mg씩 복용해도 방사선치료나 수술 후 전립선암 재발 방지에는 효과가 없고 남성호르몬과 관계없는 전립선암(androgen-independent; 고환을 절제하거나 호르몬 치료를 받아도 전립선 수치가 높아지는 암)에도 효과가 없다는 연구보고가 있다. 그러나 남성호르몬과 관계없는 전립선암에 걸린 62세 환자의 경우 다른 치료에는 전혀 반응하지 않다가 하루 3회씩 리코펜 10mg과 소팔메토(saw palmetto) 300mg으로 치료를 시작한 후 전립선 수치가 큰 폭으로 내려가고 뼈로 전이된 암도 완화되는 효과가 나타났다.

리코펜에 대한 연구에는 토마토 추출물이 사용됐는데 토마토에는 리코펜뿐 아니라 파이토인, 파이토플루인 등 다른 성분들도 함유돼 있어서 몸에서 함께 작용할 수도 있다. 따라서 인조 리코펜보다는 토마토나 토마토 추출물 형태로 사용하는 것이 좋다.

카르니틴(L-Carnitin)과 아세틸-L-카르니틴(Acetyl-L-carnitine)

카르니틴은 세포 내의 미토콘드리아로 지방산을 운반해 에너지 생산을 돕는다. 아세틸-L-카르니틴은 콜린성 신경전달물질로 작용하면서 카르니틴을 보충하는 역할도 한다. 카르니틴은 중증 암 환자가 영양실조 상태일 때 부족해진다. 또 일부 항암제(시스플라틴, 이포스파마이드)의 경우 소변을 통해 카르니틴을 배출시키기 때문에 항암치료로 인해 카르니틴 부족현상이 생기기도 한다. 실제 중증 암 환자 38명 가운데 76%는 카르니틴이 부족한 상태였다. 따라서 카르니틴을 하루 250~6000mg 복용하면 암이나 항암치료에 의한 극심한 피로감을 줄일 수 있다.

■ **연구 1** 중증 암 환자 12명(42~73세)에게 항암치료와 함께 4주간 카르니틴 6000mg 치료를 실시했다. 카르니틴 치료를 받고 2주 후 피로감이 33% 줄고 4주 후에는 53% 줄었으며 식욕이 좋아지고 근육도 상당히 늘어난 것으로 확인됐다.

카르니틴 보충제는 암 때문에 생기는 피로를 4~5주 동안 점차 감소시키는 것으로 나타났다. 다른 연구에서는 아세틸-L-카르니틴이 항암제 파클리탁셀이나 시스플라틴에 의한 말초신경장애를 경감시켰다.

■ 연구 2 파클리탁셀이나 시스플라틴 치료 중 또는 치료가 끝나고 적어도 3개월 동안 신경장애가 있는 환자 25명에게 8주 동안 아세틸-L-카르니틴을 매일 3회씩 1000mg 복용하게 한 결과, 1명을 제외한 모든 환자의 증상이 완화됐고, 환자의 60%는 감각신경장애가 개선됐으며, 79%는 운동신경장애가 개선된 것으로 나타났다. 이 중 13명을 추적관찰한 연구에서는 12명이 아세틸-L-카르니틴 치료 이후 평균 13개월 동안 증상이 지속적으로 완화된 사실을 확인했다. 부작용은 2명에게 나타난 가벼운 메스꺼움 정도였다.

한 임상실험에서 카르니틴은 인터루킨-2 치료를 받는 암 환자에게 생길 수 있는 심장합병증을 예방하는 것으로 나타났다.

■ 연구 3 암 환자 30명을 무작위로 나누어 한 그룹은 인터루킨-2로 치료하고 다른 그룹은 인터루킨-2와 카르니틴 1000mg으로 치료했다. 그 결과 두 가지 치료를 병행한 환자들에게 심장합병증이 덜 생기는 것으로 확인됐다(0%:27%).

일부 동물실험에서 카르니틴 치료는 독소루비신에 의해 생기는 심장 독소를 억제하는 데도 효과가 있었다.

감마리놀렌산(Gamma-linolenic acid; GLA)

리놀렌산이 몸에서 만들어내는 물질인 감마리놀렌산(GLA)은 시험관실험에서 다양한 종류의 암세포 성장을 억제했다. 유방암에 걸리도록 만든 쥐에게 9% 감마리놀렌산이 함유된 달맞이꽃종자유를 먹였을 때 유방암 진행이 늦춰지는 것으로 나타났다. 다른 연구에서는 달맞이꽃종자유가 진전된 암 환자에게 효과가 있었다.

■ **연구** 이미 최대 항암치료를 받은 진전된 암 환자 21명에게 달맞이꽃종자유를 매일 9~18g 투여한 결과 대부분 증상이 상당히 좋아졌으며 일부 환자는 암 크기가 줄고 몸무게도 증가했다. 3명은 달맞이꽃종자유를 사용한 후 32~41개월 동안 꾸준히 증상이 좋아졌고 여전히 생존해 있으며 4명은 엑스레이검사에서 암이 완화된 것으로 나타났다.

호르몬의 영향을 받는 유방암 환자가 하루 2.8g의 감마리놀렌산을 복용했을 때 타목시펜의 치료효과를 높이는 것으로 밝혀졌다. 대장암 환자(Dukes stage C)도 달맞이꽃종자유를 하루 3g씩 복용하면 사망률이 약간 감소했다.

조합치료

어떤 실험에서는 비타민과 아연의 조합치료가 방광암 환자의 재발률을 낮추는 것으로 나타났다.

■ **연구 1** 결핵예방 백신(BCG) 치료를 받는 방광암 환자 65명을 무작위로 나누어 한 그룹은 종합비타민 치료를 받도록 하고 다른 그룹은 종합비

타민에 추가로 비타민 A 4만IU, 비타민 B_6 100mg, 비타민 C 2000mg, 비타민 E 400IU, 아연 90mg을 조합한 치료를 받도록 했다. 45개월간 관찰한 결과 종합비타민과 영양보충제를 조합한 치료를 받은 그룹이 종합비타민 치료만 받은 그룹보다 재발률이 훨씬 낮았다(41%:91%).

■ **연구 2** 프랑스 남녀 1만3017명(35~60세)을 무작위로 나누어 평균 7년 5개월간 한 그룹에는 매일 영양보충제를 복용하도록 하고 다른 그룹에는 복용을 권하지 않았다. 영양보충제는 비타민 C 120mg, 비타민 E 30IU, 베타카로틴 6mg, 셀레늄 100mcg, 아연 20mg이었다. 남성의 경우 영양보충제를 복용한 그룹이 대조군에 비해 암 발병률은 31%, 암을 포함한 모든 사망률은 37% 감소한 것으로 나타났다. 하지만 여성의 경우에는 큰 효과가 없었다. 영양보충제가 남성들에게 주로 관찰되던 초기의 영양소 부족 상태를 해결해준 덕분으로 보인다.

초기 전립선암 환자의 경우 식단조절, 생활습관 개선, 영양보충제를 포함한 종합적인 치료를 받고 암의 진행을 늦출 수 있었다.

■ **연구 3** 병원치료를 선택하지 않은 전립선암 환자 93명을 무작위로 나눠 한 그룹은 종합적인 생활습관개선치료를 받고 다른 그룹은 보통치료를 받도록 했다. 이들 암 환자의 혈장 전립선 수치는 4~10ng/ml였고 글리슨 점수(gleason score; 전립선암 악성도 지표)는 7점 이하였다. 생활습관개선치료에는 완전 채식 식단에 두부, 대두콩 단백질 파우더, 어유 3g, 비타민 E 400IU, 셀레늄 200mcg, 비타민 C 2000mg, 적당한 유산소 운

동, 스트레스 관리, 매주 암 환자 모임에 참석하기가 포함돼 있었다. 1년 후 생활습관을 개선한 그룹은 아무도 항암치료를 받을 필요가 없을 정도로 개선됐으나 보통치료만 받은 그룹의 6명은 전립선 수치가 높아져 항암치료를 받아야 했다. 또 생활습관을 개선한 그룹의 전립선 수치는 평균 4% 감소한 반면 대조군은 6% 증가했다.

멜라토닌(Melatonin)

동물실험에서 멜라토닌은 항암효과가 있는 것으로 밝혀졌다. 멜라토닌은 면역체계를 활성화하고 성장인자의 생산을 억제하며 직접 세포증식도 억제하면서 악성종양이 생기지 않도록 환경을 조절하는 역할까지 한다. 또한 종양괴사인자(tumor necrosis foctor)의 분비를 억제(암에 의한 악액질을 치료하는 데 효과적이다)하고 스테로이드에 의해 억제된 면역력을 회복시키기도 한다.

여러 임상실험에서 멜라토닌을 매일 저녁 10~50mg씩 복용했을 때 각종 암(폐암, 위암, 간암, 유방암, 흑색종, 뇌로 퍼진 암) 환자의 삶의 질이 개선되고 생존기간이 연장된 것으로 나타났다. 다른 연구에서는 멜라토닌이 인터루킨-2의 작용을 돕고 각종 항암치료의 독성은 줄이고 효능은 높인다는 사실도 확인됐다. 또 암에 의한 혈소판감소증을 회복시키고 인터루킨-2 치료에 의한 혈소판감소증을 예방하는 효과도 있었다. 멜라토닌의 뚜렷한 부작용은 나타나지 않았다.

■ **연구 1** 항암제 시스플라틴에 반응하지 않는 폐암 환자에게 매일 멜라토

닌 10mg을 처방했더니 생존기간이 연장된 것으로 나타났다.

▪연구 2 타목시펜으로 치료했으나 악화되고 있는 전이성 유방암 환자 14명에게 매일 저녁 멜라토닌 20mg을 타목시펜 치료 7일 전부터 복용하도록 했다. 타목시펜은 매일 정오에 20mg 복용하도록 했다. 환자 14명 중 4명은 치료하는 8개월 동안 부분적으로 효과가 있었고 대부분의 환자가 타목시펜 치료를 잘 견뎌냈다. 멜라토닌이 타목시펜의 독성을 증가시키지는 않았다.

▪연구 3 재발하는 흑색종으로 수술받은 환자 30명(38~81세)을 무작위로 나누어 한 그룹은 매일 저녁 멜라토닌 20mg 치료를 받도록 하고 다른 그룹은 멜라토닌 치료를 권하지 않았다. 31개월간 관찰한 결과 멜라토닌 치료를 받은 그룹은 29%만 재발했으나 멜라토닌 치료를 받지 않은 그룹은 69%가 재발했다.

▪연구 4 암이 뇌로 퍼진 환자 50명을 무작위로 나눈 뒤 한 그룹은 스테로이드와 경련진정제 치료만 받도록 하고 다른 그룹은 매일 저녁 8시에 멜라토닌 20mg을 추가하도록 했다. 멜라토닌 치료는 뇌로 퍼진 암이 더 진행될 때까지 지속됐다. 1년 후 멜라토닌을 추가한 그룹의 생존기간은 추가하지 않은 그룹보다 훨씬 높게 나타났다(37%:12%). 멜라토닌에 의한 부작용은 관찰되지 않았고 경련진정제의 효과에도 영향을 주지 않았다. 멜라토닌 치료를 받은 환자 24명 중 7명은 삶의 질이 확연히 좋아졌지만 대조군은 아무도 개선되지 않았으며 멜라토닌 치료를 받은 그룹은 스테로이드로 인한 감염과 고혈당증 발병률이 대조군에 비해 상당히 낮았다.

■ 연구 5 전이성 암 환자 250명을 무작위로 나누어 한 그룹은 항암치료 또는 방사선치료를 받도록 하고 다른 그룹은 저녁에 20mg의 멜라토닌을 추가복용하도록 했다. 멜라토닌을 추가한 그룹과 추가하지 않은 그룹은 1년 생존율(51%:23%)에서도 큰 차이를 보였고 암 치료효과(34%:15%)도 멜라토닌을 추가한 그룹이 훨씬 높았다. 멜라토닌은 또 항암치료에 따르는 혈소판감소증, 신경 독성, 심장 독성, 구내염, 무기력증 등의 빈도를 현저하게 줄이는 효과도 있었다.

■ 연구 6 암이 다른 부위로 전이돼 치료할 수 없는 환자 100명을 무작위로 나누어 한 그룹은 지지요법(supportive care; 체력적, 정신적으로 환자를 강화시키는 치료)을 받도록 하고 다른 그룹은 지지요법에 멜라토닌 20mg을 추가하도록 했다. 최소 2개월간 치료를 계속한 86명 가운데 악화 증상을 보인 환자는 멜라토닌을 추가한 그룹에서 훨씬 적었다(53%:90%). 무기력증이나 우울증이 있던 대부분의 환자는 멜라토닌 치료를 받고 증상이 완화됐으며 부작용은 관찰되지 않았다.

글루타티온(Glutathione)

글루타티온은 몸에서 생산되는 항산화제지만 정맥을 통해 보충해주면 항암제(시스플라틴, 옥살리플라틴, 미토마이신 C)의 부작용을 줄일 수 있다. 한 연구에서는 글루타티온이 시스플라틴의 독성을 줄여 환자가 더 많은 시스플라틴 치료를 받을 수 있도록 해주는 것으로 나타났다. 글루타티온은 신경 독성, 말초신경장애, 빈혈, 혈소판감소증, 구토, 탈모, 우울증 등을 예방하고 완화하는 데 두루 효과적이었다. 항암치료제의 효과는 방해하지 않았으며 일부 연구에서는 오히려 글루타티온 치료를 받는 환자가 항암치료에 더 잘 반응하는 것으로 나타났다.

■ 연구 1 시스플라틴(3주에 1회씩 6코스) 치료를 받는 난소암 환자 151명을 무작위로 나누어 한 그룹은 글루타티온으로 치료하고 다른 그룹은 가짜 약으로 치료했다. 항암제 용량을 줄이지 않고 6코스 치료를 마친 환자 수는 글루타티온 치료를 받은 그룹이 훨씬 많았으며 시스플라틴에 의한 신장장애로 치료를 끝까지 받지 못한 환자 수는 글루타티온 그룹이 훨씬 적었다(58%:39%). 또한 구토, 우울증, 말초신경장애, 탈모, 호흡장애, 집중력장애와 같은 부작용으로 항암치료를 중단해야 했던 환자 비율도 글루타티온 그룹이 가짜 약 그룹보다 훨씬 낮았다(15%:34%).

■ 연구 2 매주 시스플라틴 치료를 받는 위암 환자 50명을 무작위로 나누어 한 그룹은 글루타티온을 추가하고 다른 그룹은 글루타티온을 추가하지 않았다. 글루타티온은 몸 면적 제곱미터(m²)당 1.5g을 100ml의 식염수에 섞어 시스플라틴 치료 직전 15분에 걸쳐 정맥으로 투여하고 2~5일 동안은 600mg을 근육에 주사했다. 치료를 시작하고 15주 후 신경 독성이 생기는 비율을 조사한 결과 글루타티온을 추가한 그룹이 훨씬 낮게 나타났다(17%:89%). 글루타티온을 추가한 그룹에서는 심한 혈소판감소증과 빈혈 빈도, 수혈을 해야 하는 경우도 감소했다(32:62). 또 항암치료에 대한 반응률도 글루타티온 그룹이 대조군보다 훨씬 높았다(76%:52%). 평균 생존기간은 글루타티온 그룹은 14개월, 대조군은 10개월이었다.

■ 연구 3 2개월에 1회씩 옥살리플라틴으로 치료받는 환자 52명을 무작위로 나누어 한 그룹에는 글루타티온을 정맥으로 투여하고 다른 그룹에는 가짜 글루타티온을 투여했다. 글루타티온 투여방법은 옥살리플라틴 치료 전에 몸 면적 제곱미터(m^2)당 1500mg을 15분 이상에 걸쳐 투여하는 방식이었다. 12회 치료 후 글루타티온 치료를 받은 그룹은 받지 않은 그룹과 비교해 신경독소가 현저하게 낮았으며(30%:75%) 항암치료에 대한 반응률도 진짜 글루타티온 그룹이 높았다(26.9%:23.1%). 이 결과는 글루타티온이 옥살리플라틴의 항암효과를 방해하지 않는다는 사실을 보여준다.

채소수프요법

대두콩, 표고버섯, 녹두, 대추야자열매, 골파(작은 양파), 마늘, 렌즈콩, 부추, 산사열매, 양파, 인삼, 당귀, 감초, 민들레뿌리, 세네가뿌리, 생강, 올리브, 참깨, 파슬리로 만든 채소수프는 폐암 환자(stage IIIB 또는 IV non-small-cell lung cancer)에게 효과가 있었다.

이 중 한국에 없는 종류도 있으니 똑같이 할 필요는 없고 본인에게 맞는 채소를 선택하면 된다.(1권 체질에 맞는 음식 찾기 p.49) 감초는 과용하면 부종이 생기고 혈압이 올라갈 수 있으므로 주의해야 한다.(3권 부신기능저하증, 감초 p.395)

■ 연구 폐암 환자 16명은 기존 방사선치료를 받으면서 매일 채소수프 283g을 식사에 추가했다. 평균 생존기간은 20개월이었고 1년 생존한

환자는 55%였다. 최소 2개월 이상(2~46개월) 채소수프를 먹은 환자 14명 중 1명은 133개월 이상 암이 재발하지 않았고 또 다른 환자는 뇌로 번진 암이 완전히 활동을 멈춘 것으로 확인됐다. 나머지 12명의 평균 생존기간은 33.5개월이었고 70%는 1년 이상 생존했다. 그리고 채소수프를 5개월 이상 먹은 후에는 전반적인 삶의 질과 활동상태가 현저하게 좋아졌다. 부작용은 관찰되지 않았다. 폐암에 걸린 쥐를 이용한 실험에서는 먹이에 5%의 채소수프를 추가했을 때 종양의 성장속도가 53~74% 줄어드는 것으로 나타났다.

처방

- 비타민 C를 고용량으로 하루 10g씩 복용한다.
- 셀레늄을 하루 200mcg씩 복용한다.
- 아연을 하루 20mg씩 복용한다.
- 항암제 시스플라틴 치료를 받는 환자는 마그네슘을 하루 600mg씩 복용한다. 마그네슘은 칼슘에도 포함돼 있으므로 칼슘을 복용하는 경우 마그네슘을 과다섭취하지 않도록 양을 조절한다.
- 아세틸시스테인(NAC)을 900mg씩 하루 2회 복용한다.
- 코엔자임 큐텐을 하루 400mg씩 복용한다.
- 비타민 D는 면역에 매우 중요하므로 하루 2000IU씩 복용한다.
- 대장암 예방을 위해 칼슘을 하루 1200mg 정도 복용한다.
- 엽산과 비타민 B_{12}는 유전인자가 담긴 게놈의 손상을 줄이는 데 중요

한 성분이므로 암 치료에 포함시켜야 한다.

- 전립선암 예방 및 치료를 위해 매일 리코펜 20mg과 소팔메토 300mg을 복용한다.
- 종합비타민은 반드시 복용한다.

36 여드름

Acne Vulgaris

여드름은 구진, 모낭성 구진, 좁쌀 모양의 면포(여드름, 블랙헤드), 안에 고름이 차는 농포로 구분된다. 심한 경우 피부손상이 크고 깊어 결절과 흉터가 생길 수 있다. 여드름이 생기는 이유는 박테리아 감염이나 조직 염증 때문일 수도 있고 피부세포의 이상증식으로 인해 모낭이 막히거나 호르몬 불균형 때문일 수도 있다. (1권 여드름 p.354)

음식

대부분의 의학서적이나 연구에서는 음식을 여드름의 중요한 원인으로 생각하지 않는 경향이 있다. 그러나 개비 박사를 포함한 많은 의사들의 치료 경험으로는 식생활 개선이 상당수 환자들의 여드름을 개선하거나 완전치료를 가능케 하는 대책이 될 수 있었다.

음식이 여드름의 발병원인이 될 수 있다는 것은 캐나다 이누이트(에스키모) 종족에 대한 관찰연구에서 제시됐다. 1950년 이전 이누이트 종족의 식단은 거의 물고기 또는 사냥감이었고 가끔 채소나 열매를 먹을 수 있었다. 그러나 1950년 이후 이누이트 종족의 식단은 갑자기 서양식 식단으로 바뀌었다. 1950년 이전의 이누이트 종족에게는 여드름 자체가 알려져 있지 않았지만 1950년경 서양식 식단으로 바뀐 직후부터는 이누이트 청소년들에게 여드름이 흔해졌다.

정제 설탕

여드름이 있는 52명을 대상으로, 한 그룹은 평소 식단 그대로 먹도록 하고 다른 그룹은 청량음료, 캔디, 케이크를 먹지 못하게 했으며 커피나 차에 설탕을 넣을 때도 하루 2스푼으로 제한함으로써 음식을 통해 섭취하는 설탕의 양을 줄였다. 최소 1개월간 추적관찰한 뒤 증상이 개선되거나 완전히 치료된 사례가 발견됐는데, 설탕을 제한한 그룹에서는 84%, 그렇지 않은 대조군에서는 74%였다. 일반식단을 따른 대조군에서도 상당한 개선이 있었기 때문에 이 연구의 성과를 평가하기는 어렵지만 적어도 설탕을 줄이는 것이 여드름 치료에 도움이 되는 것으로 보인다.

음식 알레르기와 민감성

많은 연구에서 음식에 대한 알레르기 또는 민감성이 여드름을 일으키는 주요 요인이라는 사실이 밝혀졌다. 음식 알레르기뿐 아니라 음식에 포함된 성분들, 예를 들면 우유 속의 호르몬과 초콜릿 속의 아민(amines), 화학물질들도 여드름을 악화시킬 수 있다. 필자의 경험에 의하면 성인 여드름이 청소년 여드름보다 음식조절에 더 잘 반응한다. 여드름을 잘 일으키는 음식은 초콜릿, 우유, 토마토, 오렌지, 견과류, 밀, 돼지고기 등이다. 음식조절은 알레르기를 일으키는 음식을 모두 제외한 식단에 음식을 하나씩 추가해가며 찾는 방법을 쓴다. **(1권 체질에 맞는 음식 찾기 p.49)**

초콜릿

많은 환자들이 초콜릿을 먹으면 여드름이 악화된다고 하지만 의학계에서는 초콜릿과 여드름의 상관관계는 근거가 없다고 본다. 이는 1969년 연구결과에 기인한 것으로, 이 연구에서는 65명의 여드름 환자를 대상으로 큰 초콜릿을 하루 1개씩 4주 동안 먹게 하고 뒤이어 4주 동안은 가짜 초콜릿을 먹게 하면서 여드름의 변화를 관찰했다. 진짜 초콜릿을 먹는 동안에는 환자의 13.8%가, 가짜 초콜릿을 먹는 동안에는 환자의 10.8%가 악화됐는데 이 차이는 임상적으로 의미 있는 수준이 아니었기 때문이다.

그러나 이 연구에서는 악화 정도가 얼마나 심각한지에 대해 평가하지 않았기 때문에 몇몇 환자들이 주장하는 것처럼 초콜릿이 여드름을 더 악화시켰을 가능성을 배제할 수 없다. 또 연구에서는 설탕, 유제품 등 여드름을 악화시킬 수 있는 식품을 전혀 제한하지 않았으므로 초콜릿과 여드름의 상관관계를 밝히기에는 미흡한 조건이었다. 이러한 한계 때문에 초콜릿이 어떤 사람에게는 여드름 악화의 원인이 될 수 있다는 연구결과를 부정하지는 않는다.

우유의 부작용

4만7355명의 여성이 참가한 연구에서 고등학교 시절 많은 양의 우유를 먹으면 청소년기 여드름이 증가하는 것으로 나타났다. 심한 여드름은 가장 많은 양의 우유를 먹는 그룹이 가장 적은 양의 우유를 먹는 그룹보다 22% 더 많았다.

이 연구가 우유와 여드름의 인과관계를 명확히 밝혀내진 못했지만 우유가 여드름을 일으킬 수 있다는 가능성은 증명된 셈이다. 임신한 젖소에서 생산되는 우유(시장의 75~90% 차지)에는 프로게스테론, 5알파 스테로이드(5alpha-reduced steroids), 기타 스테로이드호르몬이 들어 있다. 이 호르몬들은 체내에서 여드름을 악화시키는 디하이드로테스토스테론으로 바뀔 수 있다. 또 젖소의 유방과 젖을 짜는 설비를 소독하고 먹이의 영양 강화를 위해 넣는 요오드가 우유 안에 상당량 남아 있을 수 있는데, 요오드를 과하게 섭취하면 여드름을 일으키거나 악화시킬 수 있다.

자연치료제

아연(Zinc)

아연이 부족한 식사(1일 0.2mg)을 한 자원봉사자 6명 중 4명에게 여드름이 생겼는데 심한 아연 부족은 실제 여드름의 원인이 된다. 혈청, 머리카락, 손톱의 평균 아연 농도는 건강한 사람들보다 여드름 환자들이 각각 28.3%, 24.1%, 26.7% 낮았다. 다수의 다른 연구에서도 심한 여드름 환자의 혈청 아연 수치가 대조군보다 현저하게 낮았다.

여드름 치료에는 대개 아연을 하루 30~150mg씩 8~12주 동안 처방하면 상당한 효과가 있는 것으로 나타났다.

■ 연구 1 여드름 환자 56명을 대상으로 아연(황산아연) 68mg과 가짜 약을 하루 2회 12주 동안 복용하게 했더니 아연을 복용한 환자의 56%는 여드름이 개선됐으나 가짜 약을 복용한 환자들은 아무도 개선되지 않았다.

■ 연구 2 염증성여드름 환자 66명을 대상으로 아연(글루콘산아연)과 가짜 약을 하루 30mg씩 2개월 동안 처방했다. 아연이 가짜 약보다 염증을 더 많이 감소시키고 훨씬 효과적이었다.

■ 연구 3 중등 정도 또는 심한 얼굴 여드름 환자 37명을 대상으로 한 그룹은 아연(황산아연) 45mg을 하루 3회 처방하고 다른 그룹은 항생제 옥시테트라사이클린 250mg을 하루 1~3회 12주 동안 처방한 결과 여드름이 두 그룹 모두 70% 정도 감소해 아연이 항생제만큼 효과가 있는 것으로 나타났다.

임상실험 결과는 아연이 여드름 증상을 전반적으로 완화시킬 뿐 아니라 다른 유형의 여드름보다 염증성 여드름과 고름이 차는 농포성 여드름에 더 효과적임을 보여준다. 아연의 적절한 용량은 알려지지 않았고 사람마다 다를 수 있다. 글루콘산아연은 하루 30mg으로도 효과를 볼 수 있지만 황산아연은 하루 135~150mg을 복용해야 하므로 다른 아연보다 효과가 떨어진다. 아연을 많이 섭취하면 메스꺼움, 구토, 설사 등 부작용이 생기기 때문에 흡수가 잘 되는 피콜린산아연이나 구연산아연으로 25~30mg씩 하루 1~3회 음식과 함께 복용하는 것이 좋다.
단, 아연이 항생제 테트라사이클린의 흡수를 억제하므로 함께 복용해서는 안 된다. 아연을 장기복용할 때는 아연으로 인한 구리 부족을 예방하기 위해 아연 용량에 따라 구리도 하루 1~4mg 정도 복용해야 한다.

비타민 A

여드름 환자는 건강한 사람보다 혈장과 피부의 비타민 A 평균 농도가 상당히 낮았다. 혈장 비타민 A 수치도 여드름이 덜 심한 환자보다 심한 환자가 더 낮은 것으로 확인됐다. 또 심한 여드름 환자는 레티놀 결합단백질(retinol-binding protein) 수준도 건강한 사람이나 가벼운 여드름 환자들보다 낮았다. 레티놀결합단백질 수준이 낮은 환자들은 비타민 A를 피부조직까지 운반하는 기능도 감소했다.

■ 연구 하루 200만IU 이하의 비타민 A는 심한 여드름에 효과적이지 않았으나 하루 30만~50만IU를 4~5개월 동안 처방하면 효과가 있었다.
그러나 다른 연구에서는 비타민 E가 비타민 A의 효과를 강화시킨다는 사실을 알아냈고, 이 경우 비타민 A를 고용량으로 사용하지 않아도 효과를 볼 것으로 기대됐다. 실제 하루 10만IU의 비타민 A와 800IU의 비타민 E를 같이 사용했을 때 훨씬 효과적이었다. 심한 염증성 여드름 환자의 사례에서도 일시적으로 비타민 E 용량을 하루 1200IU 또는

1600IU로 늘렸을 때 증세가 더 개선됐다. 비타민 A와 비타민 E 조합은 처방약(isotretinoin, Accutane)이나 고용량 비타민 A만큼이나 효과적이었으며 부작용은 없었다.

월경 전 여드름과 비타민 B_6

한 연구에서 월경 전에 여드름이 악화되는 106명의 10대 여성들에게 월경 1주 전부터 시작해 3회의 월경을 하는 동안 비타민 B_6(피리독신)를 하루 50mg씩 처방해 환자의 72%가 월경 전에 여드름이 줄어들었음을 확인했다고 보고했다.

셀레늄(Selenium)

한 연구에서 여드름 환자 29명에게 하루 400mcg의 셀레늄과 하루 20IU의 비타민 E를 6주 동안 처방했다. 몇 명에게 개선효과가 있었는지는 밝히지 않았지만 여드름 증상이 상당히 개선된 것으로 나타났으며, 특히 농포성 여드름에 효과적이었다. 이 연구는 스웨덴에서 시행됐는데, 스웨덴은 곡물과 가축의 셀레늄 함량이 낮아 셀레늄 부족현상이 나타나기 쉬운 곳이다.

요오드(Iodine)의 부작용

다시마, 김, 미역 또는 다른 음식으로부터 너무 많은 요오드를 섭취하면 여드름을 유발하거나 악화시킬 수 있다. 현대인의 식단에는 우리가 모르는 사이 요오드를 섭취할 수 있는 숨겨진 음식이 많다. 예를 들어 유제품에는 젖소의 유방과 젖을 짜는 장비들을 소독하거나 가축의 먹이에 영양을 강화하기 위해 첨가하는 요오드가 포함돼 있다. 또 식품가공업계나 레스토랑 등에서 조리도구를 청소하는 데 쓰는 제품에도 요오드가 포함돼 있다. 패스트푸드나 유제품을 먹고 여드름이 악화되는 경우 이들 음식을 통해 요오드 섭취량이 증가했기 때문일 수 있다. 여드름 환자는 요오드가 많은 김, 미역, 다시마 등 해조류도 줄이는 것이 좋다.

갑상선 저하

어느 의사의 보고에 따르면 정상 이하의 기초체온을 지닌 88명을 갑상선 건조분말(desiccated thyroid)로 치료해 그중 90%에게서 개선효과를 확인했다고 한다. 갑상선기능저하증이 있어도 혈액검사에서는 정상으로 나오는 경우가 많은데, 이때도 갑상선호르몬을 시도하면 개선효과를 보는 환자들이 많다.

처방

- 정제된 설탕을 피하고 알레르기를 일으키는 음식이나 다른 증상을 일으키는 음식(우유, 초콜릿 등)을 확인해 피한다.
- 아연을 3개월간 하루 2~3회 30mg씩 복용하고 이후부터는 적은 용량을 유지한다. 구리 보조제를 함께 복용해 아연이 부족해지지 않도록 균형을 맞춘다.
- 월경 전 여드름이 생기는 경우 비타민 B_6를 하루 50~100mg씩 복용

한다. 환자 반응에 따라 월경 전부터 월경주기 동안 복용을 권하기도 한다.

- 갑상선기능저하증의 임상적 근거가 있는 환자에게는 갑상선 건조분말을 이용한 치료를 시도한다.
- 앞서 제시한 치료법에 반응이 없는 환자는 다량의 비타민 A와 비타민 E 복합처방을 고려한다. 중간 정도 용량(1일 1만~2만5000IU)의 비타민 A는 피부조직에 영양을 보강해줄 목적으로 다른 치료의 보조제로 사용할 수 있다.

37 요로감염

Urinary Tract Infection

요로감염이 생기면 소변에 세균이 많아지고 배뇨통, 절박뇨(소변을 참지 못하는 증상), 빈뇨, 혈뇨와 같은 증상이 나타난다. 여기서는 방광염과 출혈성 방광염인 하부요로감염에 대해서만 다룬다. 상부요로감염인 신우신염은 방광염보다 더 심각한 증상으로 신장손상, 패혈증을 특징으로 하며 일부의 경우 사망에 이를 수도 있다. 요로감염의 위험요인으로는 여성, 임산부, 폐경 후, 당뇨, 신경성방광이 있다.

대장균은 가장 흔한 비뇨기의 병원균으로 요로감염 원인의 약 75~90%를 차지한다. 요로감염을 일으키는 기타 병원균으로는 포도상구균, 장구균, 클레브시엘라와 같은 종류가 있다. 병원에서는 요로감염을 주로 항생제로 치료한다. 요로감염을 예방하기 위해서는 용변 후 변을 앞에서 뒤쪽으로 닦아야 하고 성교 후 즉시 소변을 봐서 혹시 감염되었을지 모를 박테리아를 소변으로 씻어내야 한다. 또 소변을 산성(pH 5.5 이하)

으로 유지하면 박테리아의 증식을 억제해 요로감염의 발병위험을 줄일 수 있다. 크랜베리는 소변을 산성으로 만드는 데 유용한 식품이다. 폐경이 지난 여성에게 에스트로겐-대체요법(ERT)을 쓰면 위축된 음부조직을 회복시키고 질의 산도(pH)를 낮추고 질 내에 좋은 균인 락토바실리의 수를 증가시켜 요로감염의 위험을 낮출 수 있다.

음식

많은 양의 정제설탕을 먹으면 면역기능이 저하되고 감염에 대한 저항력이 떨어진다. 어떤 의사의 관찰에 의하면 자주 재발되는 고름뇨(pyuria; 농뇨)는 청량음료를 자주 마시는 것과 종종 연관돼 있는 것으로 나타났다. 또 알레르기를 유발시키는 음식을 먹어도 면역기능이 약화되고 감염에 대한 저항력이 떨어진다. 특히 알레르기 반응은 요로에 손상을 입혀 요로조직을 감염에 취약하게 만들기 때문에 부종과 염증이 생기기 쉽다. 어떤 의사는 알레르기 음식을 먹지 않는 것을 포함한 종합적인 알레르기 치료가 반복적인 요로감염이 있는 아이들의 치료에 도움이 되었다고 보고했다. 따라서 요로감염이 자주 재발하는 환자는 정제설탕의 섭취를 제한하고 알레르기를 유발시키는 음식을 찾아내 피해야 한다. (1권 체질에 맞는 음식 찾기 p.49)

자연치료제

크랜베리(Cranberry)

크랜베리주스는 요로감염을 예방하고 치료하는 데 오랫동안 사용돼왔다. 크랜베리가 요로감염에 효과적인 이유는 다음과 같다. 첫째, 크랜베리 추출물은 항생제에 내성이 있는 24종의 박테리아 중 19종뿐 아니라 대장균이 요로상피세포에 붙는 것을 예방한다. 이 억제효과는 시험관실험과 크랜베리주스를 마신 쥐와 사람의 소변에 의해 증명됐다. 박테리아의 유착을 억제하는 것으로 알려진 크랜베리의 성분은 프로안토시아니딘으로 밝혀졌다. 둘째, 일부 연구에서 크랜베리주스를 마시면 소변을 약간 산성화시키는 것으로 확인됐다. 소변의 산성화는 일부 요로병원성 박테리아의 증식을 억제한다. 셋째, 크랜베리주스는 시험관실험에서 대장균과 여러 요로병원균에 대해 강한 항박테리아 작용을 하는 것으로 밝혀졌다.

수많은 임상실험에서 요로감염을 예방하거나 치료하기 위한 크랜베리주스 또는 크랜베리 추출물 알약이나 캡슐의 효과에 대해 조사한 바 있다. 그 결과 신경성 방광을 가진 아이들을 제외하고는 일정한 효과가 있는 것으로 밝혀졌다. 크랜베리주스는 방광에서 신장으로 올라가는 요관으로 소변이 역류하는 아이들의 요로감염 재발을 예방하는 데도 항생제만큼 효과적이었다.

■ **연구 1** 전년도에 적어도 2회 요로감염을 경험한 여성(21~72세) 150명을

무작위로 나누어 1년 동안 한 그룹은 하루에 3회 설탕을 넣지 않은 크랜베리주스 250ml 섭취하도록 하고, 다른 그룹은 하루에 2회 농축된 크랜베리 알약 1알을 복용하도록 했으며, 또 다른 그룹은 가짜 크랜베리주스를 섭취하도록 했다. 연구기간에 적어도 1회의 요로감염을 경험한 여성의 비율은 크랜베리주스 그룹이 20%, 크랜베리 알약 그룹이 18%, 가짜 크랜베리주스 그룹이 32%였다.

▪ **연구 2** 여성 153명(평균연령 79세)을 무작위로 나누어 6개월 동안 한 그룹은 시판되는 저열량 크랜베리주스(설탕 대신 사카린으로 단맛을 낸 주스) 300ml를 매일 마시도록 하고 다른 그룹은 맛과 모양이 비슷한 비타민 C를 첨가한 가짜 크랜베리주스를 마시도록 했다. 가짜 크랜베리주스와 비교해 진짜 크랜베리주스는 박테리아성 고름뇨의 발생을 58% 정도 줄였다.

▪ **연구 3** 전년도에 적어도 6회의 요로감염을 경험한 여성 12명에게 12주 동안 크랜베리 추출물 캡슐을 200mg씩 하루 2회 섭취하도록 한 결과 연구기간 중 아무도 요로감염이 생기지 않았다. 2년간의 추적조사 기간에는 추출물을 계속 섭취한 8명의 여성 모두 요로감염이 재발하지 않았다. 치료를 중단했던 여성 4명 중 3명은 요로감염이 재발했지만 치료를 다시 시작하자 곧 멈춘 것으로 확인됐다.

▪ **연구 4** 입원 환자(평균연령 81세) 376명을 무작위로 나누어 평균 15~16일 동안 매일 한 그룹은 크랜베리주스 300ml를 마시도록 하고 다른 그룹은 비슷한 음료를 마시도록 했다. 크랜베리주스를 마신 그룹의 요로감염 발생률은 대조군과 비교해 50% 정도 낮았다(3.7%:7.4%).

■ 연구 5 방광요관역류 증상으로 인해 반복적으로 요로감염에 걸리는 아이 12명에게 항생제 대신 50% 농축된 크랜베리주스를 하루 100ml씩 먹도록 하고 비슷한 성별, 나이, 요로감염 시작 시기, 치료기간, 방광요관역류 증상을 가진 아이 19명은 항생제(cefaclor; 세파클러)를 예방적 용량(몸무게 1kg당 1일 5~10mg)으로 사용하는 치료를 받도록 했다. 평균 17개월의 추적조사 기간에 크랜베리주스 그룹은 평균 요로감염 재발 횟수가 1개월에 103명당 1명이었고, 평균 10개월의 추적조사 기간에는 항생제 그룹의 평균 요로감염 재발 횟수가 1개월에 97명당 1명이었다. 따라서 크랜베리주스는 방광요관역류가 있는 아이들의 요로감염을 예방하는 데 항생제만큼 효과가 있는 것으로 나타났다.

비타민 C

비타민 C는 면역기능을 강화한다. 비타민 C가 결핍된 실험용 쥐는 대장균에 대한 백혈구의 살균능력에 장애가 있었다. 실험에 의하면 상대적으로 적은 양의 비타민 C(1일 100mg)는 실험에 참가한 멕시코 여성 56%에게 임신 중 요로감염 발생위험을 낮추는 효과가 있었다.

■ 연구 임신 12주 또는 그 이상 된 멕시코 임신부(평균연령 23세) 110명을 무작위로 나누고 한 그룹은 3개월 동안 매일 엽산 5mg과 비타민 C(아스코르브산) 100mg을, 다른 그룹은 엽산 5mg만 처방했다. 매달 소변검사를 통한 관찰에서 비타민 C 치료를 받은 그룹이 받지 않은 그룹보다 요로감염 발생률이 낮았다(12.7%:29.1%).

여러 사례보고에 의하면 고용량의 비타민 C는 비타민 결핍이 없는 사람들의 요로감염 치료에도 도움이 됐다. 일부 환자들은 설사나 복통이 생기면 용량을 줄여가면서 1~3일 동안 하루에 10회씩 매시간 비타민 C를 1g 먹었을 때 요로감염이 성공적으로 치료된 것으로 나타났다. 어떤 의사는 비타민 C를 하루 10g 처방해 만성방광염을 치료했다고 보고하기도 했다.

비타민 C의 효과는 항박테리아 효과에 의한 것으로 설명된다. 20mg/L 농도의 비타민 C는 시험관실험에서 대장균의 증식을 억제하고 10g/L 농도의 비타민 C는 대장균을 살균하는 효과가 있었다.

또 요로감염에 비타민 C가 효과적인 이유는 소변을 산성화시키기 때문이라는 보고도 있다. 하지만 비타민 C는 소변 산성화에 큰 영향을 미치지 않는다. 하루 1~6g의 비타민 C는 소변 산성화에 큰 영향력이 없다는 연구보고가 있고, 비타민 C가 소변 산도(pH)를 낮추는지 알아보기 위한 연구에서도 0.25pH 정도만 낮추는 데 그쳤다.

그럼에도 소변의 산도를 낮추는 것은 임상적으로 유용하므로 중화된 형태보다는 신맛이 나는 아스코르브산 형태로 비타민 C를 복용하는 것이 좋다.

칼슘의 역효과

탐-호스폴 단백질(Tamm-Horsfall protein)은 소변에 존재하는 당단백질(glycoprotein)로 대장균이 요로상피세포에 유착하지 않도록 억제하는 역할을 한다. 배양액의 칼슘 농도를 50~250mg/L(보통 소변에서 발견되는 칼슘 농도)으로 유지했을 때는 탐-호스폴 단백질의 항유착작용이 감소하지 않았다. 그러나 칼슘 농도가 300mg/L, 500mg/L, 700mg/L로 올라감에 따라 탐-호스폴 단백질이 대장균 유착을 억제하는 작용은 점차 감소했다. 이 결과는 소변으로 칼슘이 많이 배출될수록 요로감염이 생길 위험이 높아진다는 것을 의미한다.

이는 고칼슘뇨증과 요로감염이 자주 재발하는 아이들을 대상으로 한 연구에서 소변의 칼슘 배출량을 정상으로 낮추면 95%의 경우 요로감염이 재발하지 않는 것으로 나온 결과를 통해서도 확인할 수 있는 사실이다. 소변으로 칼슘이 많이 배출되는 이유는 소금과 설탕, 단백질(육식) 등 산성음식을 많이 먹기 때문이다. 따라서 산성음식을 많이 먹으면 요로감염이 생기기 쉽다.

■ **연구** 2회 이상 요로감염을 경험했으며 요로는 정상이나 고칼슘뇨증이 있는 아이 59명(여자아이 47명과 남자아이 12명, 평균연령 3.4세)을 대상으로 수분을 많이 섭취하고 소변으로 칼슘 배출을 증가시키는 요인인 과도한 소금과 단백질(육식) 섭취를 피하고(1권 칼슘신석_원인 p.289~291) 하루 900~1200mg의 칼슘을 복용하도록 했다. 고칼슘뇨증이 지속될 때는 소변의 칼슘 농도를 낮추기 위해 구연산칼륨을 처방했다. 2~15년의 추적조사 기간에 아이들의 95%는 소변으로 배출되는 칼슘의 양이 정상으로 유지되었고 요로감염도 생기지 않았다.

보통 소변의 칼슘 농도는 탄산칼슘 1500mg을 복용한 후 약 500~660mg/

L이 된다. 따라서 1일 권장량인 칼슘을 한꺼번에 먹는 사람은 매일 요로감염의 위험을 높일 수 있는 고칼슘뇨증 상태가 되는 셈이다. 칼슘 보충제는 하루 2~3회 나눠 복용하고 물을 충분히 마셔 소변의 칼슘 농도를 낮춰야 요로감염에 잘 걸리지 않는다.

시험관실험에서는 마그네슘 농도가 243mg/L이 되었을 때도 요로상피세포에 대장균이 유착하지 않도록 억제하는 것으로 나타났다. 따라서 칼슘과 함께 마그네슘을 복용하면 요로감염 예방에 더욱 효과적이다. 또 1500mg의 칼슘(탄산칼슘)과 함께 280mg 정도의 크랜베리주스를 마시면 칼슘으로 인해 대장균이 요로에 붙는 현상을 완전히 방지할 수 있었다.

유산균(Lactobacilli)

질에는 여러 종류의 유산균(락토바실리, 프로바이오틱스)이 살고 있다. 유산균은 병원균들과 싸우고 병원균의 증식을 억제하는 성분을 생산해 요로감염을 예방한다.

폐경 전 여성을 대상으로 한 연구에서 1주일에 3회 또는 그 이상 발효한 유제품(유산균 함유)을 먹는 여성들은 1주일에 1회 이하로 먹는 여성들보다 요로감염 발생이 79% 낮았다. 다른 연구에 의하면 유산균 우유(acidophilus milk)가 난치성 요로감염 환자 500명 중 85%에게 개선효과가 있었다. 이 환자들 중 일부는 항생제로도 효과를 보지 못한 상태였다.

유산균이 요로감염 예방에 미치는 효과를 조사한 다수의 연구에서는 서로 다른 종류의 유산균을 사용함으로써 일정치 않은 결과가 나왔다. 정상적인 세균군은 몸 부위마다에서 하는 역할이 다르듯 유산균 종류도 몸 부위에 따라 증식하는 능력과 보호능력에 차이가 있다.
예를 들면 위장관에서 효과적인 유산균 L. 람노서스 GG는 요로감염 재발을 방지하는 데는 효과가 없는 것으로 나타났다. 그러나 락토바실루스 아시도필루스, 비피도박테리움 비피덤, 비피도박테리움 락티스, 락토바실루스 가세리는 외음부 요로와 위장관의 미생물 밸런스를 맞춰준다. 특히 락토바실루스 아시도필루스와 락토바실루스 가세리는 외음부 요로에 작용해 이 부위를 더 건강하게 만들어주며 요로감염을 예방하고 치료하는 데 다른 유산균들보다 유용하다.
또 락토바실루스 가세리는 자궁경부세포의 성장을 돕고 상피세포의 보호층도 보존해주는 역할을 한다. 이 균들을 질 내로 투여하면 L. 람노서스 GG보다 질점막에 더 효과적으로 증식한다. 사례보고와 실험들에 의하면 1개 또는 그 이상의 락토바실루스균을 질 내에 투여할 경우 요로감염 재발률을 감소시키는 것으로 나타났다.

D-마노스(D-Mannose)

대장균은 사람의 요로상피세포에 유착해 감염시키는 해를 입힌다. 요로감염 재발이 잦은 여성에게서 채취한 질 상피세포를 이용한 시험관실험에서 2.5% 농도의 D-마노스가 66종류의 대장균 중 38%의 대장균이 질 상피세포에 붙는 것을 완전히 억제하고 18%의 대장균이 질 상피세포에 붙는 것을 최소한 반은 억제하는 것으로 나타났다. 대장균을 방광에 주입시킨 쥐를 이용한 실험에서는 D-마노스를 방광에 주입하자 쥐 소변에서 대장균의 양이 감소했다. D-마노스 대신 일반 식염수를 주입한 대조군과 비교해 2.5%와 10% D-마노스 용액을 사용한 그룹의 세균뇨 감소는 각각 약 90%와 99%였다.

이러한 결과를 바탕으로 라이트 박사는 20년 동안 대장균에 의한 요로감염 환자 200명에게 D-마노스를 처방해 85~90%의 효과를 본 것으로 보고돼 있다. D-마노스는 성교 후 요로감염 예방에도 효과가 있었고 요로감염이 잘 재발하는 여성들에게도 예방효과가 있었다. 라이트 박사가 요로감염 치료에 사용한 처방은 한 잔의 물 또는 주스에 성인은 1티스푼(약 2g), 아이들은 1/2~1티스푼의 D-마노스를 녹여 2~3시간마다 마시도록 하는 것이었다. 치료는 증상이 사라진 후에도 2~3일 동안 계속해야 효과가 있다. 반복되는 감염을 예방하기 위해서는 이와 동일한 양으로 시작해야 하고 증상이 좋아지면 양을 줄여가도록 한다. 성교 후 요로감염을 예방하기 위한 권장량은 성교 1시간 전 1티스푼과 성교 직후 다시 1티스푼이다.

방광염의 90%는 대장균에 의한 것이고 칸디다 곰팡이에 의한 경우도 있으며 10%는 성병균에 의한 것이다. 그러나 D-마노스는 대장균이 아닌 균에 의한 요로감염에는 효과가 없다. D-마노스는 항생작용을 하는 것이 아니라 대장균이 방광벽에 붙지 못하게 해서 소변으로 배출시키는 작용을 하므로 이미 대장균이 방광벽에 유착돼 있다면 소변을 통해 이를 성공적으로 떼어낼 것으로 기대할 수 없기 때문이다. 그러므로 항생작용을 하는 다른 성분과 함께 복용하는 것이 좋다.

처방

- 소금과 설탕, 단백질(육식) 등 산성음식을 많이 먹지 않는다.
- 크랜베리주스를 마시거나 크랜베리주스 추출물 캡슐을 500mg씩 하루 1~2회 복용한다.
- 중화시키지 않은 신맛이 나는 비타민 C(아스코르브산)를 하루 1~10g씩 복용한다.
- 유산균(락토바실리) 캡슐을 복용하고 질 내에도 넣어 재발률을 감소시킨다.
- D-마노스를 성인은 1티스푼(약 2g), 아이들은 1/2~1티스푼 정도 물이나 주스에 녹여 2~3시간마다 마신다.

38 요실금

Urinary Incontinence

요실금은 유발원인에 따라 몇 가지 종류로 나뉘고 치료법도 달라진다. 다발성경화증이나 파킨슨병, 뇌졸중으로 인한 요실금도 있으나 출산으로 골반 내 구조가 손상돼 생기는 경우가 흔하며 기침이나 재채기를 하거나 무거운 것을 들 때 소변이 찔끔 나오는 증상이 일반적이다. 60세 이상의 여성 3명 중 1명이 요실금을 경험하게 되고 남성은 여성보다 정도가 덜하긴 해도 나이가 들수록 역시 요실금이 생길 가능성이 높아진다.

영양제 치료에 가장 잘 반응하는 요실금은 소변을 보고 싶은 갑작스러운 충동을 참을 수 없는 절박뇨로 인한 절박성요실금이다. 절박뇨를 감소시키는 치료를 하면 절박성요실금도 감소한다. 치료의 기본은 방광을 자극하는 카페인과 알레르기를 일으키는 음식을 피하고 마그네슘을 보충하며 필요할 경우 칸디다증을 치료하는 것이다. 특히 마그네슘 치료는 요실금에 도움이 되는 것으로 나타났다. 엽산과 비타민 B_{12}가 결핍돼도 신경기능장애로 인한 요실금을 유발할 수 있다.

음식

출산으로 인한 요실금이 가장 흔하므로 비타민 C가 풍부한 과일과 채소, 라이신이 풍부한 가자미와 연어를 많이 먹는 것이 좋다. 이런 음식을 자주 먹기 어려울 경우 라이신 캡슐을 복용하면 편리하다. 비타민 C와 라이신은 협동으로 콜라겐을 생성해 조직을 탄력 있게 만들어주므로 방광조직의 탄력성을 회복하는 데 도움이 된다. 또 설탕과 카페인을 최소한으로 줄이고 알레르기를 일으키는 음식을 찾아내 제한해야 한다.

자연치료제

마그네슘(Magnesium)

연구에 의하면 마그네슘이 절박성요실금을 완화하는 것으로 나타났다.

■ **연구** 절박성요실금이 있는 여성 60명을 무작위로 나누고 1개월간 매일 2회씩 한 그룹에는 마그네슘(수산화마그네슘) 146mg을 처방하고 다른 그룹에는 가짜 마그네슘을 처방했다. 첫 2주 후 증상이 완화되지 않은 여성은 용량을 늘렸다. 요실금이 완화된 비율은 가짜 마그네슘 그룹보다 마그네슘 그룹이 현저하게 높았으며(16.7%:40%) 가짜 마그네슘 그룹보다 마그네슘 그룹이 절박성요실금 횟수도 많이 줄었다.

엽산(Folic acid)

요실금은 심각한 엽산 결핍 증상 중 하나다. 따라서 요실금 환자는 엽산 상태를 검사해야 한다. 특히 알코올중독자나 항경련제를 복용하는 사람은 엽산 결핍이 나타나기 쉽다.

비타민 B_{12}

사례보고에 의하면 비타민 B_{12} 결핍으로 거대적아구성 빈혈이 생긴 환자에게 정맥주사로 비타민 B_{12}를 투여한 후 요실금이 해소됐다고 한다.

■ 연구 위 절제수술 후 거대적아구성 빈혈과 요실금, 변실금이 생긴 59세 여성의 경우 비타민 B_{12}(메틸코발라민) 근육주사로 여러 번 치료를 받은 후 빈혈은 완화됐으나 요실금에는 효과가 없었다. 그러나 이후 비타민 B_{12} 정맥주사를 여러 번 추가하자 요실금과 변실금이 사라졌다.

빈뇨(Urinary frequency)와 절박뇨(Urinary urgency)

갑작스럽게 소변이 급해지는 절박뇨는 과민성방광이라고 하며, 방광에 소변이 다 차지 않았는데도 소변이 보고 싶은 감각을 느끼는 신경성절박뇨와 방광의 압박근이 갑자기 수축해 소변이 급해지는 압박근불안정으로 나뉘는데, 모두 요실금의 원인이 될 수 있다. 과민성방광의 원인으로는 당뇨, 전립선비대증, 간질성방광염이 있으나 대부분은 원인불명이다. 여기서는 원인불명인 과민성방광에 대해 다룬다.

소변이 자주 마렵고 급한 증상은 카페인을 마시면 더 심해진다. 카페인은 이뇨작용을 하고 방광을 자극하므로 방광 압박근을 긴장시키고 알코올, 탄산음료, 아스파탐, 설탕, 옥수수시럽, 우유, 치즈, 귤 종류의 주스, 매운 음식, 토마토 등도 소변을 자주 마렵게 하고 참을 수 없게 만든다. 음식 알레르기도 빈뇨와 절박뇨의 원인이 된다고 여러 연구가들이 보고한 바 있다. 특히 편두통이나 습진, 자주 재발하는 중이염과 같은 알레르기 병력이 있는 사람은 음식 알레르기가 원인불명의 빈뇨와 절박뇨의 원인이 될 수 있다.

마그네슘(Magnesium)

마그네슘은 빈뇨와 절박뇨를 완화시키는 효과가 있다. 마그네슘이 근육 완화제로 작용해 방광 압박근의 긴장을 이완시키기 때문이다.

■ **연구** 신경성으로 자주 소변이 마렵고 방광 압박근이 갑자기 수축해 소변을 참을 수 없는 40명의 여성(평균연령 56.3세)을 두 그룹으로 나누어, 4주간 한 그룹에는 마그네슘을 146mg씩 하루 2회 처방하고 다른 그룹에는 가짜 마그네슘을 처방했다. 2주 후 증상이 개선되지 않은 사람은 용량을 292mg으로 늘려 역시 하루 2회 처방했다. 소변 횟수, 야간뇨, 요실금 등이 개선된 사람은 마그네슘 그룹에서 가짜 마그네슘 그룹보다 훨씬 많았다(55%:20%). 마그네슘으로 증상이 개선된 사람의 64%는 적은 용량에도 반응을 보였고 36%는 용량을 늘린 뒤 효과가 있었다. 그러나 만약 적은 용량을 2주 이상 더 복용했더라면 효과가 있었을 수도 있다.

칸디다증(Candidasis)

칸디다증으로 의심되는 여러 증상이 있는 116명의 여성을 대상으로 진행한 연구에서 칸디다 처방약 니스타틴을 4주간 투여한 결과 빈뇨와 절박뇨를 포함한 여러 증상이 호전되는 것으로 나타났다. 특히 설탕과 이스트를 제한한 식단을 실천한 사람들에게 더 효과적이었다. 자주 재발하는 칸디다 질염이나 입안의 백반창, 당뇨가 있는 사람은 물론 면역기능이 저하된 사람 또는 항생제, 피임약, 스테로이드 등을 복용한 적이 있는 사람이 요실금과 관련된 증상이 있는 경우 칸디다증을 의심해봐야 한다. (1권 칸디다증 p.455)

처방

- 마그네슘을 하루 600mg씩 복용한다. 마그네슘은 칼슘에도 포함돼 있으므로 과다섭취하지 않도록 주의한다.
- 비타민 C와 라이신을 복용한다.
- 필요에 따라 엽산과 비타민 B_{12}를 보충한다.
- 칸디다증이 의심되면 칸디다증을 치료한다.

39 월경불순

Dysmenorrhea

월경불순이란 월경 기간에 골반이나 허리에 통증이 생기는 현상으로 종종 두통이나 구토 등 다른 증상도 동반된다. 월경불순이 염증이나 자궁내막증과 같은 질병에 의한 것일 때는 속발성 월경불순이라 하고 자연적으로 생긴 증상일 경우에는 원발성 월경불순이라고 한다.

원발성 월경불순은 월경 시작 무렵 프로스타글란딘(prostaglandin F2a)이 증가해 생기는 증상으로, 이로 인한 혈관수축으로 자궁허혈이 유발되며 자궁수축으로 인해 통증이 나타난다. (1권 월경통 p.376)

음식

연구에 따르면 매일 아침을 먹는 대학생들이 아침을 잘 안 먹는 대학생들에 비해 월경불순이 훨씬 덜한 것으로 보고되었다. 아침을 먹는 습관은 여러 면에서 신진대사에 영향을 미치지만 아침을 거르는 습관이 어떤 기전으로 월경불순을 악화시키는지는 확실치 않다.

경우에 따라 음식 알레르기가 월경불순의 원인이 된다고도 하는데 음식 알레르기가 염증과 근육경련을 일으키는 히스타민을 방출시켜 월경불순을 일으키는 것으로 보인다. (1권 음식 알레르기 p.307)

또 합성감미료의 일종인 아스파탐이 월경불순과 관련 있다는 보고도 있다. 체계적인 연구는 아니지만 월경불순이 있는 여성은 몇 개월 동안 아스파탐을 제한하면서 효과가 있는지 관찰하는 것도 좋은 방법이다.

한 실험에서는 2회의 월경주기 동안 저지방 채식을 실천해 월경불순 기간을 줄일 수 있었다고 한다.

■ **연구** 월경불순이 심한 여성 33명(평균연령 36세)에게 2회의 월경주기 동안 일반식 또는 저지방(전체 칼로리의 10%) 채식을 실천하도록 하고, 다시 2회의 월경주기 동안 식단을 맞바꾸도록 했다. 그 결과 일반식보다 저지방 채식을 하는 동안 월경불순 기간이 평균 25% 줄었다(3.6일:2.7일). 저지방 채식 식단은 곡류, 콩류, 과일, 채소 위주로 구성했으며 육류, 오일이 포함된 음식, 튀긴 음식, 아보카도, 올리브, 견과류, 콩기름, 씨앗류 등은 금지했다. 월경불순이 가장 심한 날의 통증 강도는 두 식단 사이에 차이가 없었으나 두 번째로 월경불순이 심한 날의 통증은 일반식을 할 때보다 저지방 채식을 할 때 훨씬 덜했다.

자연치료제

마그네슘(Magnesium)

여러 연구에서 마그네슘이 월경불순 치료에 효과적이라고 보고했다. 그 중 한 연구에서는 마그네슘과 함께 비타민 B_6를 사용했는데 비타민 B_6가 마그네슘을 세포로 들여보내는 작용을 하기 때문에 마그네슘의 효과를 높이는 것으로 알려져 있다.

■ **연구** 원발성 월경불순이 있는 30명(평균연령 22.6세)의 여성에게 5회의 월경주기에 걸쳐 각 월경주기 동안 10일씩(월경시작 1주일 전부터 월경시작 후 3일째 되는 날까지) 하루 365mg의 마그네슘을 3회에 나눠 복용하게 했더니 월경 시작 첫날의 통증이 월경주기를 거듭할수록 줄어들었다. 평균 월경통의 강도가 첫 번째 월경 기간에는 12% 줄고 두 번째부터 다섯 번째 월경 기간까지는 각각 30%, 43%, 53%, 67%까지 줄었다.

마그네슘을 월경 기간에만 복용해도 효과를 볼 수 있지만 평소 꾸준히 복용하는 것이 혈중 마그네슘 농도를 안정적으로 유지할 수 있어 월경불순 치료에 더욱 유리하다. 마그네슘의 적정 복용량은 하루 300~600mg이나 설사가 날 수도 있으므로 상태를 봐가면서 복용량을 조절해야 한다. 월경통이 시작될 때 잠시 복용량을 늘리면 경련방지 효과를 높여 통증을 더욱 줄일 수 있다.

오메가-3 오일(Omega-3 fatty acids)

오메가-3 지방산은 월경통을 일으키는 프로스타글란딘의 합성을 억제하므로 통증 완화에 도움이 된다. 한 관찰연구에서는 오메가-3 지방산의 복용과 월경불순으로 인한 통증 사이에 반비례 관계가 형성된다고 보고했다. 2개월간 생선오일을 하루 6g 복용하자 월경불순이 감소했기 때문이다. 반면 다른 실험에서는 3개월간 생선오일을 하루 2.5g 복용하자 오히려 월경불순이 약간 심해지는 결과가 나왔다. 그러나 하루 2.5g의 생선오일과 함께 7.5mcg의 비타민 B_{12}를 복용하자 대조군보다 통증이 감소한 것으로 나타났다.

■ 연구 1 월경불순이 있는 42명(15~18세, 이들 중 80%가 생선오일을 1개월에 1회 내지 그보다 적게 복용하고 있었음)에게 하루 6g의 생선오일 또는 가짜 생선오일을 2개월간 복용하게 하고 다시 2개월간 맞바꾸도록 했다. 생선오일을 복용했을 때는 월경불순으로 인한 통증이 감소하고 기간도 줄어드는 등 37% 호전됐으나 가짜 생선오일을 복용했을 때는 변화가 없었다. 또 진통제를 복용한 평균 횟수도 가짜 생선오일을 복용할 때보다 진짜 생선오일을 복용할 때 53% 낮았다.

■ 연구 2 월경불순이 있는 55명(16~39세)의 여성을 세 그룹으로 나눠, 3개월간 첫 번째 그룹에는 생선오일을 하루 2.5g 처방하고, 두 번째 그룹에는 생선오일을 하루 2.5g과 비타민 B_{12} 7.5mcg를 함께 처방했으며, 세 번째 그룹에는 가짜 약을 처방했다. 3개월 후 생선오일과 비타민 B_{12}를 복용한 그룹과 생선오일만 복용한 그룹 모두 가짜 약을 복용한 그룹에

비해 증상에 상당한 호전이 있었다. 생선오일과 비타민 B_{12}를 복용한 그룹은 최소 3회의 월경주기까지 효과가 유지된 데 반해 생선오일만 복용한 그룹은 1~2개월 후 효과가 사라졌다. 그러나 비타민 B_{12}가 어떻게 월경불순을 완화하고 생선오일의 효과를 강화시키는지는 확실치 않다.

한 보고에 의하면 알파리놀렌산이 풍부한 아마씨오일도 월경불순에 효과적이라고 한다.

■ 연구 3 7년간 월경불순으로 고생하던 26세 여성의 경우 하루 15g의 아마씨오일을 먹고 1개월 이내에 월경통이 90% 이상 감소하는 효과를 봤다. 아마씨오일 섭취를 중단하자 월경통이 재발했다가 아마씨오일을 다시 섭취하기 시작하자 증상이 호전된 것으로 나타났다.

티아민(Thiamine; 비타민 B_1)

인도에서 진행된 연구에서는 티아민 하루 100mg 복용이 원발성 월경불순에 효과적이라고 보고했다.

■ 연구 심한 원발성 월경불순이 있는 556명(12~21세)의 환자를 그룹으로 나눠 한 그룹은 3개월간 티아민 100mg을 복용하게 한 다음 이어서 2개월간 가짜 약을 복용하게 하고, 다른 그룹에는 2개월간 먼저 가짜 약을 복용하게 한 다음 3개월간 티아민 100mg을 복용하게 했다. 그 결과 티아민을 복용하는 동안에는 환자 87%가 증상이 완전히 사라졌고 8%가

호전됐으며 5%는 변화가 없었다. 티아민의 효과는 복용을 시작하고 1개월 만에 나타나기 시작했으며 복용 기간이 길어질수록 치료효과 또한 상승했다. 가짜 약을 먼저 복용한 그룹은 가짜 약을 복용하던 2개월간은 증상에 호전이 없었으나 티아민을 먼저 복용한 그룹은 이후 가짜 약을 복용하는 동안에도 그 효과가 유지됐다.

티아민이 어떤 기전으로 월경불순에 효과를 발휘하는지는 알려져 있지 않지만 월경불순에 영향을 미치는 골반 교감신경의 신경염을 호전시키는 것으로 보인다. 이 연구에 참가한 여성들의 실험 전 체내 티아민 수치를 측정하지는 않았으나 이 연구가 부유층이 사는 지역에서 진행된 것으로 보아 이들에게 티아민 결핍이 있었던 것 같지는 않다.

비타민 E

쥐를 이용한 실험에서 비타민 E 부족은 월경불순을 유발하는 프로스타글란딘의 수치를 높였다. 비타민 E는 프로스타글란딘의 합성을 억제하므로 월경불순 치료에 효과적이다. 그밖에 엔도르핀 수치를 높여 심한 통증을 완화하는 효과가 있는 것으로도 판단된다. 한 실험에서는 월경을 시작하기 5~14일 전부터 비타민 E를 하루 150~500IU 복용하게 한 결과 심한 월경불순이 감소하고 2개월째부터는 증상이 상당히 호전됐다고 보고했다.

■ **연구 1** 원발성 월경불순이 있는 100명의 여대생에게 2회의 월경주기 동

안 비타민 E 150IU 또는 가짜 약을 복용하도록 했다. 월경을 시작하기 10일 전부터 14일 동안 월경주기마다 복용하게 했는데, 두 번째 달부터 비타민 E를 복용한 그룹의 월경통 증상이 가짜 약을 복용한 그룹보다 상당히 완화됐다(68%: 18%)

■ 연구 2 원발성 월경불순이 있는 여성 278명(15~17세)에게 4회의 월경주기 동안 비타민 E 하루 400IU 또는 가짜 약을 복용하도록 했다. 월경을 시작하기 2일 전부터 월경을 시작하고 3일 후까지 복용하도록 했다. 이후 통증의 강도를 0부터 10까지 정하고 통증이 제일 심한 경우를 10으로 가정해 조사한 결과, 두 번째 달의 평균수치가 비타민 E 그룹은 3이었고 가짜 약 그룹은 5였으며, 네 번째 달에는 각각 0.5와 6이었다. 또 통증을 느낀 평균시간은 비타민 E 그룹은 4.2시간, 가짜 약 그룹은 15.4시간이었으며, 네 번째 달에는 각각 1.6시간과 16.7시간으로 그 차이가 더욱 벌어졌다.

철분(Iron)

월경과다로 인해 철분이 부족해져 빈혈이 생긴 두 여성을 철분으로 치료했더니 심한 월경불순이 사라진 것으로 확인됐다. 철분 부족을 치료하면 자궁에 무산소증이 생기지 않아 자궁의 수축을 줄이기 때문에 월경불순을 완화할 수 있다.

나이아신(Niacin)

한 실험에서 나이아신이 월경불순이 있는 여성 가운데 90%에게 도움이 되는 것으로 나타났다.

■ 연구 월경불순이 심한 80명의 여성에게 나이아신을 하루에 2회 100~200mg 복용하게 하고 통증이 심한 시기에는 2~3시간마다 복용량을 늘렸더니 여성의 90%에서 월경불순이 완화되었다. 효과적인 치료를 위해서는 적어도 월경을 시작하기 7~10일 전부터 나이아신 복용을 시작해야 한다. 어떤 여성들은 3~6개월간 치료를 중단했는데도 월경불순이 재발하지 않았다. 나이아신과 함께 비타민 C를 하루 300mg 복용하면 나이아신의 효과가 더욱 강화된다. 그러나 나이아신의 복용량을 갑자기 늘리면 종종 얼굴이 화끈 달아오르면서 피부에 가려움증이 생길 수 있으므로 이런 부작용이 없는 나이아신아마이드를 사용하는 것이 좋다.

플라보노이드(Flavonoids)

한 실험에서는 특별한 종류의 플라보노이드가 월경불순에 효과적이었다.

■ 연구 월경과다 증상이 있는 36명의 여성에게 3회의 월경주기 동안 디오스민 하루 900mg과 헤스페리딘 100mg을 월경을 시작하기 5일 전부터 월경이 끝날 때까지 복용하게 했더니 75% 여성에게서 월경불순 완화효과가 나타났으며 월경과다 증상도 좋아졌다. 이는 플라보노이드가 프로스타글란딘의 합성을 막아주고 모세혈관을 튼튼하게 해주기 때문인 것으로 보인다.

처방

- 반드시 아침식사를 하고 아스파탐은 물론 알레르기를 일으키는 음식을 피한다. 저지방 채식을 한다.
- 하루 300~600mg의 마그네슘을 나누어 복용한다.
- 월경 전에 생선오일 하루 2~6g을 비타민 B_{12} 10~100mcg과 함께 복용한다.
- 경우에 따라 나이아신을 하루에 1회 500mg 복용하고 통증이 심할 때는 하루 2~3회로 복용량을 늘린다.
- 월경 전에 비타민 E를 하루 400IU 복용한다.
- 철분 부족 증상이 있는지 알아보고 치료한다.

40 월경전증후군

Premenstrual Syndrome

월경전증후군(PMS)은 월경주기에 따라 다양한 신체적, 정신적 반응을 일으키는 증상으로, 주로 월경 며칠 전이나 2주 전부터 시작돼 월경 시작과 함께 사라진다. 가임기 여성의 70~90%가 월경전증후군을 겪고 이 중 20~40%는 증상이 심한 것으로 추측된다. 흔한 증상으로는 우울함, 불안함, 과민함, 달거나 짠 음식에 대한 갈구, 두통, 체중증가, 체액저류, 유방팽창과 통증, 복부팽만, 얼굴과 어깨에 갑작스러운 여드름 재발 등이 있다. 월경전증후군이 심한 감정적, 신체적 증상을 일으키는 경우를 월경전불쾌장애라고도 한다. 월경전증후군의 원인은 잘 알려지지 않았지만 가능한 원인으로는 세로토닌 또는 도파민 결핍, 호르몬 불균형(에스트로겐 과다 또는 프로게스테론 결핍) 또는 정상적인 호르몬 변화에 대한 과민반응을 꼽을 수 있다.(1권 월경전증후군 p.367)

음식

많은 여성이 월경 전에 탄수화물(특히 정제설탕)을 먹고 싶어 하는 욕구가 강해지는데 탄수화물 섭취가 트립토판의 뇌 흡수를 높여 뇌에서 세로토닌 생성을 증가시키기 때문이다. 따라서 탄수화물에 대한 욕구는 뇌의 세로토닌 결핍을 해소하려는 생리적인 반응으로 추측된다. 정제 탄수화물을 많이 먹으면 일시적으로 증상이 완화될 수도 있지만 혈당조절과 항상성을 방해해 증상이 더 악화될 수도 있다. 의사들의 경험에 의하면 탄수화물이나 정제설탕을 지속적으로 먹는 여성들보다 정제설탕을 피한 여성들의 월경전증후군 증상이 훨씬 덜했다. 월경 전이나 월경주기에 조금씩 자주 먹는 습관을 갖는 것도 탄수화물에 대한 욕구를 극복하는 데 도움이 될 수 있다.

카페인, 알코올, 과도한 소금 섭취를 피하는 것도 월경전증후군이 있는 여성들에게 도움이 되는 것으로 보인다. 일부 여성은 유제품을 먹지 않았을 때 증상이 완화된다는 사실을 발견했는데, 이 여성들이 유제품에 알레르기가 있는 것인지 우유에 포함된 에스트로겐에 예민하게 반응한 것인지는 분명치 않다. 또 저지방식(열량의 15~20%)을 하는 것이 월경 전 유방팽창과 압통, 체액저류와 관련된 여러 증상을 줄여주는 것으로 보고돼 있다.

자연치료제

비타민 B_6

비타민 B_6는 월경전증후군의 증상을 완화시키는 다양한 효능이 있다. 과도한 에스트로겐으로 인한 일부 부작용을 줄이고 월경전증후군이 있는 여성에게 결핍되기 쉬운 세로토닌, 도파민, 프로게스테론의 농도를 높이는 데도 효과적이다. 대부분의 실험에서 비타민 B_6를 하루 40~500mg 복용하게 했더니 월경전증후군의 다양한 증상, 즉 부종, 복부팽만, 두통, 유방압통, 우울함, 과민함, 여드름 재발 등이 완화되는 것으로 나타났는데 이 효과는 치료를 받으면서 5년까지 지속됐다.

■ **연구 1** 월경전증후군이 있는 여성 70명에게 최소 2회의 월경주기 동안 비타민 B_6(피리독신)를 매일 40~100mg씩 복용하게 했더니 이 중 50% 이상이 상당한 증상완화를 경험했다. 완전히 또는 상당히 좋아진 증상별 비율은 다음과 같다. 두통 81%, 우울증 60%, 붓기와 복부팽만 60%, 과민함 56%, 무기력 52%, 유방압통 52%, 신체조정능력 결여 27%.

■ **연구 2** 중등 정도 또는 심한 월경전증후군이 있는 여성 25명을 무작위로 나눠 연속 3회의 월경주기 동안 한 그룹에는 피리독신을 하루 500mg 처방하고 다른 그룹에는 가짜 약을 처방했다. 다음 3회의 월경주기 동안에는 처방을 서로 바꿨는데, 참가자들 중 84%가 가짜 약을 복용할 때보다 비타민 B_6를 복용할 때 증상이 현저하게 좋아졌다. 또 월경 시작 전 체중이 1.5kg 이상 증가하는 여성들의 경우도 피리독신을 복용

하면 체중증가가 줄어드는 것으로 밝혀졌다.

■ **연구 3** 월경전증후군이 있는 여성 48명을 무작위로 나눠 2개월간 각자의 월경주기 시작 10일부터 다음 주기 3일까지 한 그룹은 매일 피리독신 100mg을 복용하도록 하고 다른 그룹은 가짜 약을 복용하도록 했다. 그다음 2개월간은 처방을 서로 바꿨는데 증상이 완화된 비율이 비타민 B_6를 복용한 그룹이 대조군보다 훨씬 높았다(83%:33%).

■ **연구 4** 중등 정도 또는 심한 월경전증후군이 있는 여성 63명을 무작위로 나눠 3개월간 매일 한 그룹은 피리독신 50mg을 복용하게 하고 다른 그룹은 가짜 피리독신을 복용하게 했다. 그다음 3개월간은 두 그룹의 처방을 바꿨으며 32명의 여성이 실험에 끝까지 참가했다. 대조군과 비교했을 때 피리독신 그룹은 월경 전 감정적인 증상(우울함, 과민함, 피로감)은 상당히 완화됐으나 신체적인 증상에는 차이가 없었다.

비타민 B_6와 마그네슘을 함께 복용하면 한 가지만 복용할 때보다 월경전증후군 증상에 더 효과적이다. 마그네슘은 비타민 B_6 복용으로 종종 나타날 수 있는 과민함, 소음에 대한 민감함 같은 부작용을 예방하는 효과도 있다. 단, 비타민 B_6를 하루 200mg 이상 장기복용하는 환자는 감각신경병증이 나타나지 않는지 지켜봐야 한다. 감각신경병증이 나타나면 걸음걸이가 느려지고 발과 손의 감각이 둔해지는데, 비타민 B_6 복용을 중단하면 없어진다.

마그네슘(Magnesium)

월경전증후군의 일부 증상은 불안, 우울, 과민, 두통 등 마그네슘 결핍으로 나타날 수 있는 증상과 비슷하다. 월경전증후군이 있는 여성들이 마그네슘이 결핍되거나 정상범위 이하라는 통계는 없지만 마그네슘 수치가 월경전증후군이 없는 여성들보다 상당히 낮다는 연구보고는 있다. 실제 임상실험에서는 마그네슘 치료를 통해 월경전증후군 증상이 완화된 사례가 있다.

■ 연구 1 월경전증후군이 있는 여성 40명에게 월경 시작 20일 후부터 다음 월경이 시작될 때까지 3회의 월경주기 동안 매일 저녁 마그네슘 250mg을 복용하도록 했다. 3개월 후 월경전증후군 증상이 처음과 비교해 38% 정도 좋아졌다.

■ 연구 2 월경전증후군이 있는 여성 32명을 무작위로 나눠 2개월간 월경주기 15일 차부터 다음 월경이 시작될 때까지 매일 한 그룹에는 마그네슘 360mg을 처방하고 다른 그룹에는 가짜 약을 처방했다. 그 결과 마그네슘 그룹이 대조군보다 기분과 관련된 월경전증후군 증상이 훨씬 좋아진 것으로 나타났다.

■ 연구 3 가벼운 월경전증후군이 있는 여성 54명을 무작위로 나눠 2개월간 매일 한 그룹에는 마그네슘 200mg을 처방하고 다른 그룹에는 가짜 약을 처방한 후 다음 2개월간은 두 그룹의 처방을 맞바꿨다. 첫 번째 달에는 두 그룹 모두 증상완화 효과가 없었으나 두 번째 달부터 체액저류와 관련된 증상(체중증가, 팔다리의 부종, 유방압통, 복부팽만)이 대조군의

여성들보다 마그네슘 그룹의 여성들이 눈에 띄게 완화되기 시작했다.

■ **연구 4** 경미하거나 중등 정도의 월경전증후군이 있는 여성 40명을 무작위로 나눠 연속 6회의 월경주기 동안 한 그룹에는 영양보충제를 처방하고 다른 그룹에는 가짜 약을 처방했다. 영양보충제는 매일 마그네슘 400mg, 철분 20mg, 구리 4mg, 맥주 효모 1000mg, 저용량의 비타민 B군과 비타민 E로 구성돼 있었다. 두 그룹 모두 증상이 완화됐으나 영양보충제 그룹이 대조군보다 더 큰 효과가 있었고 연구가 진행되는 동안 그룹 간의 차이는 더욱 벌어져 여섯 번째 달이 되었을 때는 월경전증후군 증상이 진짜 마그네슘 그룹에서는 평균 82% 정도 좋아진 반면 대조군에서는 27% 정도 좋아지는 데 그쳤다.

■ **연구 5** 월경 전 편두통이 있는 환자 20명을 무작위로 나눠 2개월간 월경주기 15일 차부터 다음 월경이 시작될 때까지 매일 한 그룹에는 마그네슘 360mg을 처방하고 다른 그룹에는 가짜 약을 처방했다. 그 결과 두통을 느낀 평균 날짜 수가 마그네슘 그룹의 경우 처음과 비교해 49% 감소했지만 대조군에서는 큰 변화가 없었고 월경불쾌 여부를 묻는 설문조사에서도 마그네슘 그룹이 훨씬 긍정적인 반응을 보였다. 마그네슘과 비타민 B_6를 같이 복용하는 것이 한 가지만 복용할 때보다 월경전증후군 증상완화에 더 효과적이라는 연구보고도 있다.

비타민 E

유방섬유종이 있는 여성 75명에게 2개월간 비타민 E(1일 150IU, 300IU, 600IU) 또는 가짜 약을 처방한 결과 가짜 약 그룹과 비교해 비타민 E 그룹의 여성들이 월경 전 체액저류을 제외한 월경 전 불안, 우울, 설탕을 갈망하는 증상 등이 상당히 개선된 것으로 나타났다. 저용량보다 고용량의 비타민 E가 더 효과적인 것으로 나타났지만 모든 용량에서 어느 정도는 효과를 보이는 것으로 확인됐다. 다만 비타민 E가 유방섬유종이 없는 월경전증후군 여성들에게도 효과가 있는지는 알려지지 않았다.

L-트립토판(L-Tryptophan)

트립토판은 세로토닌으로 변하므로 월경전증후군 완화에 도움이 된다. 세로토닌이 결핍되면 월경전감정장애를 유발할 수 있기 때문이다. 월경전증후군이 있는 여성들에게 트립토판을 뺀 아미노산 혼합물 100g이 함유된 음료를 마시게 했더니 급성트립토판결핍증이 생기면서 월경 전 증상, 특히 과민성이 악화하는 것으로 밝혀졌다. 한 실험에서는 L-트립토판의 주기적인 투여(2g씩 1일 3회)로 월경전불쾌장애가 있는 여성의 감정장애를 완화하는 데 효과를 보기도 했다.

■ **연구** 월경전불쾌장애가 있는 여성 71명을 무작위로 나눠 연속 3회의 월경주기 동안 배란일부터 월경 3일 차까지 매일 한 그룹은 L-트립토판을 하루 2g씩 3회(아침식사 후, 점심식사 후, 잠자기 전) 복용하도록 하고 다른 그룹은 가짜 약을 복용하도록 했다. L-트립토판 그룹이 대조군과 비교해 불쾌감, 감정기복, 긴장감, 과민함 등 월경전감정장애가 현저하게 완화된 것으로 나타났다. 처음과 비교해 감정장애가 완화된 평균 비율은 L-트립토판 그룹이 34.5%였고 대조군이 10.4%였다.

개비 박사의 경험에 의하면 심한 월경전감정장애 증상에 오래 시달리면서도 식단조절이나 다양한 영양 치료, 프로게스테론 치료에도 최소한의 반응만 보이던 32세 여성에게 월경주기의 후반기 동안 저녁마다 L-트립토판을 500~1000mg 복용하게 했더니 증상이 상당히 완화됐다고 한다.

탄수화물 섭취는 뇌에서 트립토판의 흡수를 도와 세로토닌의 생성을 증가시키므로 L-트립토판은 공복에 탄수화물과 함께 복용할 때 효과가 가장 크다. 반면 L-트립토판을 단백질이 함유된 음식과 함께 복용하면 음식에 포함된 아미노산과 L-트립토판이 뇌 속으로 들어가기 위해 서로 경쟁하므로 효과가 떨어진다. 앞서 예로 든 〈연구〉에서 L-트립토판을 3회 복용하는 횟수 중 최소 2회(아침식사 후, 점심식사 후)는 아마도 단백질이 포함된 음식을 먹은 후 복용했을 것이므로 L-트립토판을 공복에 탄수화물과 함께 복용한다면 하루 6g보다 훨씬 적어도 될 것으로 보인다.

L-트립토판 치료(1일 500~1000mg씩 1~3회)는 식단조절 또는 다른 영양 치료에 반응하지 않는 여성들, 특히 탄수화물을 갈구하는 증상이 심하거나 우울증 또는 과식증처럼 L-트립토판에 반응하는 증상이 있는 여성들에게 고려해볼 수 있다.

L-트립토판과 세로토닌을 활성화시키는 약물들(선택적 세로토닌 재흡수 억제제, 아미트리프틸린, 모노아민 산화효소 억제제)과 함께 사용하면 약물의 효과와 독성을 모두 증가시키기 때문에 환자가 이런 처방약 중 하나(특히 모노7아민 산화효소 억제제)를 복용하고 있다면 L-트립토판을 완전

히 중단하거나 세로토닌 과다로 인한 세로토닌증후군이 나타나지 않는지 관찰해가며 적은 양을 조심해서 사용해야 한다. 세로토닌증후군의 초기 증상은 심장박동이 빨라지고 한기를 느끼면서 땀이 나고 동공이 확대되며 가끔 몸을 씰룩거리는 특징을 보인다.

칼슘과 비타민 D

어느 사례보고에서 월경전증후군과 주기적인 편두통이 있는 여성 2명이 3~6개월간 칼슘(1일 1200mg)과 비타민 D_3(1일 1200~1600IU) 치료를 받은 후 증상이 완화됐다고 한다. 이 중 1명은 치료 전 혈청 25-하이드록시비타민 D 수치가 정상 이하였다. 다른 실험에서는 3개월간 매일 칼슘 1000mg을 보충함으로써 부정적인 감정, 부종, 생리통을 포함한 월경전증후군 증상이 완화된 것으로 나타났다.

■ **연구** 월경전증후군이 있는 환자 33명을 무작위로 나누어 3개월간 매일 한 그룹은 칼슘 1000mg을 처방하고 다른 그룹은 가짜 약을 처방한 후 그다음 3개월간 두 그룹의 처방을 맞바꿨다. 33명 중 73%가 칼슘을 복용했을 때 증상완화를 경험했다고 한 반면, 15%는 가짜 약이 더 효과적이라고 했고, 12%는 차이를 느끼지 못했다고 했다. 칼슘으로 증상완화를 경험한 환자들이 주로 좋아졌다고 느낀 증상은 부정적인 감정, 부종, 생리통이었다.

달맞이꽃종자유(Evening primrose oil)

월경전증후군이 있는 여성들의 경우 프로스타글란딘 대사장애가 발견되곤 한다. 프로스타글란딘은 중추신경계기능, 체액균형, 위장기능, 자궁수축성 조절에 관여하기 때문에 프로스타글란딘 대사장애가 있으면 월경전증후군이 초래될 수 있다. 월경전증후군이 있는 여성들은 프로스타글란딘 합성 과정의 하나인 리놀산을 감마리놀렌산으로 바꾸는 과정에 결함이 있다는 사실이 발견됐다. 따라서 월경전증후군에는 감마리놀렌산을 보충해주는 것이 도움이 될 수 있는데 감마리놀렌산 공급원으로는 달맞이꽃종자유가 가장 효과적이다. 달맞이꽃종자유를 보충하면 리놀산을 감마리놀렌산으로 바꿀 필요 없이 바로 프로스타글란딘을 합성할 수 있다.(1권 오메가-6오일 p.548)

그러나 월경전증후군과 관련된 달맞이꽃종자유의 효능에 대해서는 연구결과가 서로 엇갈린다. 일부 실험에서는 달맞이꽃종자유 하루 3~6g 복용으로 월경전증후군 증상이 완화된 것으로 나타난 반면 다른 실험에서는 효과가 없다는 결론이 나왔기 때문이다. 또 다른 실험에서는 달맞이꽃종자유 하루 2~3g 복용으로 유방통이 완화됐다고도 한다.

■ **연구 1** 다른 치료에 반응하지 않는 만성적이고 심한 월경전증후군 여성 36명에게 3개월 동안 매일 달맞이꽃종자유 4g 또는 가짜 약을 복용하게 한 결과 달맞이꽃종자유 그룹이 가짜 약 그룹보다 증상이 완화되거나 완전히 사라진 비율이 훨씬 높았다(45%:7%).

■ **연구 2** 월경전증후군이 있는 여성 27명을 무작위로 나눠 4개월간 매일

6g의 달맞이꽃종자유 또는 가짜 약을 복용하게 한 다음 이후 4개월간 두 그룹의 처방을 맞바꾸도록 했다. 그러나 대조군과 비교해 달맞이꽃종자유 그룹에 특기할 만한 효과가 나타나지 않았다. 이처럼 효과가 없는 경우는 애초 프로스타글란딘 대사에 문제가 없었기 때문일 수도 있고, 에스트로겐 과다 또는 프로게스테론 결핍 등 호르몬 불균형으로 인한 월경전증후군 사례일 수도 있다. 호르몬 불균형이 원인이 되는 경우는 프로게스테론 크림을 발라야 효과를 본다.

갑상선호르몬(Thyroid hormone)

월경전증후군의 일부 증상은 부종, 감정의 변화, 무기력 등 갑상선기능저하증 증상과 비슷하다. 한 연구 팀은 약간의 갑상선기능저하증이 월경전증후군이 있는 여성들에게 매우 흔하고 갑상선호르몬 대체치료가 월경전증후군 증상을 완화한다는 사실을 밝혀냈다.

■ **연구** 월경전증후군이 있는 여성 54명 중 94%는 갑상선기능저하증이 있었다. 진단은 갑상선자극호르몬 방출호르몬(thyrotropin-releasing hormone; TRH)을 주사한 후 갑상선자극호르몬(TSH) 수치가 급증하는 결과를 통해 판단했다. 하지만 94% 중 69%는 갑상선기능에 대한 혈액검사에서는 정상으로 나왔다. 이들 69%의 여성 34명에게 시험적으로 갑상선호르몬 처방약인 레보사이록신을 복용하게 했더니 모든 여성들의 월경전증후군 증상이 완전히 없어졌다.

갑상선기능에 대한 혈액검사는 갑상선기능저하증이 있는 경우에도 종종 정상으로 나온다. 개비 박사의 경험에 의하면 갑상선기능저하증의 증상이 있지만 혈액검사에서 정상으로 나오는 월경전증후군 환자들을 갑상선호르몬으로 치료한 결과 월경전증후군 증상이 상당히 좋아지는 사례가 많았다고 한다. 하지만 갑상선기능저하증이 월경전증후군의 주요 원인이 되는 경우는 94%보다 훨씬 적은 15~30% 정도였다.

가벼운 갑상선기능저하증인 경우는 처방약이 아니라 소에서 추출하는 갑상선 건조분말로도 효과를 볼 수 있다.

황체호르몬 프로게스테론(Progesterone)

돌턴 박사는 많은 양의 프로게스테론 투여로 일부 월경전증후군 증상이 완화됐다는 연구결과를 보고했다. 프로게스테론은 배란 시작시점부터 월경 시작일까지 하루 400mg씩 1~3회 질좌약 또는 항문좌약으로 투여했다. 돌턴은 1000명 이상의 환자들을 관찰한 결과를 토대로 월경전증후군을 '각 월경주기마다 주기적으로 증상이 나타났다가 사라지는 것'으로 정의했다. 따라서 프로게스테론은 월경전증후군이 월경 이전에 나타나지 않더라도 주기적인 모든 증상에 효과적인 치료라고 할 수 있다.

한 실험에서는 미분화된 경구용 프로게스테론이 월경전증후군 완화에 효과적일 가능성을 밝히기도 했다.

■ **연구** 월경전증후군이 있는 여성 23명을 무작위로 나눠 2개월간 한 그룹에는 미분화된 경구용 프로게스테론(아침에 100mg, 저녁에 200mg)을 각 월경주기의 배란 시작 3일 후부터 연속 10일간 복용하게 하고 다른 그

룹에는 가짜 약을 복용하도록 했다. 그다음 2개월간은 두 그룹의 처방을 맞바꿨는데 프로게스테론 그룹이 대조군에 비해 부종, 참을성 결여, 안면홍조 증상이 현저하게 완화됐다. 다른 18가지 증상에 대한 평가에서는 15가지 증상은 프로게스테론이 좀 더 효과적이었고 3가지 증상은 가짜 약이 좀 더 효과적인 것으로 나타났다.

하지만 몇몇 다른 실험에서는 좌약이든 경구용이든 프로게스테론이 월경전증후군 완화에 효과가 없다는 결과가 나왔다. 그럼에도 개비 박사는 여러 치료에 반응하지 않던 월경전증후군 여성 6명이 프로게스테론에 의해 증상이 상당히 완화되는 사실을 확인했고 이 치료법이 월경전증후군이 있는 일부 여성에게 효과적이라고 여전히 확신한다. 개비 박사의 치료법은 배란일부터 월경 시작일까지 환자의 증상에 따라 프로게스테론 용량을 조절해 하루에 2회 질 또는 항문을 통해 200~400mg 투약하는 것이다.

많은 실험에서 부정적인 결과가 나온 것은 충분치 않은 용량을 사용한 탓일 수 있다. 미국에서 사용되는 14종류의 프로게스테론 좌약의 함량을 분석한 결과 라벨에 적힌 용량의 34~57%만이 실제 함유돼 있었다. 또는 경구용 프로게스테론이 간에서 대사되기 때문에 대사과정에서 파괴돼 효과가 없어지거나 약화됐을 가능성도 배제할 수 없다.

특히 월경 전에 짜증이 심해지는 여성이라면 프로게스테론으로 효과를 볼 수 있을 것으로 판단된다. 짜증이 심한 여성 중 85%가 프로게스테론 질좌약에 좋은 반응을 보인 반면 짜증이 심하지 않은 여성 중에서는

35%만 좋은 반응을 보였기 때문이다. 또 배란 후 급격한 감정변화를 보이다가 월경이 시작되자마자 증상이 사라지는 여성도 프로게스테론 치료를 고려해볼 수 있다. 개비 박사는 심한 월경전증후군 여성들 가운데 앞서 언급한 증상에 부합하고 다른 치료에 반응하지 않는 경우 프로게스테론을 권하고 있다.

그러나 처방약 프로게스틴(progestins)은 천연 프로게스테론과는 다르다는 사실을 명심해야 한다. 프로게스틴은 프로게스테론과 일부 같은 기능을 가지고 있지만 천연 프로게스테론보다 훨씬 많은 부작용이 있으므로 월경전증후군 치료에 프로게스틴은 권하지 않는다.

천연 프로게스테론 가운데 바르는 크림은 경구용보다 효과적이다. 경구용 프로게스테론은 간에서 대사되는 과정에 파괴돼 효과가 사라지거나 감소할 수 있기 때문이다.

필자는 천연 프로게스테론 크림을 피부에 바르는 방법으로 월경전증후군은 물론 월경불순, 월경통, 월경과다, 부종, 자궁근종, 자궁내막증, 유방통, 유방섬유종, 화끈거리는 폐경기 증상 등 수많은 부인과 증상을 완화하는 데 모두 좋은 효과를 경험했다.(1권 p.477, 필자의 홈페이지 프로게스테론 크림 임상사례)

칸디다증(Candidasis)

여러 의사들은 대장의 칸디다 곰팡이를 없애는 프로그램으로 일부 월경전증후군 증상을 완화시킨 임상경험을 보고했다.

■ 연구 향정신성 약물치료와 하루 50~800mg의 비타민 B_6 치료에도 반응하지 않고 질 칸디다증을 경험했으며 심한 월경전증후군이 있는 여성 14명을 대상으로 니스타틴 복용을 중단하게 하고 설탕, 꿀, 효모, 곰팡이가 들어 있지 않은 식단을 실천하도록 한 결과 9명(64%)의 월경전증후군이 완화된 것으로 확인됐다.

재발하는 질 이스트 곰팡이 감염을 경험했거나 항생제, 피임약, 스테로이드 치료를 받은 적 있는 월경전증후군 여성의 경우 만성칸디다증도 월경전증후군의 원인으로 고려해야 한다.

처방

- 월경전증후군이 있는 모든 여성은 식단조절과 유산소 운동을 해야 한다.
- 비타민 B_6(1일 50~200mg), 마그네슘(1일 200~600mg), 칼슘(1일 600~1200mg)은 상대적으로 안전하면서 비싸지 않고 치료 성공률도 상당히 높으므로 초기 치료제로 고려할 필요가 있다.
- 갑상선호르몬, 프로게스테론 또는 '항칸디다 프로그램'은 본문에서 언급한 특정 임상 증상이 있는 일부 여성을 대상으로 사용해볼 가치가 있다.
- 식단조절 또는 다른 영양치료에 반응하지 않고 탄수화물 갈구 증상이 심하거나 L-트립토판에 반응하는 증상(우울증이나 과식증)이 있는

여성들의 경우 하루 500~1000mg씩 1~3회 L-트립토판 치료를 고려한다.

- 월경전증후군과 유방섬유종이 동반된 여성은 비타민 E를 하루에 200~600IU 복용을 고려한다.
- 달맞이꽃종자유 하루 3~6g이 일부 여성들의 월경전증후군 완화에 효과적일 수 있다.

41 위궤양

Peptic Ulcer

위궤양은 위나 십이지장의 점막 표면이 손상되는 질환이다. 주요 증상으로는 상복부의 타는 듯한 통증, 메스꺼움, 구토, 소화불량, 거식증, 체중감소가 있다. 심하면 위에서 출혈이 일어나고 위에 천공이 생기기도 한다. 위궤양의 흔한 원인으로는 비스테로이드성 소염제 복용, 헬리코박터균 감염, 위산과다, 심한 스트레스(외상, 화상, 수술, 심각한 질병 등)가 있다. 흡연과 과도한 음주가 위궤양의 발병 확률을 높이기도 한다.

위궤양 치료에서 가장 중요한 점은 헬리코박터균을 없애는 것이다. 항생제 치료는 위궤양의 회복 속도를 높이고 재발 빈도를 줄여주는 효과가 있다. 헬리코박터균에 감염된 경우, 처음 회복된 후에는 60~70%가 재발하지만 균을 제거한 후에는 5~10%만 재발한다. 현대의학에서 사용되는 위궤양 치료법은 제산제나 위산분비억제제, 비스테로이드성 소염제 금지, 금연, 금주가 일반적이다. 이들 치료로 효과를 보지 못하거나 위에 출혈 또는 천공이 있는 경우에는 수술이 필요하다.

음식

잘 씹는 습관의 효과

음식을 씹으면 중화제가 함유된 침 분비가 증가한다. 건강한 사람이든 궤양이 있는 사람이든 관계없이 식사를 마치고 1시간 후의 위 중화능력은 씹어 먹는 음식을 먹을 때가 씹을 필요 없는 음식을 먹을 때보다 훨씬 좋았다. 침에는 위점막을 보호하는 프로스타글란딘 E_2가 포함돼 있는데 위에서 생산되는 프로스타글란딘 E_2가 부족해지면 위궤양이 생기는 것으로 알려져 있다.

음식 알레르기

동물과 인간을 대상으로 한 실험에서 위와 십이지장의 점막이 알레르기 반응을 일으키는 핵심부위임이 밝혀졌다. 달걀흰자에 들어 있는 단백질, 즉 난백알부민에 알레르기가 있는 쥐의 위점막에 난백알부민을 주사한 결과 위궤양이 생긴다는 사실도 확인했다. 반면 난백알부민에 크로몰린나트륨을 추가해 주사했더니 위궤양이 예방됐는데, 이 결과는 궤양이 알레르기 반응 때문에 생긴다는 것을 의미한다.

위장에 음식 알레르기가 있는 환자 30명에게 알레르기를 일으키는 음식을 찾아내고 해당 음식을 내시경을 통해 위에 주입하는 실험에서는 모든 환자에게 위가 붓고 손상되고 출혈이 일어나는 등의 증상이 관찰됐다. 이런 현상은 히스타민 분비에 의한 반응으로 보인다.

위궤양 또는 십이지장궤양 환자의 궤양 가장자리에서 떼어낸 조직을 검사한 결과 면역글로불린 E(IgE)가 포함된 백혈구와 마스트세포가 많이 발견됐는데, 이는 궤양이 알레르기에 의해 생기는 증상임을 보여주는 증거라고 할 수 있다. 일부 환자들의 경우 실제 알레르기를 일으키는 음식을 피하는 것만으로도 궤양이 완화되는 효과를 경험하기도 했다.

■ **연구** 알레르기가 있는 위궤양 환자 12명을 대상으로 알레르기 음식을 찾아내고 금지시킨 결과 궤양 증상이 사라졌다. 그리고 약 2년 5개월간 추적조사를 했는데 식단을 잘 따를 때는 궤양 증상이 사라졌다가 식단을 소홀히 하면 재발하는 특징을 보였다.

음식 알레르기 때문에 생길 수 있는 다른 증상들, 예를 들면 편두통, 습진, 비염 등이 있는 궤양 환자의 경우 궤양이 알레르기 때문일 수 있음을 고려해야 한다.

섬유질

섬유질은 다양한 작용에 의해 위궤양의 발병위험을 낮춘다. 첫째, 섬유질이 많은 음식은 섬유질이 적은 음식보다 더 많이 씹어야 하고 많이 씹을수록 침 분비량도 증가한다. 앞서도 설명한 것처럼 침에는 중화물질과 프로스타글란딘 E_2가 있어서 위궤양을 예방하는 데 중요한 역할을 한다. 둘째, 섬유질을 먹으면 점막을 손상시키는 담즙이 위장으로 역류하는 현상을 줄일 수 있다. 셋째, 쥐를 이용한 실험에서 섬유질이 부족한 음식에 귀리기울, 호밀기울, 또는 콩 껍질을 보충한 결과 점막보호 작용을 하는 점액을 분비하는 세포(goblet cells) 수가 증가하는 현상이 관찰됐다. 넷째, 섬유질을 먹으면 위가 비워지는 속도가 느려지면서 십이지장으로 내려가는 강한 위산의 분비량이 줄어든다.

한 관찰실험에서는 섬유질을 적게 먹고 정제된 곡류를 많이 먹는 식습관이 위궤양 발병위험을 높이는 것으로 나타났다. 임상실험에서 섬유질이 많은 음식을 먹는 경우 십이지장궤양에서 회복된 환자들의 궤양 재발률이 낮았다. 하지만 섬유질이 많은 음식을 먹는 식습관이 위궤양의 회복기간을 단축시키지는 못했다.

■ 연구 최근 십이지장궤양에서 회복한 환자 73명을 무작위로 나누고 6개월 동안 한 그룹은 섬유질이 많은 음식을 먹도록 하고 다른 그룹은 적은 음식을 먹도록 했다. 내시경 관찰 결과 궤양의 재발 확률이 섬유질을 많이 먹은 환자들 쪽이 훨씬 낮았다(45%:80%).

반응성저혈당증(Reactive hypoglycemia)

저혈당증은 위궤양과 비슷한 증상으로 나타날 수 있고 위산분비를 증가시킨다. 따라서 반응성저혈당증의 반복이 위궤양의 원인이 될 수 있다는 주장이 있다.

카페인

커피에 들어 있는 카페인과 기타 성분들은 위산분비를 촉진한다. 하지만 다수의 연구에서는 카페인과 위궤양 발병위험의 관계에 대해 엇갈리는 결과가 나왔다. 콜라에는 카페인도 함유돼 있지만 강한 산성음료(pH 2.8~3.2)여서 위궤양 환자들에게 특히 좋지 않다.

양배추주스

1940~1950년대에 진행된 여러 연구에 의하면 1~3주 동안 생양배추로 만든 주스 1L를 마시고 위궤양과 십이지장궤양의 통증이 빠르게 가라앉으면서 회복기간도 짧아졌다고 한다. 주스는 하루에 2회 만들어 가능하면 음식과 함께 5회로 나눠 마시도록 했다. 경우에 따라 셀러리주스와 섞거나 소금, 후추를 첨가한 토마토주스와 섞어 마시기도 했다. 3주간 양배추 농축액(생양배추주스 1L)을 하루 50~60ml씩 섭취했을 때 궤양의 회복이 빨라지는 것으로 나타난 연구결과도 있다. 양배추주스를 마시는 동안 환자의 3분의 1정도가 배가 불편하고 변비가 생기는 가벼운 부작용을 경험했을 뿐 다른 부작용은 관찰되지 않았다.

■ **연구** 위궤양이나 십이지장궤양이 있는 남성 죄수 45명을 나누어 21일 동안 한 그룹은 양배추주스 농축액 50ml를 마시게 하고 다른 그룹은 가짜 주스를 하루 1회 마시도록 했다. 21일이 지난 후 방사선검사에서 궤양의 회복속도가 양배추 농축액을 먹은 그룹이 훨씬 빠른 것으로 나타났다(92%:32%).

위궤양에 걸리도록 만든 동물을 이용한 실험에 따르면 양배추주스에 함유된 궤양에 효과적인 성분은 열에 의해 쉽게 파괴되고 농축액의 효과 또한 양배추의 종류, 계절, 운송방법, 추수한 시간에 따라 달라지는 것으로 밝혀졌다. 다른 연구에서는 위궤양 환자가 3주 동안 매일 양배추주스를 1L 마셨음에도 효과를 보지 못한 것으로 알려졌는데, 이 연구의 저자들은 신선하지 않은 양배추를 사용했거나 양배추 종류가 달라서 그럴 거라고 추정했다.

자연치료제

아연(Zinc)

아연은 조직을 회복시키는 역할을 하므로 위궤양을 예방하고 치료하는 데 효과가 있다. 쥐 실험에서 아연이 부족한 쥐는 증상이 악화되거나 회복이 느려진 반면 아연이 부족하지 않은 쥐는 위궤양도 예방되고 회복 속도도 빠른 것으로 나타났다. 아연이 위점막층의 질을 향상시킨 덕분으로 보인다.

■ **연구** 아연 수치가 정상인 15명의 위궤양 환자를 무작위로 나눠 3주간 한 그룹은 황산아연 50mg을 하루 3회 복용하도록 하고 다른 그룹은 가짜 약을 복용하도록 했다. 아연을 복용한 환자들은 가짜 약을 복용한 환자들과 비교해 궤양의 크기가 3배 정도 줄었으며 어떤 환자는 4일 만에 통증이 완화되기도 했다. 부작용은 없었다.

하지만 여드름 치료를 위해 공복에 50mg씩 하루 3회 황산아연을 복용한 15세 여자아이의 경우 위에서 출혈이 일어나는 부작용이 생기기도 했다. 황산아연이 위에서 위산과 만나면 심한 부식력을 띠는 염화아연으로 바뀔 수 있기 때문이다. 일부 전문가들은 황산아연을 식후에 복용하면 위산이 음식에 의해 중화되기 때문에 위에 부작용을 일으키지 않는다고 한다. 하지만 황산아연보다 흡수가 잘되는 구연산아연, 피콜린산아연이 있으므로 황산아연을 치료제로 써야 할 이유는 없다.

구연산아연이나 피콜린산아연을 위궤양 치료에 쓸 때는 음식과 함께 25~30mg씩 하루 1~3회 복용하는 것이 적당하다. 몇 주 후에는 효과만 유지될 정도로 복용량을 줄이거나 복용을 중단해도 된다. 장기간 아연을 복용할 때는 아연 때문에 생기는 구리 부족 현상을 예방하기 위해 구리도 함께 복용해야 한다.

구리(Copper)

구리는 라이실 산화효소의 보조인자로 콜라겐과 엘라스틴의 결합에 관여해 세포조직을 건강하게 유지하고 손상된 세포조직의 회복을 돕는다. 위에 궤양이 생긴 송아지에게 구리 보충제를 먹여 증상완화를 확인한 연구결과도 있다. 항염진통제를 복용하는 경우 항염진통제가 구리와 결합해 세포조직에 작용하는 구리의 양을 감소시킴으로써 궤양을 일으킬 수 있는 것으로 알려져 있다. 이런 결과를 종합하면 위궤양을 예방하는 데 구리를 유용하게 쓸 수 있을 것으로 보인다. 궤양 환자들에게 적절한 구리 섭취량은 하루 2~4mg 정도이고 아연 제품에도 구리가 포함돼 있다.

비타민 A

비타민 A는 세포를 건강하게 만들고 내장점막을 보호하는 점액을 분비하는 세포들을 정상적으로 유지하는 데도 필요하다. 비타민 A가 없는 먹이를 먹은 쥐는 위궤양이 생긴 반면 비타민 A를 먹인 쥐는 아스피린, 스트레스, 에탄올, 염산, 방사선 등의 자극에도 궤양이 생기지 않았다. 6년 동안 4만7806명을 추적한 연구결과에 의하면 음식이든 보충제든 비타민 A를 많이 섭취한 사람은 위궤양 발병위험이 낮은 것으로 나타났다. 비타민 A를 가장 많이 섭취한 상위 20% 사람들은 가장 적게 섭취한 하위 20% 사람들과 비교해 위궤양 발생률이 54%나 낮았다. 또 다른 실험에서는 4주 동안 하루에 3회씩 비타민 A 5만IU를 복용하게 한 결과 만성위궤양의 회복속도가 빨라진 것으로 확인됐다.

■ 연구 1 만성위궤양 환자 34명을 무작위로 나누어 한 그룹에는 제산제를 처방하고 다른 그룹에는 제산제와 비타민 A를 함께 처방했다. 4주 후 궤양이 완전히 회복된 환자 수를 비교했을 때 제산제와 비타민 A를 함께 복용한 그룹이 제산제만 복용한 그룹보다 회복 환자 수가 훨씬 많았다(39%:19%). 궤양이 줄어드는 속도도 비타민 A를 함께 복용한 그룹이 훨씬 빨랐다. 근육주사를 통해 비타민 A 1만IU를 만성위궤양 환자 12명에게 주사한 결과 비타민 A가 위산분비에는 아무런 영향을 주지 않는 것으로 밝혀졌다. 이 실험결과는 비타민 A가 위산분비를 조절해 궤양을 회복시키는 것이 아니라는 사실을 말해준다.

비타민 A는 심각한 생리적 스트레스(큰 화상, 외상 또는 수술 후 장애)를 받은 환자들의 위궤양 또는 십이지장궤양이 생길 확률을 줄이는 효과가 있다. 스트레스성 궤양은 심한 외상을 입은 환자에게서 나타나기 쉽고 사망위험을 높이는 원인이 되기도 한다.

■연구 2 몸의 25% 이상에 화상을 입거나 심하게 다친 환자 35명 가운데 83%는 입원한 뒤 24~72시간에 비타민 A의 양이 현저하게 줄어드는 현상이 관찰됐다. 비타민 A 농도가 감소하는 것은 비타민 A 자체보다는 레티놀(비타민 A의 한 종류)과 결합하는 단백질이 부족하기 때문이었다. 이 환자들이 단백질이 풍부한 식사를 할 수 있게 되자 비타민 A 농도는 곧 정상으로 회복됐다.

■연구 3 심한 생리적 스트레스를 겪는 환자 52명을 무작위로 나눠 한 그룹에는 비타민 A를 처방하고 다른 그룹에는 처방하지 않았다. 복용량은 어른의 경우 수용성비타민 A 10만IU씩 하루 2회였고 아이들의 경우는 5만IU씩 하루 2회였다. 비타민 A 농도가 빠르게 정상으로 돌아오지 않을 때는 양을 2배로 늘렸다. 연구논문에 비타민 A를 처방한 기간은 명시되지 않았으나 스트레스성 궤양의 발병률은 비타민 A 그룹이 훨씬 낮았다(18%:63%).

스트레스성 궤양을 치료하기 위해 병원에서 주로 쓰는 약물로는 제산제, H_2 차단제, 양성자펌프억제제, 점막보호제 등이 있다. 이 약물들이 궤양 발병률을 낮추기는 해도 완전히 예방하지는 못한다. 기존 병원치료법에 단기간 고용량의 비타민 A를 추가사용하면 궤양을 예방하는 데 훨씬 효과적일 것이다.

글루타민(Glutamine)

글루타민은 소장점막에서 주 에너지원으로 쓰이는 물질이다. 동물실험에서 글루타민은 위궤양에 걸리도록 만든 동물의 위궤양 발병을 억제하는 것으로 확인됐다. 또 글루타민 보충제 하루 2~4g은 항염진통제의 부작용을 개선하는 효과도 있었다. 1957년 진행된 연구에서 글루타민은 위궤양의 회복을 돕는 것으로 나타났다.

■ 연구 위궤양 환자 21명에게 4주 동안 하루에 4회(식후와 잠자기 전)씩 한 그룹은 글루타민 400mg을 복용하도록 하고 다른 그룹은 가짜 약을 복용하도록 했다. 모든 환자는 장을 자극하지 않는 식단에 진경제, 제산제를 쓰는 기존 병원치료도 같이 받았다. 4주 후 방사선검사 결과 글루타민을 복용한 7명의 환자는 모두 위궤양이 회복됐으나 가짜 약을 복용한 환자는 14명 중 7명만이 회복됐다.

비타민 C

위궤양이 있는 환자 58명 가운데 67%는 혈장 비타민 C 농도가 낮았다. 비타민 C 농도가 낮은 이유는 음식으로 섭취하는 양이 부족한 데다 비타민 C의 필요량이 증가했기 때문으로 보인다. 십이지장궤양 환자들은 정상 비타민 C 농도를 유지하기 위해 하루 300~450mg 또는 그 이상이 필요한 것으로 밝혀졌다. 이 양은 건강한 사람들에게 필요한 하루 권장량의 약 3~5배에 해당한다.

위궤양이 있는 환자들이 더 많은 양의 비타민을 필요로 하는 이유는 헬리코박터균 감염 때문이기도 하다. 이 균에 감염된 환자들은 혈장과 위액의 비타민 C 농도가 낮은 것으로 나타났다. 위액의 비타민 C 농도가 낮은 이유는 비타민 C 분비가 줄어들고 비타민의 산화가 늘어났기 때문이다. 헬리코박터균을 없앤 후에는 위액의 비타민 C 농도가 현저하게 증가했다.

비타민 C 부족은 위궤양이 있는 환자들의 위장출혈 위험을 높일 수도 있고 회복을 방해하기도 한다. 12~30개월 동안 비타민 C(아스코빈산나트륨)를 처음에는 하루 900mg씩 복용하다가 나중에는 400mg으로 줄인 위궤양이나 십이지장궤양 환자들은 복용하지 않은 환자들보다 궤양의 재발이 적었다.

중화된 형태의 비타민 C(아스코르빈산나트륨 또는 아스코르빈산칼슘)는 아스코르브산보다 신맛이 없고 덜 자극적이어서 위궤양 환자가 먹기에 수월하다. 비타민 C의 적정 섭취량은 예방을 위해서는 하루 500mg, 위궤양 치료를 위해서는 하루 500~1500mg 정도다. 비타민 C는 음식과 함께 복용해야 효과적이다.

비타민 B_6

비타민 B_6는 라이실 산화효소의 보조인자로 조직을 건강하게 하고 세포 회복을 돕는 역할을 한다. 비타민 B_6는 움직이지 못하게 만들어 스트레스를 받은 쥐에게 위궤양이 생길 가능성을 예방하는 효과가 있었다. 위궤양 환자 30명과 십이지장궤양 환자 14명의 혈청 피리독살 농도를 검사한 결과 위궤양 환자 가운데는 28명이, 십이지장궤양 환자 가운데는 1명이 정상범위보다 낮은 것으로 나타났다. 비타민 B_6의 위궤양 치료효과에 대해 사람을 대상으로 연구한 적은 없지만 하루 10~50mg씩 복용하면 위궤양 치료에 도움이 될 것으로 보인다.

코엔자임 큐텐(Coenzyme Q10; CoQ10)

위궤양은 나이 많은 환자나 심장발작, 폐질환 또는 간질환이 있는 환자들에게 자주 재발하고 치료하기도 힘들다. 특히 저산소혈증(hypoxia; 몸에 산소가 부족한 상태)이 있는 경우 위궤양 치료를 더욱 어렵게 만들 수 있는 것으로 알려져 있다. 쥐 실험에서 정상적으로 숨을 쉬는 쥐는 위궤양이 나았지만 몸에 산소가 부족한 쥐(산소 17%, 질소 83%)는 위궤양이 회복되지 않았다. 그러나 코엔자임 큐텐을 먹이자 저산소혈증이 정상으로 회복됐다. 따라서 코엔자임 큐텐은 나이 많은 환자나 심장질환, 폐질환 또는 간질환이 있는 위궤양 환자들의 보조치료제로 고려돼야 한다.

비타민 B_{12}

헬리코박터균 감염은 위궤양 환자들에게 매우 흔하고 저산증을 초래해 음식으로부터 비타민 B_{12}를 흡수하지 못하게 만든다. 이 균에 감염된 환자들 중 혈청 비타민 B_{12} 농도가 낮은 환자들은 헬리코박터균을 완전히 없앤 후 비타민 B_{12} 보충제를 먹지 않고도 평균 혈청 비타민 B_{12} 농도가 63pmol/L에서 222pmol/L로 증가했다. 이러한 변화는 4주 후부터 나타났고 3~6개월 후 최대치에 이르렀다. 그러나 헬리코박터균을 완전히 제거하지 못한 경우에는 혈청 비타민 B_{12} 농도가 증가하지 않아 별도로 비타민 B_{12} 치료를 해야 했다.

철분(Iron)

헬리코박터균 감염은 저산증을 초래해 철분의 흡수를 방해한다. 철분 부족으로 인한 빈혈과 헬리코박터균에 의한 위염이 있는 환자들은 이 균을 없앤 후에야 철분 복용이 더는 필요치 않을 정도로 철분 농도가 증가했다.

마그네슘(Magnesium)

움직이지 못하게 만들어 스트레스로 인한 위궤양에 걸리도록 만든 쥐에게 마그네슘을 먹였더니 위궤양의 악화가 방지되는 효과가 있었다. 만성스트레스는 체내의 마그네슘을 소모시키고 마그네슘 부족은 다시 스트레스에 민감하게 만든다. 위궤양 환자들을 치료하는 데 마그네슘을 이용한 연구결과는 없지만 스트레스로 인해 위궤양에 걸린 환자들의 치료에 마그네슘을 포함해도 좋을 것이다.

리놀산(Linoleic acid)

리놀산은 위궤양으로부터 점막을 보호하는 프로스타글란딘 E_2로 전환된다. 쥐 실험에서 리놀산이 부족한 먹이(0.3% 함유)를 먹인 쥐는 보통 먹이(3.5% 함유)를 먹인 쥐보다 위궤양이 생길 가능성이 4배 정도 높았다. 반면 10% 리놀산을 먹인 쥐의 궤양 크기는 보통 먹이를 먹인 쥐 궤양의 20%에 불과했으며 리놀산을 많이 먹을수록 위에서 더 많은 프로스타글란딘 E_2가 만들어졌다. 14~20일 동안 매일 리놀산 1.5g 또는 3g을 건강한 사람들에게 복용하게 한 결과 위장에서 만들어지는 프로스타글란딘 E_2의 양이 1.5g 그룹은 65%, 3g 그룹은 241% 증가한 것으로 나타났다. 이것은 리놀산을 많이 섭취할수록 위궤양 예방효과도 높아진다는 뜻이다.

리놀산은 견과류, 씨앗류, 해바라기씨오일, 옥수수오일, 대두콩오일, 참기름에 많이 들어 있는데 이들 오일은 아연, 마그네슘, 비타민 B_6, 비타민 B_3, 비타민 C, 비타민 E가 부족하면 감마리놀렌산으로 잘 전환되지 않는다. 더구나 상업적으로 대량생산되는 식물성 오일들은 열을 가하고 가공하면 트랜스지방이 되므로 감마리놀렌산으로 전환되는 양이 극히 적다. 따라서 아예 감마리놀렌산이 풍부한 보리지오일이나 달맞이꽃종자유를 섭취하는 것이 더 효과적이다.(1권 감마리놀렌산 p.549) 리놀산과 같은 다불포화지방산은 비타민 E의 필요량을 증가시키므로 오랫동안 리놀산을 복용할 경우 비타민 E를 같이 복용해야 한다.

비타민 E

비타민 E는 위궤양이 있는 동물의 위를 보호하는 효과가 있는 것으로 나타났다. 비타민 E 하루 300IU는 위궤양 환자의 통증을 빠르게 줄여주고 몸무게 회복도 촉진시킨다. 비타민 E가 위궤양 악화를 방지할 수 있는 것은 십이지장점막에 손상을 입히는 활성산소를 제거하는 효과 때문일 것이다.

판토텐산(Pantothenic acid)

쥐 실험에서 판토텐산이 부족한 먹이를 먹인 쥐들은 십이지장궤양 발병률이 높았다. 서구화된 식단에는 대부분 판토텐산이 부족하므로 위궤양 환자 치료 프로그램에 판토텐산을 포함시켜도 좋을 것으로 보인다.

글리시리진산을 제거한 감초(Deglycyrrhizinated licorice; DGL)

감초 추출액은 위궤양에 효과가 있다고 보고된 바 있다. 그러나 다량의 감초를 사용하는 경우 부작용이 우려된다. 감초에는 스테로이드와 같은 작용을 하는 글리시리진산이 포함돼 있어서 체내에 염분과 물을 정체시키고 혈압을 높이며 저칼륨혈증을 일으킬 수 있기 때문이다. DGL은 97% 이상의 글리시리진산을 제거한 감초 추출물로 부작용 걱정 없이 사용할 수 있다.

DGL은 위와 십이지장의 점막을 보호하는 효과가 있다. 위궤양에 걸리도록 만든 쥐 실험에서 DGL은 점액을 분비하는 세포 수를 증가시키고 아스피린 때문에 생기는 점막출혈을 줄였으며 개를 이용한 실험에서는 담즙에 의한 위 손상을 줄였다. 자원자들에게 DGL을 하루 3회 525mg씩 복용하게 했을 때 아스피린으로 인한 위장출혈을 줄이는 데 효과가 있음이 확인됐다.

많은 연구에서 DGL은 병원에서 치료하지 못한 심한 통증을 비롯해 위궤양과 십이지장궤양에 효과가 있는 것으로 나타났다. 몇몇 환자들이 가벼운 설사를 경험했으나 심각한 부작용은 없었다. DGL은 효과는 크고 부작용은 적기 때문에 위궤양을 예방하고 치료할 때 개비 박사가 가장 먼저 쓰는 치료방법 중 하나이기도 하다.

■ **연구 1** 4~12년간 십이지장궤양을 앓고 있으며 전년도에 6회 이상 궤양이 재발한 환자 40명을 대상으로 DGL의 효과를 검증하는 연구를 진행했다. 모든 환자는 제산제와 다른 치료로도 통증이 완화되지 않아 수술이 권고된 상태였다. 20명의 환자는 8주 동안 매일 8개의 DGL 380mg을 복용하도록 했고 나머지 20명은 16주 동안 매일 12개의 DGL 380mg을 복용하도록 했다. 그 결과 모든 환자가 상당히 호전돼 1년 동안 수술을 받은 환자가 아무도 없었다. 환자들은 전반적으로 5~7일 안에 증상이 완화됐고 더 많은 양의 DGL을 복용한 환자들이 궤양 회복에 더 좋은 효과를 보였다. 치료는 부작용 없이 잘 진행됐으며 많은 양의 DGL을 복용한 환자 중 1명이 가벼운 설사 증상을 보였지만 DGL 양을 줄이자 말끔히 회복됐다.

■ **연구 2** 위궤양 환자 33명에게 1개월 동안 매일 3회씩 한 그룹에는 DGL 760mg을 복용하도록 하고 다른 그룹에는 가짜 약을 복용하도록 했다. DGL을 복용한 그룹이 가짜 약 그룹보다 평균 궤양 크기가 훨씬 줄어드는 효과가 있었다(78%:34%). DGL을 복용한 환자들 중에서는 44%가 완치됐으나 가짜 약 그룹에서는 단 6%만 완치되는 차이를 보였다.

■ **연구 3** 위궤양 환자 100명을 무작위로 나누어 한 그룹은 매일 DGL 380mg을 2개씩 3회 복용하도록 하고 다른 그룹은 위산분비를 억제하

는 처방약 시메티딘(cimetidine; H_2 차단제)을 낮 동안 200mg씩 3회, 밤에 400mg 1회 복용하도록 했다. 제산제는 필요할 경우 사용하도록 했다. 궤양이 좋아지는 정도에 따라 치료는 6~12주간 지속됐다. 6주 후 검사한 결과 DGL을 복용한 환자의 60%가, 시메티딘을 복용한 환자의 66%가 궤양이 완치된 것으로 나타났다. 12주 후에는 회복된 환자의 비율이 각각 88%와 94%로 높아졌다. 56명의 환자는 하루에 DGL 2회 또는 밤에 시메티딘 400mg을 복용하면서 궤양을 관리했다. 이후 1년 동안 두 그룹에서 각각 14%의 환자에게 궤양이 재발한 것으로 확인됐다.

DGL을 씹어 먹으면 위와 십이지장점막에 DGL이 더 많이 흡수되고 침 성분과도 반응해 궤양 치료효과가 높아진다. 위궤양 치료를 위해서는 1~3개월간 하루 3~4회 380mg 2정씩 식전 20분에 씹어 먹으면 된다. 치료 후 재발 방지를 위한 예방차원에서는 하루 2~3정이 적당하다.

DGL에 전해질 코르티코이드와 같은 효과가 있다는 보고는 없지만 필자는 적은 용량의 하이드로코르티솔(코르티솔; 프레드니손)을 복용하던 환자가 DGL을 먹기 시작하고 8일 후에 3.5kg 이상 몸무게가 증가하는 사례를 목격했으며 DGL 복용을 중단하자 원래 몸무게로 빠르게 회복되는 것도 확인했다. 이 환자의 경우 DGL이 하이드로코르티솔의 붓는 효과를 증가시켰을 가능성이 있기 때문에 하이드로코르티솔을 복용하는 환자들은 DGL을 사용할 때 주의가 필요하다.

유향나무 분비액(Mastic gum)

유향나무 분비액은 지중해 분지에서 자라는 유향나무의 줄기와 입에서 나오는 수지를 포함한 액을 말한다. 지중해 지역에서는 음식을 만들 때 주로 사용하지만 씹는 껌에도 사용된다. 어떤 연구에서 6명의 환자에게 4주 동안 매일 2회씩 1g의 유향나무 분비액을 섭취하도록 한 결과 궤양이 회복됐다는 보고가 있다. 유향나무 분비액이 십이지장궤양의 회복에 효과가 있는 것으로 확인된 실험결과도 있다.

■ 연구 1 내시경검사로 확인된 십이지장궤양 환자 60명을 무작위로 나눠 매일 아침식사 전에 1회 유향나무 분비액 또는 가짜 약을 1g씩 2주 동안 섭취하도록 했다. 연구를 마친 환자 38명 중 유향나무 분비액을 섭취한 환자들이 가짜 약을 복용한 환자들보다 궤양이 회복된 사례가 많았다(78%: 22%).

칸디다증(Candidasis)

위산은 곰팡이를 포함한 다양한 미생물을 죽인다. 위산분비를 억제하는 치료(H_2 차단제)를 6개월 이상 받은 궤양 환자 26명 중 14명은 4~6주 동안 H_2 차단제를 복용한 환자들보다 위액에 칸디다 곰팡이가 과도하게 증식돼 있는 것으로 확인됐다. 반면 H_2 차단제 치료를 받지 않은 24명의 궤양 환자 중에서는 2명에게서만 같은 현상이 발견됐다. (1권 episode p.514) 과도하게 증식된 칸디다의 75%는 칸디다 알비칸스(candida albicans)였다. 칸디다가 집단 서식하는 경우 H_2 차단제 치료를 받는 궤양 환자들의 회복을 지연시키는 것으로 알려져 있다.

어떤 연구에서 3개월간 시메티딘 치료에 반응하지 않던 40세 남성 십이지장궤양 환자에게 빠르게 퍼지는 십이지장 칸디다가 있는 것으로 밝혀지기도 했다. 이 환자는 6주간 라니티딘(ranitidine; H_2 차단제)과 니스타틴(곰팡이 처방약) 치료를 받고서야 궤양의 크기가 75% 줄어드는 효과를 볼 수 있었다.

처방

- 음식을 오랫동안 씹어 삼키고 반응성저혈당과 음식 알레르기 여부를 확인해 적절한 조치를 취하며 섬유질이 많은 음식을 먹는다.
- 급성위궤양일 때는 글리시리진산을 제거한 감초(DGL)를 식전 20~30분경 공복에 하루 3~4회 2개씩 침과 섞이도록 잘 씹어서 복용한다. 궤양의 재발 예방 및 치료효과를 유지하기 위해서나 비스테로이드성 항염진통제(NSAIDs)를 복용하는 경우에는 양을 줄인다.
- 글루타민을 하루 2~3회 500~1000mg 복용한다.
- 비타민 A를 2~4주 동안 하루 2만5000~7만5000IU 복용한다. 심한 스트레스로 인한 궤양 예방을 위해 복용해도 좋다.
- 아연(피콜린산 아연 또는 구연산 아연)을 몇 주 동안 하루 1~3회 25~30mg을 복용하고 유지를 위해 복용할 때는 양을 줄인다. 증상이 사라진 후에는 복용을 중단한다. 구리 부족현상을 방지하기 위해 구리와 함께 복용하도록 한다.

- 중화된 형태의 비타민 C를 예방 목적으로 하루 500mg, 치료 목적으로 하루 500~1500mg 복용한다. 중화된 형태의 비타민 C에는 아스코르빈산나트륨과 아스코르빈산칼슘이 있다.(3권 헬리코박터 감염 p.962)

42 유방섬유종

Fibrocystic Breast

유방섬유종은 가장 흔한 양성유방 질환이다. 유방섬유종이 있는 여성은 가슴에 잦은 통증과 팽만감을 유발하는 결절 또는 덩어리가 만져지는데 이러한 징후와 증상은 월경주기에 맞춰 변화하며 월경 전에 가장 두드러지는 경향이 있다. 유방섬유종은 20~50세 사이에 빈발하고 보통 폐경 이후에는 사라진다.

유방섬유종의 원인은 완전히 밝혀지지 않았지만 에스트로겐이 프로게스테론보다 지나치게 많을 때, 즉 여성호르몬은 과다하고 황체호르몬은 적을 때 또는 프로락틴의 생산증가 등 호르몬 불균형과 연관이 있는 것으로 알려져 있다. 에스트로겐이 많아지면 프로락틴 호르몬의 분비가 증가돼 유방섬유종이 생기기 쉽다.(1권 유방섬유종 p.385, 여성호르몬 우세 p.477)

카페인

일부 실험에서 카페인을 완전히 제한하고 1~6개월 후 유방섬유종 환자의 65~88%에서 증상이 완화되거나 사라진 것으로 확인됐다. 하지만 카페인을 완전히 끊지 않고 양만 줄인 여성은 효과가 크지 않았다. 45세 이상의 여성들은 젊은 여성들과 비교해 증상이 사라지기까지 종종 더 긴 기간(최소 1년)이 필요했다.

■ **연구 1** 유방섬유종이 있는 여성 47명에게 모든 카페인 섭취를 중단하도록 했는데 그들의 평균 커피 섭취량은 중간 정도 진하기로 하루 4잔(190mg)가량이었다. 카페인을 완전히 끊은 여성 20명 중 65%는 1~6개월 이내에 증상과 만져지던 유방결절이 완전히 사라졌으나 카페인을 계속 섭취한 여성 27명 중에서는 1명만이 증상이 사라졌다. 카페인을 피하는 동안은 유방의 증상이 사라진 채로 유지됐으나 카페인을 다시 마셨을 때는 유방의 변화가 다시 나타났으며 카페인을 완전히 끊은 후에도 증상이 사라지지 않은 여성 7명 중 3명은 담배를 끊은 후 확연히 좋아졌다.

■ **연구 2** 모든 카페인을 완전히 끊은 45명의 여성 중 82%는 증상이 없어진 데 반해 카페인을 50% 정도만 줄인 여성은 28명 중 25%만 유방 증상이 사라졌다. 유방섬유종이 있는 여성들이 유방섬유종이 없는 여성들보다 카페인을 많이 섭취하지는 않는 것으로 나타났지만 유방섬유종이

있는 여성의 유방조직은 정상적인 유방조직보다 아데닐 시클라아제 효소(cyclic AMP를 합성하며 cyclic AMP가 많아지면 섬유종이 생긴다)에 더 민감하게 반응하는 것으로 밝혀졌다. 이 연구를 진행한 전문가들은 유방섬유종이 있는 여성들은 카페인에 더 민감하다는 결론을 내렸다.

■ **연구 3** 다른 실험에서 유방섬유종이 있는 여성 66명에게 카페인을 완전히 끊도록 했는데 6개월 후 이 여성들 중 88%가 호전됐고 91%는 만져지던 결절이 줄어들었다.

저지방 식단

지방 섭취는 호르몬 대사에 관여해 유방섬유종에 영향을 줄 수 있다. 실제 연구에서도 지방 섭취량과 유방섬유종의 발생률 사이에 상관관계가 확인됐다. 모든 종류의 지방(포화, 단불포화, 다불포화)이 유방섬유종 발생에 영향을 미쳤지만 그중 포화지방(육식)이 가장 연관성이 높았다. 연구에서 저지방 식사는 유방섬유종의 유방통과 월경주기에 동반되는 심한 유방통증을 완화시켰다.

■ **연구** 유방섬유종이 있으면서 월경주기에 심한 유방통을 경험하는 여성 10명에게 3개월 동안 육식을 제한한 저지방 식사(총열량의 20%)를 하도록 했더니 10명 모두 유방통증이 완화됐다. 게다가 평균 혈청 에스트라디올 농도(serum estradiol concentration)는 28%, 에스트론은 36%, 프로락틴은 29% 감소한 것으로 나타났다.

자연치료제

비타민 E

연구에 의하면 비타민 E는 유방섬유종이 있는 많은 여성들에게 효과가 있었고 또 다른 연구에서도 비타민 E가 효과적인 것으로 나타났다.

■ 연구 1 월경 전에 심해지는 만성유방섬유종 여성 20명에게 3개월 동안 매일 비타민 E를 200IU 또는 400IU 복용하게 했더니 6명의 환자(80%)에게서 증상이 완화되거나 완전히 사라졌고 13명은 유방조직이 더 부드러워지면서 낭포(cysts)가 없어지거나 크기가 작아졌다.

■ 연구 2 유방섬유종이 있는 여성 26명에게 2개월 동안 매일 비타민 E를 600IU 복용하게 했더니 85%에 이르는 여성들의 증상이 호전됐다.

증상이 호전되면서 호르몬 변화가 함께 나타났는데 에스트로겐과 DHEA, DHEA 대사산물(metabolites)의 소변 배출량이 늘고 높아졌던 황체형성호르몬과 난포자극호르몬 수치는 정상으로 돌아왔다.
반면 어떤 의사는 비타민 E가 유방섬유종 치료에 효과가 없다는 보고서를 내놓았고 2개월 동안 비타민 E를 600IU 복용하게 했을 때 대조군과 비교해 효과가 없었다는 연구보고도 있다. 하지만 개비 박사의 경험으로는 유방섬유종이 있는 여성 가운데 일부는 비타민 E 치료(보통 1일 400~800IU)로 증상이 완화됐고 증상이 완화된 환자들은 비타민 E의 효과를 굳게 믿고 있다고 한다. 안전성과 상대적으로 저렴한 비용을 고려할 때 비타민 E는 일부 경우 적절한 치료법으로 보인다. 비타민 E 보충제를 복용할 경우 순수 알파토코페롤보다 토코페롤 4가지가 모두 들어 있는 복합토코페롤 형태로 복용하는 것이 좋다.

티아민(Thiamine; 비타민 B_1)

어느 사례보고에 의하면 알코올 남용으로 인해 티아민 결핍이 초래된 20대 초반의 여성이 티아민 치료를 받고 3주 이내에 양쪽 유방에 있던 크고 작은 결절들이 사라졌다고 한다. 1979년 어떤 의사는 하루 100mg의 티아민이 유방섬유종 치료에 효과적이라고 보고했으나 후속연구나 대조실험이 진행되지 않아 주목을 끌지는 못했다.

개비 박사는 티아민을 100mg씩 하루 3회 복용한 몇 명의 환자에게서 증상이 완화되는 효과를 확인했다고 밝혔다. 티아민이 어떻게 작용하는지는 알려지지 않았지만 간에서 에스트로겐의 해독을 돕는 것으로 보인다. 간은 에스트로겐을 해독하는 데 비타민 B_6와 더불어 엽산과 다른 비타민 B군을 필요로 하므로 티아민보다 복합비타민 B를 복용하는 것이 더 효과적이다. 이 중 가장 중요한 성분이 비타민 B_6로 1970년대 초부터 이용돼왔으며 여러 연구에서 비타민 B_6가 월경전증후군과 유방섬유종에 효과 있는 것으로 밝혀졌다. 비타민 B_6의 적정 복용량은 25~50mg씩 하루 3회다.

달맞이꽃종자유(Evening primrose oil)

달맞이꽃종자유는 유방통을 치료하는 데는 효과적이지만 유방낭포

(breast cysts)가 있는 여성에게는 별 효과가 없는 것으로 나타났다.

▪연구 1 유방낭포가 있는 여성 200명을 무작위로 나누어 1년 동안 매일 한 그룹은 달맞이꽃종자유 3g을 복용하도록 하고 다른 그룹은 가짜 약을 복용하도록 한 결과 환자당 재발하는 평균 낭포 수가 달맞이꽃종자유 그룹이 가짜 약 그룹보다 15% 낮았으나 큰 차이는 없었다(2.09:2.46).

황체호르몬 크림(Progesterone cream)

에스트로겐이 프로게스테론보다 많다는 것은 여성호르몬은 과다하고 황체호르몬은 적다는 뜻으로 이는 배란이 되지 않았음을 의미한다.(1권 여성호르몬 우세 p.477) 이럴 경우 황체호르몬 크림인 프로게스테론 크림을 하루 2회 배란한 날부터 월경 전날까지 유방에 발라주면 매우 효과적이다. 이때 비타민 E(400IU)를 함께 복용하면 더욱 좋다. 유방통이 있다면 달맞이꽃종자유를 같이 복용한다.

아연(Zinc)

에스트로겐이 많아지면 프로락틴호르몬의 분비가 증가해 유방섬유종이 생긴다. 또 아연이 부족하면 프로락틴의 분비가 증가하고 아연이 많으면 프로락틴의 분비가 감소돼 유방섬유종이 완화된다. 유방통 등 월경전증후군이 있는 경우 아연이 부족할 가능성이 높다. 프로락틴을 감소시키려면 아연이 하루 30~45mg 필요한데 종합비타민에는 보통 15mg이 들어 있으므로 25mg만 추가하면 적당하다.

갑상선호르몬

한 연구 팀은 소의 갑상선을 건조시킨 갑상선 건조분말을 이용한 치료가 갑상선기능저하 증상과 유방섬유종이 동반된 여성 286명의 증상을 호전시켰다는 보고서를 발표했다. 다른 연구에서는 혈액검사 결과 갑상선기능이 정상이라는 판정을 받은 유방섬유종 환자들에게 갑상선호르몬 치료를 시도해 좋은 결과를 얻기도 했다.

■ **연구** 유방섬유종으로 인해 유방통증이 있는 여성 19명(21~44세)을 2개월간 매일 갑상선호르몬 처방약 레보사이록신 0.1mg으로 치료하고 이후에는 필요에 따라 치료를 지속했다. 치료한 환자 중 9명(47%)은 통증이 완전히 사라졌고 14명(74%)은 완전히 또는 부분적으로 통증이 완화됐으며 11명(58%)은 유방결절이 부드러워졌다. 단 1명만 치료 전에 갑상선기능저하증이 있었고 3명은 혈청 프로락틴 수치가 높았으나 레보사이록신 치료 후 정상으로 돌아왔으며 부작용은 관찰되지 않았다.

갑상선기능저하증의 임상적 증상이 있는 환자도 갑상선기능 혈액검사에서는 종종 정상으로 나오는데 갑상선호르몬 치료는 이런 환자들의 증상도 호전시키는 것으로 나타났다. 갑상선호르몬 치료는 갑상선기능저하증과 유방섬유종이 있는 여성들, 특히 식단조절과 영양제 치료에 반응하지 않는 여성들에게 적합하다. 그러나 갑상선호르몬 치료를 받기 전에 자연제품인 갑상선 건조분말을 먼저 써보는 것이 좋다.

처방

- 카페인이 함유된 식품을 완전히 제한하고 육식을 피하며 저지방 식단을 실천한다.
- 비타민 E를 하루 200~800IU 복합토코페롤 형태로 복용한다.
- 티아민을 100mg씩 하루 1~3회 복용한다. 또는 비타민 B_6를 복용하거나 평소에 복합비타민 B를 복용한다.
- 갑상선기능저하증 증상이 있는 환자는 갑상선기능저하증을 우선 치료한다.
- 황체호르몬 부족이 모든 여성 질병의 원인이므로 황체호르몬 크림을 바른다. (1권 폐경기 p.474)
- 아연을 하루 25mg 복용한다.

43 유방통

Mastalgia

유방통은 주기적 유방통과 비주기적 유방통으로 나뉘는데 가장 흔한 주기적 유방통은 호르몬 변화로 인해 유발된다고 여겨지며 일반적으로 배란 후에 시작돼 월경 때까지 지속된다. 이 때문에 월경전증후군의 일부로 여겨지기도 한다. 비주기적 유방통은 유방의 특정 부분에 국한된 통증이 지속적으로 나타나는데 외상과 흉막관절염에서 비롯되는 방사통 등이 원인으로 꼽힌다.

유방통은 유방섬유종이 있는 여성들에게 흔히 나타나는 증상이다. 유방섬유종에 도움이 되는 영양치료(예를 들면 카페인을 완전히 제한하고 비타민 E를 보충하는 치료)는 유방통이 있는 여성에게도 도움이 될 수 있으며 월경전증후군에 효과적인 치료도 주기적인 유방통 치료에 도움이 될 수 있다.

음식

저지방 식단

일부 실험을 통해 저지방 식단이 유방통과 유방 증상을 완화하는 데 효과적이라는 사실이 확인됐다. 저지방 식단이 어떻게 증상을 완화시키는지는 분명치 않지만 에스트로겐과 프로락틴 같은 호르몬을 감소시켜 증상을 완화하는 것으로 보인다.

■ **연구 1** 최소 5년 동안 주기적인 유선증으로 통증을 경험한 환자 21명을 무작위로 나누어 한 그룹은 복합탄수화물을 늘린 저지방 식사(총열량의 15%)를 하도록 하고 대조군은 일반 식사를 하도록 했다. 6개월 후 월경 전 유방압통과 붓기 정도가 저지방 식사 그룹에서는 현저하게 줄었지만 대조군에서는 변화가 없었고 검진 결과 저지방 식사 그룹 여성 10명 중 6명이, 대조군 여성 9명 중 2명이 유방붓기와 압통, 결절이 줄어든 것으로 확인됐다.

■ **연구 2** 유방통, 유방결절, 유두분비가 동반된 양성유방질병을 지닌 여성 36명을 6개월 동안 교대로 저지방 식사(총열량의 15% 이하)를 하는 그룹과 일반 식사를 하는 그룹으로 나눴다. 저지방 식사 그룹에서는 17명 중 12명의 증상이 완화됐으나 일반 식사 그룹에서는 아무도 증상이 완화되지 않았다. 두 번째 연구에서는 여성 121명(첫 번째 연구에 참여했던 여성 모두 포함)에게 평균 25개월 동안 저지방 식사를 하게 한 결과 유방통증(70%), 유방결절(64%), 유두분비(80%) 증상이 모두 큰 폭으로 완화됐다.

아마씨(Flaxseed)

아마씨에는 리그난 전구물질이 풍부해 에스트로겐 대사나 에스트로겐 효과를 조절하는 작용을 한다. 어떤 실험에서 하루에 아마씨 25g을 먹었을 때 주기적 유방통이 있는 여성의 유방통증이 완화된 것으로 나타났다.

■ **연구** 최소 6개월 동안 심한 주기적 유방통이 있는 폐경 전 여성 116명을 무작위로 나눠 3개월간 한 그룹에는 아마씨 가루 25g을 첨가한 머핀을 매일 제공하고 다른 그룹에는 밀로 만든 머핀을 제공했다. 2~3개월 후 증상 완화 정도는 아마씨 그룹이 대조군보다 확연히 높았고 심각한 부작용은 관찰되지 않았다.

아마씨오일에는 리그난이 소량만 함유돼 있어 아마씨 가루와 같은 효과가 있을 것으로 기대되지 않는다.

자연치료제

달맞이꽃종자유(Evening primrose oil; EPO)

임상실험에서 달맞이꽃종자유 하루 1~3g으로 2~4개월 동안 치료한 결과 유방통 완화에 효과가 있었다. 주기적 유방통이 있는 여성 215명 중 45%와 비주기적 유방통이 있는 여성 66명 중 27%가 증상이 완전히 사라지거나 현저하게 완화된 것으로 나타났다. 달맞이꽃종자유는 유방통 처방약인 브로모크립틴만큼 효과적이었고 다나졸보다는 효과가 떨어졌다. 또 다른 연구에서는 달맞이꽃종자유를 하루 1~2g 복용한 후 여성 39명 중 10명에게서 유방통이 완전히 사라진 것으로 확인됐다. 또 폐경 무렵 여성들의 호르몬대체요법 때문에 생긴 것으로 보이는 유방통에도 달맞이꽃종자유를 하루 2g씩 복용하자 10명 중 7명의 통증이 완화됐다. 하지만 다른 두 가지 실험에서는 유방통이 있는 여성들이 달맞이꽃종자유로 하루 3~4g씩 4~6개월 동안 치료를 받았음에도 대조군보다 효과적이지 않다는 결과가 나왔다. 이 연구는 몇 명이 참여했는지가 나와 있지 않아 그 규모를 알 수 없다.

비타민 B_6

주기적 유방통이 있는 여성 289명에게 3개월 동안 매일 피리독신 100mg을 복용하게 해 49%의 여성에게서 월경 전 유방통증이 최소 50% 감소한 사실을 확인했다.

처방

- 달맞이꽃종자유를 하루 2~4g씩 복용한다.
- 비타민 B_6(피리독신)를 하루 100mg씩 복용한다.

44 음식 알레르기

Food Allergy

임상에서 음식 알레르기가 급성천식 발작, 두드러기, 맥관부종을 일으킨다는 것은 잘 알려져 있으며 경우에 따라 습진이나 비염의 원인이 되기도 한다. 이런 종류의 알레르기 반응을 즉시형 혹은 제1형 과민알레르기 반응이라고 하는데 면역글로불린 E(IgE)에 의해 일어난다.(1권 음식 알레르기 p.307)

그러나 다른 타입의 음식에 대한 반응인 '숨겨진' 음식 알레르기는 오랫동안 논란이 돼온 주제이다. 한 조사에서는 인구의 60%가 알지 못하는 음식 알레르기로 인해 고통받고 있다고 보고하기도 했다. 알레르기로 인한 증상과 질병으로는 피로감, 편두통, 과민성대장증후군(IBS), 염증성대장질병, 담석증, 관절염, 천식, 비염, 감염 재발, 야뇨증, 신장증후군, 주의력결핍 과잉행동장애(ADHD), 간질, 습진, 건선, 구강궤양 등이 보고돼 있다.

환자의 질병을 진단하고 치료하기 위해서는 어떤 음식에 알레르기 반응을 일으키는지 반드시 찾아봐야 한다. 그러나 증상이 바로 나타나서 찾기 쉬운 제1형 과민 알레르기 반응과 달리 숨겨진 음식반응(IgG 면역반응)은 그 증상이 나타나기까지 몇 시간에서 며칠이 걸리기도 한다. 엄격히 말하자면 음식으로 인한 증상들은 면역반응이 나타나지 않는 이상 알레르기라고 부를 수 없다. 일부 음식반응은 면역글로불린 E(IgE), 면역글로불린 G(IgG)에 의한 면역반응으로 밝혀졌고 또 다른 음식반응은 면역과 관계없는 것으로 밝혀졌으며 이 경우를 히스타민 분해효소 부족증이라고 한다.(1권 우유 먹고 설사하는 것도 음식 알레르기? p.318) 또는 음식불내증도 있다. 하지만 이러한 구분이 임상적으로 중요하지 않을 때는 간단하게 다 같이 음식 알레르기로 부르기로 한다.

음식 알레르기와 관련된 더 많은 증상과 질병은 다음과 같다.

심혈관 계통: 협심증, 부정맥, 고혈압, 혈전정맥관염

피부과 계통: 여드름, 습진, 건선, 자반병, 울혈성궤양, 두드러기

이비인후과 계통: 청력손실, 쉰 목소리, 메니에르병, 코 폴립, 코피, 후각기능 이상, 외이염, 중이염, 부비강염, 편도선, 미각장애, 혈관성 비염, 어지러움

소화기 계통: 췌장염, 복통, 변비, 크론병, 설사, 호산구 식도염, 담낭질병, 위염, 식도역류성질병, 과민성대장증후군, 비궤양성소화불량, 구토, 소화성궤양, 직장염, 직장출혈, 궤양성대장염

신경 계통: 긴장형 두통, 운동실조증, 간질, 편두통, 다발성경화증, 하

지불안증후군

안과 계통: 포도막염, 결막염

소아과 계통: 복통, 야뇨증, 성장통

정신과 계통: 불안증, 주의력결핍 과잉행동장애, 자폐증, 조울증, 우울증, 기분부전증, 공황장애, 정신분열증

호흡기 계통: 천식, 만성폐색성폐질병, 기침

신장 계통: 신장증후군, 사구체신염

관절염 계통: 유년형 류마티스관절염, 건선 관절염, 류마티스관절염, 전신홍반성낭창, 맥관염

비뇨기과 계통: 배뇨곤란증, 요도염, 빈뇨, 요로감염, 방광염,

기타: 구강궤양, 칸디다증, 부종, 피로, 식탐, 구취, 불면증, 비만, 재발성감염, 이갈이, 혈소판감소증, 질염

진단

병력

음식 알레르기 때문이라고 여겨지는 증상의 가짓수에 비례해 환자에게 음식 알레르기가 있을 가능성이 높아진다. 또 소아복통, 중이염 재발, 편도선, 콧물, 성장통, 천식, 습진, 또는 늘 아팠던 것 같은 병력이 있거나, 가족 병력에 알레르기가 있는 환자는 더욱 의심해봐야 한다. 의사와 상담할 때 어떤 환자는 어떤 음식을 먹고 난 후 증상이 안 좋아지고 음식을 먹지 않았을 때는 증상이 좋아진다고 한다. 그러나 많은 음식 알레

르기 환자는 반응성저혈당증도 있어서 반대 증상(음식을 먹었을 때 증상이 좋아지며 굶었을 때 증상이 나빠짐)을 보이기도 한다. 음식 알레르기와 반응성저혈당증 증상이 둘 다 있는 환자의 경우에는 음식에 대한 증상으로 진단하기가 어렵다.

반응성저혈당증
당뇨는 아니지만 탄수화물을 많이 먹은 후 4시간 이내에 혈당이 70 이하로 떨어지는 것으로 많은 양의 탄수화물을 섭취하면 인슐린이 과도하게 분비돼 혈당이 낮아지는 증상이다. 이때 기운이 없고 진땀이 나며 손이 떨리는 등 저혈당 증상들이 나타나지만 단 음식이나 탄수화물을 먹으면 곧 호전된다.

신체검사

알레르기를 나타내는 신체적 증상에는 코 점막의 창백함, 전체적으로 창백함, 눈 밑의 부종과 다크서클, 전신부종, 반상출혈이 있다. 알레르기가 있는 어린아이들에게 주로 나타나는 증상으로는 알레르기 경례(손으로 코를 위로 비비는 행동, 코가 가려울 때 하는 행동)와 알레르기 주름(코를 위로 많이 비벼서 콧등에 주름이 생기는 현상)이 있다.

제한식단

숨겨진 음식 알레르기는 알레르기를 일으키는 음식을 제외한 제한식단을 2~3주간 먹은 다음 음식을 하나씩 추가해가며 알레르기를 일으키는 음식을 찾는 방법으로 밝혀낼 수 있다. 환자가 2~3주 동안 제한식단으로 저자극성 음식을 먹으면 만성적으로 있던 증상이 사라지거나 호전되며 몸이 알레르기 중독에서 벗어나 민감한 반응을 보이게 된다. 몸이 이렇게 민감해지면 알레르기를 일으키는 음식을 먹었을 때 빨리 과민반응을 일으켜 전에는 몰랐던 알레르기를 일으키는 음식을 찾아낼 수 있게 된다. 예를 들어 물에 잠겨서 젖은 축구공이 땅 위에 있다고 하자. 축구공이 젖어 있을 때는 그 위에 비가 내려도 비가 오는 줄 모르지만 햇볕에 바싹 말린 후 비가 오면 축구공에 한 방울만 떨어져도 쉽게 알아낼 수 있다.

윌리엄 크룩 박사에 의해 시작된 제한식단(3권 알레르기 제한식단 p.675)은 정제 설탕, 밀, 유제품, 옥수수, 달걀, 오렌지나 귤, 커피, 차, 알코올, 식품첨가제를 모두 제한하며 환자가 이미 알고 있거나 의심이 가는 음식과 1주일에 3회 이상 먹는 음식을 제한한다. 자주 먹는 음식을 제한하는 이유는 알레르기를 일으키는 음식이 아닐지라도 자주 먹게 되면 알레르기에 민감한 사람에게는 숨은 알레르기가 나타날 수 있기 때문이다. 자주 먹던 음식을 제한하기 어려운 환자는 제한식단을 하는 동안 자주 먹던 음식을 다른 음식과 교대해가면서(4일에 1회 이하) 먹을 수 있다.

정제 설탕 대신 꿀이나 메이플시럽, 보리시럽을 쓸 수 있는지 여부는 환자가 단당에 민감하냐 아니냐에 따라 결정한다. 또 환자가 수돗물에 아주 민감하면 유리병 또는 화학물질이 나오지 않는 딱딱한 플라스틱 병에 담긴 스프링 워터나 증류수를 마시게 한다.

제한식단 초기단계에서 만성적 알레르기성 부종이 회복되기 시작하며 잦은 배뇨가 생기는 것은 흔한 일이다. 제한식단을 시작한 지 며칠 안에 약 25%의 환자가 피로, 성급함, 두통, 불쾌함, 식욕증가와 같은 금단현상을 느끼는데, 이러한 증상은 보통 1~3일 안에 사라지며 제한식단을 시작하기 전보다 상태가 좋아진다. 대부분의 경우 금단현상은 심하지 않아 치료가 필요 없지만 증상이 견디기 힘들 정도면 비타민 C(아스코르빈산나트륨 또는 아스코르빈산칼슘)를 하루에 4회 1000mg씩 복용할 수 있다.

제한식단을 시작하고 10~21일 후에 증상이 호전되기 시작하며 환자에 따라 더 빨리 나타나기도 하는데, 어떤 사람은 4주째까지 증상이 나아지지 않을 수도 있다.

음식시도

대부분 3주 동안 제한식단을 실천한 후 음식을 하나씩 추가해가며 알레르기를 일으키는 음식을 찾는데 이렇게 음식을 하나씩 추가하는 것을 '음식시도'라고 한다. 제한식단을 적어도 10일 동안 하고 호전반응이 적어도 5일 동안 나타나면 음식시도를 더 빨리 시작할 수도 있다. 제한식단을 시작한 지 3주가 지나도 증상이 호전되지 않으면 제한식단을 1주일 더 하게 하는데, 4주째까지도 증상이 호전되지 않으면 하나씩 음식시도를 시작하게 한다. 가끔 제한식단에서 확실하게 증상이 호전되지 않았던 환자가 음식시도를 하는 동안 어떤 음식에 증상이 더 악화되는 경우가 있어 그 음식을 찾아낼 수 있다.

음식을 테스트하는 방법은 부록에 설명해두었다. 대부분 음식에 대한 알레르기는 음식을 먹은 뒤 10분에서 12시간 후에 일어나는데 관절통은 48시간까지 걸릴 수도 있다. 보통 하루에 한 가지씩 새로운 음식을 테스트하지만 환자의 주된 문제가 관절염일 때는 하루걸러 한 가지씩 테스트해야 한다. 증상을 일으키는 음식을 찾아내면 식단에서 제외하며 다음 음식을 테스트하기 전에 그 증상이 완전히 없어질 때까지 기다려야 한다. 증상을 일으켰는지 아닌지 확실하지 않은 음식은 4~5일 후에 다시 테스트해야 하며 가끔 최근에 먹은 음식에 대한 반응인지 전에 먹은 음식에 대한 반응이 지금 나타나는 것인지 모를 때는 나중에 다시 테스트해야 한다.

어떤 환자들은 제한식단을 하는 동안 증상이 너무 좋아져서 음식시도를 안 하기도 하는데 이것은 제한식단 후 음식시도를 하기까지 너무 오래 기다리면(6주 이상) 알레르기를 일으키는 음식에 대한 반응이 감소돼 증상을 일으킬 확률이 떨어지므로 어떤 음식을 먹으면 안 되는지 혼동할 수 있다. 환자가 적당한 양의 모든 영양소가 골고루 들어 있는 균형 잡힌 음식을 먹고 있다면 계속해서 제한식단을 해도 해롭지 않다.

여기서 중요한 것은 음식을 오래 씹어 천천히 먹어야 하며 소화가 잘 안 되는 사람은 위산과 소화제를 먹어 음식을 잘게 분해해야 한다. 음식을 빨리 먹어서 소화가 다 되지 않은 큰 덩어리째 흡수되면 백혈구가 이 덩어리를 음식이 아닌 이물질로 인식하고 공격해서 알레르기 반응을 일으킨다. 이렇게 되면 음식 테스트의 정확성이 떨어지고 혼란스러워진다.

일부 환자는 제한식단이나 음식시도에 쉽게 성공하지만 대부분의 경우는 갑작스럽게 바뀌는 식단에 부담을 느낀다. 이는 대용으로 먹어야 하는 음식이 낯설어서이기도 하고 설탕, 밀, 유제품, 커피, 알코올 같은 음식에 익숙해져 있어 거부감이 들기 때문이기도 하다. 그러나 제한식단은 진단을 위한 잠깐 동안의 테스트이며 금단현상은 지나가는 현상으로 숨겨진 음식 알레르기를 찾아내어 환자가 다시 건강을 되찾을 수 있다는 사실을 명심해야 한다. 많은 경우 음식 알레르기를 찾아내 제한하면 어떤 치료에도 낫지 않던 만성병이 완치될 수 있다.

주의사항

몇 주 동안 제한식단을 한 후 음식시도를 시작하면 과장된 반응이 나타날 수 있다. 음식시도가 생명을 위협하거나 심각한 쇼크를 일으키는 경우는 드물지만 심각한 천식 환자는 일부 위험할 수도 있다. 또 아토피성 피부염이 있는 환자 가운데 전에는 우유를 마셔도 증상이 나타나지 않았지만 우유를 끊은 다음 몇 년 동안 우유를 마시지 않다가 다시 마셨을 때 두드러기, 소화불량, 구토, 기침, 콧물, 눈물 등의 증상이 나타날 수 있다.

심각한 증상이 나타날 위험이 있는 환자는 이런 제한식단과 음식시도를 하지 않거나 아니면 심각한 증상이 나타날 때를 대비해 적절한 장비가 준비돼 있는 큰 병원에서 경험 있는 전문의의 감시하에 음식시도를 해야 한다.

테스트 후

(다음 내용은 숨겨진 음식 알레르기에 관한 것이며 즉시형 과민알레르기 반응과는 관계없음)

대부분의 음식은 오랫동안 먹지 않을수록 점차 알레르기 반응이 약해지는데 일부 음식은 오랫동안 먹지 않았어도 영원히 알레르기 반응을 일으킨다. 또 어른은 알레르기를 일으키는 음식을 다시 시도할 때까지 적어도 6~12개월 동안 피해야 하며 어린이들은 빠르면 3개월 안에도 알레르기를 일으키는 음식을 다시 먹을 수 있다. 알레르기 반응 없이 다시 먹을 수 있게 된 음식은 3~4일에 한 번 이상 먹으면 안 되며 이보다 자주 먹으면 결국 알레르기 반응이 다시 생길 수 있다.

알레르기에 매우 민감한 환자는 여러 종류의 음식을 돌아가며 먹는 방법으로 같은 음식을 4일에 한 번 이상 먹지 말아야 한다. 대부분의 환자들은 엄격하게 음식을 돌아가면서 먹을 필요는 없지만 알레르기가 있는 모든 환자는 같은 음식을 매일 먹어서는 안 된다. 사람이 자주 먹는 일반음식을 먹지 말아야 하는 환자들은 영양이 부족할 수 있으므로 영양사와 상담하거나 종합비타민, 칼슘, 오메가-3 오일 등 영양제들을 보충하는 것이 좋다.

칸디다증(Candidasis)

항칸디다 프로그램이 장염증과 장투과성을 줄여 알레르기를 일으키는 물질의 흡수를 감소시키기 때문에 만성칸디다증 증상이 있는 환자의 알레르기 반응을 줄일 수 있다.

다른 진단 테스트들

보통 피부과에서 하는 피부 테스트나 특정 음식에 대한 면역글로불린 E(IgE) 항체를 찾는 혈액 테스트는 즉시형 과민알레르기 반응을 진단하는 데 효과적이지만 숨겨진 알레르기를 진단하기엔 믿을 만한 방법이 아닌 것으로 나타났다.

혈액 안에 특정한 음식에 대한 면역글로불린 G_4(IgG_4) 항체(IgG RAST)를 측정하는 혈액검사도 사용되고 있는데 이 검사의 정확도는 여러 가지 이유로 믿을 만하지 못하다. 첫째, 같은 혈액 샘플을 여러 연구소에 보냈더니 검사결과가 서로 다르게 나왔다. 둘째, 검사용 항체를 만드는 데 쓰는 음식 샘플에 여러 가지 미생물이나 다른 불순물이 들어 있을 수 있다. 이럴 경우 검사 결과가 음식에 대해서가 아니라 그 안에 들어 있는 박테리아나 곰팡이에 대한 반응일 수 있다. 셋째, 어떤 알레르기 반응은 음식에 들어 있는 단백질에 대한 반응이 아니고 그 음식을 소화할 때 생기는 폴리펩타이드(polypeptides; 2개 이상의 아미노산을 생산하는 펩타이드)나 음식을 조리할 때 생기는 당화물질에 대한 것이기 때문에 이런 항원들은 혈액검사로 측정할 수가 없다. 넷째, 면역글로불린 G_4(IgG_4) 안에는 알레르기 반응을 일으키는 항체도 들어 있지만 알레르기 반응을 차단하는 항체도 들어 있다. 따라서 면역글로불린 G_4(IgG_4)의 항체로 음식 알레르기를 진단할 수 있다는 이론에는 의문점이 있다. 다섯째, 음식에 대한 일부 반응은 면역계에 의한 진짜 알레르기가 아니고 프로스타글란딘이나 엔도르핀 같은 물질에 의해서 또는 음식 안에 들어 있는 어떤 생물학적 활성물질에 의한 것이기 때문에 정확히 얘기해서 면역에 의한 알레르기 반응이 아니다. 이렇게 면역반응이 아닌 경우는 항체검사로 알아낼 수가 없다. 현재까지 면역글로불린 G 항체(IgG RAST) 검사에서 결과가 틀리게 나온 사례에 대한 연구가 발표된 적은 없지만 실제 개비 박사의 임상경험에 의하면 RAST 검사와 제한식단과 음식시도 테스트 결과가 다르게 나오는 경우가 상당히 많았다.
또 다른 ALCAT 혈액검사는 혈액을 여러 가지 음식 추출액과 섞은 후 혈소판의 응집 정도와 백혈구의 형태변화를 측정한다. 한 연구에서 이 검사를 이용했을 때 음성이 양성으로 잘못 나온 경우가 전체의 24.3%였고 양성이 음성으로 잘못 나온 경우가 30.9%였는데, 이것은 음식 알레르기를 진단하는 데 이 검사를 쓸 수 없다는 뜻이다. 게다가 같은 혈액 샘플을 나눠 두 연구소에 보냈더니 34% 경우에만 두 곳에서 같은 결과가 나왔다.
일부 의사들은 음식 알레르기를 진단하기 위해 여러 가지 음식 추출물 용액을 피하에 주입하거나 혀 밑에 넣는데 이와 비슷한 방법이 알레르기를 중화시키거나 둔감화시키는 방법으로도 사용된다. 음식 추출물을 피하에 주입하는 방법이 효과적이라는 것이 한 연구에서 밝혀졌지만 다른 연구에서는 같은 효과를 보지 못한 것으로 나타나 피하주입 테스트나 둔감화 방법 모두 논란의 대상으로 남아 있다.
역시 필자는 음식을 하나씩 먹어보고 몸이 반응하는지 확인하는 것이 가장 정확하다고 본다.

왜 알레르기가 많아졌는가?

1950년대에는 어린이 중 아무도 주의력결핍과 행동과잉장애가 없었으나 오늘날에는 흔한 병이 되었고 많은 경우에 음식 알레르기와 연관이 있다. 또 최근에는 땅콩이나 다른 음식에 과민반응을 일으키는 빈도도 증가하고 있다.

이러한 알레르기가 증가하는 주요인으로는 환경오염물질과 예방주사로 인한 면역계 작용의 변화, 2700가지가 넘는 음식첨가제에 대한 노출, 농산물의 유전자 조작 등을 꼽을 수 있다.

알레르기 제한식단

다음은 제한식단을 통해 숨겨진 음식 알레르기를 찾아내고 치료하는 데 선구적 역할을 한 윌리엄 크룩 박사가 고안한 방법을 수정한 것이다. 이 식단의 목적은 몸에 나타나는 여러 가지 증상의 숨겨진 알레르기 음식을 찾기 위함이다. 음식을 제한하는 2~3주 동안 모든 알레르기 항원을 완전히 없애고 증상이 호전되면 음식을 한 번에 한 가지씩 먹어보며 어떤 음식이 알레르기를 일으키는지 알아내는 방법이다.

피해야 할 음식

유제품: 우유, 치즈, 버터, 요구르트, 사워크림, 코티지치즈, 유장, 카세인, 카세인나트륨, 카세인칼슘과 이런 음식이 들어 있는 모든 식품

밀: 대부분의 빵, 스파게티, 국수, 파스타, 대부분의 밀가루, 제과류, 녹말, 그레이비.

옥수수: 통옥수수나 콘칩, 토르티야, 팝콘, 빵, 제과류 등과 같이 옥수수가 함유된 식품과 옥수수기름이 들어 있는 식품, 원료가 불분명한 식용유, 옥수수시럽, 옥수수 감미료(corn sweetener), 우선당(dextrose), 포도당

달걀: 흰자, 노른자, 달걀이 들어가는 모든 식품

감귤류: 오렌지, 자몽, 레몬, 라임, 귤, 감귤류가 들어가는 모든 식품

커피, 차, 알코올: 카페인이 들어 있는 커피, 카페인을 뺀 커피, 차, 카페인을 뺀 차, 감귤류가 들어 있는 허브차. 감귤류가 들어 있지 않은 허브차는 마셔도 된다.

정제된 설탕: 설탕과 설탕이 들어 있는 사탕, 소프트드링크, 파이, 케이크, 쿠키, 초콜릿, 설탕이 가미된 애플소스 같은 식품과 설탕의 다른 이름인 자당, 고과당 옥수수시럽, 옥수수시럽, 옥수수 감미료, 과당, 사탕수수주스, 포도당, 우선당, 맥아당(maltose), 맥아우선당(maltodextrin), 과당 등 모든 식품을 제한해야 하며 환자에 따라(정제된 설탕에 대한 민감성에 따라) 하루 1~3티스푼의 가공되지 않은 순수한 꿀, 메이플시럽, 보리시럽은 먹을 수 있다. 모든 설탕류를 먹으면 안 되는 환자는 말린 과일도 먹으면 안 되며 모든 설탕류에 제한이 없는 환자는 아황산염이 첨가되지 않은 말린 유기농 과일을 가끔 먹을 수 있다. 과일을 말릴 때 곰팡이가 생기지 않도록 아황산염을 뿌린다. 다른 종류의 감미료인 스테비아(stevia)에 대해서는 아직 많이 알려져 있지 않으므로 사용하지 말아야 한다.

식품첨가제: 인공색소, 향료, 방부제, 식질감 부여제(texturing agent), 인공감미료 등과 대부분의 다이어트 소다 및 인공재료가 포함된 식품은 모두 제한해야 하며 아황산염이 들어 있을 수 있는 포도, 자두, 건포도도 피해야 한다. 이런 과일은 곰팡이가 잘 생겨 방부제인 아황산염을 뿌린다.

1주일에 3회 이상 먹는 음식: 현재 1주일에 3회 이상 먹는 음식은 피하고 나중에 테스트해야 한다.

알려진 항원: 이 식이요법에서 허용하더라도 알레르기를 일으키는 음식이 따로 있으면 그 음식도 피해야 한다.

수돗물: 매우 심하게 민감증을 보이면 수돗물도 피해야 한다. 수돗물을 마실 수 없을 때는 유리병이나 딱딱한 플라스틱에 들어 있는 스프링 워터나 증류수를 마셔야 한다. 부드러운 플라스틱은 물에 플라스틱이 녹아나올 수 있고 3이나 7이 적혀 있는 병은 프탈레이트(phthalates; 페놀류)가 녹아나올 수 있으며 비스페놀 A도 없는 병을 사용해야 한다. 일부 정수기는 모든 항원을 없앨 수 없으므로 직장이나 레스토랑에 갈 때는 물을 가지고 다녀야 한다.

라벨 읽기

숨겨진 음식 알레르기는 종종 포장된 식료품에서 발견된다. '밀가루'는 보통 밀을 뜻하며, '식용유'는 옥수수오일을 뜻할 수 있고 카세인과 유장은 유제품이다. 비타민에도 밀, 옥수수, 설탕, 감귤류, 이스트나 다른 인공색소가 들어 있는지 잘 관찰해야 한다.

먹을 수 있는 음식

시리얼: 오트밀, 귀리 겨, 희석한 애플주스와 애플, 견과류를 시리얼에 얹어 먹을 수 있다. 옥수수오일이나 설탕이 첨가돼 있지 않은 두유도 마실 수 있다.

곡류와 가루식품: **가루** 대두콩, 쌀, 감자, 메밀, 콩으로 만든 가루

빵 쌀, 100% 호밀, 스펠트밀(spelt), 수수 빵

익힌 통곡 귀리, 수수, 메밀, 현미, 현미 파스타, 쌀 마카로니

기타 식품 100% 쌀로 만든 케이크, 쌀 크래커, 아마씨 과자, 100% 메밀국수

콩류: 콩, 두부, 렌즈콩, 완두콩, 병아리콩, 흰색 강낭콩, 강낭콩, 검정콩, 콩깍지. 말린 콩은 하룻밤 물에 불려야 하며 불린 물을 버리고 헹군 후에 요리해야 한다. 콩 통조림은 설탕과 알레르기 유발물질이 들어 있으므로 금지한다. 유리병에 담은 삶은 콩은 설탕이나 레몬, 첨가제가 들어 있지 않다. 완두콩, 렌즈콩과 첨가제가 들어 있지 않은 칠면조고기와 채소로 만든 수프는 먹을 수 있다.

채소와 과일: 옥수수와 감귤류 과일을 제외한 모든 채소와 과일을 먹을 수 있다.

단백질: 양고기, 칠면조고기, 생선을 먹을 수 있으며 양고기는 알레르기를 거의 일으키지 않으므로 여러 가지 음식에 알레르기가 있는 사람도 먹을 수 있다. 고기 대신 곡물이나 콩을 먹을 수 있으며 아황산염이 들어 있을 수 있는 새우와 대부분의 통조림, 포장돼 있는 로브스터, 게, 굴은 피해야 한다.

견과류와 씨앗: 견과류는 생으로 먹고 볶은 것은 안 먹는 것이 좋다. 견과류에는 오메가 오일이 들어 있어 열을 가하면 산화된다. 또 견과류에 함유된 오일 성분으로 인해 상하기 쉬우므로 밀폐된 용기에 넣어 냉장고에 보관해야 한다. 견과류 버터(피넛버터, 아몬드버터, 캐슈버터, 호두버터, 깨버터, 삼씨버터hemp seed butter, 참깨 타히니)도 먹을 수 있다.

오일과 지방: 해바라기, 홍화, 올리브, 깨, 피넛, 아마씨, 카놀라, 콩으로 만든 오일은 경화유(hydrogenated oil)나 부분경화유(partially hydrogenated oil)라고 표기돼 있지 않은 것을 써야 하며 옥수수오일이나 원료를 모르는 식물성 식용유(대개 옥수수오일)는 쓰면 안 된다. 대부분의 마가린에는 트랜스지방이 들어 있으므로 사용하지 않는 것이 좋으며 마요네즈 대신 잘

익은 아보카도를 발라 먹어도 된다.

간식: 허용된 음식들은 간식으로 먹을 수 있는데 셀러리, 당근, 기타 채소들, 감귤류를 제외한 과일, 소금을 뿌리지 않은 견과류와 씨앗을 먹을 수 있다.

음료수: 유리병이나 딱딱한 플라스틱 병에 들어 있는 스프링 워터, 허브차(감귤류 제외), 설탕이나 첨가제가 들어 있지 않은 주스(감귤류 제외), 옥수수오일이 들어가지 않은 콩 우유나 쌀 우유를 마실 수 있다.

양념: 적당한 양의 소금, 후추, 허브, 마늘, 생강, 양파, 설탕이 들어 있지 않은 케첩과 겨자. 간장에는 밀이나 첨가제가 들어 있지 않은지 라벨을 잘 살펴야 한다.

기타 식품: 설탕이 들어가지 않은 스파게티 소스, 설탕이나 감귤류가 들어가지 않은 과일 젤리는 먹을 수 있다.

일반적인 조언

열량은 제한하지 말며 아침을 든든히 먹고 하루 동안 자주 먹어야 하며 하루에 적어도 4컵의 물을 마신다. 음식을 충분히 먹지 않으면 피로, 성급함, 두통, 급격한 체중감소 등 저혈당 증상이 나타날 수 있다. 매일 먹는 음식이 알레르기를 일으킬 수 있으므로 몇 가지 음식만 먹지 말고 여러 가지 종류의 음식을 돌려가며 먹어야 한다. 섬유소를 충분히 먹기 위해 콩, 제한식단에 허락된 통곡식, 과일과 채소, 집에서 만든 채소수프, 견과류, 씨앗을 먹으며 소화가 잘 되도록 잘 씹어 먹는다. 필요하면 소화를 위해서 위산과 소화효소를 먹는다.

미리 계획하기: 1주일간 먹을 음식을 계획한다. 식이요법을 시작하기 전

에 어떤 음식을 먹을 것인지 계획하고 제한식단을 하는 동안 먹을 수 있는 음식을 미리 사다가 저장해두며 알레르기를 일으키지 않는 요리책을 참고한다. 주말에 음식을 미리 준비해두면 주중에 도움이 된다.

외식하기: 외식을 할 때는 주문할 음식을 어떻게 만드는지 물어보고 제한식단에 맞춰 주문해야 한다. 예를 들어 아몬드를 뿌린 생선요리, 양파를 곁들인 구운 감자요리, 신선한 채소와 양고기를 주문할 때는 시즈닝, 버터, 레몬은 제외해달라고 요구해야 한다. 샐러드 바의 음식은 아황산염이나 방부제가 없는지 확인하고 집에서 오일과 사과식초에 다진 견과류나 씨앗, 허브를 넣어 만든 드레싱을 가지고 가서 뿌려먹는다. 외출할 때는 물과 스낵을 준비해 배고플 때 먹는다.

금단현상: 대략 4명 중 1명이 제한식단을 시작한 후 며칠 안에 약간의 금단현상을 겪는데 피로, 성급함, 두통, 불쾌감, 식욕증가 증상이 나타날 수 있다. 보통 2~5일 안에 증상이 사라지고 호전되지만 금단현상이 불편하면 아스코르빈산나트륨이나 아스코르빈산칼슘과 같은 비타민 C를 하루 3~4회 1000mg 복용한다. 대부분의 경우 금단현상은 심각하지 않으며 치료가 필요 없다. 제한식단을 시작할 때는 음식을 천천히 줄여가며 하는 것보다 모든 음식을 한꺼번에 중단하고 시작하는 것이 좋다.

음식 테스트

제한식단을 시작한 후 증상이 호전될 때까지 보통 2~3주가 걸리지만 적어도 5일 동안 증상이 호전되고 제한식단을 시작한 지 최소 10일이 지나면 음식 테스트를 시작할 수 있다. 대부분 증상이 호전되지만 일부 환자들은 증상이 상당히 호전돼 음식 테스트를 하지 않으려는 경우가 있다.

그렇다고 해서 음식 테스트를 하지 않고 오래 기다리면 알레르기가 진정돼 음식 테스트로 알레르기 증상이 나타나지 않을 수 있고 결과적으로 어떤 음식에 알레르기가 있는지 모르게 된다. 음식 테스트를 시작하고 특정한 음식을 먹었을 때 증상이 생기면 그 음식에 알레르기가 있는 것이다.

음식의 원료 테스트: 여러 가지 음식을 테스트할 때는 순수원료를 테스트해야 한다. 예를 들어 치즈를 테스트하기 위해 피자를 사용하면 안 된다. 피자에는 밀이나 옥수수오일이 들어 있을 수도 있기 때문이다. 또 빵에는 다른 여러 가지 알레르기를 일으키는 물질이 들어 있으므로 밀을 테스트하기 위해 빵을 테스트할 수는 없다. 살충제, 호르몬, 그밖에 여러 첨가제가 들어 있을 수 있으므로 테스트를 위해서는 유기농 식품을 이용해야 한다.

테스트 과정: 하루에 한 가지씩 새로운 음식을 테스트하는데, 주된 증상이 관절통이면 이틀에 한 가지씩 테스트한다. 알레르기 반응은 보통 음식을 먹은 지 10분부터 12시간 사이에 나타나지만 관절통은 48시간 후에 나타나기도 하기 때문이다. 테스트하는 음식은 꽤 많은 양을 먹어야 하는데, 예를 들어 우유를 테스트할 때는 아침에 큰 컵으로 우유 한 잔을 다른 허용된 음식과 함께 마시고 나서 원래 있던 증상이 나타나거나 두통, 가스 참, 구역질, 어지러움, 피로감 등의 증상이 시작되면 다시 먹지 말고 알레르기를 일으키는 음식으로 기록해둔다. 증상이 나타나지 않으면 점심이나 저녁에 다시 먹어보고 반응을 봐야 하는데 이후부터는 증상이 나타나지 않더라도 모든 음식을 테스트할 때까지 다시 먹지 말아야 한다. 반응이 보이면 증상이 호전될 때까지 기다렸다가 다음 음식을 테스트해야 하며 어떤 때는 증상이 최근에 먹은 음식 때문인지 전에 먹은 음식

에 대한 반응이 나중에 나타나는 것인지 확실하지 않을 수도 있으므로 이런 경우에는 4~5일 기다렸다가 다시 그 음식을 테스트해봐야 한다. 전혀 먹지 않는 음식을 테스트할 필요는 없으며 이미 증상을 일으키는 음식을 알고 있을 때도 테스트할 필요가 없다. 어떤 음식이든 순서 없이 테스트해도 되며 몸 상태가 좋은 날에 테스트를 시작하는 것이 좋고 테스트하는 음식과 증상들을 기록해두어야 한다.

유제품 테스트: 우유와 치즈는 서로 다른 날에 테스트해야 하며 사람에 따라 특정한 치즈에 알레르기 반응이 나타나므로 치즈 종류에 따라 각각 다른 날에 테스트해야 한다. 보통 요구르트와 코티지치즈, 버터는 따로 테스트하지 않아도 된다.

밀 테스트: 순수 밀로 만든 시리얼을 사용하고 콩 우유나 쌀 우유를 넣어 먹을 수 있다.

옥수수 테스트: 신선한 옥수수 또는 소스나 첨가제가 들어 있지 않은 얼린 옥수수를 사용할 수 있다.

달걀 테스트: 삶은 달걀을 이용해 흰자와 노른자를 각각 다른 날에 테스트한다.

감귤류 테스트: 오렌지, 자몽, 레몬, 라임을 각각 다른 날에 테스트하며 레몬과 라임은 물에 짜서 마셔도 되고 오렌지나 자몽은 통째로 먹는다.

선택적 테스트

다음 식품들은 먹지 않는 음식이거나 식단에서 제외시킨 음식이라면 테스트할 필요가 없다. 그러나 평소에 자주 먹던 음식이라면 테스트해서 어떤 영향을 미치는지 알아보는 것이 좋다. 이러한 음식이나 음료수는 때로 심한 반응을 일으키므로 몸 상태가 좋을 때 테스트를 시도해야 한다.

커피와 차: 커피와 차는 각각 다른 날 테스트해야 하며 우유나 크리머, 설탕은 넣을 수 없으며 대신 콩 우유나 쌀 우유는 넣어도 된다. 카페인이 없는 커피나 차도 각각 다른 날 테스트해야 한다.

설탕: 4티스푼의 사탕수수 설탕을 음료수나 시리얼, 음식에 사용할 수 있다.

초콜릿: 1~2큰술의 제과제빵용 순수 초콜릿이나 허시즈(Hershey's) 코코아 가루를 사용한다.

음식 돌아가며 먹기(Rotation Diet)

알레르기를 잘 일으키는 체질인 경우 매일 같은 음식을 먹으면 결국 그 음식에 알레르기를 일으키게 되므로 어떤 음식을 안전하게 먹을 수 있는지 알아낸 후 골고루 돌아가며 먹어야 한다. 알레르기 반응에 매우 민감한 사람은 같은 음식을 4일 간격으로 먹어야 하지만 거의 모든 사람은 4일 간격보다 더 자주 먹을 수 있다. 알레르기를 일으키는 음식을 6~12개월 동안 피하면 결국 그 음식에 대한 민감성이 없어질 수도 있으나 이러한 음식을 4일 간격보다 더 자주 먹으면 다시 알레르기 반응이 나타날 수 있다.

몇 가지 좋아하는 음식만 먹는 것보다 여러 종류의 음식을 골고루 먹어야 하며 음식을 돌아가며 먹을 때 그 음식을 먹는 날 외에는 그 음식이 들어 있는 모든 종류의 음식을 먹지 말아야 한다. 예를 들어 옥수수를 먹는 날이 아니면 콘칩, 옥수수오일, 옥수수 감미료 등 옥수수가 들어 있는 식품을 먹으면 안 된다. 그러나 제한식단을 할 때나 음식 테스트를 하는 기간에는 엄격하게 돌아가며 먹을 필요는 없다.

다른 알레르기 반응

알레르기를 잘 일으키는 체질인 경우 제한식단 음식과 테스트를 마친 음식 이외에도 알레르기를 일으키는 음식이 있을 수 있다. 무엇을 먹는지 잘 관찰해야 하며 증상이 나타날 때는 최근에 먹은 음식을 검토해봐야 한다. 그 음식을 2주 동안 제한한 후 다시 테스트해서 같은 증상이 나타나는지 관찰해야 한다.

45 임신

Normal Pregnancy

건강한 아기를 기르기 위해서는 좋은 영양분이 필요하다. 임산부의 영양분이 부족할 때도 태아는 모체혈액에서 영양분을 이용하는 방법을 알고 있지만 이 방법에도 한계가 있다. 이 장에서는 정상적인 임신과 관련된 영양에 대해 다룬다.

음식

단식은 비추천

임신 중에 단식을 하면 각종 영양소의 갑작스러운 부족증을 일으킬 수 있다. 만약 갑작스러운 영양부족이 태아가 성장하는 중요한 시기에 일어난다면 태아 기형이 생긴다. 임신 중인 유대인 여성들을 대상으로 한 연구에서 속죄일(Yom Kippur)에 24시간 동안 단식했다가 출산을 촉발하는 사례가 많았던 것으로 나타났다. 조기진통을 하는 경향이 있는 여성이 24시간 단식하면 조기출산할 위험이 높아진다.

건강한 식사습관

덴마크 여성 4만4612명을 대상으로 한 연구에서 채소, 과일, 닭고기, 생선을 많이 먹는 여성들은 많은 양의 붉은 고기와 가공된 고기, 지방이 많은 유제품을 먹는 여성들과 비교해 저체중아를 출산할 확률이 26% 낮았다. 임상실험에서는 생선, 닭고기에 알레르기가 없을 경우 저지방 닭고기와 통곡물, 과일, 채소, 콩류, 오일의 비중이 높은 식사를 하면 조산아를 출산할 확률이 감소했다. 이러한 식단은 체중에 영향을 주지 않았다.

■연구 임신문제가 생길 위험이 적은 임산부 290명(21~38세)을 무작위로 나누어 한 그룹은 붉은 고기, 유제품 등 평소 먹는 식사(대조군)를 그대로 하도록 하고 다른 그룹은 생선, 저지방 닭고기와 통곡물, 과일, 채소, 콩류, 오일 비중이 높은 식사를 하도록 했다. 식단조절은 임신 17~20주에 시작해 출산 때까지 계속했다. 식단조절을 한 그룹의 36주 이전 조산 빈도는 대조군과 비교해 91% 낮았다.

생선

생선에 들어 있는 오메가-3 지방산 EPA와 DHA는 뇌, 중추신경계, 시각계의 발달에 중요한 역할을 한다.(1권 오메가오일이 뭐기에? p.544 / 2권 오메가-3오일 p.196) 생선은 콜린과 요오드처럼 뇌 발달에 좋은 영양소도 포함하고 있다. 하지만 많은 생선이 태아의 뇌 발달에 나쁜 영향을 줄 수 있는 수은에 오염돼 있다. 따라서 전문가들은 임신한 여성들은 생선을 적당히 섭취하고 수은이 많이 들어 있는 옥돔(멕시코 만산 1.45), 황새치(0.995), 상어(0.979), 삼치(0.73), 모든 종류의 참치(0.391)와 농어(칠레산 0.354)의 섭취를 제한하라고 권고한다. 괄호 안의 숫자는 평균 수은 함량이다. 이러한 충고 때문에 일부 여성은 임신기간에 수은을 완전히 먹지 않는 것이 가장 안전한 방법이라고 생각해 생선을 기피하기도 한다. 하지만 대부분 연구에서는 임신기간에 적당한 양의 생선을 먹어서 얻을 수 있는 장점이 더 많다는 결과가 나왔다.

앞의 수은 함량은 미국식품의약국(FDA)에서 조사한 것이어서 대부분 멕시코 만산이나 칠레산으로 미국 인근에서 잡히는 생선을 기준으로 측정한 것이다. 한국에도 이런 생선이 수입된다면 먹지 말아야 하지만 한국 해안에서 잡히는 생선은 해당이 안 될 것이다. 단, 참치는 원해에서 잡아오기 때문에 수은으로부터 안전하지 않다.

■ 연구 1 영국에 사는 임신부 약 1만1875명을 대상으로 임신 32주 차에 식품섭취 빈도조사를 한 후 그들의 아이들이 태어난 다음 6개월~8세까지 인지기능을 조사했다. 1주일에 340g 이하의 생선을 먹은 임신부는 340g 이상을 먹은 임신부와 비교해 아이의 언어지능이 하위 25%에 속할 확률이 컸고 운동능력, 의사소통, 사회성 발달검사 점수도 정상보다 낮을 확률이 컸다. 정상보다 낮은 점수가 나올 확률은 생선 섭취량을 늘

리면서 낮아졌다.

■ 연구 2 덴마크에서 출산연구에 참여한 엄마에게서 태어난 아이 약 2만 5446명을 추적조사했다. 생선 섭취량이 상위 25%인 엄마(1일 평균 56g, 1주일에 약 3.5회)에게서 태어난 아이는 생선 섭취량이 하위 25%인 엄마(1일 평균 5.4g 1주일에 1회 이하)에게서 태어난 아이보다 높은 발달점수를 받을 확률이 29% 높았다.

■ 연구 3 둥근 머리 돌고래로부터 얻는 기름진 음식을 많이 먹는 페로 제도의 임신 말기 임신부의 머리카락에서는 높은 농도의 메탈수은이 측정된다. 이 높은 농도의 수은은 그들에게서 태어난 7세 어린이들의 언어, 집중력, 기억능력장애와 연관이 있었다. 임신 중에 상어고기를 먹는 뉴질랜드 임신부들이 낳은 어린이들을 대상으로 한 연구에서도 비슷한 결과를 얻었다. 둥근 머리 돌고래의 지방과 상어고기에는 다른 생선들보다 5~7배 많은 수은 성분이 함유돼 있기 때문이다.

따라서 수은 함량이 높은 생선은 먹지 말아야 하지만 임신 중 1주일에 생선 340g까지는 안전한 것으로 나타났다. 적당한 양의 생선 섭취가 안전한 이유 가운데 하나는 생선에 상대적으로 많은 양의 셀레늄이 들어 있기 때문이다. 셀레늄은 수은과 결합해 수은의 독성을 약화시키는 복합체를 만드는 것으로 보고됐다. 따라서 임신부는 안전을 위해 하루 200mcg 정도의 셀레늄을 섭취하는 것이 좋을 것이다.

트랜스지방산

트랜스지방산(Trans fatty acids)은 세포 내 DHA 농도를 감소(태아발육에 좋지 않은 영향을 줄 수 있음)시키고 저체중아 출산 위험을 높인다는 증거가 있으므로 임신부는 트랜스지방이 포함된 음식을 피해야 한다.(1권 트랜스지방과 올리브오일 p.569)

카페인

카페인은 태반을 통과해 태아에게까지 영향을 미칠 수 있다. 연구에 의하면 임신 중에 카페인이 함유된 커피를 마시는 것은 조기출산 및 저체중아 출산과 연관이 있는 것으로 밝혀졌다. 적당한 양의 커피 또는 카페인 섭취가 임신에 나쁜 영향을 주는지는 명확하지 않지만 임신 중 많은 양의 카페인(1일 500mg 이상)을 섭취하는 것은 태아에게 카페인 의존성을 유발해 출산 후 아이에게 카페인을 제공하지 않으면 심부정맥 등의 증상을 일으킬 수 있다.

■ **연구** 신생아 72명의 소변 샘플을 검사한 결과 16명(카페인 그룹)에게서 카페인이 발견됐고 56명(대조군)에게서는 발견되지 않았다. 소변에서 카페인이 발견된 아이들의 엄마는 모두 하루 500mg의 카페인을 섭취한 반면 대조군 아이들의 엄마는 하루 250mg 이하의 카페인을 섭취했다. 카페인 그룹의 신생아들이 대조군 신생아들보다 빈박성부정맥(25%:1.7%), 심방조기수축(12.5%:0%), 미세진전(fine tremors; 100%:10.7%), 1분에 60회 이상의 빈호흡(tachypnea; 25%:3.5%) 등이 생

길 위험이 확연히 높았다.

알코올

임신 중 알코올 섭취는 마시는 양에 따라 저체중아 출산에 영향을 미친다. 연구에 따르면 임신 중에 알코올을 1주일에 100g 이상 마시는 여성은 1주일에 50g 이하로 마시는 여성보다 몸무게 하위 10%의 아이를 출산할 확률이 2.27배 높은 것으로 나타났다. 특히 수태 시기에 마시는 알코올이 저체중아 출산에 큰 영향을 주는 것으로 보인다. 이 결과들에 따르면 여성들은 임신 전과 임신 중에 알코올을 아예 피해야 한다.

아마씨(Flaxseed)

임신과 모유 수유 중 아마씨가 10% 함유된 먹이를 먹인 쥐의 새끼는 저체중이고 수컷과 암컷 생식계도 비정상이었다. 이 같은 아마씨의 역효과는 에스트로겐과 항에스트로겐 효과를 모두 가지고 있는 리그난의 전구물질인 SDG(secoisolariciresinol diglycoside)의 양이 과도한 탓에 나타났다. 따라서 임산부는 아마씨 섭취가 많아지지 않도록 주의해야 한다. 그러나 아마씨오일에는 리그난이 함유돼 있지 않다.

자연치료제

종합비타민

임신기간에는 필요한 영양소가 늘어나기 때문에 임신부는 임신부용 종합비타민을 섭취해야 한다. 건강한 프랑스 임신부들을 대상으로 한 연구에서 종합비타민을 복용한 여성에게서 태어난 아이의 평균 몸무게는 가짜 종합비타민을 복용한 여성에게서 태어난 아이의 평균 몸무게보다 8.2% 정도 더 많이 나갔고 저체중아가 태어나는 확률도 현저하게 낮았다.

철분(Iron)

태아는 임신부의 철분을 빼가기 때문에 임신부의 철분 수치가 줄어든다. 철분 수치가 낮아질 확률은 연구결과마다 엇갈리지만 철분 보충제를 복용하지 않으면 철분 결핍과 철결핍성빈혈이 생길 위험이 커진다.

태아는 임신부가 철분 결핍이더라도 임신부 혈액에서 철분을 빼내는 방식을 알고 있다. 하지만 이 방식은 한계가 있다. 철분제를 먹은 임신부에게서 태어난 아이들은 철분제를 먹지 않은 임신부에게서 태어난 아이들보다 혈청 철분 수치가 높은 것으로 나왔다. 임신부가 철분 결핍이면 태아가 저체중 상태로 태어나거나 뇌발달장애가 생길 수 있다. 게다가 빈혈이 있는 임신부가 출산 중에 많은 양의 피를 흘리면 심각한 빈혈이 생길 위험이 커진다.

임신 중에 적절한 철분 수치를 유지하는 것은 중요하지만 과도한 철분 섭취는 해가 될 수 있다. 영양상태가 좋은 임신부 2682명을 대상으로 한 연구에서 철분 상태를 고려하지 않고 임신 중에 철분을 하루 100mg 복용한 임신부의 아이는 철분이 부족할 때(헤모글로빈 수치가 10g/dl 이하로 떨어질 때)만 보충한 임신부의 아이보다 경련으로 입원한 횟수가 훨씬 많았다(2.4%:1%). 다른 연구에서는 평균 혈청 페리틴 농도가 임신성 당뇨병이 없는 임신부보다 임신성당뇨병이 있는 임신부가 매우 높은 것으로 나왔다(47.4:22.5). 철분 농도와 임신성당뇨병의 관계는 규명되지 않았으나 철분 농도가 높으면 당뇨병이 촉진된다는 증거가 많다. 또 다른 연구에 의하면 임신 4개월 초반에 헤모글로빈 수치가 13.2g/dl(정상 수치; 11~14g/dl)인 임신부가 하루 50mg의 철분을 복용하면 철분이 과도해져 저체중아 출산(15.7%:10.3%)과 임신성고혈압(2.7%:0.8%)이 생기는 경우가 대조군보다 현저하게 많아졌다. 이 연구에서 엽산을 제외한 다른 영양소는 주지 않았다.

임신 중에 빈혈이 있어도 안 된다. 임신 중 하루에 철분을 20mg 섭취하면 철결핍성빈혈 발병률이 11%에서 3%로 줄었고, 출산 시 혈청 페리틴 수치가 낮아지는 빈도도 57%에서 35%로 줄어들었다. 덴마크의 건강한 임신부 427명을 대상으로 진행한 연구에서 임신 39주 차에 철결핍성빈혈 발병률은 철분의 양을 늘리면 줄어들었다(1일 20mg은 10%, 1일 40mg은 4.5%, 1일 60mg은 0%).

임신 중 철분의 결핍을 예방하는 데 필요한 철분의 양은 임신부마다 다르다. 임신부는 과하지도 않고 부족하지도 않게 적절한 철분을 주는 것이 중요하므로 혈액검사를 해 적절한 양을 알아야 한다. 철분의 양을 측정하려면 혈청 페리틴 농도를 측정해야 정확하다. 철분은 철분의 흡수를 돕는 비타민 C는 제외하고 다른 영양소들을 먹기 최소 2시간 전 또는 2시간 후에 먹어야 한다. 철분은 아연의 흡수를 방해하고 칼슘과 마그네슘은 철분의 흡수를 방해하고 비타민 E와 철분은 서로 흡수를 방해하므로 철분은 다른 영양소들과 2시간 차이를 두고 따로 복용해야 한다. 많은 양의 철분(1일 20~30mg 이상)이 필요하다면 하루에 최소 2회로 나눠 먹는 것이 위장장애를 줄이고 흡수되는 철분의 양도 늘릴 수 있다.

엽산(Folic acid)

엽산 부족은 저소득층 임신부와 엽산을 섭취하지 않는 임신부들에게 흔히 발견된다. 임신 전 피임약을 복용한 여성들도 임신 중 엽산 결핍이 될 위험이 높아진다. 알코올을 많이 마시거나 과일, 채소를 충분히 섭취하지 않아도 엽산 결핍의 원인이 된다. 엽산이 부족하면 임신 중 빈혈이 생길 수 있고 저체중아를 출산할 확률이 높다. 엽산은 무뇌아, 척추이분증과 다른 기형(언청이)의 발생 빈도를 줄일 수 있다.

엽산은 아연의 흡수를 감소시키므로 엽산을 복용하는 여성은 아연을 추가로 복용해야 한다. 엽산과 아연의 복용시간을 따로 분리할 필요는 없는 것으로 나타났다.

오메가-3 지방산, 생선오일(Fish oil)

오메가오일의 DHA는 뇌, 중추신경계, 시각계 발달에 중요한 역할을 한다. 태아는 알파리놀렌산으로부터 DHA를 합성하는 능력에 한계가 있어 어머니로부터 DHA 공급이 부족하면 DHA 결핍이 생길 위험이 있다. 미국과 캐나다의 임신부는 미국국립보건원 전문가위원회 (National Institutes of Health expert panel)가 권장하는 하루 300mg보다 훨씬 적은 양의 DHA를 먹는 것으로 나타났다.

연구에 의하면 임신 중에 DHA를 하루에 80mg에서 300mg으로 늘려 섭취하게 하고 생후 4개월 때 신생아의 시력검사를 해보니 시력이 현저하게 향상됐다. 어느 연구에서 임신 중 대구간유를 하루에 10ml(2티스푼) 먹으면 4세 때 시행한 지능검사에서 아이의 지능점수가 향상됐다. 이 연구에서는 임신 18주부터 모유 수유 3개월까지 계속했다. 다른 연구에서는 임신 중 대구간유를 복용한 결과 어린이 제 제1형 당뇨병 발생률이 70% 감소하는 것과 연관이 있었다. 이러한 대구간유의 효과는 비타민 D가 제1형 당뇨병의 위험감소와 관련이 없기 때문에 비타민 D보다는 오메가-3 지방산 때문일 것이다.

여러 연구와 실험에서 생선이나 어유를 먹는 것이 조산을 줄이고 평균 임신기간을 늘리는 사실을 발견했다. 여러 연구에서 꽤 많은 양의 어유가 사용됐지만 한 연구에서는 하루에 오메가-3 지방산 150mg(어유 1일 500mg) 정도의 적은 양으로도 임신기간을 늘릴 수 있었던 사례가 있고 다른 연구에서는 DHA가 들어 있는 달걀로부터 하루에 DHA 100mg을 섭취하고도 임신기간이 정상적으로 유지됐으며 많은 양의 오메가-3 지방산과 비슷한 효과를 보였다.

■ **연구 1** 임신한 미국 여성 350명(대부분 흑인이고 저소득층)을 무작위로 나누어 한 그룹은 1개당 33mg의 DHA가 들어 있는 일반 달걀(대조군)을 주고 다른 그룹은 1개당 133mg의 DHA가 들어 있는 달걀을 주었다. 이 실험은 임신 24주와 28주 사이에 시작해 출산 때까지 계속됐다. 평균

달걀소비량은 두 그룹 다 1주일에 7개였고 DHA 함유량이 많은 달걀을 먹은 그룹의 평균 임신기간은 대조군보다 6일 더 길었다.

어느 연구에서 임신기간과 모유 수유 중에 어유를 먹으면 출생 후 첫해 동안 신생아의 음식 알레르기 발병을 줄여주었다.

■ 연구 2 임신부 본인이나 가족 중 알레르기 병력이 있는 임신부 145명을 무작위로 나누어 임신 25주부터 모유 수유를 3~4개월까지 한 그룹은 어유(1일 EPA 1.6g과 DHA 1.1g)를 주고 다른 그룹은 가짜 어유를 주었더니 신생아의 첫해에 음식 알레르기 발병률이 진짜 어유를 받은 그룹이 가짜 어유를 받은 그룹보다 현저하게 낮았다.

알파리놀렌산이 DHA로 전환되지만 인간이 알파리놀렌산을 DHA로 만드는 능력에는 한계가 있다는 것을 기억해야 한다.(1권 두뇌를 건강하게 하는 DHA p.546) 매일 알파리놀렌산 2.8g을 준 임신부는 임신부와 태아의 DHA 상태에 그다지 효과를 주지 못했다. 따라서 알파리놀렌산(아마씨유 등에 포함)이 어유만큼의 효과를 기대할 수는 없다.

비타민 D

임신 중 비타민 D 결핍은 신생아의 저칼슘혈증, 태아 성장지체, 출생 후 1년간 성장지연을 일으킬 확률을 높인다. 또 엄마의 임신 중 혈중 비타민 D 농도가 낮았던 아이들은 9세 때 검사했을 때 몸 전체와 허리 척추뼈 미네랄 함량이 줄어들어 있었다. 또 임신 중 비타민 D 결핍인 여성은 골밀도 감소가 생길 위험이 있다.
영국의 피부색이 검고 피부를 드러내지 않는 소수민족 임신부의 비타민 D 결핍 발생률은 80% 정도로 높은 것으로 나타났으며, 비타민 D가 정상범위보다 낮은 상태는 실내에서 일하는 서구화 사회의 사람들에게 흔하게 발견되고 있다. 임신 중 이상적인 비타민 D의 양은 알려지지 않았지만 주로 권장되는 하루 400IU보다는 많은 것으로 보인다. 요즘은 임신부 비타민에 하루 1000IU를 넣는다.

칼슘(Calcium)

하루에 칼슘 300~800mg을 먹는 임신부가 낳은 아이들은 골밀도가 증가하는 것으로 보고됐다. 칼슘의 이러한 효과는 음식으로 칼슘 섭취가 적었던 여성(1일 600mg 이하)과 영양부족으로 칼슘 섭취가 적을 가능성이 높았던 여성들에게서 나타났다. 적절한 양의 칼슘을 먹는 것은 임신 중 임신부의 골밀도 감소를 최소화하는 데도 필요했다. 10대 임신부를 대상으로 한 연구에서 칼슘을 하루에 1.5g 복용하게 한 임신부는 가짜 칼슘을 복용하게 한 임신부보다 조산하는 경우가 65% 적었고 저체중아를 낳는 경우도 55% 적은 것으로 나타났다. 이러한 연구결과들을 볼 때 임신부는 칼슘 섭취가 필수적이다.

마그네슘(Magnesiem)

미국의 임신부 마그네슘 1일 권장섭취량은 비임신부보다 11~13% 많다. 10대의 경우 하루에 400mg, 19~30대의 경우 하루에 350mg, 31세 이상인 경우 360mg. 그러나 미국의 임신부 마그네슘 평균섭취량은 하루에 158~261mg밖에 안 되는 것으로 추정된다. 혈중 마그네슘 농도는 임신 중 떨어지는 것으로 보고됐고, 한 연구에서 마그네슘을 하루에 365mg 섭취하면 엄마와 유아 모두의 혈중 마그네슘 농도가 높아졌다.

■ **연구** 568명의 임신부를 생일의 홀수 짝수에 따라 나누어 한 그룹에는 마그네슘 (from magnesium aspartate HCl)을 하루에 365mg 처방하고 다른 그룹에는 가짜 마그네슘을 처방했다. 진짜 마그네슘 그룹은 임신합병증으로 입원해야 할 여성의 비율이 가짜 마그네슘 그룹보다 29.5% 정도 적었다. 진짜 마그네슘 그룹은 가짜 마그네슘 그룹보다 출혈, 자궁경부무력증, 조산진통의 빈도가 현저하게 줄었고 평균 임신기간은 1일 정도 길어졌다. 진짜 마그네슘 그룹 엄마의 신생아들이 신생아 중환자 치료를 받는 경우가 현저하게 적었으며 저체중아 출산도 현저하게 줄었다.

임신부 비타민에 들어 있는 마그네슘 하루 200~400mg은 많은 임신부에게 도움을 주는데, 대부분 임신부 비타민에는 상당히 적은 양의 마그네슘이 들어 있거나 아예 들어 있지 않다. 그러므로 칼슘과 마그네슘을 추가로 복용해야 한다.

요오드(Iodine)

임신 중 요오드 결핍은 태아에게 정신지체를 포함한 발달장애를 일으킬 수 있는 갑상선기능저하증을 유발할 수 있다. 요오드가 많이 들어 있는 식품으로는 미역, 다시마, 생선, 새우 등이 있으며 이러한 음식을 먹지 않는 여성은 요오드 결핍이 생길 확률이 있다. 임신부의 1일 요오드 권장섭취량은 하루에 220mcg이다. 요오드를 너무 많이 먹으면 갑상선기능장애를 일으킬 수 있지만 하루에 1000mcg까지는 대부분 성인에게 문제가 없다. 일부 임신부 비타민에는 요오드가 하루 150~200mcg 정도 들어 있으며 요오드 결핍 위험이 있는 여성은 요오드가 들어 있는 임신부 비타민을 복용해야 한다.

바이오틴(Biotin)

임신부의 약 50%는 바이오틴 결핍증이 있는 것으로 조사됐다. 흡연이 바이오틴 분해를 촉진하므로 바이오틴 결핍이 생길 위험이 증가한다. 여러 종류의 동물을 이용한 실험에서 바이오틴 결핍이 심하지 않은 상태에서도 기형인 새끼를 출산하는 사례가 관찰됐다. 따라서 임신부 비타민에 바이오틴이 하루 200~300mcg 함유돼 있는지 확인해야 한다. 유명한 임신부 비타민들 중에는 바이오틴 함량이 부족하거나 아예 없는 제품도 있다.

비타민 B_6

비타민 B_6 부족은 태아가 엄마로부터 비타민을 흡수하기 때문에 임신부에게 흔하다. 임신 전에 오랫동안 피임약을 사용해온 여성들과 담배를 피우는 여성들은 임신 중 비타민 B_6 농도가 떨어질 위험이 증가한다. 임신 중 비타민 B_6가 결핍되면 임신부는 설염, 구내염에 걸리기 쉽고 유아는 비정상적인 행동을 할 수 있으며 모유에 들어 있어야 할 보호인자들이 감소한다. 임신 중 흡연은 저체중아 출산의 대표적인 원인이기도 하다.

■ 연구 1 저소득층 임신부 대부분은 비타민 B_6 결핍이 있다. 설염, 구내염이 있는 여성들은 다른 병을 가진 여성들보다 훨씬 심하게 비타민 B_6가 결핍되어 있었다. 이 여성들에게 5일 동안 비타민 B_6(피리독신)를 하루에 25mg씩 주었더니 설염, 구내염이 치료되고 비타민 B_6 수치도 정상으로 됐다.

■ 연구 2 하루에 평균 비타민 B_6 1.43mg을 복용하는 임신부 196명을 무작위로 나누어 비타민 B_6를 0, 2.6, 5.0, 7.5, 10, 15, 20mg 용량으로 각각 복용하게 한 결과 출산할 때 임산부의 혈장 피리독살인산 농도가 감소하는 것을 예방하기 위해서는 하루에 최소 7.5mg이 필요한 것으로 나타났다. 출산 1분 후의 아프가 점수(Apgar scores; 출생 직후 신생아의 건강점수)는 피리독살인산을 하루 7.5mg 이상 복용한 여성의 아이들이 5mg 이하를 복용한 여성의 아이들보다 현저하게 높았다.

■ 연구 3 흡연자 임신부의 출산 시 신생아 평균 몸무게는 비흡연자 임신부의 출산 시 신생아 평균 몸무게보다 약 300g 적었는데, 비타민 B_6를 하루에 15mg 이상씩 복용하게 했더니 흡연자 임신부의 신생아 몸무게가

감소하지 않았다.

■ **연구 4** 45명의 임신부를 조사한 연구에서 제대혈의 면역글로불린 G(IgG) 농도와 임신부의 비타민 B_6 수치가 연관 있는 것으로 나타났다. 임신부가 비타민 B_6를 하루에 4~10mg 복용할 경우 그보다 적을 때보다 면역글로불린 A(IgA), 라이소자임(lysozyme; 박테리아와 곰팡이의 세포벽을 파괴하는 효소), 초유의 락토페린(lactoferrin; 박테리아, 바이러스, 곰팡이 종류[칸디다 포함]를 살상하는 면역 성분의 일종) 농도가 훨씬 높아 신생아의 면역이 증강되는 것으로 나타났다.

임신 중 비타민 B_6의 1일 권장섭취량은 하루에 1.9mg이다. 하지만 이것은 오래전에 정해진 것이고 이 정도 섭취량은 비타민 B_6(피리독살)의 혈장 농도를 정상으로 유지하기엔 많이 부족하다. 연구에 의하면 하루에 비타민 B_6를 2.0~2.5mg 받는 임신부 13명 중 10명과 하루에 비타민 B_6를 10mg 받는 임신부 11명 중 4명은 혈장 비타민 B_6 농도가 낮았다. 연구 팀에 따르면 대부분 임신부는 정상 혈장 비타민 B_6 수치를 유지하기 위해 비타민 B_6가 하루 4mg 이상 필요하고 일부 여성은 하루에 10mg까지 필요하다. 이러한 결과들을 바탕으로 임신부 비타민에는 비타민 B_6가 적어도 하루 10mg은 있어야 한다.

아연(Zinc)

여러 연구에 의하면 서구화된 식사를 하는 임신부의 평균 아연 섭취는 하루에 9~11mg인 것으로 나타났다. 임신 중 아연 1일 권장섭취량은

19세 이상 여성은 하루에 11mg이고 19세 이하 여성은 하루에 13mg이다. 따라서 적어도 절반 이상의 임신부들이 1일 권장섭취량보다 적게 아연을 먹는 것으로 나타났다. 임신 중 아연이 결핍된 먹이를 준 동물의 새끼들은 행동발달에 장애를 보이고 어린 시절과 성인기에 스트레스를 견디는 능력도 줄었고 면역기능도 감소했다. 면역기능의 감소는 심지어 동물들이 아연이 정상으로 들어 있는 먹이를 주었을 때도 다음 두 세대까지 덜하긴 하지만 계속됐다. 사람을 대상으로 한 여러 연구에서 임신 중 아연 보충은 자궁 내 발육지연의 경우를 줄이고 태아의 신경행동발달을 촉진시켰다.

■ **연구 1** 저체중아를 출산할 위험이 있는 여성 29명을 무작위로 나누고 임신 15~25주 동안 매일 한 그룹에는 아연 22.5mg을 주고 다른 그룹에는 가짜 아연을 주었다. 대조군과 비교해서 아연 그룹은 자궁 내 발육지연의 경우가 현저하게 줄었고 출산고통과 태아건강의 대부분 척도도 아연그룹이 대조군보다 좋은 것으로 나타났다.

■ **연구 2** 미국 앨라배마 주에 살고 있는 아연 수치가 평균 아래인 흑인 임신부 580명을 무작위로 나누어 매일 아연이 없는 종합비타민에 한 그룹에는 연 25mg을 주고 다른 그룹에는 가짜 아연을 주었다. 치료는 임신 19주 차부터 시작했다. 보충제 이외의 하루 평균 음식으로부터의 아연 섭취는 13mg 정도였다. 아연 그룹의 신생아들은 가짜 아연 그룹의 신생아들보다 평균 출산 시 몸무게와 머리둘레의 수치가 현저하게 높았다. 아연의 효과는 마른 여성일수록 더 두드러졌다.

콜린(Choline)

콜린은 뇌의 발달에 필요하다. 임신한 쥐가 콜린이 결핍된 먹이를 주었을 때 새끼 쥐는 어린 시절과 성인기에 인지기능장애가 생겼다. 반면 임신 중 콜린이 많은 먹이를 주었을 때는 어린 시절과 성인기에 새끼의 인지기능이 좋아지는 결과가 나왔다. 임신 중 콜린의 권장섭취량은 하루에 450mg이다. 하지만 미국의 평균 콜린 섭취량은 하루에 320~380mg이고 많이 먹는 사람과 적게 먹는 사람의 차이는 3배 정도이다. 따라서 많은 임신부는 콜린 권장섭취량보다 상당히 적은 양을 먹는다. 임산부 비타민에는 콜린이 들어 있지 않지만 콜린이 많이 들어 있는 달걀, 콩, 생선, 맥아, 통곡물 등을 먹도록 한다.

크로뮴(Chromium)

임신은 모발의 크로뮴 농도를 감소시킨다. 이것은 임신 중 조직 내에 크로뮴 저장이 감소한다는 것을 의미한다. 크로뮴 결핍은 임신성당뇨 발병에 많은 영향을 주므로 임산부 비타민에 크로뮴(1일 약 25~60mcg)이 포함돼야 한다. 피콜린산 크로뮴(chromium picolinate) 형태의 크로뮴이 배아에 기형 발생물질로 작용할 수 있다는 주장은 근거가 없는 것으로 나타났다.

비타민 C

임신 중에는 비타민 C의 수요가 증가한다. 저소득층 임신부들은 특히 비타민 C 상태가 낮은 것으로 나타났다. 임신 중에는 비타민 C가 정상

농도보다 조금만 낮아도 양수막의 조기파열을 초래할 수 있다. 비타민 C는 콜라겐을 합성해 양수막의 탄력을 높이고 콜라겐을 분해하는 효소(콜라게나아제)를 억제해 양수막의 조기파열을 예방하기 때문이다. 또 비타민 C가 부족하면 요로감염에 대한 위험을 높이고 제왕절개 이후 회복이 지연된다. 그러므로 임신부 비타민에는 하루에 최소한 100mg 이상의 비타민 C가 들어 있어야 한다. 만약 부족하면 비타민 C를 보충해야 한다.

처방

- 임신부용 종합비타민을 복용한다.
- 임신부용 종합비타민에 철분이 포함돼 있지만 혈액검사에서 체내 철분 농도가 낮은 것으로 나오면 철분을 추가한다. 임신부의 철분 권장량은 하루 27mg이고 임신부가 복용할 수 있는 하루 최대량은 45mg이다. 철분은 다양한 음식에 들어 있으므로 식사를 통해 고른 영양섭취를 하고 있다면 따로 보충하지 않아도 된다.
- 엽산은 임신부에게 꼭 필요한 성분으로 임신부용 종합비타민에 적당량 들어 있다.
- 오메가-3 오일은 태아의 두뇌발육을 위해 반드시 섭취한다.
- 임신부는 비타민 D를 하루 1000IU까지 복용할 수 있다. 임신부용 종합비타민을 선택하면 비타민 D가 부족해질 걱정은 없다.
- 마그네슘이 함께 들어 있는 칼슘을 복용한다. 임신부용 종합비타민에

는 칼슘과 마그네슘이 충분히 포함돼 있지 않으므로 추가해야 한다.

- 필요에 따라 비타민 B_6를 하루 20~30mg 복용한다.
- 콜린이 풍부한 달걀, 콩, 생선, 맥아, 통곡물 등을 충분히 먹는다.
- 비타민 C를 하루에 최소 1000mg 복용한다.

46 임신합병증

Pregnancy Complication

임신합병증으로는 메스꺼움, 구토, 임신성당뇨병, 임신중독증, 간의 담즙정체, 태반 조기박리, Rh 동종면역, 양수막 조기파열, 반복적인 유산이 있다. 여기서는 병원치료가 필요한 임신합병증은 제외하고 메스꺼움과 구토, 양수막 조기파열, 반복적인 유산의 예방에 대해 다룬다.

임신성 메스꺼움과 구토

약 80%의 임신부가 임신 초기에 메스꺼움과 구토를 경험한다. 대개는 임신 중반기에 접어들면서 저절로 사라지고 임신부와 태아의 건강에도 나쁜 영향을 주지 않는다. 하지만 심한 메스꺼움과 구토를 동반하는 임신오조증은 체중감소, 영양결핍, 탈수, 전해질 불균형, 산-염기 불균형을 초래해 태아의 건강에 위협이 될 수 있다. 임신성 메스꺼움과 구토의 원인은 알려지지 않았다. 구토 방지제를 쓰면 증상을 다스리는 데 도움이 되지만 태아에게 선천적 기형을 일으킬 수 있다는 우려 때문에 사용이 제한된다.

임신오조증이 있는 여성은 입원치료를 필요로 하는 경우가 많다. 베르니케 뇌병변(Wernicke's encephalopathy; 비타민 B, 특히 티아민 결핍으로 초래되는 증상)은 임신오조증의 대표적인 합병증으로 정맥주사를 통해 티아민을 보충해야 하기 때문이다. 또 임신오조증이 있으면 다른 영양소들도 전반적으로 부족해지므로 체액보충과 함께 영양보충이 반드시 필요하다.

음식

임신성 메스꺼움과 구토를 완화하기 위해서는 식사를 조금씩 자주 하고 매운 음식과 기름진 음식, 냄새 등으로 인해 메스꺼움을 유발하는 음식을 피하는 것이 중요하다. 연구에 의하면 임신성 메스꺼움을 완화하는 데는 고탄수화물, 고지방 음식보다 고단백질 음식이 더 효과적이다.

■ **연구** 메스꺼움을 느끼는 임신부 14명에게 8가지 음식을 정해진 순서 없이 각각 다른 날에 먹이고 식사 후 5분, 15분, 25분, 35분, 45분이 경과할 때마다 메스꺼움 정도를 측정했다. 그 결과 같은 열량의 고탄수화물, 고지방 음식보다 고단백질 음식이 메스꺼움을 유발하는 정도가 훨씬 낮았다.

단백질이 임신성 메스꺼움을 줄이는 한 가지 원리는 위장기능에 직접 작용하는 것이다. 위장의 연동운동이 느리고 불규칙한 증상은 메스꺼움이 있는 임신부들에게 흔한 일이고 메스꺼움의 원인이 된다. 위장의 느리고 불규칙한 연동운동은 다른 음식을 먹었을 때보다 고단백질 음식을 먹은 후 확연히 좋아지는 것으로 나타났다. 고단백질 음식의 또 다른 작용원리는 단백질이 혈당 수치를 일정하게 안정시켜 저혈당으로 인한 메스꺼움 빈도를 줄이는 것이다.

임신성 메스꺼움과 구토의 위험성에 대한 연구에서 임신 전 한 해 동안 포화지방산을 많이 먹는 것은 임신오조증의 발병률 증가와 연관이 있는 것으로 밝혀졌다. 포화지방산 섭취량이 하루 15g(치즈버거 110g 또는 탈지하지 않은 우유 3컵과 같은 양)만 증가해도 임신오조증이 생길 확률이 증가한다.

자연치료제

종합비타민

임신성 메스꺼움과 구토가 있는 여성은 부족한 영양섭취를 위해 임신부 종합비타민을 복용해야 한다. 많은 임신부가 메스꺼움과 구토가 나아질 때까지 먹기 힘들어하지만 연구에 의하면 임신 이전과 초기 3개월간 종합비타민을 복용하면 메스꺼움과 구토를 예방하는 효과가 있었다.

■ **연구** 임신을 계획 중인 여성 1000명을 무작위로 나누어 한 그룹은 매일

종합비타민(비타민 A 6000IU, 티아민 1.6mg, 리보플라빈 1.8mg, 비타민 B_6 2.6mg, 비타민 B_{12} 4mcg, 비타민 C 100mg, 비타민 D 500IU, 비타민 E 15IU, 나이아신아마이드 19mg, 판토텐산 10mg, 바이오틴 0.2mg, 엽산 0.8mg, 칼슘 125mg, 인 125mg, 마그네슘 100mg, 철분 60mg, 아연 7.5mg, 구리 1mg, 망간 1mg)을 복용하도록 하고 대조군은 같은 양의 아연, 구리, 망간에 비타민 C는 7.5mg만 복용하도록 했다. 종합비타민을 복용한 여성들이 대조군 여성들보다 임신 초기 메스꺼움, 구토, 어지럼증을 느끼는 빈도가 54% 낮았다.

비타민 B_6

다수의 연구에서 비타민 B_6(피리독신)가 임신성 메스꺼움과 구토 완화에 효과적이라는 사실이 확인됐다. 일부 연구에서는 하루에 30~200mg을 복용하게 했고 다른 연구에서는 며칠 동안 25~100mg을 근육주사나 정맥주사를 통해 투여했다. 몇 가지 연구에서는 여성의 75%에서 거의 100%가 치료 시작 후 보통 24~72시간 내에 메스꺼움이 현저하게 좋아지거나 완전히 사라졌고 다른 2개의 연구에서도 비타민 B_6의 효과를 확인했다.

■ **연구 1** 메스꺼움(구토 동반 또는 구토 없는)을 느끼는 342명의 임신부를 무작위로 나누어 한 그룹에는 5일 동안 매일 3회씩 피리독신 10mg을 주고 다른 그룹에는 가짜 피리독신을 주었다. 메스꺼움의 심각성과 구토의 빈도는 비타민 B_6 그룹이 대조군보다 현저하게 낮았다.

■**연구 2** 임신성 메스꺼움과 구토가 있는 여성 59명을 무작위로 나누어 한 그룹에는 72시간 동안 8시간마다 피리독신 25mg을 주고 다른 그룹에는 가짜 피리독신을 주었다. 심한 메스꺼움이 있는 여성들 중 진짜 피리독신 그룹이 가짜 피리독신 그룹보다 평균적으로 증상완화 정도가 현저하게 컸다. 그러나 처음부터 약하거나 중간 정도의 메스꺼움이 있는 여성들은 피리독신과 가짜 피리독신 사이에 큰 차이가 없었다. 전체 그룹 중에 구토를 한 여성의 비율은 피리독신 그룹의 경우 처음에 48%에서 26%로 감소했으나 가짜 피리독신 그룹의 경우에는 처음에 35%에서 54%로 증가했다.

비타민 B_6의 작용에 대해서는 알려지지 않았지만 메스꺼움이 있는 여성과 메스꺼움이 없는 여성의 비타민 B_6 상태가 비슷한 것으로 보아 결핍을 해결해 효과를 내는 것으로 보이지는 않는다. 비타민 B_6에 대한 이상적인 양과 치료기간은 알려지지 않았으나 합리적인 양은 하루에 30~100mg을 나누어서 복용하는 것이다. 1주 후에 증상이 호전되지 않는다면 복용을 중단해야 할 것이다. 만약 증상이 호전되면 효과를 유지하는 최소한의 양으로 줄여야 하고 임신 초기 3개월이 끝나갈 무렵에는 복용을 중단해야 한다. 복용이 힘든 여성은 주사를 통한 투여(1~3일 동안 1일 25~100mg)도 고려해야 한다.

비타민 K와 비타민 C

한 연구에 의하면 비타민 K와 비타민 C를 같이 복용하게 했더니 환자

91%가 증상이 빠르게 완화됐다.

■ **연구** 임신성 메스꺼움과 구토가 있는 여성 70명에게 평균 30일 동안 매일 비타민 K 5mg과 비타민 C 25mg을 주었더니 환자의 91%가 72시간 이내에 증상이 완전히 완화됐다고 보고했다. 비타민 C 단일 치료는 거의 효과가 없거나 전혀 없었지만 비타민 K 단일 치료는 약 50%의 경우가 향상됐다. 이 연구를 진행한 연구가는 비타민 K와 비타민 C는 태반 모세혈관 투과성을 감소시키는 작용을 해 태아 또는 태반에서 임신부로 '구토요소'의 운반을 예방한다고 제시했다.

티아민(Thiamine; 비타민 B_1)

임신오조증이 있는 환자들에게 심각한 티아민 결핍 증상인 베르니케 뇌병변이 관찰됐다. 베르니케 뇌병변 진단은 초기 증상이 특정하지 않고 많은 환자가 전형적인 신경정신적 징후를 보이지 않기 때문에 자주 간과된다. 적절한 시기에 심각한 티아민 결핍을 발견하고 치료하지 않으면 회복 불가능한 신경손상이 생길 수 있다. 티아민 결핍은 빠르게 진행될 수 있고 심각한 결과를 일으킬 수 있기 때문에 오랫동안 지속적인 구토를 하는 모든 임신부는 베르니케 뇌병변이 아닌지 즉시 병원검사를 받고 티아민 주사치료를 받아야 한다.

건조된 부신피질(Desiccated adrenal cortex)

1930년대 어떤 의사는 임신성 메스꺼움과 구토가 임신 스트레스로 일시적인 부신피질 기능부족을 초래하면서 나타나는 현상일 수 있다는 가설을 제기했다. 이 가설은 임신 중에는 부신피질의 크기가 증가한다는 사실에 근거를 두고 있다. 동물실험을 통해 확인한 바에 따르면 부신피질기능부전의 초기 증상은 식욕부진과 구토였다. 사람도 부신기능저하증(애디슨병)이 있으면 초기 증상으로 식욕부진과 구토가 나타난다. 부신피질이 임신으로 증가한 신진대사 수요를 감당하지 못할 때(부신피질 기능부족)는 메스꺼움과 구토가 나타났다가 임신 3개월 즈음 신진대사 수요를 감당할 만큼 부신피질이 커지면 완화된다는 것이다.

이 가설에 근거해 임신성 메스꺼움과 구토가 있는 여성 8명에게 하루 390~1170mg의 건조된 부신피질을 복용시켰더니 3~4일 후 증상이 상당히 완화되었다. 이어 47명의 의사가 역시 임신성 메스꺼움과 구토가 있는 여성 202명을 부신피질로 치료해 85.6%가 호전되거나 증상이 완전히 사라지는 효과를 확인했다. 부신피질 추출물을 피하주사로 투여했을 때 효과가 가장 빨리 나타났다. 증상이 완화된 후에는 건조된 부신피질을 하루 780mg씩 복용하고 메스꺼움과 구토가 거의 느껴지지 않는 시점부터는 하루 390mg으로 줄였다가 완전히 괜찮아지면 복용을 중단하도록 했는데 대개 임신 3개월 무렵 복용을 중단했다.

최근 어떤 의사는 임신성 메스꺼움과 구토가 있는 여성 20명에게 건조된 부신피질을 사용해 18명의 증상이 24~48시간 이내에 좋아지는 효과를 발견했다. 초기에는 하루에 2캡슐씩 3회 복용했다. 증상이 완화된 후 대부분의 여성은 하루 1~2캡슐과 고단백질 식사를 병행함으로써 증상완화를 유지할 수 있었고, 임신 14주 차에 부신피질 복용을 중단할 수 있었다.

한 연구 팀은 임신성 메스꺼움과 구토가 있는 여성들에게 실제 부신피질 기능부족 현상이 있는지 조사했다. 그 결과 부신피질자극호르몬(ACTH) 수치는 임신오조증 여성이 정상임신 여성보다 현저하게 높지만 혈청 코르티솔 수치는 임신오조증 여성이 정상임신 여성보다 낮지 않다는 사실을 발견했다. 하지만 혈청 코르티솔 농도가 정상이라고 해서 부신피질 기능 또한 정상이라는 의미는 아니다. 부신피질 기능이 정상인 사람도 반복적인 구토로 스트레스와 저혈당증이 심해지면 부신이 이를 보충하려는 반응을 보이면서 혈청 코르티솔 수치를 올리기 때문이다. 임신오조증 여성에게서 발견되는 부신피질자극호르몬의 증가는 혈청 코르티솔 수치가 정상이라도 부신이 몸의 신진대사 수요를 따라가지 못하고 있음을 의미한다.

처방

1. 탄수화물과 지방 섭취는 줄이고 단백질 섭취를 늘린다.
2. 비타민 B_6를 하루에 25mg씩 1~3회 복용한다.
3. 건조된 부신피질을 하루에 260mg씩 3회 복용하고 증상이 완화되면 복용량을 줄인다.
4. 임신오조증으로 심각한 티아민 결핍 증상이 나타나면 정맥주사를 통해 보충한다.

양수막 조기파열(Premature rupture of membranes; PROM)

임신 37주 이전에 양수막이 파열되거나 37주 이후 진통이 시작되기 전에 양수막이 파열되는 증상을 양수막 조기파열이라고 한다. 양수막 조기파열은 조산이나 신생아 사망, 산모의 감염위험을 높이는 대표적인 임신합병증이다.

자연치료제

비타민 C

비타민 C는 콜라겐을 합성해 양수막의 탄력을 강화하고 콜라겐을 분해하는 효소 콜라게나아제를 억제해 조기파열을 예방하는 데 중요한 역할을 한다. 임신 중 비타민 C가 부족하면 조기파열될 확률이 증가하는데 이는 양수막의 탄력이 떨어지기 때문이기도 하고 콜라겐의 붕괴가 가속화되기 때문이기도 하다. 조기파열되는 요소로는 흡연과 저소득이 있는데, 이런 사람은 몸에 비타민 C가 부족하게 된다. 관찰연구에 의하면 비타민 C를 적게 먹거나 혈액에 비타민 C 농도가 낮은 것이 조기파열의 증가와 연관 있었다. 비타민 C가 결핍된 경우에는 14.6%에서 조기파열이 일어났고, 정상보다 약간 낮은 경우는 8.5%에서, 비타민 C가 충분한 경우에는 1.4%에서 조기파열이 일어났다.

연구에 의하면 비타민 C를 하루 100mg 복용하면 비타민 C를 정상보다 조금 부족하게 섭취하는 임신부들에게서 조기파열이 74% 감소하는 것으로 나타났다. 다른 연구에서는 조기파열이 일어난 후 비타민 C 하루 500mg과 비타민 E 하루 400IU를 복용하게 해 출산일을 지연시킬 수 있었다(10.5일:3.5일).

■ **연구 1** 비타민 C 보충제를 복용하지 않고 비타민 C를 음식으로 정상보다 조금 부족하게(1일 65mg 정도) 섭취하는 임신부 120명에게 비타민 C 하루 100mg과 가짜 약을 임신 20주 차부터 주었더니 비타민 C 그룹이 가짜 약 그룹보다 조기파열되는 수가 74% 적었다(7.7%:24.6%).

■ **연구 2** 임신 26~34주에 조기파열이 일어난 임신부 60명을 두 그룹으로 나눠 한 그룹은 조기파열 첫 24시간에 2회의 스테로이드(betamethasone; 베타메타존)와 항생제 치료에 가짜 비타민을 주고 다른 그룹은 스테로이드와 항생제 치료에 비타민 C 하루 500mg과 비타민 E 하루 400IU를 출산 때까지 주었더니 비타민 치료를 받은 그룹은 평균 출산까지의 기간이 10.5일이었고 가짜 비타민 그룹은 3.5일이었다. 비타민 E는 알파, 베타, 감마, 델타토코페롤이 다 들어 있는 것이어야 한다.

아연(Zinc)과 구리(copper)

아연과 구리는 조직의 질을 향상시키는 역할을 하는데, 둘 중 한 가지라도 결핍되면 양수막의 탄력이 감소되므로 함께 복용해야 한다. 조기파열이 있는 임신부들은 정상 임신부들보다 아연과 구리 수치가 낮았다. 임신 중 아연과 구리를 함께 충분히 복용하면 조기파열 확률이 감소할 수 있다.

반복적인 유산

자연유산은 임신의 약 15%에서 발생하며 반복적이 유산은 3회 또는 그 이상 계속해서 유산되는 경우이며 여성의 1%에서 생긴다. 원인은 배아의 선천적 비정상인 경우나 임신부의 생식기관 구조가 비정상이거나 임신부의 내분비계가 비정상이거나 흡연, 코카인, 과음, 카페인 등이 있으며 병원에서는 원인에 따른 치료를 하며 경험에 의해 자주 프로게스테론을 사용한다. 3회 연속 유산한 여성도 치료를 하지 않고 다음 번에는 성공적으로 임신과 출산을 할 수 있다.

환경요인

비스페놀 A, 목재 방부제, 살충제 등 환경화학물질은 자연유산의 원인이 된다. 그밖에 수많은 공업용, 농업용 화학물질에 노출되는 것도 생식기능을 방해하므로 가임기 여성은 환경화학물질에 노출되지 않도록 조심해야 한다.(1권 p.423)

음식

카페인

카페인은 포유동물 세포의 염색체 변형을 일으키는 것으로 밝혀졌다. 모두는 아니지만 거의 모든 관찰연구에 의하면 카페인은 용량에 따라 자연유산의 위험을 증가시키는 것으로 나타났다. 카페인을 하루에

150mg 이상 마시는 여성은 하루에 0~150mg 마시는 여성보다 자연유산될 위험이 36% 더 높았다. 한 연구에 의하면 커피와 차의 카페인 이외의 다른 성분들도 유산과 연관 있는 것으로 추정하고 있다. 이 연구는 원인과 결과를 증명하지는 못했지만 유산하는 여성은 커피와 차, 카페인을 자제하기를 권한다.

트랜스지방(Trans fatty acid)

104명의 여학생들을 25~30년 소급해 조사한 연구결과 트랜스지방을 많이 먹는 것과 유산의 증가가 연관 있었다. 트랜스지방을 칼로리의 2%로 먹는 여성들은 30%가 유산을 했고 칼로리의 5%로 먹는 여성들은 60%가 유산을 한 것으로 나타났다.

지방변증(Celiac disease)

지방변증이 있는 여성들은 유산 확률이 증가했고 다른 생식문제도 증가했다. 이 여성들은 거의 모든 경우 글루텐이 없는 음식을 6~12개월 먹은 후 유산 문제가 없어졌다. 그러므로 반복적으로 유산을 하는 여성은 지방변증이 있는지 검사해봐야 한다.

자연치료제

비타민 E

동물실험에서 비타민 E가 결핍된 먹이를 먹였더니 태반에서 조기분리되고 괴사가 일어나 자연유산됐다. 한 연구에 의하면 비타민 E가 반복적으로 유산하는 여성들에게 효과가 있었다.

■ **연구** 유산 경력이 있는 부부들을 대상으로 여성에게는 비타민 E 100IU를 하루 2회씩 3개월간 복용하게 하고 4개월째는 남성에게 하루 100IU씩 1개월간 복용하게 했다. 1개월 기다렸다가 임신을 시도한 결과 79명이 임신하고 그중 77명이 출산에 성공했다. 반면 비타민 E 치료를 받지 않은 87쌍의 부부는 17%만이 출산에 성공했다.

호모시스테인, 엽산, 비타민 B_6(Homocysteine, folic acid, vitamin B_6)

호모시스테인이 높으면 유산 확률이 증가한다. 호모시스테인은 융모막의 혈관신생을 방해해 유산 위험을 증가시키는 것으로 보인다. 호모시스테인을 낮추는 영양소로는 엽산, 비타민 B_6, 비타민 B_{12}가 있다. 연구에 의하면 대용량의 엽산과 비타민 B_6를 복용하게 하면 호모시스테인이 높고 여러 번 유산한 경력이 있는 여성들의 임신성공률이 대단히 높아졌다.

■ **연구** 호모시스테인이 정상치의 2배가량 높고 8~16주에 원인 모를 유산을 3~5회 한 경력이 있는 여성 25명(27~37세)을 대상으로 한 연구에서, 6명은 혈장 엽산 농도가 낮았고, 13명은 적혈구 엽산 수치가 낮았으며, 다들 비타민 B_{12} 수치는 정상이었다. 모든 환자에게 엽산 하루 15mg과 비타민 B_6(피리독신) 750mg을 1개월간 복용하게 했더니 25명

중 24명의 혈장 호모시스테인 농도가 정상이 됐고, 이 24명은 다음 임신이 될 때까지 이러한 비타민 치료를 계속했다. 22명이 호모시스테인 수치가 정상이 되자 3개월 이내에 임신이 됐으며, 이들 중 20명은 태아가 정상 형태이고 엄마도 다른 문제가 없이 임신 성공률이 94%였다. 출산 3개월 후 비타민 B_6 복용을 중단하고 엽산을 하루 5mg으로 줄였다.

이 연구에서 사용한 비타민 B_6 750mg은 신경에 독성이 될 가능성이 있는 용량이다. 더구나 이렇게 대용량의 엽산과 비타민 B_6를 임신 중에 복용해도 안전한지에 대한 확실한 연구결과도 없다. 그러므로 더 낮은 용량에서도 효과가 있는지에 대한 연구가 더 진행돼야 한다.

셀레늄(Selenium)

평균 혈청 셀레늄 농도는 임신 첫 3개월에 유산되는 여성이 첫 3개월에 정상임신이 되는 여성보다 현저하게 낮았다. 또 다는 아니지만 몇 가지 연구에 의하면 임신은 하지 않았지만 반복적인 유산경력이 있는 여성이 그렇지 않은 여성보다 혈청이나 적혈구의 셀레늄 수치가 현저하게 낮았다. 셀레늄의 결핍이나 다른 항산화제들의 결핍은 활성산소가 태아의 DNA와 세포막에 손상을 주어 유산 위험이 증가하는 것으로 제시돼 왔다. 사례보고에 의하면 4회 연속 유산이 있었고 셀레늄이 결핍된 여성에게 셀레늄을 하루 200mcg 2개월간 복용하게 하고 이후에는 하루 50mcg씩 유지하게 했더니 건강한 아기를 분만할 수 있었다.

아연(Zinc)

임신한 원숭이에게 아연이 결핍된 먹이를 주었더니 자연유산이 증가했다. 많은 여성들이 임신 중에 아연을 하루 권장량보다 더 적게 먹는다. 그러므로 임신부 비타민에는 아연이 포함돼 있어야 한다. 임신부와 수유모의 하루 권장량은 11~12mg이고 최대용량은 34~40mg까지 복용할 수 있다.

47 자궁경부이형증

Cervical Intraepithelial Neoplasia; CIN, Cervical Dysplasia

자궁경부이형증이란 자궁경부 상피세포가 암으로 바뀌기 전단계를 말한다. 심각한 정도에 따라 CIN I(경도), CIN II(중등도), CIN III(중증)로 구분하고 세포가 비정상이지만 그리 심각하지 않아서 자궁경부이형증으로 분류되지 않는 증상을 비정상 편평세포라고 한다. CIN I은 대부분 자연적으로 없어지지만 일부는 암으로 발전할 수도 있고 CIN II나 CIN III의 경우는 암으로 발전할 가능성이 더 높다.

자궁경부이형증은 여러 명의 성 파트너가 있거나 너무 일찍 성행위를 시작하거나 면역이 떨어지거나(또는 HIV에 감염되거나) 흡연이나 피임약 복용이 원인이 된다. 또 자궁경부이형증과 유두종 바이러스(HPV) 사이에 밀접한 상관관계가 있는데, 이 바이러스가 자궁경부이형증 발병에 역할을 한다는 증거가 있다. 자궁경부이형증의 치료는 정도에 따라 3~6개월마다 자궁경부 세포검사를 하는 것부터 수술로 비정상 세포를 제

거하는 것까지 여러 가지가 있다.(1권 자궁경부이형증 p.403)

음식

브로콜리, 콜리플라워, 양배추, 방울다다기양배추 등 인돌-3-카비놀이 풍부한 채소를 많이 먹고 육류에는 에스트로겐이 함유돼 있으니 피해야 한다. 또 살이 찌지 않게 소식을 해야 하며 탄수화물은 줄이고 생선, 채소, 오메가-3 오일, 코코넛오일, 올리브오일, 아보카도, 견과류 등을 많이 먹어야 한다. 또 커피 대신 녹차를 마시는 것이 좋다.

자연치료제

인돌-3-카비놀(Indole-3-carbinol; I3C)

인돌-3-카비놀은 동물실험에서 발암물질을 해독하는 효소(hepatic cytochrome P450)를 자극해 항암작용을 하는 것으로 밝혀졌다. 쥐에게 인돌-3-카비놀을 먹여 자궁경부이형증과 자궁경부암 예방효과를 확인했다. CIN II 또는 CIN III로 분류된 여성들을 대상으로 한 연구에서는 인돌-3-카비놀 하루 200~400mg 복용으로 50% 이상의 여성이 완전히 회복된 것으로 나타났다.

■연구 자궁경부 세포검사에서 CIN II 또는 CIN III로 분류된 27명의 여성에게 12주 동안 인돌-3-카비놀을 하루 200mg 혹은 400mg 복용하

게 하거나 가짜 약을 복용하게 했더니 200mg을 복용한 8명 중 4명과 400mg을 복용한 9명 중 4명의 자궁경부이형증이 완전히 회복됐다. 반면 가짜 약을 복용한 10명 중에서는 아무도 회복되지 않았다.

낮은 함량의 인돌-3-카비놀은 생양배추나 방울다다기양배추를 하루 200g 이상 먹어도 섭취할 수 있다. 브로콜리나 콜리플라워도 인돌이 풍부하지만 정확한 함량은 알려져 있지 않다. 이런 채소는 10분만 익혀도 인돌-3-카비놀 성분의 20%가 소실된다.

엽산(Folic acid)

자궁경부암과 비슷한 형태의 비정상적인 자궁경부세포가 엽산이 부족한 임신부에게서 발견됐는데 엽산이 충분한 임신부에게서는 발견되지 않았다. 이런 자궁경부의 비정상적인 세포는 대부분 엽산을 복용하면 정상으로 회복됐다. 엽산이나 비타민 B_{12}가 부족한 경우에 보이는 것과 비슷한 비정상적인 자궁경부 상피세포가 피임약을 복용하는 여성의 약 20%에게서도 발견됐는데 피임약은 엽산 부족을 일으키는 것으로 알려져 있다. 이 경우에도 엽산을 3주 동안 하루 10mg씩 복용하자 정상으로 회복됐다.

여러 관찰연구에 의하면 엽산의 섭취가 적거나 적혈구의 엽산 농도가 낮으면 자궁경부이형증의 발병률 증가와 연관이 있었다. 특히 적혈구의 엽산 농도를 충분하게 유지하면 유두종 바이러스(HPV-16) 감염에 의한 자궁경부이형증의 발병률을 거의 없애는 것으로 나타났다.

■ 연구 1 자궁경부이형증이 있는 여성 294명을 대상으로 한 연구에서 적혈구의 엽산 수치가 상위 1/3(>660nmol/L)에 속한 여성들은 유두종 바이러스(HPV-16) 감염이 자궁경부이형증 발병의 위험요인이 되지 않았으나 하위 2/3에 속하는 여성들은 발병위험이 5배나 높은 것으로 확인됐다.

한 연구에서 엽산을 1~3개월 동안 하루 5~10mg 복용하게 했더니 피임약을 복용하는 여성들의 자궁경부이형증 치료에 효과적이었다.

■ 연구 2 피임약을 복용하면서 CIN I 또는 CIN II 진단을 받은 47명의 여성을 대상으로 3개월간 엽산 하루 10mg 또는 가짜 약을 복용하게 했다. 엽산을 복용한 그룹은 증상이 호전됐으나 가짜 약을 복용한 그룹은 변화가 없었다. 자궁경부 세포검사에서도 엽산을 복용한 그룹은 자궁경부이형증과 관계있는 거대적아구증(megaloblastosis)이 많이 호전된 것으로 나왔다. 이 연구는 피임약 복용이 자궁경부조직의 엽산 부족을 초래해 자궁경부에 이상을 일으킬 수 있음을 시사한다.

따라서 엽산을 충분히 복용하면 자궁경부이형증 예방에 도움이 된다. 특히 유두종 바이러스(HPV-16)에 감염된 경우 자궁경부이형증으로 진행되지 않도록 예방하는 효과가 가장 컸다. 단, 고용량 엽산을 복용하면 악성빈혈이 있어도 검사에서 드러나지 않을 수 있고 비타민 B_{12} 부족을 초래할 수 있으므로 고용량 엽산을 복용하는 경우 비타민 B_{12}를 보충해야 한다.

녹차 추출물

중증 자궁경부이형증 환자 8명에게 녹차에서 추출한 폴리페놀(EGCG)을 하루 200mg씩 8~12주간 복용하도록 했다. 그 결과 3명은 자궁경부가 조직학적으로 완전히 회복됐고 다른 3명은 증상이 호전됐다. 반면 EGCG를 복용하지 않은 4명 가운데 2명은 상태가 호전됐으나 아무도 자궁경부가 회복되지는 못했다. 자궁경부이형증에 대한 EGCG의 효과는 앞으로 더 많은 연구가 필요하다.

비타민 A

비타민 A는 상피세포에 생기는 각종 암이나 암 전단계의 발병을 예방하는 효과가 있다. 그러므로 비타민 A가 자궁경부 상피세포에서의 이러한 발병도 막아줄 것으로 보인다. 여러 관찰실험에서 비타민 A의 섭취 부족이 자궁경부이형증의 발병과 연관 있다고 보고됐고, 한 연구에서는 자궁경부이형증에 걸린 여성은 평균 혈청 비타민 A의 농도가 건강한 사람에 비해 50% 낮은 것으로 나타났다. 자궁경부암에 걸리게 한 쥐의 자궁경부에 비타민 A를 발라주었더니 자궁경부암의 성장을 방지했다. 그러나 비타민 A가 자궁경부이형증을 예방하고 치료하는 데 얼마나 효과적인지에 대한 연구는 아직 부족하다.

비타민 C

비타민 C에는 항암과 항바이러스 효과가 있어서 자궁경부이형증이 있는 여성에게 도움을 줄 수 있다. 여러 관찰실험에서 비타민 C의 섭취가 적거나 혈청 비타민 C 수치가 낮으면 자궁경부이형증에 걸릴 위험률이 높아질 수 있다고 보고했다.

황체호르몬 크림(Progesterone cream)

여성호르몬이 자궁경부를 증식시키는 것도 자궁경부이형증의 원인이 된다. 여성호르몬을 억제시키는 황체호르몬 크림을 바르고 필요한 영양소들을 보충해주면 수개월 내에 정상으로 돌아오는 경우가 많다. (2권 황체호르몬 크림 p.290)

기타 영양소

자궁경부이형증이 있는 여성은 건강한 여성들에 비해 혈청 셀레늄 농도가 18% 낮은 것으로 보고돼 있다. 또 혈청 리코펜 농도가 낮아도 자궁경부이형증이 생길 위험이 증가한다고 한다. 셀레늄과 리코펜이 자궁경부이형증 예방과 치료에 실제로 효과적일지에 대해서는 추가연구가 필요하다.

처방

- 인돌-3-카비놀을 하루 200~400mg 복용한다.

- 엽산을 하루 10mg 복용한다.
- 녹차 추출물(EGCG)을 하루 200mg씩 추가해도 좋다.
- 여성호르몬 에스트로겐을 억제하는 황체호르몬 크림을 바른다.
- 종합비타민을 복용한다.
- 유두종 바이러스로 인한 자궁경부이형증이거나 자궁경부암인 경우 비타민 C를 하루 10g씩 다량 복용한다.

48 자궁내막증

Endometriosis

자궁내막증이란 자궁내막에 있는 조직이 자궁 밖에서 자라나는 병인데 이로 인해 골반통, 월경불순, 성교통, 불임증 등이 생길 수 있다.(1권 자궁내막증 p.408) 자궁내막증의 통상적인 병원치료는 생식선자극호르몬제(gonadotropin-releasing hormone agonists), 합성 프로게스테론(프로게스틴), 경구피임약 같은 약물을 쓰거나 수술을 한다. 자연의학에서 쓰는 방법들을 소개한다.

음식

임상사례에서는 자궁내막증이 있는 환자들은 대부분 밀에 민감한 반응을 보이며 어떤 경우에는 유제품이나 정제된 설탕, 카페인, 알코올과 같은 음식에도 민감한 반응을 보인다고 보고했다. 이렇게 민감한 반응을 유발하는 음식을 피하고 다양한 영양보충제를 복용하면 월경통과 골반통이 완화될 뿐 아니라 전신건강도 개선된다.

자연치료제

비타민 C와 E

한 연구에 따르면 비타민 C와 E의 복용은 자궁내막증이 있는 여성의 월경통이나 복통을 완화시켰다. 비타민 C와 E는 특히 자궁내막증에 걸린 여성에게서 높게 나타나는 산화 스트레스를 줄여줌으로써 이런 효과를 볼 수 있다.

■ **연구** 골반통과 자궁내막증, 불임 경험이 있는 여성 59명(19~41세)에게 2개월간 비타민 C 하루 1000mg과 비타민 E 1200IU 또는 가짜 약을 복용하게 했다. 비타민을 복용한 그룹은 43%가 통증이 완화되고 24%가 성교통이 개선됐으나 가짜 약을 복용한 그룹은 증상에 변화가 없었다.

황체호르몬 크림(Progesterone cream)

여성호르몬이 자궁경부를 증식시키는 것도 자궁경부이형증의 원인이 된다. 여성호르몬을 억제시키는 황체호르몬 크림을 바르고 필요한 영양소들을 보충해주면 수개월 내에 정상으로 돌아오는 경우가 많다.

칸디다증(Candidasis)

여러 임상사례에 의하면 자궁내막증이 있는 환자들이 항칸디다 치료를 받은 후 증상이 좋아진 것으로 나타났다. 항칸디다 치료란 정제된 설탕을 자제하고 경우에 따라 이스트가 포함된 음식이나 탄수화물의 섭취도 제한하며 니스타틴 또는 플루코나졸 같은 항진균성 약물을 복용하는 치료를 말한다.

반복되는 질염이 있거나, 항생제나 피임약 또는 스테로이드 치료를 받은 적이 있는 환자들은 칸디다증을 의심해봐야 한다. (1권 칸디다증 p.455 / 3권 칸디다증 p.868)

처방

- 비타민 C 1000mg과 비타민 E 1200IU를 복용한다.
- 자궁내막증에는 황체호르몬 크림이 절대적으로 필요하다. (2권 황체호르몬 크림 p.290)
- 자궁내막증이 있으면 칸디다증도 있을 가능성이 매우 높으므로 칸디다증 치료를 고려한다.

49 자궁출혈

기능부전성 자궁출혈; Dysfunctional Uterine Bleeding

기능부전성 자궁출혈은 자궁에 질병도 없고 구조도 정상인데 자궁에서 과도한 출혈이 일어나는 증상을 말한다. 기능부전성 자궁출혈은 유형에 따라 월경과다(월경주기는 정상이나 월경기간이 길거나 80ml 이상 과도한 출혈이 있는 증상), 불규칙 자궁출혈(월경주기가 불규칙하고 출혈이 잦은 증상), 불규칙 월경과다(월경주기도 불규칙하고 월경과다까지 동반된 증상), 월경 사이 출혈(월경주기 사이에 출혈이 일어나는 증상)로 구분한다.

자궁출혈은 다른 원인에 의해 일어나기도 하지만 대부분 배란 이상에서 비롯된다. 배란이 되지 않으면 프로게스테론이 완전히 소실되고 프로게스테론의 억제 없이 에스트로겐이 자궁내막을 과도하게 자극해 일어나는 경우가 많기 때문이다.

병원에서는 자궁출혈 증상에 피임약, 에스트로겐, 프로게스틴, 비스테로이드성 항염제(프로스타글란딘의 합성을 억제해 자궁출혈을 감소시키는 약물) 등을 쓴다.

음식

브로콜리, 콜리플라워, 양배추, 방울다다기양배추 등 인돌-3-카비놀이 풍부한 채소를 많이 먹고 육류에는 에스트로겐이 함유돼 있으므로 피해야 한다. 또 살이 찌지 않도록 소식을 해야 하며 탄수화물은 줄이고 생선, 채소, 오메가-3 오일, 코코넛오일, 올리브오일, 아보카도, 견과류 등을 많이 먹는 것이 좋다.

자연치료제

철분(Iron)

월경과다가 철분을 손실시켜 빈혈을 일으킨다는 것은 잘 알려져 있지만 철분 부족이 월경과다의 원인이 되고 악화시킨다는 것은 잘 알려져 있지 않다. 철분은 근육을 수축시키는 효소(cytochrome oxidase)의 보조인자이므로 철분이 부족하면 자궁근육이 약해져 자궁근육이 혈관을 조여 출혈을 멎게 하는 힘이 부족하게 된다. 그러므로 월경과다는 철분부족으로 이어지고 철분부족은 또 월경과다를 악화시키는 악순환이 이어진다. 연구에 의하면 월경과다로 철분이 부족한 여성들에게 철분을 복용하게 한 결과 대부분의 경우 월경과다가 개선되는 것으로 나타났다.

■ 연구 1 혈액 내 철분 농도가 낮은 83명의 월경과다 환자에게 철분 35mg과 철분 흡수를 돕기 위한 비타민 C 200mg을 하루 2회씩 2개월간 복용하게 하고 반응을 보이지 않는 일부 환자에게는 근육주사를 통해 철분을 투여한 결과 89% 환자의 증상이 호전됐다. 반면 혈액 내 철분 농도가 정상인 17명의 월경과다 환자 중에서는 6명(35%)만 증상이 호전됐다. 추적조사에서는 철분과 비타민 C를 복용한 그룹에서 호전된 환자가 가짜 약 그룹보다 훨씬 많았다(75%:39%).

■ 연구 2 철분제를 복용했거나 철분주사를 맞은 경험이 있고 월경과다와 철결핍성빈혈이 동반된 18명의 여성을 대상으로 조사한 결과 골수에 철분이 충분히 저장되면 월경과다가 개선되는 것으로 나타났다. 골수검사에서 철분이 충분한 것으로 확인된 환자들은 대부분 월경과다가 확연히 호전되는 반응을 보였다. 반면 철분이 골수에 충분히 저장돼 있지 않은 7명 중에서는 1명만이 호전됐다. 이 연구결과는 철분을 보충하면 월경과다를 개선할 수 있음을 보여준다.

철분을 복용해 철결핍성빈혈이 개선된 후에도 월경과다는 호전되지 않는 경우가 많으므로 철분이 골수에 충분히 저장될 때까지 장기복용해야 한다. 철분을 골수에 충분히 저장하려면 최소 3~6개월은 복용해야 하는데 과잉되면 간과 췌장을 상하게 할 수 있으므로 혈액검사를 통해 철분 농도를 확인해가며 복용해야 한다.

비타민 A

1942년 한 연구에서는 월경과다가 있는 50명의 여성에게 소 간의 지질성분을 섭취하게 해서 이 중 61%의 월경이 정상화되는 효과를 확인했다. 소간의 지질성분은 비타민 A와 비슷하다. 35년 후 진행된 한 임상실험에서는 월경과다가 있는 40명의 여성에게 비타민 A 2만5000IU를 하루 2회 15일간 복용하게 했더니 그중 57.5%의 월경이 최소 3개월 동안은 정상으로 돌아왔고 또 다른 35%는 월경 시 출혈의 양 또는 기간, 또는 둘 다 현저하게 줄어들었다. 따라서 환자 중 92.5%에서 월경과다가 없어지거나 개선됐다. 비타민 A에 반응을 나타낸 환자들에게는 짧은 기간의 치료가 월경과다의 재발을 방지하는데 충분하지 않기 때문에 계속 복용해야 한다. 비타민 A를 하루에 1만IU 이상 먹는 여성들은 임신이 되지 않도록 주의해야 한다. 임신부가 하루에 1만IU 또는 그 이상 복용하면 기형아를 낳을 확률이 증가한다.

플라보노이드(Flavonoids)와 비타민 C

건강한 여성들도 월경 전이나 배란 후에는 모세혈관의 탄력이 떨어진다. 모세혈관의 탄력이 떨어지면 기능부전성 자궁출혈의 원인이 될 수 있다. 플라보노이드와 비타민 C는 모세혈관의 탄력을 강화시키므로 기능부전성 자궁출혈을 예방하거나 치료하는 데 도움이 된다.

한 연구에서는 월경과다나 불규칙 자궁출혈이 있는 여성들에게 감귤류의 플라보노이드와 비타민 C를 각각 하루 600mg씩 복용하게 해 90%가 완전히 낫거나 현저하게 개선되는 효과를 얻었다고 보고했다. 최대 효과를 얻기 위해서는 2~4개월에 걸쳐 지속적인 치료가 필요하다는 사실도 확인했다. 비타민 C만으로는 비타민 C와 플라보노이드를 병행했을 때만큼 효과가 없었다. 다른 연구에서는 플라보노이드만으로 월경과다는 여성 중 70%가 개선 효과를 봤다고 한다.

■연구 평균 12개월 동안 월경과다가 있는 36명의 여성에게 디오스민과 헤스페리딘이 함유된 제품을 하루 1000mg씩 복용하도록 했다. 월경이 시작되는 예상 날짜로부터 5일 전부터 월경이 끝날 때까지 복용하는 방법으로 3개월간 지속했다. 그 결과 70%의 여성은 출혈량이 50% 줄고 출혈기간도 3분의 1로 줄었다. 이 보고서를 작성한 연구가들은 플라보노이드와 비타민 C가 프로스타글란딘의 합성을 억제하고 모세혈관의 탄력을 강화시켜 자궁출혈에 효과를 본 것이라고 설명했다.

비타민 E

자궁 내 피임기구로 인해 월경과다 증상이 생긴 51명의 여성에게 비타민 E를 이틀에 1회씩 100IU 복용하게 하자 전원이 정상으로 회복되었다. 45%의 여성은 자궁 내 피임기구가 질에 상처를 입혀 출혈이 일어난 경우였고 나머지 55%는 자궁 내 피임기구 삽입 후 6~33개월간 출혈이 지속되는 경우였다. 이 여성들의 3분의 2는 비타민 E 복용 후 4주 안에 출혈이 멈추는 효과를 봤고 10주 후에는 모든 여성에게서 비정상적인 출혈이 멎었다. 자궁 내 피임기구를 사용하지 않으면서 기능성 자궁출혈이 있는 여성들을 대상으로는 비타민 E 실험을 하지 않았다.

비타민 K

한 임상실험에서 월경과다가 있는 여성 12명에게 비타민 K 5mg을 하루 4회씩 5일간 복용하게 하는 치료를 시도했다. 치료는 월경 첫날이나 월경 1~2일 전부터 시작해 5일간 지속했다. 12명 중 8명은 출혈하는 기간이 최소 하루는 줄었고 혈전이 있던 여성의 62%는 혈전이 없어지거나 감소한 것으로 나타났다. 어떤 의사는 비타민 K를 하루에 5~10mg 정도 복용하면 월경기간에 생기는 혈전을 없앨 수 있다고 밝혔다. 비타민 K의 생리적인 용량인 하루 100~200mcg으로도 월경과다와 혈전에 효과가 있는지에 대해서는 추가연구가 필요하다.

비타민 D

한 연구에서는 다낭성난소증후군, 기능부전성 자궁출혈에 비타민 D가 부족한 2명의 여성이 2개월 동안 비타민 D를 보충한 결과 기능부전성 자궁출혈이 해결됐다. 비타민 D를 보충해준 것이 다낭성난소증후군이 있으면서 비타민 D가 정상인 여성들과, 다낭성난소증후군이 없는 여성들에게도 도움이 되는지는 알려지지 않았다.

비타민 B군(Vitamin B Complex)

비타민 B 결핍은 간의 에스트로겐을 비활성화시키는 능력을 감소시켜 에스트로겐이 많아지게 한다. 1940년대에 한 그룹의 연구가들의 발표에 의하면 복합비타민 B군을 보충한 뒤 종종 월경과다와 불규칙 자궁출혈이 나아졌다고 한다. 이 연구가들한테 치료받은 대부분의 여성은 비타민 B 결핍이 있거나 증세가 있었다. 이유는 정제된 곡물에 비타민 B를 첨가하는 것이 아직 완전히 실행되지 않아서 그런 것으로 추측된다. 현대에는 비타민 B를 보충하는 것이 기능부전성 자궁출혈에 도움이 된다는 보고가 없다.

황체호르몬 크림(Progesterone Cream)

자궁출혈은 흔히 배란이 안 돼 황체호르몬이 생산되지 않으므로 황체호르몬 제로 상태에서 황체호르몬의 억제 없이 에스트로겐이 자궁내막을 자극해 증식하게 되는데, 이때 월경과다가 되고 불규칙하게 출혈이 많아지는 경우를 말한다. 필자의 경험에 의하면 수많은 여성이 황체호르몬 크림으로 좋은 효과를 얻었다. 한 예로 시애틀에 사는 53세 여성은 한 1년 전부터 월경량이 많아지더니 올해 3월에는 10일 동안이나 월경이 나오는데 낮에도 줄줄 쏟아지고 밤에도 1시간마다 두꺼운 패드를 갈아야 했다. 급기야 빈혈로 기운이 없고 몸이 힘들고 고통스럽다보니 뭔가 큰 병에 걸린 것 아닌가 하는 두려움이 몰려와 식구들에게도 알리지 못하고 부인과 병원을 찾아갔다. 병원에서 조직검사를 했더니 자궁내막이 두꺼워졌다면서 피임약을 먹으라고 했다. 아무리 의사의 처방이지만 이치에 맞지 않는 것 같아서 피임약을 먹지 않고 이리저리 수소문 끝에 필자에게 연락을 해왔다. 이 나이 여성의 경우 월경량이 지나치게 많다면 틀림없이 배란이 되지 않아 황체호르몬이 제로에 가깝기 때문에 자궁내막이 증식한 것으로 판단하고 황체호르몬 크림을 처방했다. 이 환자는 이 크림을 바른 지 1개월 만에 월경량이 줄어들어 예전처럼 됐

고 월경도 3일간만 하게 됐다. 이외에도 여러 사람이 좋은 효과를 보았다.(1권 월경과다 p.363)

갑상선기능저하증(Hypothyroidism)

갑상선기능저하증은 기능부전성 자궁출혈의 흔한 원인이다. 한 연구에서 월경과다가 있는 67명 중 15명(22.4%)에게 갑상선기능저하증이 있었다. 기능부전성 자궁출혈이 있으면서 갑상선기능이 저하된 환자들에게 갑상선호르몬으로 치료하면 종종 월경 문제를 해결해주는 것으로 알려져 있다.

갑상선기능저하증이 있는 환자들도 갑상선기능에 대한 혈액검사를 하면 흔히 정상으로 나온다. 개비 박사의 경험으로는 갑상선기능저하증의 임상적 증거가 있지만 혈액검사에서는 정상으로 나오는 여성들이 갑상선호르몬 치료를 받은 후 월경출혈이 정상으로 됐다.

갑상선은 에스트로겐과 밀접한 관계가 있어 배란이 안 돼 황체호르몬이 제로이고 에스트로겐이 홀로 우세해 자궁내막이 많이 증식했을 때 자궁내막이 쏟아지며 월경과다나 불규칙 자궁출혈이 있게 된다(황체호르몬은 에스트로겐의 작용을 억제한다). 사람의 세포마다 해당 호르몬이 붙는 자리가 정해져 있어 각각의 호르몬은 제자리에 붙어야 기능을 발휘할 수 있는데 갑상선호르몬과 구조가 비슷한 에스트로겐이 갑상선호르몬 자리에 대신 붙게 되면 갑상선호르몬은 제 기능을 할 수가 없다. 이럴 때 에스트로겐이 갑상선 자리에 붙는 것을 막아주는 황체호르몬을 늘려주어야 한다. 앞에서 언급한 황체호르몬 크림은 에스트로겐이 유방과 자궁 등 여성호르몬이 붙어야 할 자리에 잘 붙게 도와줘 갑상선호르몬의 자리를 차지하지 않아 갑상선호르몬이 제 기능을 할 수 있게 해준다.

갑상선 건조분말(Desiccated thyroid)

소의 갑상선 건조분말에는 소량의 갑상선호르몬이 들어 있어 경증의 갑상선기능저하증에 효과를 볼 수 있다. 처방전 없이 살 수도 있다. 필자의 경험으로는 어떤 중년 여성이 갑상선호르몬 처방약을 복용하고 있었는데 갑상선 건조분말을 몇 개월 복용하고 갑상선 수치가 정상으로 돌아와 갑상선호르몬 처방약을 먹지 않게 된 케이스가 있었다. 아마도 초기였기 때문에 잘 들었던 것 같다. 더 심한 경우라면 자연생약제로만으로는 부족할 수 있으니 처방약과 병행해야 할 것이다.

처방

- 혈액검사에서 철분이 부족한 것으로 확인되면 보충한다.
- 비타민 A를 2~4주간 하루 2회씩 2만5000IU 복용한다. 자궁출혈이 개선되는 효과를 본 경우 유지하기 위해 지속적으로 하루 1만IU씩 복용한다.
- 황체호르몬 크림을 바른다. (2권 황체호르몬 크림 p.290)
- 갑상선기능저하증이 있는지 알아보고 치료한다. 갑상선호르몬 처방약을 복용하기 전에 갑상선기능을 향상시키는 제품을 먼저 시도해본다.
- 비타민 C와 플라보노이드를 복용한다.

50 저산증

Hypochlorhydria

건강한 사람은 음식을 먹으면 위에서 위산이 분비되고 위 안이 산성화되면 단백질을 분해하는 펩신이 작용을 한다. 또 많은 연구에 의하면 위산이 철, 아연, 구리, 엽산, 비타민 B_3, 베타카로틴과 같은 영양소들의 흡수를 돕는 것으로 알려져 있다. 또 음식 속에 들어 있는 비타민 B_{12}의 흡수를 위해서도 위산이 필요한데, 그 이유는 음식에는 비타민 B_{12}가 단백질에 붙어 있기 때문에 이를 분해하는 펩신이 필요해 위산이 있어야 한다. 반면에 영양보충제에 들어 있는 비타민 B_{12}는 단백질에 붙어 있지 않기 때문에 펩신이 필요 없어서 위산도 필요 없다. 또 위산은 약초 안에 들어 있는 성분의 분해흡수를 돕는 역할도 한다. 그러므로 위산이 적은 사람은 한약도 흡수가 잘 안 돼 좋은 효과를 기대하기가 어렵다.

무산증이나 저산증은 여러 영양소의 흡수를 저하시켜 영양결핍증을 초래할 수 있다. 저산증인 환자는 췌장에서 분비되는 단백질 분해효소 프로테아제가 어느 정도 소화시킬 수 있지만 위장에서 단백질을 소화시키는 데는 문제가 있다. 단백질이 완전히 소화되지 않으면 단백질의 영양분이 제대로 흡수되지 않고 소화되지 않은 큰 음식조각이 흡수돼 알레르기를 일으키게 된다.

위산은 영양분의 소화흡수에 역할을 할 뿐만 아니라 여러 종류의 병을 일으키고 장에서 증식하는 박테리아, 바이러스, 곰팡이 등 미생물들을 죽인다. 위산은 산도가 3.0pH 이하일 때, 잘하면 4.0pH까지 위장 속의 균들을 죽일 수 있다. 저산증 환자는 위와 장 속에 박테리아와 곰팡이가 자라고 기생충이 증가하기 쉽다. 게다가 저산증 환자는 위액의 아질산염 농도가 현저하게 높다. 아질산염으로부터 생기는 발암물질인 니트로사민이 위장에 많다는 것은 왜 무산증 환자들 중에 위암 환자가 많은지 설명해준다.

위산대체요법은 저산증, 만성설사, 주사비(rosacea; 빨간코)처럼 위산 부족으로 생기는 질병과 백반증(vitiligo)과 같은 자가면역질병, 음식 알레르기로 인한 만성두드러기, 습진과 어린이 천식 등 위와 장에 관련된 다양한 증상을 치료하는 데 쓰인다.

증상

어떤 환자는 위장에 위산이 전혀 없어도 증상이 없지만 다른 저산증 환자나 무산증 환자는 적은 양의 음식을 먹고도 과식한 것처럼 트림, 복부팽만, 설사, 변비, 속쓰림, 소화불량 등의 증상을 느낀다. 이런 증상은 대부분 육식을 할 때 더 심해진다. 단백질을 소화시키려면 위산이 필요한데 고기나 고단백 음식은 위산을 소모시켜 위산의 산도를 떨어뜨리기 때문에 소화가 잘 안 되게 한다.

저산증 환자들은 불충분한 영양으로 피로, 우울증, 근육통, 잇몸병과 같은 후유증이 생길 수 있다. 한 연구에 따르면 이가 없으면서 잇몸이 붓고 따갑고 거칠어지고 건조해져서 의치를 사용할 수 없는 환자 122명 중 60%가 무산증이었다. 그중 30%는 위산과 펩신을 보충한 후 증상이 좋아져 의치를 다시 사용할 수 있었다. 저산증이면 주사비 증상과 상악골(maxillary region; 코 옆의 뺨 부위) 부위의 모세혈관 확장 증상이 나타날 수 있으며 여성의 경우 손톱이 약해지고 머리카락이 잘 부서지면서 많이 빠지는 증상이 생긴다.

발생 빈도와 원인

대부분의 연구에서 위산분비는 나이가 들어감에 따라 감소한다고 보고했다. 그러나 나이 들면서 오히려 위산분비가 증가한다는 연구보고도 있다. 이 연구보고에 따르면 65세까지는 건강한 사람이 무산증에 걸리는 경우가 나이에 따라 많아졌지만 65세 이후에는 무산증에 걸리는 사람의 숫자가 줄어들고 오히려 위산과다에 걸린 사람의 수가 늘었다고 한다.

위축성위염은 저산증이나 무산증의 흔한 원인이다. 위축성위염은 악성빈혈처럼 자가면역에 의해 위장의 벽세포(parietal cells)가 파괴되거나 헬리코박터균 감염에 의해 생긴다. 만성위축성위염은 위장의 위축으로 발전하며 이렇게 되면 더 이상 정상으로 되돌릴 수 없게 된다. 반대로 헬리코박터균 때문에 생긴 위염으로 비교적 심하지 않은 저산증에 걸린 환자는 염증을 치료하고 나면 정상적인 위산분비를 다시 할 수 있게 된다.

매우 심한 철분 부족은 무산증의 원인이 되며 철분을 복용하면 무산증을 치료할 수 있다. 원인을 알 수 없는 철결핍성빈혈이 있는 30명의 젊은 남성 중 47%가 무산증(히스타민으로 위산분비를 자극해도 위산이 분비되지 않는 유형)이었다. 3~12개월간 철분으로 빈혈을 치료하자 그중 절반 이상의 환자에게서 위산생산이 정상으로 돌아왔다. 철분 결핍으로 인해 무산증인 환자들은 위산이 없어 철분 흡수율이 떨어지기 때문에 더 많은 철분을 공급해야 한다.

또 위장염이 있었던 사람도 저산증이 생길 수 있다는 보고가 있다. 한 연구에 의하면 위장염이 있던 대부분의 환자는 보통 4개월 안에 위산의 양이 정상으로 돌아왔지만 일부의 경우 1년이 지난 후에도 저산증이 지속되고 있었다. 그밖에 아동 천식, 심부전증, 당뇨, 악성빈혈 등의 질병에도 저산증과 무산증이 동반될 확률이 높은 것으로 알려져 있다.(오른쪽 도표 참조)

질병별 저산증 및 무산증 발생 빈도

질병	빈도
아동 천식	73~80%
심부전증	50%
피부염 포진	25~90%
당뇨	41~50%
습진	73%
갑상선기능저하증	46~100%
악성빈혈	100%
주사비	30~58%
쇼그렌증후군	67%
3차 신경통	91%
백반증	25%

※ 천식이 있는 아이의 경우 저산증 또는 무산증이 있을 확률이 73~80%에 이른다는 뜻이다.

위산의 산도 측정법

위산의 산도는 '하이델베르크 pH'라는 계측기를 사용해 측정한다. 환자가 비타민 알약 크기의 캡슐을 삼키면 캡슐에 싸여 위장으로 들어간 계측기가 산도를 측정해 컴퓨터로 전송하는 방식이다. 5분 간격으로 환자에게 중탄산나트륨(제산제) 용액을 먹이면서 위장 내부가 얼마나 빨리 산성으로 바뀌는지 시간을 재면 위산 분비량을 알 수 있다.

위에서 분비되는 위산의 양은 때에 따라 매우 불규칙하기 때문에 같은 환자의 위산을 여러 번 측정해도 20% 정도는 다른 결과가 나온다. 예를 들면 여성의 경우 월경주기 1~14일 사이에는 위산의 양이 점차 늘고 15~28일 사이에는 점차 줄어드는 특징이 있다. 그러므로 저산증과 정상 경계에 있는 저산증을 진단할 때는 정확한 측정을 위해 이런 특징을 고려해야 한다.

치료

위산을 복용하면 위장의 증상은 바로 호전되는 반면 구조적인 증상은 호전되는 데 시간이 걸린다. 복용하는 위산으로는 보통 베타인 염산염

(betaine HCl)이나 글루탐산 염산염(glutamic acid HCl)을 쓴다. 필자의 경험으로는 베타인 염산염 1~3캡슐(1캡슐당 650mg)을 매끼 복용하면 저산증이 호전됐는데 때로는 5캡슐까지 필요한 경우도 있었다.

한 보고서에 의하면 글루탐산 염산염 310mg을 식사를 시작할 때 한 번, 식사가 끝나고 한 번 복용했더니 만족할 만한 결과를 얻었다고 한다. 복용하는 염산염(이하 위산으로 통칭)의 양은 저산증의 정도와 식사량, 음식에 포함된 단백질량(단백질이 많을수록 위산의 양이 많아져야 한다)에 따라 달라진다. 처음에는 1캡슐(650mg)씩 복용하면서 증상이 개선되는지, 속쓰림 같은 부작용이 없는지 확인한 후 점차 복용량을 늘리도록 한다. 2캡슐 이상 복용할 때는 하나는 식사 시작 직후에 복용하고 다른 하나는 식사 도중에 복용하면 된다. 속쓰림 증상이 생기면 복용량을 줄여야 한다.

위산은 알약보다는 캡슐 형태로 복용하는 것이 좋다. 소화기능이 약한 경우 알약을 분해하는 데 어려움이 있을 수 있고 그로 인해 약 성분이 위벽에 오래 접촉하면 이상이 생길 수 있기 때문이다.

단, 아스피린이나 비스테로이드성 소염제처럼 위에 궤양을 일으키는 약을 복용하는 사람은 위산을 복용하면 안 된다. 저산증 환자에게는 비타민 C가 좋다. 비타민 C는 산성이나 중성에서 아질산염이 발암물질인 니트로사민으로 바뀌는 것을 억제하는 것으로 알려져 있다. 저산증 환자는 위산에 비타민 C는 적고 아질산염은 많아 니트로사민이 많이 생기는 것으로 추정된다.

치료기간

저산증 환자, 특히 나이가 많은 환자는 위산 치료를 평생 해야 효과를 유지할 수 있다. 철분 결핍에 의한 저산증이나 헬리코박터균에 의한 저산증은 철분을 보충하거나 헬리코박터균을 제거하면 원인 치료가 가능하므로 위산 복용을 중단할 수 있다.

부작용과 주의할 점

위산을 복용하면 몸이 약한 산성을 띠기 때문에 뼈에서 칼슘이 빠져나올 가능성이 있다. 그러나 위산 치료는 아연, 구리, 엽산, 비타민 B_{12}의 흡수율을 높여 오히려 뼈 건강에 도움이 된다. 한 보고서에 따르면 뼈를 다친 저산증 환자에게 위산 치료를 적용해 뼈 회복에 효과를 봤다고 한다. 위산 복용으로 인한 산성화 현상은 과일, 채소 등 알칼리성 식품을 많이 먹으면 줄일 수 있다.

만약 비타민 B_3를 복용하고 있다면 위산의 복용량을 늘려야 할 수도 있다. 비타민 B_3 가운데 나이아신아마이드는 강한 알칼리성을 띠고 나이아신은 중간 정도의 알칼리성을 띠기 때문에 이들 성분을 위산과 함께 복용하면 위산이 중화돼 효과가 떨어지기 때문이다.

위산을 복용할 때는 치아와 접촉하지 않도록 삼켜야 한다. 5년간 베타인 위산 정제를 씹어서 복용한 67세 여성의 경우 치아를 둘러싼 에나멜이 심각하게 부식된 것으로 확인됐다.

위산대체요법의 효과

위산을 복용하는 위산대체요법으로는 저산증이나 무산증을 효과적으로 치료할 수 없다는 주장도 있다. 실제 위산대체요법에 쓰이는 위산의 양은 산도를 정상범위(pH 2.0)에 이르도록 하기에는 부족하다. 840mg의 글루탐산 염산염을 복용하는 경우 위산을 pH 4.0까지밖에 낮출 수 없다. 위산대체요법이 임상에서 증명한 좋은 결과에도 불구하고 1940년대부터 위산 치료를 이용하지 않게 된 것은 이 때문이다.

그러나 위산의 산도를 조금이라도(pH 4.0까지라도) 낮추면 다음 두 가지 이유에서 효과를 볼 수 있다. 첫째, 펩신의 활동은 위산의 산도가 pH 2.0일 때와 pH 4.0일 때 최고가 된다는 점이다. 둘째, 위산의 산도가 pH 4.0이 되는 지점부터 질병의 원인이 되는 각종 병원균을 죽일 수 있다는 점이다. 그러므로 이론적인 논리만 가지고 위산대체요법이 다양한 임상실험을 통해 증명한 치료효과를 무시하고 배척하는 것은 바람직하지 않다.

51 전립선비대증

Benign Prostatic Hyperplasia; BPH

전립선비대증은 50세 이상 남성에게 가장 흔한 질병 중 하나로 전립선 세포가 증식해 전립선이 커지는 증상이다. 주요 증상으로는 빈뇨, 급뇨, 배뇨 지연, 불완전 배뇨(배뇨 후 잔뇨량 증가), 소변줄기의 강도 감소, 야뇨 등이 있으며 합병증으로는 요로감염, 요로결석증, 요정체(소변이 배설되지 못하고 방광에 정체돼 있는 상태), 신기능부전이 있다.

전립선비대증의 원인은 명확하지 않지만 테스토스테론의 대사변화 때문인 것으로 추정된다. 예를 들면 5알파환원효소에 의해 테스토스테론이 디하이드로테스토스테론으로 변환되는 양이 증가하거나 전립선에 과도한 에스트로겐이 집중되는 현상과 관련된 것으로 보인다. 에스트로겐이 많아지면 디하이드로테스토스테론의 분해대사가 억제돼 디하이드로테스토스테론이 증가하기 때문이다.

전립선비대증은 정상적인 노화과정으로 간주되지만 나이 든 모든 남성에게 이 질병이 생기지 않는다는 사실은 이 질병을 예방하거나 늦추는 방법이 있을 수 있다는 것을 의미한다.(1권 전립선비대증, 전립선암 p.418)

음식

트랜스지방산은 필수지방산(EFA)의 결핍을 악화시키고 필수지방산의 좋은 효능을 방해한다. 또 높은 온도에서 요리하고 튀길 때 발생하는 지방의 산화는 음식과 기름에 들어 있는 필수지방산의 상당량을 파괴하고 여러 독성물질을 만들어낸다. 따라서 트랜스지방산과 산화된 지방은 피해야 한다.

대두콩 제품들은 전립선비대증을 예방하고 치료하는 데 좋은 여러 가지 성분들이 들어 있다. 그중 하나는 5알파환원효소를 억제하는 것으로 보이는 아이소플라본인 제니스타인이다. 중국의 남성들(노년층)을 대상으로 한 연구에서 아이소플라본 섭취와 전립선비대증 발생 사이에 큰 반비례 관계가 있는 것으로 나타났다. 콩에 들어 있는 다른 유용한 성분들은 필수지방산과 피토스테롤이다. 동물실험에서 호박씨오일은 전립선비대증을 예방하는 데 효과적인 것으로 보고됐고 임상실험에서도 전립선비대증에 효과적인 것으로 밝혀졌다. 따라서 호박씨 섭취는 전립선비대증 치료에 충분한 가치가 있다. 어느 연구에서는 아마씨가 전립선비대증을 예방하거나 치료하는 데 유용하다고 보고하기도 했다.

자연치료제

필수지방산

필수지방산은 호르몬과 같은 물질인 프로스타글란딘의 전구물질이다. 프로스타글란딘은 전립선세포를 성장시키는 테스토스테론(또는 디하이드로테스토스테론)의 작용을 조절하는 것으로 여겨진다. 전립선에서 프로스타글란딘 합성이 나이가 들면서 감소해 전립선세포를 성장시키는 테스토스테론의 작용이 더 커진다고 추정돼왔다.
프로스타글란딘의 전구물질이라는 것 외에도 지방산 알파리놀렌산, 감마리놀렌산, 리놀산은 시험관 실험에서 사람이나 쥐의 5알파환원효소 활동을 억제했다. 이러한 발견은 필수지방산 치료가 전립선비대증을 예방하고 치료하는 데 도움이 될 수 있음을 의미한다. 초기 임상실험에서 다음과 같이 고무적인 결과가 나왔다. 알파리놀렌산이 많이 들어 있는 것으로는 아마씨, 대마씨, 카놀라유, 호두, 호박씨 등이며 감마리놀렌산이 많이 들어 있는 것으로는 보리지오일, 달맞이꽃종자유 등이 있으며 리놀산은 홍화씨, 참깨, 땅콩, 옥수수, 해바리기씨, 대두콩 등에 많이 들어 있다.

■ **연구 1** 전립선비대증이 있는 남성 19명에게 리놀산, 알파리놀렌산, 다른 지방산을 포함하는 필수지방산제(출처는 밝히지 않음)를 하루 1.95g씩 복용하게 하고 3일 후부터 몇 주 동안 하루에 1.3g으로 줄인 뒤 다시 하루에 0.65g으로 줄이게 했다. 얼마 후(기간 미상) 모든 환자에게서 배

뇨 후 잔뇨량이 줄었으며 19명 중 12명은 정상으로 회복됐다. 손가락으로 만져봐서 판단하는 전립선 크기는 19명 환자 모두에게서 줄어들었다.

■ **연구 2** 남성 노인 15명을 대상으로 한 또 다른 연구에서 저지방식(총열량의 20% 이하)과 함께 아마씨 가루를 하루에 30g(3티스푼 정도) 주었을 때 전립선 상피조직의 평균 증식률이 68% 정도 감소했다. 이 결과는 아마씨가 전립선비대증의 진행을 늦출 수 있음을 의미한다. 이러한 효과가 나타나는 이유는 아미씨유가 필수지방산을 많이 포함하고 있기 때문이지만 아마씨에 들어 있는 리그난 때문이기도 하다. 연구들에 의하면 리그난이 5알파환원효소 활동을 억제하고 장과 간에서의 테스토스테론의 재흡수를 감소시킨다고 했다.

아연(Zinc)

아연은 전립선에 많이 존재하고 프로스타글란딘과 테스토스테론의 대사에 중요한 역할을 한다. 비대해진 전립선조직에 아연 농도가 높으면 5알파환원효소 작용이 억제되고 아연 농도가 낮으면 이 효소의 작용이 증가한다. 임상실험에서 아연은 전립선비대증의 증상을 완화하고 전립선 크기를 축소시켰다.

■ **연구** 전립선비대증이 있는 남성 19명에게 2개월 동안 하루에 아연 35mg을 복용하게 하고 그 후 불특정 기간 동안 하루에 15~25mg 복용하게 했더니 환자 19명 중 14명에게서 촉진, 엑스레이, 내시경검사에서 전립선 크기가 줄어들었고 배뇨 증상도 좋아졌다. 전립선비대증에

는 피콜린산아연 또는 구연산아연과 같이 잘 흡수되는 아연제를 하루에 30mg씩 2~3회 복용한다. 복용량은 2~3개월 후 환자의 반응에 따라 하루에 30mg씩 1~2회로 줄인다. 장기적인 아연 치료는 아연에 의한 구리 결핍을 예방하기 위해 구리(아연 용량에 따라 1일 1~4mg)를 같이 복용해야 한다.

아미노산(Amino acid)

두 개의 실험에서 세 종류의 아미노산, 글리신(glycine), 알라닌(alanine), 글루탐산의 조합은 전립선비대증의 증상을 완화하는 것으로 나타났다. 아미노산 치료를 받은 환자의 2/3 이상이 여러 면에서 배뇨 증상이 좋아졌다. 캡슐 한 개에는 아미노산 조합이 약 400mg 들어 있었다. 이 연구들에서 사용된 용량은 총 치료기간 3개월 중 처음 2주 동안은 하루에 3회씩 캡슐 2개였고 그 이후는 하루에 3회씩 캡슐 1개였다. 부작용은 관찰되지 않았다. 치료효과는 전립선의 부종이 줄었기 때문으로 여겨진다.

소팔메토(Saw palmetto; Serenoa repens)

소팔메토(톱야자열매)는 미국 플로리다 주에 자생하는 작은 야자수의 열매이다. 소팔메토 추출물은 시험관 실험에서 비대해진 인간 전립선조직의 5알파환원요소 활동을 억제했다. 이 효소의 억제작용은 전립선비대증이 있는 남성의 임상실험에서도 증명됐다.

■ 연구 전립선비대증이 있는 남성 25명을 무작위로 나누어 3개월 동안 매일 한 그룹에게는 소팔메토 추출물 320mg을 주고 다른 그룹은 주지 않았다. 주지 않은 그룹과 비교해서 치료를 한 그룹은 전립선 조직검사에서 디하이드로테스토스테론의 평균 농도가 현저하게 낮았고 테스토스테론의 평균 농도는 현저하게 높은 것으로 나타났다. 이러한 5알파환원효소 작용의 억제는 요도 폐쇄에 영향을 주는 요도 주변에서 두드러졌다.

소팔메토는 전립선비대증 치료에 중요한 다른 효과도 있다. 소팔메토는 안드로겐과 에스트로겐 핵수용체(nuclear receptors)를 억제하고 항염증작용과 항부종 작용도 있다.
여러 실험에서 소팔메토 추출물은 주간 빈뇨증, 야뇨, 배뇨 후 잔뇨량의 감소, 배뇨 속도 증가, 국제전립선증상점수 등이 모두 향상됐다. 일부 연구에서는 30일도 안 돼 증상이 호전되기 시작했다. 대부분의 연구기간은 3주에서 6개월이었지만 435명의 환자를 대상으로 한 연구에서는 3년간의 지속적인 치료기간 동안 지속적으로 임상 증상이 완화됐다. 이 연구에서 소팔메토의 효능에 대해 의사와 환자 중 80% 이상이 좋거나 매우 좋다고 답했고, 환자의 98%는 치료에 거부반응이 없었다.
총 2939명의 남성이 참여한 18개의 임상실험을 분석한 결과 소팔메토는 요로 증상과 소변 속도를 향상시켰다. 또 처방약 프로스카(proscar; 프로페시아와 동일한 성분)와 동등한 효과가 있었고 부작용은 훨씬 적었다. 총 2859명의 남성이 참여한 11개의 실험과 2개의 오픈라벨 실험을 종합했을 때 대조군과 비교해서 소팔메토는 평균 최고 소변 속도를 1초에 약 2.2ml 증가시켰고 평균 야간배뇨 횟수를 하룻밤에 0.5회로 줄여주었다.
대부분 연구에서 사용된 용량은 160mg씩 하루 2회였는데 2개의 연구에서는 하루에 1회 320mg을 복용하는 것이 하루에 2회씩 160mg 복용하는 것만큼 효과적이라는 것을 발견했다.

애기쐐기풀(Stinging nettle; Urtica dioica)

애기쐐기풀에는 피토스테롤과 여러 유효성분들이 들어 있으며 전립선비대증 환자들에게 효과가 있는 것으로 나타났다. 여러 연구에서 이 약초는 소변 속도를 증가시켰고 잔뇨량을 감소시켰으며 일부 연구에서는 전립선의 크기도 줄였다. 최근 한 연구에서 사용된 용량은 6개월 동안 하루에 3회씩 120mg이었다.

피지움(Pygeum africanum)

피지움은 아프리카에 자생하는 상록수이다. 여러 실험에서 피지움이 경미하거나 중증의 전립선비대증을 치료하는 데 효과가 있다고 보고했다. 발표된 환자 2200명 이상의 자료에 의하면 이 추출물은 부작용이 전혀 없는 것으로 나타났다. 복용량은 하루에 100~200mg이다.
불행히도 피지움은 전립선비대증 치료에 많이 사용되면서 멸종위기에 놓였다. 따라서 다른 치료로 효과를 보지 못할 때만 고려해야 한다.

베타시토스테롤(Beta-sitosterol)과 피토스테롤(Phytosterol)

베타시토스테롤은 콜레스테롤의 구조와 비슷한 화학구조를 가진 식물성스테롤(피토스테롤) 중 하나이다. 베타시토스테롤은 전립선비대증에 효과가 있다고 알려진 많은 식물, 예를 들면 소팔메토, 애기쐐기풀, 피지움, 호박씨에 들어 있으며 여러 실험에서 전립선비대증 치료에 효과가 있는 것으로 나타났다.

▪ **연구** 전립선비대증 환자 200명을 무작위로 나눠 6개월 동안 매일 3회씩 한 그룹에는 베타시토스테롤 20mg을 주고 다른 그룹에는 가짜 약을 주었더니 가짜 약 그룹보다 베타시토스테롤 그룹의 증상이 현저하게 좋아졌다. 베타시토스테롤 치료는 평균 최고 소변 속도를 1초당 9.9ml에서 15ml로 증가시켰고 평균 잔뇨량은 65.8ml에서 30.4ml로 감소시켰다.

식물성스테롤이 많은 식품으로는 땅콩, 콩, 올리브, 참깨, 호박씨와 이들 씨앗에서 추출한 오일이 있다.

호박씨(Pumpkin seed)

호박씨오일에는 비교적 많은 양의 식물성스테롤이 함유돼 있다. 쥐 실험에서 20일 동안 호박씨오일(몸무게 1kg당 1일 40mg)을 먹였더니 테스토스테론을 복용시켜 생기게 한 전립선 과다증식의 진행을 일부 방지했다. 또 어떤 실험에서는 호박씨 추출물이 전립선비대증 남성의 증상을 향상시켰다. 이 실험은 독일에서 발표됐고 아래의 정보는 영문요약에서 옮겨왔다. 전립선비대증 남성 2245명에게 12주 동안 하루에 500~1000mg의 호박씨 추출물로 치료했더니 국제전립선증상점수로 평가한 비뇨기 증상이 41.4% 정도 감소했으며 환자의 96% 이상이 부작용은 없었던 것으로 보고됐다. 종합전립선비대 제품에는 앞에 언급한 성분들이 대부분 들어 있어 편리하다.

꽃가루 추출물(Pollen extract; Cernilton)

스웨덴에서 개발한 꽃가루 추출물 세닐톤(Cernilton; ProstaFlo)은 40년 이상 여러 나라에서 전립선비대와 비세균성전립선염에 효과적으로 쓰여왔으며 꾸준히 먹으면 전립선비대가 축소되고 소변이 잘 나오게 된다. 뿐만 아니라 기관지, 독감, 꽃가루 알레르기의 예방에도 좋으며 화분에 각종 천연영양소가 많아 원기를 돋아주고 혈액을 맑게 하고 콜레스테롤을 낮춰주며 산화노폐물을 청소해주는 등 매우 이상적인 천연성분으로 일석삼조 효과를 가지고 있어 전립선비대에 필자가 제일 선호하는 성분이다. 꾸준히 6개월 정도 먹으면 소변이 완전히 시원하게 나온다.

DHEA 치료의 효과

개비 박사의 경험에 따르면 DHEA(남성호르몬의 일종) 치료는 어떤 환자들에게는 노화 징후를 되돌리는 효과가 있었다. DHEA는 일부 테스토스테론과 에스트로겐으로 전환되기 때문에 이 호르몬을 투여하면 전립선비대증을 진행시키거나 악화시킬 수 있다는 우려가 제기됐다. 테스토스테론 치료와 관련해서도 비슷한 문제가 제기됐다. 하지만 현재까지의 연구결과를 종합하면 적절하게 투여한 DHEA가 전립선비대증이 있는 남성에게 문제를 일으키는 경우는 거의 없었다.

3~6개월간 매일 50~100mg의 DHEA를 처방했으나 전립선기능에 대한 부작용은 발견되지 않았다. 오히려 한 연구에 의하면 DHEA 치료가 배뇨 후 잔뇨량을 현저하게 줄이고 평균 전립선 크기도 대조군은 조금 커진 반면 DHEA 그룹은 조금 작아진 것으로 나타났다.

평균연령 71세의 남성들에게 테스토스테론 또는 가짜 약을 처방하며 3년간 진행한 연구에서는 가짜 약 그룹은 평균 전립선 크기가 32ml에서 42ml로 커지고 테스토스테론 그룹도 29ml에서 43ml로 조금 더 커지기는 했지만 두 그룹 간 차이는 통계적으로 의미 있는 정도가 아니었다. 32년 동안 테스토스테론 치료를 해온 의사는 테스토스테론이 전립선비대의 크기에 영향을 미치지 않으며 오히려 테스토스테론 치료가 방광근육을 키워 방광을 튼튼하게 만들고 배뇨능력을 향상시킨다고 보고했다.

처방

미국에서 소팔메토 추출물이 널리 이용되기 전에 전립선비대증에 대한 개비 박사의 치료법은 주로 필수지방산과 아연과 필수지방산의 상태를 향상시키기 위한 권장식단, 즉 트랜스지방산과 열을 가해 산화된 지방을 먹지 못하게 하는 것이었고 환자의 약 50~70%는 보통 치료 2~3개월 후부터 증상이 호전됐다.

전립선비대증에 대해 가장 많이 연구되고 가장 효과적인 약초는 소팔메토다. 소팔메토가 단일치료만으로는 효과가 있지만 필수지방산 결핍 또는 아연 결핍을 바로잡지는 못한다. 이러한 영양소들의 결핍은 아마 노인들에게 흔할 것이다. 정상보다 낮은 필수지방산과 아연의 상태는 전립선비대증의 진행 속도를 증가시키고 몸의 다른 부분에도 나쁜 영향을 줄 수 있다. 따라서 필수지방산과 아연 치료는 다른 치료에 잘 반응하는 환자를 포함해 전립선비대증 환자 모두에게 고려돼야 한다.

52 전립선염

Prostatitis

전립선염은 4가지 유형으로 구분된다. 급성세균성, 만성세균성, 만성무균성전립선염/만성골반통증증후군(CP/CPPS), 그리고 무증상염증성전립선염이다. 증상은 종류에 따라 다르지만 대체로 소변을 너무 자주 보거나 갑자기 보거나 배뇨곤란이 있거나 사타구니, 허리, 항문에 통증이 있을 수 있고 사정 시 통증이 있는 경우도 있다.

만성무균성전립선염/만성골반통증후군은 전체 전립선염의 90~95%를 차지할 만큼 흔한 유형이다. 소변배양검사에서 세균이 발견되지 않아 무균성이지만 어떤 만성무균성전립선염/만성골반통증후군 환자들은 배양접시에서 자라지 않는 박테리아(클라미디아 트라코마티스, 유레아플라즈마)에 감염된 경우가 있다. 그외에 만성무균성전립선염/만성골반통증후군 환자들은 질 트리코모나스에 감염된 경우도 있고, 면역력이 많이 떨어진 환자들의 경우에는 바이러스나 곰팡이에 감염된 경우도 있다. 큰 비중의 만성무균성전립선염/만성골반통증후군 환자들은 원인불명인 경우가 많다.
박테리아성 전립선염의 전통적인 치료방법은 주로 항생제 치료다. CP/CPPS(만성무균성전립선염/만성골반통증후군) 환자들에게 항생제 치료를 권하는 경우도 자주 있다.

음식

여러 보고에 따르면 음식이나 식품첨가물이 알레르기를 유발하거나 자극해 만성무균성전립선염/만성골반통증후군을 유발하거나 악화시킬 수 있다. 그런 음식들에는 알코올, 설탕, 맥아(엿기름), 호프, 향신료, 커피, 초콜릿, 산성식품(크랜베리주스, 레몬주스, 토마토, 식초), 밀, 우유, 콜라와 같은 탄산음료, 방부제, 아스파탐 등이 있다. 이 중 알레르기 증상을 일으키는 음식이 있다면 모두 제외한 상태에서 음식을 하나씩 추가하며 원인이 되는 음식을 찾아내야 한다.(1권 음식 알레르기 p.307 / 3권 음식 알레르기 p.663)

자연치료제

아연(Zinc)

건강한 사람들의 전립선액은 강한 항박테리아 작용을 하지만 만성세균성전립선염을 앓는 사람들에게서는 이러한 항박테리아 작용이 없어지거나 현저하게 감소된다. 이러한 전립선액의 항박테리아 작용은 아연에 의한 것으로 밝혀졌다. 만성세균성전립선염이나 CP/CPPS가 있는 사람들은 전립선분비액이나 조직, 정자에 있는 평균 아연 농도가 건강한 사람들보다 훨씬 더 떨어졌다. 또 급성세균성전립선염도 전립선조직의 아연 농도를 떨어트리는 것으로 나타났다.

이렇게 아연 수치가 떨어지는 것은 임상적으로 중요하다. 정상 전립선액에 있는 아연 농도와 비슷한 농도의 아연은 전립선세포 내의 클라미디아 트라코마티스 세균의 증식을 억제하고, 시험관에서 질 트리코모나스를 죽이고 증식을 억제한다. 하지만 농도가 낮아지면 살균효과가 없어진다. 아연은 살균력도 있지만 항염작용과 항바이러스작용도 있어 CP/CPPS 치료나 예방에 가치가 있다.

한 실험에서 200명의 CP/CPPS 남성 환자들에게 매일 50~150mg의 아연(황산아연)을 2~16주 투여했더니 70%의 환자들에게서 증상이 호전됐다. 하지만 다른 실험에서는 7명의 만성세균성전립선염 환자들에게 매일 50~100mg의 아연을 3~6개월 투여했지만 별다른 호전이 없었다. 이 실험들에서 미루어볼 때 아연 치료는 만성무균성전립선염/만성골반통증후군 환자들에게만 고려돼야 할 것이다.

흡수가 잘되는 아연(피콜린산 아연 또는 구연산 아연)을 사용한다면 25~30mg을 하루 2~3회 복용하는 것이 적당하다. 만약 효과가 없다면 4~12주 후에 치료를 중단해야 할 것이고, 만약 진전이 있다면 효과를 유지하기 위해 더 적은 양(1일 25~30mg)을 사용해야 한다. 장기간 아연을 사용하려면 그에 따른 구리 결핍을 예방하기 위해 구리(아연의 양에 따라

1일 1~4mg)을 함께 사용해야 한다.

퀘세틴(Quercetin)

사과, 양파, 차 등 식물에 있는 플라보노이드인 퀘세틴에는 항염작용이 있다. 몇몇 연구에 의하면 퀘세틴을 2주~1개월간 하루에 2회 500mg씩 복용하게 했더니 CP/CPPS 환자나 만성세균성전립선염 환자에게 모두 효과가 있었다.

■ **연구 1** CP/CPPS나 만성세균성전립선염 환자 39명에게 퀘세틴을 적어도 2주 동안 하루에 2회씩 500mg 투여했더니 20명의 CP/CPPS 환자들 중 15명이 증상이 완전히 소실됐고 3명은 개선됐다(호전율 90%). 19명의 만성세균성전립선염 환자 중 8명은 증상이 완전히 소실됐고 1명은 증상이 나아졌다(호전율 47%). 전체 그룹으로 봤을 때 59%가 증상이 완전히 없어졌고 이들 중 75%는 세균 배양에서 더 이상 박테리아가 검출되지 않았다.

■ **연구 2** 30명의 CP/CPPS 남성 환자(평균 질병기간 11년)를 무작위로 나눠 하루 2회 500mg의 퀘세틴 또는 가짜 약을 한 달 동안 복용하게 했더니 NIH 만성전립선염 증상점수의 평균 향상치는 퀘세틴 그룹이 훨씬 더 높았다(37.6%:7.1%). 적어도 25% 향상을 보인 환자들의 비율도 퀘세틴 그룹 67%, 가짜 약 그룹 20%로 퀘세틴 그룹이 훨씬 높았다.

꽃가루 추출물(Pollen extract; Cernilton)

꽃가루 추출물 세닐톤은 큰 조아재비, 옥수수, 호밀, 소나무, 새발풀, 오리나무 등의 꽃가루로 만든 성분이다. 시험관실험들에 따르면 세닐톤은 항염작용과 평활근 이완효과가 있다. 연구에 의하면 매일 세닐톤을 적어도 3개월 동안 주었더니 75% 이상 CP/CPPS 환자들의 증상이 나아지거나 증상이 없어졌다.

■ **연구 1** 항생제나 다른 치료에 반응을 보이지 않는 CP/CPPS 환자 15명(평균 질병기간 3년 3개월)에게 세닐톤 알약 2개를 하루에 2회씩 복용하게 했더니 7명의 환자는 증상이 완전히 없어졌고 6명의 환자는 많이 좋아졌다. 전체 그룹으로 봤을 때 87%의 환자가 효과를 보였다. 증상이 좋아지는 것은 치료가 시작되고 보통 3개월 후부터였다. 대부분의 환자들이 이 치료를 계속했고 치료를 중단했던 2명의 환자들에게선 증상이 다시 나타났다. 부작용은 없었다.

■ **연구 2** CP/CPPS 환자 90명에게 하루 3회씩 세닐톤 알약 1개를 6개월 동안 복용하게 했다. 합병증이 없던 환자 72명 중 36%는 증상이 완전히 없어졌고 42%는 호전됐다(호전율 78%). 요도협착, 전립선결석, 방광출구경화증 등 합병증이 있었던 18명의 환자 중에서는 1명만이 진전이 있었다. 3명의 환자만이 위장과 관련된 부작용이 있었지만 치료를 중단할 정도는 아니었다.

은용액(SilverCillin)

브리검 영 대학의 연구에 의하면 은용액은 살모넬라, 대장균, 폐렴균, 중이염, 뇌막염, 방광염, 충치균을 비롯해 항생제에 내성이 생긴 슈퍼박테리아까지 모든 균을 죽이는 것으로 나타났으며 바이러스를 무력화시키고 바이러스의 분열을 막아 감기나 바이러스성 간염에도 쓸 수 있다. 곰팡이 종류들도 죽이며, 한 실험실 연구에 의하면 칸디다 곰팡이를 2시간 만에 죽이는 것으로 나타났다. 항생제와 함께 복용하면 항생제의 작용을 훨씬 증강시킨다. 2006년 《커런트 사이언스(Current Science)》지에 실린 연구에 의하면 19가지의 항생제 종류를 7가지 병원균에 실험한 결과 어떤 항생제와 같이 복용하면 효과를 10배나 더 높이는 것으로 나타났다.

은용액을 전립선염에 임상실험한 사례는 없지만 이러한 연구결과들을 볼 때 전립선염에도 시도해볼 가치가 충분히 있다고 본다.

소팔메토(Saw palmetto; Serenoa repens)

소팔메토 추출물은 전립섭비대증에 효과가 있는 것으로 나타났으나 무균성전립선염/만성골반통증후군(CP/CPPS)에는 효과가 없었다.

처방

- 만성무균성전립선염이나 만성골반통증후군인 경우 아연(피콜린산아연) 25~30mg을 하루 2~3회 복용한다.

- 만성무균성전립선염이나 만성골반통증후군인 경우 퀘세틴을 500mg씩 하루 2회 복용한다.
- 만성무균성전립선염이나 만성골반통증후군인 경우 꽃가루 추출물 세닐톤을 2개씩 하루 2회 또는 1개씩 하루 3회 복용한다.
- 만성세균성전립선염인 경우 은용액을 시도해본다.

53 정맥류

정맥기능부전; Varicose Veins

정맥기능부전은 다리 정맥의 밸브가 고장나 혈액이 정상적으로 위로 흐르지 못하고 정체되는 현상이다. 정맥기능부전이 생기면 다리가 붓고 무겁고 피부가 변하면서 아프고 피로한 증상이 나타난다. 증상이 악화되면 다리에 궤양이 생기고 혈전성정맥염, 만성봉와직염이 생기기도 한다. 심층정맥기능부전은 심층정맥혈전증에 의해 생기고 표층정맥기능부전은 정맥류의 원인이 된다. 심층정맥기능부전이 표층정맥기능부전보다 더 심각한데 양쪽 모두 합병증을 일으킨다.
보통 정맥기능부전의 치료는 먼저 압박스타킹을 사용한다. 정맥류는 수술이 효과적이지만 심층정맥기능부전은 수술이 적합하지 않다. 정맥류가 있는 사람은 다리를 꼬고 앉으면 안 되고 쪼그려 앉지도 말아야 한다. 혈관이 압박을 받아 정맥류가 더 심해지기 때문이다.

음식

섬유질

정맥류는 섬유질 섭취가 적은 서양 국가에서 많이 생기며 섬유질 섭취가 풍부한 개발도상국에서는 비교적 드물다. 섬유질 섭취가 부족하면 변이 딱딱하게 굳고 양도 적기 때문에 변을 보기 위해 배에 힘을 많이 줘야 한다. 배에 힘을 주면 배 속의 압력이 다리 정맥으로 전해지고 이런 압력이 반복적으로 정맥에 전해지면 정맥류가 생기는 것으로 추정된다. 이러한 가정은 섬유질을 충분히 섭취하지 않아서 생기는 게실염(diverticulitis; 대장, S자 결장에 생기는 주머니의 염증)이 있는 사람에게서 정맥류가 많이 발견된다는 점에서 신빙성이 있다. 섬유질이 풍부한 음식에는 비교적 많은 양의 플라보노이드가 포함돼 있는데 이 성분이 조직의 탄력을 강화시켜 정맥류와 게실성질병의 발생을 줄인다.

자연치료제

플라보노이드(Flavonoids)

플라보노이드는 정맥과 모세혈관 조직세포의 탄력을 강화시킨다. 그러므로 충분한 양의 플라보노이드를 섭취하면 정맥류를 예방하거나 악화를 막아준다. 또 플라보노이드는 다리 혈관 밖으로 새어나오는 수분을 줄여 정맥기능부전의 증상을 호전시킬 수 있다. 혈관 밖으로 수분이 새어나오면 다리가 붓게 된다. 여러 임상실험에 의하면 플라보노이드는 정맥기능부전 환자의 증상을 완화시키고 다리 부종을 줄이는 데 도움이 되는 것으로 나타났다. 임신과 연관된 정맥류도 플라보노이드를 섭취하면 도움이 된다. 대부분의 연구에 사용된 플라보노이드는 디오스민과 헤스페리딘이었다.

플라보노이드는 귤 등 과일에 풍부하므로 과일을 많이 먹어야 하고 플라보노이드 제품도 함께 복용하면 더욱 좋다.

■ **연구** 만성정맥기능부전이 있는 200명의 환자를 두 그룹으로 나눠 2개월간 한 그룹에는 하루에 디오스민 1000mg을 처방하고 다른 그룹에는 가짜 약을 처방했다. 가짜 약을 복용한 그룹보다 디오스민을 복용한 그룹이 다리통증, 근육경련(쥐), 다리피로, 다리부종 등 모든 면에서 현저한 호전 증세를 보였다(70%:40%).

비타민 C와 라이신(L-Lysine)은 콜라겐을 합성해 정맥의 탄력을 높이는데 콜라겐 제품을 복용해도 혈관탄력 향상에 도움이 된다.

허브 치료(Herbal treatments)

칠엽수(마로니에) 씨 추출물(Horse chestnut seed extract), 고투콜라(gotu kola; 병풀), 부처스브룸(Butcher's broom)과 같은 허브는 만성정맥기능부전 완화에 도움이 되는 것으로 알려져 있다. 이들 허브에 함유된 사포닌 성분이 플라보노이드와 흡사한 효과를 내는 것으로 보인다. 제품에는 대개 플라보노이드 성분과 허브가 함께 들어 있어 더욱 효과적이다.

처방

- 디오스민과 헤스페리딘이 함유된 플라보노이드 제품을 복용한다.
- 칠엽수(마로니에) 씨 추출물, 고투콜라, 부처스브룸 등 허브로 제조한 제품을 복용한다.

54 좌골신경통

Sciatica

좌골신경통은 다리 쪽으로 내려가는 좌골신경을 따라 통증이 나타나는 증상으로 다리 힘이 약해지고 저리고 당기는 증상이 동반된다. 추간판(디스크)이 탈출되거나 척추관이 좁아져 신경 뿌리가 눌리면서 나타나는 경우가 가장 많고, 신경을 자극하고 염증을 일으키는 여러 요인에 의해 발생하기도 한다. 요추디스크가 원인이 되는 경우가 가장 흔한데 이 경우 허리 아래쪽이 아프면서 다리감각이 없어지고 근육경련이 나타난다.

음식

체중을 줄여야 하므로 살이 찌지 않도록 소식을 해야 하고 육류에는 에스트로겐이 함유돼 있으므로 피해야 한다. 에스트로겐은 살 찌게 한다. 탄수화물은 줄이고 생선, 채소, 오메가-3 오일, 코코넛오일, 올리브오일, 아보카도, 견과류 등을 많이 먹는 것이 좋다. 카페인 섭취를 제한하고 알레르기 음식을 찾아내 피하는 것도 중요하다.

자연치료제

비타민 C

한 정형외과 의사가 요추좌상으로 인한 단순디스크 환자와 좌골신경통 환자들을 대상으로 비타민 C를 매일 750~1000mg씩 처방했다. 5년 이상 비타민 C 치료를 시도하는 동안 상당수의 환자가 수술이 필요 없을 정도로 회복됐다. 750~1000mg에 호전되지 않은 환자들은 1500~2500mg까지 복용량을 늘려 효과를 봤다.

단백질 분해효소(Proteolytic enzymes; 트립신과 키모트립신)

단백질 분해효소는 항염증작용을 한다. 단백질 분자로 구성된 효소여서 소화효소에 의해 분해되지만 일부는 혈액으로 흡수돼 염증을 치료하는 것으로 밝혀졌다. 따라서 단백질 분해효소를 복용하면 좌골신경의 염증과 붓기를 가라앉혀 통증을 감소시킨다. 추간판탈출증으로 입원한 93명의 환자를 대상으로 7일간 2개씩 하루 4회 단백질 분해효소를 처방한 연구에서는 많은 환자가 진통제 복용량을 줄일 정도로 호전됐다고 보고했다.

비타민 B_{12}, 티아민(Thiamine; 비타민 B_1), 피리독신(Pyridoxine; 비타민 B_6)

여러 의사들은 비타민 B_{12} 근육주사가 일부 좌골신경통 환자에게 효과가 있다는 사실을 알아냈다. 이 주사는 일반적으로 통증이 있는 좌골신경 근처에 주입하지 않는다. 한 의사는 티아민 근육주사도 좌골신경통에 효과가 있다고 보고했다. 25mg을 매일 또는 이틀에 한 번씩 총 3~6회 주사하는 것이었다.

이러한 연구들을 바탕으로 일부 의사들은 좌골신경통 환자에게 비타민 B_{12}와 티아민 조합을 사용한다. 일반적인 치료방법은 1000mcg(1ml)의 비타민 B_{12}와 50mg(0.5ml)의 티아민을 첫 주에는 3~7회 근육주사로 투입하고 그 이후는 반응에 따라 줄여나간다. 개비 박사는 12명 정도의 좌골신경통 환자에게 이 치료방법을 사용해 절반 정도의 환자들에게서 효과를 거두었다.

개비 박사는 좌골신경통을 앓는 중년여성을 18개월 동안 치료한 경험을 소개했다. 정형외과 의사는 허리수술을 권했으나 개비 박사는 비타민 B_{12}와 티아민을 주사로 투여하는 치료를 선택했다. 주사를 맞은 후 환자의 통증은 8시간 동안 사라졌다. 이 환자는 총 10주간 매주 2회씩 근육주사 치료를 받았고 치료를 받는 동안 통증이 꾸준히 호전됐다. 하지만 주사를 중단하자 통증이 다시 시작됐고 두 번째 근육주사 치료를 시작했을 때는 첫 번째보다 효과가 떨어졌다. 개비 박사는 허리의 근육경련을 줄이기 위해 마그네슘(염화마그네슘) 1g, 비타민 B_{12} 1000mcg, 피리독신 100mg, 덱스판테놀(dexpanthenol) 250mg, 비타민 B 복합체 1ml를 정맥으로 투여했다. 그러자 2분 이내에 좌골신경통이 60% 정도 경감됐다. 이후 환자는 척추신경 의사에게 보내졌고 이후의 경과는 알 수 없었다고 한다.

연구에 의하면 급성통증척추증후군(Acute painful vertebral syndromes) 환자에게도 다량의 티아민과 피리독신, 비타민 B_{12}를 조합해 처방하는 치료로 비스테로이드성 항염제 효과를 높이고 재발을 방지할 수 있었다.

■ 연구 1 급성통증척추증후군 환자 376명을 무작위로 나누고 한 그룹에는 디클로페낙(diclofenac; 비스테로이드 항염제)만 처방하고 다른 그룹에는 디클로페낙과 티아민 300mg, 피리독신 300mg, 비타민 B_{12}(시아노코발라민) 1.5mg을 조합해 처방했다. 통증이 완전히 사라질 때까지 하루 3회 복용하고 최대 2주까지 지속할 수 있도록 했다. 그 결과 통증이 심한 환자들은 상대적으로 통증이 덜한 환자들과 비교해 디클로페낙 단일치료보다 비타민과 조합한 치료를 받았을 때 통증이 더 많이 감소했다.

■ 연구 2 급성통증척추증후군 치료를 성공적으로 마친 환자 53명을 무작위로 나누고 6개월간 한 그룹은 티아민 300mg, 피리독신 600mg, 비타민 B_{12} 0.6mg을 하루 3회로 나눠 복용하도록 하고 다른 그룹은 가짜 약을 복용하도록 했다. 비타민을 복용한 그룹이 가짜 약 그룹보다 통증 재발이 훨씬 적은 것으로 나타났다(60%:32%).

티아민, 피리독신, 비타민 B_{12}가 어떻게 작용하는지 분명하지는 않지만 신경뿌리 주변의 염증 또는 붓기를 줄여 효과를 내는 것으로 보인다. 동물연구에 의하면 이러한 비타민은 소염효과가 있고 통증에 대한 민감성을 줄이는 것으로 나타났다.

기타 영양제

좌골신경 압박을 증가시키는 근육경련은 카페인 섭취를 제한하고 알레르기 음식을 피하며 마그네슘, 칼륨, 칼슘을 보충해주면 완화할 수 있다.

처방

- 비타민 C를 하루 1500~2500mg 복용한다.
- 단백질 분해효소(트립신과 키모트립신)가 함유된 제품을 복용한다.
- 티아민, 피리독신, 비타민 B_{12}를 복용한다.
- 마그네슘은 좌골신경을 압박하는 근육경련 완화에 효과적이므로 하루 600mg씩 복용한다. 마그네슘은 칼슘에도 포함돼 있으므로 칼슘을 복용하는 경우 과잉섭취하지 않도록 복용량을 조절한다.

55 중이염

Otitis Media

중이염은 아이들에게 감기와 편도선 다음으로 흔한 질병으로 만 2세가 될 때까지 30% 이상의 아이들이 3차례 이상 걸리는 것으로 알려져 있다. 중이염은 급성중이염과 장액성중이염으로 나뉜다. 급성중이염은 바이러스나 박테리아로 인한 염증으로 중이에 통증과 열이 생기고 신경이 예민해지는 등의 증상이 나타나는 것이 특징이다. 장액성중이염은 만성적이고 지속적인 질병으로 중이에 비화농성 액체가 고이기 때문에 귓속이 꽉 차 있는 느낌이 들고 귀가 잘 안 들리게 돼 언어발달에 지장을 줄 수 있다. 중이염의 원인은 확실하지 않으나 중이에서 인후로 통하는 유스타키오관의 중이 분비액 제거 기능이 손상되는 것과 관련돼 있다.

관찰실험에 따르면 생후 최소 4개월간 모유를 먹인 아이는 1년 동안 중이염에 걸릴 위험이 감소한 반면 분유를 먹이거나 흡연하는 사람이 주위에 있는 경우 발병률이 증가하는 것으로 나타났다. 아기를 완전히 눕

힌 자세에서 분유를 먹여도 중이염 발병 가능성이 증가한다고 한다.

급성중이염에는 보통 항생제를 쓰지만 48시간 경과를 지켜보면 대부분 호전되므로 굳이 항생제를 쓸 필요는 없다. 급성중이염이 재발하면 반복적인 재발을 예방할 목적으로 항생제를 장기간 처방하는 것이 일반적인데 9명 중 1명 정도에게만 효과가 있기 때문에 장기간의 항생제 치료로 얻을 수 있는 이익이 항생제의 위험보다 클지 확신하기 어렵다.

장액성중이염이 만성화된 아이들에게는 흔히 고막천공술을 권유한다. 고막에 관을 삽입하면 양쪽 고막의 압력이 균형을 이뤄 청력이 향상되므로 언어발달과 학습능력에 도움이 된다는 생각에서다. 그러나 고막천공술이 건강한 아이들의 언어발달과 학습능력을 향상시키지 못한다는 사실이 밝혀지면서 시술이 줄고 있다.

음식

설탕

정제된 설탕의 과잉섭취는 면역기능에 손상을 입힌다. 건강한 자원자들에게 각각 100g의 자당, 과당, 포도당을 먹인 결과 호중성백혈구가 박테리아를 먹어치우는 탐식작용 능력이 일시적으로 감소하는 것으로 나타났다.

쥐의 먹이에 자당을 첨가하는 실험에서는 첨가한 자당 분량에 비례해 항체를 생산하는 능력이 저하됐다. 또 장기간 정제된 설탕을 섭취할 경우 면역기능에 필요한 영양소가 부족해져 면역기능이 손상될 수 있으며 정제설탕을 줄이면 중이염 재발위험이 줄어든다는 사실이 임상적으로도 관찰됐다.

음식 알레르기

음식 알레르기는 만성장액성중이염의 가장 중요한 원인이자 가장 간과하기 쉬운 원인이기도 하다. 장액성중이염이 알레르기와 관련 있다는 것은 중이에서 채취한 중이액에서 발견된 호산구와 히스타민을 통해 유추할 수 있다. 실제 만성적인 장액성중이염 환자 73명 중 97%가 평균 RAST 검사, 혈청 lgE(면역글로불린 E) 수치, 피부 테스트를 통해 알레르기가 있는 것으로 진단됐다.

여러 연구진들에 의하면 많은 경우에 알레르기를 일으키는 음식을 알아내고 피하면 만성장액성중이염이 호전되거나 회복될 수 있으며 알레르기를 일으키는 음식을 피하는 것만으로도 치료되기도 하지만 공기를 정화해 공기로 들어오는 알레르기를 피하는 것도 어떤 아이에게는 중요한 치료법이다. 또 만성이거나 재발하는 중이염도 일부 경우에서 알레르기를 일으키는 음식을 피했더니 회복됐다.

▪연구 장액성중이염이 재발하는 아이 104명을 대상으로 피부 테스트와 lgE RAST 검사, 음식 테스트 등의 알레르기 검사를 하고 알레르기가 나타난 아이들(104명 중 81명)에게 16주 동안 알레르기를 일으키는 음식을 피하게 했더니 86%에서 장액성중이염이 현저하게 호전됐으며 음식을 통해 알레르기 검사를 했던 아이 70명에게 다시 알레르기를 일으킨

다고 의심되는 음식을 먹게 했더니 94%에서 증상이 재발했다.

이 연구결과가 고무적이지만 피부 테스트로 나오는 알레르기 음식과 IgE RAST 검사에만 의존하지 말고 알레르기를 일으키지 않는 식단을 실천하며 음식을 하나씩 테스트하는 제한식단을 이용해 알레르기를 일으키는 모든 음식을 피했다면 더 좋은 결과를 얻었을 것이다. 피부 테스트나 IgE RAST 검사는 숨은 음식 알레르기를 찾는 데는 정확하지 않다. 또 밀이나 유제품처럼 흔하게 알레르기를 일으키는 음식을 제한하지 않는다면 장액성중이염은 낫지 않고 계속 진행될 것이다. (1권 알레르기를 일으키지 않는 음식 p.49 / 3권 음식 알레르기 p.663)

■ 개비 박사의 임상사례 생후 6개월부터 급성중이염이 시작돼 30회 이상 재발했고 항생제를 20회 이상 복용했으며 항생제 복용 후 며칠 내에 다시 여러 번 재발해 항생제(prophylactic amoxicillin)를 복용하고 있던 43개월 된 여자아이를 검사해보니 양쪽 고막에서 삼출액이 나왔다. 이 아이에게 3주 동안 밀, 유제품, 옥수수, 달걀, 감귤류의 과일, 정제된 설탕, 식품첨가제를 피하게 했더니 10일 후 항생제 복용을 중단해도 될 정도로 호전됐고 알레르기를 일으키는 음식을 제한하는 3주 동안 증상이 나타나지 않았다. 이후 제한했던 음식을 한 가지씩 먹여봤다. 옥수수를 먹이자 20분 후 울면서 귀를 잡아당기고 40분 후 한쪽 귀에서 액체가 나오기 시작했다. 밀, 달걀, 설탕도 증상을 일으켰지만 옥수수만큼 심하지 않았다. 이 아이에게 충분한 영양소가 함유된 음식을 먹이고 알레르기를 일으키는 음식을 피하도록 한 다음 3개월 후 증상을 봐가면서 가끔 알레르기

를 일으키는 음식을 조금씩 먹였다. 이후 5년 동안 중이염이 재발하지 않았다.

이렇게 음식 알레르기가 중요한데도 현대의학에서는 여전히 음식 알레르기가 중이염에 미치는 영향에 대해 간과하고 있다.

자연치료제

철분(Iron)과 비타민 C

철분이 부족한 사람은 여러 가지 면에서 면역기능이 손상된다. 빈혈이 있으면서 자주 급성중이염에 걸리는 아이들을 대상으로 한 연구에서 철분을 먹이면 재발률을 50% 이상 낮추는 사실이 확인됐다. 철분의 흡수를 돕기 위해 비타민 C도 함께 복용하도록 했으므로 비타민 C도 일부 도움이 됐을 것이다.

■ **연구** 1년에 평균 8.3회 급성중이염에 걸리는 아이 680명(18개월~4세)을 대상으로 헤모글로빈 수치를 검사한 결과 건강한 아이들은 겨우 1.5%만 낮은 반면 자주 중이염에 걸리는 아이들은 25%나 낮았다. 빈혈이 있는 아이들에게 철분과 100mg의 비타민 C를 헤모글로빈 수치가 11g/dl로 올라갈 때까지 매일 복용하게 했더니 16~30개월 동안 급성중이염의 재발률이 50%나 감소했다.

철분은 철분 결핍 진단을 받거나 철분 수치가 정상 이하인 경우 복용해야 한다.

만성중이염이 있는 아이들의 경우 세균 감염과 싸우고 알레르기 및 염증반응을 일으키는 데 영양분이 많이 소모되기 때문에 영양상태가 좋지 않을 수 있다. 또 음식 알레르기가 있는 아이들은 장에 알레르기 염증이 생겨 영양 흡수에도 장애가 따를 수 있다. 세균감염에 대항하기 위해서는 다양한 영양소가 필요하기 때문에 만성중이염이 있는 아이들에게는 저자극성인 종합비타민과 미네랄 보충제를 복용하게 하는 것이 도움이 된다. 경우에 따라 세균 감염에 대응하는 데 도움이 되는 비타민 A, 비타민 C, 아연과 같은 영양소를 추가적으로 복용하는 것도 고려해봐야 한다.

처방

- 정제된 설탕을 피하고 알레르기를 일으키는 음식을 찾아내 피한다.
- 철분 결핍 진단을 받거나 철분 수치가 정상 이하인 경우 철분을 보충한다.
- 종합비타민과 미네랄을 복용하고 추가적으로 비타민 A, 비타민 C, 아연의 복용을 고려한다.

56 중증근무력증

Myastheniagravis

중증근무력증은 근육이 약해지는 자가면역질병으로 힘을 쓰면 증세가 심해지고 휴식을 취하면 나아지는 특징이 있다. 중증근무력증은 대부분 신경에서 근육섬유로 신호를 전달하는 신경근육접합부의 아세틸콜린수용체(acetylcholine receptors)가 손상돼 근육을 수축시키는 콜린 자극을 감소시킴으로써 나타난다. 근육을 수축시키는 콜린 자극이 감소하면 근육을 수축시키는 힘이 떨어져 근육이 무기력해진다.

음식

콜린 자극이 감소하면 음식을 삼키는 데 필요한 근육에도 힘이 떨어져 음식을 먹는 것도 힘들어질 수 있다. 이때는 음식을 조금씩 자주 먹도록 하고 많이 씹어야 삼킬 수 있는 단단한 음식 대신 씹지 않아도 삼킬 수 있는 부드러운 음식을 먹는 것이 좋다.

음식 알레르기

다른 자가면역질병과 마찬가지로 중증근무력증 환자들에게서 발견되는 자가면역항체는 알레르기를 일으키는 음식을 먹었을 때 생기는 경우도 있다. 근육조직검사를 통해 중증근무력증으로 진단받은 31세 여성의 경우 10년간 콜린에스테라제 억제약물(inhibitors) 치료를 받아도 호전되지 않다가 글루텐을 제한한 식사를 하면서 증상이 사라졌다. 이후 글루텐이 없는 식사를 20년 이상 지속하는 동안 다시는 근무력증이 재발하지 않았다.

따라서 중증근무력증 환자들은 알레르기를 일으키는 음식을 찾아내고 제한하는 것이 상당히 중요하다. 특히 편두통, 다년생 비염, 천식 등 음식 알레르기 증상을 보이는 환자들일수록 알레르기를 일으키는 음식을 반드시 피해야 한다.

자연치료제

콜린(Choline)과 다른 영양소들

신경근육접합부에서 콜린 활동을 증가시키는 하나의 방법은 신경의 자극을 근육에 전달하는 화학물질인 아세틸콜린(acetylcholine)의 합성을 늘리는 것이다. 콜린은 아세틸콜린의 이전 형태로 쥐를 이용한 임상실험에서 콜린 투여용량에 따라 뇌의 아세틸콜린 농도가 증가하는 것으로 나타났다.

어떤 의사는 중증근무력증 환자들에게 하루 3~4g의 콜린과 티아민 500mg, 판토텐산 1000mg, 망간 15mg을 처방했다. 이들 영양소가 콜린을 아세틸콜린으로 전환되도록 돕거나 아세틸콜린의 활성화를 촉진한다는 이론에 근거한 처방이었다. 모든 환자는 이 치료를 받는 동안 이전보다 근육에 힘이 생긴 것 같은 느낌이 들었다고 보고했다. 단, 마그네슘과 리튬(lithium)은 중증근무력증을 악화시킬 수 있으므로 중증근무력증 환자들에게는 금물이다.

DHEA

DHEA는 다양한 자가면역질병 치료에 유용한 것으로 나타났다. 중증근무력증에 걸리도록 만든 쥐를 대상으로 한 실험에서 DHEA가 증상을 완화시킨다는 사실이 확인됐다. 따라서 혈액검사에서 DHEA가 낮은 것으로 나온 중증근무력증 환자에게는 DHEA 치료를 고려해야 한다.

칸디다증(Candidasis)

중증근무력증과 심한 만성칸디다 질염, 만성적인 설사 증세까지 있는 여성 환자에게 칸디다 곰팡이 처방약 니스타틴을 12주간 복용하게 해 증상이 드라마틱하게 개선된 사례가 있다. 다른 사례보고에서도 니스타틴, 플루코나졸 등 항진균 약물이 포함된 항칸디다 치료 프로그램으로 중증근무력증 환자들이 상당한 효과를 본 것으로 나타났다.

항칸디다 프로그램에서는 정제된 설탕과 이스트가 포함된 모든 음식을 금하고 탄수화물의 양을 제한했다. 이러한 사례는 중증근무력증 환자에게서 발견되는 자가면역항체가 칸디다 알비칸스 감염에 의한 것임을 보여준다. 중증근무력증 환자 가운데 칸디다증으로 질염이 재발하거나 항생제를 복용한 적이 있는 경우, 경구피임약이나 스테로이드를 복용한 적 있는 경우에는 칸디다 치료를 고려해야 한다.

처방

- 콜린을 하루 3~4g 복용한다.
- 혈액검사에서 DHEA가 낮은 것으로 나온 환자는 DHEA를 하루 25~50mg 복용한다.
- 중증근무력증도 자가면역질병의 일종이므로 대장의 칸디다 곰팡이를 없애는 치료를 고려해야 한다. (1권 칸디다증 p.455)

57 지방변증

Celiac Disease

지방변증 혹은 글루텐과민성장병(gluten sensitive enteropathy)은 만성내장질병으로 글루텐을 소화시키지 못하는 불내성으로 인해 생긴다. 지방변증이 있는 사람이 글루텐을 먹으면 소장의 융모가 위축되어 영양흡수가 잘 되지 않고 영양결핍이 초래된다.

지방변증이 생기면 설사나 소화기계 증세가 나타나고 성장에 장애가 따르며 체중이 줄고 피로, 빈혈, 골감소증, 골다공증, 간질, 신경계질병, 담낭 배출장애, 지방간, 진행성간염, 불임증 등이 나타난다. 지방변증과의 관련성이 다소 낮기는 하지만 관절염, 천식, 정신분열증, 건선, 탈모증, 백발, 만성두드러기, 구강편평태선, 결절성홍반증, 치아 이상, 심막염 재발, 남성호르몬 둔감증, T-임파세포 감소로 인한 면역저하 등이 나타날 수도 있다.

이 모든 증상의 대부분은 영양결핍에 의한 것이지만 일부는 글루텐으로 인한 자가면역반응으로 여러 조직에 손상이 생기면서 나타난다.
지방변증이 있는 대부분의 환자는 내장에 증상이 나타나는데 그렇다고 반드시 설사, 지방변, 복통, 가스 차는 증상, 체중감소가 동반되지는 않는다. 지방변증의 전형적인 증상은 전혀 없다가 빈혈, 골다공증, 불임증처럼 지방변증과는 무관해 보이는 증상들로 인해 뒤늦게 지방변증을 발견하는 사례도 있었다. 그러므로 지방변증의 전형적인 증상인 내장 증상이 있든 없든 지방변증은 다양한 증상 진단에 고려돼야 한다.
지방변증 환자가 일반식사를 하거나 글루텐을 완전히 제한하지 않으면 임파종이나 그밖에 암에 걸릴 위험이 증가한다. 지방변증은 유전적 소인에 의한 증상일 가능성이 있고 인간백혈구항원(human leukocyte antigen; HLA) DR3, DQw2와 깊은 연관성이 있다.

음식

글루텐 없는 식단

밀, 보리, 호밀 등 글루텐이 함유된 음식을 엄격하게 제한하면 내장에 나타나는 지방변증의 증세가 대부분 개선된다. 또 회복이 불가능할 정도로 조직이 손상되지 않은 이상 글루텐이 함유된 음식을 차단하면 내장 증상이 아닌 증상들도 호전되거나 회복된다.
장기능이 회복됨에 따라 심각한 영양결핍도 회복되지만 소장점막이 정상으로 회복돼도 미세한 영양결핍은 더 오래 지속될 수 있다. 그러므로 최상의 건강상태를 회복하기 위해 비타민 보충제가 필요하다.

글루텐이 없는 음식을 먹어도 내장 증상이 완전하게 회복되지 않는 이유는 '글루텐 프리(gluten-free)'로 표기돼 있어도 숨겨진 글루텐이 있는 경우가 대부분이기 때문이다. 지방변증 환자들은 글루텐을 극히 소량인 하루 50mg만 먹어도 재발할 가능성이 높고 더욱 민감한 환자들은 하루 10mg의 글루텐에도 과민반응을 보인다. 2008년 이전에는 국제식품규격위원회(Codex)에서 글루텐 함량이 200ppm만 넘지 않으면 '글루텐 프리'로 표기할 수 있도록 허용했는데 당시 '글루텐 프리'로 표기된 음식을 먹는 동안에는 지방변증과 관련된 증상을 보이던 22명의 환자가 글루텐이 전혀 포함되지 않은 음식으로 바꾸고 나서 3분의 2이상이 증상이 호전되거나 회복되는 효과를 경험했다. 2008년 Codex에서 글루텐 함량을 20ppm 이하로 제한해 글루텐에 노출될 위험이 많이 줄었다.
글루텐이 없는 음식을 먹어도 증상이 완전하게 회복되지 않는 경우는 글루텐 이외의 다른 음식에 민감하기 때문일 수 있다.

귀리(Oat)

과거에는 지방변증 환자에게 밀, 보리, 호밀뿐 아니라 귀리도 피하도록 했다. 그러나 요즘은 귀리의 경우 글루텐이 없는 곡식으로 간주된다. 귀리에는 다른 글루텐 곡식에 함유된 프롤라민(prolamins; 글루텐 포함) 단백질과 글리아딘(gliadin; 밀, 보리, 호밀에 포함된 글루텐 단백질) 항원이 없기 때문이다.
그러나 귀리는 대개 밀, 보리 등 다른 곡식들과 같이 재배되고 같은 가공공장에서 가공되므로 20ppm 이상의 글루텐이 포함돼 있을 수 있다.

이 때문에 Codex에서도 귀리를 글루텐 곡식으로 분류하고 있으나 다른 글루텐 곡식과 별도로 재배하고 가공하는 특별한 귀리에 한해 '글루텐 프리'로 인정하고 있다.

'글루텐 프리'로 인정된 귀리는 20ppm 이하의 글루텐만 함유돼 있어 지방변증 환자의 소장에 면역반응을 일으키지 않는다. 지방변증 환자가 '글루텐 프리'로 인정된 귀리는 꾸준히 먹어도 안전하다는 사실은 다수의 연구를 통해서도 증명된 바 있다. 하지만 귀리에는 아베닌이라는 단백질이 들어 있어 아베닌에 민감한 사람에게는 장점막에 독성으로 작용해 지방변증을 일으킬 수 있다. 따라서 지방변증 환자가 굳이 귀리를 먹어야 할 이유는 없다.

■ **연구 1** 지방변증 증상에서 회복된 환자 52명과 새로 지방변증 진단을 받은 환자 40명을 대상으로 하루 50g 정도의 귀리를 먹도록 하면서 1년간 조사했다. 지방변증에서 회복된 환자의 식단에 귀리를 첨가했을 때 소장의 구조를 악화시키지 않았으며 대부분의 경우 증상을 일으키지 않았다. 새로 진단된 환자들도 귀리를 먹고 1년 후 증상이 완전히 없어졌으며 2명만 귀리를 먹는 동안 복통을 일으켰다. 이 결과는 5년 후에도 비슷하게 유지됐다.

■ **연구 2** 새로 지방변증 진단을 받은 116명(평균연령 6.5세)의 아이들에게 글루텐이 없는 식사를 하게 하면서 한 그룹은 하루에 귀리를 15g 먹게 하고 다른 그룹은 귀리 없이 1년 동안 먹게 했다. 이 귀리는 특별히 따로 키우고 갈아서 포장해 밀이나 호밀이나 보리와 접촉되지 않은 것이

었다. 이 아이들 중 93명이 연구에 끝까지 참여했으며 연구가 끝났을 때 모든 환자의 증상이 완전히 없어졌다. 연구를 시작할 때와 끝날 때의 소장 조직검사에서 두 그룹 간의 상피 내 림프세포 숫자를 포함한 점막구조에는 큰 변화가 나타나지 않았으며 항체(EMA, TTG)에 대한 혈청검사도 연구가 끝났을 때 두 그룹 간에 큰 차이가 없었다. 귀리를 먹은 57명 중 6명(10.5%)은 귀리를 잘 견디지 못하는 것으로 의심돼 연구에서 제외했다.

■ **연구 3** 지방변증 증상에서 회복돼 증상이 완전히 없어진 어른 20명의 식단에 귀리를 2년 동안 첨가했다. 평균 귀리 섭취량은 하루 93g이었는데, 이것은 3인분의 오트밀이나 귀리를 넣은 10~12쪽의 빵을 먹는 것과 같은 양이다. 이 연구를 끝낸 환자 15명의 소장 조직구조나 혈청과 영양상태에 아무런 나쁜 변화도 나타나지 않았다. 연구과정에서 2명은 소화기장애를 보여 제외됐고 3명은 다른 이유로 중단했다.

대부분의 지방변증 환자들은 귀리를 먹을 수 있었지만, 여러 귀리 제품들은 수확, 운반, 제분, 가공하는 동안 밀, 보리, 호밀이 들어갈 수 있다. 한 연구에 따르면 12개의 다른 포장에 담겨 있는 귀리 안에 글루텐이 들어 있는지 조사했더니 그중 3개만 글루텐이 없는 것(20ppm 이하)으로 나타났다. 귀리가 정말 먹고 싶은 지방변증 환자는 20ppm 이하로 글루텐이 들어 있다고 공인된 제품을 찾아야 한다.

음식 알레르기

지방변증 환자 중 많게는 10% 정도가 글루텐을 먹지 않아도 증상이 최상으로 호전되지 않는데 이것은 다음과 같은 다른 음식에도 민감하기 때문이다. 우유 단백질이나 대두콩과 달걀을 잘 소화시키지 못하는 불내증도 지방변증의 특징인 소장의 융모위축을 일으킨다고 보고돼왔다. 글루텐이 없는 음식만 먹어도 완전히 회복되지 않는 일부 지방변증 환자에게 우유, 달걀, 닭, 대두콩, 참치, 살리실산염 등이 들어 있는 음식을 피하게 했더니 내장 증상이 호전됐다. 살리실산염은 다음과 같은 과일들이 익지 않았을 때 많이 생긴다. 블랙베리, 블루베리, 칸탈루프, 대추야자, 포도, 키위, 구아바, 살구, 그린 피망, 올리브, 토마토 등이 대표적이다. 또 아몬드, 땅콩, 마름 등에도 상당량 들어 있고 이외에 수많은 식품에 포함돼 있으므로 식품표기를 확인해야 한다.

■ **연구** 1999년에 발표된 연구에서 글루텐이 없는 음식을 먹어도 내장 증상이 지속적으로 나타나는 지방변증 환자 39명을 대상으로 조사했다. 모든 환자들에게 글루텐이 전혀 없는 음식만 먹게 하며 알레르기를 일으키는 음식을 모두 배제한 제한식단을 따르도록 하면서 테스트했다. 제한식단에는 유제품, 대두콩, 수수, 살리실산염이나 유당이 함유된 음식과 인공색소, 방부제, 인공감미료가 포함된 음식이 모두 제한됐다. 글루텐이 전혀 감지되지 않는 식단으로 바꾸고 제한식단을 한 후 77%에서 증상이 호전됐고 그중 23%는 증상이 완전히 회복됐다. 알레르기 반응을 일으키는 음식과 식품첨가제의 종류 수는 각 사람당 평균 5가지였

고 대두콩, 살리실산염이 자주 증상을 일으키는 성분이었다.

이당류(Disaccharides)

치료받지 않은 지방변증 환자의 장내 점막에서 이당류 분해효소의 작용, 특히 락타아제의 작용이 현저하게 감소된 것이 발견됐다. 이당류 분해효소의 작용이 정상보다 락타아제는 3%, 수크라아제는 24%, 말타아제는 27%, 이소말토는 17% 정도 감소돼 있었다. 이 효소검사를 했을 당시 장내 융모가 부분적으로만 정상으로 회복됐는데 이것은 글루텐을 더 오래 금하면 이당류 분해효소 작용이 한층 증가될 수 있음을 말해준다. 글루텐이 없는 식단으로 병세가 회복된 환자의 경우 여러 이당류 분해효소 작용이 35~67%로 증가했다. 글루텐이 들어 있지 않은 음식을 먹어도 내장 증상이 아직 남아 있는 지방변증 환자는 이당류 분해효소의 작용이 감소돼 있으므로 유당, 설탕과 그 외의 맥아당 등 이당류 섭취를 제한해야 한다.(3권 크론병, 저이당류 식단 p.888)

자연치료제

엽산(Folic acid)

지방변증 환자는 엽산의 흡수가 잘 안 되고 엽산결핍이 흔한데, 글루텐이 없는 식단을 하자 엽산의 흡수가 정상으로 돌아왔다. 엽산의 결핍은 소장점막의 융모를 지방변증에 걸린 환자와 비슷한 형태로 변형시킨다. 그러므로 엽산의 결핍은 글루텐으로 인해 소장이 손상되는 것을 더 악화시킬 수 있다. 1940년대 지방변증이 글루텐을 소화시키지 못하는 불내증에 의해 생긴다는 것이 발견되기 전, 많은 양의 엽산(1일 5~25mg)을 복용하면 설사가 현저하게 호전되며 지방변증 환자의 증세가 전체적으로 호전됐다는 여러 보고가 있었다.

엽산은 지방변증 치료의 초기에 복용해야 한다. 환자가 글루텐이 없는 식이요법으로 인해 안정된 후에는 엽산을 계속 복용할 것인지 각자의 경우에 따라 검토해보아야 한다. 많은 양의 엽산으로 치료하면 혈액검사에서 비타민 B_{12}의 결핍이 나타나지 않을 수 있고 비타민 B_{12}의 필요량이 늘어날 수 있다. 지방변증 환자는 비타민 B_{12}가 결핍될 위험이 있으므로 엽산을 복용할 경우 비타민 B_{12}도 같이 복용하는 것이 바람직하다.

비타민 B_6

비타민 B_6의 결핍은 지방변증을 치료하지 않은 환자에게서 흔히 나타나며 영양분의 흡수불량이 원인인 것으로 보인다. 비타민 B_6의 결핍 증상은 보충제를 복용하지 않아도 글루텐이 들어 있지 않은 음식을 먹으면 회복되기도 한다. 그러나 환자에 따라서 글루텐이 없는 음식을 먹어 지방변증이 임상적으로 회복됐어도 혈액검사에서는 비타민 B_6 결핍증이 지속적으로 나타날 때도 있다. 한 연구에서 지방변증이 있는 우울증 환자에게 글루텐이 들어 있지 않은 음식을 먹였을 때는 우울증에 효과가 없었지만 비타민 B_6를 복용하게 했더니 우울증이 회복됐다.

■연구 1~5년 동안 글루텐이 없는 식단을 한 후 병세가 호전되고 소장점막에 회복 징조가 보임에도 불구하고 우울증이 지속되던 지방변증 환자에게 비타민 B_6(피리독신)를 6개월 동안 하루 80mg씩 복용하게 했더니 우울증이 완전히 해소됐다.

엽산, 비타민 B_6, 비타민 B_{12}

지방변증이 있는 환자는 글루텐이 없는 식단을 엄격하게 지켜도 약간의 비타민 B군 결핍이 생길 수 있으며, 이러한 결핍은 고호모시스테인혈증으로 나타나거나 정신적인 문제가 생길 수 있다.

■연구 여러 해 동안 글루텐이 없는 식단을 엄격하게 준수한 지방변증 환자 65명(45~64세)에게 6개월 동안 매일 엽산 0.8mg과 비타민 B_{12} 0.5mg, 비타민 B_6 3mg 또는 가짜 약을 처방했다. 실험 전에는 평균 혈장 호모시스테인 농도가 정상인 그룹보다 훨씬 높았는데 실험 후에는 치료받은 그룹에서 34% 감소돼 가짜 약 그룹보다 현저하게 낮아졌다. 또 심리적으로 불안했던 환자 중 치료를 받은 그룹에서는 18%가 호전됐으며 가짜 약 그룹에서는 4%만 호전됐다.(1권 p.206)

마그네슘(Magnesium)

지방변증이 있는 환자는 글루텐이 없는 식단을 해도 마그네슘이 결핍될 수 있다. 마그네슘이 결핍되면 지방변증 환자의 경우 골다공증을 유발할 수 있다.

■ 연구 글루텐이 없는 식단으로 증상이 없어진 지방변증 환자 23명(평균 연령 56세)은 건강한 사람과 비교해 평균 적혈구와 림프구 마그네슘 농도가 현저하게 낮았다. 글루텐이 없는 식단을 지키면서 마그네슘 결핍이 있는 폐경 후 여성 지방변증 환자 5명에게 하루 504~576mg의 마그네슘을 2년 동안 복용하게 했더니 뼈의 평균 미네랄 밀도가 복용 전과 비교해 목뼈에서 2.5%, 대퇴골에서 3.0%, 척추뼈에서 1.3% 증가했다.

철분(Iron)

철분 결핍은 지방변증이 있는 환자들에게서 흔히 나타나며 장에서 철분의 흡수감소, 장에서 혈액손실, 장 상피세포의 급격한 교체로 인한 철분손실의 증가로 인해 나타날 수 있다. 철분 결핍은 특히 식이요법을 잘 따르지 않는 환자에게서 지속적으로 나타날 수 있다. 대부분의 경우 철분 보충제로 철분 결핍을 회복할 수 있으나 주기적인 철분 보충이 필요하기도 하다.

아연(Zinc)

경미한 지방변증 환자의 아연 흡수는 정상이었지만 지방변증을 치료하지 않은 환자들은 장에서 아연 흡수가 불량이었고 혈장이나 혈청의 아연 수치가 낮았다. 많은 환자들의 경우 글루텐이 없는 식단을 3~12개월 동안 지키도록 했더니 아연의 흡수와 아연 수치가 정상으로 회복됐다. 그러나 글루텐이 없는 식단을 따르고 증상이 회복됐음에도 불구하고 아연 수치가 계속 낮은 경우에는 아연을 보충해야 한다.

L-카르니틴(L-Carnitine)

혈청 카르니틴 농도는 지방변증을 치료하지 않은 환자가 건강한 사람보다 현저하게 낮았다. 7개월 동안 글루텐이 없는 식단을 따르도록 했더니 카르니틴 수치는 증가했으나 여전히 건강한 사람보다 29% 낮았으며 1년 이상 글루텐이 없는 식단을 따른 환자들만 혈청 카르니틴이 정상으로 돌아왔다. 한 실험에서는 30일 전부터 글루텐이 없는 식단을 시작한 지방변증 환자에게 L- 카르니틴 보충제를 복용하게 했더니 피로가 회복됐다고 보고했다.

■ 연구 새로 지방변증 진단을 받고 30일 동안 글루텐이 없는 식단을 실천한 환자 30명에게 이후 6개월 동안 하루에 2회 1g의 L-카르니틴 또는 가짜 약을 처방한 결과 평균 피로도가 가짜 약 그룹보다 L-카르니틴 그룹이 현저하게 감소했다.

비타민 A

지방변증을 치료하지 않은 환자 중 비타민 A를 흡수하는 능력이 저하되고 글루텐이 없는 식단을 따랐음에도 비타민 A 결핍으로 어둠에 적응하는 기능이 손상(야맹증)된 경우가 있는 것으로 나타났다. 비타민 A를 1주일간 하루 2만5000IU 복용해도 어둠에 적응하는 기능이 좋아지지 않은 일부 환자들의 경우 보충제를 30일간 하루 5만IU 복용했더니 정상으로 돌아왔다.

셀레늄(Selenium)

지방변증이 있는 환자의 경우 글루텐이 없는 식단을 지켜 임상적으로는 좋아졌는데 전체 혈액 셀레늄 농도가 건강한 사람에 비해 현저하게 낮았다. 이러한 발견이 임상적으로 큰 의미가 있는지는 확실치 않지만 지방변증 환자에게 하루 100~200mcg의 셀레늄이 도움이 될 것으로 보인다.

비타민 E

한 보고서에 따르면 지방변증이 있는 환자 2명에게서 신경이상이 생겼는데, 흡수불량으로 인한 심각한 비타민 E 결핍 때문인 것으로 나타났다.

■ **연구 1** 69세의 남성 지방변증 환자에게 근병증, 다발성신경병증, 보행실조 같은 신경이상이 나타났다. 근육조직검사에서 근염에 동반되는 것과 같은 변화가 생겼으며 심각한 비타민 E 결핍증이 나타났다. 글루텐이 없는 식단과 함께 비타민 E, 비타민 D와 다른 여러 영양보충제를 복용하게 했더니 신경 증상과 근육조직검사에서 관찰된 증상들이 회복됐다.

■ **연구 2** 성인형 지방변증에 걸린 한 여성이 글루텐이 없는 식단으로 내장 증세는 회복됐지만 비타민 E 결핍으로 진행형 신경질병에 걸렸는데, 고용량 비타민 E(1일 1600IU)를 복용하게 했더니 증세가 호전됐다. 이 여성의 혈청 비타민 E 농도를 정상으로 올리기 위해 매우 많은 양의 비타

민 E가 필요했다는 것을 볼 때, 이 여성에게는 비타민 E 흡수에 결함이 있었는데, 지방변증의 발병이 원인으로 보인다.

구리(Copper)

지방변증을 치료받지 않은 환자에게서 구리 결핍이 발견됐으며 어떤 경우에는 구리 결핍이 심각했다. 지방변증과 관련된 빈혈 중 특히 호중구감소증이나 과립구감소증이 나타날 때는 구리의 결핍이 원인인 것으로 보인다. 대부분의 경우 정상보다 약간 부족한 혈장 구리 수치는 구리 보충제 복용 없이도 글루텐이 없는 식단으로 지키면 정상으로 돌아온다. 그러나 한 보고서에 따르면 글루텐이 없는 식단을 실천해도 구리 보충제를 복용할 때까지 호중구감소증이 회복되지 않았다고 보고했다. 글루텐이 없는 식단을 하지 않은 58세의 지방변증 남성에게서 구리와 비타민 E의 결핍으로 소뇌의 퇴화와 척수신경병증이 발병했다고 보고됐는데, 12개월 동안 하루에 2회씩 구리 2.5mg과 비타민 E 보충제 400IU를 복용하게 했더니 소뇌의 기능이 어느 정도 호전된 것으로 확인됐다.

췌장효소(Pancreatic enzymes)

지방변증 환자 31명 중 13명(42%)은 췌장분비기능이 감소했고 3명에게서 심각한 췌장기능부전이 나타났다. 심각한 췌장기능부전이 있는 환자의 경우 최상의 효과를 보기 위해서는 글루텐이 없는 식단과 췌장효소(pancreatin; 판크레아틴)를 병행할 필요가 있다. 지방변증이 있는 환자 중 글루텐이 없는 식단을 해도 내장 증세와 흡수불량이 계속되면 외분비

췌장기능부전이 있을 수 있다는 것을 고려해야 한다.

새롭게 지방변증으로 진단된 아이들을 대상으로 한 연구에서 글루텐이 없는 식단을 시작한 후 30일 동안 췌장효소를 하루 6~9캡슐(식사 때마다 2~3캡슐) 복용했더니 글루텐이 없는 식단만 했을 때보다 체중이 현저하게 증가했다. 췌장효소는 소화효소에 고루 포함돼 있다.

기타 소화효소

지방변증에서 회복돼 증상이 없어진 환자를 대상으로 한 연구에서 동물에서 추출한 여러 가지 소화효소로 치료했더니 글루텐을 테스트로 먹어서 생긴 심각한 증상이 감소했다. 그러나 글루텐이 없는 식단을 지키면서 보조적인 치료제로 사용해야 한다.

지방변증(Celiac disease)과 골다공증(Osteoporosis)

지방변증이 있는 환자(내장 증상이 없는 경우 포함)는 골밀도가 정상인보다 현저하게 낮았다. 골다공증이 있는 환자들 중 지방변증의 발병률은 3.4~10.1%인 데 반해 일반인은 발병률이 0.4~08.%였다. 지방변증이 있는 환자가 글루텐이 없는 음식을 먹으면 종종 골밀도가 현저하게 증가하지만 여러 해 동안 글루텐이 없는 식단을 하지 않는 이상 정상으로 되지는 않는다. 평균 8년 동안 글루텐이 없는 식단을 한 지방변증 여성 환자 81명의 척추뼈와 목뼈의 평균 골밀도가 그 나이 또래의 정상인에 비해 현저하게 낮았다. 그러나 평균 10.7년 동안 글루텐이 없는 식단을 한 환자의 골밀도는 그 나이 또래의 정상인과 비교해 현저한 차이가 없었다. 유아시절 지방변증을 진단받은 20~47세의 지방변증 환자 11명이 청소년기부터 일반식을 먹었고 그 후 최소한 10년 동안 증상 없이 일반식을 먹어왔는데 그중 4명에게서 심각한 골다공증이 발견됐다.

이러한 발견은 지방변증의 골다공증은 비교적 회복이 가능하며, 지방변증 환자는 골밀도를 최상으로 유지하기 위해서 글루텐이 없는 식단을 고수해야 한다는 것을 말해준다. 마그네슘, 비타민 B_6, 아연, 구리, 비타민 K, 칼슘, 비타민 D와 같은 영양소들이 함께 들어 있는 칼슘제는 뼈 건강에 큰 역할을 하며 글루텐이 없는 식단과 함께 복용하면 골밀도의 증가를 촉진시킨다. 그러나 칼슘과 비타민 D만 복용하는 것은 바람직하지 않다. 최근에 지방변증으로 진단된 환자를 대상으로 한 연구에서 글루텐이 없는 식단을 따르면서 칼슘 하루 1000mg과 비타민 D를 일주일에 1회 3만2000IU 복용했을 때 글루텐이 없는 식단만 한 경우보다 골밀도 증가속도를 더 늦춘 것으로 보고했다. 지방변증 환자는 여러 영양소들이 결핍되어 있기 때문에 칼슘 복용이 마그네슘, 아연, 망간과 같은 뼈 건강에 역할을 하는 다른 미네랄의 결핍을 악화시켰기 때문일 것이다. 그러므로 칼슘만 복용할 것이 아니라 마그네슘, 비타민 B_6, 아연, 구리, 비타민 K, 칼슘, 비타민 D와 같은 영양소들이 포함된 종합칼슘제를 복용해야 한다.

처방

- 글루텐이 함유된 밀, 보리, 호밀을 완전히 제한하고 알레르기를 일으

키는 음식을 찾아 피한다.

- 엽산 800mcg, 비타민 B_6 3mg, 비타민 B_{12} 500mcg, 아연, 비타민 A, 셀레늄이 포함된 종합비타민을 복용한다.
- 혈액검사에서 철분이 부족한 것으로 나오면 보충한다.
- L-카르니틴을 하루 2회 1g씩 복용하면 피로해소에 도움이 된다.
- 신경이상이 생길 경우 비타민 E 하루 400~1200IU 복용을 고려한다.
- 소화가 잘 안 되는 경우 췌장효소를 식사 때마다 1~3캡슐 복용한다.
- 골다공증이 있다면 마그네슘, 비타민 B_6, 아연, 구리, 비타민 K, 칼슘, 비타민 D 등이 모두 포함된 종합칼슘제를 복용한다.

58 질염

Vaginitis

질염은 외음질의 가려움, 화끈거림, 대하 등의 증상이 나타나는 질점막의 염증을 말한다. 질염의 가장 흔한 원인은 세균성 질염, 칸디다증, 트리코모나스감염증이 있다. 다른 원인으로는 에스트로겐 결핍으로 인한 위축성 질염과 상처로 인한 자극성과 알레르기를 포함하는데, 어떤 경우에는 원인을 알 수 없는 경우도 있다. 질염을 유발할 수 있는 요인으로는 당뇨, 면역 결핍, 항생제 사용이 있다.

음식

설탕

여러 의사들의 임상경험에 의하면 반복적으로 칸디다 질염이 재발하는 여성들의 경우 정제설탕을 너무 많이 먹는 것이 진균 감염을 일으키는 것으로 발견되었다. 일부 여성은 정제설탕에 매우 민감해 매우 적은 양만 먹어도 증상을 일으킬 수 있다. 반복적인 칸디다 외음질염을 겪는 여성 46명을 대상으로 한 연구에서 그중 40%가 과도한 양의 설탕을 먹고 32%는 하루 1L 이상의 우유(유당 포함)를 마시는 것으로 나타났다. 많은 양의 설탕과 유당을 먹던 여성들 중 90%는 이들 식품을 제한하는 1년 동안 칸디다 감염이 재발하지 않았다. 너무 많은 양의 정제설탕 섭취는 면역기능을 억제하고 질 병원균에도 더욱 취약하게 만든다. 살이 찌면 여성호르몬이 많아지고 여성호르몬은 질점막에 포도당이 생기게 하는데, 포도당은 칸디다 곰팡이가 좋아하는 식량이다.

알레르기

외음질 점막은 예민한 여성에게서 알레르기 반응이 잘 일어나는 부위이다. 음식, 흡입제, 화학물질에 대한 알레르기는 가려움증, 과민증, 감염에 대한 저항력 감소를 일으킬 수 있다. 한 사례보고에서 음식 알레르기가 질의 지속적인 쓰림의 원인으로 지목됐고 개비 박사의 임상경험에 의하면 음식 알레르기가 원인모를 만성질염의 원인인 경우가 여러 명 있었다.

또 꽃가루나 칸디다에 대한 과민반응이 만성질염을 유발하는 원인으로 보고됐다.

진균, 곰팡이, 탄수화물

어느 보고에 따르면 반복적인 질 칸디다증을 겪는 일부 환자들은 진균

(yeast)이나 곰팡이(mold)가 들어 있는 음식에 민감하고 탄수화물이 많은 식사보다 탄수화물이 적은 식사가 더 나았으므로 이러한 식사조절이 고려돼야 한다. (1권 자연치료법 음식 p.460)

자연치료제

유산균(Lactobacilli)

유산균은 질에 서식하는 좋은 균이다. 이들 균은 병원균과 경쟁해 제거하고 병원균의 증식을 억제하는 과산화수소를 생산해 질염 예방을 돕는다. 일부 연구에서 다양한 유산균을 섭취하게 했을 때 칸디다 질염과 세균성 질염의 재발을 일부 방지하고 단일치료나 항생제와 조합치료로 세균성 질염의 회복을 촉진하는 것으로 나타났다. 어떤 연구에서는 유산균을 질에 직접 주입하기도 했고 어떤 연구에서는 복용하기도 했다. 한 연구에서는 질 내로 유산균을 주입했을 때 트리코모나스 감염에도 효과적인 것으로 밝혀졌다. (2권 소장균, 대장균 p.134)

칸디다 질염

반복적인 칸디다 질염이 있는 여성 13명을 무작위로 나누어 6개월간 한 그룹에는 매일 227ml의 요구르트를 섭취하도록 하고 다른 그룹에는 섭취를 권하지 않았다. 그다음 6개월간은 요구르트를 섭취하는 그룹을 바꿨다. 이 요구르트에는 1ml당 1억 마리 이상의 L. 아시도필루스(L. acidophilus)가 함유돼 있었는데 요구르트를 먹는 동안 질의 진균감염 평균 횟수가 먹지 않는 기간과 비교해 85% 감소했다.

세균성 질염

■ **연구 1** 임신 3개월 이전에 세균성 질염에 걸린 여성 32명을 7일 동안 요구르트를 물로 약간 희석해 하루에 2회 10~15ml를 질 내에 주입해 치료했고 다른 32명의 여성은 5% 아세트산 탐폰(acetic acid tampons)으로 치료했으며, 또 다른 20명은 치료를 하지 않았더니 1개월과 2개월 후에 요구르트 치료를 받은 여성 중 88%, 아세트산 치료를 받은 여성 중 38%, 치료받지 않은 여성 중 5~15%에게서 세균성 질염이 사라졌다.

■ **연구 2** 누젠트 점수(Nugent score)를 기준으로 세균성 질염 진단을 받은 여성 190명에게 7일간 클린다마이신(clindamycin)을 하루 2회 300mg 처방해 치료한 다음 이들을 두 그룹으로 나눠 다시 7일간 한 그룹에는 10억 마리의 L. 카제이 람노서스 Lcr 35(L. casei rhamnosus Lcr35)가 포함된 질 캡슐(언급되지 않았지만 1일 1회로 추정)을 처방하고 다른 그룹에는 처방하지 않았다. 마지막 치료를 하고 4주 후 누젠트 점수를 확인하기 위해 질 표본을 채취한 결과 최소 5점이 향상된 여성이 질 캡슐을 복용한 그룹이 대조군보다 확연히 많았다(83%:35%).

누젠트 점수(Nugent score)
세균성 질염을 진단하기 위해 질 내에 서식하는 박테리아 수를 세는 검사법으로 7~10이면 세균성 질염으로 판정하고, 점수가 낮을수록 질염이 호전됐음을 의미한다.

트리코모나스 질염(Trichomoniasis)

트리코모나스 질염이 있는 여성 70명에게 L. 불가리쿠스(L. bulgaricus)를 질 내에 주입하는 치료를 했다. 질 거울을 질 내로 삽입해 면으로 닦아 말리고 질 깊숙이 L. 불가리쿠스 정제 2개를 주입하는 방식이었다. 주입 후 질 입구를 비흡수면 탐폰으로 막았다. 이 치료를 총 5일간 반복했고 이후 집에서 2~4주(월경기간 포함) 동안 또는 필요하면 더 긴 기간 동안 매일 밤마다(또는 증상완화가 빠르면 2일에 1회) 치료를 계속했다(집에서는 질구를 탐폰으로 막지 않았다). 첫 3주간 성생활을 금지했고 질 세척도 흡수되지 않은 약가루가 불편함을 줄 때를 제외하고 하지 않도록 했는데 질 세척은 백식초를 물 2000ml당 2~4티스푼 정도의 농도로 사용했다. 질 세척은 첫 번째 주에는 허락되지 않았고 그 이후로는 3일에 한 번 이상은 못하게 했다. 거의 모든 여성에게서 첫 치료 후 24시간 이내에 가려움증이 현저하게 줄어들었고 치료 시작 후 2주 이내에 환자의 95%에게서 증상이 사라졌다. 2주간의 치료 후 테스트에서 환자의 91%가 음성으로 나왔고 나머지 6명 중 4명은 집에서 치료를 계속한 후 3개월 만에 세균이 없어졌다. 이 보고서의 저자는 다른 의사들이 이 방법으로 효과를 보지 못한 원인이 매일 질 세척을 하게 하고 트리코모나스에 대한 질의 방어가 가장 약한 때인 월경기간 동안에 치료를 멈추었기 때문이라고 했다.

필자의 경험에 의하면 실제 유산균을 질에 넣도록 해서 심한 질 냄새가 완전히 없어진 사례들이 있다. 특히 질에 넣는 좌약캡슐을 넣어 질 내 나쁜 균들을 다 죽인 다음 좋은 균인 유산균을 넣어주면 매번 매우 좋은 효과가 있었다.

아연(Zinc)

아연은 면역기능에 중요한 역할을 하므로 아연이 충분치 못하면 다양한 감염(질염을 일으키는 병원균 포함)에 더 취약할 수 있다. 한 연구에서 자주 재발하는 질 칸디다증이 있는 여성 29명의 혈장 아연 수치가 대조군보다 현저하게 낮았다. 출산 때 검사한 임산부 279명 중에서 혈장 아연 농도가 중간 이하인 여성들의 질염 유발비율이 혈장 아연 농도가 중간 이상인 여성들보다 현저하게 높았다.

면역기능에 대한 효능 외에 시험관실험에서 아연은 트리코모나스를 빠르게 죽였는데 여기에 쓰인 아연 농도는 정상적인 질 분비액의 아연 농도보다 훨씬 높았다. 하지만 아연을 복용해 질 분비액의 아연 농도를 높이면 트리코모나스의 증식을 억제할 수 있을 것이다. 한 사례보고에서 지속적인 항생제(메트로니다졸) 치료에도 불구하고 15개월 동안 반복적으로 질 트리코모나스에 걸렸던 41세 여성의 소변과 혈장 아연 수치가 낮은 것으로 나타났는데, 아연을 3주 동안 하루에 2회 50mg 복용하게 했더니 이후로는 재발하지 않았다.

이러한 결과들을 볼 때 반복적인 트리코모나스 감염증이 있는 여성, 특히 소변 또는 혈장 아연 농도가 낮은 여성에게는 아연이 고려돼야 한다. 합리적인 용량은 3주 동안(필요하면 그 이상) 흡수가 잘되는 형태의 피콜린산아연 또는 구연산아연 30mg을 하루에 2회씩 복용하는 것이다.

아연은 또 면역기능을 향상시키기 때문에 반복적인 칸디다 질염이 있는 환자들은 3개월 동안 매일 하루에 15~60mg 정도, 이후에는 하루에 15~30mg씩 계속 복용하는 것이 적절할 것이다. 장기적으로 아연을 복용할 경우에는 아연에 의한 구리 결핍을 예방하기 위해 구리도(아연 용량에 따라 1일 1~4mg) 함께 보충해야 한다.

처방

- 유산균을 복용하면서 질에 주입하기도 한다.
- 아연을 하루 2회 30mg씩 복용한다.

59 천식

Asthma

천식은 기도에 생기는 만성염증으로 기도협착과 기류폐쇄가 생기며 숨쉴 때 쌕쌕거리는 소리가 나고 숨이 가쁘고 가슴이 답답해지며 기침을 하는 증상이 자꾸 재발한다. 운동을 해도 급성기도협착증이 생기는 천식이 올 수 있다. 천식은 알레르기가 있거나 기관지에 염증이 있거나 식도에 역류성질병이 있거나 비만하거나 공기오염에 노출됐을 때 생긴다.(1권 천식 p.436)

음식

음식 알레르기

천식 환자들에게 흔한 요인은 아니지만 음식에 대한 과민반응(type 1 IgE mediated)이 천식발작을 일으킬 수 있다는 것은 잘 알려진 사실이다. 그러나 이보다 알지 못하는 음식에 대한 알레르기가 훨씬 더 많은 천식의 요인이 된다는 것이 여러 조사에서 보고됐다. 일부 연구가들에 의하면 이런 알지 못하는 음식 알레르기가 25~90%의 경우에 천식을 일으키는 유일한 원인이거나 주된 요소가 된다. 숨겨진 음식 알레르기는 어른보다 아이들에게 많이 나타나지만 어른의 경우에도 많게는 40%까지 음식 알레르기가 천식의 원인이 된다고 보고됐다. (1권 p.439)

■ 연구 1 95명의 천식 환자들(어린이 50명, 어른 45명)에게 오직 알레르기를 일으키는 음식을 식단에서 제외시킴으로써 천식을 성공적으로 치료했다. 음식으로 인한 기관지천식 환자들은 보통 2~6주마다 천식이 주기적으로 발병했는데 여름에는 증상이 호전되거나 상태가 안정됐다. 대부분 천식 증상은 3세 이전에 생기지만 어떤 증상은 어른이 돼서 생기는 경우도 있다. 많은 경우 환자들은 어떤 음식을 먹었을 때 천식이 악화됐는지 알지 못한다. 그러므로 시리얼, 우유, 달걀, 초콜릿, 생선과 자주 먹지 않는 음식들을 식단에서 제외시키는 방법으로 진단했고 1~4주 안에 증상이 뚜렷하게 호전됐다. 피부 테스트는 음식 알레르기를 알아내기 위한 정확한 검사법이 못 된다. 피부 테스트에서 공기 중의 공해물질에 양성으로 반응한 일부 환자들의 경우 알레르기를 일으키는 음식을 제한했더니 공해물질 알레르기를 치료하지 않고도 증상이 호전됐다. 55세 이상 천식 환자 173명 중 40%에서 음식 알레르기가 천식의 유일한 원인이었다.

■ 연구 2 천식이 있는 50명의 어린이 중 46%가 알레르기를 일으키는 음식

만 제한해도 증상이 호전됐으며 그 외 24%는 알레르기를 일으키는 음식을 제한하면서 공기 중의 공해물질과 화학물질도 피했을 때 증상이 호전됐다. 대부분의 환자들은 한 가지 이상의 음식에 알레르기 반응을 일으켰고 많게는 7가지 음식에 알레르기 반응을 일으키기도 했다.

■ 연구 3 알레르기성비염이나 천식이 있고 공기 중의 공해물질 피부 테스트에서 음성으로 나온 만 1세 이하 어린아이 322명에게 6주 동안 고기로 만들어진 이유식과 소고기, 당근, 브로콜리, 살구를 포함한 알레르기를 적게 일으키는 음식을 먹였더니 91%의 어린아이들이 시작한 지 1주 안에 천식 증상이 현저하게 호전됐으며 61%는 증상이 거의 없어졌는데 보통식단으로 돌아가자 51%의 아이들에게서 증상이 다시 나타났다. 천식 증상을 일으키는 가장 흔한 음식은 우유, 달걀, 초콜릿, 대두콩 등 콩 종류와 곡류였는데, 음식 알레르기에 대한 피부 테스트는 이러한 음식들의 결과와 일치하지 않아 정확하지 않았다.

■ 연구 4 매년 재발되는 심각한 지속성천식으로 입원한 41명의 성인 환자에게 병원치료와 함께 2주 동안 천식을 일으키지 않는 음식 또는 병원음식을 제공했더니 천식을 일으키지 않는 음식을 먹은 환자들의 증세가 호전된 비율이 병원음식을 먹은 환자들보다 월등히 높았다(43%:6%).

천식은 지방변증으로 인해서도 생긴다고 보고됐는데 천식과 지방변증이 있는 환자들에게 글루텐이 없는 식이요법을 제공했더니 천식 증세가 완화됐다.

또 어떤 환자는 음식 알레르기가 운동으로 인해 생기는 천식의 중요한 원인인 것으로 발견됐는데, 이런 환자들은 알레르기를 일으키는 음식을 먹은 후 격렬한 운동을 하면 천식이나 과민증을 일으켰다. 특정 음식을 먹고 운동을 하는 경우에 생기는 천식 환자는 보통 알레르기를 일으키는 음식을 먹었을 때도 운동을 하지 않으면 증세가 나타나지 않았다. 운동으로 인한 천식을 일으킨다고 보고된 음식으로는 밀, 우유, 셀러리, 토마토, 새우, 갑각류, 닭고기, 견과류, 사과, 복숭아, 포도, 상추, 감자, 회향(fennel) 등이 있다. 한 환자의 경우에는 운동 시작 2시간 전까지 어떤 음식을 먹어도 과민증을 일으켰다.

대부분의 연구결과는 알려지지 않은 음식 알레르기가 천식을 유발하는 중요한 원인이라고 보고 있다. 개비 박사의 경험으로 볼 때 어린이 중 3분의 2 정도와 어른 중 3분의 1의 경우에 음식 알레르기가 천식의 중요한 원인이다. 그러나 불행하게도 음식 알레르기가 천식을 일으킨다는 사실을 대부분의 의료계에서는 거의 완전히 무시하고 있다.

천식 환자가 알레르기를 일으키는 음식을 다 배제한 제한식단을 실천하면서 음식을 하나씩 추가해가며 테스트를 시작할 때 처음 몇 주는 알레르기를 일으키는 음식에 평소보다 더 민감해질 수 있다는 점을 명심해야 한다. 몇 주 동안 제한식단을 했다가 알레르기가 있는 음식을 다시 시도할 경우 과장된 반응이 나타날 수 있는데, 흔하지 않지만 생명을 위태롭게 하거나 심각한 반응이 나타나는 경우도 있는 것으로 알려져 있다. 그러므로 심각한 천식발작이 있었던 환자는 병원에서 제한식단을 시도해야 하고 응급상황일 때는 즉시 병원의 구급처치를 받을 수 있어야 한다. 심각한 천식발작이 없었던 환자들도 이러한 제한식단을 할 때는 기관지확장제(에피네프린)와 같은 상비약을 준비해야 한다.

아황산염(Sulfites)

아황산염은 음식이나 일부 약에 들어가는 방부제이다. 또 대기오염물질인 아황산가스에도 아황산염이 들어 있다. 민감한 사람들이 이 아황산염에 노출되면 심각한 반응을 일으켜 천식발작이 일어나고 과민 쇼크가 와서 사망에 이를 수도 있다. 아황산염에 대한 심각한 반응은 흔한 일이 아니지만 미국 내 5~10%의 천식 환자들이 아황산염을 먹으면 가벼운 천식 증상이 일어난다.

말린 과일, 와인, 식초에 절인 음식, 당밀(사탕수수, 사탕무 액)에는 아황산염이 많이 들어 있고 와인식초에도 그보다 적은 양의 아황산염이 들어 있다. 과거에는 많은 양의 아황산염이 레스토랑의 샐러드 바나 다른 채소와 과일들에 많이 들어 있었는데, 1980년대 미국식품의약국(FDA)에서 음식에 아황산염 첨가를 중지시켰다. 와인에도 시어지는 것을 막기 위해 아황산염을 넣는다. 나는 와인을 마시면 아황산염 때문에 잠이 쏟아져 와인을 마시지 않는다. 아황산염이 들어 있는 음식들의 더 자세한 리스트는 인터넷에서 찾아볼 수 있다.(1권 아황산염 p.542)

몸에 나쁜 아황산염을 나쁘지 않은 황산염으로 전환시키는 데 필요한 효소인 아황산염 산화효소가 부족할 때 민감한 반응을 나타낼 수 있다. 비타민 B_{12}나 몰리브덴을 복용하면 아황산염을 황산염으로 전환시키는 능력이 증가한다.

인공조미료(Monosodium glutamate; MSG)

연구에 따르면 2명의 환자가 중국식당에서 MSG가 들어 있는 음식을 먹고 나서 11~14시간 후에 치명적인 천식이 일어났는데 2명 다 음식 알레르기를 알아내기 위해 첨가물이 들어 있는 음식을 제한하는 식단을 하는 중이었다. 또 한 연구에서 적은 양의 MSG(2.5mg)를 먹게 했더니 12시간 후에 모두가 심각한 천식을 일으켰다.

다른 연구에 따르면 천식이 있는 32명에게 알레르기를 일으키는 음식을 제외한 식단을 5일 동안 이용하게 한 후 MSG를 하루에 0.5~5.0g씩 늘려가면서 먹게 했더니 12명의 환자가 숨을 내쉬는 공기가 최소한 20% 감소했으며, 이 12명 중 6명은 식사 후 1~2시간 안에 천식발작을 일으켰다. 이러한 반응은 MSG의 양과 관계가 있었다(보통 1일 2.5g이나 그 이하에서 나타남). 어떤 경우에는 12시간이 지난 후에 나타나기도 했기 때문에 이런 경우에는 MSG로 인한 천식을 진단하기가 어렵다.

MSG를 만드는 회사의 지원으로 한 연구에서 천식 환자들에게 MSG를 2.5g 먹여도 폐기능을 약화시키지 않는다고 보고했으나, 이 연구에서는 숨 쉬는 것이 불안정하거나 심한 천식이 있는 사람들은 제외시켰기 때문에 신빙성이 없다. 이러한 연구결과로는 MSG가 천식이 있는 환자들에게 해로울 수 있다고 보고한 다른 연구결과들을 뒤집지는 못한다.

과민반응을 일으키는 다른 물질들

천식을 일으키거나 더 악화시키는 다른 물질로는 아스피린, 인공색소 타르트라진이나 다른 식용색소, 벤조산나트륨, 일부 음식이나 와인에 들어 있는 히스타민 등이 있다(1권 히스타민이 많은 음식 p.322). 식용색소 #5인 타르트라진에 대한 과민반응은 천식 환자의 4~20%에서 일어났으며 아스피린에 민감한 천식 환자에게서는 50% 이상에서 일어났다.

반응성저혈당증(Reactive Hypoglycemia)

천식이 있는 12명 모두가 6시간 혈당부하 테스트에서 반응성저혈당 증세가 나타났다. 이 중 9명의 환자에게 정제 설탕을 제외하고 적은 양의 음식을 자주 먹게 하고 혈당을 올리지 않는 식단을 하게 했더니 모두 천식 증상이 호전됐다. 저혈당이 천식에 어떻게 영향을 주는지는 확실하지 않다.

혈당부하테스트(glucose tolerance test)
포도당을 먹인 후 2시간 후에 혈당이 얼마나 감소했는지 알아보는 테스트로 당뇨와 인슐린반응성 조사와 췌장의 베타세포 기능을 조사할 때 쓰이고 반응성저혈당증을 조사할 때도 쓰인다.

소금

한 연구에 따르면 그 지역에서 구입한 소금과 천식으로 인한 사망률이 상관관계가 있다고 보고했다. 임상실험에서 소금을 적게 섭취하면 천식 증상이 호전된 것에 반해, 많은 양의 소금을 섭취하면 증상이 악화됐다. 운동으로 인해 생기는 천식 환자들에게서도 소금 섭취를 줄이는 것이 천식에 도움이 됐으므로 천식이 있는 환자들은 소금 섭취를 적절한 정도로 줄여야 한다.

■ **연구 1** 하루에 적은 양의 소금(4.7g)을 섭취하는 비교적 증상이 약한 천

식 환자 22명에게 5주 동안 소금 11.7g과 가짜 약을 복용하게 하고 5주 후에 서로 바꿔 5주 동안 복용하게 했더니 가짜 약에 비해서 소금을 복용한 사람들의 천식 증세가 악화됐다.

■ 연구 2 운동으로 인해 생기는 천식 환자 8명의 폐기능을 보통식사를 하는 동안 기록하고 2주 동안 저염식(1일 3.75g)과 고염식(1일 13.75g)을 따르도록 한 다음 기록했더니, 운동 후 15분 후에 측정한 평균 최대폐활량이 저염식을 한 사람들은 14% 낮아졌으나 보통식사를 한 사람들은 20%, 고염식을 한 사람들은 24% 낮아졌다.

트랜스지방산

유럽 10개국에서 아이들을 대상으로 실시한 실험에서는 트랜스지방 섭취량과 천식 발병률 사이에 확실한 상관관계가 있었다. 이러한 결과는 나쁜 트랜스지방이 좋은 필수지방산(오메가 오일)의 대사를 방해해서 천식을 일으키는 것으로 보인다.

채식

한 실험에서 1년 동안 채식을 위주로 식단을 바꾸었더니 천식 증상이 호전됐다고 보고했다. 그러나 알레르기를 일으키는 음식을 자제했기 때문인지 채식 식단 자체가 도움이 됐는지는 확실하지 않다.

■ 연구 평균 12년 동안 천식이 있어 오랫동안 병원 약물치료를 받아왔던 35명의 환자에게 1년 동안 채식 위주의 식단을 하게 했다. 또 커피, 티,

초콜릿, 설탕을 금하고 생수를 마시게 하고 메밀을 제외한 곡물을 피하거나 제한하고 가능하면 농약살충제가 없는 음식을 먹게 했더니 이 식단을 지킨 24명의 환자는 4개월 후에는 71%가 호전됐고 1년 후에는 92%가 호전됐다고 보고됐다. 폐기능도 현저하게 향상됐으며 거의 대부분의 환자가 복용하던 처방약을 완전히 끊거나 복용량을 많이 줄일 수 있었다.

비만

4년간의 연구에서 체중(BMI)이 증가하면 천식 발병위험률도 증가한다고 보고했다. 한 실험에서 천식이 있고 비만인 환자가 몸무게를 줄이면 폐기능과 천식 증세가 호전되며 천식이 악화되는 것을 막을 수 있는 것으로 나타났다. 이러한 결과는 적절한 몸무게를 유지하는 것이 천식을 예방하고 치료하는 데 도움이 된다는 것을 보여준다.

모유 수유

한 관찰실험에서 최소한 4개월까지 모유만 수유하면 6세까지 천식에 걸릴 발병률이 현저하게 줄어든다고 보고했다.

자연치료제

마그네슘(Magnesium)

마그네슘은 기관평활근을 이완시켜주고, 항염증작용이 있으며 히스타민의 반응을 낮춰주고 동물의 과민반응에 대한 민감성을 줄여준다. 이러한 효과들은 천식의 예방이나 치료에 도움이 되는 것임을 보여준다. 천식이 있는 사람은 몸 안에 마그네슘양이 부족한 것으로 조사됐다. 한 연구에서 만성천식이 있는 환자 93명 중 27%에게서 마그네슘이 낮았고 혈청 마그네슘 수치가 낮을수록 천식이 더 심했다. 다른 연구에 따르면 천식이 있는 환자들의 평균 적혈구 마그네슘 농도가 현저하게 낮았으며 마그네슘을 주사로 투여했을 때 천식 환자들에게서 흡수 보유율이 정상인보다 훨씬 높았다(58.9%:8.9%). 마그네슘이 부족한 이유는 음식으로 충분히 섭취하지 못하기 때문이기도 하고 베타수용체 효능제(beta adrenergic agonists), 테오필린, 스테로이드, 에피네프린 등 천식을 치료하는 약물이 마그네슘을 고갈시키기 때문이기도 하다. 마그네슘 부족은 천식을 치료하는 약물의 독성을 더욱 심하게 해 베타수용체 효능제로 인한 부정맥과 급사, 테오필린으로 인한 간질, 스테로이드로 인한 골다공증 등을 일으킬 수 있다. 임상실험에서는 마그네슘 복용이 천식 환자에게 효과적이라고 보고했다.

■ **연구** 천식 환자 20명(평균연령 45세)에게 하루에 100~200mg의 마그네슘이 함유된 음식을 섭취하도록 하고, 3주 동안 일부 환자들에게는 마그네슘을 400mg 추가복용하게 하고, 나머지 사람들에게는 가짜 약을 복용하게 했다. 이후 1주 쉬게 한 다음 다시 3주 동안 서로 처방을 바꿔 복용하게 했더니 가짜 약을 복용하는 동안에는 천식이 악화됐고 마그네슘을 복용하는 동안에는 호전됐다. 또 마그네슘을 복용할 때 가짜 약을

복용할 때보다 기관지확장제를 덜 사용하는 것으로 나타났다..

비타민 C

비타민 C는 천식의 방지와 치료에 도움이 되는 여러 생화학적 작용을 한다. 첫째, 비타민 C가 부족하면 기니피그의 히스타민에 대한 기도의 과민반응을 증가시키며 일부 연구에서는 비타민 C가 히스타민에 의한 기관지수축을 방지해준다고 보고했다. 둘째, 비타민 C는 잘라낸 기도의 평활근을 이완시키는데 이것은 직접적인 기관지 확장의 효과가 있는 것으로 추정된다. 셋째, 스트레스가 있을 경우 천식발작의 완화역할을 하는 에피네프린을 생산하는데 비타민 C가 필요한 것으로 보인다.

두 가지 연구에 의하면 천식이 있는 환자의 평균 혈장 비타민 C 농도가 훨씬 낮았다고 보고했다.

하루에 어린이에게 250mg, 어른에게 500~2000mg의 비타민 C만 복용하게 했더니 오존이나 아황산가스와 이산화질소 같은 대기오염물질에 대한 기도의 과민성이 줄어들었다. 그러나 꽃가루에 민감한 천식 환자는 꽃가루 항원에 대한 기도의 과민성이 줄어들지 않았다.

1947년에 발표한 연구에 따르면 다른 치료에 전혀 반응하지 않았던 천식 환자에게 비타민 C(아스코르빈산나트륨; Sodium ascorbate)를 하루에 1~2g 복용하게 했더니 천식이 나았다고 한다. 이 보고를 한 연구가는 경우에 따라서 여러 가지 종류의 알레르기 증상이 있는 환자에게는 아스코르브산보다 아스코르빈산나트륨이 더 효과적이라고 했다. 또 다른 연구가는 설사를 일으키지 않는 용량의 비타민 C를 복용하게 하면 천식이 호전됐다고 보고했다. 한 연구에 따르면 하루에 어른이 비타민 C를 1g 복용하면 천식발작 발병률이 73% 감소했다. 또 하루에 1g의 비타민 C는 어른 천식 환자의 스테로이드 복용 필요성을 감소시켰으며 대부분의 연구에서 비타민 C가 운동으로 인해 생기는 천식 증세를 호전시켰다고 보고했다.

■ **연구 1** 나이지리아에서 비가 오는 우기 때 기관지염에 걸려 천식 증상이 악화되는 41명의 환자(15~46세)에게 14주 동안 하루에 1g의 비타민 C와 가짜 약을 주었더니 비타민 C를 복용한 그룹이 가짜 약 그룹에 비해 천식발작이 73% 줄었다. 천식발작의 강도도 가짜 약 그룹보다 비타민 C 그룹에서 더 약하게 나타났다.

■ **연구 2** 운동으로 인한 천식 환자 20명(7~28세)에게 운동 1시간 전에 2g의 비타민 C와 가짜 약을 주었더니 가짜 약 그룹에 비해서 비타민 C 그룹이 운동에 반응해서 폐기능이 떨어지는 정도가 현저하게 적었다. 비타민 C에 대해 좋은 반응을 보인 환자들에게 그 후 2주 동안 하루에 500mg의 비타민 C를 복용하게 했더니 같은 효과가 유지됐다.

■ **연구 3** 운동으로 인해 기관지 수축현상이 일어나는 천식 환자 8명에게 2주 동안 하루에 1500mg의 비타민 C와 가짜 약을 주고 일주일 후 바꾸어서 다시 2주 동안 실험했더니 가짜 약 그룹에 비해서 비타민 C를 복용한 그룹에서 운동 후 폐기능 저하가 확실하게 줄었고 천식 증상이 현저하게 향상됐다.

비타민 B_6

비타민 B_6는 두 가지 작용으로 알레르기 반응에 효과적이다. 첫째, 피리독살인산이 히스타민과 결합해 합성물을 만들어 생체 내 히스타민을 제거하는 중요한 역할을 한다. 둘째, 비타민 B_6는 마스트세포의 탈과립(degranulation)을 방지해 마스트세포로부터 히스타민이 방출되는 것을 방지한다.

천식 환자에게서 공통적으로 비타민 B_6 부족 현상이 나타난다. 한 연구에서 천식이 있는 환자의 체내 평균 비타민 B_6 농도가 건강한 사람에 비해서 42~65% 정도 낮았다고 보고했다. 천식 환자의 비타민 B_6 부족은 테오필린 같은 천식약을 사용하기 때문일 수도 있는데, 이것은 이런 천식약이 피리독살이 피리독살인산으로 전환되는 것을 억제해 혈장 피리독살인산 수치를 상당히 낮추기 때문이다.

임상실험에서 피리독신 보충제는 천식이 있는 어린이나 어른에게 효과적이었다. 그러나 스테로이드와 천식약(장기지속형 베타2 촉진제) 치료에도 듣지 않는 천식 환자에게는 효과가 없었다.

■ **연구 1** 천식 환자 7명에게 피리독신을 하루에 100mg 처방했더니 천식 증세의 빈도, 기간, 심각한 정도가 현저하게 호전됐다.

■ **연구 2** 천식이 있는 어린이 76명에게 5개월 동안 하루에 200mg의 피리독신과 가짜 약을 주었더니 가짜 약 그룹에 비해서 비타민 B_6 그룹의 천식발작 빈도가 낮아졌다. 또 가짜 약 그룹에 비해서 비타민 B_6 그룹이 쌕쌕거림이나 기침, 가슴 조임, 호흡곤란과 같은 증상이 많이 줄어들었

으며 스테로이드 사용이 현저하게 줄어들었고 상태가 점점 더 호전됐다. 이러한 효과는 보통 시작한 지 2개월째부터 나타났다.

비타민 B_6는 천식의 증상에도 효과적이지만 천식약(테오필린)으로 인한 떨림이나 간질 같은 부작용을 줄여줄 수도 있다. 비타민 B_6를 복용하는 환자는 비타민 B_6가 마그네슘을 고갈시키는데, 마그네슘은 천식 치료에 중요한 역할을 하므로 마그네슘의 섭취도 같이 늘려야 한다.

비타민 B_{12}

천식 환자의 5~10%가 외부에서 들어오는 아황산염에 민감하다. 게다가 대략 하루에 1000mg의 아황산염이 신진대사 부산물로 생산되는데 건강한 사람은 효소(아황산염 산화효소)에 의해 아황산염이 빨리 황산염으로 해독되지만 아황산염에 민감한 천식 환자는 아황산염 산화효소 활동이 건강한 사람의 14% 정도로 현저하게 떨어진다.

비타민 B_{12}는 아황산염 산화효소 없이도 아황산염이 황산염으로 해독되는 것을 촉진시키기 때문에 아황산염에 민감한 천식 환자에게 도움이 될 수 있다. 임상실험과 관찰실험에서 비타민 B_{12}는 아황산염에 민감한지 여부가 알려지지 않은 천식 환자에게도 도움이 되는 것으로 나타났다.

■ **연구 1** 고쳐지지 않는 20명의 성인 천식 환자에게 4주 동안 비타민 B_{12}를 근육주사로 1000mcg 투여했더니 18명에게서 천식 증상, 식욕, 수면, 호흡곤란과 전체적인 컨디션이 향상됐다. 그중 14명의 환자는 폐기

능이 향상됐으며 4명은 변화가 없었고 2명은 상태가 더 나빠졌다.

■ 연구 2 천식 환자 85명에게 비타민 B_{12}를 1주일에 1~3회씩 1000mcg 주사했더니 가짜 약 그룹은 효과가 없었던 것에 비해 비타민 B_{12} 그룹은 56%에서 천식발작 빈도가 줄어들고 증세가 호전됐다. 비타민 B_{12}는 어린이에게 가장 효과적이었으며 그 효과가 오랫동안 지속됐다. 어른들의 증세에도 효과가 나타났지만 어린이들에 비해 효과가 낮았다.

비타민 B_{12}가 아황산염의 해독작용과 관계없이 다른 어떤 작용도 하는지는 알려져 있지 않지만 그동안의 증거로 볼 때 아황산염에 민감한 천식 환자에게 비타민 B_{12}를 복용하는 것은 도움이 된다. 식단을 바꾸고 영양보충제로도 반응이 없는 천식 환자에게는 비타민 B_{12} 주사 투여를 고려해볼 만하다.

생선오일(Fish oil)

생선오일 안의 지방산은 항염증작용을 한다. 천식은 염증성질병이므로 생선오일 보충제가 도움이 된다. 일부 연구에서 생선오일이 운동으로 인해 생기는 천식 환자를 포함해 천식 증상을 향상시킨다고 보고했다.

■ 연구 1 살리실산염(아스피린)에 대해 심각한 과민반응이 있고 천식과 심한 두드러기 증상이 있는 3명의 환자에게 6~8주 동안 하루에 생선오일 10g을 복용하게 했더니 증상이 거의 사라졌으며 스테로이드 치료를 중단할 수 있었는데 생선오일 섭취를 줄이자 증상이 다시 나타났다.

■ 연구 2 12명의 천식 환자에게 1년 동안 하루 1g에 EPA와 DHA가 함께 들어 있는 생선오일이나 가짜 약을 복용하게 했더니 9개월 전에는 효과가 보이지 않았으나 9개월 후에는 생선오일 그룹에서 공기배출량이 23% 증가했고 가짜 약 그룹에서는 변화가 없었다.

■ 연구 3 평균 23세의 천식과 운동으로 인해 생기는 기관지수축이 있는 환자 16명에게 3주 동안 하루에 3.2g의 EPA와 2g의 DHA나 가짜 약을 복용하게 했더니 가짜 약 그룹에서는 아무런 변화가 없었으나 생선오일을 먹은 그룹에서는 기관지수축이 향상되고 폐기능이 향상됐다.

그동안의 증거로 볼 때 생선에 알레르기가 있는 경우엔 생선오일을 섭취하면 안 되지만 생선오일이 천식에 도움이 될 수도 있다.

비타민 D

비타민 D가 독감을 예방할 수 있는가에 대한 연구에서 일본 어린이 430명(평균 10세)에게 겨울에 15~17주 동안 비타민 D_3 1200IU와 가짜 약을 주었다. 이 430명 중 110명의 어린이가 천식에 걸린 적이 있었는데 그중 가짜 약 그룹보다 비타민 D_3 그룹 어린이들이 85% 적게 천식발작을 일으켰다.

비타민 B_3(Niacinamide)

다는 아니지만 시험관실험에서 비타민 B_3(나이아신아마이드)는 히스타민의 방출을 억제해주었다. 쥐에게 알레르기가 생기는 항원을 주기 전에 나이아신아마이드 100~200mg을 주사했더니 항원으로 인한 과민반응이 방지됐다. 또 기니피그에게 7일 동안 나이아신아마이드를 하루에 50mg 미리 주사했더니 인위적으로 생기게 한 천식 증세와 과민 쇼크가 줄어들었다. 비타민 B_3를 곡식에 강화시키는 것이 널리 보급되기 전에 실시된 한 실험에서 하루에 나이아신 보충제를 4회 200mg 복용하자 환자의 60%에게서 급성천식발작이 조절됐으며 만성적인 쌕쌕거림이 감소했다.

비타민 B_3가 천식의 기본치료제로 사용하기에 충분한 증거는 없지만 비타민 B_3가 들어 있는 종합비타민이나 복합비타민 B 보충제도 복용하는 것이 좋을 것이다.

몰리브덴(Molybdenum)

천식 환자의 5~10% 정도가 외부에서 들어오는 아황산염에 민감하다. 게다가 대략 하루에 1000mg의 아황산염이 신진대사 부산물로 생산되는데, 건강한 사람은 아황산염 산화효소에 의해 아황산염이 빨리 황산염으로 해독되지만 아황산염에 민감한 천식 환자는 아황산염 산화효소 활동이 정상인의 14% 정도로 현저하게 떨어진다. 몰리브덴은 아황산염 산화효소의 보조인자인데 한 그룹의 의사들에 의하면 임상실험에서 혈액 속에 몰리브덴 수치가 낮은 것이 자주 발견된다고 보고했다. 그러므로 몰리브덴을 보충하면 보조인자의 부족을 채워주거나 더 많은 아황산염 산화효소의 합성을 유도함으로써 천식 환자에게 도움이 된다.

의사의 보고에 의하면 몰리브덴 보충제는 소변에서 아황산염이 측정되는 천식 환자의 증세를 종종 향상시킨다고 한다(건강한 사람은 아황산염 산화효소에 의해 아황산염이 황산염으로 빨리 해독돼 소변에서 아황산염이 검출되지 않음). 하루에 250~500mcg의 몰리브덴을 정맥으로 주사하거나 500~1000mcg의 몰리브덴을 복용하게 했더니 천식 증세가 향상되거나 소변에서 아황산염이 더 이상 검출되지 않았다. 몰리브덴에 의한 구리 부족을 예방하기 위해 하루에 2mg의 구리를 복용하게 했다.

베타카로틴(Beta-carotene)

한 연구에서 1주 동안 하루 64mg의 천연베타카로틴(Dunaliella alga라는 식물에서 추출한)을 섭취하자 운동으로 인해 생기는 천식 환자의 폐기능이 향상됐는데 베타카로틴은 운동할 때 생기는 활성산소를 제거해준다. 천연원료에 있는 베타카로틴에는 9-cis 베타카로틴이 들어 있는 데 반해 인조합성에는 트랜스 베타카로틴만 존재한다. 9-cis 베타카로틴은 트랜스 베타카로틴보다 더 효과적인 지질친화적 항산화제(lipophilic antioxidant)로 알려져 있다.

그러므로 이 연구에 의하면 천연베타카로틴 보충제를 복용하거나 베타카로틴이 풍부한 과일이나 채소를 먹으면 운동에 의해 생기는 천식에 도움이 될 수 있다고 보고했다. 천연베타카로틴은 스피룰리나에도 풍부하게 들어 있다.

셀레늄(Selenium)

일부 연구에서 천식이 있는 환자들의 셀레늄 수치가 정상인에 비해 현저하게 낮다고 보고했다. 1년 8개월 동안 하루에 200mcg의 셀레늄 보충제를 먹였더니 천식약물 복용의 필요성이 현저하게 줄어들었으며 스테로이드에 의지하는 어른 천식 환자의 폐기능이 현저하지는 않았지만 향상됐다. 토양에 셀레늄의 양이 적고 셀레늄의 섭취가 적은(1일 30~40mcg) 스웨덴에서 실시한 한 연구에서 14주 동안 하루에 100mcg의 셀레늄 보충제나 가짜 약을 복용하게 했더니 가짜 약을 먹은 10명 중 1명만 증세가 좋아진 것에 비해 셀레늄을 복용한 그룹 11명 중 6명의 증세가 좋아졌다.

이러한 결과들이 말하듯이 셀레늄은 셀레늄의 섭취가 낮은 천식 환자에게 도움이 되지만 정상적으로 셀레늄을 섭취하는 환자에게도 도움이 되는지는 확실하지 않다. 그러나 천식이 있는 환자들의 영양 프로그램에 하루에 50~200mcg의 셀레늄을 포함하는 것이 좋을 것이다.

칼륨(포타슘)

천식 치료약인 베타작용제, 테오필린, 에피네프린, 글루코코르티코이드(스테로이드)와 같은 약물(beta agonists)은 칼륨 부족의 원인이 될 수 있다. 저칼륨혈증은 베타작용제에 의한 심장 부정맥의 위험률을 높이며 갑작스러운 죽음을 불러일으킬 수 있다. 그러므로 칼륨이 풍부한 음식을 먹든가 보충제를 섭취하는 것이 처방약을 복용하는 천식 환자에게 도움이 될 것이다.

DHEA(Dehydroepiandrosterone)

심한 천식으로 병원에 입원한 환자 중 스테로이드를 복용하는 환자 14명의 17%가, 스테로이드를 흡입하는 환자 23명의 35%가, 스테로이드를 복용하지 않는 환자 29명의 21%가 DHEA-황산염 혈청 수치가 정상보다 낮았다. 그 이유의 일부는 스테로이드 복용으로 부신이 억제되기 때문이기도 하고 또 다른 일부는 천식 자체 때문이기도 하다.

DHEA의 부족이 스테로이드의 부작용인 뼈가 손실되거나 면역이 약해지는 부작용을 더 심각하게 할 수 있다. 개비 박사의 경험에 의하면 젊은 여성에 비해서 혈청 DHEA-황산염 수치가 낮은 몇몇 폐경기 여성의 경우 DHEA를 복용하게 했더니 천식 증세가 향상됐다. 이런 관찰결과로 볼 때 천식이 있는 어른, 특히 나이가 많거나 스테로이드 치료를 받는 환자의 경우 혈청 DHEA-황산염 수치를 측정하는 것이 바람직하며 혈청 DHEA-황산염 수치가 낮으면 여성에게는 하루에 5~15mg, 남성에게는 하루에 10~20mg의 DHEA를 복용하게 하는 것이 좋을 것이다. 그러나 어린이는 DHEA를 복용하면 안 된다.

황체호르몬(Progesterone)

월경 전에 악화되는 중증의 천식이 있고 병원치료에 효과를 보지 못했던 두 환자에게 하루에 100mg의 황체호르몬을 근육주사로 투여했더니 둘 다 월경 전에 폐기능이 줄어들던 증상이 없어졌고 치료약으로 쓰던 스테로이드의 용량을 줄일 수 있었다. 월경 전에 악화되는 중증 천식이 있고 다른 치료에 효과를 보지 못하는 환자의 경우 배란일부터 월경을 시작할 때까지 주기적인 황체호르몬을 주사하는 것을 고려해봐야 한다. 황체호르몬 주사 대신 황체호르몬 크림을 발라도 효과가 있다.

저산증(Hypochlorhydria)

6개월에서 12세 사이의 천식이 있는 어린이 200명 중 80%가 저산증인 것이 발견됐다. 위산의 생산은 사춘기 즈음에 오르기 시작하는데, 이 시기에 일시적으로 천식이 나아지는 것이 자주 관찰된다. 저산증이 있는 어린이들에게 희석된 위산(1.8~5.5ml)를 하루에 3회 식사 전이나 식사 중에 레몬주스나 오렌지주스에 타서 복용하게 했더니 천식발작이 훨씬 약해졌으며 빈도도 낮아졌고 3~4개월 후에는 증상이 없어졌다.
이런 실험결과는 고무적이지만 위산의 농도를 측정하는 것은 비용이 비싸고 어린이에게 시행하기 어려우며 희석된 위산으로 치료하면 치아를 상하게 할 수 있으므로 다른 치료법으로 효과를 보지 못하는 어린이들의 경우에만 이 치료법을 써야 한다. 또 아이들만큼은 아니지만 천식이 있는 어른에게서도 저산증이 흔히 발견되는데 위산치료법이 어른 천식에 효과적인지는 앞으로 더 연구가 필요하다. 요즘은 캡슐로 된 위산(betaine HCl)이 나와 있어 편리하고 치아를 상하게 하지도 않는다. 레몬주스나 오렌지주스로 복용해도 되지만 구연산을 탄 물로 복용해도 좋다.

처방

- 알레르기를 일으키는 음식과 식품첨가물을 찾아내 피한다. 매일 피리독신 50mg, 비타민 C 1000mg, 그리고 100mg의 판토텐산, 칼슘, 마그네슘을 하루 2회 식사와 함께 복용한다.
- 반응성저혈당증을 찾아내 치료한다. 트랜스지방산과 과도한 소금 섭취를 피하고 과체중이면 살을 뺀다.
- 마그네슘을 하루 200~600mg 복용한다.
- 비타민 C를 하루 500~300mg 복용한다.
- 비타민 B_6를 하루 50~200mg 복용하며 어린이들은 어른의 체중과 비례해 적은 용량을 복용한다.

60 청력감퇴

Hearing Loss

난청은 전음성난청과 감각신경성난청으로 구분한다. 전음성난청은 귓속 달팽이관까지 음성전달에 장애가 생겨 나타난다. 감각신경성난청은 내이(inner ear)의 모세포(hair cells) 또는 내이를 관리하는 신경에 손상이 생겨서 나타난다. 여러 질병, 특정 약물 복용, 노화를 포함해 난청을 유발하는 원인은 많다.

일부의 경우 근본적인 질병(예를 들면 중이염)을 치료하거나 약물을 중단하면 전음성난청이 향상된다. 이경화증(중이에 생기는 뼈의 비정상적인 성장)에 의한 전음성난청은 중이등골절제술로 치료될 수 있다. 하지만 감각신경성난청에 대해서는 효과적인 치료 방법이 없다. 되돌릴 수 없는 난청에 대한 치료는 주로 보청기와 일부 경우에 한해 인공와우수술을 하기도 한다.

원인을 모르는 갑작스러운 감각신경성난청에는 특정 영양치료가 효과적인 것으로 나타났다. 빠르고 적절하게 치료하면 원인을 모르는 갑작스러운 감각신경성난청도 향상시킬 수 있는 반면 8일 이상 지체한 후에 치료할 경우에는 경과가 좋지 않다. 저절로 회복되는 경우는 50~70%이다.

음식

소식

쥐 실험에서 음식섭취를 평생 동안 제한(일반적인 에너지 섭취의 70%까지)했을 때 노화와 관련된 난청의 진행을 늦추었다. 음식제한 효과가 사람을 대상으로 연구되지는 않았지만 과한 음식섭취를 피하고 소식을 하는 것은 건강에 잠재적으로 많은 도움을 준다.

반응성저혈당(Reactive hypoglycemia)

어느 사례보고에서 변동성난청이 있는 32세 남성의 경우, 식사 전에 청력이 더 나빠졌고 식사 후에 청력이 더 좋아졌다. 글루코오스 부하 테스트(intravenousglucose tolerance test)를 하며 청력검사에서 혈당이 비교적 높은 동안에 청력이 현저하게 향상되는 것으로 나타났다. 이 사례보고는 반응성저혈당이 변동성난청이 있었던 환자들에게 난청을 유발할 수 있다는 것을 의미한다.

음식 알레르기

음식 알레르기에 의해 자주 생기는 삼출성중이염은 변동성난청을 유발할 수 있다. 음식 알레르기와 관련된 경우에 알레르기를 유발하는 음식을 알아내고 피하면 청력을 향상시킨다. 이론적으로 음식 알레르기는 청력에 중요한 역할을 하는 귀의 조직에 부종과 염증을 유발함으로써 삼출성중이염이 없는 사람들에게서도 난청을 유발할 수 있다. 어떤 의사는 일부 환자들에게서 음식 알레르기와 난청이 연관 있음을 발견했다. 따라서 음식 알레르기는 난청이 있는 환자들, 특히 편두통, 천식, 다년성비염과 같이 음식 알레르기에 의해 나타날 수 있는 다른 증상이 있는 환자들의 경우 잠재적인 원인으로 고려돼야 한다.

자연치료제

비타민 D

동물들에게 비타민 D 결핍은 난청을 유발했다. 어떤 의사는 비타민 D 결핍이 이경화증 또는 진행형 양쪽 달팽이관 난청이 있는 환자의 난청 원인이라는 사실을 발견했다.

■ **연구 1** 이경화증(평균병력 17년)이 있는 환자 47명 중 10명(21.7%)은 혈청 비타민 D 농도가 정상보다 낮았고 15명(32.6%)은 혈청 알칼리성 인산가수분해효소 수치가 높았다. 낮은 혈청 비타민 D와(또는) 알칼리성 인산가수분해효소가 높아진 환자 16명에게 13~18개월 동안 비타민 D

결핍의 심각성에 따라 비타민 D_3를 하루에 500~6000IU 복용하게 하고 식사에 칼슘이 부족하면 칼슘도 복용하게 했더니 16명 중 3명의 청력이 현저하게 좋아진 것으로 나타났다.

■ 연구 2 10명의 진행성 양쪽 달팽이관 난청 환자는 혈장 비타민 D 수치가 낮았다. 몇 개월 동안 비타민 D_3를 하루에 3000~6000IU 복용하고 일부 경우에는 칼슘 또는 인산을 첨가해 치료받은 환자 4명 중 2명의 한쪽 청력이 향상됐다. 이 보고서의 저자는 이 환자들의 난청 원인이 달팽이관에 미네랄이 소실돼 형태에 변화가 생긴 것이었다고 밝혔다.

마그네슘(Magnesium)

마그네슘 결핍은 쥐와 사람에게 모두 난청을 유발한다고 보고됐다. 또 마그네슘 결핍, 또는 적은 양의 마그네슘 섭취는 쥐에게 소음에 의한 난청도 악화시켰다. 만성소음스트레스는 청각기관에 직접 손상을 입히는 것 외에도 조직 내 마그네슘 감소를 일으켜 난청의 위험을 증가시킬 수 있다. 어느 연구에서 마그네슘 치료는 군인 신병의 소음에 의한 난청 빈도와 심한 정도를 감소시켰다.

■ 연구 1 2개월 기초 훈련을 받는 동안 높은 소음의 사격소음에 반복적으로 노출되는 평균연령 18세의 건강한 신병 300명을 무작위로 나누어 훈련기간에 매일 한 그룹에는 167mg의 마그네슘을 주고 다른 그룹에는 가짜 약을 주었다. 영구적인 난청을 겪은 귀의 비율은 가짜 약 그룹보다 마그네슘 그룹에서 현저하게 낮았다(25%:11.2%). 난청의 심한 정도도

가짜 약 그룹보다 마그네슘 그룹에서 현저하게 낮았다.

병원치료의 일부로 정맥용이든 경구용이든 마그네슘 치료는 원인을 알 수 없는 갑작스러운 감각신경성난청 환자의 회복도 향상시켰다.

■ **연구 2** 원인을 모르는 갑작스러운 감각신경성난청이 생긴 평균연령 47세의 환자 133명은 카보젠(carbogen: 산소 95%, 이산화탄소 5%) 흡입제로 치료를 받았고 무작위로 나뉘어 한 그룹은 정맥을 통해 황산마그네슘 4g 치료를 받았고 대조군은 마그네슘 치료를 받지 않았다. 20시간 동안 식염수 1000ml에 마그네슘을 섞어주었다. 치료는 청력이 회복될 때까지, 또는 증상완화가 관찰되지 않는 경우 최대 7일 동안 계속됐다. 평균 치료기간은 6.2일이었고 최대 치료기간은 11일이었다. 청력 회복률(48%:31.6%)과 평균 회복 정도(66.4%:49.9%)는 대조군보다 마그네슘 치료 그룹이 현저하게 높았다. 부작용으로는 일시적인 가벼운 저혈압뿐이었다. 치료는 증상이 시작된 후 8일 이내에 시작했을 때 가장 효과가 있었다.

■ **연구 3** 원인을 알 수 없는 갑작스러운 감각신경성난청이 48시간 이내에 생긴 평균연령 53세의 환자 28명에게 스테로이드로 치료하며 두 그룹으로 나누어 한 그룹에는 마그네슘(아스파르트산 마그네슘) 167mg을 주고 다른 그룹에는 가짜 약을 주었다. 매일 치료했는지 얼마나 오랫동안 치료했는지는 언급되지 않았다. 대조군과 비교해서 마그네슘 그룹은 검사한 모든 주파수에서 10데시벨 이상의 청력 향상을 기록한 환자의 비

율과 모든 주파수에 대해 평균 향상을 보인 환자의 비율이 현저하게 높았다. 검사한 6개의 다른 주파수에서 향상을 보인 환자의 비율은 마그네슘 그룹이 51~71%였고 대조군이 38~47%였다.

엽산(Folate, Folic Acid)

60~71세의 건강한 여성 55명을 대상으로 한 연구에서 평균 적혈구 엽산 농도는 정상청력인 여성보다 청력이 감퇴된 여성에게서 31% 낮았다. 하지만 노화로 이미 청력이 손상된 사람들만을 대상으로 한 연구에서는 혈청 엽산 수치와 청력 사이에 아무런 연관이 없었다. 어떤 실험에서 호모시스테인이 높은 중년들과 노인들에게 하루에 엽산 800mcg을 복용하게 했더니 노화로 인한 난청 진행속도가 늦추어졌다.

▪**연구** 혈중 호모시스테인 농도가 13μmol/L 이상으로 높고(7 이상이면 높은 편) 혈청 비타민 B_{12} 수치가 정상이고 귀질병이 없는 네덜란드 거주 남성과 여성(평균연령 60세; 50~70세 사이) 728명을 무작위로 나누어 3년 동안 매일 한 그룹에는 엽산 800mcg을 주고 다른 그룹에는 가짜 약을 주었다. 3년 후 낮은 주파수(음성 주파수)의 청력에 대한 평균 한계치는 엽산 그룹은 1.0데시벨 정도, 대조군은 1.7 데시벨 정도 증가했는데 이는 엽산 그룹보다 대조군의 난청이 더 심함을 가리킨다. 엽산은 높은 주파수의 청력감소에는 효과가 없었다.
이 연구가 진행될 즈음 네덜란드에서 식품은 엽산으로 강화되지 않았었다. 연구에 참여한 참가자들의 호모시스테인 수치가 높은 것을 보면 아마도 호모시스테인 수치를 낮추는 엽산상태가 낮았을 것이다. 엽산이 호모시스테인 수치가 정상인 사람들의 노화로 인한 청력감퇴도 늦추는지는 더 많은 연구가 필요하다. 결론은 호모시스테인 수치가 높은 노인들의 청력감퇴에 효과가 있었다는 것이다.

비타민 B_{12}

60~71세의 건강한 여성 55명을 대상으로 한 연구에서 평균 혈청 비타민 B_{12} 수치는 정상 청력을 가진 여성보다 청력에 문제가 있는 여성이 38% 낮았다. 하지만 노화로 이미 청력이 손상된 사람들만을 대상으로 한 연구에서는 혈청 비타민 B_{12} 수치와 청력 사이에 아무런 연관이 없었다.
건강한 참가자를 대상으로 한 연구에서 비타민 B_{12} 정맥주사(7일 동안 1일 1000mcg, 8일에는 5000mcg)는 갑작스러운 소음 노출에 의한 일시적인 청력 손상을 현저하게 줄였다. 이 연구의 결과는 비타민 B_{12}는 소음에 지속적으로 노출되는 사람들의 영구적인 청력 손상을 방지하는 데 도움을 줄 가능성을 보여준다.

비타민 A와 비타민 E

실험용 쥐의 달팽이관에 높은 농도의 비타민 A가 존재(대부분의 다른 조직보다 10배 이상)하는 것은 비타민 A가 청각기능에 중요한 역할을 한다는 것을 의미한다. 쥐에게 비타민 A가 결핍된 먹이를 주었을 때 쥐들은 청력에 결정적인 역할을 하는 모세포의 이상을 포함해 내이의 병리적인 변화가 생겼다.

난청을 유발할 정도로 심각한 비타민 A 결핍은 영양을 잘 섭취하는 사람들에게는 드물지만 비타민 A를 받아들여 활용하는 내이조직의 능력이 노화나 난청을 유발하는 여러 질병에 의해 손상될 수 있다. 1940년대와 1950년대에 발표된 여러 실험에서 연속된 비타민 A 근육주사는 일부 만성청력감퇴 환자의 청력을 향상시켰다. 그 외 한 연구에서는 비타민 A의 효과가 모호했고 또 다른 한 연구에서는 효과가 없는 것으로 나타났다.

▪연구 1 만성적인 진행형 난청 환자 24명에게 6주 동안 1주일에 2회씩 비타민 A 5만IU를 근육주사로 투여했더니 환자 16명(66.7%)은 5~20데시벨의 청력 향상을 보였다.

▪연구 2 다양한 정도의 난청과 이명 환자 30명에게 6주 동안 1주일에 2회씩 비타민 A 5만IU 근육주사 치료를 했다. 15명의 환자(50%)에게서 조금 좋아진 경우부터 많이 좋아진 경우까지 청력 증상이 향상됐다.

▪연구 3 만성적인 진행형 난청 환자 200명에게 6주 동안 1주일에 2회씩 비타민 A 근육주사 치료를 했다. 증상이 좋아지면 치료는 추가로 20~22주 또는 최대효과를 얻을 때까지 계속됐다. 5개월 이상 치료받은 환자들은 청력에서 평균 18%의 향상을 보였고 5개월 이하의 치료를 받은 환자들은 평균 10%의 향상을 보였다. 효과는 최소 1년간 유지됐다. 청력 향상은 낮은 주파수에서 가장 두드러졌다. 재발이 생기면 일부 경우에 치료를 다시 받으면 효과가 있었다. 두 종류의 난청 환자 모두 증상이 좋아졌지만 비타민 A에 대한 반응은 전음성 난청 환자들(이경화증

포함)이 감각신경성난청 환자보다 더 빨랐다.

■ **연구 4** 다양한 종류의 난청 환자 36명에게(그중 17명은 이명 증상도 있었다) 비타민 A 근육주사 치료를 했다. 일반적인 용량은 주사당 5만IU였으며 일부 환자는 10~16회 주사 치료를 받았지만 대부분 환자는 최소 20회 주사 치료를 받았다. 약 3분의 1의 경우 용량을 3~4회 주사 후 10만IU로 늘렸다. 5명의 환자는 회화음역(conversational range)에서 10데시벨 이상의 청력 향상을 보였다. 부작용으로는 오심, 어지러움, 두통, 주사 부위의 가려움, 발적, 경화가 있었다.

■ **연구 5** 진행형 감각신경성난청과 난치의 이명 환자 5명에게 3주 동안 1주일에 2회씩 비타민 A 5만IU를 근육주사로 투여했다. 증상이 완화되지 않을 경우 다음 3주 동안 용량을 2배로 늘렸다. 근육주사 치료를 받지 않는 날은 비타민 A를 5만IU 복용하게 했다. 그러나 아무도 청력이 향상되지 않았다.

이처럼 반대되는 연구결과도 있지만 외국 저널에서 발표된 연구들을 종합해봤을 때 여러 전문가들은 비타민 A(1일 9만IU)와 비타민 E(1일 210IU)를 복용하게 했더니 감각신경성난청 환자, 특히 청각장애가 노인성난청 때문인 환자의 청력 한계를 5~15데시벨 정도 향상시켰다고 보고했다. 어떤 연구에서 환자 40명 중 12명(30%)은 5~10데시벨 향상을 보였다. 이 연구에서 비타민 복용기간은 총 28~48일이었다.

고용량의 비타민 A를 반복적으로 주사했을 때의 불확실한 안전성 때문에 난청을 치료할 때 비타민 A 근육주사보다는 비타민 A와 비타민 E를 복용하는 치료가 선호된다. 비타민 E는 다양한 피부질병을 치료할 때 비타민 A의 효과를 증가시키는 것으로 보고됐으므로 비타민 E는 난청을 치료할 때 비타민 A의 효과를 증가시킬 수 있다. 청력에 대한 연구들과 피부과 전문의들에 의해 관찰된 비타민 A와 비타민 E의 동반 상승효과로 추정하면 난청치료를 위한 적당한 양은 1개월 동안 매일 비타민 A 5만~7만5000IU와 비타민 E 800~1200IU를 권한다. 청력이 좋아지면 유지하기 위해 더 적은 양을 고려해볼 수 있다.

비타민 E와 비타민 C

쥐 실험에서 비타민 E와 비타민 C(각각 하루에 사람의 몸무게 70kg에 약 5000IU와 약 8.8g에 해당하는 양)를 함께 일반먹이에 주었을 때 노화로 인한 난청의 진행을 늦추었다. 임상시험에서 비타민 E와 비타민 C 조합치료는 원인을 모르는 갑작스러운 난청 환자의 회복을 향상시켰다.

▪ **연구 1** 발병 7일 이내의 원인을 모르는 갑작스러운 난청이 온 15~70세 환자 66명을 두 그룹으로 나누어 한 그룹에는 하루에 2회 비타민 E 400IU를 주고 대조군에는 비타민 E를 주지 않았다. 모든 환자는 침대에서 쉬며 스테로이드, 마그네슘 정맥주사, 카보젠(carbogen; 산소 70%, 이산화탄소 30%의 혼합) 흡입제로 치료를 받았다. 적어도 75% 이상 향상된 환자의 비율이 대조군보다 비타민 E 그룹에서 현저하게 높았다(76.4%:55.8%).

▪ **연구 2** 난청이 시작 된지 14일 이내에 치료를 받았던, 원인을 모르는 갑

작스러운 감각신경성난청 환자 87명의 차트를 검토했다. 모든 환자는 스테로이드와 프로스타글란딘 E1, ATP와 비타민 B_{12} 치료를 받았다. 여기에 한 그룹은 하루에 비타민 E 800IU와 비타민 C 1200mg 치료를 추가로 받았고(치료 그룹) 다른 그룹에는 비타민을 주지 않았다(대조군). 회복률은 치료 그룹은 63%이고 대조군은 44%였다. 평균 청력회복 정도는 치료 그룹이 대조군보다 현저하게 컸다(29.4데시벨:18.5데시벨). 이 보고서의 저자는 비타민 E와 비타민 C가 산화 스트레스를 감소시켜 효과를 발휘하는 것이라고 추정했다.

아연(Zinc)

어떤 의사는 진행형 감각신경성난청이 있고 혈청 아연 농도가 낮거나 아연 결핍 증상(예를 들면 미각장애 또는 손톱에 생긴 하얀 점)이 있는 환자(주로 노인성 난청으로 진단됨)에게 아연을 주었다. 환자의 적어도 20%에게서 청력이 조금 향상됐고 식별력이 더 확연한 향상을 보였다. 황산아연의 양은 3~6개월 동안 매일 45~150mg이었다.

황산아연은 다른 아연들보다 효과가 떨어지기 때문에 더 많은 양을 복용해야 했다. 많은 양의 아연은 오심, 구토, 설사와 같은 위장 부작용을 유발하기 때문에 피콜리산아연이나 구연산아연처럼 흡수가 잘되는 아연으로 식사와 함께 하루에 1~3회 25~30mg 정도 사용하는 것이 좋다. 만약 이 연구에서 흡수가 잘되는 피콜리산아연이나 구연산아연을 사용했다면 좀 더 좋은 효과를 보았을지도 모른다. 만약 3개월 후 증상이 완화되지 않으면 아연 치료를 멈추고, 만약 증상이 좋아지면 아연 치료를 환자의 반응에 따라 유지하기 위해 더 낮은 양(1일 15~45mg)으로 한다. 장기적인 아연 치료는 아연에 의한 구리 결핍을 예방하기 위해 구리(아연량에 따라 1일 1~4mg)와 함께 복용해야 한다.

코엔자임 큐텐(Coenzyme Q10; CoQ10)

사례보고들에서 코엔자임 큐텐(1년 동안 1일 2회씩 75mg)은 미토콘드리아 DNA 7445A→G 돌연변이와 연관된 감각신경성 난청 환자 2명의 청력손실이 더 이상 진행되지 않도록 했다. 코엔자임 큐텐 치료(3년 동안 1일 150mg)도 어머니로부터 유전된 난청과 당뇨와 연관이 있는 미토콘드리아 DNA 3243A→G 돌연변이가 있는 환자의 진행형 청력손실을 방지했다. 원인을 잘 모르는 갑작스러운 감각신경성 난청은 낮은 혈청 코엔자임 큐텐 농도와도 연관이 있는 것으로 나타났지만, 다른 난청에 대한 코엔자임 큐텐의 효과에 대해서는 연구되지 않았다.

비타민 B_3(Niacin)

일부 사례보고에서 난청과 동맥경화성치매 증상이 있는 환자 5명에게 심각한 비타민 B_3 결핍이 있었다. 나이아신 치료(3~10일 동안 정맥주사 투여로 1일 100~300mg)를 한 후 청력과 치매 모두 현저하게 향상됐다. 이 보고서는 정제곡물에 비타민 B군으로 강화하기 전인, 그래서 심한 비타민 B 결핍이 지금보다 훨씬 더 흔할 때 발표됐다. 하지만 난청을 일으킬 수 있는 심한 비타민 B_3 결핍은 알코올중독자, 거식증, 흡수불량과 연관된 질병이 있는 환자에게서 생길 수 있다. 게다가 정상보다 낮은 비타민 B_3 상태는 다른 원인으로 난청을 악화시킬 수 있다. 나이아신아마이드와 달리 나이아신은 치료해야 하는 조직으로 혈류량을 늘리는 혈관확장제로서 작용하기 때문에 나이아신은 난청을 치료하는 데 선호되는 비타민 B_3다.

혈액순환이 문제라면 혈관을 청소하는 룸브로키나아제(lumbrokinase)를 시도해볼 만하다.

갑상선 호르몬과 요오드

갑상선기능저하증은 난청의 가장 흔한 원인이다. 갑상선호르몬 대체치료는 갑상선기능저하증 노인 환자의 청력손실을 향상시키지 않았지만 일부 연구에서는 갑상선기능저하증을 치료하면 청력이 좋아진 결과가 나왔다.

갑상선기능 혈액검사에 정상으로 나오는 환자들 중 갑상선기능저하증의 증상을 보이는 경우가 종종 있고 이러한 환자들에게 시험적으로 갑상선호르몬을 시도하면 많은 경우에 갑상선기능이 향상됐다. 어느 이비인후과 전문의는 다양한 증상이 있는 환자 126명을 환자의 증상과 낮은 기초대사량을 바탕으로 레보사이록신으로 치료했더니 청력감퇴와 이명이 있었던 불특정한 수 환자의 69%가 개선됐다.

중국 아이들에 대한 연구에서 요오드 결핍도 청력장애와 연관이 있었다. 이 연구 중 하나에서는 3년 동안 요오드를 복용하게 했더니 아이들의 청력이 정상으로 돌아왔다. 요오드 결핍은 아마도 갑상선기능저하증을 일으켜 난청을 유발하는 것으로 추정된다.

브로멜라인(Bromelain)

내이 또는 와우신경의 출혈 때문으로 여겨지는 한쪽 귀의 급성완전난청은 드물며 병원치료도 효과가 없고 자연치유도 드물다. 하지만 사례보고들에서 한쪽 귀의 급성완전난청 환자 3명에게 코팅된 브로멜라인으로 3주간 치료한 후 청력이 부분적으로 회복됐다. 치료를 시작한 후 2주부터 청력이 개선되기 시작했다. 브로멜라인에 반응이 있다면 룸브로키나아제도 시도해볼 만하다.

처방

- 비타민 D_3를 복용한다.(용량은 본문 참조)
- 경우에 따라 마그네슘을 복용한다.
- 호모시스테인 수치가 높은 노인들은 청력감퇴를 늦추기 위해 엽산을 하루에 800mcg 복용한다.
- 비타민 A와 비타민 E를 복용한다.(용량은 본문 참조)
- 갑상선기능저하증이 난청의 원인이므로 갑상선호르몬 처방약을 복용하기 전에 갑상선기능을 향상시키는 제품을 먼저 시도해본다.
- 급성완전난청 증상이 나타날 경우 브로멜라인을 시도한다.

61 췌장염

Pancreatitis

췌장염은 급성으로 염증이 생기기도 하고 만성적으로 염증이 반복되기도 한다. 80%의 췌장염은 알코올과 담석이 일으킨다. 담석은 급성췌장염을 일으키는 가장 흔한 원인이고 알코올은 만성췌장염을 일으키는 가장 흔한 원인이다. 프레드니손 같은 스테로이드도 흔히 췌장염과 연관이 있다. 바이러스 종류와 박테리아, 곰팡이, 기생충도 췌장염의 원인이 될 수 있다. 염증이 낫지 않고 계속 재발하면 췌장에 상처를 주고 소화효소 분비기능을 잃게 된다. 급성췌장염은 대체로 큰 후유증 없이 좋아지지만 감염, 출혈, 여러 장기의 기능부전과 같은 심각한 후유증을 일으킬 수 있다. 급성췌장염은 사망률이 10~15% 정도 된다. 만성췌장염은 만성복통을 유발하고 췌장기능부전이 될 수 있다. 그 결과 췌장의 소화효소 분비기능부전으로 지방변이 되고 체중이 줄고 인슐린 분비가 안돼 당뇨병이 생기기도 한다. 증상은 심한 복통이 있고 등까지 아파지며 메스꺼움과 구토가 생기고 밥을 먹으면 더 심해진다.

음식

췌장염을 앓은 적이 있는 모든 환자의 경우 알코올은 금물이다. 급성췌장염은 보통 입원해서 며칠 동안 금식하며 정맥주사로 영양을 보충한다. 만성췌장염이 있어 췌장기능부전이 되면 일반적으로 저지방 고단백 식사를 한다. 한번에 많이 먹으면 췌장에 더 무리를 주므로 자주 적게 먹어야 한다. 지방을 제한한 식단과 췌장효소를 복용해도 효과가 나타나지 않는 환자들은 지방 분해효소(리파아제)가 불필요한 중간사슬지방(medium-chain triglycerides)으로 대체해서 먹는 것이 좋다. 중간사슬지방은 코코넛오일에 많이 들어 있고 보충제로 나와 있다. 췌장기능부전인 환자가 섬유질이 많은 음식을 먹으면 지방변이 되는데, 그 이유는 섬유질이 복용하는 췌장효소(소화효소)의 작용을 감소시키기 때문이다. 따라서 췌장효소를 복용하는 환자들은 섬유질 섭취를 제한하거나 다른 시간대에 먹어야 한다.

자연치료제

만성췌장염이 있는 환자들은 췌장기능이 약해져 영양분을 잘 흡수하지 못하기 때문에 여러 영양분이 부족할 수 있다. 필수아미노산과 종합비타민-미네랄 보충제를 먹는 것이 부족한 영양소를 보충하는 좋은 방법이다. 일부 만성췌장염 환자들은 철분의 흡수가 증가했다. 따라서 몸속에 철분량이 너무 많아졌다면 철분이 들어 있지 않은 종합비타민-미네랄 보충제를 먹어야 한다.

췌장효소(Pancreatic enzymes)

췌장효소 치료가 일부 만성췌장염 환자의 통증을 줄여주었다. 전문가들은 만성췌장염으로 통증이 있는 환자들에게 소장까지 췌장효소가 내려갈 수 있도록 코팅된 캡슐을 권한다. 코팅되어 있어야 위장에서 위산에 녹지 않고 소장에서 분해될 수 있기 때문이다. 하지만 요즘은 코팅이 안 되어 있어도 광범위한 산도(pH)에서 다 작용해 위산에 녹지 않고 소장으로 내려가는 제품들이 있다. 췌장효소는 통증을 줄이는 효과도 좋지만 영양소의 흡수를 돕는 작용도 한다.

당뇨와 만성췌장염이 함께 있는 환자의 경우 췌장효소를 먹으면 소화와 영양(탄수화물 포함) 흡수가 잘되면서 혈당이 올라갈 수 있다. 그래서 췌장효소 치료를 시작하면 혈당이 오르는지 관찰해야 한다. 예비실험에서 췌장효소가 엽산의 흡수를 방해한다는 설도 있다. 임상적으로는 확실하지 않지만 췌장효소를 복용하는 환자는 엽산을 보충하는 것이 좋을 것이다.

항산화제들(메티오닌 포함)

산화 스트레스의 증가는 급성과 만성췌장염의 원인으로 지목돼왔다. 만성췌장염 환자에게서 여러 항산화제들이 부족한 것이 발견됐다. 이러한 항산화제의 부족은 환자들을 산화 스트레스에 의한 부작용에 취약하게 만들 수 있다. 예를 들면 만성췌장염 환자는 혈청 비타민 E 수치가 낮다. 이것은 지방흡수가 잘 안 되기 때문이다. 또 다른 연구에서 만성췌장염 환자의 혈장 내 셀레늄, 비타민 E, 베타카로틴, 리코펜, 아연, 비타민 A 농도가 건강한 사람에 비해서 상당히 낮았다. 케이스 보고에 따르면 셀레늄, 비타민 E, 비타민 C, 베타카로틴, 메티오닌으로 구성된 복합항산화제는 만성췌장염 환자의 통증을 줄여주고 재발을 방지하고 전체적으로 건강하게 해주었다. 임상관찰에 의하면 메티오닌이 치료에 주요성분이었다.

■ **연구 1** 만성췌장염 환자 127명(평균연령 30.5세)을 두 그룹으로 나누어 6개월 동안 매일 한 그룹은 항산화제를 먹도록 하고 다른 그룹은 가짜 항산화제를 먹도록 했다. 사용된 항산화제는 셀레늄 600mcg, 비타민 E 270IU, 비타민 C 540mg, 베타카로틴 5.4mg, 메티오닌 2g으로 구성돼 있다. 6개월 후 진짜 항산화제를 먹은 그룹은 가짜 항산화제를 먹은 그룹보다 통증이 있는 날의 수가 현저하게 적었다(53%:82%). 이 연구의 저자는 셀레늄, 비타민 C, 메티오닌을 포함한 항산화제들이 재발하는 만성췌장염 환자의 통증을 줄이고 재발을 방지한다는 사실을 알아냈다. 연구를 계속 진행하면서 비타민 C와 메티오닌이 증상을 완화하는 데 결정적인 역할을 하는 것으로 나타났다. 연구에서 사용된 메티오닌의 양은 하루에 2g이었고 몇몇 환자의 경우는 효과를 보기 위해 하루에 4g이 필요하기도 했다. 항산화제 치료를 받은 환자 94명 중 한 명도 췌장수

술이 필요하지 않았다. 부작용은 없었다.

▪연구 2 알코올과 마약을 남용했던 만성췌장염 환자 36명을 두 그룹으로 나누어 10주 동안 한 그룹은 항산화제를 먹도록 하고 다른 그룹은 가짜 항산화제를 먹도록 했다. 그다음 10주 동안은 서로 바꾸어서 먹도록 했다. 방법은 하루에 셀레늄 300mcg, 비타민 E 280IU, 비타민 C 600mg, 베타카로틴 12mg, 메티오닌 1600mg을 4회에 나누어 먹었다. 모두 19명의 환자가 끝까지 연구에 참여했으며 가짜를 먹은 그룹과 비교했을 때 통증, 몸의 기능이 많이 향상됐다.

▪연구 3 지난 1년간 2회 이상 췌장염 또는 췌장질병에 의한 지속적인 통증을 경험한 21~72세 환자 28명을 무작위로 나누어 10주 동안 한 그룹은 항산화제를 먹도록 하고 다른 그룹은 가짜 항산화제를 먹도록 한 뒤 그다음 10주 동안은 서로 바꾸어서 먹도록 했다. 항산화제는 셀레늄 600mcg, 비타민 E 270IU, 비타민 C 540mg, 베타카로틴 5.4mg, 메티오닌 2g으로 구성됐고 매일 2회에 나누어 먹도록 했다. 20명의 환자가 실험을 마쳤다. 가짜 항산화제를 먹은 그룹에서 6명이 췌장염이 재발했지만 진짜 항산화제를 먹은 환자 중에서는 췌장염이 재발한 환자가 한 명도 없었다. 통증이 줄어든 정도도 진짜 항산화제를 먹은 환자들에게서 훨씬 좋은 결과가 나왔다.

마그네슘과 칼슘(Magnesium and calcium)

급성췌장염 환자는 지방세포가 죽은 부위에 마그네슘과 칼슘이 쌓이면서 저마그네슘혈증과 저칼슘혈증이 생길 수 있다. 또 급성췌장염 환자에게 마그네슘이 부족하면 저칼슘혈증을 유발할 수 있다. 알코올중독도 마그네슘 부족의 중요한 원인이다. 급성췌장염 환자는 마그네슘과 칼슘의 상태를 항상 점검하고 농도가 줄어들면 적절한 치료를 받아야 한다.

글루타민(Glutamine)

정맥주사로 영양분을 공급받는 급성췌장염 환자에게 글루타민을 주었을 때 합병증도 줄고 사망률도 줄일 수 있었다. 글루타민이 면역력을 강화하고 위와 장의 기능을 좋게 하기 때문이다.

▪연구 1 급성췌장염 환자 40명(평균연령 59세)을 무작위로 나누어 한 그룹에는 글루타민이 들어 있지 않은 정맥주사를 주고 다른 그룹에는 글루타민이 들어 있는 정맥주사를 주었다. 그 결과 글루타민을 준 그룹에서 합병증(호흡기능장애, 패혈증, 심방발작 등)이 있는 환자의 수가 현저하게 적었다(10%:40%). 사망률 또한 글루타민을 준 그룹에서 낮게 나왔다(10%:30%). 평균 입원기간은 글루타민 그룹이 13% 낮아 현저한 차이가 나지는 않았다.

▪연구 2 급성췌장염이 심한 환자 44명(평균연령 43세)을 무작위로 나누어 한 그룹에는 글루타민이 없는 정맥주사를 주고 다른 그룹에는 글루타민이 들어 있는 정맥주사를 주었다. 글루타민의 양은 하루에 몸무게 1kg당 0.4g으로 계산했다. 질소 밸런스, 혈청 알부민, 면역기능 조사결과는 글루타민 그룹이 글루타민이 없는 그룹보다 훨씬 좋았다. 감염합병증이 생긴 경우는 글루타민 그룹의 환자들이 현저하게 적었고(41%:73%), 사

망률도 현저하지는 않았지만 낮았다(9%: 23%).

아연(Zinc)

만성췌장염 환자는 아연을 잘 흡수하지 못해 아연 결핍이 될 수 있다. 아연이 결핍될 경우 일부 환자들에게서 어둠에 적용하는 기능이 비정상으로 되는 등 망막기능이 비정상적으로 작용한다. 췌장효소 보충제(pancreatine; 판크레아틴)와 아연을 함께 복용하면 만성췌장염 환자의 혈청 아연 농도가 증가하는 것으로 보고됐다. 췌장기능부전 환자는 아연과 엽산을 동시에 복용하면 이 영양소들이 서로 흡수를 방해한다. 그러므로 이러한 환자는 아연과 엽산을 복용할 때 서로 다른 시간에 복용해야 한다.

생선오일(Fish oil)

생선오일에 함유된 오메가-3 지방산은 항염증작용이 있다. 연구에 의하면 어유는 급성췌장염 환자의 입원기간과 소장에 관을 삽입해 영양분을 공급해야 하는 기간을 줄여주었다.

■ **연구** 심한 급성췌장염을 앓고 있는 평균연령 56세의 환자 28명을 두 그룹으로 나누어 5~7일 동안 한 그룹은 오메가-3 지방산이 들어 있는 식사를 먹도록 하고 다른 그룹은 일반식사를 먹도록 했다. 오메가-3 지방산 식사를 한 환자들은 입원기간과 소장을 통한 영양보충 시간이 짧아졌다(13.1일: 19.3일). 합병증이 생긴 경우는 오메가-3가 있는 식사를 한

그룹은 42%였고 오메가-3가 없는 식사를 한 그룹은 64%였다.

철분(Iron)

일부 만성췌장염 환자들은 철분의 흡수가 증가했다. 그러므로 만성췌장염 환자들은 몸에 철분이 너무 많지 않나 검사해야 한다. 특히 철분흡수를 증가시키는 비타민 C를 먹는다면 더욱 철분검사가 필요하다. 만약 환자가 종합비타민을 먹는다면 철분이 들어 있지 않은 것을 먹어야 한다.

기타 요인

저산증(Hypochlorhydria)

연구에 의하면 만성췌장염 환자 59명의 40%는 저산증으로 나타났다. 다른 연구에서는 만성췌장염 환자에게서 기본위산분비량과 최대위산분비량(histamine-stimulated)이 현저하게 낮은 것으로 나타났다. 저산증은 여러 가지 영양의 흡수가 잘 안 돼 췌장의 만성적인 기능부전으로 인한 영양실조를 더욱 악화시킨다. 위산을 복용하는 치료법은 위장에서 음식이 잘 소화되게 해 저산증이면서 췌장기능이 약해진 환자들의 영양상태를 좋게 해준다.

위장에서는 강한 위산을 분비해 음식을 삭이고 소화시킨다. 위산은 pH 2~4로 강한 산이다. 십이지장에서는 산도가 낮아져야 한다. 위장에서 위산과 섞여 산도가 강한 음식이 십이지장으로 내려오면 췌장은 즉시 중탄산염(bicarbonate; 알칼리성)을 분비해 십이지장 내 산도를 약한 산성(pH 5~5.5)으로 바꾼다. 하지만 만성췌장염 환자는 췌장의 중탄산염 분비에 문제가 생겼기 때문에 십이지장 내가 산성이 되는 경우가 많다. 췌장의 지방 분해효소인 리파아제는 산도가 강한 산성인 pH 4 이하가 되면 그 효력이 없어지므로 만성췌장염 환자는 지방을 소화시키지 못해 냄새가 고약한 지방변을 보게 된다. 췌장효소 보충제 캡슐에는 여러 소화효소와 리파아제가 들어 있는데 이 리파아제가 위산에 의해 파괴되는 것을 막기 위해 위산에 녹지 않게 코팅돼 있어야 했다. 십이지장까지 도달하도록 위산에 녹지 않게 코팅된 췌장효소 보충제(판크레아틴) 캡슐은 약한 산성(pH 5~5.5)인 십이지장이나 공장에 도달했을 때 캡슐이 녹으며 안에 들어 있던 췌장효소들(리파아제 포함)이 나오게 돼 있다. 그러나 요즘은 광범위한 산도(pH 2~10)에서 다 작용해 위산에 영향을 받지 않는 췌장효소 보충제(리파아제 포함)가 나와 있어 이러한 문제점이 없어졌다. 그러니까 만성췌장염이면서 저산증인 환자들은 위산과 췌장효소를 함께 복용할 수 있어 소화를 잘 시킬 수 있게 됐다.
주의할 점은 위산은 십이지장의 산도를 높여 췌장염을 일으키거나 재발시킬 수 있다는 가설이 있다. 이 가설이 옳다 그르다 하며 논쟁이 되고 있지만 이 가설이 옳다면 만성췌장염 환자는 위산 캡슐을 소화에 필요한 만큼 이상으로는 복용하지 말아야 한다. 만약 위산을 과용할 경우에는 알카리성인 과일을 먹어 위산을 희석시켜야 한다. 위산을 과하게 복용하면 위가 뜨거워지는 느낌이 든다.

처방

- 췌장효소(소화효소)를 복용한다. 만약 저산증이라면 위산도 함께 복용한다.
- 종합비타민에 비타민 E, 비타민 C를 추가복용한다.
- 급성췌장염 환자는 마그네슘과 칼슘의 상태를 항상 점검하고 농도가 떨어지면 보충해야 한다.
- 급성췌장염 환자는 글루타민 정맥주사를 고려한다.
- 아연이 부족하면 아연을 보충한다.
- 어유를 복용한다.
- 혈액검사를 받아보고 체내에 철분이 충분히 저장돼 있는 것으로 나오면 종합비타민은 철분이 없는 것으로 복용해야 한다.

62 치주염, 잇몸병

Periodontal Disease and Gingivitis

치주염은 만성박테리아 감염으로 잇몸과 이를 지지해주는 조직에 영향을 준다. 질병이 잇몸에만 생길 때 잇몸병이라고 하는데 가장 흔한 잇몸병은 치균태(bacterial plaque)가 쌓여서 생기며 만성적인 염증으로 진행된다. 잇몸병에 걸리면 잇몸이 빨갛게 부어오르고 약해지며 잇몸에서 피가 나고 치주와 잇몸 사이가 벌어지며 입에서 나쁜 냄새가 난다. 잇몸병을 적절한 시기에 치료하지 않으면 염증이 진행돼 치주인대와 잇몸뼈까지 번져 결국에는 이빨을 지지하는 잇몸구조가 파괴돼 이가 흔들려서 빠지게 된다.

치주염은 흡연을 하거나 구강을 청결하게 유지하지 않을 때 생기기 쉬운데 보통 이를 잘 닦고 치실을 이용하며 정기검진을 하는 것으로 충분하지만 질병이 많이 진전됐을 때는 항생제로 치료하든지 잇몸선 아래의 치균태를 제거하든지 잇몸뼈를 이식해야 한다.

영양의 중요성

몸 안의 영양소는 면역기능이나 튼튼한 세포조직에 큰 역할을 해서 치주질병을 일으키는 미생물에 대한 저항력을 길러준다. 제1차 세계대전 당시 군인들은 스피로헤타 세균이나 다른 미생물로 인해 급성 괴사성 궤양성치은염이 생겨 극심한 고통을 호소했는데, 이러한 상태는 펠라그라(pellagra; 비타민 B_3 결핍증)와 연관이 있다는 것이 발견됐으며, 나이아신을 하루에 250~600mg 처방했더니 빠르게 회복됐다. 또 일부러 잇몸에 치균태를 생기게 한 원숭이에게서도 비타민 C가 부족한 먹이를 먹였더니 정상먹이를 준 원숭이에 비해 더 심각한 잇몸병에 걸렸다.

정제가공된 음식을 많이 먹으면 영양소의 섭취가 줄어들어 치주염에 걸릴 위험률이 높아진다. 또 치주조직에 만성적 감염과 염증이 생기면 그 부위에 어떤 특정한 영양소가 부족해지고 이로 인해 질병이 더 심각해지며 더 심한 영양결핍증이 생기는 악순환이 일어난다. 그러므로 치주염을 예방하고 치료하기 위해서는 식단과 영양보충제 복용이 중요하다.

설탕

56%의 설탕이 들어 있는 먹이를 먹은 햄스터 쥐에게서 치주염이 생겼다. 잇몸병이 아주 약하게 있는 건강한 치과대학 학생들에게 많은 양의 설탕(1일 100~225g)을 먹게 했더니 빠르게는 4일 만에 잇몸병이 현저하게 악화됐다. 반대로 학생들에게 정제된 탄수화물을 먹지 않게 했더니

잇몸병이 현저하게 호전됐는데, 이것은 설탕이 치주질병을 일으키는 요인이 된다는 것을 보여준다.

알레르기

치주염은 염증성질병이고 알레르기반응이 염증을 일으키기 때문에 환자에 따라서 음식이나 다른 성분에 인한 알레르기가 치주염을 악화시킬 수 있다. 한 보고서에 따르면 병원치료에 효과를 보지 못했던 만성치주염이 있는 32세의 남성이 3주 동안 우유를 마시지 않았더니 잇몸에서 나던 피가 나지 않게 됐다. 잇몸의 출혈은 알레르기성염증으로 인한 것이었다.

핀란드에서 판매되는 48가지의 치약을 분석해본 결과 그중 거의 반에서 알레르기를 일으키는 성분이 한 가지 이상 들어 있는 것이 발견됐는데, 모두 합쳐 27가지의 알레르기를 일으키는 성분이 확인됐다. 어떤 경우에는 치약에 들어 있는 알레르기성 물질이 잇몸병을 생기게 한다는 것을 발견했다.

어떤 알레르기가 치주염을 유발하며 악화시키는지는 알려져 있지 않지만 병력에 알레르기가 있는 환자들에게는 알레르기가 치주염을 일으킬 수 있는 요인임을 고려해야 한다.

자연치료제

엽산(Folic acid)

엽산이 부족한 먹이를 먹인 개코원숭이에게서 잇몸병이 생겼다. 한 관찰실험에 따르면 엽산의 결핍을 일으키는 것으로 알려진 경구피임약을 복용하는 여성들에게서 잇몸병 발병률이 높았다.

잇몸조직에 염증이 생기면 혈청 내의 엽산 수치가 정상이라고 할지라도 잇몸에 엽산이 부족하게 돼 자극적인 성분에 대한 잇몸조직의 저항력이 낮아진다. 또 엽산은 치균태에 의해 생기는 내독소와 결합해 항원자극과 치균태로 인한 염증을 낮추어줄 수 있다. 여러 임상실험에서 엽산 보충제는 잇몸병을 완화시켜주었으며 알약으로 복용하는 것보다 입안을 헹구는 것이 잇몸조직에 직접 흡수돼 더 효과적이라고 보고했는데, 단 한 번 0.1% 엽산구강세정제로 5분 동안 입안을 헹구었더니 잇몸조직의 엽산 농도가 6배나 증가한 것으로 나타났다.

■ 연구 1 치과대학 학생 30명(21~32세)에게 60일 동안 하루에 2회 5분씩 5ml의 0.1% 엽산구강세정제나 가짜 구강세정제를 사용하게 했더니, 가짜 구강세정제를 사용한 그룹에 비해 엽산 구강세정제를 사용한 그룹의 잇몸 염증이 현저하게 호전됐다.

■ 연구 2 건강한 자원자 30명에게 30일 동안 엽산을 하루 4mg 또는 가짜 약을 복용하게 했더니, 엽산 그룹에서는 잇몸 염증이 현저하게 줄어든 반면 가짜 약 그룹에서는 증상이 조금 더 악화됐다.

코엔자임 큐텐(Coenzyme Q10; CoQ10)

치주질병이 있는 환자의 정상 잇몸부위와 비교했을 때 병적인 잇몸부위에서 코큐텐의 결핍이 발견됐다. 이러한 영양소의 결핍은 면역기능을 손상시키고 치료능력을 저하시킨다. 코큐텐 보충제를 복용하면 치주질병이 있는 환자의 잇몸조직의 코큐텐 수치를 높여주며 여러 임상실험에서 코큐텐이 치주질병의 치료에 효과적이라고 보여주었다.

■ **연구 1** 치주염이 많이 진행돼 수술이 필요한 환자 7명에게 코큐텐을 3주 동안 하루에 50mg 복용하게 했더니 증상이 현저하게 호전됐고 잇몸과 치아 사이의 간격도 현저하게 줄어들었는데, 이러한 현상은 치주염이 이처럼 많이 진행된 환자에게서는 흔하지 않은 일이다.

■ **연구 2** 치주질병이 있는 환자 18명에게 3주 동안 하루에 코큐텐 50mg 이나 가짜 약을 복용하게 하고 잇몸과 치주 사이의 틈, 고름삼출물, 치아동요, 잇몸부종, 잇몸출혈 등을 검사했더니 코큐텐을 복용한 8명 모두에게서 증상이 호전됐으며 가짜 약을 복용한 10명 중 3명이 호전됐다.

■ **연구 3** 치주염이 있는 남성 10명에게서 염증이 있는 부위 30곳을 찾아내 6주 동안 1주일에 1회씩 코큐텐 물약(85mg/ml 코큐텐+대두콩오일)이나 가짜 물약(대두콩오일)을 국부적으로 바르고 4주째부터 나머지 3주 동안은 모든 부위에 치석제거 시술을 병행했다. 처음 3주 동안은 코큐텐으로 치료한 그룹에서만 염증 깊이, 잇몸과 치아 사이의 간격 등 증상들이 현저하게 호전됐고 그 후 3주간은(치석제거를 같이 했을 때) 모든 부위에서 이런 증상들이 호전됐다. 잇몸색깔이나 잇몸출혈 같은 증상들은

코큐텐으로 치료한 부위에서만 호전됐다. 그러므로 다른 치료법을 병행하는지와 상관없이 코큐텐을 국부적으로 발랐을 때 치주염이 호전됐다.

비타민 C와 플라보노이드(Flavonoids)

비타민 C와 플라보노이드는 세포조직을 튼튼하게 하고 항염증효과를 높여 치주건강에 도움을 준다. 한 연구에서 비타민 C가 부족하면 치주염이 악화된다는 것을 보여주었는데 치주염이 생기게 한 원숭이와 기니피그에게 비타민 C가 부족한 먹이를 주었더니 치주염이 더 악화됐다. 건강한 남성 자원자들에게 4주 동안 비타민 C 섭취를 하루에 5mg으로 제한했더니 치주염과 잇몸출혈이 현저하게 악화됐으며 다시 비타민 C 보충제를 복용하게 하자 증상이 호전됐다.
건강한 사람과 비교했을 때 치주질병이 있는 환자 20명의 혈청 비타민 C 수치가 낮았는데, 이러한 환자들의 잇몸염증은 국부치료만으로는 안 되고 비타민 C 보충제를 함께 복용해야 효과가 있었다. 여러 임상실험에서 비타민 C 보충제만 혹은 플라보노이드와 함께 복용하면 잇몸병의 증상이 호전됐다.

■ 연구 1 잇몸병이 있는 건강한 자원자 102명을 세 그룹으로 나누어 3주 동안 한 그룹은 가짜 약을 복용하게 하고, 다른 그룹은 비타민 C만 하루에 300mg 복용하게 하고, 또 다른 그룹은 비타민 C와 함께 감귤 플라보노이드를 300mg 복용하게 한 뒤 자원자의 반에게 치아의 반쪽만 치석제거 치료를 받게 했더니 치석제거와 관계없이 평균 잇몸병 회복률

이 비타민 C를 복용한 그룹이 가짜 약을 복용한 그룹보다 현저하게 높았다. 비타민 C와 감귤 플라보노이드 함께 복용한 그룹이 비타민 C만 복용한 그룹보다 훨씬 더 효과적이었으며 비타민 C와 감귤 플라보노이드 복용만으로도 치석제거 치료를 한 것만큼 효과가 있었다.

■ **연구 2** 만성치주염이 있으며 혈청 비타민 C 농도가 낮은 환자 58명(평균 연령 45세)을 두 그룹으로 나누어 한 그룹에는 2주 동안 매일 비타민 C와 플라보노이드가 풍부한 자몽을 두개씩 먹게 하고 다른 그룹에는 먹지 않게 했더니 잇몸출혈이 자몽을 먹은 그룹에서 현저하게 호전됐으며 자몽을 먹지 않은 그룹에서는 아무런 변화가 없었다.

비타민 C와 플라보노이드는 안전하고 가격이 저렴하며 건강에 여러 가지 도움이 되므로 잇몸병이 있는 환자는 식사를 통해서나 보충제로 적절한 양을 섭취하는 것이 좋다. 위의 연구에서 사용된 비타민 C와 플라보노이드의 양보다 더 많은 양을 복용하면 치주조직의 영양 농도를 높여 치료효과를 향상시킬 수 있다.

바르는 비타민 C(Topical vitamin C)

한 보고에 따르면 잇몸병의 예방과 치료에 바르는 비타민 C 가루(topical sodium ascorbate; 비타민 C를 소금으로 중화시켜 신맛을 없앤 것)를 사용하면 효과가 뛰어나다고 보고했다. 양치질을 한 후 1~2g의 비타민 C 가루를 물기 없는 손바닥에 덜어 젖은 칫솔에 조금씩 묻혀 치아와 잇몸 전체에 부드럽게 마사지하면 되는데, 입안을 헹구지 않고 비타민 C 가루가 입안의 조직세포에 접촉하게 놔둔다. 침이 많이 나오면 삼켜도 되는데 이 치료는 손상된 잇몸조직의 통증을 가라앉히며 회복률을 증가시켜준다. 그러나 신맛을 중화시키지 않은 아스코르브산(ascorbic acid)은 산성으로 치아의 에나멜을 부식시키기 때문에 사용해서는 안 된다.

칼슘과 비타민 D

한 조사에 의하면 비타민 D의 결핍이 치주염의 위험요소인 것이 발견됐다. 미국에서 실시한 조사(The Third National Health와 Nutrition Examination Survey)에 참여한 사람들을 대상으로 한 연구에서 혈청 비타민 D 농도가 낮으면 잇몸병이나 치주염 발병률이 증가하는 것으로 나타났다.

■ **연구 1** 한 실험에서 치주염이 있는 환자 10명에게 6개월 동안 칼슘을 하루에 1g 복용하게 했더니 여러 가지 치주염 증상과 치주염이 없어지든가 호전됐으며 10명 중 7명은 손상된 잇몸뼈가 현저하게 회복됐다.

■ **연구 2** 치주염이 있는 환자 33명에게 1년 동안 가짜 약이나 하루에 칼슘 750mg, 비타민 D 375IU, 약간의 철분, 구리, 마그네슘, 실리카, 망간, 아연이 들어 있는 칼슘 보충제를 복용하게 했더니 가짜 약 그룹에서는 16.7%가 호전된 반면 칼슘 보충제로 치료받은 그룹은 60%가 호전됐다.

■ **연구 3** 건강한 사람 145명(평균연령 71.5세)을 대상으로 엉덩이뼈 손실에 대한 칼슘과 비타민 D의 효과에 대해서 연구하던 중 18개월 동안 영양보충제를 복용하게 했더니 이가 빠지는 비율이 가짜 약 그룹에 비해서 52% 더 낮아졌다(13%:27%).

적절한 칼슘과 비타민 D를 섭취하면 치주건강을 향상시키고 치아의 손실을 방지하므로 치주염 예방과 치료를 위해 복용해야 한다. 또 뼈 건강을 위한 다른 영양소들도 치주염으로 인한 잇몸뼈 손실 예방과 치료를 위해 복용하는 것이 좋다. 이 영양소들은 칼슘 보충제에 다 들어 있다.

아연과 구리(Zinc and copper)

아연과 구리는 항염증활동을 하며 면역기능과 뼈 건강에도 큰 역할을 하므로 치주질병의 예방과 치료에 도움이 될 수 있다. 건강한 사람 51명을 대상으로 한 연구에서 혈청 아연 농도가 낮으면 치조골 손실이 더 많다는 것이 발견됐다. 소를 대상으로 한 연구에서도 아연과 구리나 다른 미네랄이 부족하면 치주질병을 일으킬 수 있다고 보고했다.

종합비타민과 미네랄(Multivitamin–multimineral)

어른과 어린이에게 종합비타민과 미네랄이 치주 건강에 도움이 되며 종합비타민이 비타민 B군이나 비타민 C만 복용할 때보다 더 효과적이라고 보고했다.

■ **연구 1** 건강한 어린이 267명(평균 11세)을 그룹으로 나누어 4주 동안 한 그룹에는 가짜 약을 주고 다른 그룹에는 비타민 C를 하루에 75mg, 또 다른 그룹에는 비타민 B군을 주고, 나머지 그룹에는 종합비타민과 함께 비타민 A 4000IU와 비타민 D 400IU를 주었더니 가짜 약 그룹에 비해서 비타민 C나 비타민 B군만 복용한 그룹의 치주건강 지표가 조금 더

향상된 반면 종합비타민을 복용한 그룹에서는 현저하게 향상됐다.

■ 연구 2 남성 자원자 33명(19~71세)에게 21일 동안 종합비타민과 미네랄이나 가짜 약을 주었더니 7일 후 평균 잇몸건강을 나타내는 지표가 가짜 약 그룹보다 비타민 그룹이 22% 더 향상됐다.

치주염 잇몸 수술 후의 비타민 B군(B Vitamins after flap surgery)

■ 연구 1 치주염으로 잇몸수술을 받은 환자 30명에게 수술 전 30일 동안 비타민 B군이나 가짜 약을 주었는데, 가짜 약에 비해서 비타민 B군이 훨씬 더 수술의 상처를 회복하는 데 도움이 됐다.

■ 연구 2 심각한 치주염으로 수술이 필요했던 49세의 여성에게 하루에 코큐텐 60mg과 0.1% 엽산구강세정제 5ml를 하루에 2회 사용하게 하고 칫솔로 하루에 1회 소금으로 중화시킨 비타민 C(sodium ascorbate) 가루를 잇몸에 부드럽게 문지르게 했더니 1개월 후 증상이 현저하게 호전돼 더 이상 수술이 필요하지 않게 됐다.

처방

충분한 영양식과 더불어 정제된 음식을 제한하고 알레르기를 일으키는 음식을 알아내어 제한하는 식단은 치주염이나 잇몸병이 있는 환자들에게 도움이 될 수 있다. 또 엽산 구강세정제, 코큐텐, 비타민 C, 비타민 C 가루, 칼슘, 비타민 D, 보리지오일, 종합비타민과 미네랄도 도움이 되며 복합적인 치료가 한 가지만으로 치료했을 때보다 더 효과적이다.

63 치질

Hemorrhoids

치질은 항문이나 직장에 있는 정맥이 붓거나 염증이 생긴 것을 말한다. 치질이 치상선 위에 생기면 암치질이라 부르고 치상선 아래에 생기면 수치질이라고 부른다. (1권 그림 p.450) 치질의 일반적인 증상으로는 통증, 가려움증, 직장출혈, 탈출증 등이 있다. 치질이 생길 수 있는 경우는 여러 가지가 있는데 대변을 볼 때 너무 오랫동안 앉아 있거나 몸무게가 많이 늘었을 때, 임신했을 때, 직장의 정맥에 압력이 증가할 때 등이 있다. 현재 치료방법으로는 좌욕, 대변연화제, 약, 섬유질과 물 먹는 양 늘이기가 있다. 어떤 경우에는 고무줄로 잡아매서 치질조직을 괴사시키거나 수술을 하는 방법이 있다.

음식

섬유질(Fiber)

어떤 종류의 섬유질은 대변에 수분이 많아지게 한다. 그래서 변의 크기와 무게를 늘리고 수분이 많아 부드럽게 해 직장의 정맥에 스트레스와 압력을 덜 주고 시원하게 배출되도록 도와준다. 치질병자가 섬유질을 많이 먹으면 치질에 의한 증상을 많이 줄여주는 것으로 나타났다. 가공하지 않은 겨나 질경이씨(씰리움; psyllium husk)를 먹으면 치질에 효과가 있는 것으로 보인다. 나의 임상경험으로는 아마씨가 여러 가지 영양성분이 매우 풍부해 훨씬 더 좋다.(2권 아마씨 p.160)

▪연구 1 치질을 고무줄로 잡아매는 치료를 받은 환자 92명을 두 그룹으로 나누어 18개월 동안 한 그룹은 가공하지 않은 겨를 10g씩 200ml의 물에 타서 아침과 자기 전에 먹도록 하고 다른 그룹은 겨를 먹이지 않았다. 겨를 먹은 환자의 15%가 치질이 재발했으나 겨를 먹지 않은 그룹은 45%가 재발했다.

▪연구 2 치질 환자 20명에게 적어도 1개월 동안 가공하지 않은 겨를 매일 1회씩 먹게 했더니 환자의 90%는 증상이 완전히 없어졌고 10%는 현저하게 좋아졌다. 그리고 수술이 필요했던 12명은 수술하지 않아도 됐다.

섬유질 보충제는 충분한 양의 물과 같이 먹어야 변에 충분한 수분이 흡착된다. 섬유질은 칼슘, 인, 아연, 철과 같은 미네랄에 붙어 몸으로 흡수될 미네랄의 양을 줄일 수 있다. 나이가 들거나 영양이 부족한 환자들은 섬유질 보충제를 오랫동안 먹으면 영양이 부족해질 가능성을 높일 수 있다. 오랫동안 섬유질 보충제를 먹을 경우 영양부족을 방지하기 위해 미네랄 보충제를 같이 먹어야 할 것이다. 섬유질을 주로 통곡물을 통해서 먹는 사람들은 이러한 주의가 불필요하다. 통곡물은 정제된 곡물보다 대부분의 미네랄이 훨씬 많이 들어 있기 때문이다.

자연치료제

플라보노이드(Flavonoids)

플라보노이드는 세포조직을 건실하게 해준다. 이 기능은 직장정맥이 높은 압력을 버티는 데 도움을 준다. 게다가 일부 플라보노이드는 염증을 줄이는 효과도 있어 치질을 방지하고 치료하는 데 유용하다. 플라보노이드(디오스민, 헤스페리딘)는 여러 실험에서 이들 증상을 좋게 하고 직장출혈을 줄여주었다. 다른 연구에서도 플라보노이드는 치질 절제수술 후 출혈을 줄여주었다.

■ **연구 1** 치질 환자 91명을 무작위로 나누어 3주 동안 한 그룹은 플라보노이드를 먹도록 하고 다른 그룹은 가짜를 먹도록 했다. 플라보노이드를 먹은 그룹은 가짜를 먹은 그룹과 비교해서 통증, 출혈, 가려움증, 직장점막의 염증, 액체가 새어나오는 등의 치질 증상이 현저하게 좋아졌다.

■ **연구 2** 질경이씨를 먹고 있는 출혈성치질 환자 162명을 세 그룹으로 나

누어 한 그룹은 3주 동안 플라보노이드 치료를 받도록 하고 다른 그룹은 고무밴드로 잡아매도록 하고, 마지막 그룹은 아무 치료도 받지 않도록 했다. 그 결과 플라보노이드 치료를 받은 환자들은 평균 3.9일이 지나자 피가 멈추었고, 고무밴드로 묶은 그룹은 피가 멈추는 데 평균 5.6일이 걸렸으며, 치료를 하지 않은 그룹은 평균 10.6일이 걸렸다. 그리고 다른 그룹들과 비교해서 플라보노이드 치료를 받은 그룹은 재발률도 낮은 것으로 나타났다.

■ **연구 3** 치질제거수술을 받은 환자 228명을 두 그룹으로 나누어 한 그룹은 플라보노이드를 먹도록 하고 다른 그룹은 가짜 플라보노이드 먹도록 했다. 플라보노이드를 먹은 환자는 수술 후 출혈률이 0.9%였지만 가짜 플라보노이드를 먹은 환자는 수술 후 출혈률이 6.1%였다.

개비 박사의 임상경험에 따르면 플라보노이드가 들어 있는 빌베리(bilberry)도 치질에 효과가 있었다. 갑자기 심해진 증상에는 며칠 동안 하루에 2캡슐씩 3회 먹도록 했고 그다음 2~3주 동안은 하루에 1캡슐씩 3회 먹도록 했다. 그 이후로는 필요에 따라 양을 줄여나갔다. 만성치질에는 증상에 따라 하루에 1캡슐씩 2~3회 먹도록 했다. 캡슐 1개에는 25%의 안토시아노사이드(anthocyanosides)가 포함된 빌베리 추출물 60~80mg이 들어 있었다.

처방

- 섬유질과 영양소가 풍부한 아마씨를 먹는다.
- 디오스민과 헤스페리딘이 포함된 플라보노이드를 복용한다.
- 빌베리도 치질에 효과가 있다.

64 칸디다증

Candidasis

칸디다증은 칸디다 알비칸스나 다른 종류의 칸디다종의 곰팡이에 의해 생기는 질병이다. 이 곰팡이들은 보통 피부나 점막, 소화기관, 비뇨생식기관에 사는데 너무 많이 증식하면 질병을 일으킬 수 있다. 칸디다증이 제일 흔하게 일어나는 것은 질염과 입안의 백반창과 기저귀 발진이다. 암 환자나 에이즈 환자처럼 면역이 약해진 사람은 칸디다곰팡이가 여러 세포와 장기 속으로 침투해 생명이 위험해지기도 한다. 칸디다 질염에 걸리는 위험요인은 면역기능이 약해지거나 당뇨, 임신, 항생제, 스테로이드(코르티코이드), 피임약과 같은 약을 복용할 때다. 칸디다증은 환자에 따라 자주 다시 재발하기도 하는데, 특히 칸디다 질염 같은 경우가 그렇다.

만성피부점막 칸디다증은 희귀한 경우로 피부, 점막, 손톱과 발톱에 지속적으로 재발하고 흔히 면역 결핍이나 내분비계 이상이 원인이다.

복합칸디다증(Candida-related complex;CRC)

1978년 트러스 박사는 국부적인 칸디다증이 광범위한 전신성 칸디다증을 일으킬 수 있으며 이것이 여러 가지 질병을 악화시킬 수도 있다고 보고했다. 칸디다증의 증상으로는 우울증, 불안감, 과잉행동장애, 짜증, 두통, 기억력과 집중력장애, 만성설사, 요로감염 재발, 성욕감퇴, 여드름, 건성피부, 생리불순, 월경전증후군, 정신분열증 등이 있고 음식, 흡입약, 처방약에 대한 민감한 반응 등이 있으며 다발성경화증, 전신홍반성낭창, 혈소판감소자반병, 자가면역용혈성빈혈, 중증근무력증과 같은 자가면역질병들의 원인이 된다고 보고했다. 그 이후 다른 연구 결과에서도 칸디다증이 여러 건강상태에 미치는 악영향이 확인됐다. (1권 칸디다증-증상 p.455~457)

복합칸디다증의 병리(Pathophysiology of CRC)

칸디다증에 걸린 환자들은 대부분 소화기관에서 칸디다 곰팡이가 가장 잘 자라고 여성의 경우에는 질속이 두 번째로 잘 자라는 곳이다. 칸디다증이 다양한 증상과 질병을 일으키는 데는 몇 가지 원리가 있다.

첫째, 칸디다 알비칸스 곰팡이에는 적어도 79가지 항원이 발견되는데, 이 항원이 장점막을 통과해 혈액 속으로 흡수되면 사람에 따라서 알레르기와 자가면역반응을 일으키게 한다. 그러므로 알레르기나 자가면역질병 치료에는 칸디다증을 먼저 치료하는 것이 기본이다.

둘째, 칸디다 곰팡이는 여러 가지 독소를 생산하며 면역기능을 억제시켜 칸디다 곰팡이 과다증식으로 인한 여러 가지 전신증상을 일으킨다.
셋째, 칸디다 곰팡이의 과다증식은 장점막을 손상시켜 소화기계 증상들을 일으키고 영양흡수불량이 되며 항원의 흡수를 증가시킨다.
넷째, 특히 장 속에 칸디다 곰팡이가 과다증식하고 장벽이 새는 경우 칸디다 곰팡이가 장벽을 통과해 혈액 속으로 흡수돼 심각한 칸디다혈증(fungemia)을 초래할 수도 있다.

■ **연구 1** 건강한 사람에게 항생제 치료 후 내장에서 발견되는 정도로 많은 양의 칸디다 알비칸스 곰팡이를 먹게 하고 그 후 각각 3시간과 6시간 후에 채취한 혈액과 3시간 후 채취한 소변에서 동일한 칸디다 알비칸스 곰팡이가 검출됐다. 2시간 후에는 일시적인 독소반응이 나타났으며 9시간 후에까지 칸디다혈증 증상들이 관찰됐다.

칸디다 항생제 치료 칸디다 곰팡이는 좋은 유산균들에 의해 억제되고 있는데 항생제를 복용하면 장내 나쁜 균은 물론 좋은 균까지 모두 제거된다. 유산균이 모두 제거되면 칸디다 곰팡이가 더욱 증식하는 결과로 이어져 칸디다증 악화의 원인이 된다. 항생제는 균들만 죽일 수 있지 곰팡이는 죽이지 못하기 때문이다.

장 속에서 설탕이나 탄수화물이 칸디다 곰팡이에 의해 발효돼 생성되는 독소 중의 하나가 에탄올(ethanol)이다. 내장에서 생긴 에탄올에 의해 나타나는 증상은 탄수화물을 먹고 난 후 술 취한 증상과 비슷해 '장내발효증후군'이라고 한다. 음식을 먹고 취한다는 것은 드문 일이지만 전신성 칸디다증 환자들에게는 탄수화물 섭취 후 장에서 에탄올이 만들어지는 것이 흔한 일이다.

■ **연구 2** 장에 만성칸디다증이 있는 510명의 환자를 공복에 혈중 에탄올 알코올 수치를 재고 5g의 포도당(설탕)을 먹게 하고 1시간 후에 알코올 수치를 재는 실험을 했다. 처음 공복에 잿을 때는 환자들의 2.7%에서만 1mg/dl 이하의 에탄올이 검출됐지만 포도당을 먹게 하고 1시간 후에는 61%에서 1~7mg/dl, 평균 2.5mg/dl의 에탄올이 검출됐다.

위의 실험에서 검출된 최대 에탄올 알코올 수치인 7mg/dl은 술에 취하게 하는 30mg/dl보다는 낮지만 콜라 등 청량음료에는 이 실험에 사용한 설탕보다 8배가 많이 포함돼 있고 서구식 식단에는 30배나 설탕이 많다. 이런 식단과 음료로 인해 증가한 혈중 알코올이 어떤 사람에게는 술 취한 듯한 증상을 일으키기에 충분하다.

칸디다 곰팡이와 관련된 질병을 일으키는 것으로 에탄올보다 더 중요한 것이 아세트알데하이드(acetaldehyde)이다. 아세트알데하이드는 에탄올의 대사산물로 생긴다. 칸디다증의 증상 중 술 취한 것과 같은 것은 아세트알데하이드 때문이 크다. 더구나 아세트알데하이드는 혈액 속의 단백질과 결합해 합텐화된 단백질(acetaldehyde-haptenated proteins)을 생성하는데 단백질이 합텐화(haptenated)되면 그 기능을 잃고 쓸모없는 단백질이 돼 이 비정상적으로 생긴 단백질을 보고 면역은 항체를 만들어내고 이 때문에 자가면역질병에 걸릴 수 있다.

칸디다증의 진단

칸디다 질염이나 백반창에 자주 걸리거나 항생제를 여러 번 먹었거나 피임약, 스테로이드(코르티코이드; 프레드니손)를 복용한 적이 있는 사람은 칸디다증을 의심해봐야 한다. 칸디다증 검사는 대변배양검사를 하거나 직장점막을 면봉으로 묻혀 검사하거나 혈액검사에서 칸디다 항체 수치를 검사하지만 다 정확하지 않다. 또 임상적으로 장의 칸디다증 증상이 확실히 있는 환자도 장 안에 억제제를 분비하므로 칸디다 곰팡이를 배양하기가 어렵다.

위의 포도당 5g을 먹고 에탄올 농도를 측정하는 방법도 소장에 다른 박테리아가 과다증식해도 에탄올이 증가하기 때문에 정확하지 않다. 증상으로 진단할 수 있으나 약을 먹여봐서 효과가 있으면 칸디다증으로 확인된다. 칸디다증이 있으면 변이 녹색이나 검은녹색으로 변하고 끈적거리며 변이 가늘어지고 가스가 소리 없이 나오고 냄새가 고약한데 칸디다증 약을 복용하면 변이 밝은갈색이나 노란색으로 돌아오고 변이 굵고 시원해지며 냄새가 없어진다.

음식

단당(Simple sugars)

자당이나 포도당 같은 정제된 설탕을 먹으면 입안의 점막과 장에 칸디다 곰팡이가 자라게 한다는 보고가 있다. 이러한 현상은 이미 칸디다 곰팡이를 가지고 있는 사람에게 더 심하다. 또 많은 여성은 많은 양의 정제된 설탕을 먹은 뒤 칸디다 질염에 걸리게 된다. 많은 양의 설탕을 먹으면 일부는 영양분으로 쓰이고 다른 일부는 몸의 면역반응을 억제시키는 역할을 함으로써(1권 잇몸병, 치주염 p.396) 칸디다 곰팡이가 더 증식하게 된다. 많은 자당 섭취로 인해 칸디다 외음부 질염이 재발한 여성들에게 자당 섭취를 금지하게 했더니 90%가 1년 이상 질염에 걸리지 않았다. 과일주스에는 단당이 많이 들어 있어 칸디다 환자의 증상을 더 악화시키는 것으로 보인다.

과당, 맥아당, 우선당, 옥수수당밀, 다우선당(polydextrose), 당밀, 소르비톨, 꿀, 단풍당밀(메이플시럽), 맥아우선당과 같은 설탕 종류를 금해야 한다. 이런 설탕 종류가 들어 있는 과자, 사탕, 캔디 등 모든 가공식품을 멀리해야 한다. 무슨 식품이든 라벨을 잘 들여다보면 이런 설탕 종류가 들어 있는 것을 발견할 수 있다. 거의 모든 포장된 과자, 사탕, 빵, 과일주스에는 이런 설탕들이 들어 있다. 과일에도 당분이 있으므로 하루에 1회 이상은 먹지 말아야 한다.

음식 알레르기

칸디다증 환자는 숨은 음식 알레르기가 자주 나타나는데 그 원인은 칸디다 곰팡이 때문이다. 음식 알레르기에 잘 걸리는 요인은 칸디다가 장점막을 손상시켜 장누수증이 돼 큰 음식분자(항원)가 혈액으로 들어오기 때문이다. 음식에 의한 알레르기 염증은 피부와 점막을 칸디다 감염에 더 취약하게 만든다. 게다가 알레르기를 일으키는 음식을 자꾸 먹으면 면역 소모가 많아져 칸디다 곰팡이와 싸울 수 있는 능력이 감소한다.

알레르기를 일으키는 음식을 알아내고 먹지 않으면 칸디다 질염의 재발을 방지할 수 있으며 그것이 바로 칸디다증 치료의 기본이다.

유제품

유제품 과다섭취로 칸디다 외음부 질염이 재발한 여성 그룹 중 92%가 유제품을 안 먹는 1년 동안 질염이 재발하지 않았다. 이것은 가장 흔하게 알레르기를 일으키는 유제품을 피했기 때문이기도 하지만 우유에 꽤 많은 양의 에스트로겐호르몬이 있어 질 속에 칸디다 곰팡이가 증식하게 하는데 이런 유제품을 먹지 않았기 때문이다.

기타 음식요인

임상실험에 의하면 칸디다증 환자 중 이스트나 곰팡이가 함유된 음식이나 알코올, 식초에 민감한 사람이 있는 것으로 확인됐으므로 빵, 발효주, 발효식초 등을 먹지 말아야 한다. 경우에 따라서는 탄수화물 섭취를 완전히 금해야 할 수도 있다.

자연치료제

마그네슘(Magnesium)

칸디다증 환자 중 41명이 마그네슘 테스트에서 모두 마그네슘 부족증이 확인됐다. 마그네슘이 부족하면 불안증, 우울증, 두통, 짜증과 같은 칸디다증 환자에게서 나타나는 증상들을 유발하거나 악화시킨다.

철분(Iron)

철분이 부족하면 칸디다 곰팡이에 대한 면역반응이 약해져 칸디다 곰팡이가 상피조직에 침투하기 쉽게 된다. 철결핍성빈혈이 있으며 칸디다증에 의해 입안에 백반창이 걸린 환자에게 철분을 먹이면 백반창이 빠르게 회복되며 타액의 칸디다 숫자도 빠르게 감소한다. 입안 백반창의 가족력이 있는 사람들에게는 철분 결핍이 흔하다. 백반창 가족사가 있고 철분 결핍인 11명에게 2개월 동안 철분을 복용하게 했더니 그중 8명이 현저하게 증상이 좋아졌고 칸디다 곰팡이에 대한 면역반응도 현저하게 좋아졌다. 나머지 3명 중 2명은 철분을 2개월 더 복용하게 했더니 증상이 좋아졌다.

셀레늄(Selenium)

셀레늄이 부족하면 칸디다 곰팡이에 대한 면역반응이 약화된다. 에이즈에 걸린 환자들에게 70일 동안 셀레늄 보충제를 처방했더니 구강칸디다증이 개선됐다. 그러므로 칸디다증 환자들에게는 셀레늄을 하루 100~200mcg 정도 복용하게 하는 것이 좋다.

아연(Zinc)

아연은 칸디다 곰팡이에 대해서 면역반응을 일으키는 역할을 한다. 칸디다 감염에 잘 걸리는 혈통의 쥐들에게 아연을 먹였더니 칸디다 감염에 대한 저항력이 높아졌다. 한 연구에서 질염이 재발한 여성의 혈액에는 아연 수치가 정상여성보다 현저히 낮았다.

일생 동안 만성점막피부 칸디다증의 병력이 있는 34세 여성에게 16개월 동안 아연 45mg을 하루에 3회 처방했더니 증상이 현저하게 호전됐으며 면역기능도 향상됐다. 또 머리와 목에 암이 있어 방사선치료를 받는 환자에게 방사선치료 후 6주 동안 아연을 하루에 34mg씩 처방했더니 칸디다 곰팡이가 현저하게 줄어들었다. 그러나 아연을 오랫동안 먹으면 구리가 부족해지므로 구리도 함께 복용해야 한다.

판테틴(Pantethine; 비타민 B_5)

판테틴은 술을 마신 후 혈액 속에서 숙취가 생기게 하는 아세트알데하이드가 생성되는 것을 둔화시켜준다. 이는 판테틴이 아세트알데하이드 분해효소의 활동을 촉진시키는 작용을 하기 때문이다. 만약 아세트알데하이드가 칸디다증의 증상을 유발하거나 악화시키면 판테틴 보충제를 300mg씩 하루 2~3회 복용하면 증상을 완화시킬 수 있다.

판테틴과 숙취 예방 술을 마실 때 판테틴을 복용하면 두통이나 숙취를 예방할 수 있다. 과음을 해서 아세트알데하이드가 혈액 속 단백질과 결합해 합텐화된 단백질이 많이 생성되면 자가면역질병에 걸릴 수 있는데 판테틴을 복용하면 그 위험을 낮출 수 있다.

카프릴산(Caprylic acid)

시험관실험에서 코코넛오일 속에 들어 있는 지방산인 카프릴산은 칸디다 곰팡이의 증식을 완전히 억제했다. 한 임상사례에 따르면 심각한 장의 칸디다증에 걸린 3명의 환자에게 천천히 녹는 카프릴산을 240~480mg씩 하루에 4회 복용하도록 했더니 성공적으로 치유됐으며 부작용은 없었다.

개비 박사의 경험에 의하면 일부 복합칸디다증(CRC) 환자에게도 카프릴산을 처방하자 효과가 나타났는데, 카프릴산이 들어 있는 정제를 1정씩 하루에 2회 식간공복에 복용하도록 하고 환자의 반응을 봐가면서 4정씩 하루에 4회까지 늘려갈 수 있다. 효과가 나타나면 복용량을 서서히 줄인다.

오레가노오일(Oregano oil)

오레가노오일도 칸디다 곰팡이의 증식을 억제한다. 이것은 오레가노오일의 주요성분인 카르바크롤(carvacrol)이라는 살균제 역할을 하는 페놀 때문이다. 오레가노오일을 칸디다증에 사용한 임상실험은 없지만 일부 복합칸디다증 환자들에게서 효과가 있는 것으로 보인다. 개비 박사의 경험으로는 하루 200~300mg씩 처방해 효과를 본 사례가 있다.

마늘

마늘이나 마늘엑기스는 시험관실험에서 칸디다 곰팡이를 억제하는 것으로 나타났다. 닭에게 마늘이 들어 있는 먹이를 주며 실험적으로 칸디다증에 걸리게 시도했으나 칸디다증에 걸리지 않았다. 일부 의사들은 칸디다증 환자들에게 마늘이나 마늘엑기스를 추천하지만 얼마나 효과가 있는지는 확실하지 않다. 나의 임상경험으로는 변에서 마늘 냄새가 날 때까지 용량을 올려 효과를 본 사례가 있다.

유산균(Probiotics)

유산균 락토바실리 등은 입안과 위, 장, 질 안에 보통 살고 있는 균이다. 유산균(소장균, 대장균)은 칸디다균으로부터 영양분을 뺏고 칸디다균의 증식을 방지하는 과산화수를 생산해 칸디다균의 증식을 억제한다. 유산균을 먹거나 질에 넣으면 칸디다 질염을 회복시키는 데 효과가 있으며 재발을 막아준다는 연구결과들이 있다. 입으로 유산균을 복용할 때 특히 노인들의 입안의 칸디다증을 막아주는 데 도움이 된다. 여기서 말하는 유산균은 요구르트에 들어 있는 유산균인 락토바실루스 L. 불가리쿠스를 말하는 것이 아니다. 유산균이라기보다 소장균, 대장균이라고 해야 맞는다.(2권 소장균, 대장균 p.134)

■ 연구 칸디다 질염이 재발한 13명의 여성에게 6개월 동안 227ml의 요구르트를 먹게 하고 다시 6개월 동안은 먹지 않게 했더니 요구르트를 먹는 동안 질염 재발이 85%나 낮아졌다. 이 요구르트에는 1억 마리의 유산균(락토바실루스 아시도필루스)이 들어 있었다. 시중에서 판매하는 요구

나쁜 균들과 칸디다 곰팡이는 장점막에 바이오필름을 짓고 그 속에서 증식하며 작은 송이처럼 증식한다. 증식이 끝나면 바이오필름 속에 있던 나쁜 균들이 다른 곳으로 퍼져 또다시 바이오필름을 짓고 증식을 시작한다. 그림은 장점막에 송이처럼 바이오필름을 짓고 증식하는 모습.

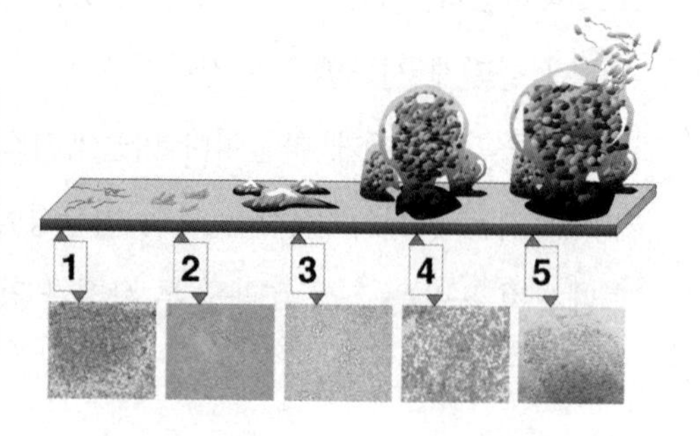

르트 중에 유산균이 거의 없는 것도 많으니 좋은 회사 제품을 사야한다.

유산균은 질염이나 입안의 백반창 같은 질병을 치료하고 재발을 막을 수 있을 뿐만 아니라 장내 칸디다균의 증식을 억제하므로 복합칸디다증 환자를 치료할 때 많이 추천된다.
여러 유산균의 효능은 몸의 부위에 따라 각기 다르다. 예를 들어 위와 장에 도움이 되는 유산균이 질염 예방에는 그 효과가 적을 수도 있다. 그러므로 최대 치료효과를 내기 위해서 여러 가지 다른 종류의 유산균이 들어 있는 제품을 사용해야 한다.
이외에 약초와 자연치료제는 1권 칸디다증에 자세히 소개했다. 그중 바이오필름 분해제가 가장 중요하다. 대장의 나쁜 균들과 칸디다 곰팡이는 장점막에 바이오필름을 짓고 그 속에서 증식하며 작은 송이처럼 커져간다. 다 커지면 그 속의 나쁜 균들이 밖으로 나와 다른 곳으로 분가하며 퍼져간다. 이 바이오필름을 철거하지 않으면 그 속에 숨어 사는 나쁜 균들을 다 죽일 수 없고 칸디다증을 완치시킬 수 없다. 바이오필름을 철거하지 않고 치료제의 복용을 중단하면 언젠가 다시 칸디다증이 재발하게 된다. (1권 칸디다증-자연치료제 p.461)

처방약 항진균제(Anti-fungal agents)

모든 칸디다증 환자는 정제된 설탕과 과일주스를 금지해야 하며 알레르기를 일으키는 음식이나 이스트나 곰팡이가 들어 있는 음식, 알코올, 식초, 유제품과 탄수화물의 섭취도 제한해야 하는데, 사람들이 이런 식단을 잘 지키지 못하고 추천한 생약제의 복용을 거르기도 한다. 칸디다 약을 거르면 몇 시간 내에 칸디다 곰팡이가 순식간에 증식해 치료가 잘 되지 않는다. 매일 복용하지 않고 거르거나 중단하는 것이 반복되면 그 틈새에 나쁜 균들이 살아남는 방법을 배워 내성이 생길 수 있다. 만약 내성이 생기면 치료가 더 어렵게 된다. 내성이 생기면 다른 약으로 바꿔야 하는데 다른 약으로 바꿔도 거르며 복용하면 또 내성이 생길 수 있다. 이렇게 음식을 잘 지키지 못하고 생약제를 잘 챙겨 먹을 수 없어 잘 낫지 않는 사람들은 병원처방약을 고려하는 것도 생각해봐야 한다. 칸디다증에 사용하는 병원처방약으로는 니스타틴과 플루코나졸이 있다.

① 니스타틴(Nystatin)

니스타틴은 칸디다증에 효과 있는 병원처방약으로 널리 사용되고 있다. 니스타틴은 가루와 캡슐 두 가지 타입이 있는데 입안과 식도와 위와 장속의 칸디다균을 더 잘 죽이기 때문에 대부분 가루 타입을 선호한다. 니스타틴을 복용하면 몸속으로 흡수가 거의 안 되므로 그 효과가 주로 위와 장에서 나타나지만 칸디다 질염 재발 방지에도 어느 정도 효과적인 것으로 보인다.

대략 칸디다증 환자의 3분의 1이 니스타틴을 복용한 후 독감에 걸린 것 같은 증상을 나타낸다. 이런 증상은 니스타틴의 부작용이 아니라 몸 안의 죽은 칸디다 곰팡이에서 나오는 독소 때문이다. 이런 반응은 며칠 계속 약을 먹으면 호전되는데, 약의 양을 늘리면 다시 이런 증상이 약하게 나타나기도 한다. 이런 몸살감기, 독감증상이 여러 날 계속될 경우엔 약을 하루에 여러 번 적은 양으로 나누어 먹으며 양을 서서히 늘리면 도움이 되는데 환자에 따라서 이런 방법도 효과가 없을 때는 다른 약을 복용해야 한다. 어떤 환자들은 니스타틴 복용 후 우울증이 생기기도 하지만 다른 심각한 부작용은 없다.

필자의 경험에 의하면 칸디다증 생약제를 복용하고 부부 모두 몸살 난 것처럼 온몸이 쑤신다고 한 적이 있다. 칸디다 곰팡이가 죽으면서 독소를 내뿜기 때문에 일어나는 일시적인 명현반응(die off reaction)이라고 할 수 있다.

② 플루코나졸(Fluconazol; Diflucan)

플루코나졸도 칸디다증에 효과적인 병원처방약인데, 니스타틴과 달리 플루코나졸은 입으로 복용해도 몸에 흡수가 잘돼 칸디다 질염 치료제로 많이 쓰인다. 플루코나졸은 니스타틴에 비해 효과가 빠르고 감기 같은 증상이나 우울증도 거의 생기지 않는다. 그러나 니스타틴과 달리 플루코나졸은 드문 경우긴 하지만 간에 독성이 되기도 하고 다른 심각한 부작용이 나타나기도 한다.

금기식품을 제외한 식단과 같이 항진균제를 병행하는 것이 치료에 훨씬 더 효과적이고 재발 확률이 적다.

■**연구** 여러 종류의 칸디다 증상이 있는 116명의 환자를 두 그룹으로 나눠 4주 동안 한 그룹에는 니스타틴을 처방하고 다른 그룹에는 가짜 약을 처방했다. 니스타틴 그룹 중 몇 명은 니스타틴 복용 후 관절통, 질 가

려움증과 분비물 증가나 성욕감퇴, 급하고 잦은 배뇨, 민감한 추위반응과 같은 증상이 현저하게 좋아졌다. 니스타틴 그룹과 가짜 약 그룹을 또다시 둘로 나눠 한쪽은 칸디다증의 금기식품을 못 먹게 하고 다른 쪽은 보통 때처럼 먹게 했다. 이 두 그룹을 비교했을 때는 식단을 따른 쪽이 보통 때처럼 먹은 쪽보다 더 큰 효과를 보았다. 전체적으로 볼 때 식단을 따르면서 니스타틴을 복용한 환자들의 상태가 가장 많이 좋아 졌으며, 그다음으로 식단을 따르면서 가짜 약을 복용한 환자들이었고, 그다음이 보통 때처럼 먹으며 니스타틴을 복용한 환자들이었다. 그러므로 가장 좋은 효과를 보려면 금기식품을 먹지 않으며 니스타틴 복용을 병행해야 한다.

칸디다증에 걸렸다고 추정되는 환자에게 가장 많이 쓰는 처방약은 니스타틴인데 그것은 심각한 부작용이 없기 때문이다. 플루코나졸은 치료에는 니스타틴보다 더 효과적이지만, 부작용 사례는 많지는 않아도 심각한 부작용을 일으킬 수 있기 때문에 자주 사용하지 않는다. 환자에 따라서 카프릴산이나 오레가노오일을 사용하기도 한다.
대부분의 환자들은 3~4주 안에 효과를 보는데 6~8주 안에도 증상이 나아지지 않으면 다른 약을 복용하는 것이 좋다. 치료에 효과를 보이는 환자들은 보통 6주간 복용했다가 중단해본다. 만약에 나쁜 증상이 다시 나타나면 이번에는 3개월 동안 치료를 계속한다. 간혹 3년까지 치료해야 하는 사람도 있다. 금기식품을 안 먹고 잘 지키는 사람이 잘 안 지키는 사람보다 훨씬 더 빨리 효과를 본다.

처방

설탕과 과일주스는 반드시 피해야 한다. 알레르기를 일으키는 음식과 이스트가 포함된 발효주, 식초, 유제품을 피하고 탄수화물도 제한해야 한다. 칸디다증을 치료하면 피로감, 우울감, 위장병, 월경전증후군, 재발되는 질염 또는 어떤 치료에도 반응하지 않던 다양한 증상이 호전된다. 칸디다증 치료로 대장이 깨끗해지면 다발성경화증이나 전신홍반성낭창, 크론병, 류마티스관절염과 같은 난치성 자가면역질병도 좋아지는 사례가 상당히 많다.

65 크론병

Crohn's Disease

크론병은 소장에 생기는 만성염증이다. 소장(특히 말단회장)에 가장 많이 생기지만 입부터 항문까지 어느 곳에서도 걸릴 수 있다. 증상은 복통, 설사에 체중이 감소하며 합병증으로는 장루, 장폐색, 관절염, 골다공증, 포도막염, 신장결석과 같은 다양한 증상이 생길 수 있다. 흡수불량과 지방변은 흔한 증상이며 영양이 결핍되고 성장이 지연된다. 크론병의 원인은 알려지지 않았지만 자가면역질병으로 추정하고 있다.

병원치료는 지사제, 소염제, 항생제, 스테로이드인 글루코코르티코이드(glucocorticoids), 면역억제제 등이 있다. 질병이 진행되면서 이러한 약들의 치료효과가 감소되며 크론병이 있는 사람의 3분의 2 이상은 결국 수술이 필요한 합병증이 생긴다. 수술 후에도 흔하게 재발되고 환자의 약 5~10%는 크론병 합병증으로 사망한다.

음식

만성설사, 지방변, 흡수불량은 단백질, 필수지방산, 여러 비타민과 미네랄 등 다양한 영양결핍을 일으킬 수 있다. 스테로이드 치료는 아연, 비타민 C, 비타민 B_6, 비타민 D를 포함한 여러 영양소의 결핍을 악화시킨다. 크론병과 관련한 영양실조의 합병증은 성장부전, 저체중, 빈혈, 저칼슘혈증, 대사성골질병 또는 골연화증, 면역기능장애, 근력감소, 내장조직의 구조적·기능적 장애 등이 있다. 따라서 영양상태 평가는 크론병이 있는 환자에게 정기적으로 필요하며 영양보충은 단백질과 종합비타민을 복용하게 하고 정맥영양주사를 맞아야 한다.

■ **연구 1** 크론병으로 심한 성장부진이 있는 아이들 7명(9~17세)은 8주 동안 정맥주사로 영양치료를 받았다. 평균 체중이 4.8kg 증가했고 수직 성장속도도 증가했다. 모든 환자는 치료 1년 후 확연히 성장을 경험했고 체중도 증가했다.

■ **연구 2** 크론병이 있는 영양실조 환자 28명을 무작위로 나누고 2개월 동안 한 그룹은 일반 식사를 하도록 하고 다른 그룹은 일반식사에 액체단백질과 에너지 보충제(브랜드명; Ensure Plus)를 추가하도록 했다. 일반식사를 한 그룹과 비교해 영양보충제를 추가한 그룹은 영양상태와 면역기능의 혈액검사에 현저한 향상이 있었다. 영양보충제의 효과는 칼로리 섭취를 증가시켰기 때문으로 보인다.

음식 알레르기

음식 알레르기가 크론병 발병에 중요한 역할을 한다. 크론병 환자는 히스타민 농도가 증가하고 마스트세포가 증가하고 호산구, 면역글로불린 E(IgE)가 증가해 알레르기 반응이 일어난다. 수많은 연구에서 알레르기를 일으키지 않는 식사를 한 환자의 70~90%에서 활동성크론병이 진정됐다. 여러 명의 의사에 의해 음식 알레르기가 일부 크론병 환자들에게 결정적 원인인 것을 발견했고 이러한 발견들은 임상실험으로 확인됐다.

■ 연구 1 활동성크론병 환자들을 두 그룹으로 나누어 한 그룹은 알레르기를 일으키는 특정음식을 제외한 제한식사를 하도록 하고 다른 그룹(대조군)은 일반식사를 하도록 했다. 제한식단은 알레르기를 일으키는 음식을 다 제외한 식단에 음식을 하나씩 먹어보며 찾아내 금했다. 6개월 후 제한식단을 따른 환자들은 대조군의 환자들보다 증상이 완전히 정지된 환자의 수가 현저하게 많았다(70%:0%). 같은 연구 팀이 진행한 다른 연구에서 제한식단만 따른 환자 77명 중 51명은 51개월까지 증상이 좋아진 상태로 남아 있었다. 2년 후에 이 환자들의 65%는 여전히 증상이 정지된 상태였다. 대부분의 환자는 여러 음식에 민감하게 반응했으나 특히 민감한 반응을 일으킨 식품은 다음과 같다. 괄호 안의 숫자는 민감하게 반응한 환자 수를 나타낸다.

밀(28), 유제품(24), 양배추 · 콜리플라워 · 브로콜리 · 방울다다기양배추 · 순무(16), 옥수수(12), 효모 · 토마토(11), 귤류(10), 달걀(10), 수돗물 · 커피 · 바나나(8), 감자(7), 양고기(7), 돼지고기(7), 소고기(5), 차(4), 생선

(3), 양파(2), 닭고기 · 보리 · 호밀 · 칠면조 · 첨가제 · 알코올 · 초콜릿 · 갑각류(1). (1권 음식 알레르기 p.307)

■ **연구 2** 활동성크론병을 앓는 환자 33명은 영양주사와 알레르기를 일으키는 음식을 제한하는 식단으로 증상이 정지됐다. 알레르기를 일으키는 음식 테스트에서 환자 29명이 특정 음식에 민감한 반응을 보였다. 21명은 알레르기 음식을 제한하는 식단만으로 증상완화가 유지됐으며 평균 증상 정지기간은 15.2개월이었다. 특정 음식에 민감한 반응을 보인 환자의 비율은 다음과 같고 보통 1명당 3~4가지 음식에 민감하게 반응했다.

밀(69%), 유제품(48%), 이스트(31%), 옥수수(24%), 감자(17%), 수돗물(17%), 바나나(14%), 토마토(14%), 와인(14%), 달걀(14%).

■ **연구 3** 활동성크론병이 있는 환자 136명에게 크론병이나 장염 환자에게 쓰는 아미노산, 지방산, 당분, 비타민, 미네랄만 들어 있는 기본영양식을 주었다. 이 식사를 14일 동안 계속한 환자 93명 중 78명(84%)은 증상이 정지됐고 이 78명을 두 그룹으로 나누어 한 그룹은 스테로이드(글루코코르티코이드) 치료를 하고 한 그룹은 식단치료를 받도록 했다. 식단 그룹은 새로운 음식을 하루에 하나씩 추가하고 증상을 유발하는 음식을 제외하도록 했다. 스테로이드 그룹의 평균 증상 정지기간은 3.8개월이었고 식단 그룹은 7.5개월이었다. 식단을 따른 환자의 45%는 최소 2년 동안 질병이 재발하지 않았다. 식단 그룹 환자 40명 중 음식에 알레르기 반응을 일으킨 수는 다음과 같다.

옥수수(7), 밀 · 우유 · 효모(6), 달걀 · 감자 · 호밀 · 차 · 커피(4), 사과 · 버섯·귀리·초콜릿(3).

몇몇 연구가들은 크론병이 있는 환자들은 빵 효모와 맥주 효모에 대해 혈액 내 항체가 높다는 사실을 발견했다. 이러한 효모에 대한 민감성이 크론병을 유발하는 주요원인의 하나라는 것을 의미한다. 이러한 결과는 식단에서 빵 효모를 제외했을 때 증상이 완화됐다는 연구에 의해 확인된다. 빵을 만들 때 효모를 넣기 때문에 먹지 말아야 하고, 맥주도 효모를 넣어 만들기 때문에 마시지 말아야 한다.

■ **연구** 효모가 없는 식단을 하는 크론병 환자 19명을 두 그룹으로 나누어 1개월 동안 매일 한 그룹은 빵 효모 4g을 주고 다른 그룹은 가짜 빵 효모를 주었다. 이후 1개월 동안 두 그룹의 효모를 맞바꿨다. 효모를 먹는 동안보다 효모를 먹지 않는 동안 크론병이 현저하게 줄어들었다.

저이당류 식단(Low disaccharide diet)

유당, 자당, 맥아당은 인간의 식단에 많이 있는 이당류이다. 이 흡수 불가능한 이당류들은 소장점막에 있는 락타아제, 수크로오스, 말타아제와 같은 이당 분해효소(disaccharidase)에 의해 흡수 가능한 단당류로 가수분해된다.
크론병이 있는 환자의 30~40%는 우유의 유당을 소화시키는 락타아제가 결핍돼 있고 소장에서 이당 분해효소의 활동이 현저하게 감소돼 있다. 흡수되지 않은 유당이 장내 세균에 의해 발효돼 가스를 생성해 여러 가지 위와 장의 증상들을 일으킨다는 사실은 잘 알려져 있으며 유당을 잘 소화시키지 못하는 크론병 환자들은 우유를 먹지 않을 때 증상이 종종 완화된다. 이와 비슷하게 선천적으로 수크라아제 결핍이 있는 환자들은 자당이 들어 있는 음식을 먹지 않으면 증상이 완화된다.

갓셜 박사는 이당류 음식을 먹으면 많은 크론병 환자들의 증상이 악화될 뿐 아니라 크론병의 발병에도 중요한 역할을 한다고 했다. 그의 주장에 따르면 소화되지 않은 이당류는 원래 세균이 없는 소장에 세균증식을 촉진시킨다. 세균에 의해 발효된 부산물은 위와 장의 증상을 일으키는 것 외에도 소장점막을 손상시키고 이당 분해효소의 작용을 감소시켜 박테리아가 더 증식하고 소장점막이 더 손상되는 악순환이 계속된다. 이 악순환은 이당류 또는 이당류로 대사되는 전분(아밀로펙틴; amylopectin)이 들어 있는 모든 음식을 피함으로써 막을 수 있다. 만약 이러한 이당류 음식인 우유, 유제품, 설탕, 맥아당들을 먹었다면 유당, 자당, 맥아당을 소화시키는 소화효소들(락타아제, 수크로오스, 말타아제)를 먹어서 소장에서 흡수되도록 해야 한다. 이런 소화효소들은 제품으로 나와 있다.

갓셜은 저이당류 식단을 실천하면 크론병 환자의 증상이 자주 현저하게 좋아지거나 완전히 없어진다고 보고했다. 게다가 2년 또는 그 이상 동안 식단을 엄격하게 따른 많은 환자는 재발 없이 식단 제한을 꼭 지키지 않아도 될 정도로 확실하게 치유됐다.

저이당류 식단은 모든 곡물(밀, 귀리, 보리, 호밀, 옥수수, 쌀, 수수, 메밀), 우유, 유당이 포함된 음식, 감자, 대두콩과 콩 종류, 옥수수시럽, 자당이 들어간 음식을 모두 먹지 않는 것이다. 자세한 내용은 갓셜의 저서 《악순환을 깨다(Breaking the Vicious Cycle)》에 실려 있다. 개비 박사의 경험에 의하면 저이당류 식단은 크론병 환자에게 매우 효과적이었다.
이 식단에서 제한하는 많은 음식, 밀, 우유, 옥수수 등은 가장 흔한 알레르기 음식이어서 증상이 좋아진 이유가 알레르기 유발 음식을 먹지 않았기 때문인지 이당류를 먹지 않았기 때문인지 분명하지 않다. 게다가 소장의 세균증식과 이당류 결핍의 악순환이 어떻게 시작되는지 명확하지 않다. 장염에서 회복된 유아들을 대상으로 한 연구에서 우유단백질을 먹으면 소장점막의 조직변화와 함께 락타아제, 수크로오스, 말타아제의 작용이 현저하게 감소되는 것으로 나타났다. 이 결과는 알레르기를 유발하는 음식을 먹으면 이당류를 소화시키지 못하게 될 수 있다는 것을 의미한다.

설탕

여러 연구에 의하면 크론병 환자들이 크론병 진단을 받기 전에 대조군보다 현저하게 더 많은 정제설탕을 먹어온 것이 여러 번 확인됐다. 이러한 연구결과들은 저이당류 식단을 따르면 크론병 환자들에게 효과적이라는 보고와 일치한다.

섬유질(Fiber)

일부 의사들은 장의 직경이 좁아진 크론병 환자들에게 섬유질이 적은 식단을 권하지만 이러한 식단이 크론병에 필요하거나 도움이 되는지는 분명한 증거가 없다. 반대로 논란은 있지만 고섬유질 식단이 크론병 환자에게 도움이 된다는 증거들이 있다.

■ 연구 1 어떤 실험에서 평균 4년 3개월간 섬유질을 많이 먹고 정제하지 않은 탄수화물 식사를 한 크론병 환자들은 그렇지 않은 크론병 환자들보다 입원한 날의 수가 79% 적었다. 그리고 고섬유질 식사를 한 환자 32명 중에 한 명도 장이 폐색되는 사례가 없었다.

■ 연구 2 비활동성 또는 가벼운 활동성크론병 환자 352명을 두 그룹으로 나누어 2년 동안 한 그룹은 설탕을 제한 없이 먹고 섬유질이 적은 식사를 하도록 하고 다른 그룹은 매우 적은 양의 설탕 또는 설탕을 완전히 제한하고 섬유질이 많은 식사를 하도록 했다. 고섬유질 그룹보다 저섬유질 그룹은 장 수술을 하는 경우가 약간 더 많았다(3.7%:8.6%). 하지만 고섬유질 그룹에서 더 많은 환자가 증상이 악화돼 연구에 끝까지 참여하지 못했다.

크론병 환자의 섬유질 섭취에 대한 효과는 흔히 먹는 고섬유질 곡물을 소화해내지 못하기 때문에 혼동이 생긴다.(앞의 저이당류 식단 p.888) 예를 들면 일부 환자는 밀에 알레르기 반응이 있고 일부 환자는 이당류 곡물을 잘 소화해내지 못한다. 그러므로 섬유질 섭취를 늘리는 것이 일부 환자들에게 유익하지만 각 환자의 상태에 맞춰 식단을 선택해야 한다. 아직 아마씨로 한 연구는 없으나 곡물보다 섬유질은 많고 이당류는 적은 아마씨는 다른 영양소들과 오메가 오일도 많이 들어 있어 이상적인 섬유질이다. 만약 장의 직경이 좁아진 경우를 생각해 아마씨를 소량 물에 불려 죽처럼 부드럽게 만들어 마시면 장이 막히지 않는다. 이후 용량을 차차 늘려간다.

패스트푸드

크론병 환자 152명, 궤양성대장염 환자 145명, 건강한 사람 305명을 조사했더니 1주일에 최소한 2회 패스트푸드를 먹는 사람은 크론병 발생위험이 3.4배 증가하는 것으로 나타났다.

자연치료제

종합비타민-종합미네랄

크론병 환자들은 종종 많은 영양소가 결핍되기 때문에 종합비타민-종합미네랄제를 복용하면서 적절하게 개인별 영양소를 추가해야 한다.

아연(Zinc)

크론병 환자들 흔히 아연흡수장애로 인해 혈액 내 아연 농도가 낮다. 아연 결핍을 높이는 요인으로는 심각한 질병, 장 절제수술, 스테로이드(글루코코르티코이드) 치료, 적절한 양의 아연이 들어 있지 않은 영양주사 치료가 있다. 아연 결핍은 크론병 환자에게 생기는 미각장애, 시력감소, 야맹증, 손발피부염, 우울증의 원인이 된다. 또 아연 결핍은 성장지연과 성선기능저하증의 원인도 된다. 따라서 아연 치료는 크론병 치료의 중요한 부분으로 간주돼야 한다.

장기적으로 아연을 복용할 때는 아연에 의한 구리 결핍을 방지하기 위해 구리(아연 용량에 따라 1일 1~4mg)와 같이 복용해야 한다.

마그네슘(Magnesium)

마그네슘 결핍은 크론병 환자들, 특히 심한 설사를 하는 환자들, 소장 절제수술(75cm 이상 절제) 또는 누공이 있는 환자들, 수술 직후 환자들, 정맥영양주사 치료를 받는 환자들에게 흔하게 발견된다. 여러 사례보고에서 심각한 마그네슘 결핍은 한 환자의 간질성발작, 또 다른 환자의 말초신경병증과 정신병의 원인이었다. 크론병 환자의 마그네슘 결핍으로 생기는 다른 증상들은 근육경련, 경직, 골통(bone pain) 등이 있다. 마그네슘 결핍은 크론병 환자에게 많이 나타나는 골다공증 발병률도 높인다.

대부분 환자는 훨씬 적은 양이 필요하지만 일부 심한 크론병 환자는 마그네슘 결핍을 보충하기 위해 하루에 마그네슘 1460mg이 필요하기도 하다. 많은 양의 마그네슘을 복용할 때는 마그네슘으로 인한 설사를 줄이기 위해 하루에 3~4회로 나눠 복용해야 한다. 설사가 나거나 악화된다면 용량을 줄여야 한다. 글리신산마그네슘은 설사를 일으키지 않는 마그네슘이다. 일부 환자의 경우 마그네슘 결핍은 복용만으로는 치료될 수 없고 정맥주사 치료가 필요하기도 하다.

엽산(Folic Acid)

크론병 환자가 혈청 엽산 농도가 낮은 경우는 연구마다 달라 20~81%

이다. 크론병 환자의 엽산 결핍은 부족한 영양섭취, 수요의 증가, 흡수 장애가 조합됐기 때문으로 보인다. 게다가 설파살라진 처방약은 엽산의 흡수를 방해해 엽산 결핍을 더 악화시킨다.

어떤 연구에서 크론병 환자 100명 중 9명은 엽산 치료(몸무게 1kg당 40mcg) 후 혈청 엽산 농도가 증가하지 않았고 엽산흡수장애는 질병의 정도와 비례하지 않았다. 이 연구결과는 일부 크론병 환자는 엽산 정맥 주사 치료가 필요하다는 사실을 말해준다.

엽산의 결핍은 크론병 발병에 중요한 역할을 하는 소장점막의 이당류 분해효소의 작용(앞의 저이당류 식단 참고)을 감소시킨다.

비타민 B_{12}

비타민 B_{12}는 회장에서 흡수되기 때문에 회장 크론병 환자 또는 회장절제수술을 한 환자들은 비타민 B_{12} 결핍이 생긴다. 일부 연구에서는 크론병 환자의 비타민 B_{12} 상태가 정상으로 나타났지만 다른 연구들에서는 비타민 B_{12} 결핍 또는 흡수불량이 31~60%였다. 이렇게 일정하지 않은 결과들은 연구한 서로 다른 환자들의 질병 정도와 수술 경력에 차이가 있기 때문으로 보인다. 특히 회장에 크론병이 있는 환자나 회장절제수술을 한 환자들은 비타민 B_{12} 상태를 점검해야 한다.

비타민 B_6

염증성장염과 비타민 B_6 결핍은 혈전증 증가와 연관 있다. 인산 피리독살의 평균 혈장 농도는 염증성장염 환자 61명(크론병 환자 32명, 궤양성대장염 환자 29명)은 건강한 사람보다 29% 낮았다. 낮은 혈장 비타민 B_6 수치는 비활동성크론병 환자보다 활동성크론병 환자에게 더 자주 나타났다(3%:27%). 이러한 결과들은 비타민 B_6 치료가 크론병 환자에게 혈관이 막히는 혈전색전 합병증의 위험을 감소시킬 수 있다는 가능성을 보여준다.

비타민 A

크론병 환자의 혈액 내 비타민 A 수치가 일부 연구에서는 낮은 것으로 나타났고 일부 연구에서는 정상이거나 거의 정상으로 나타났다. 비타민 A 수치가 낮은 경우는 정상 몸무게의 80% 미만이거나 소장이 많이 손상된 크론병 환자에게 나타나는 경향이 있다. 비타민 A 결핍이 크론병에 생긴다는 사실은 비타민 A 치료 이후 야맹증이 개선되는 것으로 증명된다. 30일 동안 하루에 5만IU의 비타민 A 치료 후 야맹증이 정상화됐다고 보고됐지만 비타민 A를 1주일 동안 하루에 2만5000IU 복용해서는 효과가 없었다.

사례보고에 의하면 크론병이 있는 31세 여성이 비타민 A를 하루에 5만IU복용해 설사를 개선했고 여러 식품에 대한 민감성을 완화해 음식을 먹을 수 있었고 장누수증을 개선했다. 그러나 비타민 A를 중단하자 며칠 내에 설사가 재발했고 다시 복용하자 2일 내에 다시 설사가 멎었다. 하지만 크론병 환자 86명을 대상으로 한 어느 연구에서는 평균 14개월 동안 하루에 비타민 A를 10만IU 복용한 그룹은 대조군과 비교해서 질병의 진행이나 수술에 대한 필요성에 대해서 효과가 없었다. 또 하루에 비타민 A를 15만IU씩 2주 동안 복용한 경우에도 만성으로 심한 크론병 환자 8명의 증상이나 장누수증에 효과가 없었다.

장기적인 사용에 대한 안정성과 이상적인 용량은 명확하지 않지만 비타민 A는 일부 크론병 환자에게 필요해 보인다. 일부 영양실조 환자는 단백질이 부족해 비타민 A(레티놀)와 결합하는 단백질의 결핍으로 비타민 A의 독성이 증가될 수 있다. 하지만 위에서 언급한 연구(평균 14개월 동안 1일 비타민 A 10만IU 복용)에서는 독성 부작용이 없었다.

오메가-3 지방산(Omega-3 fatty acid)

어유는 항염증작용이 있으므로 크론병 환자에게 가치가 있다. 일부 연구에서 어유 또는 어유에 있는 지방산 EPA와 DHA는 증상이 정지된 크론병 환자의 재발을 방지했다. 하지만 다른 일부 연구에서는 어유 치료가 거의 효과 없었다.

▪**연구 1** 증상이 정지된 크론병 어린이 환자 38명(평균연령 10세; 5~16세)을 두 그룹으로 나누어 1년 동안 매일 한 그룹에는 EPA 1200mg과 DHA 600mg을 주고 다른 그룹에는 올리브오일을 주었다. 모든 환자는 메살라진 처방약으로 치료를 받았다. 1년 후 EPA와 DHA 그룹의 재발률은 61%였고 올리브오일 그룹의 재발률은 95%였다.

▪**연구 2** 증상이 정지돼 있으나 재발위험이 높은 크론병 환자 78명(18~67세)을 두 그룹으로 나누어 1년 동안 한 그룹에는 어유캡슐을 하루에 3회(1일 EPA 1.8g과 DHA 0.9g) 주고 다른 그룹에는 가짜 어유를 주었다.

1년 후 지속해서 증상이 완화된 환자의 비율은 진짜 어유 그룹이 가짜 어유 그룹보다 현저하게 높았다(59%:26%).

■ **연구 3** 크론병이 갑작스럽게 재발해 스테로이드 치료로 증상이 완화된 환자 135명을 두 그룹으로 나누어 1년 동안 한 그룹에는 어유를 주고 다른 그룹에는 가짜 어유를 주었다. 어유는 에틸에스테르로 하루에 EPA 3.3g과 DHA 0.9g을 주었다. 1년 동안 증상이 계속 정지된 환자의 비율은 두 그룹 모두 30%로 차이가 없었다.

한 가지 연구가 효과 없는 것으로 나타났지만, 어유는 안전하고 좋은 작용이 많은 필수지방산이므로 크론병 환자를 위한 치료 프로그램에 넣는 것이 좋다. 어유에 들어 있는 다불포화지방산은 비타민 E의 수요를 증가시킨다. 그러므로 어유를 장기복용할 때는 비타민 E와 함께 복용해야 한다.

비타민 C

혈청, 혈장, 적혈구의 평균 비타민 C 농도는 크론병 환자에게서 현저하게 낮다. 비타민 C 수치가 낮은 이유는 영양섭취 부족과 크론병으로 비타민 C의 수요가 증가하기 때문으로 보인다. 비타민 C의 혈액 수치는 누공이 있는 환자가 누공이 없는 환자와 비교해 현저하게 낮았다. 3주 동안 하루에 1g씩 3회 비타민 C를 복용하게 했더니 T면역세포의 반응기동성이 낮은 크론병 환자의 T세포 기능이 향상되었다. 또 4주 동안 하루에 비타민 C 1000mg(비타민 E 800IU와 함께)을 복용하자 비활동성 또는 가벼운 활동성크론병 환자에게서 발견되는 산화 스트레스가 부분적으로 감소했다. 비타민 C가 세포조직의 회복에 중요한 역할을 하므로 항문 누공의 빠른 회복을 돕는다.
이러한 결과들은 비타민 C가 크론병 환자에게 유용하다는 사실을 보여준다. 그러나 너무 과도한 양의 비타민 C를 복용하면 설사를 일으켜 크론병 환자의 설사와 장 증상들을 악화시킬 수 있다. 그러므로 설사를 일으키지 않는 한도 내에서 복용해야 한다.

비타민 D

크론병 환자에게 나타나는 비타민 D 결핍은 연구에 따라 16~65%로 나타났다. 최소 20년 동안 크론병을 앓은 환자 174명의 8%는 뼈 조직검사에서 골연화증이 발견됐고 장 절제수술을 받은 환자들의 평균 비타민 D 수치는 9.9ng/ml에 불과했으며 3분의 1 이상의 환자들이 뼈조직 샘플에서 골연화증 증거가 발견됐다. 그러나 뼈조직검사에서는 골연화증이 발견된 크론병 환자의 3분의 2는 그리 정확하지 않은 방사선검사에서는 이상이 발견되지 않았다.
심각한 흡수불량이 있는 환자의 경우 혈청 비타민 D 농도를 올리기 위해서는 많은 양의 비타민 D가 필요하다. 어떤 연구에서는 비타민 D를 하루에 4000IU로 시작해 몇 개월 동안 용량을 하루에 2만5000~5만IU까지 늘렸다. 골연화증과 비타민 D 수치가 낮은 환자의 경우 비타민 D_2를 복용하게 하면 뼈조직이 조직학적으로 향상됐는데, 비타민 D_3는 비타민 D_2보다 3.4~9.4배 효과가 있기 때문에 더 적은 양으로도 효과가 있을 것이다.
어떤 사례보고에 의하면 비타민 D와 인(phosphorus)의 결핍은 크론병 환자의 심각한 근육약화의 원인이었다.

■연구 크론병과 소장 절제수술로 지방변이 생긴 32세 여성은 휠체어를 타야 할 정도로 심각하게 근육이 약화되고 저인산혈증과 혈청 비타민 D 결핍증이 동반돼 있었다. 비타민 D_3(1.25-디하이드록시비타민 D_3) 1mcg을 정맥주사와 칼슘을 통해 복용한 뒤 지방은 적고 인은 풍부한 식품(고기, 간, 생선, 뿌리채소)을 3주 동안 섭취하자 다시 걸을 수 있었다.

비타민 D 수치가 정상이고 증상이 정지된 크론병 환자를 대상으로 한 연구에서 12개월 동안 비타민 D_3를 하루에 1200IU 주었더니 대조군과 비교해 재발률이 55% 정도 줄어들었다(13%:29%). 만약 비타민 D가 재발을 예방하는 데 효과적이라면 자가면역질병의 면역기능을 조절하기 때문일 것이다.

비타민 K

증상이 정지된 환자를 포함해 크론병 환자는 비타민 K의 수치가 건강한 정상인에 비해 현저하게 낮았으며 비타민 K 결핍은 소장의 끝 부위(회장)에 크론병이 있는 환자에게 더 많았다. 크론병 환자의 뼈 손실률은 비타민 K 수치가 적을수록 높은 것으로 나타났으며 이것은 비타민 K의 결핍이 크론병 환자의 골감소증의 원인이 된다는 것을 보여준다.

글루타민(Glutamine)
소장세포가 선호하는 에너지 연료로, 연구가들은 글루타민 치료가 이 세포들의 기능을 향상시킬 수 있고 크론병 환자의 자연치유과정을 향상할 수 있다는 가능성을 제기해왔다. 하지만 임상실험결과 글루타민 치료는 효과가 없고 실질적으로 그 질병을 악화시킨다고 결론지었다.

■ **연구 1** 활동성크론병 환자 18명(6~15세)을 무작위로 나누어 4주 동안 한 그룹은 글루타민이 적은 식사(아미노산 4%)를 하도록 하고 다른 그룹은 글루타민이 많은 식사(아미노산 42%)를 하도록 했다. 소아 크론병 평균 향상 정도는 글루타민 그룹보다 대조군이 현저하게 컸다.

■ **연구 2** 7일 이상 완전한 정맥주사 영양치료(total parenteral nutrition; TPN)를 하기로 하고 크론병이 갑자기 악화된 환자 19명을 두 그룹으로 나누어 대조군은 정맥주사 영양치료와 함께 몸무게 1kg당 1.5g의 표준 아미노산식을 함께 주었고 글루타민 그룹은 같은 정맥주사 영양치료와 표준 아미노산식과 함께 L-알라닌-L-글루타민 형태의 글루타민을 추가(몸무게 1kg당 0.3g)했다. 대조군과 비교해 글루타민 그룹은 장누수성, 질병의 활성, 입원기간에 영향을 주지 않았으며 대조군보다 글루타민 그룹이 더 많은 환자가 장이 막히거나 병원치료에 실패해 수술이 필요했다(50%:30%).

■ **연구 3** 크론병과 장누수증이 증가한 환자 14명(평균연령 42세)을 두 그룹으로 나누어 4주 동안 기존 치료에 추가해 한 그룹에는 글루타민(1일 7g씩 3회)을 주고 다른 그룹에는 글리신(glycine)을 주었다. 글루타민 치료 후 평균 장누수증이 현저하지는 않았지만 증가했고 글리신 치료에는 변화가 없었다. 글루타민은 크론병 활성지표에도 효과가 없었다.

■ **연구 4** 활동성크론병이 있는 어린이 16명을 두 그룹으로 나누어 4주 동

안 한 그룹은 글루타민이 적은 식사(아미노산 4%)를 하도록 하고 다른 그룹은 글루타민이 많은 식사(아미노산 42%)를 하도록 했다. 두 그룹 모두 장누수증이 완화됐지만 글루타민 그룹보다 대조군에서 더 큰 효과가 나타나는 경향이 있었다.

크론병에 글루타민이 효과 없는 것은 글루타민의 T세포 기능을 향상시키는 작용과 관계가 있는 것일 수 있다. 크론병에는 T세포 수가 증가해 염증을 촉진시키는 특징이 있다.
또 다른 가능성은 글루타민은 장에서 시트룰린으로 대사되는데, 시트룰린은 아르기닌으로 전환돼 일산화질소(nitric oxide; NO)로 합성된다. 너무 많은 일산화질소는 크론병 환자의 조직손상과 염증을 악화시키는 것으로 나타났다. 이러한 결과들을 바탕으로 글루타민은 크론병의 치료에 권장되지 않는다.

DHEA(Dehydroepiandrosterone)

평균 혈청 DHEA-S(DHEA-황산염) 농도는 건강한 사람보다 크론병 환자 115명에서 현저하게 낮게 나타났다. DHEA-황산염 수치는 스테로이드 약 글루코코르티코이드가 부신기능을 억제하기 때문에 스테로이드 치료를 받지 않은 환자보다 스테로이드 치료를 받은 환자에게서 낮게 나타났다. 하지만 스테로이드 치료를 받은 적이 없는 환자들에게서도 평균 혈청 DHEA-황산염 수치가 현저하게 낮은 경우가 있었다. 다른 연구에서는 크론병 환자 66명의 74%가 혈액 내 DHEA-황산염 농도가 정상(2500nmol/L)보다 낮았다. 어느 연구에서는 하루에 DHEA 200mg으로 치료했을 때 눈에 띄게 임상 증상이 좋아지는 결과가 나왔다.

■ 연구 최소 6개월 동안 활동성크론병을 앓는 환자 7명에게 8주 동안 하루에 DHEA 200mg을 주었더니 6명(83%)의 증상이 정지됐으며(크론병 활성도 150 이하) 부작용 때문에 치료를 중단한 환자는 한 명도 없었다.

개비 박사는 여성의 생리학적 DHEA 용량은 하루에 약 5~15mg이고 남성은 하루에 10~20mg이라고 추정한다. 개비 박사의 임상경험에 의하면 기존 영양치료에 알레르기 유발 음식을 먹지 않으며 하루에 DHEA 10~20mg을 추가했더니 궤양성대장염, 류마티스관절염, 피부근염 같은 자가면역질병이 있는 여성들의 증상이 개선됐다. DHEA가 일부는 에스트로겐과 테스토스테론으로 바뀌므로 이론적으로 호르몬 의존성 암을 유발시킬 가능성이 있기 때문에 이렇게 적은 양의 DHEA가 효과적이라면 위에 언급한 연구에서 사용된 많은 양보다 적은 양을 사용하는 것이 더 나을 것이다. DHEA 치료는 혈청 DHEA-황산염 농도가 정상보다 낮거나 경계 근처에 있는 환자에게만 사용을 고려해야 한다. 하지만 다른 치료들이 다 효과 없다면 혈청 DHEA-황산염 수치가 정상인 크론병 환자에게도 DHEA 치료를 시도해볼 가치가 있을 것이다.(2권 DHEA p.314)

유산균(Probiotics; 소장균, 대장균)

사카로마이세스 불라르디(Saccharomyces boulardii)는 사카로마이세스 세레비시에(S. Cerevisiae; 맥주 효모와 빵 효모)와 밀접한 유산균이다. 연구에 의하면 불라르디 중등 정도의 활동성크론병 환자의 설사 빈도를 줄여주었고 증상이 정지된 환자의 재발률을 감소시켰다.

■ **연구 1** 중등 정도의 활동성크론병 환자 20명에게 2주 동안 병원치료에 불라르디(1일 3회씩 250mg)를 추가해 치료했고, 그러고 나서 이 환자들을 두 그룹으로 나누어 7주 동안 한 그룹에는 같은 양의 불라르디를 주고 다른 그룹에는 가짜 약을 주었다. 10주가 됐을 때 설사의 1일 평균 빈도는 불라르디 그룹이 대조군보다 현저하게 낮았다(3.3:4.6).

■ **연구 2** 증상이 정지돼 있는 크론병 환자 32명을 무작위로 나누어 6개월 동안 한 그룹은 처방약 메살라민(mesalamine; 1일 1g씩 2회)과 불라르디(아침에 1g)로 치료받도록 하고 다른 그룹은 메살라민(1일 1g씩 3회) 치료만 받도록 했다. 재발된 환자의 비율은 메살라민과 불라르디를 같이 치료받은 그룹이 메살라민만 치료받은 그룹보다 훨씬 낮았다(6%:38%).

불라르디가 몸에서 어떻게 작용하는지는 알려지지 않았지만 장내 세균의 균형을 맞추어 효과를 발휘하는 것으로 보인다. 세레비시에와 가까운 친척간인 불라르디는 이당류를 가수분해하는 능력을 가졌을 가능성도 있다. 세레비시에는 시험관실험에서 수크라아제, 이소말토, 말타아제의 역할을 하는 것으로 나타났다. 이당류를 가수분해하는 효소들이 소장에 존재하면 크론병 환자가 소화시키지 못하는 이당류의 소화를 개선시킨다. (앞의 저이당류 식단 p.888) 그러나 불라르디의 복용을 고려할 때는 크론병 환자의 69%는 세레비시에에 대해 혈액 내에 항체를 가지고 있다는 사실을 고려해야 한다. 만약 이 항체들이 있다는 것이 알레르기가 일어나고 있다는 것을 의미하는 것이라면 불라르디의 복용은 어떤 경우 크론병을 악화시킬 수도 있으니 유의해서 관찰해야 할 것이다.

락토바실루스 람노서스 GG는 여러 장질병에 좋은 효능을 가진 것으로 알려진 유산균이다. 어느 연구에서 락토바실루스 람노서스 GG를 6개월 동안 주었을 때 스테로이드 처방약 프레드니손과 면역조절제에 반응하지 않던 크론병 어린이 환자 4명 중 3명이 임상적으로 상당히 의미 있는 증상 개선을 보였다. 하지만 다른 연구들에서는 증상이 정지돼 있는 어린이와 어른 크론병 환자의 재발률이 감소하지 않았다.

낙산염(Butyrate, Butyric acid)

낙산염은 탄수화물과 단백질, 섬유질이 발효되며 대장의 균들에 의해 생산돼 대장세포와 소장의 마지막 부분인 회장세포의 주된 에너지원으로 쓰인다. 장내에 낙산염이 없으면 점막이 위축되고 결국 영양부족으로 인한 대장염이 된다는 설이 있어왔다. 이에 따라 낙산염으로 관장해 궤양성대장염을 성공적으로 치유한 사례가 있다. 낙산염 치료는 아래의 사례와 같이 회장과 대장의 크론병에 효과 있는 것으로 나타났다.

■ 연구 회장과 대장의 크론병으로 메살라진을 복용하며 치료를 받던 중 다시 재발한 13명의 환자에게 낙산염 2g씩을 추가해 하루 2회씩 8주간 복용하도록 했다. 낙산염은 코팅된 정제로 위장에서 녹지 않고 회장과 대장(pH 7)에서 녹도록 만든 제품이었다. 7명의 환자(54%)가 증상이 정지됐으며 2명(15%)은 개선됐고 내시경검사로 조직의 개선이 확인됐다.

칸디다증(Candidasis)

일부 크론병 환자들은 장에 칸디다 알비칸스 곰팡이가 과도하게 증식돼 있다. 칸디다의 과도한 증식은 항생제 치료, 이당류의 소화불량, 그리고 스테로이드 약, 피임약, 면역억제제의 사용 때문이다. 개비 박사의 임상경험에 의하면 칸디다 처방약 니스타틴에 분명한 효과를 보인 크론병 환자가 1명 있었고 칸디다증에 금해야 할 식단조절과 칸디다 처방약을 병행한 후 증상이 좋아진 환자가 몇 명 있었다.(1권 칸디다증 p.455) 크론병은 칸디다에 의한 자가면역질병으로 추정되고 있다. 따라서 칸디다증을 치료하는 것이 우선돼야 한다.

처방

- 전체적인 영양상태를 점검하고 필요할 경우 열량, 단백질, 필수영양소들을 보충하며 알레르기를 일으키는 음식을 찾아내 피한다. 저이당류 식단도 고려해야 한다.
- 질 좋은 종합비타민-종합미네랄을 복용한다.

- 증상이 정지된 환자의 경우 재발을 방지하기 위해 비타민 D를 하루에 최소 1200IU 복용한다. 비타민 D가 결핍된 환자나 흡수불량 환자들은 더 많은 양을 필요로 한다.
- 환자의 상태에 따라 마그네슘, 엽산, 비타민 B_{12}, 티아민, 비타민 B_3, 비타민 B_6, 비타민 A, 비타민 C, 비타민 K, 철분, 구리와 아연, 칼륨, L-트립토판, 셀레늄, 몰리브덴이 더 필요할 수 있다. 마그네슘과 비타민 B군의 보충을 필요로 하는 경우 정맥주사를 통한 보충을 고려해야 한다.
- 필요에 따라 어유를 하루 3~10g 섭취한다.
- 필요에 따라 사카로마이세스 불라르디를 하루 1g씩 복용한다.
- 필요에 따라 DHEA를 추가한다.
- 칸디다증을 치료한다.

66 통풍

Gout

통풍은 관절에 요산결정체가 쌓이면서 급성관절염이 반복되는 것이다. 엄지발가락에 가장 잘 생기며 발목, 손목, 무릎 등 다른 관절에도 생길 수 있다. 통풍은 일반적으로 퓨린 대사(purine metabolism)의 최종산물인 요산 과다가 원인이다. (1권 통풍 p.468)

음식

과체중인 사람은 체중감량이 요산 농도를 줄이는 데 도움을 준다. 내장, 살코기, 가금류, 청어, 고등어, 정어리, 멸치, 홍합, 조개, 새우, 게, 굴, 콩류, 완두콩, 시금치, 버섯, 아스파라거스, 통곡물, 효모와 같은 식품에 들어 있는 퓨린을 너무 많이 먹었을 때 요산 농도가 올라간다. 일부 사람들은 알코올을 먹었을 때도 요산 농도가 올라가고 통풍을 유발할 수 있는 것으로 나타났다. 알코올이 요산 농도를 올리는데 맥주는 퓨린이 많아 통풍이 있는 환자들은 특히 맥주를 피해야 한다. 어떤 연구에서 맥주 또는 독한 증류주를 많이 먹을수록 통풍이 생기는 비율이 증가했지만 와인은 통풍 발병에 약간 영향을 미치기는 하지만 심한 정도는 아니었다(1일 1잔 마시면 4% 증가).

많은 양의 설탕 또는 과당을 먹으면 요산 농도가 증가하는 것으로 나타났다. 4만6393명의 남성을 12년 동안 조사한 결과 청량음료와 과당의 섭취량은 통풍 발병률과 연관 있었다. 청량음료 외에 과당의 주요 공급원인 과일주스와 과당이 많은 과일(사과와 오렌지)은 통풍 발병률과 연관 있었다. 이러한 결과들이 적절한 양의 과일이나 과일주스를 먹는 사람들에게는 괜찮지만 통풍이 있거나 발병위험이 높은 사람들은 이러한 음식을 많이 먹지 말아야 한다.

어떤 연구에서 식이요법은 혈청 요산 농도를 낮추고 통풍의 재발률도 낮췄다.

■ **연구** 통풍이 재발한 적 있는 남성 13명에게 에너지의 40%는 탄수화물, 30%는 단백질, 30%는 지방으로 구성된 저열량 식사(1일 1600kcal)를 하게 하면서 정제된 탄수화물(백미)은 복합탄수화물(현미)로 대체하고 육류, 유제품의 지방을 오메가-3 오일로 대체했다. 16주 후 평균 체중감량은 7.7kg이었다. 평균 혈청 요산 농도는 17.5% 감소했고 처음에 요산 농도가 올라가 있던 환자의 58%는 정상으로 내려왔다. 월 평균 통풍발작 수는 2.1회에서 0.6회로 줄어들었다.

체리(Cherry)

1950년 연구에 의하면 체리 또는 체리주스를 매일 먹었을 때 요산 농도가 내려갔고 통풍발작도 줄어든 것으로 나타났다.

■ **연구** 통풍 환자 12명에게 다른 음식 제한 없이 하루에 680g의 신선한 체리 또는 통조림 체리를 먹게 했더니 12명 모두 혈청 요산 농도가 정상으로 내려왔고 통풍발작도 일어나지 않았다. 체리주스는 체리를 통째로 먹는 만큼 효과가 있었으며 대부분의 연구결과는 검은 체리에 의한 것이지만 노란 체리와 빨간 체리도 효과가 있었다.

어떤 보고에 따르면 체리주스를 먹으면 급성통풍을 빠르게 가라앉힐 수 있었고 어떤 경우에는 소염제가 필요 없기도 했다. 일부 환자들은 증상을 완화하기 위해 하루에 약 1.14L가 필요하지만 일반적으로 필요한 양의 범위는 하루에 227~454g 정도이다. 체리에서 분리해낸 여러 가지 플라보노이드가 염증물질(cyclooxygenase-1)의 작용을 억제하므로 체리는 확실히 소염효과가 있었다. 또 건강한 사람들이 28일 동안 매일 체리 280g을 먹었을 때 염증이 있음을 나타내는 C-반응성단백질의 혈청 농도가 25% 감소했다. (3권 심장질병의 원인, C-반응성단백질(CRP) p.34)

알레르기

어떤 사례보고에서 특정 음식과 꽃가루에 대한 알레르기는 요산이 높은 환자 3명에게 통풍발작을 일으키는 주요 원인으로 나타났다. 알레르기를 유발하는 음식을 먹거나 꽃가루 추출물을 피하에 주사했을 때 통풍 발작을 일으킬 수 있었다. 알레르기 유발 음식을 식단에서 제외하고 꽃가루 알레르기를 치료했을 때 통풍 증상이 좋아졌다. 알레르기는 통풍 발작의 흔한 유발원인은 아닌 것으로 보인다. 하지만 알레르기 증상들(편두통, 천식, 습진 등)이 있는 통풍 환자들은 알레르기를 없애면 효과를 볼 수 있다.

자연치료제

엽산(Folic acid)

엽산과 테트라하이드로폴레이트(tetrahydrofolate; 활성화된 엽산)는 시험관실험에서 요산을 발생시키는 잔틴 산화효소(xanthine oxidase)를 강력하게 억제하는 것으로 보고됐다. 요산 농도가 높은 환자 15명에게 9~21일 동안 매일 엽산 40~80mg과 비타민 C를 주었더니 평균 혈청 요산 농도가 9.4mg/dl에서 6.45mg/dl(31.4%)로 감소했다. 비타민 C는 엽산을 환원상태인 테트라하이드로폴레이트로 유지시키며 테트라하이드로폴레이트는 요산 농도를 낮추는 데 엽산보다 더 효과적이다.

비타민 C

비타민 C는 잔틴 산화효소 억제제로서 엽산의 효과를 높이는 것 외에도 소변으로 요산 배출을 증가시킨다. 연구에 의하면 6~12주 동안 매일 비타민 C를 500~3000mg 주었을 때 혈청 요산 농도가 현저하게 감소했다. 소량(200mg)의 비타민 C는 이런 효과가 없었다. 또 다른 연구에서 요산의 감소정도는 대조군에 비해 12~13% 정도였다. 복용량과 효과의 관계는 분명하지 않았지만 비타민 C의 효과는 연구 초기 요산 농도가 높은 환자에게 더 높은 것으로 나타났다.

의료계에 종사하는 남성을 20년 동안 조사한 결과 비타민 C 총섭취량(음식 포함)이 많으면 통풍발작 위험이 감소했다. 하루에 250mg 이하의 비타민 C를 먹는 남성들과 비교했을 때 통풍에 걸릴 위험도가 하루에 500~999mg을 먹는 남성들은 0.83, 하루에 1000~1499mg을 먹는 남성들은 0.66, 하루에 1500mg 이상 먹는 남성들은 0.55로 감소했다.

다른 요산뇨증 약제들처럼 비타민 C가 세포조직에서 요산의 이동을 빠르게 해 일부 사람들에게 통풍발작을 일으킬 수 있다는 이론이 있어왔다. 그러나 많은 의사들이 수천 명의 환자들에게 많은 양의 비타민 C를 주어왔지만 비타민 C로 인해 통풍이 생기는 예는 한 건도 없었다. 그래도 통풍을 겪은 적 있는 환자에게는 많은 양의 비타민 C를 주려고 할 때 적은 양으로 시작해 점차 늘리는 것이 좋을 것이다.

구리(Copper)

구리가 결핍된 먹이를 먹인 쥐는 평균 혈청 요산 농도가 60% 정도 증가했다. 서구화된 사회에서 심한 구리 결핍은 흔하지 않지만 정제 가공된 음식에는 미네랄이 부족하다. 따라서 구리를 하루에 1~2mg 복용하는 것은 요산이 많은 환자에게 이로울 것이다. 구리가 들어 있는 종합비타민도 있다.

크로뮴(Chromium)

크로뮴이 결핍된 먹이를 먹인 쥐는 혈청 요산 농도가 현저하게 올라갔다. 밀가루와 일부 음식을 정제하면 상당한 양의 크로뮴이 없어지기 때문에 보통 서양식을 하는 과뇨산혈증 환자는 하루에 50~200mcg의 크로뮴이 도움이 될 것이다. 이러한 양은 종합비타민에 들어 있다.

퀘세틴(Quercetin)

시험관실험에서 퀘세틴은 소의 잔틴 산화효소를 억제하는 것으로 밝혀졌다. 이 실험에서 사용한 농도는 건강한 사람이 7일 동안 매일 하루에 양파 220g(1일 퀘세틴 114mg)을 먹었을 때 얻을 수 있는 혈장 퀘세틴 농도의 2배 정도다. 따라서 퀘세틴이 많이 들어 있는 양파, 사과, 홍차, 케일과 같은 음식을 정기적으로 먹었을 때 요산을 낮추는 효과가 있다. 임상실험을 하지는 않았지만 퀘세틴 500mg을 하루에 2회씩 시도해볼 가치가 있다.

나이아신(Niacin)

많은 양의 나이아신(1일 1.5g 이상)은 요산 농도를 높인다. 따라서 나이아신을 과뇨산혈증이 있거나 통풍을 겪었던 적 있는 환자에게 사용할 때는 주의해야 한다.

처방

- 요산이 많은 내장, 살코기, 가금류, 청어, 고등어, 정어리, 멸치, 홍합, 조개, 새우, 게, 굴 등과 탄수화물을 줄이고 알코올과 설탕 섭취를 제한한다.
- 체리를 먹거나 체리주스를 매일 마신다. 양파를 매일 먹어도 요산을 낮춘다.
- 엽산을 하루 10~40mg씩 복용한다.
- 비타민 C를 매일 500~3000mg 복용한다.

67 파킨슨병

Parkinson's Disease

파킨슨병은 퇴행성신경계질병으로서 경직, 떨림, 몸동작 느려짐, 보행장애, 우울증, 인지장애 등의 증세가 나타난다. 이 병은 뇌 흑질의 도파민을 생산하는 세포의 손실로 생기는데 그 원인은 알려져 있지 않으나 유전적인 요인과 환경적인 요인과 연관 있는 것으로 보인다. 병원치료에서는 레보도파라는 약물과 카비도파, 도파민 작용제(dopamine agonists) 또는 모노아민산화효소억제제(monoamine oxidase-B inhibitors) 등을 함께 쓰는데 처음 몇 년간은 증세 호전에 도움을 주지만 병세가 진행되면서 약효가 떨어진다.

환경적 요인

살충제와 제초제, 다른 화학물질들은 모두 신경에 독성물질이 된다. 예를 들어 제초제의 일종인 파라콰트(paraquat)는 파킨슨병에 걸렸을 때 파괴되는 부위와 같은 부위의 뇌 세포를 파괴하는 것으로 알려져 있다. 이런 여러 가지 화학물질에 노출되면 파킨슨병이 발병하는데, 캘리포니아의 한 연구에 따르면 1984년부터 1994년 사이 파킨슨병으로 인한 사망률은 농사에 농약을 쓰는 지역이 그렇지 않은 지역에 비해서 19~47% 더 높았다. 중국에서는 화학공장에서 일하거나 화학공장 근처에 사는 사람이 개발이 안 된 지역에 사는 사람보다 파킨슨병에 걸릴 확률이 4배나 높았다. 한 연구에서 알츠하이머병이나 다른 이유로 사망한 환자들에 비해 파킨슨병으로 사망한 환자의 뇌의 흑질 안에는 살충제의 농도가 훨씬 높았다. 게다가 디엘드린이라는 농약은 세포 내의 미토콘드리아에 오래 동안 작용하는 독극물인데 파킨슨병으로 사망한 20명의 환자 중 6명의 뇌세포에서 발견됐고 다른 이유로 사망한 14명의 환자에게서는 발견되지 않았다.

신경 독성 화학물질에 의한 부작용에 얼마나 쉽게 영향을 받는지는 해독작용을 얼마나 잘하느냐에 달려 있다. 이는 일부분 유전적인 요인에 의해 결정된다. 파킨슨병에 걸린 환자들의 63%에서 유황대사의 해독기능이 손상된 것으로 발견됐고 다른 환자들이나 정상인의 경우에는 37%와 35%에서 발견됐다. 파킨슨병에 걸린 환자 95명과 그렇지 않은 환자 95명을 대상으로 한 연구에서 살충제에 노출된 적 있는 사람 중 살충제를 해독시키는 글루타티온(glutathione transferase P1) 유전인자가 있는 경우 파킨슨병에 걸리는 경우가 더 적다는 확실한 상관관계가 있었다.

이러한 발견은 어떤 화학물질에 대한 노출이 파킨슨병에 걸리는 일부 원인이 될 수 있다는 것인데 해독능력에 장애가 있는 사람들에게서 특히 그 악영향이 심하게 나타난다. 그러므로 유기농식품을 먹거나, 유기농법으로 농사를 짓거나, 잔디에 독성이 있는 화학물질을 뿌리지 않는 등의 조치를 취하면 파킨슨병에 걸릴 확률이 줄어들고 병세 진전을 늦출 수 있다.

몸속의 이물화학물질의 양을 줄이는 간 해독 프로그램(비타민 C, 셀레늄, N-아세틸시스테인, 밀크시슬, 타우린)은 이미 파킨슨병에 걸린 환자의 경우에도 병세를 늦추거나 되돌리는 데 도움이 될 수 있다. 화학물질에 노출된 적은 없지만 검사에서 화학물질이 몸에 쌓인 것으로 확인된 사람에게도 이런 간 해독 프로그램이 도움이 될 수 있다. 사우나나 운동을 해 땀으로 독소를 배출시키는 것도 좋은 방법이다.

음식

단백질(Protein)

파킨슨병에 걸린 대부분의 환자가 처방약 레보도파(레보도파-카비도파)를 오래 사용하면 약효가 있다가 없다가를 반복해 움직임에 장애도 있다가 없다가를 반복하는 현상(on-off phenomenon)과 가끔씩 약이 듣지 않는 때(random drug-resistant 'off' period)가 생기는 등 심각한 부작용이 일어난다. 이런 비정상적인 반응은 레보도파가 뇌에 불규칙적으로 전달되기 때문으로 추정된다. 이것은 페닐알라닌, 티로신, 메티오닌, 루신, 이소루신, 발린, 트립토판과 같은 아미노산들이 장에서 레보도파와 흡수경쟁을 하고 혈액을 통해 뇌를 통과되는 과정에서 레보도파와 경쟁해 레보도파가 뇌에 일정하게 전달되는 것이 장애를 받기 때문으로 추정된다.

연구에 의하면 아침과 점심에 단백질 섭취를 엄격하게 제한해 저녁식사 때까지 하루 총 단백질 섭취량이 7g을 넘지 않으면 혈장의 아미노산의 농도가 낮아져 많은 환자의 경우 '온-오프(on-off)' 현상이 사라진다는 것을 발견했다. 저녁식사 때 많은 양의 단백질을 먹으면 다시 증세가 나타나지만 낮 동안엔 정상적인 활동이 가능했다.

■ **연구 1** 레보도파(레보도파-카비도파)를 복용해 불규칙적인 움직임장애 증상을 보이는 파킨슨병 환자 11명에게 저녁식사 때까지 단백질을 제한한(아침과 점심을 합쳐 7g) 식단을 먹게 했더니 1~12개월 동안 9명의 환자한테서 파킨슨병 증세가 현저하게 호전됐고, 불규칙적인 움직임장애도 줄어들었으며, 나머지 2명도 경미하지만 증세가 호전되었다.

■ **연구 2** 레보도파(레보도파-카비도파)를 복용하면서 단백질 섭취를 제한한 식단으로 불규칙적인 움직임장애가 줄어든 파킨슨병 환자 43명을 12~48개월간 관찰했더니 그중 30명(70%)이 성공적으로 이 식단을 유지하고 있었다. 식단을 중단한 나머지 13명 중 3명만 효과가 없기 때문에 그만두었는데, 이들은 가장 심각하고 복잡한 병세를 보이는 환자들이었다.

환자들이 마음만 먹으면 낮 시간 동안 단백질 제한식단을 지키면서도 필요한 대부분의 영양소를 충분히 섭취하는 것이 가능하지만 단백질과 다른 영양소의 결핍을 막기 위해 적절한 영양 상담을 받아야 한다.

온-오프 현상이 없는 파킨슨병 환자가 하루에 몸무게 1kg당 2g의 많은 단백질을 섭취하자 레보도파의 치료효과를 방해하고 뇌에 부작용을 일으켰다. 그러나 하루에 몸무게 1kg당 0.5g의 적은 단백질을 섭취하면 뇌 부작용을 악화시키지 않으면서 레보도파의 치료효과를 높여주고 안정시켜주었다. 다른 연구에서도 레보도파로 치료받으면서 5일 동안 낮은 함량의 단백질(남성 50g, 여성 40g, 대부분 저녁식사 중 섭취)을 섭취한 환자들이 높은 함량의 단백질(남성 80g, 여성 70g, 세 끼에 나눠 섭취)을 섭취한 환자들에 비해 더 나은 움직임을 보인다고 보고했다. 이러한 발견은 많은 양의 단백질을 섭취하는 일부 파킨슨병 환자들의 경우 단백질 섭취를 줄임으로써 신경기능을 향상시킬 수 있음을 보여준다.

유제품

한 연구에 따르면 유제품 섭취 증가가 남성의 파킨슨병의 발병률 증가와 관계있다고 보고했다. 이런 연관성이 유제품 섭취와 파킨슨병의 인과관계를 증명하지는 않지만, 유제품과 다른 육류들은 먹이사슬의 제일 높은 곳에 있으므로 먹이사슬의 낮은 곳에 있는 음식들보다 높은 농도의 살충제와 다른 화학물질이 많이 들어 있기 때문이다.

자연치료제

코엔자임 큐텐(Coenzyme Q10, CoQ10)

코큐텐은 세포 내의 미토콘드리아 중 첫 번째 효소이다. 파킨슨병에 걸린 환자에게서 대뇌 흑질 내에서 미토콘드리아 코큐텐의 부족 현상이 발견됐고 혈청과 혈소판 미토콘드리아의 코큐텐 농도가 낮은 것으로 발견됐다.

몇 가지 임상실험에서 파킨슨병이 있는 환자들에게 1~16개월 동안 코큐텐을 하루에 200~2400mg 복용하게 했더니 증세를 호전시키거나 병세를 늦추지 못했다(1년간 1일 2400mg씩 복용한 사례도 포함). 그러나 다른 연구에서는 초기 파킨슨병 환자들에게 코큐텐을 16개월 동안 하루에 1200mg의 복용하게 했더니 가짜 약 그룹에 비해 병세 진행이 늦추어졌다. 하지만 코큐텐을 하루에 300mg과 600mg의 복용했을 때는 큰 효과를 나타내지 못했다고 보고했다. 또 다른 연구에서는 코큐텐을 하루에 2회 180mg 복용하게 했더니 파킨슨병 환자에게 자주 일어나는 색을 구별하는 능력은 호전됐으나 신경 증상에는 별다른 효과가 없었다. 코큐텐의 효과는 그리 크지 않지만 다른 영양소와 함께 복용하면 파킨슨병에 더 효과적일 수도 있다는 가능성이 한 연구보고에서 제기됐다.

■**연구** 여러 해 동안 매일 3g의 나이아신, 비타민 E, 비타민 C, 셀레늄을 복용하고 있던 84세의 노인이 2년 전 파킨슨병으로 진단됐는데, 코큐텐을 하루 600mg 추가로 복용했더니 2주 안에 신경 증상이 현저하게 호

전됐으며 코큐텐을 하루에 300mg씩 10개월 복용하는 동안 호전상태가 지속됐다.

비타민 B_6(Pyridoxine; 피리독신)

비타민 B_6는 레보도파가 도파민으로 바뀌는 데 촉매역할을 하는 도파데카르복실라아제라는 효소의 보조인자이다. 이론적으로 비타민 B_6는 대뇌 흑질의 도파민 생성을 증가시켜 파킨슨병 증세를 호전시킬 수 있다. 이러한 가능성은 여러 연구를 통해 1940년대 초 발표됐는데 한 연구에 따르면 2주 동안 피리독신을 하루에 50~100mg 정맥주사로 투여하자 9명의 환자 중 4명이 원인을 모르는 특발성 파킨슨병이나 동맥경화성 파킨슨병의 증상이 호전됐다. 또 다른 연구에 의하면 특발성 파킨슨병 환자에게 정맥이나 피하에 2주 동안 피리독신을 50~100mg 투여했더니 6명 중 5명의 병세가 호전됐다. 그러나 뇌염을 앓은 후의 파킨슨병 환자에게는 효과가 없었다.

비타민 B_6는 카비도파를 같이 복용하지 않고 레보도파만 복용하고 있는 파킨슨병 환자의 경우 증세를 악화시킬 수도 있다. 이는 비타민 B_6가 레보도파의 말초대사활동을 증가시켜 뇌까지 갈 수 있는 양이 줄어들게 하기 때문이다. 그러나 카비도파와 함께 복용하면 비타민 B_6 보충제가 레보도파의 말초대사를 증가시키지 않아 파킨슨병의 증상을 악화시키지 않는다. 그와 반대로, 다른 한 연구에서는 레보도파와 카비도파를 같이 복용하면서 25mg의 비타민 B_6를 함께 복용하면 레보도파의 효능을 강화시켰다고 보고했는데 이는 비타민 B_6가 뇌에서 레보도파가 도파민으로 바뀌는 것을 촉진시켰기 때문인 것으로 보인다.

파킨슨병 환자 중 레보도파와 카비도파 약을 복용하는 환자는 이런 약을 복용하지 않는 환자들에 비해 평균 혈장 비타민 B_6의 농도가 현저하게 낮고 평균 혈소판 호모시스테인 농도가 현저하게 높았다. 쥐에게 많은 양의 카비도파를 투여했더니 혈청과 세포조직의 비타민 B_6 수치가 낮아졌다.

이와 같은 사실은 레보도파와 카비도파를 사용하는 환자들의 경우 비타민 B_6를 하루 25~50mg 복용하면 신경 증세가 향상되고 호모시스테인이 높아지는 것을 예방하며 더불어 비타민 B_6의 부족 상태를 보완해줄 수 있음을 보여준다.

비타민 B_2(Riboflavin; 리보플라빈)

브라질에 사는 파킨슨병 환자 31명(평균연령 68세) 모두에게서 비타민 B_2 부족 증상이 발견됐다. 반대로 치매에 걸린 환자 10명 중에서는 3명에게서만 비타민 B_2의 부족 현상이 나타났다. 파킨슨병 환자 19명에게 6개월 동안 비타민 B_2를 하루에 3회 30mg 주고 붉은 고기를 먹지 못하게 했더니 3개월 후 모든 환자의 운동능력이 향상됐다. 이후 3개월 동안 5명의 환자는 상태가 계속해서 호전됐으며 나머지 환자들은 나아진 상태를 유지했다.

붉은 고기의 섭취를 제한한 것이 병세 호전에 얼마만큼 도움이 됐는지는 확실하지 않으나 환자들 중 90%가 파킨슨병 치료를 위한 약물을 복용하고 있었으므로 상태가 호전된 것은 단백질 섭취를 제한해 레보도파의 효능이 높아졌기 때문일 것이다.

비타민 D

파킨슨병 환자의 경우 골밀도가 낮은 것이 공통점이며 이것은 운동량이 없고 비타민 D가 부족하기 때문이기도 하다. 한 연구에서 골감소증의 발병은 혼자서 움직일 수 있는 환자 20%와 도움이 필요한 환자 61%에서 생긴다. 혼자서 움직일 수 있는 환자들의 혈청 비타민 D 수치는 대개 정상이었으나 누군가의 도움이 필요한 환자들은 거의 대부분 충분한 햇볕을 받지 못해 낮았다.

비타민 E와 비타민 C

산화 스트레스가 대뇌 흑질 내에 도파민의 자동산화(auto-oxidation)를 일으킴으로써 활성산소가 생기고 이로 인해 세포가 손상돼 파킨슨병을 유발한다는 가설이 있다. 만약 그 가설이 맞다면 비타민 E나 비타민 C 같은 항산화제를 복용하면 발병을 예방하거나 병의 진행을 늦출 수 있다. 한 연구에 따르면 음식에서 많은 양의 비타민 E를 섭취하면 파킨슨병의 발병률을 낮출 수 있다고 보고했고 다른 연구에서는 비타민 E와 비타민 C 보충제를 복용하면 초기의 파킨슨병 진행을 늦출 수 있었다.

■ **연구 1** 초기 파킨슨병 환자 75명에게 많은 양의 비타민 E와 비타민 C를 주었는데 양을 점차적으로 늘려 하루 4회로 나눠 비타민 E 3200IU와 비타민 C 3000mg을 주었다. 비타민을 복용하지 않은 그룹과 비교했을

때 비타민을 복용한 그룹에서는 레보도파의 치료가 필요한 시기가 2년 5개월 더 늦춰졌다.

어느 연구보고에 따르면 비타민 C 보충제의 복용은 레보도파의 효능을 강화시키는 것으로 나타났다.

■ 연구 1 고용량의 레보도파로 효과를 보던 62세의 파킨슨병 남성 환자가 구토가 심해져 하루 3g으로 약물 사용을 줄여야 했다. 그러나 아직도 구토 증세가 심했고 많은 양을 사용할 때보다 병세에도 효과적이지 못했다. 이 환자에게 처음엔 비타민 C를 하루에 1g 복용하게 하다가 점차적으로 늘려 하루에 4g 복용하게 하고 레보도파의 양은 하루 2g으로 줄였더니 구토 증세가 없어지고 4주 안에 병세가 호전됐다. 비타민 C 대신 가짜 약을 주었더니 병세가 악화됐으며 다시 비타민 C를 복용하게 하자 증세가 호전됐다.

철분과 약물의 상호작용

철분은 레보도파와 카비도파와 함께 복합적인 화학물질을 형성한다. 레보도파-카비도파와 함께 325mg의 황산철(ferrous sulfate)을 복용하면 레보도파의 활용도가 30% 줄어들며 카비도파는 75% 이상 줄어들어 전체적인 약물 효과가 감소했다. 그러므로 레보도파-카비도파를 복용하는 환자가 철분이 필요할 경우 레보도파-카비도파를 복용하기 몇 시간 전이나 몇 시간 후에 철분을 따로 복용해야 한다.

L-타이로신(L-Tyrosine)

1989년 프랑스에서 발표된 연구보고서에는 하루 1.6~4.0g의 L-타이로신(레보도파의 전 단계 물질)이 레보도파를 대체하는 치료제로 성공적으로 쓰였다고 기록돼 있다.

■ **연구** 1~6년 동안 파킨슨병을 앓아왔고 레보도파나 도파민 작용제를 이용한 치료에 반응을 보이지 않던 환자 5명을 1주일 동안 L-타이로신으로 치료했다. 처음에는 하루 800mg으로 치료하다가 점차 양을 늘려 평균 하루 2.2g의 L-타이로신을 사용했는데, 몇 개월에 걸쳐 꾸준히 증상이 호전됐으며 6개월 안에 최고의 효과가 나타났다. 어떤 환자는 L-타이로신으로 3년 동안 치료했는데 레보도파나 도파민 작용제로 치료했을 때보다 더 큰 효과를 봤고 부작용도 없었다고 한다.

이런 결과가 다른 연구에서도 나타난다면 L-타이로신이 파킨슨병 치료에 중요한 돌파구가 될 것이다. 그러나 L-타이로신이 정말로 레보도파보다 효과적이라면 지금쯤 다른 많은 연구가들이 이를 확인하는 결과를 발표했을 것이다. 여기에 보고된 결과가 확실해질 때까지 레보도파 대신 L-타이로신으로 대체하는 것은 바람직하지 않지만 레보도파나 도파민 작용제를 복용하지 않는 환자들에게 L-타이로신으로 치료해보는 것은 고려해볼 만하다.

글루타티온(Glutathione)

파킨슨병 진단을 받았으나 아직 증상이 나타나지 않은 환자의 대뇌 흑질에서 항산화제인 글루타티온이 전반적으로 부족한 것으로 나타났다. 이 현상은 파킨슨병으로 다른 변화가 발견되기 전에 가장 먼저 나타나는 경우가 대부분이다. 글루타티온 부족은 활성산소의 증가를 초래해 파킨슨병을 일으키는 것으로 알려져 있다. 한 실험에서 글루타티온(reduced glutathione; GSH)을 하루에 2회 정맥에 주사했더니 파킨슨병이 호전됐으며 치료가 끝난 후에도 2~4개월 동안 효과가 지속됐다.

■연구 초기 파킨슨병 진단을 받고 치료를 받지 않은 9명의 환자에게 30일 동안 글루타티온을 하루에 2회 600mg씩 정맥을 통해 주입했더니 경직, 자세, 걸음걸이, 균형, 언어, 운동저하에 현저한 호전반응을 보이는 등 전반적인 임상적 신체장애가 42% 호전됐으며 글루타티온을 중단한 후에도 효과가 2~4개월간 지속됐다.

글루타티온은 일부 아황산염(sulfite; 방부제)으로 바뀌므로 아황산염에 민감한 환자는 복용하면 안 된다. (1권 아황산염 p.542)

처방

파킨슨병에 대한 영양소들의 효능을 입증하는 연구는 아직 초기단계에 머물러 있다. 낮 동안 단백질 섭취를 제한하는 방법은 온오프 현상이 있는 환자에게 도움이 되는 것으로 보이며 코엔자임 큐텐과 비타민 C는 병세를 늦추는 데 유용하다. 한 연구에서 밝혀진 리보플라빈 섭취가 신경 증상을 향상시킨다는 사실은 매우 고무적이며 비타민 B_6는 환자에 따라 효과가 다를 수 있다. 정맥에 주사하는 글루타티온 치료법도 기대해볼 만하다.

68 편두통

Migraine

편두통은 한쪽 머리가 심하게 지끈거리는 통증이다. 구토와 메스꺼움, 전조증상(aura)이나 시야가 흐려지는 증상이 동반되는 경우가 잦다. 미국인의 10% 이상이 편두통을 겪고 있고 남성보다 여성이 3배 많다.

편두통의 원인은 확실치 않지만 혈관이 수축했다가 확장되는 현상이 일부 원인으로 여겨진다. 담배를 피우거나 피임약을 먹거나 과거에 편두통약으로 쓰였던 에르고타민(ergotamine)을 먹었을 때 일부 환자는 편두통 빈도가 늘어나는 것으로 나타났다. 급성편두통 치료에 사용되는 처방약들은 급성편두통에는 효과가 있으나 가장 효과가 좋은 처방약도 편두통 빈도를 50% 이상 줄이지는 못한다. 또 약 의존에 의한 두통부터 심근경색증까지 다양한 부작용을 초래할 수 있다.

따라서 더 안전하게 치료할 수 있는 방법이 필요하다. 개비 박사의 임상경험에 의하면 식단을 조절하거나 영양보충제로 치료했을 때 편두통 환자의 적어도 3분의 2는 편두통 빈도가 확연히 줄거나 없어졌다고 한다.

음식

반응성저혈당증(Reactive hypoglycemia)

반응성저혈당증은 식후 인슐린이 과다하게 분비돼 혈당이 많이 떨어지는 증상으로, 편두통의 흔한 원인으로 지목된다. 1949년 보고에 의하면 인슐린이 너무 많이 분비돼 편두통이 생긴 환자 11명에게 고단백, 저탄수화물 식단을 따르게 했더니 편두통 증상이 좋아지거나 완전히 없어졌다. 혈당을 빨리 올리지 않는 단백질을 많이 먹고 혈당을 빨리 올리는 탄수화물은 적게 먹어 인슐린 분비시간을 늦추고 분비량을 줄여 혈당이 지나치게 떨어지지 않도록 했기 때문이다.(1권 당뇨 p.185)

다른 연구에서는 오전 또는 오후의 공복 상태에서 편두통이 생기는 환자 74명에게 5시간 동안 혈당을 처리하는 능력을 검사했다. 그 결과 6명은 당뇨가 발견됐고 56명은 반응성저혈당증으로 나왔다(혈청 혈당수치가 65mg/dl 이하이거나 1시간 내 혈당이 75mg/dl 감소). 이들에게 식사를 하루 6회로 나눠 조금씩 먹게 하면서 정제설탕을 제한하는 식이요법을 하도록 하자 편두통 빈도와 강도가 75% 이상 호전됐다.

그러므로 모든 편두통의 원인으로 혈당조절장애를 고려해야 한다. 특히 정제설탕을 많이 먹거나 혈당이 가장 낮을 때 편두통이 시작되는 경우라면 혈당 조절에 문제가 있을 가능성이 높다.

카페인

대부분의 연구에서 카페인이 편두통을 일으킬 수 있다는 결과를 내놓고 있지만 영향은 크지 않은 것으로 보인다. 하지만 어떤 의사는 카페인을 섭취하지 않으면 편두통 환자들이 편두통 치료에 더 잘 반응하고 종종 편두통 약을 중단하는 경우도 있었다고 한다. 개비 박사도 카페인을 섭취하지 않으면 편두통 환자의 증상이 현저하게 좋아지는 것을 확인할 수 있었다고 한다. 카페인은 혈당 조절 기능을 저하시킬 뿐 아니라 혈당 조절과 상관없이 편두통을 일으키는 것으로 보인다.

소금

한 연구가는 한꺼번에 소금을 많이 섭취하면, 특히 공복에 먹는 경우 몇 시간 만에 편두통이 생길 수 있다고 보고했다. 몇 년 동안 편두통이 있던 환자 12명에게 식사 전에 소금이 많이 포함된 모든 간식거리(감자칩, 땅콩 등)를 먹지 않도록 했더니 6개월 동안 3명의 환자는 편두통이 없어졌고 7명은 편두통의 빈도가 줄었다고 한다.

음식 알레르기

음식 알레르기도 편두통의 가장 흔한 원인 중 하나이다. 음식 알레르기는 알레르기 피부검사에서도 잘 나타나지 않아 모르고 지내는 경우가 많다. 하지만 알레르기를 일으키는 음식을 모두 제외한 식단을 실천하면서 음식을 하나씩 추가하는 방법으로 쉽게 찾아낼 수 있다.(1권 체질에 맞는 음식 찾기 p.49 / 3권 음식 알레르기 p.663) 음식 알레르기가 편두통을 일으킬 수 있다는 사실은 70년 넘게 의학지에 소개돼왔지만 이 사실을 모르는 의사가 대부분이다.

발릿(Balyeat)과 링켈이라는 의사는 1930년과 1931년에 이미 음식 알레르기가 편두통의 흔한 원인이라고 보고한 바 있다. 이들이 치료한 편두통 환자 202명이 편두통을 일으키는 것으로 추정되는 음식을 먹지 않으면서부터 66.3%는 빈도가 줄고 21.7%는 거의 또는 완전히 편두통으로부터 벗어날 수 있었다. 1930년대 진행된 4개의 연구에서도 비슷한 결과가 나왔다. 이들 연구의 총 환자 수는 400명이었고 문제의 음식을 먹지 않음으로써 환자의 50.8~78%가 호전되거나 완치된 것으로 기록돼 있다. 이후에도 여러 연구가들이 음식 알레르기가 편두통의 주요 원인이라고 보고해왔다.

■ **연구 1** 편두통 환자 60명을 대상으로 한 연구에서 편두통을 앓아온 평균 기간이 여성은 18년, 남성은 22년으로 나타났다. 대부분의 환자는 편두통약 에르고타민(ergotamine)을 복용하고 있었고 피임약을 먹고 담배를 피우고 있었으며, 이 모든 것을 중단해도 증상이 좋아지지 않았다. 하지만 모든 환자에게 5일간 알레르기를 일으키지 않는 2가지 음식(주로 양고기와 배)과 생수를 먹이자 대부분 5일 이내에 편두통이 사라졌다. 그리고 알레르기 음식을 찾아내기 위해 하루에 1~3가지의 음식을 먹였더니 증상을 일으키는 음식은 환자당 평균 10가지였다.

가장 흔하게 편두통을 일으키고 맥박이 빨라지게 한 음식은 밀(78%), 오렌지(65%), 달걀(45%), 커피 · 차(40%), 초콜릿 · 우유(37%), 소고기(35%),

옥수수 · 사탕수수 · 설탕 · 이스트(33%), 버섯(30%), 콩(28%)이었으며 문제의 음식을 먹지 않았을 때 모든 환자들의 편두통이 호전됐다. 편두통의 빈도는 1개월에 402회에서 6회로 감소했고, 85%의 환자는 두통이 완전히 없어졌다.

■ **연구 2** 편두통이 심한 어린이 환자 88명에게 3~4주 동안 고기(양고기 또는 닭고기 중 하나), 탄수화물(밥 또는 감자 중 하나), 과일(바나나 또는 사과 중 하나), 양배추과 채소(양배추, 브로콜리, 콜리플라워, 방울다다기양배추 중 하나), 물, 비타민과 칼슘 보충제로 구성된 식단을 따르도록 했다. 마지막 2주 동안은 1회 이하의 두통밖에 없었던 아이들에게 일주일에 1가지씩 새로운 음식을 추가하도록 했다. 음식을 추가했을 때 증상이 생기지 않으면 계속 새로운 음식을 추가하고 증상이 나타나면 그 음식은 제외했다. 이 과정에서 78명의 아이가 완치됐고 4명은 상당히 호전돼 총 93%가 긍정적인 반응을 보였다.

대부분의 환자가 여러 가지 음식에 민감하게 반응해 모두 55가지의 음식이 증상을 일으키는 것으로 확인됐다. 우유(31%), 달걀(27%), 초콜릿(25%), 오렌지 · 밀가루 음식(각각 24%), 벤조산(16%), 치즈 · 토마토(각각 15%), 타르트라진 노란 색소 · 호밀(각각 14%), 돼지고기 · 생선(각각 10%), 소고기 · 옥수수(각각 9%), 대두콩 · 차(각각 8%), 귀리 · 염소우유 · 커피(각각 7%), 땅콩(6%) 순이었다.

이처럼 음식 알레르기가 편두통의 주요 원인이라는 많은 증거에도 불구하고 290여 명에 달하는 미국의 두통 전문의들은 여전히 음식을 두통의 원인으로 믿지 않는다. 두통 전문의의 단 2%만이 편두통의 60~80%가 음식 알레르기에 의해 생길 수 있다고 인정하고 있다.

알레르기 반응이 아닌 히스타민 반응

일부 환자들은 치즈, 알코올(특히 적포도주), 초콜릿, 귤 종류를 먹으면 편두통이 악화된다고 한다. 이 경우는 해당 음식에 대한 알레르기 반응이 아니라 히스타민을 분해하는 효소가 부족해서 생긴 편두통일 가능성이 높다. 하지만 해당 음식을 먹지 않으면 편두통의 빈도가 현저하게 감소하는 것은 음식 알레르기와 같다. (1권 히스타민효소부족증 p.320)

아스파탐(Aspartame)

아스파탐이 편두통 또는 다른 종류의 두통을 일으킨다는 연구가 꽤 많다. 일부 임상실험에서도 아스파탐이 두통을 일으키는 것으로 확인됐다. 어떤 연구에서 편두통 환자 11명에게 아스파탐을 4주 동안 하루 4회 300mg씩 복용하게 했을 때 가짜 아스파탐을 복용하게 했을 때보다 2배 이상 편두통 빈도가 증가한다는 사실을 확인했다(4주 평균 편두통 횟수 3.55:1.55).

여러 임상연구를 종합하면 아스파탐은 편두통의 주요 원인으로 간주돼야 하고, 따라서 식단에서 없애야 한다.

자연치료제

마그네슘(Magnesium)

마그네슘 결핍이 편두통을 일으키고 스트레스, 생리, 알코올, 이뇨제 등은 마그네슘을 소모시켜 편두통을 일으킨다는 몇 가지 증거가 있다. 검사결과에 따르면 편두통이 있는 사람들은 건강한 사람들에 비해 적혈구, 단핵세포, 혈청과 뇌조직의 마그네슘 농도가 상당히 낮았다.

어떤 의사는 하루 200mg의 마그네슘을 3000명 넘는 환자들(대부분 젊은 여성)에게 복용하게 해 환자의 80%가 호전되는 효과를 확인했다. 이후에도 마그네슘이 편두통에 미치는 영향을 알아보기 위한 다양한 임상실험이 시도됐고 대부분 편두통에 효과가 있다는 결과가 나왔다.

■ 연구 1 편두통으로 고생하는 81명의 사람을 무작위로 나눠 12주간 매일 한 그룹은 마그네슘(magnesium citrate; 구연산마그네슘) 600mg을 복용하도록 하고 다른 그룹은 가짜 마그네슘을 복용하도록 했다. 진짜 마그네슘을 복용한 그룹은 편두통 빈도가 41.6% 줄었고 가짜 마그네슘 그룹은 15.8% 줄었다. 하지만 마그네슘 그룹에서 18.6%는 설사를 하고 4.7%는 위의 자극을 느끼는 부작용이 관찰됐다. 구연산마그네슘은 설사를 유발할 수 있으나 마그네슘글리시네이트는 부작용을 일으키지 않는다.

■ 연구 2 월경 무렵 편두통이 생기는 여성 20명을 무작위로 나눠 매일 한 그룹은 마그네슘 360mg을 복용하도록 하고 다른 그룹은 가짜 마그네슘

을 복용하도록 했다. 마그네슘 치료는 월경 시작 후 15일째 되는 날부터 다음 월경이 시작되는 날까지 계속됐다. 두 번의 주기 후에 편두통 횟수와 강도를 측정했더니 마그네슘을 복용한 그룹은 가짜 마그네슘을 복용한 그룹보다 횟수도 적고 강도도 약했다. 마그네슘 그룹은 두통이 있는 날이 49% 감소했지만 가짜 마그네슘 그룹은 별 차이가 없었다.

종합해보면 마그네슘은 간단하고 안전하게 편두통의 강도와 빈도를 줄이는 데 효과적이다. 마그네슘과 함께 비타민 B군, 비타민 C를 복용하면 더욱 좋다.

리보플라빈(Riboflavin; 비타민 B_2)

리보플라빈은 세포의 미토콘드리아에서 에너지를 생산하는 역할을 하는데 편두통이 있는 환자들은 리보플라빈이 에너지를 만드는 기능에 문제가 있는 경우가 대부분이다.

1946년부터 리보플라빈 5mg을 하루에 3회 먹었을 때 편두통 예방에 효과가 있다는 보고가 여러 건 있었다. 가벼운 편두통 환자 15명 중 10명은 증상이 완전히 사라졌고 3명은 증상이 현저하게 좋아졌다는 보고도 있고, 안구편두통 환자 4명 모두가 리보플라빈을 복용한 이후 더 이상 편두통이 나타나지 않았다는 보고도 있다. 1956년에는 리보플라빈 효과가 더욱 분명하게 확인됐다. 100명 이상의 편두통 환자 대부분이 리보플라빈 복용 후 증상이 완전히 사라졌다. 6개월간은 10mg씩 하루 3회, 이후부터는 하루 10mg씩 지속적으로 복용하는 방법이었다. 대부분

1개월 안에 증상이 좋아졌으나 치료를 중단하면 몇 개월 안에 증상이 다시 나타났다고 한다.

하지만 오래전에 발표된 이 연구들은 잊혔고 40년 이상 지난 후에 새로운 세대의 연구원들이 다시 리보플라빈의 효과를 발견하기 시작했다.

■ **연구 1** 만성두통 환자 49명에게 리보플라빈을 하루 1회 400mg씩 최소 3개월간 복용하게 한 결과 편두통의 평균 횟수는 67% 줄고 평균 강도는 68% 감소했다. 한 환자는 위장장애(베이비 아스피린으로 불리는 저용량 아스피린을 복용 중인 환자)가 있어 치료를 중단했지만 다른 부작용은 보고되지 않았다.

■ **연구 2** 재발하는 만성편두통 환자 23명에게 리보플라빈을 하루 400mg씩 3개월간 복용하게 한 결과 발생 빈도가 1개월에 평균 4일에서 2일로 감소하고 편두통이 나타나는 평균시간은 1개월에 평균 50시간에서 28시간으로 44% 감소했다.

■ **연구 3** 편두통 환자 52명을 두 그룹으로 나눈 뒤 3개월간 매일 한 그룹은 리보플라빈 400mg, 마그네슘 300mg, 피버퓨(feverfew) 100mg을 조합한 치료를 받았고 다른 그룹은 리보플라빈 30mg만으로 치료를 받았다. 조합치료를 받은 그룹의 42%와 적은 양의 리보플라빈 치료를 받은 그룹의 44%에서 편두통이 50% 이상 완화됐다. 두 그룹 모두 편두통 빈도도 3분의 1로 줄었다. 따라서 조합치료에 사용된 3가지 성분을 하나씩 따로 사용해도 편두통 빈도를 줄일 수 있을 것으로 여겨진다. 적은 양의 리보플라빈이 3가지 모두를 조합한 치료만큼 효과적이라는 사실

이 다소 놀랍다. 리보플라빈이 이보다 많으면 오히려 효과가 덜할 가능성도 있다.

최근 진행된 몇 가지 실험에서는 많은 양, 즉 하루 400mg의 리보플라빈을 사용했으나 하루 15~30mg 정도면 적당할 것으로 보인다. 연구기간이 짧아 리보플라빈 복용량이 많아도 부작용을 일으키지는 않았지만 리보플라빈이 다른 영양소들과 불균형을 일으킬 수 있으므로 고용량은 저용량에 반응하지 않는 환자들에게만 고려하는 것이 안전하다.

코엔자임 큐텐(Coenzyme Q10; CoQ10)

코큐텐은 세포 내의 미토콘드리아에서 에너지를 만드는 역할을 하는데, 편두통 환자들은 이 과정에 문제가 있는 것으로 보인다. 1550명의 아이들과 어른들을 대상으로 한 실험에서 참여자의 32.9%는 코큐텐의 농도가 정상보다 낮았다. 3개의 연구결과를 보면 코큐텐은 편두통 예방에 효과적인 것으로 나타났다.

▪**연구 1** 편두통이 가끔 재발하는 환자 32명이 3개월간 매일 하루 150mg의 코큐텐 치료를 받았다. 2개월째에 61.3%의 환자는 월 편두통 횟수가 50% 이상 줄었다. 편두통이 일어나는 평균 일수는 월 59.8%(7.34:2.95) 감소하고 평균 빈도는 42%(4.85:2.81) 감소했다.

▪**연구 2** 편두통 환자 42명을 두 그룹으로 나누어 4개월간 매일 한 그룹은 하루에 3회 100mg의 코큐텐 치료를 받고 다른 그룹은 가짜 코큐텐 치료를 받았다. 치료를 받는 4개월 동안 평균 편두통 빈도가 진짜 코큐텐

그룹은 27.1%, 가짜 코큐텐 그룹은 2.1% 감소했다. 평균 지속시간과 편두통의 강도는 두 그룹 간에 차이가 없었다.

엽산(Folic acid)

전조증상은 없으나 반복적으로 편두통이 일어나는 아이 22명(8~18세) 중 16명은 혈장 호모시스테인 농도가 높았고 엽산 환원효소(methylene-tetrahydrofolate folic acid reductase) 유전자에 하나 이상의 이상을 가지고 있었다. 이 유전자는 효소기능 감소와 고호모시스테인혈증과 연관이 있다. 이 16명의 아이들에게 엽산을 6개월 동안 매일 하루에 5mg씩 복용하게 했더니 16명 중 10명은 편두통이 완전히 사라졌고, 5명은 횟수가 75% 줄었으며, 1명은 횟수가 50% 줄었다. 또 매일 편두통을 앓던 3명의 환자 모두 편두통이 완전히 사라졌으며, 16명의 환자 모두 혈장 호모시스테인 농도가 정상으로 돌아왔다. 하지만 고호모시스테인혈증이 어떤 원리로 편두통을 일으키는지는 밝혀지지 않았다.

다른 연구에서는 비타민 B_6, B_{12}와 함께 엽산을 복용시키자 전조증상이 있는 편두통 환자들의 두통 빈도와 강도가 감소한 것으로 나타났다.

■ **연구** 전조증상이 있는 편두통 환자 52명(평균연령 52세)을 두 그룹으로 나누어 6개월 동안 매일 한 그룹은 비타민 B 복합체(엽산 2mg, 비타민 B_6 25mg, 비타민 B_{12} 400mcg) 치료를 받고 다른 그룹은 가짜 비타민 B 복합체 치료를 받았다. 이 환자들은 혈장 호모시스테인 농도가 일반 사람들의 평균수치보다 21% 높았다. 진짜 비타민 B 복합체 치료를 받은 그

룹의 경우 평균 혈장 호모시스테인 농도가 39% 감소하고 심한 편두통으로 장애가 있는 환자 비율은 61%에서 30%로 떨어졌다. 두통 횟수도 75%, 두통 강도도 25% 감소했다. 반면 가짜 치료를 받은 그룹에서는 아무런 변화도 없었다.

비타민 C

6년간 편두통을 앓던 32세 남성에게 비타민 C 하루에 6g 복용하게 해 편두통 예방효과를 확인했다. 이 환자는 나중에 한 연구에 참여했는데, 15일간 매일 진짜 비타민 C 또는 가짜 비타민 C를 복용하면서 편두통에 대한 효과를 검증하는 연구였다. 그 결과 가짜 비타민 C를 복용한 날은 모두 심한 두통을 겪었으나 진짜 비타민 C를 복용한 날은 두통이 사라지거나 경미한 두통만을 느꼈다. 비타민 C가 몸에서 어떻게 작용하는지, 다른 편두통 환자들에게서도 두통 빈도를 줄일 수 있는지는 분명하지 않다.

트립토판(L-Tryptophan)

세로토닌의 분비를 촉진하는 체계에 이상이 생기면 편두통을 유발할 수 있는 것으로 밝혀졌다. 트립토판은 세로토닌으로 전환되는 아미노산이다. 만성편두통 환자들의 뇌에는 세로토닌이 부족하며 이 세로토닌 부족은 트립토판으로 치료가 가능하다. 2개의 연구에 의하면 트립토판이 편두통 환자들에게 효과적인 예방약이라고 한다.

▪연구 병원치료에 효과가 없었던 편두통 환자 8명을 두 그룹으로 나눠 3개월 동안 한 그룹은 6시간마다 500mg의 트립토판을 복용하도록 하고 다른 그룹은 가짜 트립토판(L-루신)을 복용하도록 했다. 그다음 3개월간 서로 바꿔 복용하도록 했다. 평균 두통지수(횟수와 강도를 곱한 숫자)는 트립토판을 복용한 그룹이 L-루신을 복용한 그룹보다 32.8% 낮았다.

트립토판 사용에 대한 명확한 기준은 없지만 우울증, 불면증이나 월경전증후군이 있는 편두통 환자들에게 유용할 것으로 판단된다. 트립토판의 대사산물이며 세로토닌의 전구물질인 L-5-하이드록시트립토판(5-HTP)도 편두통 예방에 효과가 있는 것으로 보인다. 2개의 실험을 종합하면 하루에 5-HTP 200mg 또는 600mg을 복용하면 편두통 처방약인 메티세르지드(methysergide)만큼 효과가 있는 것으로 나타났다. 하지만 아이들에게는 5-HTP가 효과 없었고 대부분의 상황에서 트립토판이 5-HTP보다 더 좋은 치료로 여겨진다.

나이아신아마이드(Niacinamide)

어떤 의사는 나이아신아마이드로 본인의 편두통을 성공적으로 치료했다. 전조증상이 나타날 때 나이아신아마이드 300~500mg을 가볍게 씹어 입안에서 녹도록 했다고 한다.

처방

- 정제설탕, 카페인, 알코올, 와인, 초콜릿, 귤 종류, 오래된 치즈, 아스파탐, 인공조미료 등을 피하고 소금도 과잉섭취하면 안 되며 알레르기를 유발하는 음식을 찾아서 먹지 않도록 한다.
- 마그네슘을 예방차원에서 하루 2회 100~300mg 복용한다.
- 리보플라빈을 하루 15~400mg 복용한다.
- 코엔자임 큐텐을 하루 60~300mg 복용한다.
- 고호모시스테인혈증이 있는 경우 엽산을 하루 5mg 복용한다.
- 적당한 양의 비타민 C, 비타민 D, 나이아신아마이드, 비타민 B_{12}, 칼슘, 생선오일을 복용한다. 트립토판은 주요치료로 효과를 보지 못한 환자에게 시도해볼 수 있다.
- 급성편두통의 경우 나이아신아마이드 300~500mg을 복용한다.

69 폐결핵

Tuberculosis; TB

결핵은 결핵균에 의해 생기는 감염성질병으로 해마다 전 세계적으로 300만 명을 사망케 하는 것으로 알려져 있다. 가장 흔한 결핵은 폐결핵이지만 중추신경계, 위장관, 비뇨생식기 등 다른 부위에도 감염될 수 있다. 결핵은 활동성결핵과 증상이 없는 잠복성결핵으로 나뉘는데, 잠복성 감염 후 재활성화되기도 하며 HIV(인체면역결핍바이러스; AIDS 바이러스)에 감염된 환자들이 흔히 감염된다.

병원에서는 이소니아지드, 리팜핀, 파라진아마이드, 에탐부톨과 같은 항생제를 6개월 이상 처방하는데, 이소니아지드를 쓸 때는 말초신경장애를 방지하기 위해 피리독신(비타민 B_6)을 하루 25~50mg 복용해야 한다. 항생제 치료는 대부분 성공적이지만 요즘은 약에 내성이 생긴 결핵균이 점점 많아지고 있다.

음식

결핵에 걸린 환자들은 종종 몸무게가 줄고 단백질과 여러 미량영양소가 결핍된다. 이렇게 영양소가 결핍되면 면역기능이 손상돼 항생제 효과가 떨어진다. 또 영양결핍 상태에서는 잠복성결핵이 활동성결핵으로 전환될 가능성도 있다. 그러므로 적절한 영양보충은 결핵을 치료하는 데 중요하다.

한 연구에서는 최근 결핵으로 진단받은 환자에게 달걀노른자, 소간, 유제품, 버터가 치료에 도움이 됐다고 보고했는데, 이 연구의 저자들은 이러한 음식이 효과적인 이유는 면역기능에 도움이 되는 콜레스테롤이 많이 들어 있기 때문이라고 했다. 그러나 질병의 완화는 콜레스테롤이 아니라 많은 양의 단백질과 다양한 영양소 때문일 것이다.

■ **연구** 최근 폐결핵으로 진단받은 환자 21명을 8주 동안 입원시키고 달걀노른자, 소간, 유제품, 버터처럼 콜레스테롤이 많은 음식(1일 800mg의 콜레스테롤) 또는 일반식(1일 250mg의 콜레스테롤)을 제공하고 모든 환자에게 똑같이 4가지 항생제를 처방했다. 2주 후 폐렴 진단을 위한 가래 배양검사를 한 결과 콜레스테롤이 많은 음식을 먹은 그룹의 80%가 음성으로 나온 반면 일반식을 먹은 그룹에서는 9%만 음성으로 나왔다. 또 일반식을 먹은 그룹보다 콜레스테롤이 많은 음식을 먹은 그룹에서 가래 생성이 더 빨리 감소됐다.

비타민 D

비타민 D는 ≥50IU/ml를 사용했을 때 시험관에서 결핵균을 살균하는 것으로 확인됐다. 또 비타민 D는 면역기능을 강화시키고 결핵균을 죽이는 면역 시스템을 증강시킨다.

■ **연구 1** 활동성결핵 환자와 접촉이 있었던 건강한 사람 192명에게 비타민 D_2 10만IU 또는 가짜 약을 1회 처방했다. 6주 후 시험관실험에서 비타민 D 그룹의 혈액은 가짜 약 그룹에 비해 소 결핵균(mycobacterium bovis)의 성장을 억제하는 능력이 현저하게 증가된 것으로 나타났다.

이 연구에 사용된 비타민 D_2의 용량은 하루 2000IU씩 6주간 사용한 용량과 동일하지만 비타민 D의 효과를 보기 위해 연구에서처럼 많은 양을 한 번에 사용해야 하는 것은 아니다. 오히려 매일 적은 용량의 비타민 D를 복용하는 것이 한 번에 많은 용량을 가끔 복용하는 것보다 비타민 D 상태를 더 좋게 한다는 것이 증명됐다. 비타민 D_3는 비타민 D_2의 3.4~9.4배만큼 효과가 있으므로 하루 2000IU 이하의 비타민 D_3로도 비슷한 항균효과를 얻을 수 있다.

1940년대 효과적인 항생제를 발견하기 이전의 한 연구에 따르면 많은 용량의 비타민 D_2(1일 10만~15만IU)로 피부결핵을 성공적으로 치료했다고 한다. 또 일부 연구에서는 고용량의 비타민 D_2가 폐결핵 환자에게도 도움이 된다고 보고했다. 그러나 고칼슘혈증이나 다른 독성에 의한 부작용이 자주 생기는 데다 곧 항생제가 발견되면서 고용량의 비타민 D는 사용이 중단됐다.

최근 비타민 D의 결핍이 결핵 환자에게서 공통적으로 발견됐는데 영국 감염성질병연구소에서 결핵진단을 받은 환자 210명(대부분 인도, 동부 아프리카, 소말리아, 파키스탄, 아프가니스탄, 스리랑카에서 이민 온 사람들) 중 76%가 혈장 비타민 D(25-하이드록시비타민 D) 농도가 낮았으며, 이 중 56%는 측정이 불가능할 정도로 비타민 D가 고갈돼 있었다. 반면 결핵이 있는 유럽 백인 환자 6명은 아무도 혈장 비타민 D 농도가 낮지 않았으며 중국과 동남아시아 환자 8명 중에서는 1명만 비타민 D 농도가 낮았다. 이는 이민자들이 피부 특징으로 인해 햇볕 노출이 부족한 데다 채식 위주의 식사를 하기 때문으로 보인다.

그러나 다른 연구에서는 민족이나 사회적 배경 때문이 아니라 결핵 자체가 비타민 D 결핍과 관계있다고 보고했다. 영국의 한 연구소에 따르면 결핵 환자 178명의 평균 혈청 비타민 D 농도는 인종과 사회적 배경이 같은 건강한 환자들에 비해 현저하게 낮고 심각한 비타민 D 결핍증은 결핵 환자에게 많은 것으로 나타났다. 두 그룹 간에 비타민 D 섭취량이나 햇빛의 노출 정도에는 차이가 없었다.

이를 종합하면 비타민 D가 활동성결핵 발병에 중요한 원인이 되거나 활동성결핵이 비타민 D의 결핍을 초래할 수 있는 것으로 보인다. 한 연구에 의하면 병원치료를 받고 있는 폐결핵 환자들 가운데 병세가 어느 정도 회복된 환자들에게 비타민 D를 하루 1만IU 복용하게 했더니 병세 회복이 빨라졌다.

■ **연구 2** 폐결핵이 어느 정도 진행되고 있고 에이즈는 없는 인도네시아 환자 67명(15~59세)에게 6주간 병원 항생제 치료를 병행하면서 비타민 D를 하루 1만IU 또는 가짜 비타민 D를 복용하게 했다. 6주 후 폐렴진단을 위한 가래 배양검사를 했을 때 양성반응에서 음성반응으로 바뀐 비율이 진짜 비타민 D 그룹이 가짜 비타민 D 그룹보다 현저하게 높았다(100%:77%). 방사선검사를 받은 36명 중에서는 진짜 비타민 D 그룹에서 87.5%, 가짜 비타민 D 그룹에서 65%가 병세가 호전된 것으로 나타났다. 두 그룹 간에 평균 혈청 칼슘 농도의 차이는 없었다고 하므로, 비타민 D를 복용한 환자 가운데 고칼슘혈증이 발견된 환자는 없었다는 뜻이다.

지금까지의 연구를 종합하면 충분한 비타민 D 상태를 유지하는 것이 결핵에 대한 면역력을 강화하고 잠복성결핵이 활동성결핵으로 바뀔 확률을 낮추는 것으로 보인다. 고용량의 비타민 D는 항생제 치료의 효과를 높이는 데도 도움이 된다.

비타민 C

기니피그에게 비타민 C가 부족한 먹이를 먹인 결과 결핵감염에 대한 저항력이 낮아진 것으로 나타났다. 또 결핵에 감염된 기니피그는 괴혈병에도 많이 걸렸는데, 이는 결핵에 감염되면 비타민 C를 많이 필요로 하기 때문이다. 실제 결핵 환자들의 혈장과 소변에서 비타민 C 수치가 낮은 것으로 나왔는데 병세가 심할수록 비타민 C 결핍도 심각했다. 일부 결핵 환자의 경우 소변의 비타민 C 수치를 정상으로 올리기 위해 비타민 C를 하루에 400mg 보충해야 했다. 1952년 발표된 보고서에는 결핵 환자에게 비타민 C를 정맥주사나 근육주사로 4시간마다 500~1000mg 투여해 효과를 봤다는 내용이 있다. 비타민 C를 투여한 기간에 대한 언급은 없었다. 비타민 C가 결핵에 효과적이라면 면역기능을 강화하면서 한편으로는 결핵균에 직접 작용하기 때문으로 보인다.

한 시험관실험에서는 1mg/dl 농도의 비타민 C는 결핵균을 정지시키는 효과가 있고 10mg/dl 농도에서는 살균효과가 있는 것으로 확인됐다. 건강한 사람들은 혈청 비타민 C 농도가 정상범위(0.2~2.0mg/dl)에 속하기만 해도 결핵균을 정지시킬 수 있지만 결핵 환자들은 1.0mg/dl 이상으로 혈청 비타민 C 농도를 높이기 위해 보충제를 복용해야 한다. 결핵균에 살균작용을 하는 혈청 비타민 C 농도는 비타민을 정맥으로 주사했을 때만 높일 수 있다. 건강한 자원자에게 비타민 C를 최대용량(4시간마다 3g)으로 복용하게 했을 때는 혈청 비타민 C 농도가 4mg/dl까지만 올라간 반면 0.5g과 1.25g을 정맥주사로 투여했을 때는 최고 혈청 수치가 각각 7mg/dl과 14mg/dl이 됐다. 이 연구는 1952년 발표된 임상연구보고와 일치하는 것으로, 고용량의 비타민 C를 정맥에 주사하면 결핵 치료에 효과적일 수 있다는 가능성을 제기했다. 특히 항생제에 내성이 생긴 결핵균을 가진 환자에게는 고용량의 비타민 C 정맥주사를 시도할 만하다.

아연(Zinc)과 비타민 A

아연 부족도 결핵 환자에게 공통적으로 나타나는 증상으로, 아연은 면역력을 높이는 데 필요하므로 아연이 부족하면 결핵과 싸우는 면역력에 손상을 입게 된다. 또 아연은 피부면역에 관여하기 때문에 아연이 결핍되면 결핵 피부반응검사에서 양성이 음성으로 잘못 나올 수 있다.

비타민 A는 면역기능을 강화하며 다양한 감염 방지에 도움이 된다는 사실이 증명됐고 시험관실험에서는 비타민 A의 대사산물인 레티노산(retinoic acid)이 결핵균의 감염을 방지해주는 것으로 나타났다. 일부 결핵 환자의 경우 혈장과 간의 비타민 A 수치가 낮은 것으로 나왔다. 한 실험에서는 비교적 적은 양의 아연과 비타민 A 보충제가 항결핵약 치료를 받는 환자들의 회복을 앞당긴 사실이 확인됐다.

■**연구** 최근 결핵으로 진단받은 인도네시아 환자 80명에게 세계보건기구(WHO)가 권장하는 항결핵약 치료와 병행해 6개월간 아연(황산아연) 15mg과 비타민 A 5000IU 또는 가짜 약을 복용하도록 했다. 6개월 후 가래 배양검사 결과 아연과 비타민 A를 복용한 그룹이 가짜 약 그룹보다 양성에서 음성으로 바뀐 기간과 엑스레이검사에서 이상이 없어지는 기간이 훨씬 단축된 것으로 나타났다.

종합비타민

미량영양소의 부족은 결핵 환자에게 흔히 나타나는 증상이다. 탄자니아에 사는 환자를 대상으로 한 연구에서 여러 비타민과 셀레늄이 들어 있는 보충제와 함께 항결핵약을 복용하게 했더니 결핵 재발률이 줄어드는 효과가 있었다. 폐결핵이 있으면서 HIV에 감염된 환자 470명과 HIV 검사에서 음성으로 판명된 환자 416명에게 다양한 미량영양소가 포함된 종합비타민(비타민 A 5000IU, 티아민 20mg, 리보플라빈 20mg, 나이아신 100mg, 비타민 B_6 25mg, 엽산 800mcg, 비타민 B_{12} 50mcg, 비타민 C 500mg, 비타민 E 200IU, 셀레늄 100mcg) 또는 가짜 약을 항결핵 치료와 병행해 복용하도록 했다. 종합비타민을 복용한 그룹은 가짜 약 그룹에 비해 결핵 재발률이 45% 감소했고 HIV에 감염된 환자들의 결핵 재발률은 63%나 감소했다.

건조된 비장(desiccated spleen)과 적색골수(red bone marrow)

1920년대 시행된 여러 관찰실험에 따르면 철분 보충제로도 효과가 없던 여러 종류의 빈혈 환자에게 건조된 비장과 적색골수를 먹였더니 적혈구 생산이 증가했다고 한다. 폐결핵으로 인해 생긴 빈혈은 종종 이러한 치료에 반응을 보이며 여러 환자들이 상당한 효과를 경험했다. 건조된 비장과 적색골수에는 적혈구 생산을 자극하는 조혈호르몬이 함유돼 있는 것으로 추정된다. 용량은 혈구수가 안정될 때까지 하루에 3회 300mg 정도로 혈구 수가 안정된 이후 점차 줄이면 된다.

단, 악성빈혈이 있는 사람이 건조된 비장과 적색골수를 먹으면 종종 혈액검사에서 빈혈이 더 악화된 것으로 나왔으므로 악성빈혈 환자에게 사용해서는 안 되는 것으로 알려져 있다.

처방

- 비타민 D_3를 하루 2000IU 복용한다.
- 비타민 C를 고용량으로 하루 6~10g 복용한다.
- 아연(피콜린산아연)을 하루 25mg 복용한다.
- 비타민 A는 종합비타민에 포함돼 있으며 종합비타민에 들어 있는 영양소들도 모두 폐결핵 환자에게 필요한 성분이므로 종합비타민은 반드시 복용한다.
- 빈혈(악성빈혈 제외)이 있는 경우 건조된 비장과 적색골수를 복용한다.

70 폐경

Menopause

폐경은 여성에게 일어나는 자연스러운 노화현상으로 난소의 기능이 떨어지고 월경이 멈추게 된다. 폐경기에 나타나는 주요 증상으로는 안면홍조, 불면증, 감정변화, 질 내 조직의 축소, 위축성질염, 성교통, 요로감염 등이 있다. 폐경기에는 골밀도가 감소하고 관상동맥질병에 걸릴 위험이 높아지기도 한다.

병원에서는 폐경기 치료에 주로 에스트로겐 대체요법을 사용한다. 건강한 자궁을 가진 여성들은 보통 에스트로겐 대체요법을 받을 때 에스트로겐에 의한 자궁내막의 과도한 세포증식을 억제하기 위해 프로게스틴 또는 프로게스테론을 함께 처방받는다. (1권 폐경기 p.474)

음식

환경여성호르몬이 많은 소, 돼지, 닭 등 기름진 육식이나 특히 붉은 살코기, 우유제품을 피하고 설탕 섭취를 줄이며 아마씨, 견과류, 사과, 파슬리, 알팔파 등을 많이 섭취한다.

자연치료제

아마씨(Flaxseed)

한 연구에서 6주 동안 매일 아마씨 40g을 먹은 여성의 경우 폐경기 안면홍조 증상이 좋아진 것으로 나타났다. 다른 연구에서는 12주 동안 매일 일부 지방을 제거한 분말 아마씨 25g를 먹은 여성의 경우 안면홍조 횟수가 현저하게 줄고 갱년기지수검사(Kupperman Menopausal Index)에서도 호전된 결과를 얻었다. 이는 에스트로겐의 작용을 조절하는 아마씨의 리그난 성분 덕분이다.(2권 아마씨 p.160) 아마씨에서 리그난을 추출한 제품이 나와 있으므로 아마씨를 먹기 번거로운 경우 이용하면 좋다.

비타민 E(Tocopherol)

비타민 E가 폐경기에 일어나는 신체변화에 영향을 미친다는 증거가 여럿 있다. 암컷 쥐를 이용한 실험에서 나이 들수록 지연되던 발정주기가 비타민 E 보충 후 정상으로 회복된 사실이 확인됐다. 한 사례보고에 의하면 58세의 여성이 몇 개월간 토코페롤(복합 토코페롤)을 하루 100mg

복용한 결과 월경을 다시 시작하고 질 상피세포의 각질화(cornification)도 현저하게 증가했다고 한다.

1940~1950년대는 많은 의사들이 폐경기 여성들에게 비타민 E를 하루 6~500IU씩 복용하게 해 안면홍조 증상을 26~100% 호전시켰다고 보고했다. 많은 여성들의 안면홍조 증상이 없어지거나 상당히 호전됐고 음부 가려움증이나 음부 및 질의 병변도 개선된 사례가 있었다.

항암치료로 인해 난소기능이 일찍 쇠퇴한 유방암 환자들에게 4주 동안 비타민 E를 하루에 800IU 복용하게 한 연구에서는 안면홍조 증상이 하루 1회 정도의 차이를 보이며 개선됐지만 의학적으로 그 효과를 인정받기에는 미미한 차이였다. 다른 연구에서는 4주 동안 매일 비타민 E 400IU 또는 가짜 약을 복용하게 한 결과 안면홍조 횟수가 비타민 E를 복용한 그룹이 가짜 약 그룹보다 36% 감소한 것으로 나타났다.

비타민 E가 폐경기 증상에 미치는 영향에 대해 보다 명확한 연구가 필요하지만 비타민 E는 안전하므로 폐경기 증상 치료용으로 고려해도 좋을 것이다.

플라보노이드(Flavonoids)와 비타민 C

플라보노이드와 비타민 C를 같이 복용했을 때 안면홍조가 완화됐다는 연구결과가 있다. 이들 성분이 폐경기 증상에 어떤 원리로 작용했는지는 아직 밝혀지지 않았다.

■ **연구** 폐경기 여성 94명에게 매일 헤스페리딘 복합체 900mg, 헤스페리

딘 메틸칼콘 300mg, 비타민 C 1200mg을 복용하게 했더니 대부분의 여성이 안면홍조 완화를 경험했다. 이 치료법은 적은 양의 에스트로겐 치료를 포함한 다른 치료들보다 효과적이었다. 부작용으로는 땀 냄새가 조금 심해지고 땀으로 인해 옷 색깔이 변하는 증상이 관찰됐다.

마그네슘(Magnesium)

어느 의사의 보고에 따르면 폐경 후 여성이 매일 마그네슘 250mg을 복용할 경우 호르몬 대체요법으로 생길 수 있는 정신적인 문제와 신경계 문제에 효과가 있었다고 한다. 아직까지 이 보고를 검증해줄 연구는 진행되지 않았지만 마그네슘은 안전하고 저렴할뿐더러 골다공증과 심혈관계질병 예방에도 효과적이므로 복용해서 해가 될 일은 없을 것으로 보인다.

DHEA(Dehydroepiandrosterone)

DHEA는 신장 위 부신에서 주로 만들어지고 난소에서도 어느 정도 만들어진다. 난소에서 만들어지는 DHEA의 양이 부신에서 만들어지는 양보다 적긴 해도 전체 DHEA 양을 기준으로 따지면 꽤 많은 부분을 차지한다. 이는 난소기능을 일찍 잃거나 난소를 제거한 여성들의 DHEA 수치가 상당히 낮다는 사실로도 알 수 있다. DHEA는 25세 이후부터 점차 줄어드는데 DHEA가 많이 부족해지면 폐경기와 관련된 호르몬과 신진대사의 변화가 더욱 두드러질 수 있다. 에스트로겐 대체요법의 문제점은 DHEA를 더욱 감소시키는 결과를 초래할 수 있다는 점이다. 한 연구에 의하면 에스트로겐 대체요법을 시작한 후 평균 혈청 DHEA-황산염 농도가 23% 감소하고 평균 혈청 DHEA 농도는 11% 감소했다. 그러나 연구에 따르면 DHEA를 매일 25~50mg씩 복용하는 경우 폐경기 증상들이 완화되는 것으로 나타났다.

■ 연구 1 폐경이 된 여성 20명(50~65세)에게 12개월 동안 매일 DHEA 25mg을 복용하도록 한 결과 평균 갱년기지수검사 결과가 점차 좋아지기 시작해 3개월 후에는 상당히 호전됐다. 12개월 후의 검사에서는 폐경기가 2~3년 지난 여성들도 76% 호전됐고 5년 이상 지난 여성들도 67% 호전된 것으로 확인됐다. 모든 여성들의 혈청 평균 테스토스테론, 에스트로겐, 에스트라디올 농도도 지속적으로 증가해 12개월 후에는 3~4배까지 증가하기도 했다. 특히 혈청 평균 프로게스테론 농도는 6개월 후에 현저하게 증가했고 12개월 후에는 2.5배 정도 증가했다. 또 난포자극호르몬은 3개월 후부터, 황체형성호르몬은 6개월 후부터 현저하게 감소하기 시작했는데 이 모든 결과는 난소기능이 좋아졌음을 의미한다. 치료과정에서 부작용이나 자궁출혈은 없었고 6개월과 12개월 후 실시한 초음파검사에서도 자궁내막 두께에 변화가 관찰되지 않았다.

■ 연구 2 폐경여성 22명에게 3개월 동안 DHEA를 50mg 복용하게 한 결과 에스트로겐과 에스트라디올 혈장 농도가 상당히 증가하고 황체형성호르몬과 난포자극호르몬의 혈장 농도는 조금 감소했다. 갱년기지수검사 결과에서는 화끈거림과 심리적 신경증상이 지속적으로 개선된 것으로 확인됐다.

DHEA 복용만으로 난소에서 생산하는 에스트로겐, 프로게스테론, DHEA, 테스토스테론호르몬이 모두 증가했다는 사실과 DHEA가 자궁내막을 증식시키지 않았다는 사실은 주목할 만하다. 다음 연구에서는 상당한 고용량의 DHEA도 자궁내막에 변화를 일으키지 않는다는 결과가 나왔다.

■ **연구 3** 폐경기가 지난 여성 15명(60~70세)에게 12개월 동안 DHEA 300~500mg을 복용하도록 했더니 에스트로겐이 작용할 때처럼 질의 상피세포 위축이 호전되는 효과가 있었으며 자궁내막은 증식하지 않았다.

이처럼 긍정적인 연구결과에도 불구하고 DHEA의 안전성에 대한 장기적인 연구는 진행되지 않았다. 이론적으로는 DHEA를 장기복용할 경우 DHEA의 일부가 에스트로겐으로 전환돼 에스트로겐과 연관된 유방암을 유발할 수 있다는 우려 때문이다. 따라서 DHEA를 장기복용하는 경우 정기적인 검사가 반드시 필요하다.

하루에 DHEA 25~50mg은 생리적으로 필요한 양보다 많은 양일 수 있다. 개비 박사의 임상경험에 의하면 하루 5~15mg 정도가 생리적인 용량이고 이 용량으로도 폐경기 증상이 개선되는 효과를 확인했다고 한다. 어느 연구에서는 하루 DHEA 10mg은 폐경기가 지난 여성에게 안드로겐(테스토스테론)의 부족함을 보충하기에 적당하다고 했다.

최근 한 연구에서는 DHEA 3.25mg, 6.5mg, 13mg을 12주 동안 질 내로 주입해 폐경여성의 질 위축 증상이 현저하게 개선되는 결과를 얻었다. 각각의 DHEA 양이 모두 효과적이었다. DHEA를 질 내로 주입했을 때 자궁내막도 증식되지 않고 에스트로겐과 테스토스테론의 혈청 농도도 변화가 없거나 경미했다고 한다.

개비 박사는 젊은 여성에 비해 DHEA-황산염의 혈청 농도가 낮은 폐경여성에게 DHEA를 복용하게 하는 치료를 하고 앞의 연구에서처럼 질 위축 증상이 있는 폐경여성들에게 DHEA를 질 내로 주입하는 치료를 하고 있다. DHEA를 복용하면 간혹 갑상선호르몬 작용이 활성화될 수 있으므로 갑상선호르몬 복용량을 줄여야 할 수도 있다.

프로게스테론(Progesterone)

병원에서는 자궁이 있고 에스트로겐 대체요법을 받는 여성에게 프로게스틴을 함께 처방한다. 프로게스틴은 자궁암을 유발하는 에스트로겐의 작용을 억제하지만 부작용도 많은 약물이다.

난소에서 만들어지는 천연 프로게스테론은 에스트로겐 억제 호르몬으로 프로게스틴보다 부작용이 적고 장기적으로도 위험이 더 적으며 프로게스틴처럼 에스트로겐이 유발하는 자궁내막 과다증식을 억제한다. 미국식품의약국(FDA)은 에스트로겐 대체요법에 의해 생기는 자궁내막증식증을 방지하기 위해 미분화된 프로게스테론의 복용을 승인했다. 한 연구에 의하면 피부에 바르는 프로게스테론 크림도 효과가 있었다.

■ **연구 1** 폐경을 한 여성 26명(평균연령 57세)에게 6개월 동안 한 그룹은 매일 프레마린 0.625mg과 함께 처방약 프로게스틴(medroxyprogesterone acetate; 아세트산 메드록시프로게스테론)을 2.5mg 복용하게 하고 다른 그룹은 프레마린과 함께 프로게스테론 크림 20mg을 하루에 2회 바르도록 했다. 그다음 6개월간은 두 그룹의 처방을 바꿔 연구를 진행했다. 그 결과 참가한 여성의 77%가 프로게스틴 복용보다 프로게스테론 크림을 선호하는 것으로 나타났다.

6개월의 치료가 끝날 때마다 자궁내막 조직검사를 했는데 52회(26명이 6개월마다 1번씩 2회 검사)의 자궁내막 조직검사 결과, 40회는 자궁내막 위축이 관찰됐고 12회는 자궁내막 증식이 관찰됐다. 그러나 자궁내막 증식증이라고 판단하기에는 그 근거가 발견되지 않았고 약간의 출혈은 두 그룹에서 비슷하게 관찰됐다.

■ **연구 2** 폐경여성들(45~75세)에게 프레마린을 하루 0.625mg씩 2주간 복용하게 한 후 자궁내막 조직검사를 했다. 검사결과 자궁내막 위축이 발견된 여성은 연구에서 제외됐다. 남은 37명의 여성(평균연령 56세)은 프레마린 복용을 계속했고 세 그룹으로 나눠 각각 0%, 1.5%, 4%의 프로게스테론 크림을 하루에 2회씩 바르도록 했다. 28일 후 1.5% 프로게스테론 크림을 바른 그룹은 자궁내막 증식 수치가 2.1에서 0.2로 감소했고 4% 크림을 바른 그룹은 2.2에서 0으로 감소했으며 0% 크림을 바른 그룹은 변화가 없었다.

천연 프로게스테론 크림으로 폐경기 증상을 완화시킬 수 있었고 어떤 경우에는 에스트로겐 대체요법을 중단할 수 있었으며 양을 줄일 수도 있었다.

▪ 연구 3 폐경 5년 이내의 여성 102명(평균연령 53세)을 두 그룹으로 나누어 1년 동안 천연 프로게스테론 크림 또는 가짜 프로게스테론 크림을 바르도록 했다. 1/4티스푼(20mg)의 크림을 매일 팔, 허벅지 그리고 가슴에 돌아가며 바르는 방법이었다. 진짜 프로게스테론 크림을 사용한 여성들이 대조군에 비해 화끈 달아오르는 폐경기 증상이 완화되거나 없어진 비율이 훨씬 높았다. 프로게스테론 그룹의 8명에게 약간의 출혈이 나타났지만 모두 1~2일 안에 없어졌다.

갑상선호르몬(Thyroid hormone)

폐경기가 되면 갑상선기능도 저하된다. 갑상선기능저하 증상은 피로감, 우울증, 간헐적인 안면홍조를 보여 폐경기 증상과 비슷하다. 가벼운 갑상선기능저하 증상이 있는 환자들도 갑상선기능 혈액검사 결과에서는 종종 정상으로 나오는데 갑상선기능을 향상시키면 이 환자들의 증상도 임상적으로 호전되는 것을 볼 수 있다.

멜라토닌(Melatonin)

혈청 멜라토닌 농도는 나이가 들면서 점점 감소한다. 6개월 동안 잠자기 전에 매일 멜라토닌을 3mg 복용하게 하면 폐경 전후 여성에게 흔히 나타나는 감정기복과 우울증을 개선하는 효과가 있는 것으로 밝혀졌다. 멜라토닌은 혈청 갑상선호르몬 티록신과 트리요오드티로닌 수치를 현저하게 증가시키는 효과가 있었다. 폐경기 여성들의 불면증에 멜라토닌을 시도해볼 만하고 프로게스테론 크림도 폐경기 불면증에 효과가 있다.

처방

- 비타민 E를 하루 400IU 복용한다.
- 플라보노이드와 비타민 C를 복용한다.
- 폐경기에 흔히 나타나는 신경과민 증상에는 마그네슘을 매일 300~600mg 복용한다. 마그네슘은 칼슘에도 포함돼 있으므로 칼슘을 복용할 경우 과잉섭취하지 않도록 주의한다.
- DHEA를 하루 5~15mg 정도 복용하되 필요에 따라 용량을 늘릴 수도 있다.
- 프로게스테론 크림을 바른다. (2권 황체호르몬 크림 p.290)
- 피로감, 우울증 등 갑상선기능저하 증상이 있는 경우 갑상선호르몬 처방약을 복용하기 전에 갑상선기능을 향상시키는 제품을 먼저 시도해본다.
- 불면증에는 멜라토닌을 잠자기 전에 3mg씩 복용한다.

71 피부노화

Wrinkles and Photoaging

피부노화를 늦추려면 육체적으로나 정신적으로 과로하지 않는 것이 가장 중요하다. 육체적, 정신적 스트레스가 콜라겐 합성을 방해해 피부 탄력을 잃게 만들기 때문이다. 더구나 장기간 과로하면 부신피질기능이 저하돼 얼굴색과 눈 밑이 검어지는 증상이 나타난다. 또 몸에 꼭 필요한 영양소들과 항산화제(셀레늄)가 부족할 경우 검버섯이 생기기도 한다.

음식

소식을 해야 하며 탄수화물은 줄이고 생선, 해산물, 항산화제가 풍부한 다양한 색깔의 채소와 과일, 오메가-3 오일, 코코넛오일, 올리브오일, 아보카도, 견과류 등을 많이 먹어야 한다. 또 영양상태가 좋아야 하므로 반드시 종합비타민을 복용해야 한다.

자연치료제

리코펜(Lycopene)

리코펜은 토마토 등 여러 음식에 존재하는 항산화제로 베타카로틴과 더불어 피부에 많은 성분이다. 사람들의 팔에 홍진을 일으킬 수 있는 양의 3배에 해당하는 자외선을 쬐었더니 그 부위의 베타카로틴 함량에는 변화가 없었지만 리코펜 농도는 31~46% 줄어드는 현상을 발견했다. 이는 리코펜이 햇볕으로 인한 산화손상으로부터 피부를 보호해준다는 것을 의미하며 리코펜이 풍부해야 햇볕에 의한 피부노화를 늦출 수 있다는 뜻이 된다.

항산화제(Antioxidant)

한 임상실험에서 다양한 항산화제를 복용했을 때 피부의 두께와 밀도가 증가하는 것으로 확인됐다.

▪**연구** 39명(18~65세)의 건강한 피부를 가진 사람들을 세 그룹으로 나누어 12주 동안 서로 다른 종류의 영양제를 복용하게 했다. 첫 번째 그룹은 리코펜(3mg), 루테인(3mg), 베타카로틴(4.8mg), 비타민 E(10IU), 셀레늄(75mcg)을 복용하게 했고, 두 번째 그룹은 첫 번째 그룹에서 루테인은 빼고 리코펜의 양을 두 배로 늘렸으며, 세 번째 그룹은 가짜 약을 복용하도록 했다. 실험결과, 세 번째 그룹에서는 아무런 변화가 없었던 반면 첫 번째 그룹과 두 번째 그룹에서는 피부의 두께와 밀도가 현

저하게 증가했다.

DHEA(Dehydroepiandrosterone)

한 임상실험에서 건강한 노인들에게 DHEA를 하루 50mg 복용하게 했을 때 피부건강이 좋아졌다고 보고했다.

■ **연구** 280명의 건강한 노인(60~79세)을 대상으로 DHEA를 1년 동안 하루 50mg 복용하게 했더니 가짜 약을 복용한 그룹과 비교해 피부의 촉촉함, 두께, 피지의 양, 색소침착 등 모든 면에서 확실한 효과가 나타났다. 그리고 이 효과는 여성에게 더 뚜렷이 나타났다.

이 실험에 쓰인 DHEA의 양은 특히 여성의 경우 생리적으로 필요한 보통의 양보다 많다. 너무 많은 DHEA를 복용할 경우 이론적으로 에스트로겐이나 테스토스테론과 관련된 암에 걸릴 가능성이 있다. 개비 박사의 경험으로는 중년이나 노년층의 혈청 내 DHEA-황산염 수치가 젊은 층의 정상범위에서 아래쪽 10~20%에 속하거나 더 낮은 경우 여성은 하루 5~15mg, 남성은 하루 10~20mg으로도 피부가 개선되는 효과를 봤다고 밝혔다.

처방

- 리코펜은 햇볕으로 인한 산화 손상으로부터 피부를 보호해 노화를 늦

춘다.

- 리코펜, 루테인, 베타카로틴, 비타민 E, 셀레늄은 피부의 두께와 밀도를 증가시킨다.
- DHEA를 복용한다.(용량은 본문 참조)

72 헬리코박터 감염

Helicobacter Infection

헬리코박터 파일로리(helicobacter pylori)균 감염은 비스테로이드성 항염진통제(NSAIDs) 다음으로 위궤양의 주요 원인으로 잘 알려져 있다. 따라서 이 균을 없애야 궤양이 생길 확률을 낮출 수 있다. 이 균에 감염돼 궤양이 생긴 환자들의 60~70%는 일단 회복한 후 궤양이 재발한 반면 균을 완전히 제거했을 때는 5~10%에게만 궤양이 재발했다. 이 균은 또 만성위염과 위산감소증을 일으키고 위암의 발병률도 높인다.

그러나 몸 밖에서의 실험에서 효력이 있다고 해서 몸 안에서도 똑같은 효력이 있을 것으로 생각해서는 안 된다. 몸 안에서 항생효과를 발휘하려면 위 내에서 약물이 충분한 양을 유지해야 하고 위와 십이지장 점막으로 침투해 위장의 산성 환경에서도 약이 기능을 발휘해야 한다. 게다가 치료가 끝났을 때 균이 관찰되지 않는 것만으로는 감염이 완치됐다고 믿기도 어렵다. 파일로리균을 줄이기는 비교적 쉽지만 완전히 제거하기는 어렵다. 대부분의 전문가들은 검사를 통해 균이 완전히 제거된 상태가 4주 이상 지속된 후에야 감염이 완전히 치료된 것으로 판정한다.

음식

겨자과 채소인 브로콜리, 콜리플라워, 청경채, 양배추, 방울다다기양배추 등을 매일 먹으면 좋다.

자연치료제

브로콜리 싹(Broccoli sprouts)

브로콜리 등 겨자과 채소에서 발견되는 설포라페인(sulforaphane)은 시험관실험에서 헬리코박터균의 증식을 억제하는 것으로 확인됐다. 이 성분은 요리하지 않은 채소에 가장 많고 다 자란 브로콜리보다 브로콜리 싹에 20~50배 많이 함유돼 있다. 어느 실험에서는 7일 동안 하루에 2회씩 브로콜리 싹 7~28g을 먹은 환자 9명 중 3명에게서 헬리코박터균이 없어진 것으로 밝혀졌다.

■ **연구** 헬리코박터균에 감염된 위염 환자 9명을 세 그룹으로 나누어 7일 동안 하루에 2회씩 공복에 브로콜리 싹 7g, 14g, 28g을 그룹별로 먹도록 했다. 그리고 실험이 끝난 7일 후와 4주 후(35일 후)에 대변항원검사

를 해서 음성으로 나온 환자들에게만 요소호흡검사(urea breath test)를 실시했다. 실험이 끝난 7일 후 시행한 대변항원검사에서 9명 중 7명이 음성이었고 35일 후에도 그 7명 중 6명은 대변항원검사에서 여전히 음성을 유지하고 있었다. 각각 다른 양의 브로콜리 싹을 먹은 세 그룹에서는 각각 1명씩 요소호흡검사에서 헬리코박터균이 박멸된 것으로 확인됐다.

비타민 C

pH 5.5에서 실시한 시험관실험에서 128mcg/ml 농도의 비타민 C가 헬리코박터균의 증식을 억제하는 것으로 나타났다. 또 헬리코박터균을 먹인 쥐에게 비타민 C를 7일간 하루 10mg씩 먹였더니 균의 수가 감소하는 현상도 관찰됐다. 한 임상실험에서는 많은 양의 비타민 C 섭취가 파일로리균의 증식을 억제하는 일부 사례도 있었다.

■ **연구 1** 소화불량과 만성위염이 있으면서 헬리코박터균에 감염된 환자 60명을 두 그룹으로 나누어 4주 동안 한 그룹은 제산제를, 다른 그룹은 비타민 C 5g을 하루에 2g, 1g, 1g, 1g씩 4회로 나눠 복용하도록 했다. 51명이 실험을 끝까지 마쳤으며 치료가 끝났을 때 제산제를 복용한 그룹은 24명 모두 균이 여전히 존재했지만 비타민 C를 복용한 그룹은 27명 중 8명이 균이 없어졌다.

모든 참가자가 실험이 끝나자마자 균을 제거하는 항생제 치료를 받았기 때문에 비타민 C의 효과가 일시적인지, 장기적인지 여부는 확인할 수 없었다. 비타민 C가 헬리코박터균을 완전히 제거할 수 있는지, 적당한 복용량과 기간은 얼마나 되는지, 많은 양의 비타민 C가 위궤양 환자에게 나쁜 자극을 주지는 않는지, 그리고 중화된 비타민 C(Sodium ascorbate)가 신맛이 나는 비타민 C만큼 효과가 있는지 등을 알아보기 위해서 추가연구가 필요하다. 그러나 비타민 C는 대부분의 사람이 부작용 없이 오랜 기간 복용할 수 있기 때문에 비타민 C가 헬리코박터균을 완전히 없애지 못하더라도 억제하는 효과가 있다면 항생제가 너무 부담스럽거나 효과가 없는 환자들에게 유용할 것으로 보인다.

다른 연구에서는 항생제 치료에 매일 비타민 C 500mg을 추가했더니 치료효과를 유지하거나 높이면서 항생제 클라리트로마이신(clarithromycin)의 양을 줄일 수 있었다. 어떤 실험에서는 비타민 C를 하루 500mg 복용해 항생제 치료를 받는 환자의 헬리코박터균 제거율을 높이기도 했다. 또 다른 실험에서도 하루 2회씩 비타민 C 500mg과 비타민 E 200IU를 복용하도록 한 결과 항생제 치료를 받는 환자들의 헬리코박터균 제거율이 증가한 사실을 확인했다.

■ **연구 2** 헬리코박터균 감염 환자 171명을 세 그룹으로 나누어 1주 동안 3가지를 병행하는 치료를 받도록 했다. 치료법은 하루에 2회씩 오메프라졸(omeprazole) 20mg과 아목시실린(amoxicillin) 1g을 복용하면서 3가지 처방(클라리트로마이신 250mg/클라리트로마이신 250mg과 비타민 C 500mg/클라리트로마이신 500mg) 가운데 하나를 병행하는 방법이었다. 6

주 후 요소호흡검사를 통해 헬리코박터균이 없어졌는지 확인한 결과, 클라리트로마이신 250mg과 비타민 C를 같이 복용한 그룹은 85%, 클라리트로마이신 500mg을 복용한 그룹은 83%, 클라리트로마이신 250mg만 복용한 그룹은 68%가 헬리코박터균이 박멸된 것으로 확인됐다.

■ 연구 3 헬리코박터균에 감염된 환자 312명을 두 그룹으로 나누어 2주 동안 한 그룹은 하루에 2회 아목시실린 500mg, 메트로니다졸(metronidazole) 500mg, 비스무트(bismuth) 240mg, 오메프라졸 20mg을 복용하도록 하고 다른 그룹은 이 처방에 추가로 매일 비타민 C 500mg을 복용하도록 했다. 치료가 끝나고 4주 후 요소호흡검사를 통해 헬리코박터균이 없어졌는지 검사한 결과 비타민 C를 복용한 그룹이 복용하지 않은 그룹보다 더 많은 환자들에게서 균이 박멸됐다(78%:49%).

■ 연구 4 헬리코박터균 감염 환자 160명을 두 그룹으로 나누어 14일 동안 한 그룹에는 란소프라졸(lansoprazole) 30mg 하루에 2회, 아목시실린 1000mg 하루 2회, 클라리트로마이신 500mg 하루 2회, 구연산 비스무트(bismuth subcitrate) 300mg 하루 4회 처방하고 다른 그룹에는 여기에 비타민 C 500mg과 비타민 E 200IU를 각각 하루 2회 추가처방했다. 치료가 끝나고 4주 후 요소호흡검사와 대변항원검사를 한 결과 비타민 C와 E를 추가한 그룹에서 헬리코박터균이 박멸된 비율이 훨씬 높았다(91%:60%).

유산균(Probiotics)

다양한 유산균은 헬리코박터균 감염 환자들이 흔히 겪는 항생제로 인한 위장의 부작용을 줄여주는 것으로 보고됐다. 여기서 말하는 유산균은 요구르트에 포함된 락토바실루스 불가리쿠스가 아니라 소장균, 대장균이라고 해야 맞는다. 요구르트의 불가리쿠스균은 장벽에 증식하지 못하고 배출되기 때문에 매일 먹어야 한다. (2권 소장균, 대장균 p.134 / 3권 칸디다증 p.868)

■ **연구 1** 증상이 없는 헬리코박터균 감염 환자 120명을 두 그룹으로 나누어 1주 동안 한 그룹에는 판토프라졸(pantoprazole) 40mg 하루 2회, 클라리트로마이신 500mg 하루 2회, 티니다졸(tinidazole) 500mg 하루 2회 처방하고 다른 그룹은 이 처방에 락토바실루스 람노서스를 추가하도록 했다. 락토바실루스의 양은 14일(치료기간 1주와 치료 후 1주) 동안 매일 아침식사와 저녁식사 2시간 후 60억 마리였다. 그 결과 락토바실루스를 먹은 그룹이 먹지 않은 그룹에 비해 설사, 복부팽만, 입맛장애와 같은 부작용이 각각 72%, 58%, 75% 정도 낮았고 부작용 감소 효과는 치료가 끝나고 1주일 후에도 지속됐다.

유산균은 부작용을 줄이는 것 외에 항생제 치료효과도 높일 수 있다. 이 효과는 부작용이 감소하면서 치료를 마친 환자 수가 증가했기 때문일 수도 있고 어떤 유산균들은 헬리코박터균에 대해 항생효과가 있는 것으로 밝혀졌다. 예를 들면 락토바실루스 아시도필루스균은 시험관실험에서 헬리코박터균을 자라지 못하게 억제하는 효과가 있었다. 쥐 실험에서 락토바실루스 살리바리우스균(lactobacillus salivarius)은 헬리코박터균의 증식을 막기도 했다.

■ **연구 2** 헬리코박터균 감염 환자 160명을 무작위로 나누어 1주 동안 한 그룹은 3종류의 항생제(란소프라졸, 아목시실린, 클라리트로마이신) 치료를 병행하도록 하고 다른 그룹은 항생제 치료에 요구르트를 추가하도록 했다. 살아 있는 락토바실루스균과 비피도박테리아를 추가한 요구르트 200ml를 매일 2회씩 치료 시작부터 총 5주간 먹었다. 전체 환자들을 대상으로 9주 후 헬리코박터균 제거율을 조사한 결과 요구르트를 추가한 그룹이 먹지 않은 그룹보다 헬리코박터균이 제거된 환자가 훨씬 많았다

TIP

효과 없는 마늘

마늘 추출액은 시험관실험에서 헬리코박터균이 자라지 못하도록 억제하는 효과가 확인됐다. 효과를 낼 수 있는 최소한의 양은 밀리리터(ml)당 알리신(thiosulfinate) 40mcg 정도이다. 그러나 40mcg의 추출액을 얻기 위해서는 마늘 약 5g이 필요하고 시험관실험에서의 항생효과에도 불구하고 마늘은 여러 임상실험에서 헬리코박터균에 대해 효과가 없는 것으로 나타났다.

■ **연구 1** 헬리코박터균 감염 환자 15명을 두 그룹으로 나누고 8주 동안 하루에 3회 마른 마늘 가루 300mg를 먹도록 했다. 실험이 끝났을 때 15명의 환자 중 단 1명만 음성으로 나왔고 그나마도 이 환자에게서 균이 완전히 없어졌는지 아니면 단지 숫자가 줄어든 것인지 알아보기 위한 추가검사가 이뤄지지 않았다.

■ **연구 2** 헬리코박터균 감염 환자 20명을 두 그룹으로 나누고 2주 동안 한 그룹은 하루에 3회 마늘 기름 275ml와 위산분비억제제(오메프라졸 20mg 하루 2회)를 복용하도록 하고 다른 그룹은 마늘 기름만 먹도록 했다. 실험을 마치고 한 달 후 변화를 검사했을 때 헬리코박터균 양에 큰 차이가 없었고 모든 환자에게서 여전히 균이 발견됐다.

(91%:78%).

■ **연구 3** 헬리코박터균 감염 환자 120명을 무작위로 나누어 1주일 동안 한 그룹은 3가지 항생제(라베프라졸rabeprazole, 클라리트로마이신, 아목시실린) 치료를 받도록 하고 다른 그룹은 락토바실루스 아시도필루스균을 하루에 3회 추가하도록 했다. 락토바실루스 아시도필루스균을 추가한 그룹에서 헬리코박터균이 제거된 환자가 훨씬 많았다(86.6%:70%).

처방

- 브로콜리 싹은 현실적으로 매일 구하기 어려우므로 브로콜리 싹에서 추출한 제품을 복용한다. 필자의 경험으로는 브로콜리 싹 제품 2병을 먹고 한국에서 건강검진과 요소호흡검사를 받은 결과 음성으로 나와 헬리코박터균이 완전히 제거된 사실을 확인했다.
- 비타민 C 5g을 하루에 몇 번 나눠 복용한다.
- 유산균을 복용한다.
- 되도록 항생제 복용은 마지막 수단으로 삼아야 한다. 항생제 복용은 내성이 생길 뿐 아니라 소장, 대장의 좋은 균들을 죽이기 때문에 칸디다 곰팡이를 증식시켜 칸디다증을 유발하게 된다. (1권 칸디다증 p.455 / 3권 칸디다증 p.868)

73 혈전정맥염

Thrombophlebitis

표층혈전정맥염은 표층정맥 안에 혈액이 엉긴 응고가 생기면서 염증이 생기는 것을 말한다. 심층정맥혈전증은 염증이 약간 있거나 염증 없이 심층정맥에 혈액이 엉긴 응고가 생기는 질병이다. 대부분의 경우 다리나 사타구니에 생기기 쉽다.

표층혈전정맥염과 심층정맥혈전증은 각각 다른 상태여서 치료법도 달리해야 하지만 어떤 면에서는 중복되는 경우도 있다. 예를 들어 표층혈전정맥염이 심층정맥혈전증으로 진행될 수도 있다. 또 이 두 질병은 임상적으로 구분하기가 어려워 초창기에는 의사들이 이 두 가지 병명을 구분 없이 사용했었다.

보통 표층혈전정맥염은 심각한 부작용이 없는 데 반해 심층정맥혈전증은 심각해질 수 있는데, 생명에 위협이 될 수 있는 폐(동맥)색전증이 대표적이고 그밖에 부종, 통증, 피부염, 가려움증, 궤양, 봉와직염과 같은 부작용이 동반될 수 있다. 표층혈전정맥염과 심층정맥혈전증은 과다응고 상태의 정맥울혈이나 혈관벽에 상처가 생겨서 일어날 수 있는데, 최근 수술을 했거나 움직이지 못하고 누워 있거나 임신, 암, 궤양성대장염, 에이즈, 고지질혈증이나 경구피임약을 사용하는 사람이 잘 걸린다. 병원에서는 혈전정맥염의 치료에 스테로이드가 들어가지 않은 소염제나 압박스타킹, 항응고제를 사용한다. 심층정맥혈전증 치료를 위해서는 헤파린(heparin)을 사용하고 이어 와파린(warfarin)을 사용한다. 경우에 따라서 혈전용해약(fibrinolytic agent)을 사용하기도 하며 폐색전증을 방지하기 위해 하대정맥에 필터를 설치하기도 한다.

음식

음식 알레르기

1940년대 어떤 의사의 임상실험에 따르면 음식 알레르기가 혈전정맥염을 일으키거나 악화시키는 요인일 수 있다고 했다. 최근 들어 여러 연구가들이 음식에 알레르기가 있고 혈전정맥염이 자꾸 재발하는 환자의 경우 음식과 환경화학물질에 대한 민감증이 이 질병의 한 요인이었다고 보고했다. 이러한 환자들에게 알레르기를 일으키게 하는 음식을 피하게 했더니 증상이 호전되고 의료비용이 현저하게 줄었다.

■ **연구 1** 외상에 의한 것도 아니고 원인을 모르는 혈전정맥염이 재발한 환자 10명에게 가스와 화학물질이 없는 환경에 입원시키고 물만 마시게

했더니 3~10일 내에 정맥염이나 다른 알레르기와 관련된 증상들이 회복됐다. 치료를 시작하기 전에 환자들은 코막힘, 근육통, 천식, 방광염, 두통, 성인여드름, 만성피로, 기관지염 재발 등 음식이나 화학물질에 민감함을 보여주는 평균 10가지의 징후와 증상들이 있었다. 모든 환자들은 음식, 약물, 향수, 담배연기, 포름알데히드(formaldehyde; 소독약), 알코올, 염소(chlorine), 석탄산(phenol) 등이 증상을 일으키게 한다는 것은 알고 있었으나 이러한 물질들이 정맥염을 일으킨다는 사실은 알지 못하고 있었다. 물만 마시게 한 후 처음 2~3일 동안은 거의 대부분의 환자들에게서 두통, 떨림, 불안증, 우울증, 설사와 같은 금단증상이 나타나고 정맥염의 증상이 더 악화되는 현상이 나타났다. 이런 증상들이 가라앉은 후 10명의 환자 중 8명이 밀, 옥수수, 소고기, 닭고기, 달걀과 같은 음식을 먹거나 담배연기, 마룻바닥 청소에 사용되는 화학물질, 연소된 천연가스와 같은 화학물질을 흡입했을 때 정맥염이 최소한 3차례 재발했다.

이 환자들은 가스와 화학물질이 없는 환경에서 퇴원한 후에도 가스와 화학물질이 없는 비슷한 환경을 만들어 생활했다. 처음 3개월 사이 2명의 환자에게서 화학물질에 노출됐을 때 정맥염이 재발했는데 음식을 절제하고 침대에 누워 휴식을 취했더니 48시간 안에 증상이 회복됐고 이후 몇 달 동안 많은 양의 화학물질에 노출돼도 정맥염이 재발하지 않았다. 그 외에는 5년 동안 아무에게서도 증상이 재발하지 않았다. 반면 어떤 종류의 알레르기가 있는지 알아보지도 않고 치료도 하지 않은 다른 10명의 재발성정맥염 환자들은 같은 5년 동안 정맥염이 101차례나 재발했다.

■ 연구 2 3차례의 혈전정맥염 재발 후 정맥염후증후군이 생기고 음식 알레르기로 보이는 여러 가지 증상이 있던 50세 여성에게 알레르기를 일으키는 음식을 금하자 5일 만에 증상이 현저하게 호전되고 증상을 일으키는 음식을 자제하는 동안 호전된 상태가 계속 유지됐다.

자연치료제

비타민 E

비타민 E는 항염증작용이 있고 혈소판응집을 억제해 혈전이 생기지 않도록 하는 작용도 한다. 여러 연구가들에 의하면 비타민 E를 하루에 200~600IU 복용하면 수술 후 정맥혈전색전증과 수술 후 혈전성정맥염의 발병률을 낮춘다고 한다. 이 치료는 수술하는 날 또는 그전에 시작해 수술 후 회복기간 동안 계속됐다. 6건의 연구결과를 종합해보면 비타민 E를 사용한 그룹은 아무런 치료도 하지 않은 그룹에 비해 수술 후 정맥혈전색전증의 발병률이 53% 감소하고 폐색전증의 발병률은 83% 감소했다.

10년 동안 3만9876명의 건강한 여성을 대상으로 한 연구에서는 비타민 E 보충제의 복용이 심층정맥혈전증이나 폐색전증 같은 정맥혈전색전증의 발병률을 줄여준다고 보고하기도 했다.

■ 연구 45세 이상의 건강한 여성 3만9876명에게 평균 10년 2개월 동안

하루걸러 한번씩 600IU의 비타민 E 또는 가짜 약을 복용하게 했더니 가짜 약 그룹보다 비타민 E 그룹에서 정맥혈전색전증의 발병률이 21% 낮았다. 특별한 사유(과거에 수술, 외상, 또는 암 같은 경험)가 없는 사람들은 정맥혈전색전증의 발병률이 가짜 약 그룹에 비해 비타민 E 그룹이 27% 낮았다. 또 과거에 정맥혈전색전증이 있던 3%의 여성 중에서는 비타민 E 그룹의 발병위험률이 44% 낮았고 혈전색전증을 앓은 적이 없던 여성의 경우에는 비타민 E 보충제의 복용이 발병위험률을 18% 낮췄다. 유전적 돌연변이로 인한 정맥혈전색전증의 발병위험률은 49% 저하됐다.

몇 명의 연구가들에 따르면 비타민 E를 하루에 200~800IU 복용하면 산후혈전정맥염을 포함해서 혈전정맥염 치료에 효과적이라고 한다.

비타민 C

흡연, 에스트로겐의 사용, 임신, 노화, 세균감염, 심각한 외상과 겨울철처럼 혈전증을 일으킬 수 있는 여러 가지 위험요소들은 혈장 비타민 C의 수치가 낮은 것과 연관이 있다. 비타민 C가 부족하면 혈관내피 아래에 점상출혈을 일으켜 혈전이 생기게 할 수도 있다고 추측돼왔다. 한 실험에서 비타민 C 보충제를 하루에 1g 복용하면 위험률이 높은 환자의 심층정맥혈전증 발병률과 병의 악화를 낮춰주는 것으로 나타났다.

■ **연구** 수술을 받았거나 심혈관계질병이 있어 심층정맥혈전증 발병위험이 높을 것으로 생각되는 입원 환자 63명에게 비타민 C를 하루에 1g 또

는 가짜 약을 복용하게 한 결과 가짜 약 그룹에 비해서 비타민 C 그룹의 심층정맥혈전증 발병률이 45% 낮았다. 심층정맥혈전증에 걸린 환자들의 병세도 비타민 C를 복용한 그룹이 가짜 약을 복용한 그룹에 비해 상당히 양호했다. 3명의 환자가 폐색전증을 일으켰는데 모두 가짜 약을 복용한 그룹이었다.

이 연구가 끝난 뒤 이 병원에서는 수술병동에 있는 환자들에게 비타민 C를 처방하는 것이 보편화됐다. 처음 하루 500mg을 복용하게 했을 때는 가끔 심층정맥혈전증이 발생했지만 하루 1g으로 늘린 후부터는 거의 발생하지 않았다.

플라보노이드(Flavonoids)

임상실험에서 헤스페리딘과 비타민 C 치료가 혈전정맥염과 심층정맥혈전증 환자에게 효과가 있었다고 보고했다. 두 가지를 각각 하루 600mg씩 복용하기 시작한 후 유지하기 위해 하루 100~300mg으로 줄였다.
한 임상실험에서는 플라보노이드인 히드록시에틸루토사이드(hydroxyethylrutosides; HR)를 복용하게 했을 때 혈전후증후군이 있는 환자의 다리 부종이 감소한 것으로 확인됐다.

■ **연구** 심층정맥혈전증으로 인해 혈전후증후군이 생긴 환자 84명에게 8주 동안 HR을 하루 1200mg 또는 가짜 약을 처방했다. 그 결과 발목둘레가 플라보노이드 그룹에서 현저하게 줄어든 반면 가짜 약 그룹에서는

아무런 변화가 없었다.

마그네슘(Magnesium)

마그네슘은 실험쥐나 건강한 사람과 관상동맥질병이 있는 환자에게 항응고 효과가 있다고 보고돼왔다. 또 마그네슘의 부족이 동물에게 염증반응을 일으키게 한 것으로 보아 마그네슘에는 항염증 효과가 있다는 것을 알 수 있다. 연구보고에 따르면 마그네슘은 수술 후 심층정맥혈전증 예방과 말초혈전증 치료에 효과적이라고 한다. 한 임상보고서에 의하면 마그네슘 부족으로 심층정맥혈전증에 걸린 환자에게 마그네슘 보충제를 복용하게 했더니 증상이 호전된 것으로 나타났다. 다른 임상보고에서는 표재성혈전정맥염이 있는 환자에게 8주 동안 1주일에 한 번 황산마그네슘 1~2g을 정맥주사로 주입했더니 효과가 있었다고 보고했다. 그러나 주사를 맞지 않은 대조군이 없어 마그네슘의 효과를 비교해 볼 수 없었다.

마그네슘 복용이 효과적인지 증거가 완전하지는 않으나 안전하고 유익하며(2권 마그네슘 p.52) 저렴한 면을 고려할 때 심층정맥혈전증과 혈전정맥염 예방과 치료를 위해 마그네슘 보충제 복용을 고려하는 것이 좋다.

호모시스테인(Homocysteine), 비타민 B_6, 비타민 B_{12}, 엽산

호모시스테인이 혈액을 엉기게 하는 원인일 것이라는 가능성은 호모시스틴뇨증이라는 유전병이 있는 사람 가운데 혈전증질병이 흔하다는 사실에 근거한다. 또 관찰실험에서 혈장 호모시스테인 농도가 올라가면

정맥혈전증의 위험요인이 된다는 것을 발견됐다. 정맥혈전증이 재발한 환자에게 하루에 엽산 5mg, 비타민 B_{12} 400mcg, 비타민 B(피리독신) 50mg을 8주 동안 복용하게 했더니 호모시스테인 수치가 감소했다. 또한 실험에 따르면 혈장 비타민 B_6가 낮으면 호모시스테인 수치와 상관없이 심층정맥혈전증이 발병할 위험이 높아진다는 것을 발견했다. 비타민 B_6가 생물학적으로 활성화된 형태인 피리독살인산은 트롬빈에 인한 혈소판응집을 억제하고 혈액응고 연쇄반응에 작용하는 트롬빈의 다른 작용들을 막아주기도 했다.

비타민 B군은 마그네슘과 함께 복용했을 때 비타민 B군만 복용했을 때보다 더 효과가 좋을 것으로 기대된다.

나토키나아제(Nattokinase)

장시간 비행기에 탑승하면 다리 정맥을 압박하고 산소와 수분 섭취가 부족해져 심층정맥혈전증이나 폐색전증에 걸릴 위험이 높다. 나토키나아제는 발효된 대두콩 낫토로부터 정화된 섬유소 용해효소(fibrinolytic enzyme)이다. 한 실험에 따르면 낫토를 먹는 습관이 오랜 비행기 여행으로 인한 혈전증 위험을 상당히 낮춰주는 것으로 나타났다.

■ **연구** 심층정맥혈전증에 걸린 경험이 있거나 표재성정맥혈전증, 응고장애, 심각한 비만, 움직임에 제한이 있고 암, 심혈관계질병, 큰 정맥류로 인해 심층정맥혈전증에 걸릴 위험률이 높고 7~8시간 동안 비행기 여행을 하는 204명에게 비행기 타기 2시간 전과 6시간 후에 2캡슐(1캡슐당

150mg의 나토키나아제) 또는 가짜 약을 복용하도록 했다. 실험에 참가한 모든 사람들에게 적절한 운동을 하게 하고 매 시간 100~150ml의 물을 마시도록 했다. 이 두 가지를 실천한 그룹에서는 혈전증이 나타나지 않았으나 가짜 약 그룹에서는 5명에게서 심층정맥혈전증이 나타나고 2명에게서 표재성정맥혈전증이 나타났다.

브로멜라인(Bromelain)

브로멜라인은 파인애플 줄기의 추출물로 항염증과 항혈전 효과가 있고 섬유소용해작용을 증가시킨다. 어떤 의사들은 브로멜라인이 혈전정맥염이 있는 환자에게 효과적이라고 했으나 자세한 정보는 밝히지 않았다. 한 실험에서 급성혈전정맥염으로 입원한 73명의 환자 중 8일 후에 증상이 완전히 사라지거나 거의 없어진 경우가 가짜 약 그룹보다 브로멜라인 그룹에서 좀 더 많았다.

처방

- 알레르기를 일으키는 음식과 화학물질을 찾아내 피해야 한다. 수술기간 중 밀기울 보충제는 수술 후 심층정맥혈전증 예방에 도움이 될 수 있다.
- 비타민 E를 하루 200~800IU 복용하면 혈전정맥염(수술 후 혈전정맥염 포함)과 혈전색전증 예방과 치료에 도움이 된다.
- 비타민 C를 하루 1g 복용하면 수술 환자나 다른 질병에 노출될 위험

이 높은 환자의 심층정맥혈전증 발병률을 낮춰준다.

- 플라보노이드를 복용한다.
- 마그네슘, 브로멜라인, 나토키나아제와 같은 성분도 도움이 된다.

74 협심증

Angina Pectoris

협심증은 심장의 근육조직에 혈액이 충분히 공급되지 못해 심근허혈로 인해 심장이 조이며 가슴에 통증이 생긴다. 안정형협심증은 언제 발생할지 대체로 예상이 가능하다. 운동을 하거나 스트레스를 받을 때처럼 심장근육에 산소가 더 많이 필요할 때 발생하며 안정을 취하거나 혀 밑에 넣는 니트로글리세린(nitroglycerin)을 사용하면 증상이 완화된다. 불안정형협심증은 예기치 못하게 대체로 안정했을 때 나타나며 안정형협심증보다 더 오래 지속된다. 변이형협심증은 관상동맥의 수축으로 인해 생기는 불안정형협심증의 한 형태이다. 불안정형협심증은 급성심근경색이나 돌연사의 조짐이기 때문에 응급상황이다.

협심증을 일으키는 가장 흔한 요인은 관상동맥죽상경화로 인해 심장근육에 혈류가 감소해 생기는 것이다. 협심증을 일으키는 다른 요인들로는 관상동맥수축(변이형협심증), 심장의 미세동맥들의 수축으로 미세혈관협심증(심장증후군 X) 등이 있으며 또 빈혈일 때도 심장으로 가는 혈액의 산소 운반량이 적어 협심증이 생길 수 있다.
심장근육세포의 신진대사에 이상이 생겨 산소를 효과적으로 이용하지 못하게 되면 심장근육조직이 일시적으로 산소 요구량이 증가하는 상황에 더 취약하게 된다. 심장근육세포의 기능이 저하된 것이 심장허혈과 협심증을 일으킬 수 있다는 가능성은 보통 의사들에 의해 무시되는 경우가 많다. 하지만 심장근육세포의 신진대사기능이 저하돼 생기는 이상 증상들은 왜 L-카르니틴과 코엔자임 큐텐 같은 영양소가 협심증의 치료에 효과가 있는지를 보여준다. 이러한 영양소들은 세포의 에너지 생산에 중요한 역할을 하지만 심장조직에 산소공급을 늘리거나 혈류를 증가시키지는 못한다.
협심증의 강도는 보통 4점 점수로 등급이 매겨지는데 4급이 가장 심한 등급에 속하고 운동이나 활동을 하면 곧 증상이 나타나며 활동을 하지 않는 때에도 협심증이 나타날 수 있다. 1급은 강도가 가장 약한 등급으로 격렬하게 또는 오랜 시간 운동할 때에만 나타난다. 협심증의 포괄적 치료방법은 비만, 고혈압, 고지혈증, 당뇨, 흡연 등과 같은 위험요인을 없애는 것이다.(1권 협심증 p.497)

음식

하루 에너지 요구량의 15%~75%에 해당하는 양의 식사를 5회 하는 건강한 참가자들에게서 식사량과 심장근육의 산소 소비량 사이에 중요한 연관이 있는 것으로 나타났다. 이러한 연구결과를 보면 식후 협심증을 경험하는 환자들이 한꺼번에 많이 먹지 않고 조금씩 자주 식사하면 증상이 좋아질 수 있다는 것을 보여준다.

반응성저혈당증(Reactive hypoglycemia)

반응성저혈당증이 협심증의 발작을 불러일으켰다는 수많은 사례가 보고돼왔다. 이러한 환자들 가운데 대부분의 경우 식단을 수정해 혈당 수치를 조절함으로써 더 이상의 발병을 예방할 수 있었다. 저혈당증으로 생기는 협심증은 심장에서 쓸 수 있는 혈당이 부족해서 일어나고 혈당이 내려가면 혈당을 올리려고 부신피질에서 에피네프린이 분비돼 혈당을 올리며 심장박동도 빠르게 해서 생길 수 있다. 반응성저혈당증이 협심증을 일으키는 한 요인이라는 점은 종종 과소평가된다. 특히 혈당이 가장 낮은 늦은 오전이나 늦은 오후시간이나 한밤중에 협심증이 발생하는 환자들은 반응성저혈당증이 협심증을 일으키는 요인인지 의심해보아야 한다. 당뇨 환자가 인슐린 주사 후 저혈당증이 돼 협심증이 나타나는 사례가 보고된 적도 있다. 반응성저혈당증이란 식후 인슐린이 과다하게 분비돼 혈당이 많이 떨어지는 증상이다. 설탕, 단 것, 정제된 탄수화물을 많이 먹는 것이 원인이다. 이런 음식들은 빨리 흡수돼 신속하게 혈당을 올리므로 인슐린이 너무 과도하게 분비돼 혈당이 너무 많이 내려가서 저혈당이 되게 된다.

알레르기

알레르기 반응이 일어날 때 분비되는 히스타민이 관상동맥수축을 일으킬 수 있다. 변이형협심증이 있는 11명의 환자 가운데 8명에게서 대심장정맥의 혈액 내에서는 히스타민 농도가 높았으나 정상 심장동맥 또는 안정형 심장동맥질병이 있는 8명 중에는 아무도 히스타민 농도가 높지 않았다. 이 연구결과는 알레르기가 변이형협심증의 발병에 역할을 할 수 있다는 점을 보여준다.

여러 사례보고에 의하면 여러 명의 환자들이 급성알레르기 반응으로 심전도에 허혈로 나타났고 일시적인 가슴통증이 있었다고 한다. 어떤 의사는 협심증 발병이 정기적으로 되풀이되는 6명의 환자가 음식 알레르기 때문에 협심증이 나타난 것으로 보인다고 보고했다. 협심증 발작을 일으키는 음식을 식단에서 없애자 증상이 사라졌으며 이러한 음식을 먹었을 때만 증상이 다시 돌아왔다. 또 다른 연구가는 음식과 환경화학물질들이 민감한 사람들에게 협심증을 일으킬 수 있다고 보고했다.(3권 음식 알레르기 p.663)

알코올

알코올은 대부분의 변이형협심증 환자들에게서 협심증을 일으켰으며, 안정형협심증 환자들의 운동능력을 낮추는 것으로 나타났다. 협심증 환자들에게는 술을 마시지 말도록 권유하거나 마시더라도 협심증을 유발하지 않는 양만큼만 마시도록 해야 할 것이다. 알코올이 유발하는 변이형협심증은 술을 많이 마시는 사람들에게서 흔히 나타나는 마그네슘 결핍으로 인해 더 악화될 수 있다.

채식

여러 사례보고에 따르면 심한 협심증을 앓는 3명의 환자가 채식을 하는 동안에는 증상이 완전히 없어졌다. 이 환자들은 그 후 5년에서 10년 동안 계속 채식을 유지하는 사이에는 협심증이 재발하지 않았다.

건강식

여러 임상실험에 따르면 지방을 적게 먹고 정제설탕을 전혀 먹지 않으며 과일이나 채소, 통곡류, 콩류 등과 같이 건강에 좋은 음식을 먹는 등의 식단조절은 협심증 환자들의 증상을 현저하게 호전시켰다. 운동을 하고 스트레스를 줄이는 등의 라이프스타일도 바꾸면 더 좋아졌다.

■ **연구 1** 23명의 허혈성심장질병 환자들이 스트레스 관리훈련과 식단변화 프로그램에 참여했다. 식단은 최소량의 무지방 요구르트를 제외하고는 다 채식이었다. 소금과 설탕, 알코올, 카페인도 제한했으며 신선한 과일과 채소, 통곡류, 콩류, 감자류, 대두콩 제품 등의 식단을 주로 했다. 24일 후 협심증의 평균 발작 빈도는 91%까지 감소했으며, 운동능력 테스트에서 평균 운동지속시간은 44%까지 늘어났다. 추적조사에 따르면 1년 동안 이 프로그램에 참여한 환자들에게서 비슷한 수준으로 협심증 증상이 호전되는 효과가 나타났다.

■ **연구 2** 운동을 하면 협심증 증상이 생기는 26명의 환자들에게 10~16주

동안 식단을 바꾸고 운동을 겸한 프로그램과 식단은 바꾸지 않고 운동만 하는 프로그램에 참여하게 했다. 복합탄수화물을 높이고 지방을 낮추고, 콩류와 곡류, 과일, 채소를 포함시킨 식단이었다. 오일과 고기, 달걀, 유제품의 섭취는 제한했으며 단당과 알코올을 식단에서 제외했다. 동물성단백질은 생선, 껍질을 벗긴 닭고기와 칠면조, 탈지분유로 먹게 했다. 치료기간이 끝났을 때 식단을 바꾸고 운동을 겸한 프로그램에 참여한 그룹의 환자들 가운데 69%가 운동으로 인한 협심증이 사라졌으며 식단을 바꾸지 않고 운동만 한 프로그램에 참여한 그룹에서는 15%만 협심증이 사라졌다. 식단이 운동보다 중요하다는 것을 잘 보여주는 결과이다.

자연치료제

마그네슘(Magnesium)

마그네슘은 심장동맥의 수축을 방지할 뿐만 아니라 에너지(ATP) 합성에 보조인자 기능을 함으로써 심장근육의 에너지 생산에도 중요한 역할을 한다. 여러 연구에 따르면 협심증 환자들은 공통적으로 마그네슘이 결핍되거나 마그네슘이 불충분한 상태인 것으로 나타났다. 협심증으로 사망한 사람들에게서 떼어낸 심장의 부검조직의 경우 급성외상으로 사망한 그룹보다 심장근육조직 내 마그네슘 농도가 현저하게 낮았다. 불안정형협심증 환자 35명 가운데 18명(51%)은 혈청 마그네슘 농도가 낮았다. 정맥투여 마그네슘 부하 테스트(magnesium load test; 충분한 양을 투여하여 그 물질의 대사능력을 시험하는 테스트)에 참가한 변이형협심증 환자들의 경우 평균 마그네슘 축적율(magnesium retention)이 심장질병을 앓지 않는 그룹보다 현저하게 높았다. 이것은 마그네슘 상태가 더 낮았다는 것을 나타낸다. 한 연구에 따르면 60%:36%로 나타났고 다른 연구에 따르면 52%:28%로 나타났다. 마그네슘 결핍과 협심증 발작이 생기는 빈도는 중요한 연관이 있는 것으로 밝혀졌다.

여러 사례보고에 따르면 마그네슘 정맥주사는 대다수의 협심증 환자들에게서 증상을 완전히 없애주거나 현저하게 증상을 호전시켰다. 어떤 의사는 황산마그네슘을 6주 동안 1주일에 1회 1~2g씩 정맥주사로 투여했는데 이 치료를 받은 126명의 협심증 환자 가운데 92%가 협심증이 완전히 사라지거나 현저하게 호전됐다. 일부 환자들은 6~12개월의 간격으로 반복치료를 필요로 했지만 추가치료 없이도 증상이 사라진 상태가 수년 동안 지속되는 경우가 많았다. 마그네슘 근육주사는 정맥주사보다 효과가 적었다. 또 다른 의사는 총 12회에 걸쳐 5일마다 정맥 또는 근육주사를 통해 황산마그네슘을 0.25~1.0g 투여했으며 4~6개월 동안 일시적으로 중단한 후 필요에 따라 반복치료를 되풀이했다. 많은 환자들이 때로는 극적이고 거의 믿기 어려울 정도로 호전됐다. 이 환자들은 기존의 모든 병원치료가 실패한 바람에 협심증이 나아지리라는 희망을 버린 후였는데 이러한 효과를 본 것이라고 했다. 마그네슘 정맥주사는 변이형협심증을 비롯해 불안정형협심증 치료에도 성공적으로 이용됐으며 마그네슘 결핍이 알코올로 인한 변이형협심증의 발병에 중요한 역할을 한다는 증거도 있다.

■ 연구 1 불안정형협심증 환자 62명에게 입원 후 12시간 이내에 황산마그네슘을 20분에 걸쳐 8mmol bolus 투여한 후 24시간에 걸쳐 72mmol bolus를 정맥주사 투여하거나 가짜 약을 투여했더니 48시간 심전도검사로 진단한 허혈 발생건수는 가짜 약 그룹보다 마그네슘 그룹에서 현저하게 적었다(101:51). 24시간 심전도검사에서 T파 변화의 감소는 가짜 약 그룹보다 마그네슘 그룹의 환자들에게서 더 많이 나타났다(0:11).

■ 연구 2 12개월에 걸쳐 총 41회 변이형협심증을 경험한 10명의 남성과 5명의 여성(55~65세)에게 변이형협심증이 발병할 때마다 황산마그네슘(10ml of 20% solutiojn)을 1분에 걸쳐 정맥주사로 투여했더니 협심증 발병이 30초 내지 2분 이내에 해소됐다. 4명의 환자는 입원해 있는 동안 4일 연속 협심증을 경험했으며 그때마다 마그네슘 정맥주사 치료에 효과를 보였다. 마지막 치료를 받은 직후 이러한 환자들은 마그네슘 근육주사 치료를 받았으며 더 이상의 협심증이 생기지 않았다. 근육주사의 규정량은 몸무게 1kg당 0.5mmol을 4시간마다 총 5회 투여한 후 그다음 날부터는 몸무게 1kg당 0.25mmol을 하루 1회씩 4일 동안 투여한다.

한 실험에서는 마그네슘 보충제의 복용도 협심증 환자들에게 어느 정도 효과가 있는 것으로 나타났다. 그러나 마그네슘을 주사로 투여했을 때가 복용했을 때보다 현저하게 더 효과적이었다.

■ 연구 3 심장관상동맥질병을 앓는 평균연령 63세의 환자 187명에게 6개월 동안 구연산마그네슘(황산마그네슘보다 효과적이다)을 하루 2회에 걸

쳐 365mg 복용하게 하거나 가짜 약을 복용하게 했더니 6개월이 지난 후 운동으로 인한 협심증이 생기는 환자의 비율이 가짜 약 그룹보다 현저하게 낮았다(21%:8%).

마그네슘을 주사로 투여하는 것이 마그네슘을 복용하게 하는 것보다 더 효과적인 이유는 정맥주사와 근육주사(효과가 덜하기는 하지만)가 입으로 복용하는 것보다 혈청 마그네슘 농도를 현저하게 높여주기 때문이다. 병든 심장근육세포는 혈청으로부터 마그네슘을 흡수하는 능력이 손상됐기 때문에 심장근육세포 내에 마그네슘 농도가 정상수준에 도달하기 위해서는 더 높은 혈청 마그네슘 농도가 필요하기 때문이다.

카르니틴(L-Carnitine)

카르니틴은 지방산을 세포 내의 미토콘드리아 내로 집어넣음으로써 심장근육에서 에너지 생산을 하게 하는 중요한 역할을 한다. 여러 임상실험에 따르면 카르니틴을 하루 900~2000mg 보충할 경우 운동을 했을 때도 안정형인 협심증 환자들의 운동지구력이 향상됐다.

■ **연구** 안정형 협심증 남성 환자 44명을 두 그룹으로 나누어 한 그룹에는 4주 동안 하루 두 차례 1000mg의 카르니틴을 주고 다른 그룹에는 가짜 약을 준 후 다시 4주 동안 서로 바꾸어서 주었더니 가짜 약과 비교해 카르니틴 그룹은 운동을 훨씬 더 많이 했을 때에 비로소 협심증이 나타났다. 이 연구를 하는 동안 협심증이 나타나지 않은 환자들의 비율은 카르니틴을 주었을 때는 30%였고 가짜 약을 주었을 때에는 16%였다.

코엔자임 큐텐(Coenzyme Q10; CoQ10)

코엔자임 큐텐은 심장근육 에너지 생산에 중요한 역할을 한다. 여러 실험에서 가짜 약과 비교해 코큐텐을 보충했을 때 안정형협심증 환자의 협심증 빈도가 줄었으며 운동지구력은 높아졌다.

■ 연구 1 22명(평균연령 59세)의 안정형협심증 환자와 가벼운 심부전 환자에게 4주 동안 코큐텐을 하루 60mg 또는 가짜 약을 처방하고 그 후 4주 동안은 두 그룹의 처방을 바꿔주었다. 그 결과 가짜 약을 복용할 때보다 코큐텐을 복용했을 때 1주일당 평균 협심증 횟수가 42% 감소했으며 평균 심부전 수치는 현저하게 좋아졌다.

■ 연구 2 안정형협심증 환자 12명에게 4주 동안 코큐텐 하루 150mg 또는 가짜 약을 처방하고 그 후 4주 동안은 두 그룹의 처방을 바꿔주었다. 평균 협심증 횟수가 가짜 약을 처방했을 때보다 코큐텐을 처방했을 때 53%까지 감소했다. 한 트레드밀 운동검사에서는 가슴통증이 시작되기 전까지의 평균시간이 가짜 약 그룹보다 코큐텐 그룹이 훨씬 길었다.

아르기닌(L-arginine)

산화질소의 전구물질인 아르기닌은 혈관확장 기능이 있으며 심장관상동맥의 소혈관 내피세포 기능을 높여준다. 짧은 기간(3일~4주) 동안 아르기닌을 하루 약 6000mg 복용하게 하자 가짜 약을 주었을 때와 비교해 안정형협심증 환자들의 운동능력이 현저하게 높아졌다. 한 사례보고와 여러 임상실험에 따르면 아르기닌을 하루 6000~9000mg 보충했을 때 심장관상동맥질병이나 미세혈관협심증이 있는 협심증 환자들의 가슴통증 빈도와 강도가 감소했다.

■ 연구 1 심장관상동맥질병 또는 난치성협심증(가장 심한 4급)을 앓거나, 심장관상동맥 혈관성형술이나 심장관상동맥 우회술을 받은 적 있는 남성 10명(평균연령 72세)을 대상으로 베타차단제(beta blockers)와 칼슘채널차단제(calcium-channel blockers), 질산염(nitrates), 아스피린 등을 고용량으로 투여했으나 모든 환자들은 안정 시와 밤중에 협심증이 자주 발작했으며 더 이상 치료방법이 없었다. 각각의 환자에게 3개월 동안 아르기닌을 하루 9000mg 투여했더니 7명의 환자가 협심증이 가장 심한 4급에서 2급으로 호전됐으며, 1명의 환자는 3급으로 호전됐고, 2명의 환자는 호전되지 않았다. 이러한 호전 상태는 아르기닌을 투여하는 동안에는 지속됐으나 아르기닌 투여를 중단하자 다시 4급으로 악화됐다.

■ 연구 2 26명(평균연령 49세)의 미세혈관협심증 환자에게 6개월 동안 아르기닌 또는 가짜 약을 처방했다. 아르기닌은 처음 1주 동안에는 하루 3회 1g이었고, 그런 다음 3주까지 하루 3회 3g의 목표 투여량까지 늘렸다. 1주일 후 평균 증상점수는 가짜 약 그룹보다 아르기닌 그룹이 68% 더 낮았다.

■ 연구 3 고혈압 및 협심증 치료를 받고 있는 2~3등급의 고혈압 및 미세혈관협심증 환자 13명(평균연령 65세)에게 아르기닌을 4주 동안 하루 3회 2g 복용하게 한 결과 평균 협심증 등급이 3.5에서 1.8로 떨어졌으며 평균 협심증 발작 빈도는 1주일 12회에서 4회로 줄어들었고 평균 수축

기 혈압은 166mmHg에서 146mmHg로 낮아졌다. 아르기닌은 감마토코페롤(비타민 E)을 소모시키므로 감마토코페롤이 들어 있는 비타민 E와 함께 복용해야 한다.

생선오일(Fish oil)

여러 연구 결과에 따르면 하루 1~3g 정도로 적당한 양의 생선오일 보충은 심혈관질병의 예방 및 치료에 중요한 역할을 한다는 사실이 밝혀졌으며 이러한 용량은 협심증 환자들의 치료 방법으로도 적합해 보인다.

비타민 E

산화 스트레스가 높아지면 협심증과 관상동맥수축이 일어날 수 있다. 그러므로 항산화물질인 비타민 E는 협심증을 예방하고 치료하는 데 도움이 될 수 있다.

일부 의사들은 비타민 E 하루 200~600IU가 협심증 치료에 도움이 된다고 보고했다. 이러한 연구에 의하면 비타민 E를 하루 1600IU 복용한 11명의 심한 협심증 환자 가운데 4명의 환자가 현저하게 증상이 좋아졌으나 가짜 약을 복용한 11명의 환자 중에서는 아무도 호전되지 않았다. 또 남성 흡연자들을 대상으로 한 연구에서 4년 8개월 동안 비타민 E를 하루 50IU 복용한 사람들에게서 가짜 약을 복용한 사람들보다 새로 협심증이 발병하는 경우가 9% 낮았다(비타민 E 50IU는 너무 적은 용량이었다).

하지만 몇 가지 다른 실험에서는 유익한 효과는 발견되지 않았으며 4건의 실험결과 협심증 환자에게 2개월~4년 5개월 동안 비타민 E를 하루 300~3200IU 복용하게 한 경우 가짜 약을 복용한 환자들보다 더 현저하게 효과가 나타나지는 않았다.

그러므로 비타민 E가 협심증의 예방이나 치료에 효과적이라고 분명하게 결론내릴 수는 없다. 비타민 E를 복용해야 할 경우 감마, 델타, 알파, 베타토코페롤이 같이 들어 있는 복합토코페롤 형태로 복용해야 한다. 그 이유는 알파토코페롤만 복용하면 감마토코페롤을 결핍시키기 때문인데, 감마토코페롤이 결핍되면 심혈관계에 해로운 영향을 줄 수 있다.

갑상선호르몬(Thyroid hormone)

협심증은 갑상선기능저하로 인해 생길 수 있다. 갑상선기능이 저하되면 심장박동이 느려져 관상동맥을 통해 심장이 충분한 혈액을 받지 못하기 때문에 협심증이 생길 수 있다. 그래서 때로는 심장박동을 빠르게 하는 갑상선호르몬으로 치료한 후 협심증이 완화되기도 한다. 그러나 갑상선호르몬 치료는 기존의 협심증을 악화시키거나 관상동맥성심질병 환자들에게 협심증을 일으키게 할 수도 있다. 또 갑상선호르몬은 민감한 사람들에게, 특히 노인들에게, 심방세동을 유발할 수도 있다. 그러므로 갑상선호르몬을 협심증 환자들에게 사용할 때는 극도의 주의를 기울여야 하며 적은 양으로 시작해야 한다. 어떤 경우에는 갑상선기능저하를 완전하게 고치기란 불가능한데, 이는 병든 심장과 혈관이 갑상선호르몬 투여로 인해 빨라진 신진대사 요구를 감당하지 못하기 때문이다.

이러한 경고에도 불구하고, 어떤 의사는 5년 동안 죽상동맥경화증이 있는 132명의 환자에게 갑상선호르몬을 투여했다. 이 환자들은 다 갑상선기능저하증의 증상이 있을 테지만 오직 9%만이 혈액검사에서 갑상선기능저하증으로 나왔다. 처음에는 하루 15~30mg의 건조된 갑상선(desiccated thyroid; 1일 약 25~30mcg의 갑상선호르몬 처방약 레보사이록신 양에 해당)을 투여했으며 그런 다음 임상적 판단과 개인별 내약성에 근거해 6개월에 걸쳐 점차 투여량을 늘려갔다. 대부분의 경우 최종 1일 투여량은 120mg 또는 180mg이었다. 연구를 시작한 시점에 협심증이 있었던 41명의 환자 가운데 27명(71%)에게서 운동내구력이 증가하고 협심증이 일어나는 빈도와 강도가 줄어드는 효과가 있었다고 보고했다. 갑상선호르몬 치료로 협심증이 더 악화됐다고 보고한 환자는 없었으며 사망률은 다른 환자들의 예상사망률보다 더 낮았다.

개비 박사의 경험에 의하면 갑상선기능에 대한 혈액검사 결과는 갑상선기능저하증의 임상 증상이 있는 환자들도 정상으로 나오는 경우가 많으며 갑상선호르몬을 투여해 여러 증상이 호전되는 것을 목격했다고 한다. 또 건조된 갑상선제로 몇몇 환자들이 협심증이 호전되는 것을 확인했다. 다른 의사들도 비슷한 결과를 보고했다.

처방

- 식사는 조금씩 자주 하고 반응성저혈당증이 나타나지 않도록 한다. 알레르기를 일으키는 음식을 찾아 피해야 하며 특히 변이형협심증이 있는 환자들은 알레르기 음식을 피하는 데 각별한 주의를 기울여야

한다. 정제설탕, 알코올, 카페인을 제한하고 채식을 한다.

- 마그네슘을 하루 400~600mg 보충한다. 경우에 따라 마그네슘 주사를 고려한다.
- 카르니틴을 하루 1~2g 나누어 복용한다.
- 코엔자임 큐텐을 하루 60~200mg 복용한다.
- 아르기닌을 난치성의 경우 하루 3회 1~3g 복용하고 복합토코페롤을 하루 400IU 함께 투여한다.
- 갑상선기능저하증인 경우 유의사항에 주의해가며 갑상선호르몬을 시도한다.

75 황반변성

노인성황반변성; Macular Degeneration

노인성황반변성은 선진국에서 가장 흔하게 일어나며 점차적으로 시력을 잃게 돼 장님이 되는 원인이다. 65세 이상의 미국인 중 10%가 노인성황반변성으로 인해 시력을 잃고 있으며 75세 이상인 사람들 중에서는 그 비율이 30%에 이른다. 노인성황반변성에는 건성과 습성 두 가지가 있다. 노인성황반변성 환자 중 90%가 건성(위축성)인데 수십 년에 걸쳐 서서히 진행되는 반면, 습성 노인성황반변성은 망막부종, 신혈관신생, 과다출혈이 생겨 몇 개월 안에 병세가 빠르게 진행되고 시력을 잃게 된다.

노인성황반변성은 망막색소상피세포가 변질돼 그 안에 있는 간상체와 추상체를 잃게 된다. 노인성황반변성의 원인은 아직 잘 모르나 자외선이나 산소로 인한 활성산소가 세포막에 손상을 주어 망막세포에 지방갈색소(lipofuscin)가 축적되는 것과 관련 있는 것으로 보인다. 뿐만 아니라 지방갈색소는 나이가 들며 생기기도 하고 불포화지방산(식용유)을 고열에 가열하면 산화되며 생기기도 한다. 노인성황반변성에 걸릴 위험은 유전적인 요인에 따라 다를 수도 있다.

음식

여러 관찰실험에 따르면 포화지방(육식), 콜레스테롤, 산화된 리놀산의 섭취가 높으면 노인성황반변성에 걸릴 위험률을 증가시킨다. 반면 생선을 많이 먹으면 발병위험률을 낮춰준다. 리놀산(불포화지방산)을 먹었을 때 노인성황반변성에 걸릴 위험률이 높아지는 이유는, 리놀산이 들어있는 식용유로 높은 온도에서 요리하게 되면 리놀산이 산화되며 독성이 있는 과산화지질로 변질되기 때문이다. 튀김 음식이 나쁘다는 것을 또 한 번 인식하게 된다. 고열에 구운 고기도 마찬가지다.
한 연구에서 적당히 와인을 마시면 노인성황반변성에 걸릴 위험률을 낮추어준다고 보고했다. 또 카로티노이드나 루테인, 제아잔틴이 풍부한 음식을 먹으면 노인성황반변성을 예방하고 병세의 진행을 늦추어준다. 이러한 음식으로는 당근, 살구, 캔타롭과 같은 밝은 오렌지색을 띠는 과일에 많으며 브로콜리, 시금치에도 많다.

자연치료제

나이가 들어감에 따라 식습관이 바뀌고 위장의 기능도 떨어지며 세포의 흡수력도 떨어지기 때문에 몸 안의 영양상태가 감소한다. 시력이나 청각, 후각, 미각과 같은 감각기능은 특히 영양부족에 더 손상을 받기 쉽다. 산화로 인한 손상이 노인성황반변성을 일으킬 수 있으므로 항산화 작용을 하는 보충제를 복용하면 질병의 병세를 늦출 수 있다.

또 아연이나 타우린과 루테인 같은 영양소들은 망막세포의 중요한 대사 작용을 하기 때문에 이러한 영양소를 섭취하면 망막의 변성을 예방하는 데 도움이 될 뿐만 아니라 망막 안의 아직 살아 있는 세포의 기능을 더 강화시켜서 시력을 향상시킬 수 있다.

루테인(Lutein)과 제아잔틴(Zeaxanthin)

루테인과 제아잔틴은 카르티노이드로서 혈장이나 다른 조직보다 망막의 황반부분에 더 많이 집결해 있다. 이 두 카로티노이드는 황반색소의 주된 성분이다. 루테인과 제아잔틴이 태양광에서 독성이 있는 블루라이트(blue-light) 부분을 걸러 황반을 보호하는 데 중요한 역할을 한다. 일본에서 많은 양의 밝은 빛에 노출된 메추라기에게 6개월 동안 보통의 먹이를 주면서 35mg/kg의 제아잔틴을 주었더니 망막의 광수용체 손상이 현저하게 감소됐다.

황반 안의 루테인과 제아잔틴의 농도는 대부분 카르티노이드를 얼마나 섭취하느냐에 달렸다. 건강한 자원자 2명에게 루테인을 20주 동안 하루에 30mg 복용하게 했더니 황반색소의 밀도가 각각 39%와 21% 증가돼 황반에 도달하는 블루라이트의 양을 30~40% 정도 낮췄다. 건강한 자원자들에게 적은 용량인 하루에 10mg의 루테인을 4주 동안 복용하게 했더니 평균 황반색소의 밀도가 5% 정도 증가했다.
노인성황반변성이 있는 사람이 루테인을 복용하지 않거나 하루에 4mg 이하로 루테인을 복용했을 경우 그 나이 또래의 사람들에 비해서 황반 안의 평균 루테인과 제아잔틴의 농도가 32% 낮았다. 또 노인성황반변성으로 진단받은 후 하루에 최소한 4mg의 루테인을 복용한 환자는 황반색소의 루테인, 제아잔틴 농도가 정상범위 안에 있었고 복용하지 않은 황반변성 환자에 비해 황반색소의 루테인, 제아잔틴 농도가 현저하게 높았다.
여러 연구에 따르면 루테인과 제아잔틴을 음식을 통해서 먹으면 황반색소 밀도에 좋은 영향을 준다고 보고했다. 여러 임상실험에서 노인성황반변성에 걸린 환자들에게 루테인을 하루에 10~15mg 복용하게 하거나, 루테인과 함께 다른 영양소를 복용하게 하거나, 루테인이 많이 들어 있는 시금치를 먹게 했더니 시력기능이 향상됐다.**(1권 수산염이 많은 시금치, 어떻게 먹어야 안전한가 p.294)**

▪**연구 1** 초기 노인성황반변성에 걸린 환자 30명을 나이와 병세의 심각한 정도에 따라 두 그룹으로 나누어 한 그룹은 6개월 동안 루테인 15mg과 비타민 E 20IU, 나이아신아마이드 18mg을 복용하게 하고 다른 그룹은 복용하지 않게 했다. 그랬더니 영양보충제를 복용한 그룹의 망막기능이 현저하게 좋아졌으며 영양보충제를 복용하지 않은 그룹의 망막기능은 조금 저하됐다. 영양보충제를 복용한 그룹의 환자 중 약 50%에게 다시 6개월 동안 영양보충제를 복용하게 했더니 좋아졌던 망막의 기능이 유

지됐으나 영양보충제의 복용을 중단한 그룹의 망막기능은 악화돼 영양보충제를 복용하기 전 상태로 되돌아갔다.

■ 연구 2 건성 노인성황반변성에 걸린 환자 90명에게 1년 동안 루테인을 하루 10mg 복용하게 했더니 평균 황반색소의 밀도가 0.09log 증가했으며 시력은 평균 5.4letters(시력테스트 차트의 한 줄 정도)가 향상됐다. 명암민감도도 현저하게 향상됐다. 또 질병의 정도에 상관없이 모두 효과를 나타냈다.

■ 연구 3 하루 평균 잎채소를 보통 섭취량의 0.73 정도밖에 먹지 않는 노인성황반변성 환자 14명(평균연령 70세)에게 살짝 볶은 시금치 142g을 1주일에 4~7회 더 먹게 하거나 루테인 보충제를 복용하게 하고 3~12개월 후 상태를 점검한 결과 여러 시력기능이 현저하게 향상됐다.

한 연구에서는 노인성황반변성이 있는 환자에게 하루에 6mg의 루테인과 다른 영양소를 복용하게 했지만 명암대비 감도에 현저한 효과가 나타나지 않았다고 보고했다. 이 연구에서 쓰인 루테인의 양 6mg은 다른 연구에서 쓰인 양보다 적었으며 루테인을 루테인에스테르 형태로 사용했는데 이것은 순수한 루테인보다 효과가 낮다고 보고된 바 있다. 이렇듯 어떤 제품을 쓰느냐에 따라 연구결과가 엇갈릴 수 있다.

여러 연구결과들에 의하면 루테인은 노인성황반변성의 예방과 치료에 효과적이다. 제아잔틴도 루테인과 같은 효과가 있을 수 있으나 아직 사람에 대해서 충분한 연구가 되지 않았다.

루테인이나 제아잔틴이 많이 들어 있는 음식으로는 시금치나 케일 같은 진한 녹색의 잎채소들과 달걀노른자, 옥수수, 포도, 오렌지, 호박이 있다. 건강한 자원자 11명에게 하루에 시금치(루테인 11mg, 제아잔틴 0.3mg 함유) 60g과 함께 옥수수(루테인 0.4mg, 제아잔틴 0.3mg 함유) 150g을 15주 동안 먹게 했더니 11명 중 8명의 황반색소 밀도가 증가됐다. 또 150g의 옥수수만 먹은 자원자 2명 중 1명의 황반색소 밀도가 25% 증가했다. 또 다른 연구에서는 건강한 자원자들에게 1주일에 달걀 6개(달걀 1개당 0.3~1.0mg의 루테인과 제아잔틴 함유)를 12주 동안 먹게 했더니 황반색소 밀도가 현저하게 증가했다. 옥수수나 달걀에 들어 있는 양은 시금치에 비하면 비교적 적은데도 좋은 결과를 나타낸 것은 옥수수나 달걀에 포함된 루테인이나 제아잔틴의 망막에서 생물학적 이용도가 높기 때문으로 보인다.

아연(Zinc)

몸의 다른 조직에서보다 안구에는 아연의 농도는 높다. 또 아연은 시각기능과 관련된 효소의 보조인자이며 항산화작용과 세포막의 정상화를 돕는다. 쥐에게 아연이 부족한 먹이를 주었더니 망막기능이 비정상적으로 됐으며 양쪽 눈의 망막색소 상피세포와 광수용체세포가 손상됐다. 노인성황반변성이 있는 사람의 평균 혈청 아연농도는 같은 나이의 황반변성이 없는 사람에 비해서 현저하게 낮았는데 한 실험에서 아연을 하루에 45mg 복용하게 했더니 노인성황반변성의 진행을 늦췄다고 보고했다.

■ 연구 노인성황반변성으로 인해 시야가 나빠진 환자 151명을 두 그룹으로 나누어 2년 동안 한 그룹은 45mg의 아연(황산아연)을 하루 2회에 나눠 복용하게 하고 다른 그룹은 가짜 약을 복용하게 했더니 1년 후와 2년 후 가짜 약을 복용한 그룹에 비해 아연을 복용한 그룹의 시야손실이 현저하게 낮아졌다.

6년 동안 하루에 아연(zinc oxide; 비교적 흡수가 잘 안 되는 산화아연)을 80mg 복용하게 했을 때도 비슷한 결과를 얻었다. 그러나 한쪽 눈에 습성 노인성황반변성이 있는 환자에게 2년 동안 아연 보충제를 하루에 45mg 복용하게 했음에도 다른 쪽 눈에서 시작되는 황반변성에 아무런 효과도 없었다. 아연은 피콜린산 아연이 가장 흡수가 잘 되는 형태이다.

타우린(Taurine)

타우린은 눈의 망막에 많이 농축돼 있으며 특히 대부분이 광수용체세포층에 들어 있는 아미노산이다. 타우린은 세포에 완충기능을 해서 자외선이나 삼투압의 변화와 독성물질로부터 세포를 보호한다. 고양이에게 타우린이 부족한 먹이를 주었더니 망막의 광수용체세포가 퇴화됐다. 타우린이 부족한 원숭이에게서 광수용체세포의 형태가 변질됐으며 시력도 손상됐다. 또 쥐의 실험에서 타우린 결핍은 아연 부족으로 인해 망막이 비정상적으로 되는 것을 악화시켰다.

사람은 아미노산 시스테인으로 타우린을 합성할 수 있는 능력이 있지만 충분한 타우린 수치를 유지하는 것은 일부 음식을 통해서 타우린을 얼마나 섭취하느냐에 달렸다. 오랫동안 주사로 영양을 주입한 어린이들은 혈장 타우린 농도가 낮고 망막의 전기활동을 알아보는 망막전위계 결과가 비정상적이었는데 대부분의 경우 타우린 보충제를 복용하고 정상으로 회복됐다. 쥐가 늙어감에 따라 혈장 타우린 농도가 감소하는 것으로 보아 연령이 높은 사람들에게 타우린이 부족할 확률이 높다는 것을 알 수 있다.

타우린이 노인성황반변성의 예방과 치료에 효과적인지는 아직 연구되지 않았지만 하루에 100~500mg의 타우린을 영양 프로그램에 추가시키는 것이 좋을 것이다.

비타민 E

원숭이와 쥐에게 비타민 E가 부족한 먹이를 주었더니 노인성황반변성과 비슷한 망막의 변화가 일어났다. 또 담즙분비 중지로 영양이 제대로 흡수되지 않으면서 비타민 E가 심각하게 결핍된 어린이의 망막이 퇴화됐다. 흡수불량이나 심각한 질병이 있지 않는 한 사람에게 심각한 비타민 E의 부족은 흔하지 않다.

그러나 정제된 음식을 많이 먹는 사람이나 환경오염과 여러 가지 질병으로 인한 산화 스트레스에 많이 노출된 사람에게는 어느 정도의 비타민 E 부족현상이 흔히 나타날 수 있다. 노인성황반변성이 있는 사람은 같은 또래 건강한 사람에 비해 평균 혈청 비타민 E 농도가 현저히 낮다. 또 노인성황반변성의 증세가 심할수록 혈청 비타민 E 수치가 낮아진다. 8년 동안의 연구에 따르면 비타민 E를 먹으면 노인성황반변성에 걸릴 위험률을 낮춰주었다.

셀레늄(Selenium)

망막에는 비교적 많은 양의 셀레늄이 들어 있다. 또 셀레늄은 항산화제로서 노인성황반변성을 일으키는 산화손상을 막아줄 수 있다. 초기 노인성황반변성이 있는 환자 10명이 또래의 건강한 사람들에 비해 전체 혈액의 평균 셀레늄 농도가 현저하게 낮았다. 셀레늄이 노인성황반변성을 치료하는지에 대해서는 아직 연구되지 않았으나 셀레늄을 하루에 50~200mcg 복용하면 도움이 될 것이다. 셀레늄은 항산화작용, 면역증강, 노화지연과 이외에도 여러 가지 중요한 작용을 하므로 누구나 복용하기를 권한다. (2권 셀레니움 p.130)

비타민 B군

고호모시스테인혈증은 노인성황반변성의 원인으로 믿어지는 죽상동맥경화를 일으키는 위험요인이다. 한 관찰실험에서 혈액의 호모시스테인 수치가 노인성황반변성의 발병률과 연관 있다는 것을 발견했으며 엽산과 비타민 B_6, 비타민 B_{12}를 복용하면 호모시스테인 수치를 낮춰주었다. 다른 실험에서도 이러한 비타민을 복용했더니 노인성황반변성의 발병률을 낮추는 것으로 나타났다.

▪**연구** 심장질병이나 심장질병을 일으킬 3가지 이상의 요인을 가지고 있는(노인성황반변성이 없는) 여성 의료종사자 5205명을 두 그룹으로 나누

어 한 그룹에는 매일 엽산 2.5mg, 비타민 B_6(피리독신) 50mg, 비타민 B_{12}(시아노코발라민) 1000mcg을 처방하고 다른 그룹에는 가짜 약을 처방했다. 약 7년 3개월 후 노인성황반변성으로 진단받은 환자가 가짜 약을 복용한 그룹에 비해 비타민을 복용한 그룹이 34% 낮았으며 육안으로도 확인될 정도로 심각한 노인성황반변성 발병률도 비타민으로 치료받은 그룹이 가짜 약 그룹에 비해 41% 낮았다. 비타민 B군의 효과는 복용한 지 2년 후부터 나타나기 시작해 실험이 끝날 때까지 계속됐다.

생선오일(Fish Oil)

생선오일에 들어 있는 지방산인 DHA는 시각기능에 역할을 하는 것으로 보인다. 한 관찰실험에 따르면 고용량의 오메가-3 지방산을 섭취하면(특히 생선에서) 노인성황반변성의 발병을 낮춘다고 보고했다. 한 실험에서 생선오일 보충제를 하루에 800mg 복용하면 루테인이 황반에 더 많이 흡수되도록 도와주어 황반색소의 밀도를 상당히 높이는 것으로 확인됐다. 높은 황반색소의 밀도는 노인성황반변성의 발병을 막아준다. 그러므로 노인성황반변성을 예방하고 치료하는 데 규칙적으로 생선오일 보충제를 복용할 필요가 있다.

오메가-3 지방산, 아세틸-L-카르니틴, 코큐텐

한 실험에서 오메가-3 지방산, 아세틸-L-카르니틴, 코큐텐이 시력을 향상시키고 초기 노인성황반변성에 걸린 환자의 증세를 부분적으로 호전시킨 것으로 나타났으나 이 중 어떤 성분이 가장 효과적이었는지는 확실치 않다.

■ 연구 초기 노인성황반변성이 있는 환자 106명(평균연령 63세)을 두 그룹으로 나누어 12개월 동안 한 그룹에는 매일 아세틸-L-카르니틴 200mg, 코큐텐 20mg, EPA 460mg, DHA 320mg을 복용하게 하고 다른 그룹에는 가짜 약을 복용하게 한 결과 보충제를 복용한 그룹의 시력기능이 현저하게 향상됐다. 또 가짜 약에 비해 보충제를 복용했을 때 결정체(drusen)로 덮인 망막의 면적이 감소했다. 결정체는 망막을 덮는 노란 침적으로 노인성황반변성의 초기 징조이다.

안토사이아노사이드(Anthocyanosides)

안토사이아노사이드는 플라보노이드의 한 종류로서 블루베리나 다른 과일과 채소에 들어 있으며 빌베리의 주요성분이다. 안토사이아노사이드는 항산화작용을 하며 망막의 빛전도를 증폭시키는 역할을 한다.
토끼에게 안토사이아노사이드를 주었더니 망막조직에 효소의 활동이 현저하게 증가했는데 이것은 망막기능에 직접 영향을 주었다는 것을 의미한다. 건강한 자원자들에게 안토사이아노사이드 보충제를 복용하게 했더니 어두운 곳에서의 적응력과 황반의 민감도나 다른 시각기능을 나타내는 지표가 향상됐다. 당뇨성망막증이 있는 환자들에게 안토사이아노사이드를 주었더니 모세혈관이 튼튼해졌으며 망막혈관의 출혈을 줄여주었다.
안토사이아노사이드가 노인성황반변성의 치료에 효과적인지는 아직 연구되지 않았지만 눈 건강에 도움이 되는 것은 명백하므로 노인성황반변성을 예방하고 치료하기 위해서 안노시아노사이드를 치료에 포함시키는 것이 좋다.

퀘세틴(Quercetin)

사과나 양파, 흑차, 채소들에 들어 있는 플라보노이드의 한 종류인 퀘세틴이 망막조직에서 발견됐다. 퀘세틴은 망막색소 상피세포를 산화로 인한 손상으로부터 보호해준다. 퀘세틴이 노인성황반변성의 치료에 효과적인지는 아직 연구되지 않았지만 치료에 퀘시틴을 포함시키는 것이 타당하다.

복합영양소(Combinations of nutrients)

일부 연구에 따르면 여러 가지 영양보충제를 함께 복용했을 때 노인성황반변성의 진행이 늦춰졌다고 한다.

■ **연구 1** 건성 노인성황반변성이 있는 환자 71명을 두 그룹으로 나누어 18개월 동안 한 그룹에는 매일 아연 12.5mg, 비타민 E 200IU, 타우린 100mg, 비타민 C 750mg, 베타카로틴 2만IU, 퀘세틴 50mg, 빌베리 추출물 5mg, 셀레늄 50mcg과 다른 영양소를 복용하게 하고 다른 그룹에는 가짜 약을 복용하게 했다. 가짜 약 그룹에 비해 복합영양소를 복용한 그룹이 황반변성의 진행이 상당히 늦춰졌다.

■ **연구 2** 노인성황반변성이 있으면서 적어도 한쪽 눈은 시력이 교정된 환

자 1830명(55~80세)을 두 그룹으로 나누어 한 그룹에는 매일 항산화제가 들어 있는 비타민 C 500mg, 비타민 E 400IU, 베타카로틴 15mg을 처방하고 다른 그룹에는 가짜 약을 처방했다. 평균 6년 3개월 후 가짜 약을 복용한 그룹에 비해 영양제를 복용한 그룹에서 말기 노인성황반변성으로 악화될 위험이 20% 감소했다.

글루타티온(Glutathione)

글루타티온은 망막과 다른 눈의 조직에 존재하는 주요한 항산화물질이다. 어느 의사는 환자에게 글루타티온을 다른 질병의 치료를 위해 정맥에 여러 번 주사했더니 노인성황반변성 증세가 호전됐다고 보고했다. 또 건성 노인성황반변성 환자 25명과 습성 노인성황반변성 환자 17명에게 글루타티온을 정맥에 주사했더니 3명만 빼놓고 모두의 증세가 호전됐다.

건성 노인성황반변성은 1주일에 1회씩 한두 번만 정맥주사를 맞으면 효과가 충분히 나타나며 대부분의 경우 오랜 동안 그 효과가 유지됐다. 습성 노인성황반변성은 증상이 나아지기 위해 6주 동안 매주 1회씩 글루타티온 정맥주사가 필요했다. 치료 때마다 주사한 글루타티온의 양은 1000~1500mg이었으며 얼마나 자주 맞아야 하는지 모르지만 질병의 진행을 막기 위해서는 계속적인 치료가 필요하다. 위에서 언급한 의사는 유지를 위해서 4개월에 1회씩 주사를 맞으라고 권했다. 부작용이 관찰되지는 않았지만 글루타티온은 일부 아황산염으로 전환되기 때문에 아황산염에 민감한 환자에게는 주사하면 안 된다.(1권 아황산염 p.542)

멜라토닌(Melatonin)

멜라토닌은 안구의 색소침착을 조절함으로써 결과적으로 광수용체에 도달하는 빛의 양을 조절하는 역할을 한다. 또 멜라토닌은 항산화작용이 있어 산화손상으로부터 망막색소상피세포를 보호한다. 나이가 들어가면서 멜라토닌의 수치가 감소하는데 이것이 노인성황반변성을 일으키게 하는 역할을 할 수도 있다. 한 실험에서 멜라토닌 보충제를 하루에 3mg 복용하면 건성과 습성 노인성황반변성에 도움이 된다고 보고했다.

■ **연구** 노인성황반변성이 있는 환자 100명(평균연령 71세)에게 3개월 이상 매일 자기 전에 멜라토닌을 3mg 복용하게 했다. 그중 55명의 환자가 6개월 동안의 실험을 끝냈으며 습성노인성황반병성을 포함한 대부분의 환자들의 병세가 호전됐다. 시력이 향상됐는지는 보고되지 않았으며 심각한 부작용도 나타나지 않았다.

DHEA(Dehydroepiandrosterone)

스테로이드 호르몬인 DHEA가 부족하면 일부 노화현상을 촉진시킨다는 연구결과가 있다. 한 연구에 따르면 노인성황반변성이 있는 환자(건성과 습성 포함)의 평균 혈청 DHEA-황산염 농도가 나이와 성별이 같고 황반변성이 없는 사람에 비해서 현저하게 낮았다.

많은 노인들에게서 노화현상이 심할 경우 혈청 DHEA-황산염 농도가 정상보다 낮은 것이 발견됐는데 DHEA 보충제의 복용(여성은 하루에 5~15mg, 남성은 하루에 10~20mg)이 식욕부진, 근육감소, 체력저하, 우울증과 같은 여러 가지 노화증상을 호전시켰다. 이런 관찰을 종합해볼 때 DHEA 수치가 낮은 노인성황반변성 환자들은 DHEA로 치료하는 것을 고려해볼 만하다.

은행잎 추출물(Ginkgo extract)

프랑스에서 연구한 보고에 따르면 노인성황반변성이 있는 환자에게 은행잎 추출물을 하루 2회 80mg 복용하게 했더니 가짜 약에 비해 장거리 시력이 향상됐다. 은행잎은 혈액순환을 좋게 하고 항산화작용이 강해 활성산소로부터의 손상을 막아주는 역할을 한다.

처방

식단조절과 영양보충제, 자연적인 치료가 노인성황반변성 예방과 치료에 도움이 된다. 루테인, 제아잔틴, 아연, 구리, 비타민 E, 타우린, 비타민 B군, 은행, 빌베리, 퀘세틴, 셀레늄, 비타민 C나 기타 영양소들을 포함한 제품이 시중에 판매되고 있다. 이러한 영양보충제를 복용해 초기 노인성황반변성의 증상이 호전되고 시력이 향상되는 데 도움이 된 경우가 많다. 더 진전된 노인성황반변성에는 영양보충제 효과가 크지 않다. 식단조절이나 영양보충제 이외에도 개인에 따라 DHEA나 멜라토닌과 글루타티온으로 치료하는 것도 고려해야 한다.

찾아보기

ㄱ

ㄴ

ㄷ

ㄹ

ㅁ

ㅅ

ㅇ

ㅈ

ㅊ

ㅋ

ㅌ

ㅍ

ㅎ

A~Z